基础血液学

Fundamental Hematology

程 涛 主编

科学出版社

北京

内容简介

本书侧重于血液学基础理论及其与临床的相关性，在介绍基础血液学基本概念和简要历史的基础上，以各类血液细胞及非细胞成分为单元，系统阐述了血液成分的发生发育、微环境、生理功能、病理作用及治疗价值等，体现了当前基础血液学发展水平，也反映了我国在基础血液学领域的研究成果，与目前已出版的众多临床血液学专著具有较大的互补性。

本书内容系统、逻辑性强，可供从事血液学及其相关领域的研究、教学、临床和产业人员参考，也可作为血液学及相关学科研究生的教材。

图书在版编目（CIP）数据

基础血液学 / 程涛主编. —北京：科学出版社，2019.6
ISBN 978-7-03-061180-2

Ⅰ.①基… Ⅱ.①程… Ⅲ.①血液学 Ⅳ.① R331.1

中国版本图书馆 CIP 数据核字（2019）第 086298 号

责任编辑：沈红芬 马晓伟 / 责任校对：张小霞
责任印制：赵 博 / 封面设计：黄华斌 程 辉

科学出版社 出版
北京东黄城根北街 16 号
邮政编码：100717
http://www.sciencep.com

涿州市般润文化传播有限公司印刷
科学出版社发行 各地新华书店经销

*

2019 年 6 月第 一 版　开本：787×1092　1/16
2025 年 2 月第三次印刷　印张：37
字数：850 000

定价：298.00 元
（如有印装质量问题，我社负责调换）

《基础血液学》编写人员

主　　编　程　涛
主　　审　陈国强
副 主 编　李扬秋　高瀛岱
编　　委　(按姓氏汉语拼音排序)

安秀丽	黄　河	鞠振宇	李　莉	李宗金	刘　兵
刘俊岭	马　峰	马小彤	彭　军	秦志海	邱录贵
田志刚	王健民	王前飞	王学锋	王宜强	魏海明
吴克复	向　荣	徐开林	徐湘民	许元富	袁卫平
张　建	张凤奎	张文清	郑国光	周剑峰	诸　江
竺晓凡

编　　者　(按姓氏汉语拼音排序)

边国慧	陈　冲	陈　鹏	陈　伟	陈　欣	陈鲤翔
陈少华	陈谊金	程　辉	代新岳	董　芳	范斯斌
方向东	冯四洲	冯文利	冯英梅	谷佳礼	顾海慧
郭　丹	韩秋菊	郝　牧	郝　兰	胡林萍	胡晓霞
金真伊	赖默温	李玥莹	李　菡	李　欢	李　鹏
李登文	李唐亮	李玥莹	林晨湘	刘鸿	刘婕
刘　静	刘　娜	刘晓燕	吕湘伟	马凤霞	毛　斌
孟爱民	潘旭坤	庞亚坤	邱少均	饶　青	任丽洁
茹永新	汝　坤	山长亮	施晓敏	石莉红	孙文翠
唐朝君	陶红燕	田　晨	汪　楠	汪银燕	王丹荣
王　迪	王　亮	王　敏	王　丽	王　冉	王悦冰
王　爽	王建伟	王金勇	王丽娜	王晓琛	王尤涛
吴秀丽	徐　玲	徐庞连	杨骁	杨斐宇	张健萍
余　佳	曾成武	张　磊	张　擎	张琦	赵杨
张凯悦	张孝兵	张勇刚	赵　恺	赵　锋	朱　力
郑俊克	周　文	周　涯	周景艺	朱
朱升云

编写秘书　王晓琛
封面插图　Juan Manuel Garcia Caceres（西班牙）

序 一

血液学是以血液成分及造血组织为主要对象，研究血液系统生理调控、血液病的病理机制和诊治方法，以及应用血液成分干预其他系统疾病的科学。

各类血细胞（红细胞、白细胞、血小板等）担负着重要的生理功能，也承载着人体各器官和组织的生理与病理信息，是人体各器官物质与信息交流和功能紧密联系的纽带与媒介。以基础生物学技术应用于血液学的研究始于20世纪初，20世纪70年代，以国际实验血液学会的成立为标志，实验血液学的发展进入高潮。血液系统具有取材容易、不同类型细胞的形态和表型清楚的特点，能够保证许多研究的开展，是医学领域众多基础理论及技术创新的重要突破口。造血发生、发育与调控、表观遗传学、白血病分子遗传学、血液免疫学、造血干细胞移植、细胞治疗、分子靶向治疗、基因治疗、关键生物技术等都走在了其他医学学科的前面。

血液疾病种类繁多，大多属难治性疾病，危害严重，白血病和淋巴瘤发病率与死亡率均居我国恶性肿瘤前十位，其中白血病仍然是青少年健康的第一杀手。因此，针对疾病临床需求深入开展血液学基础研究意义重大。

程涛教授根据基础血液学的发展需求，组织国内该领域的专家学者编写了《基础血液学》一书，该书侧重血液学基础理论和技术，以各类血液细胞及非细胞成分为单元，系统阐述了各类血液成分的发生发育、微环境、生理功能、病理作用及治疗价值，为从事血液学及相关领域研究的人员和临床工作者提供了一本可读性和实用性并重、反映当前基础血液学发展水平的独特参考书。

2019年4月

序 二

现代医学的发展越来越注重"临床问题－实验研究－临床应用"的基本模式。在各临床医学学科领域中，血液病专业是与实验医学关系最为密切的学科之一。血液学的实验研究促进了医学领域一系列关键技术和方法的突破，这些突破不仅直接服务于血液病的临床诊断和治疗，也为其他疾病的防治起到了极为重要的作用。就本人多年从事血小板研究的体会来说，对血小板的实验研究及转化不仅对血小板与出血性疾病的认识和临床诊疗起到了直接的作用，也有利于开发心脑血管疾病新技术、新方法和干预策略。

在目前众多的血液学参考书中，绝大部分是针对血液学疾病的临床治疗和实验诊断方法的专著。这其中还缺少侧重基础血液学，也就是针对各类不同血细胞的来源、调控机制、病理机制及在临床上的应用价值等方面的参考书。

程涛教授自回国以来，在努力开展研究和教学工作的同时，积极组织国内基础血液学优秀中青年学者开展学术交流活动，建立了中国生理学会血液生理专业委员会。学会自成立以来，聚集了一批优秀的血液学研究者，成为我国血液学领域一支重要的新生力量。在此基础上，他组织了全国的相关专家编著了以实验血液学为主题的《基础血液学》，这将成为我国基础血液学领域重要的著作。

该书各个章节分别介绍了血细胞和血液非细胞成分的发生来源、调控机制及临床应用。该书内容系统、逻辑性强，一方面适合从事血液学的科研人员阅读，有助于他们从新的角度温故而知新；另一方面也可作为之前没有血液学专业背景的学生或者工作人员的入门参考书。该书编者皆为国内从事各类血细胞研究的知名专家，既反映了最新的国际研究进展，也结合了他们自身的研究成果。因此，该书是一本风格独特和具有重要价值的血液学参考书。相信该书将为推动我国血液学的发展起到重要的作用！

陈竺耿

2019年4月

序 三

欣闻在程涛教授的倡导下，集我国多位实验血液学家和临床血液学家之力，历经2年多时间，编写了这本《基础血液学》专著。我有幸先睹为快，并应邀写下几句，虽实不敢为序！

据估计，正常人体每天可能要产生10^{11}个血液细胞以维持生命之需。显然，作为生命之泉的血液系统异常牵一发而动全身，其重要性不言而喻。相应地，人们对血液生理和病理的研究由来已久，并不断取得进展，血液学一直是医学科学领域发展最快的学科之一，为推动近现代医学和生命科学的发展做出了许多历史性的重要贡献。国内外也不乏有关基础血液学和血液系统疾病的论著。然而，在我国，及时反映国内外进展，系统而深入地介绍血液系统生理调控和病理机制的专著显得有点匮乏。《基础血液学》的出版恰逢其时。对此，我表示衷心的祝福，并表达诚挚的谢意。

该书集基础知识和最新研究进展于一体，从实验血液学的发展历史、造血系统的发生发育与造血干祖细胞到各血液细胞的生理调控和病理作用等做了系统详细的介绍，涵盖了实验血液学、免疫学和血液病发生机制等诸多内容，深入浅出，与现有众多的以疾病为重点的血液学专著互为补充。无论是对基础研究人员、临床医师还是医学院校师生在研究、医疗和教学方面都有很大的参考价值。我诚挚地向本领域及相关专业的医学、教学和科研人员推荐该书。

2019年4月

前　言

　　血液学是研究血液系统生理调控、相关疾病的病理机制和诊治方法及应用血液成分干预疾病的科学。基础血液学主要侧重于血液系统生理调控及其与疾病的关联和潜在临床价值，为临床血液学奠定必要的基础，其中的主体部分为沿用已久的"实验血液学"，即用动物实验或体外实验研究血液系统发生发展的机制、结构、功能及其病理意义和临床应用价值。但实验血液学的名称容易让人感到仅仅是关于血液学实验技术的一门学科。为了让更多读者了解血液学和投身血液学研究，所以本书采用了《基础血液学》这一书名。

　　各类血细胞（红细胞、白细胞、血小板等）及非细胞血液成分担负着重要的生理功能，也承载着人体各器官和组织的生理与病理信息，是机体各器官物质与信号交流和功能紧密联系的纽带与媒介。血液系统具有取材容易，不同类型细胞的形态和表型清楚的特点，因此往往是医学领域众多基础理论及技术创新的突破口。现代医学诸多开创性诊疗技术和方法，诸如干细胞移植、免疫治疗、分子诊断、基因治疗和靶向治疗等，均始于血液学研究。

　　血液系统疾病种类繁多，大多属难治性疾病，危害严重，白血病和淋巴瘤发病率与死亡率均居于我国恶性肿瘤前十位，其中白血病仍然是青少年健康的第一杀手。因此，针对疾病临床需求深入开展血液学基础研究意义重大。此外，血液学研究成果对于其他系统重大疾病，如心血管疾病、实体恶性肿瘤、免疫性疾病等的防治也具有重要价值。

　　目前已出版的血液学专著大多侧重于临床血液学，以疾病作为描述的分类体系，因此缺乏一本系统介绍基础血液学的专著。本书侧重血液学基础理论及其与临床的相关性，在介绍基础血液学基本概念和简要历史的基础上，以各类血液细胞及非细胞成分为单元，系统阐述了各类血液成分的发生发育、微环境、生理功能、病理作用及治疗价值等，体现了当前基础血液学发展水平，也反映了我国在基础血液学领域的一些研究成果，与目前已出版的众多临床血液学专著具有较大的互补性。因此，本书的编写旨在为从事血液学及其相关领域的研究、教学、临床和产业人员提供一部可读性和实用性并重的独特参考书。

　　本书主要由中国生理学会血液生理专业委员会的专家及其团队成员编写，并由陈国强院士等一批血液学专家审阅。感谢吴祖泽院士、阮长耿院士和陈国强院士为本书作序。由于编写时间仓促，书中难免存在疏漏或者错误的地方，希望读者及时反馈，有待再版时改进。

谨以本书献给中华人民共和国成立70周年！祝愿祖国更加繁荣昌盛！

程　涛　李扬秋　高瀛岱
2019年5月

目 录

序一
序二
序三
前言

第一章 总论 ··· 1
- 第一节 实验血液学发展简史 ··· 1
- 第二节 血液系统生理概论 ··· 14

第二章 造血干细胞 ··· 46
- 第一节 骨髓造血干细胞微环境 ··· 46
- 第二节 造血干细胞的生理功能 ··· 61
- 第三节 造血干细胞的衰老及其调控 ··· 79
- 第四节 造血干细胞的病理作用 ··· 84
- 第五节 造血干细胞在应激或疾病状态下的反应性 ··· 97
- 第六节 造血干细胞的治疗价值 ··· 111

第三章 红细胞 ··· 127
- 第一节 红细胞发育 ··· 127
- 第二节 红细胞的结构与功能 ··· 143
- 第三节 贫血性疾病 ··· 149
- 第四节 红细胞增多症 ··· 185
- 第五节 红细胞的治疗价值 ··· 189

第四章 巨核细胞与血小板 ··· 196
- 第一节 巨核细胞分化 ··· 196
- 第二节 巨核细胞的特殊结构与组成 ··· 199
- 第三节 血小板的形成 ··· 201
- 第四节 巨核细胞发育与血小板生成的调控 ··· 207
- 第五节 血小板活化与血栓形成 ··· 212
- 第六节 血小板的非血栓止血功能 ··· 222
- 第七节 血小板增多性疾病——骨髓增殖性肿瘤 ··· 226
- 第八节 血小板减少性疾病——免疫性血小板减少症 ··· 234
- 第九节 先天性血小板功能异常 ··· 241
- 第十节 血小板的临床应用 ··· 250

第五章　中性粒细胞 252
  第一节　中性粒细胞的来源与分化 252
  第二节　中性粒细胞动力学 260
  第三节　中性粒细胞的功能与调控 262
  第四节　中性粒细胞的病理作用 268
  第五节　中性粒细胞的治疗价值 278

第六章　嗜酸/嗜碱性粒细胞与肥大细胞 286
  第一节　嗜酸性粒细胞 286
  第二节　嗜碱性粒细胞 292
  第三节　肥大细胞 294

第七章　单核、巨噬细胞 304
  第一节　单核、巨噬细胞的来源与发育 304
  第二节　巨噬细胞在造血调控中的作用 310
  第三节　巨噬细胞的活化与调控 312
  第四节　巨噬细胞的生理功能 318
  第五节　巨噬细胞的病理作用 321

第八章　T细胞 330
  第一节　T细胞的来源与分化 330
  第二节　T细胞微环境 335
  第三节　T细胞的生理功能与调控 338
  第四节　T细胞的病理作用 362
  第五节　T细胞的治疗价值 374

第九章　B细胞 399
  第一节　B细胞的来源与分化发育 399
  第二节　B细胞的表面标志及分型 406
  第三节　B细胞的生理功能与免疫调节 412
  第四节　B细胞相关疾病及抗体治疗 432

第十章　NK细胞 446
  第一节　NK细胞的基本特征 446
  第二节　NK细胞的来源与发育 456
  第三节　NK细胞微环境在造血调控中的作用 468
  第四节　NK细胞的生理功能与调控 470
  第五节　NK细胞的病理作用 480
  第六节　NK细胞的治疗价值 483

第十一章　树突状细胞 491
  第一节　树突状细胞的来源、分化、分类及制备 491

第二节　树突状细胞的骨髓微环境 ································· 496
　　第三节　树突状细胞的生理功能与调控 ························· 498
　　第四节　树突状细胞的病理作用 ································· 507
　　第五节　树突状细胞的转化应用价值 ···························· 511
第十二章　各类非细胞成分 ·· 518
　　第一节　细胞因子 ·· 518
　　第二节　血浆成分 ·· 560

第一章 总 论

血液学是以血液成分及造血组织为主要对象，研究血液系统生理调控、病理机制及血液相关疾病的诊治方法、预测和干预的一门医学科学。基础血液学主要侧重于血液系统生理调控及其与疾病的关联和潜在临床价值，为临床血液学奠定必要的基础。其中的主体部分为沿用已久的"实验血液学"，即用动物实验或体外实验研究血液系统发生发展的机制、结构、功能及其病理意义和临床应用价值。

造血组织的发生和造血细胞的生成是实验血液学的核心内容，涉及内容与胚胎学、组织学、发育生物学交叉；血液系统的免疫功能研究与免疫学研究交叉；出凝血机制和血液流变研究与传统生理学研究交叉。在这个研究领域中，多年来应用各种自然科学的观点、方法和技术进行分析研究，近年来也采用生态学、系统生物学和信息科学的观点与方法进行整合研究。实验血液学的研究成果不仅通过认识造血的过程和各类血细胞的功能，为众多血液病发生和演变机制的研究奠定基础，有重大的理论意义；同时为血液病和其他系统血液相关疾病的诊断与治疗乃至预防提供新的技术方法和策略，因而也具有较大的实用价值。虽然实验血液学只有近百年的发展史，但它已经为近代医学和生命科学的发展做出了许多历史性的重要贡献。

第一节 实验血液学发展简史

实验血液学起源于用比较生物学的观点和方法研究血液系统及其疾病，侧重于机制的研究。实验血液学作为研究领域可追溯到20世纪初，始于对动物白血病的研究，形成了实验白血病的研究领域，后来出版了学术刊物《实验白血病》（*Experimental Leukemia*）。20世纪初对鸡淋巴肉瘤——Rous肉瘤的深入研究导致肿瘤病毒病因的研究热潮，从鸡和小鼠的淋巴瘤、白血病分离出肿瘤病毒，成为20世纪上半叶实验血液学的主流和肿瘤生物学的研究热点。1961年加拿大两位科学家James Till和Ernest McCulloch在为放射后小鼠输注骨髓细胞后发现了小鼠脾结节，提出了造血干细胞的基本特征，从而奠定了造血干细胞生物学的基础。随后造血干细胞和各类祖细胞的发现、分离和鉴定及其微环境研究逐步成为实验血液学的一个主要领域。澳大利亚科学家Ronald Metcalf等建立了体外造血细胞集落培养方法，发现了一系列造血细胞生长因子（集落刺激因子），结合后来的基因克隆技术，开辟了细胞因子研究和应用的辉煌时代。20世纪60年代末，国际实验血液学会（ISEH）诞生，70年代初ISEH会刊《实验血液学》（*Experimental Hematology*）的创刊标志着实验血液学研究逐步形成了自身的学科体系和范畴，对造血机制的深入研究和血液病中细胞因子与癌基因作用机制的探索成为实验血液学研究的主流。相关研究成果也在其他相关杂志如 *Blood*，*Leukemia*，*Leukemia Research*，*Blood Cells*（后改名为 *Blood Cells Molecules and Disease*），以及多种分子生物学、细胞生物学、实验医学杂志上发表。20世纪末造血干细胞调控和移植的不断研究也奠定与促进了新的生命科学研究领域——干细胞生物学和随后的再生医学等新领域的诞生。近百年来实验血液学的研究成果已经作为实验方法或工具应用于临床诊疗和/或其他学科的研究。20世纪多项诺贝尔奖突破性研究成果都有实验血液学的研究基础，例如美国血液学家 Donnall Thomas 在大量实验基础上成功应用骨髓移植治疗白血病，于1990年获诺贝尔奖。

20世纪50年代以前，我国血液学还没有成为一个独立的学科。1957年成立了中国人民解放军院输血与血液学研究所，隶属于中国人民解放军军事医学科学院。次年划归国家卫生部管理，隶属于中国医学科学院；1965年输血研究所独立，原机构更名中国医学科学院血液学研究所（简称血研所）。在这期间，军事医学科学院和一些高校也建立了从事造血和止血生理及造血损伤病理生理研究的实验室，渐渐有了实验血液学的研究队伍，成为基础医学、病理生理学中一个独立的重要分支。20世纪70年代末，吴祖泽主编了《造血细胞动力学概论》，80年代初，军事医学科学院唐佩弦和杨天楹主编了《造血细胞培养技术》，这两本书成为当年实验血液学研究的经典参考手册。随着我国实验血液学队伍的不断壮大，1987年由唐佩弦、毛宁等牵头组织成立了"中国病理生理学会实验血液学专业委员会"并召开了第一届全国实验血液学会议。1994年唐佩弦等又创办了《中国实验血液学杂志》。1988年宋曾璇和陈璋等在血研所开始筹建实验血液学国家重点实验室，1991年得到国家科学技术委员会正式授牌，建立初期就研制了在全球广泛应用的血研所系列白细胞单克隆抗体。另外，韩忠朝等取得一系列干细胞转化成果并率先在干细胞产业转化上做了有益的尝试。与此同时，军队也在军事医学科学院成立了以吴祖泽为主任的实验血液学重点实验室，在胎肝造血、造血生长因子及放射保护和救治等方面开展了一系列重要工作。1997年军事医学科学院还专门成立了野战输血研究所。20世纪80年代阮长耿留法学成回国后在当时的苏州医学院创建了我国首个止血与血栓研究室，带领团队在血小板研究和临床应用领域进行了众多开创性的工作。20世纪90年代开始，上海血液学研究所陈竺、陈赛娟和陈国强等针对王振义和张亭栋等创立的全反式维甲酸和砒霜治疗急性早幼粒细胞白血病的分子机制进行研究，并以此设计了攻克急性早幼粒细胞白血病的"上海方案"，得到了国际学界的广泛认可和赞誉。21世纪以来，随着科研投入的大幅度增加和宏观科研水平的快速发展，我国从事实验血液学研究的学者队伍不断壮大，研究成果丰硕。2014年由程涛、刘兵等发起成立了"中国生理学会血液生理专业委员会"（CABS）并创刊了我国第一本英文版实验血液学杂志 *Blood Science*，进一步拓展了我国实验血液学发展的舞台和合作渠道。

现在实验血液学的传统研究课题在分子细胞生物学、系统生物学等学科影响下不断采用新方法继续深入研究。本节着重将近百年来实验血液学主流研究的发展史归纳为三方面概述。

一、实验白血病的研究

（一）实验白血病——对白血病本质的认识和证明

白血病与实体瘤的临床相有许多不同之处，文献上用 bona fide leukemia（真正的白血病）表述典型的白血病，有些学者曾对此类白血病的肿瘤性存有疑虑。20世纪上半叶实验白血病（动物的自发白血病或实验动物的诱发白血病）的研究结果证明了白血病具有肿瘤的基本特性。

实验动物和细胞系是现代生物医学实验的两类基础实验体系，前者是体内系统，后者属体外系统，二者的研究结果为后续人体试验提供了依据。这两类实验体系都起始于20世纪初，经过半个世纪的研发已经成熟，广泛应用于研究和生物工程。实验血液学的发展与这两个实验体系的发展相辅相成，近交系小鼠和血源细胞系的建立与应用是早期实验血液学的基础。20世纪下半叶我国实验血液学工作者在近交系小鼠、实验白血病和白血病细胞系的建立与研究方面做了许多卓有成效的工作，为我国实验血液学研究奠定了基础。

1. 纯系动物和可移植性白血病 从动物群体中选用血缘关系相近的个体，即有共同祖先的兄妹、母子、父女进行交配的方式称为近交（inbreding）。经过至少连续20代的同胞兄妹之间或亲代与子代之间交配培育而成的动物，称为近交系（inbred strain）动物，又称纯系动物。这类动物在自然界不存在，是人工培育的实验动物，使用最多的是近交系小鼠。通常以一个或数个大写英文字母表示，如A、DBA等；或以大写英文字母加数字命名，如C57BL、C3H。还有些品系的代码在此规定前已广为人知，沿用至今，如129、615等。有时还标注近交代数，通常在品系代码后加括号，先写"F"，后写代数，如615（F25）表示615小鼠 - 近交第25代。

近交系动物个体都有相同的基因型，但是表型稍有差异，对实验反应一致，实验数据标准差较小，因此在实验中实验组和对照组都只需少量的动物。由于近交，隐性基因纯合性状得以暴露，可以获得大量先天性畸形及先天性疾病的动物模型，如白血病、肿瘤、糖尿病、高血压等。近交系动物的特点是可以进行个体间移植，许多肿瘤细胞系在活体动物上传代，成为肿瘤病因学、肿瘤药理学研究的重要模型。例如，用615小鼠建立了多株小鼠可移植性白血病模型（表1-1）。20世纪60~70年代是我国实验白血病研究的顶峰时期，在中国医学科学院血液学研究所建立的近交系615小鼠基础上，国内多个单位先后建立了7株可移植性小鼠白血病瘤株。虽然都属于T细胞白血病，但是生物学性状各有异同，如生存期长短不一，有的局部形成实体瘤，有的腹腔接种形成腹水型白血病，对抗癌药物的敏感性也不同。但是，它们都几乎只能在615近交系小鼠中生长，是615小鼠同基因型遗传背景的白血病模型。多个近交系同时使用可分析不同遗传组成对某项实验的影响，观察实验结果是否有普遍意义。

表1-1 用615近交系小鼠建立的可移植性白血病瘤株

瘤株名称	来源	主要性状	病毒颗粒	存活时间(d)	接种数
L615*	病毒诱发	全身白血病	许多A颗粒	6.7±1.2	常规（×10⁶） 最少10¹
L7212*	自发	局部有小瘤结	少数A颗粒	平均9.5	（2~3）×10⁶
L759#	L615攻击	局部形成实体瘤	可见A颗粒	13.8±2.5	常规
L7710#	自发	局部形成实体瘤	未发现	21.2±5.2 37.9	常规 最少2.5×10³

续表

瘤株名称	来源	主要性状	病毒颗粒	存活时间(d)	接种数
L7711#	自发	局部形成实体瘤	偶见 A 颗粒	15.4±2.7	常规
L7712△	自发（腹水）	腹腔接种腹水型 局部接种形成实体瘤	可见 A 颗粒	10.1±1.4	最少 $2.5×10^1$ $(4～6)×10^6$
L7811*	白消安诱发	腹腔接种腹水型 局部接种实体瘤	两类 A 颗粒	10.0±1.38 13.6±1.60	最少 10^1 常规（$×10^6$）

*建株单位为中国医学科学院血液学研究所；#建株单位为遵义医学院；△建株单位为上海医药工业研究院。

注：病毒颗粒指电镜观察到的反转录病毒颗粒；接种瘤细胞数与平均存活时间呈负相关，常规接种数每只需 $×10^6$。

资料来源：褚建新，李肇玫.1989。

2. 白血病微小残留病研究 通常临床诊断急性白血病时患者已经有约 10^{12} 个恶性细胞。从 1961 年开始就已经认识到急性白血病在骨髓幼稚细胞少于 5% 时即属于形态学完全缓解状态，但是体内还可以有 < 10^{10} 个恶性细胞，临床上称为微小残留病（minimal residual disease，MRD）。白血病细胞与正常造血前体细胞的区别基于形态、细胞化学性质、染色体核型或遗传学异常，以及淋巴系细胞的抗原受体基因重排、体外细胞生长要求的不同和免疫表型；综合这些性质可以将恶性细胞从正常造血前体细胞中区分出来。20 世纪 80～90 年代初采用形态学方法结合免疫组化及染色体异常检测 MRD，20 世纪 90 年代后 PCR 方法的不断改进和多色流式细胞仪的应用为 MRD 的检测提供了有临床应用价值的方法。微小残留白血病的研究是根治白血病研究的开始，20 世纪的实验白血病微小残留病研究为检测和治疗 MRD 奠定了基础。应用 615 小鼠系列可移植性白血病模型在 MRD 的实验研究方面做了很多工作，提供了宝贵资料。能 100% 发病而且存活期在平均存活期内的移植接种数称常规接种数，7 株 615 小鼠白血病瘤株的常规接种数都在 10^6 数量级，按每千克（kg）体重计与人类的 10^{10} 个白血病细胞相当。随着传代次数的增加，肿瘤恶性程度增加，发病的最少接种数显著减少（用生态学术语称为 Allee 门槛降低），是深入研究微小残留白血病的适宜模型（见表 1-1）。

（二）血源肿瘤细胞系的建立和研究

正常造血细胞只能在体外培养数天或数周，在特殊培养体系中才能长期培养。短期体外培养的白血病患者外周血或骨髓细胞呈明显的浓度依赖性，只有在高浓度状态下短期内才有分裂相细胞，可供染色体检测分析等实验应用，绝大多数细胞很快死亡。长期体外培养的白血病患者的外周血或骨髓细胞大多数很快死亡，有的处于 G_0 期，要维持其存活必须定期清除死亡细胞，维持其高活细胞浓度，期待超越能维持细胞群体生存的最低细胞浓度（即 Allee 门槛）。绝大多数白血病细胞系是经历了潜伏期培养，超越 Allee 门槛后成系的。潜伏期的长短和 Allee 门槛的高低可能与白血病细胞的恶性程度有关，恶性度高的人白血病细胞系 Allee 门槛很低，甚至没有，可能未经潜伏期就能传代培养，属于无 Allee 效应之列。如各国实验室通用的人白血病细胞系 K562 肿瘤性强，它源自慢性粒细胞白血病急变患者的胸水（取材后 3 天患者死亡），与通常的白血病细胞有所不同。

白血病细胞建系的另一策略是用极限稀释法筛选无 Allee 门槛或低 Allee 门槛的克隆。这两种方法都要求艰苦细致的大量实验室工作。随着科技的发展，细胞培养方法的普及，各国实验室已经建立了主要类型的人类白血病细胞系（表1-2），有的经过鉴定存入细胞库在许多实验室常规使用。但是，由于基因组的不同，与其他生物一样，各细胞系有其个体特点或特征，在应用时应该按照实验或生产要求挑选适宜的细胞系。

表 1-2 有里程碑意义的人类造血肿瘤细胞系

细胞系名称	来源疾病	细胞类型	特点或意义	建系时间（年）
Raji	Burkitt 淋巴瘤	成熟 B 细胞	发现 EBV；t[8;14]MYC-IGH	1964
CCRF-CEM	ALL	不成熟 T 细胞	$CD2^-$ T 细胞系	1965
RPMI8226	骨髓瘤	浆细胞	EBV^- 骨髓瘤细胞系	1967
MOLT3	ALL	不成熟 T 细胞	$CD2^+$ T 细胞系	1972
K-562	CML-BC	红系；非T非B	t[9；22]；BCR-ABL	1973
U-937	组织细胞瘤	单核细胞	单核细胞系	1976
J6-1	Hodgkin 淋巴瘤	B 单核细胞	EBV^+HHV6^+ 细胞系	1976
Reh	ALL	前 B 细胞	ALL 源的前 B 细胞系	1977
HL-60	AML	髓细胞	早幼粒细胞系	1977
L428	Hodgkin 淋巴瘤	Hodgkin 细胞	Hodgkin 淋巴瘤细胞系	1979
HUT78/H9	Sézary	成熟 T 细胞	HIV 分离	1980
CTCL-2	Sézary	成熟 T 细胞	HTLV 分离	1980
JOK-1	HCL	成熟 B 细胞	毛细胞白血病（HCL）细胞系	1981
HEL	AMLM6	红系	红白血病细胞系	1982
KU812	CML-BC	髓细胞	嗜碱性粒细胞系	1985
MEG-01	CML-BC	巨核细胞	巨核细胞系	1985
YT	T-ALL	NK 细胞	NK 细胞系	1985
HDLM-2	Hodgkin 淋巴瘤	Hodgkin 细胞	Hodgkin 淋巴瘤（T）细胞系	1986
HMC-1	白血病	髓细胞	肥大细胞系	1988
HI-Meg	CML（早孕）	髓细胞	巨核细胞系	1988
M-07e	AMLM7	巨核细胞	细胞因子依赖的巨核细胞系	1988
TF-1	AMLM6	红系	多种细胞因子依赖	1991
ME-1	AMLM4eo	单核细胞	inv[16]CBFB-MYH11	1991
Kasumi-1	AMLM2	髓细胞	t[8；21]AML1-ETO	1991
NB4	AMLM2	髓细胞	t[15；17]PML-RARA	1991
MDS92	MDS	髓细胞	MDS 细胞系	1994
BC-1	PEL	成熟 B 细胞	$HHV8^+PEL$ 细胞系	1996

资料来源：Drexler, 2001；程涛，等．1990；吴克复，等．1980。

已经建立的人类血源细胞系主要是造血肿瘤细胞系和正常造血细胞经病毒转化的转化细胞系，二者有时难以区别。EB 病毒就是在 1964 年建立的 Burkitt 淋巴瘤细胞系 Raji

的电子显微镜照片中发现的（见表1-2），很快证实 EB 病毒能使正常 B 细胞转化为淋巴母细胞系（lymphoblastoid cell line，LCL），相当长时期内有些作者将源自白血病患者的 EB 病毒阳性的细胞系都归于 LCL，后来逐渐认识到二者的区别，并逐渐发现其他病毒阳性的人白血病细胞系（如 EBV 和 HHV6 双阳性的 J6-1 和 Croco2）。病毒转化细胞系的建立为肿瘤病毒病因的研究和保存特异基因组提供了实验模型。

（三）白血病-淋巴瘤的病毒病因研究

1. 小鼠白血病病毒津638的发现和研究 动物肿瘤的病毒病因研究是20世纪上中叶肿瘤生物学和病毒学的研究热点，与实验血液学研究交叉，其中小鼠白血病病毒的研究取得系统的结果，病毒学家有专著详述。应用此类方法我国实验白血病工作者也获得了丰硕成果，1963年8月中国医学科学院血液学研究所由昆明鼠腹水型网状细胞肉瘤的无细胞液中获得能诱发昆明鼠乳鼠白血病的因子：能通过蔡氏滤器和G5滤器，45 000转/分超速离心60分钟能沉淀下来，乙醚处理24小时（0℃）、56℃加热30分钟或0.25%甲醛溶液处理24小时（0℃）均能将其灭活。电子显微镜下观察为成熟型和未成熟型的C型病毒颗粒，命名为津638病毒。L615白血病瘤株虽然是由津638病毒诱发-移植而来，但是L615白血病细胞中没有C型病毒颗粒，而是大量池内A型病毒颗粒，其无细胞滤液接种615小鼠乳鼠未能诱发白血病。1965年上海第一医学院也从615小鼠的自发性腹水型网状细胞肉瘤分离出一株小鼠白血病病毒L6565，用该病毒诱发的白血病获得了一株可移植性白血病L783。

2. 第一个人类肿瘤病毒——EB病毒的发现 20世纪上半叶动物肿瘤病毒的发现和证实激发了研究者对人类肿瘤病毒的探索。EB病毒是60年代发现的第一个人类肿瘤病毒，Epstein和Barr师徒两人在Burkitt淋巴瘤细胞系的电镜标本中首次观察到新型疱疹病毒颗粒，怀疑与肿瘤有关，后来命名为Epstein-Barr病毒（EBV）。不久各国相继报道在人群中发现EBV，血清流行病学研究表明EBV的抗体普遍存在，说明EBV广泛传播，大多数成年人有过EBV感染，因此EBV与肿瘤的关系受到质疑。经过近半个世纪各国研究者的深入研究，可归纳出以下四个方面的证据说明EBV是已发现的第一个人类肿瘤病毒：①东非呈地方性流行的绝大多数Burkitt淋巴瘤患者能检测出有EBV感染；②EBV是传染性单核细胞增多症的致病因子，在免疫抑制患者可引起B细胞淋巴瘤；③狨猴实验感染EBV导致B细胞淋巴瘤；④EBV感染与鼻咽癌、移植后淋巴瘤及部分Hodgkin淋巴瘤密切相关。笔者实验室也在一例Hodgkin淋巴瘤-白血病细胞系中检测出EBV和HHV-6的病毒基因。后来Kaposi肉瘤与HHV-8关系的确立佐证了疱疹病毒的致肿瘤潜能。

Kaposi肉瘤是19世纪下半叶在地中海和东非发现的地方性流行性肿瘤，多发于青年男性，往往仅限于皮肤，恶性度不高，通常不致命。20世纪80年代随着艾滋病的流行Kaposi肉瘤在艾滋病患者中传播，但是肿瘤不局限于皮肤，还侵入肺和消化道成为致命性疾病。虽然HIV是可能的致癌因子，但是流行病学和实验研究表明有一种性传播的传染因子与其相关。90年代初由于代表性差异分析（差示分析，representational difference analysis）方法的发展，可以比较同一患者的疾病组织和健康组织的DNA序列差异。通过对艾滋病Kaposi肉瘤患者和普通艾滋病患者的对比分析发现了新的疱疹病毒，命名为

Kaposi 肉瘤疱疹病毒（Kaposi's sarcoma herpes virus，KSHV），归类为人类疱疹病毒 8 型（HHV-8），是第二个发现的人类致瘤性疱疹病毒。血清流行病学调查显示有 2%～7% 的美国人群有 KSHV 感染，主要通过性传播，但是并没有罹患 Kaposi 肉瘤的危险，提示 KSHV 致瘤还需辅助因素。经典 Kaposi 肉瘤的致瘤辅助因素尚不清楚，艾滋病作为 KSHV 致瘤辅助因素的机制有待深入研究。

3. 发现致癌的第一个人类反转录病毒——HTLV-Ⅰ　1977 年在日本发现了成人 T 细胞白血病（ATL），有明显的地域性，呈地方性流行，后来在东非海岸和我国东南沿海、加勒比海区域及巴布亚新几内亚也有相关病例报道，估计在上千万的人群中传播，幼年时感染，经过很长的潜伏期（20～30 年），少数人（<5%）发病。经 Gallo 等研究证明，此病由一种反转录病毒（HTLV-Ⅰ）感染引起，在 ATL 细胞系中检出 HTLV-Ⅰ，被测患者的培养白血病细胞都有 HTLV-Ⅰ前病毒 DNA，正常人细胞在感染后即转化成为"不朽"（immortalization）细胞，是发现致癌的第一个人类反转录病毒，与牛和猪的白血病病毒相关。后续研究揭示 HTLV-Ⅰ 的致癌机制不是通过插入突变基因或激活细胞的原癌基因，而是通过病毒的 *Tax* 基因，该基因编码的蛋白质是病毒复制所需，其转录激活功能扰乱了细胞生长的调节机制，并干扰了细胞的 DNA 修复功能，类似于 DNA 肿瘤病毒的致癌机制（表 1-3）。

表 1-3　DNA 病毒、反转录病毒复合体与细胞蛋白相互作用

病毒	病毒癌蛋白	细胞靶标
SV40	大 T 抗原	p53, Rb
	小 T 抗原	PP2A
小鼠多瘤病毒	大 T 抗原	Rb
	中 T 抗原	Src, PI3K, PLC-γ, Shc
	小 T 抗原	PP2A
腺病毒	E1A	Rb
	E1B-55K	p53
腺病毒 9 型	E4-ORF1	Dlg1, PATJ, ZO-2, MAG-1, MUPP1
人乳头状瘤病毒	E6	p53, Dlg1, PATJ, MAG-1, MUPP1
	E7	Rb
成人 T 细胞白血病病毒 -Ⅰ	Tax	NF-κB, p300/CBP, Dlg1
牛乳头状瘤病毒	E5	PDGF-β 受体
EB 病毒	LMP1	TRAFs

二、造血调控的研究

造血机制也是胚胎学和发育生物学的重要课题，与实验血液学的研究课题交叉互补。20 世纪 60 年代实验血液学在体外培养造血细胞方面取得了方法学的突破，形成了独特的研究领域。70～80 年代在细胞分子水平阐明了造血干细胞增殖分化调控的细胞因子机制，

初步确定了转录因子调控机制，促进了造血系统肿瘤、贫血性疾病和出凝血疾病发病机制与诊疗新方法的研究。

（一）造血细胞的体外集落培养和造血细胞因子的研究

20世纪60年代前的造血调控研究主要是在整体动物中进行的，研究进展缓慢。60年代初造血微环境的概念在实验血液学研究者中确立，Metcalf等在体外培养细菌方法的启示下，模拟造血微环境建立了琼脂（后来用甲基纤维素）半固体小鼠骨髓或脾造血细胞集落培养法，即在半固体培养基上培养出源自单个前体细胞（后称祖细胞）的集落（colony），其形态、数量和大小取决于接种细胞数、组织提取物或各种组织的条件培养液，其中含有当时未知的能刺激形成集落细胞生长繁殖的因子，后来用人类外周血白细胞作为饲养层提供集落刺激因子，也可用于人类造血细胞集落培养，开辟了造血调控研究的新途径，极大地促进了造血调节研究的发展，成为当时实验血液学研究的热点。

20世纪70～80年代从用于造血细胞集落培养的组织提取物与条件培养液中纯化和克隆出了4个主要调节粒系和巨噬细胞系增殖分化的集落刺激因子（colony-stimulating factor，CSF）：GM-CSF（又称CSF2），刺激粒系和巨噬细胞集落形成；M-CSF（又称CSF1），刺激巨噬细胞集落形成；G-CSF（又称CSF3），仅刺激粒细胞集落形成；multi-CSF（多克隆集落刺激因子，即白介素3，IL-3），刺激多系造血细胞集落形成，是广谱的集落刺激因子。当时的实验技术条件下分离纯化CSF是十分困难的，组织提取物或条件培养液中众多的活性物质，量微而活性高，都属于18～70kDa的糖蛋白，理化性质相近，机体的大多数组织细胞都能产生这些CSF，非糖基化的CSF半数生存期仅1～6小时，糖基化的CSF有长生存期，往往需用高压液相技术分离。80年代中后期的基因克隆后续工作是用分子生物学方法将小鼠和人CSF的cDNA从基因文库中筛选出的（表1-4）。

表1-4 主要调控造血细胞的细胞因子的发现和证实

细胞因子（别名）	发现的主要功能	发现或证实时间	备注
M-CSF（CSF1）	巨噬细胞集落形成	1977年（小鼠纯化）	
GM-CSF（CSF2）	粒系和巨噬细胞集落形成	1977年（小鼠纯化）	
G-CSF（CSF3）	粒系和巨噬细胞集落形成	1983年	
multi-CSF（IL-3）	多系造血细胞集落形成	1982年	多功能
EPO	红系造血细胞集落形成	20世纪50年代发现	多功能
TPO	巨核细胞集落细胞形成	1958年发现	
	血小板生成	1994年纯化	
SCF（c-kit L）	BFU-MK，HPPCFC，LTBMC-IC	1990年	多功能

同期还发现了许多其他能调节造血细胞的细胞因子，有些生物学功能与它们重叠或呈现功能冗余性。例如G-CSF、GM-CSF、M-CSF、SCF和IL-3、IL-6、IL-11都能刺激体外粒系集落的形成，使研究者困惑。20世纪90年代中期用转基因和基因敲除法在小鼠

进行的实验研究部分阐释了这个难题：在基础状态下 G-CSF 承担 75% 的粒系细胞生成，GM-CSF 通常不影响成熟粒细胞数，而对肺的巨噬细胞有特殊的影响；M-CSF 是巨噬细胞生成和功能健全的主要调节因子，还对出牙和妊娠有影响。IL-3 受体缺失对于造血并无明显的影响，仅对肥大细胞和嗜碱性粒细胞对寄生虫的反应与延迟型过敏反应有影响。

（二）基质细胞因子的发现和研究

基质细胞是造血微环境的关键成分之一，基质细胞是高度异质性的，包括成纤维细胞等多种细胞（尤其是现在认识到其重要性的间充质干细胞），当时建立的基质细胞系与人胚肺二倍体细胞株类似，但是没有严格界定必须是二倍体核型和细胞类型的一致性，所以称细胞系。大多数基质细胞系是有限传代的，可以液氮长期保存、大量使用。含有基质细胞的骨髓长期培养及基质细胞系的建立提供了另一个方面的造血机制研究模型，在体外研究基质细胞和造血细胞间的相互作用及细胞因子作用的分子机制，阐明基质细胞分泌的因子及其作用机制。

有些作者把造血细胞因子称为造血激素，仔细分析二者有所不同。激素是由专门的内分泌器官产生的生物活性物质，有些组织和细胞表达它的受体成为靶器官（组织），都是远程作用的。CSF 是机体几乎所有的组织和细胞（不仅是骨髓造血微环境中的基质细胞）都能产生的糖蛋白，正常状态下表达极微，受微生物感染或毒物损伤后能在数小时内成千倍地增长，其受体主要在造血细胞表达。EPO 由胎肝和成体肾脏产生，是重要的造血细胞因子，20 世纪末的研究表明除造血细胞外，其他组织（如神经细胞、内皮细胞等）也有相应的受体表达，所以 EPO 的功能不仅限于造血调节，对神经、生殖系统和骨组织等也有重要的调节作用。

最初发现的白细胞介素（interleukin，简称白介素，IL）是作为白细胞分泌的细胞因子而命名的，后来成为免疫学研究的重要领域。其中白介素 3（IL-3）有广谱集落刺激因子活性，又名多系集落刺激因子（multi-CSF）（见表 1-4）。后续研究表明白介素不仅是介导白细胞功能的细胞因子，也参与其他细胞的功能，多种组织细胞有白介素因子和受体的表达，是细胞因子的一大家族。

生理学研究表明血小板是由骨髓中的巨核细胞产生的，早在 1958 年就推测通过"血小板生成素"（thrombopoietin，TPO）调节外周血中的血小板数量，经过 30 多年的研究，1994 年 5 个实验室各自独立地纯化出 TPO，能刺激巨核细胞集落生长和形成血小板；体内实验表明，敲除 TPO 受体基因小鼠的巨核细胞及血小板生成数仅为正常小鼠的 15%，证实了 TPO 的体内作用。1995 年第一代重组人 TPO 进入临床试验，可用于化疗患者增加血小板数，但是由于产生 TPO 抗体而应用受限。于是改用 TPO 受体激动剂作为第二代制剂，临床试验无明显副作用，已用于治疗免疫性血小板减少症。

20 世纪 90 年代初三个实验室同时克隆出干细胞因子（c-kit 配体），当时认为它在人类造血干细胞集落形成中起重要作用，在 IL-3 和/或 GM-CSF 共同作用下形成爆式巨核细胞集落（BFU-MK）、高增殖潜能集落（HPPCFC）及长期骨髓培养起始细胞集落（LTBMC-IC），因此命名为干细胞因子（SCF）。早期利用小鼠进行研究发现，其基因在 Steel 位点，又称 Steel 因子。后续研究表明 SCF 的体内作用主要为调节肥大细胞的增殖分化，但干细胞因子的名称已习惯性沿用，难以更改。

20世纪下半叶实验血液学的研究结果表明：骨髓基质细胞除了提供分泌因子调控造血细胞增殖、分化，还提供造血细胞黏附机制，是造血干、祖细胞归巢的基础，也是微小残留白血病细胞隐匿的机制。骨髓造血微环境之外的基质细胞，如源自皮肤肌肉、胚胎肺脏的成纤维细胞对白血病等肿瘤细胞有明显的抑制作用，可以解释结缔组织包膜对肿瘤细胞的限制作用。

（三）造血负调控研究

随着集落刺激因子的发现和证实，有人从哲学概念推论：有刺激必有抑制，有激素必有抑素。推测有一类理化性质与激素相似的"抑素"（chalon）。20世纪60年代Nature报道了不少疑似"抑素"的因子，但是都未能纯化或克隆。于是70年代发生了对"抑素"学说的批判和争辩；有人走向另一极端，认为刺激因子的减少就是负调控，质疑造血负调控机制的存在。70～80年代对肿瘤坏死因子α（TNF-α）、转化生长因子β（TGF-β）、干扰素（IFN）和白血病抑制因子（LIF）等的深入研究表明：不存在推测的"抑素"，但是存在有负调控作用的细胞因子或多功能细胞因子。当时许多实验室（包括笔者实验室）的初步研究结果表明：这些负调控细胞因子的表达异常在白血病、淋巴瘤及其他血液病的发生发展中起重要作用。国际实验血液学界举行了三次"造血负调控讨论会"，取得了共识，否定"抑素"一词，在造血调控研究中采用"造血负调控因子"和"抑制因子"（inhibitor）的术语，结束了对"抑素"的争议。由于"文化大革命"期间国内处于相对封闭状态，国内血液学界对这段历史不甚了解，有些文献和现时论文中还出现"抑素"一词，应予澄清。

造血负调控的细胞机制在后续的免疫机制研究中得到了拓展，如T调节性细胞（Treg）和髓源性抑制细胞（myeloid derived suppressor cell，MDSC）的深入研究揭示了复杂的造血负调控历程，这些研究与造血调控的研究交叉互补，相互促进，成为新的研究领域。

20世纪末随着细胞因子的研究深入，不同学科的研究者聚集在一起探讨细胞表面膜受体，开拓了新的领域——受体的研究。血液学研究者从白血病细胞中分离出一些当时功能不明的受体基因，如1991年克隆的 *Axl* 和1994年克隆的 *Tyro3* 及 *Mer*，后来归为TAM（*Tyro3*、*Axl*、*Mer*），称为I型受体，在多种组织和细胞广泛存在，对细胞增殖有调节作用，有重要的生理和病理意义。

三、造血细胞分子生物学研究——转录调控和癌基因的发现

真核细胞的基因表达是由转录因子、表观调节因子和顺式调节元件组成的调控网络控制的复杂过程，转录因子在干、祖细胞的基因表达调控中起关键作用，决定造血细胞系列（lineage）的分化方向，是基因调控网络中的重要节点。转录因子过表达、丢失或异常融合可以导致恶性疾病。造血系统转录调控提供了阐明基因调控机制的适宜模型，不仅是血液学研究的热点，也是细胞生物学和分子生物学的研究热点。20世纪下半叶已经基本确立主要造血细胞系列的转录调控因子，半数以上的造血转录因子与白血病的染色

体易位形成融合基因或其他致癌机制相关。20世纪末已经在小鼠体系查明造血转录因子的主要作用(表1-5)。反转录病毒致癌机制的探讨导致癌基因的发现和深入研究,是20世纪80年代的又一研究热点。造血系统肿瘤和恶性血液病发病中造血转录因子与癌基因作用的发现和研究相互促进,促使对造血细胞分子生物学机制的探索迅速开展。但是,由于方法学的限制未能成为当时实验血液学的研究主流,近十多年来才对白血病发病的分子生物学机制进行深入研究,包括miRNA对造血的调控。

表1-5 造血的转录调控

转录因子	类型	表达模式	过表达效应	小鼠敲除表型
GATA-1	锌指	祖,E,Meg,Eos,Mast	↑E,Meg,Eos ↓髓	阻滞E,Meg
GATA-2	锌指	祖,Meg,Mast	↓成熟E	↓祖
GATA-3	锌指	祖,T细胞,Th2	↑Th2,↓Th1	无T细胞
PU.1	Ets	祖,髓,B细胞	↑髓	无髓,T或B细胞
FOG-1	多型-锌指	祖,E,Meg,Mast	↓Eos	阻滞E,无Meg
C/EBPα	B-拉链	髓,Eos	↑Eos	无粒,Eos
MafB	B-拉链	单核	↑单核	
Runx1 (Cbfa/AML1)	Runt	造血(其他?)		无明显造血
T-bet	T-box	Th1细胞	↑Th1,↓Th2	
Pax5	Paired box	B细胞	↓其他系列	无B细胞
Ikaros	锌指	祖,T细胞		无淋巴系细胞

注:↑或↓表示强制表达对所示系列的促分化或抑制分化效应。祖.祖细胞;E.红系;Meg.巨核细胞系;Eos.嗜酸性粒细胞系;Mast.肥大细胞系。过表达实验用造血细胞或转基因小鼠进行。

通过对RNA肿瘤病毒的研究建立癌基因概念

虽然对Rous肉瘤病毒(RSV)的近半个世纪研究未列入肿瘤研究的主流,但是一直用于实验医学研究。20世纪60年代分离出多种RSV变种,发现它们的致癌性差别很大,为研究细胞转化与病毒复制的关系提供了适宜的模型,深入研究表明引起细胞转化的基因与病毒复制无关。70年代的工作证明有转化能力的RSV含有额外的DNA序列,命名为*src*基因,表示与鸡的肉瘤相关。Temin注意到有复制能力的RSV存在着DNA复制和依赖于DNA的RNA合成(转录),提出了原病毒假设:RNA肿瘤病毒的生命周期中包含有从RNA转换来的DNA拷贝,即反转录,这种DNA拷贝可稳定地整合在宿主的染色体DNA中,在感染细胞中传递,称为原病毒(provirus)。这一假设随着反转录酶的发现得到证实,研究者并因此于1975年获得诺贝尔奖。RNA肿瘤病毒(现称反转录病毒)生活周期中独特的原病毒特征促使Temin提出这样的假设:肿瘤是由原病毒介导的癌基因植入宿主细胞引起的。但是对于癌基因是病毒起源还是细胞起源存在争议,多数研究者认为癌基因源自病毒,致癌物、辐射和衰老激活病毒基因而致癌,称为癌基因假设;少数研究者依据*src*基因在RSV中的可舍弃性,认为癌基因源自细胞,致癌物激活细胞原癌基因促发肿瘤，后来这种观点得到实验证明，并补充了细胞原癌基因（proto-oncogene）的活化过程。后续研究从致癌性反转录病毒发现了 70 多种原癌基因，它们编码的蛋白质都在细胞增殖和凋亡调控中起关键作用。禽类和小鼠白血病病毒没有病毒癌基因，它们通过插入性致癌机制致癌，其原病毒整合在细胞原癌基因附近导致表达异常。表 1-6 列出了致癌性反转录病毒捕获细胞基因或插入变异的若干例证。Bishop 和 Varmus 由于在癌基因及其在肿瘤发展中的杰出研究工作而于 1989 年获得诺贝尔奖。

表 1-6　从致瘤性反转录病毒捕获细胞基因或插入变异发现的原癌基因例证

癌基因	病毒	蛋白产物及分类
sis	猿猴肉瘤病毒	血小板衍生的生长因子（PDGF）
erbB	禽原红细胞增多症病毒	表皮生长因子受体（EGFR）
	Rous 相关病毒 1	（受体蛋白酪氨酸激酶类）
fms	Friend 小鼠白血病病毒	巨噬细胞集落刺激因子受体
	McDonough 猫肉瘤病毒	（受体蛋白酪氨酸激酶类）
kit	Hardy-Zukerman-4 猫肉瘤病毒	干细胞因子受体
		（受体蛋白酪氨酸激酶类）
abl	Abelson 小鼠白血病病毒	非受体蛋白酪氨酸激酶
src	Rous 肉瘤病毒	非受体蛋白酪氨酸激酶
raf	小鼠肉瘤病毒 3611	丝氨酸/苏氨酸蛋白激酶
akt	Akt8 小鼠白血病病毒	丝氨酸/苏氨酸蛋白激酶
H-ras	Harvey 小鼠肉瘤病毒	G 蛋白：GDP/GTP 结合
K-ras	Kirsten 小鼠肉瘤病毒	G 蛋白：GDP/GTP 结合
	Friend 小鼠白血病病毒	
erbA	禽原红细胞增多症病毒	转录因子（甲状腺激素受体）
ets	禽原髓细胞病毒 E26	转录因子
	Moloney 小鼠白血病病毒	
myc	MC29 髓细胞瘤病毒	转录因子
	Moloney 小鼠白血病病毒	
	Rous 相关病毒 1	
rel	网状内皮细胞增多症病毒	转录因子（NF-κB 族）

DNA 肿瘤病毒（如 SV40、小鼠多瘤病毒、腺病毒、乳头状瘤病毒）没有病毒癌基因，对它们致癌机制的深入研究导致了抑癌基因的发现。20 世纪 70 年代初对实验感染 SV40 引起的肿瘤进行分析，发现 SV40 感染引起的细胞转化取决于病毒大肿瘤抗原（viral large tumor antigen，简称大 T 抗原），是 SV40 致癌的主要因子。Lane 等用免疫沉淀试验在转化细胞发现不仅 SV40 的大 T 抗原本身，还有分子量约 53kDa 的细胞蛋白起重要作用，按照分子大小称此细胞蛋白为 p53。不久，从鼠类和人类细胞中克隆出编码 p53 的基因，因为在正常鼠类细胞呈现微弱的致癌活性，在相当长时期内认为 *p53* 属于细胞癌基因。

1989年在人类结肠、直肠癌组织中首次发现丧失杂合性的 *p53* 位点，提示 *p53* 不是癌基因，而是抑癌基因，用肿瘤细胞系和肿瘤标本的测序研究证实了这个观点，实际上约半数的肿瘤病例有 *p53* 基因的变异或缺失，是人类肿瘤中最普遍的基因变异。剔除 *p53* 基因的小鼠自发肿瘤的发生率极高，*p53* 突变的人类遗传性 Li-Fraumeni 综合征也证明 *p53* 是非常重要的抑癌基因。*p53* 通过调控细胞周期进程、细胞衰退、细胞凋亡和 DNA 修复等减少遗传损伤积累引起的肿瘤形成。

除了 SV40 的大 T 抗原，其他 DNA 肿瘤病毒（如人乳头状瘤病毒、腺病毒）编码的癌蛋白也结合或灭活细胞内的 p53（见表 1-3）。机体感染 DNA 肿瘤病毒后往往激活 p53 介导的宿主细胞抗病毒反应，阻止病毒 DNA 合成和促使细胞凋亡，病毒编码的癌蛋白通过结合与灭活 p53 维持病毒的复制和生存。p53 的发现在肿瘤生物学和分子生物学的发展中有里程碑意义。

晚近文献中所指的癌基因往往指功能异常的原癌基因或抑癌基因，它们导致肿瘤的发生和发展。近期研究表明，人类肿瘤可有数百个基因突变（平均 30~60 个突变）。然而，肿瘤发生、发展的多步过程并非基因及表观遗传变异的简单总和，而是形成新的基因调控和信号转导网络，与正常细胞的调控网络明显不同，癌基因的表达产物往往成为肿瘤调控网络的中心节点，破坏该中心节点能使该网络崩溃。临床前研究结果表明肿瘤的生存和发展取决于少数几个起驾驭作用的癌基因，称为"癌基因成瘾（oncogene addiction）"原癌基因在正常细胞中有正常功能，但未成为中心节点，所以靶向药物对正常细胞的作用不如对肿瘤细胞那么强烈。20 世纪末研制出针对 *BCR-ABL* 融合基因的伊马替尼（imatinib）靶向治疗慢性髓细胞白血病，证实了癌基因成瘾现象的存在，导致针对癌基因成瘾靶向治疗研发的蓬勃发展。针对癌基因成瘾的治疗措施能够明显地逆转恶性表型，有的肿瘤完全消失，有的分化成不能自复制的细胞或休眠的肿瘤细胞，当癌基因再激活时又启动自复制能力。癌基因成瘾机制涉及肿瘤休眠的细胞机制、内源性细胞自律机制和宿主机制，这些机制汇集调控决定细胞的自复制和细胞衰退。

回顾历史不难发现实验血液学的发展不仅对血液学的发展起推动作用，而且往往引导出新的学科领域，有重要的历史意义。例如，20 世纪中叶造血机制的研究从生态学概念提出土壤和种子的比喻，进一步发展为造血微环境"造血龛"和造血干细胞理论，成为医学生物学中应用生态学概念和理论的先驱。早在 1988 年 *Blood Cells* 刊登了关于细胞生态学的讨论，主要内容是以白血病细胞、绵羊胚胎造血和小鼠骨髓移植等血细胞性状为例，指出生态学概念在生物体内的重要性，提出微生态环境的普遍意义。后来用生态学和进化论的观点与方法研究医学问题，形成了新的研究领域——进化医学。

20 世纪下半叶分子生物学、细胞生物学、免疫学成为生命科学发展的生长点。免疫学的发展源自血液生理学和微生物学，与实验血液学关系密切，研究内容交叉，不少实验室同时做两方面的工作，许多杂志发表两方面的文章。免疫是白细胞的主要功能。免疫学的发展促进造血细胞分化的研究和血清学的发展，一些详尽的实验血液学研究内容往往可以在免疫学杂志中查到，免疫学教科书详述了血清蛋白的主要内容。1975 年自然杀伤细胞的发现开创了固有淋巴样细胞亚群的研究，这不仅丰富了固有免疫的内容，也充实了淋巴系列细胞的发生学。免疫与造血的密切关系体现在许多炎症因子的造血调控作用，如 TNF-α 不仅对正常造血有明显的影响，对许多类型的白血病细胞的增殖、分化有调控作用，有的白血病细胞能产生 TNF-α 成为自泌因子（autocrine）。不同类型的免疫细胞（形态上都属于淋巴样细胞）相互配合，形成精细的免疫稳态，保持对自身抗原的耐受和有益的共生微生态环境，以及对营养物的摄取，否则就导致病理状态。这种免疫调控机制的造血调控机制如何呢？这成了实验血液学研究的新课题。固有淋巴样细胞的分化主要在外周组织淋巴系统中进行，髓外造血的意义可能要重新评价。20 世纪 70 年代开始对 MDSC 的研究不仅开创了免疫研究的新领域，也提出了髓系造血的新课题，丰富了髓外造血的内容和意义。

综观实验血液学的发展历史，现代医学中最早的分子诊断（如遗传性血红蛋白病）、分子靶向治疗（如慢性粒细胞白血病）、干细胞治疗（如骨髓移植）、免疫治疗（如 CAR-T 疗法）和基因治疗（先天性腺苷酸脱氨酶缺乏症）等诸多前沿医学技术均与实验血液学的研究密不可分。可以预测，随着组学技术、大数据、信息科学、系统生物学和人工智能的不断发展与广泛应用，人们正从单细胞水平解析生命和疾病的本质，进而改变现有的诊疗模式，更加精准地诊断和干预疾病。鉴于血液系统具有全身流动和易取材等特点，实验血液学的研究结果不仅对血液系统疾病而且对其他系统的众多疾病均具有重要的理论意义和实践价值。因此，实验血液学将大有可为！

（吴克复　李扬秋　程　涛）

第二节　血液系统生理概论

一、血液系统的发生、发育

（一）血液系统的组成（血细胞的分类）

血液系统由不同的造血器官/位点组成。造血（hematopoiesis）是指各种血细胞在造血器官/位点发育、成熟的过程，是一个多阶段、受多通路调控、涉及多个造血解剖位置的复杂而又有序的动态过程，贯穿于生命体的一生。成体的造血器官主要包括骨髓、胸腺和脾脏。骨髓是成体造血干细胞（hematopoietic stem cell，HSC）定居及分化的主要场所，人类成体骨髓每天有 10^{12} 个血细胞生成。HSC 具有自我更新和多系分化潜能，可以产生所有谱系的成熟血细胞。目前鉴定 HSC 的金标准是受体体内移植实验，考察其自我更新和多系分化能力。从 HSC 向成熟血细胞分化的过程中，先后经历了多能（multipotent）和定向（committed）造血祖细胞（hematopoietic progenitor cell）阶段，最终分化生成所有系列的成熟血细胞，包括红细胞、巨核细胞（血小板）、巨噬细胞、嗜酸性粒细胞、嗜碱性粒细胞、中性粒细胞、T 细胞、B 细胞和自然杀伤细胞等（图 1-1）。

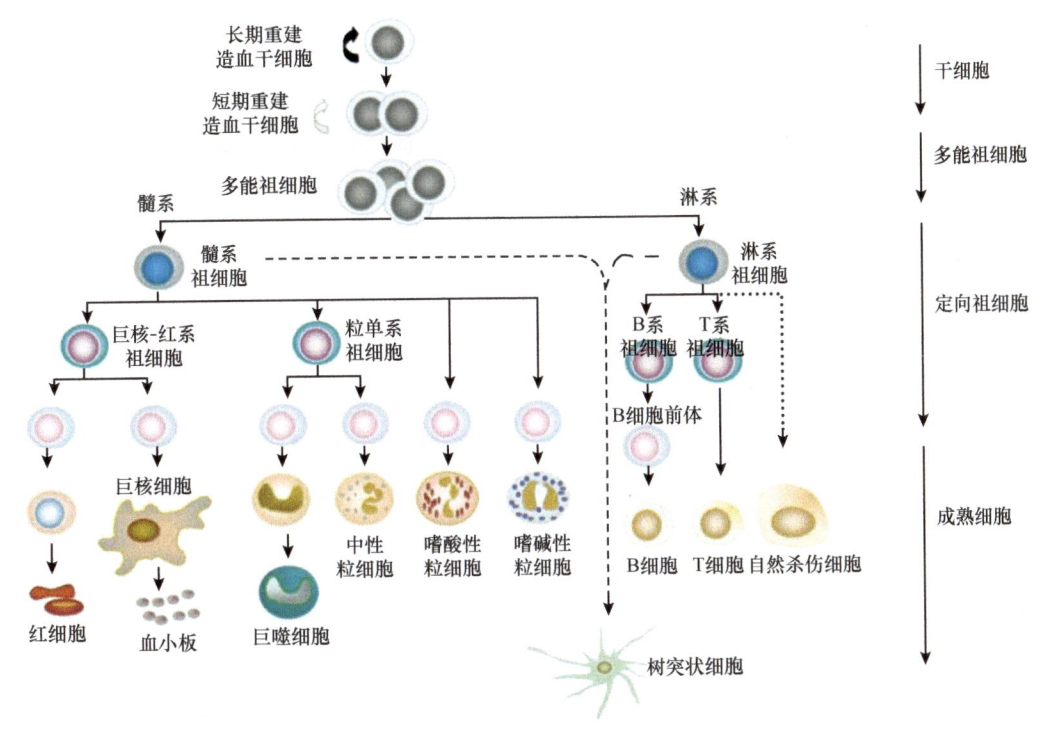

图 1-1 传统的造血分化路径示意图

（修改自 Karlsson et al，2005）

（二）脊椎动物（小鼠）造血发生过程

在过去的几十年里，众多有关脊椎动物造血发育的研究表明：哺乳动物、鸟类和两栖类动物等脊椎动物的造血发生过程是高度保守的。造血细胞起源于中胚层。最初的研究在小鼠和鸟类胚胎的胚外卵黄囊（yolk sac）直接观察到成熟红细胞的生成，因此认为这个区域是造血起始部位；同时还在这个区域发现非红系的血细胞，认为卵黄囊是 HSC 形成的发源地，引导整个造血过程。自 20 世纪 70 年代之后，研究人员提出假说：造血过程由 HSC 起源于卵黄囊，之后伴随血液循环迁移到胚胎主要造血器官——胎肝（fetal liver），最后定植到成体主要造血器官——骨髓（bone marrow），进行自我更新和不断分化，维持机体一生的造血。这个假说盛行多年，同时有很多实验证据支持它，如移植的卵黄囊细胞在受体小鼠的胸腺内呈现造血潜能，体外培养显示在卵黄囊区域存在多向分化潜能的造血祖细胞。因此，很长一段时间内大家认为：在 HSC 迁移至胎肝之前，胚外卵黄囊是造血发生的唯一场所。然而，之后研究非洲爪蟾和鸡胚时发现另一个进化保守的造血区域——主动脉旁脏壁中胚层（para-aortic splanchnopleura，pSp），即后来的主动脉-性腺-中肾（aorta-gonad-mesonephros，AGM）区，也有 HSC 的产生。

目前普遍认同的观点是：造血细胞的发生涉及胚胎发育中期的多个血管位点，包括胚外中胚层的卵黄囊，以及来源于胚内侧板中胚层的 AGM 区。虽然成体的几乎所有造血细胞都由 HSC 分化而来，胚胎造血发生的顺序却恰恰相反，即先有较为成熟的造血祖细胞的发育，而后才逐渐有 HSC 的出现。胚胎造血发生分为三个阶段，对应不同的发生位点和造血产物：第一批造血为原始造血（primitive hematopoiesis），起源于胚外卵黄囊，可以产生有核的原始红细胞、巨噬细胞和巨核细胞。原始造血过程持续时间短暂，很快被第二批造血所替代。第二批造血为短暂的定向造血（transient definitive hematopoiesis），或称为定向前造血（pro-definitive hematopoiesis），同时发生在胚内胚外多个位点，其产生的造血前体细胞缺乏全能性，只能分化为非淋系或者仅含淋系的血细胞谱系，以红系-髓系祖细胞（erythro-myeloid progenitor）的产生为代表。卵黄囊的血管内皮细胞经过内皮-造血转化（endothelial-hematopoietic transition）产生红系-髓系祖细胞，其迁移至胎肝，分化产生与成体对应细胞功能无异的红细胞、巨核细胞、巨噬细胞、粒细胞及肥大细胞等，但尚不能产生淋巴细胞。第一个功能性 HSC 的出现，标志着第三批造血的开始。第三批造血为定向 HSC（definitive hematopoietic stem cell），或简称为定向造血（definitive hematopoiesis），其主要发生于胚内的 AGM 区。包括主动脉、卵黄动脉、脐动脉在内的胚胎大动脉的血管内皮细胞通过内皮-造血转化，向血管管腔内出芽形成动脉内造血簇（intra-artery hematopoietic cluster），HSC 即产生于这些造血簇中。随后 HSC 通过血液循环迁移至胎肝，在这里扩增和分化，最终定植至成体造血的主要部位——骨髓，维持一生的造血（图 1-2）。

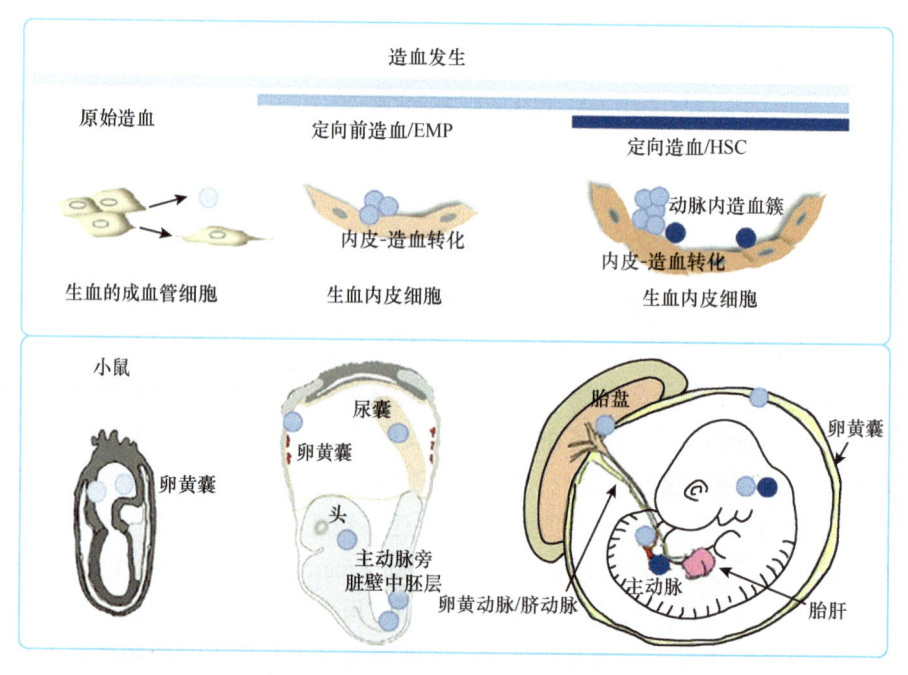

图 1-2 小鼠胚胎三批造血发生示意图

EMP. 红系-髓系祖细胞；HSC. 造血干细胞（修改自 Dzierzak and Bigas, 2018）

1. 小鼠原始造血过程 小鼠作为较斑马鱼、禽类等模式生物更接近人类的模式生物，其造血过程已有众多研究报道。约胚胎 6.5 天时，小鼠原肠胚形成（gastrulation）过程中来自早期后部原条（posterior primitive steak）的中胚层细胞向邻近的卵黄囊迁移。胚外卵黄囊中胚层在胚胎 7～7.5 天形成血岛结构（blood island），同时产生血液细胞和内皮细胞，这两类细胞被认为来源于同一祖先——血液血管母细胞（hemangioblast），一类具有血管和造血双向分化潜能的中胚层前体细胞。最近也有观点认为这类双向分化的早期前体可称为生血的成血管细胞（hemogenic angioblast）。

小鼠原始造血主要生成原始红细胞、巨核细胞和一些巨噬细胞。小鼠的原始红系祖细胞（primitive erythroid colony-forming cell）最早在胚胎7.25天出现在卵黄囊，这些祖细胞很快在卵黄囊扩增并随着8.25天心跳的发生随循环出现在胚胎体内。原始红细胞一直存活到胚胎出生后几天。这些原始红细胞与定向造血产生的红细胞有很多区别：首先是形态学上的差异，原始红细胞具有细胞核，体积较大，而定向红细胞没有细胞核；其次是血红蛋白分子的表达不同，原始红细胞表达胚胎血红蛋白亚基ζ、βH1和εy，而定向红细胞形成α1、α2、β1和β2亚基；最后，它们的生成需要不同的基因和转录因子调控，原始红细胞生成的重要转录因子如Scl、GATA-1、Lmo2、Ldb1、Klf1也调控着定向红细胞生成，但Myb、Sox6和Bcl11a等转录因子只在定向红细胞中起重要作用。此外，原始红系祖细胞体外集落培养具有独特的形态。

在小鼠胚胎8.5天和9.5天的卵黄囊中，通过乙酰胆碱酯酶或GP1bβ和CD41的表达可以鉴定出体积较小的巨核细胞。这些最初的、原始的巨核细胞，不依赖于Runx1而出现，具有有限的核倍体增殖能力。随后在胎肝中发现了具有较高核倍体增殖能力的巨核细胞。从胚胎9.5天开始，小鼠血液循环中发现少量血小板，在胎儿体内数量迅速增加。胚胎血小板比成人血小板大，含有小颗粒和丰富的小管状系统。小鼠胚胎血小板与成人血小板相比，对胶原蛋白的反应较差，虽然血小板在胚胎发生过程中不具有止血功能，但现在人们认识到胎儿血小板在血管和淋巴管的封闭中起着关键作用，缺乏血小板的小鼠胚胎均显示血液淋巴液混合。

巨噬细胞的产生也是原始造血重要的一部分。小鼠胚胎中第一个成熟的巨噬细胞在胚胎9~9.5天的卵黄囊中被检测到，并迅速定植在头部，随后扩散到整个胚胎。Naito等进行卵黄囊的体外培养实验显示原始造血来源的巨噬细胞不像成体巨噬细胞那样会经过单核细胞阶段，而是直接由祖细胞发育而来。这些巨噬细胞进入发育中的组织，形成具有自我更新能力的组织驻留型巨噬细胞，长存于这些组织中，原始造血的巨噬细胞贡献的主要是脑中的小胶质细胞。

2. 小鼠短暂的定向造血/定向前造血发育过程　原始造血阶段，小鼠卵黄囊中存在的造血祖细胞只有原始红细胞、巨核细胞、巨噬细胞潜能。从胚胎8.25天开始，以红系-髓系祖细胞为代表的第二批造血开始：卵黄囊中出现了一系列其他的髓系祖细胞，包括粒系祖细胞、粒单系双潜能祖细胞、肥大系祖细胞和高增殖潜能集落形成细胞（high proliferative potential colony-forming cell）。高增殖潜能集落形成细胞是多潜能祖细胞，可在体外形成由数万巨噬细胞、肥大细胞和嗜碱性粒细胞组成的集落。这些不同的髓系祖细胞在胚胎8.25~10.5天的卵黄囊产生后进入血流，定植在胎肝并分化为成熟的髓系细胞。伴随着髓系祖细胞的出现，卵黄囊出现了定向红系祖细胞，和原始红系祖细胞共存。卵黄囊红系-髓系祖细胞的造血活性与表达Kit和CD41相关，这些细胞也迅速上调表达CD16/32，因此红系-髓系祖细胞的表型被定义为Kit$^+$CD41$^+$CD16/32$^+$，这也为红系-髓系祖细胞的分离和体外分析提供了可能。当红系-髓系祖细胞首次出现时，在卵黄囊的血管丛中发现kit$^+$Runx1$^+$的血管内细胞簇。Runx1缺失小鼠胚胎10.5天的卵黄囊中完全缺乏造血集落形成活性，这支持了红系-髓系祖细胞也通过 Runx1 依赖性的内皮-造血转化过程而产生的观点。随着血流动力在胚胎 9～10.5 天增加，卵黄囊血管丛重塑为包含动脉和静脉的分支系统。与 HSC 仅出现在大的动脉血管中不同，红系-髓系祖细胞的产生与卵黄囊的动脉和静脉血管床均相关。此外，与 HSC 形成相关的内皮-造血转化不同，红系-髓系祖细胞的出现不依赖于 Notch 信号通路或血流。这些研究表明，红系-髓系祖细胞和 HSC 都是通过内皮-造血转化而产生，但二者发生的调控有显著差异。

胚胎来源的其他造血细胞还有免疫球蛋白 M 表达的细胞，这是一类 B 细胞亚群，也称为 B-1a 细胞。几十年前，Herzenberg 团队发现成体骨髓 HSC 移植后缺乏产生这种 B 细胞的能力。最近，他们发现胎儿 HSC 也缺乏完全重建此类 B 细胞的能力。几个研究团队已经证明了不同小鼠胚胎位点在 HSC 出现前即可产生 B-1a 细胞，从而揭示了这类 B 细胞亚群独立于 HSC 的胚胎起源。其他研究团队已经鉴定了卵黄囊来源的免疫限制和淋系趋向的祖细胞无法坚持到成年。相反，谱系示踪研究显示有一类胎儿 HSC 亚型是这个特定 B 细胞群体的起源，这种不典型的胎儿 HSC 的特征是表达 Lin28b 和 Flk2。综上所述，当前数据表明 B-1a 细胞同时具有依赖于 HSC 和独立于 HSC 的起源。

T 细胞的胚胎发育似乎遵循着不同于 B 细胞发育的规律。具有 B 系潜能的细胞早在胚胎 8.5 天就可被检测到，但直到胚胎 9.5 天主动脉旁脏壁中胚层细胞在强 Notch 信号条件下才可以被诱导发育成 T 细胞。然而，也有报道 T 细胞潜能在 HSC 发生之前的胚胎 9.5 天也出现在卵黄囊。最近，Luis 等表明具有完整的 T 细胞潜能及髓系潜能的 Rag1$^+$ 细胞在胚胎 11.25 天定植到胸腺原基，这群细胞的起源并不是依赖血管性血友病因子（von-Willebrand factor，vWF）的 HSC。

原始造血和短暂的定向造血对于胚胎的存活具有非常重要的意义。在缺乏 HSC 的小鼠胚胎中对红系-髓系祖细胞的部分挽救实验表明，卵黄囊来源的原始造血细胞和红系-髓系祖细胞足以使小鼠胎儿发育成熟，即 HSC 对于小鼠胚胎的正常发育和生存并非必不可少（图 1-3）。

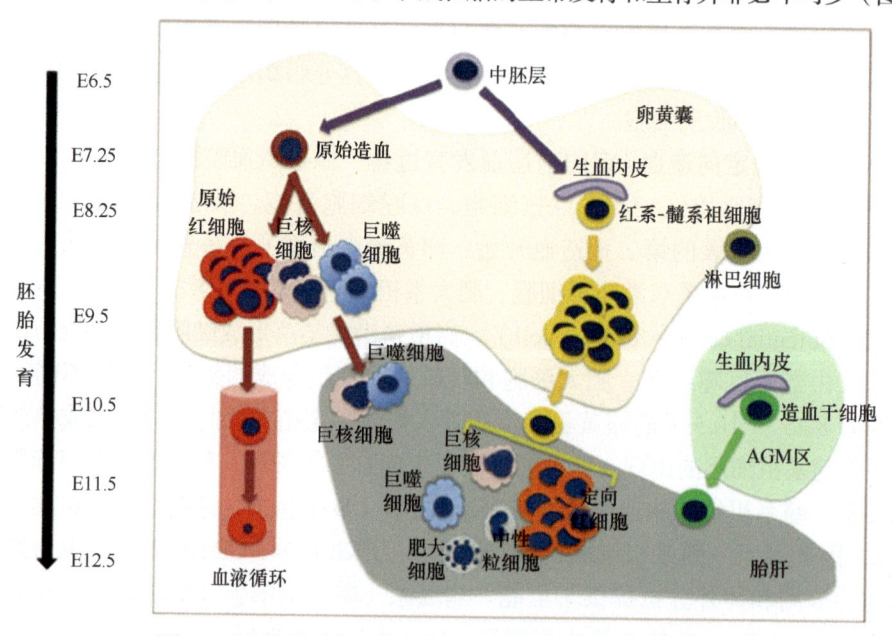

图 1-3　小鼠胚胎期不依赖造血干细胞的造血发育示意图

E. 胚胎天数；AGM 区. 主动脉-性腺-中肾区（修改自 Palis, 2016）

3. 小鼠 HSC 发生过程　小鼠胚胎第一个成熟 HSC 出现并自主产生于胚胎 10.5 天的 AGM 区。AGM 区也是小鼠胚胎 HSC 发生最主要的位点。基于骨髓 HSC 移植技术的应用，Dzierzak 团队在 20 世纪末发现，小鼠胚胎 AGM 区能够较卵黄囊更早重建致死剂量照射的成体小鼠的造血系统，这是发现最早的 HSC 发育位点。进而，利用组织块培养（explant culture）实验证明 AGM 区能够自主产生 HSC。精细的亚解剖发现，胚胎 11.5 天 AGM 区的 HSC 活性限于主动脉区域，并呈现主要集中在主动脉腹侧而非背侧的极性分布。类似地，在人的胚内 AGM 区，也发现了多系造血重建潜能细胞的存在。由于胚胎 AGM 区的 HSC 极其稀少（每个胚胎 1～2 个）并且转瞬即逝，目前研究者还未能通过表面标志实现对其的高效捕获。但通过极限稀释策略的 HSC 移植，研究者发现小鼠胚胎 AGM 区的 HSC 同成体 HSC 一样也具有功能异质性，但相较于后者而言，相对缺乏髓系分化倾向的 HSC 亚型。除 AGM 区外，同时期的小鼠胚胎头部也含有 HSC 活性，富集在后脑-鳃弓区域。在胚胎发育随后的卵黄囊、循环血和胎盘也均可检测到 HSC 活性。大约胚胎 12.5 天，来自不同位点的 HSC 及其前体迁移到胎肝，并在随后 2 天继续聚集，促使此后的胎肝成为胚胎的主要造血器官，直到出生前胎肝一直都是最主要的造血场所。HSC 在胎肝扩增并分化，最终于胚胎 17 天左右迁移定居于骨髓，贡献成体生命的血液系统（图 1-4）。

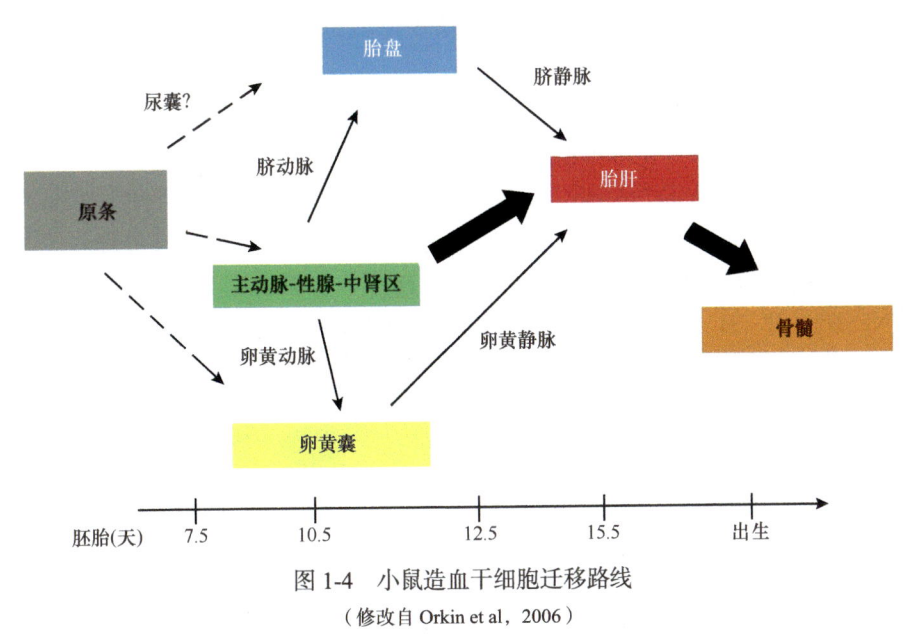

图 1-4　小鼠造血干细胞迁移路线

（修改自 Orkin et al, 2006）

利用可诱导的遗传谱系示踪技术和显微实时成像技术的研究进一步揭示了 HSC 的细胞起源。研究者在 HSC 发生之前的小鼠胚胎体内标记了 VE-cadherin⁺ 的内皮细胞，证实这些内皮细胞来源的 HSC 贡献了成体的血液系统。接下来，研究者发现 HSC 来源于主动脉的内皮细胞，以出芽形式产生动脉内造血细胞簇，这一过程即内皮-造血转化。近年来，研究者致力于发掘这些具有造血潜能/命运的生血内皮细胞（hemogenic endothelium）的特异性标志，以期实现对其的高效捕获和进一步功能研究。由于 Runx1 代表了定向造血的转录活性，并且在 HSC 发生前的胚胎 9.5 天即开始表达于主动脉腹侧的血管内皮细胞，因此 Runx1⁺ 的血管内皮细胞被认为是生血内皮细胞，从而一系列相关的报告小鼠应运而生，靶点包括 Runx1⁺23 增强子、Runx1 的靶基因 *Gfi1* 等。主动脉管腔内突起的造血簇细胞除了表达内皮标志外，还表达 Kit 和 Gpr56。胚胎 10.5 天 AGM 区含有约 700 个造血簇细胞，然而直接的体内移植实验仅仅能检测到 1～2 个 HSC，其余的细胞则是造血祖细胞及其他类型的造血细胞，提示造血簇内的细胞异质性。

Medvinsky 团队利用重聚团（re-aggregation）及与 OP9 基质细胞的共聚团（co-aggregation）研究发现在 HSC 产生的时间点，有一些造血细胞前体可以通过体外诱导成熟为可移植重建的 HSC，并把这些造血干细胞前体（pre-hematopoietic stem cell, pre-HSC）进一步通过表面标志和功能发育时序分为 CD45⁻ 的 Ⅰ 类 pre-HSC 和 CD45⁺ 的 Ⅱ 类 pre-HSC。此后研究者通过优化培养条件，利用与基质细胞 OP9-DL1 的共培养，并基于新的表面标志组合，在单细胞水平捕获了功能性的 Ⅰ 类 pre-HSC（CD31⁺CD45⁻CD41^low Kit⁺CD201^hi）和 Ⅱ 类 pre-HSC（CD31⁺CD45⁺Kit⁺CD201^hi），平均每个胚胎 11 天的 AGM 区仅各含有 10 余个上述 pre-HSC。结合接下来的单细胞转录组分析，发现了这群高度功能富集的 pre-HSC 与胎肝 HSC 及成体 HSC 不同的增殖特性：相较于成体 HSC 基本处于静息状态，胚胎 pre-HSC 具有活跃增殖和相对静息两种表现；而在体外培养诱导成熟的过程中，只有那些可以迅速进入细胞周期进行增殖的细胞才能最终成熟为具有体内移植重建能力的 HSC。

4. 造血发育的调控机制　从中胚层起始到最终各个谱系成熟血细胞生成的发育过程中，造血过程每一阶段的分化都依赖一系列内外因素的复杂网络调节。从腹侧中胚层诱导血岛生成开始到之后的 AGM 区 HSC 产生，再到 HSC 定植入胎肝、骨髓，实现扩增和分化，一系列重要信号通路和调节因子直接或者间接调节造血细胞的发育过程。关键的信号通路包括 Notch、FGF、EGF、WNT、Hedgehog（Hh）、BMP/TGF-β、HIPPO、cytokine/JAK/STAT、TNF/IFN/NF-κB、JNK 和 RAR（图 1-5）。这里简单介绍其中几种重要的信号通路。

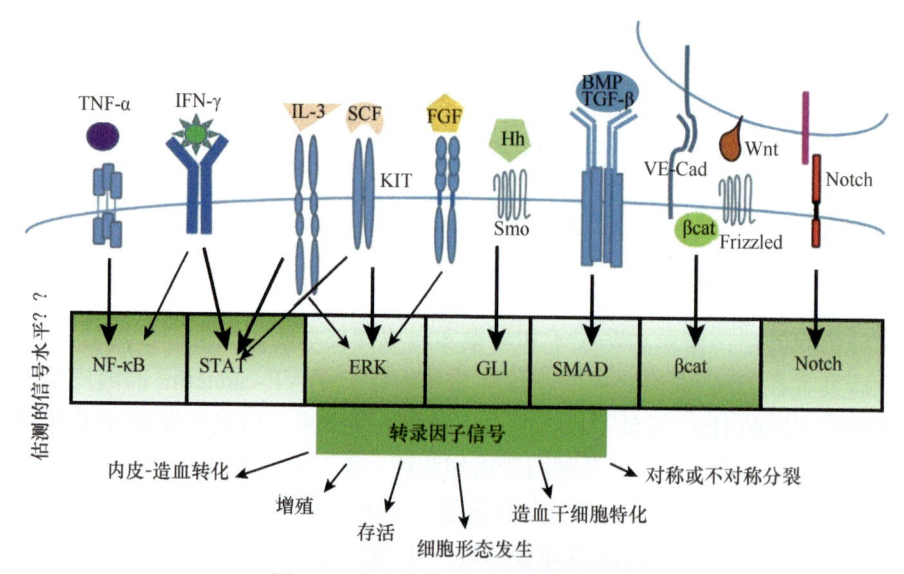

图 1-5　造血发育中重要的信号通路

VE-Cad、Wnt 和 Notch 信号通路的配体表达在其他细胞表面，方格中绿色的深浅代表相关分子的表达水平

（修改自 Dzierzak and Bigas，2018）

早期探索性实验显示 BMP4 存在于背主动脉的腹侧间充质中。随后探究进一步表明 BMP4 能够增加 AGM 区血管内造血簇细胞的形成及 HSC 的重建能力。研究者使用遗传报告策略（BRE-GFP，一种绿色荧光蛋白标记的 BMP 靶基因反应元件）证明胎肝中的大多数 HSC 存在于 BMP 信号通路激活的群体中。然而，在 HSC 成熟的不同阶段对 BMP 的需求可能不同，因为 BMPER（一个 BMP 抑制分子）的作用与体外促进 HSC 成熟有关。

在多物种上的许多实验证据都表明 HSC 的产生需要 Notch 信号。Notch 信号通路由五种配体（Dll1、Dll3、Dll4 和 Jag1、Jag2）和四种受体（Notch1～4）组成。HSC 的发育至少需要 Notch1 和 Jag1 参与，同时 Notch1 和 Dll4 对于内皮细胞的动脉特化有重要作用。目前尚不清楚在造血前体中这些特定的信号如何产生，但是其激活的阈值水平很重要。Notch 信号通路转导和小鼠胚胎中造血相关转录活性的起始有着紧密的联系。比如，Notch 位于造血关键调控分子 GATA-2 的上游，不仅对于 GATA-2 的表达是必需的，而且可以通过一种前馈机制使其表达处于合适的水平。

另一组对造血发育至关重要的信号是炎症信号，这些信号分子主要来自 NF-κB 家族，其对于造血发育的调节作用首先在斑马鱼中被识别出来，主要在小鼠模型中得到验证。TNF-α 和 IFN 便是影响 HSC 发育的炎性信号中的关键分子。有趣的是，TNF-α 被发现通过活化 Jag1 的转录促进 Notch 信号通路，这一现象揭示了不同信号之间复杂的共调节。IFN-γ 和 IL-1 也影响 AGM 区 HSC 的发育，但它们的作用机制尚未得到揭示。有研究认为炎症信号可能来自早期胚外起源的固有免疫细胞，可以影响 HSC 的特性、内皮-造血转化和/或 HSC 的迁移等过程。

上述对于血液发育重要的信号通路最终都会激活一些造血特异的转录因子的表达。这些转录因子在造血系统的发育过程中发挥重要的作用。Tal1/Scl、Lmo2 和 Fli1 在早期中胚层、内皮细胞和原始造血中起重要作用，这些因子功能的缺失会导致内皮和造血细胞的严重缺陷，这也部分证明内皮和造血之间的紧密联系。另外有一些对于定向造血的干、祖细胞发育具有重要作用的转录因子，如已经被深入研究的 Runx1 和 GATA-2。这两个因子任一者敲除的纯合子都会导致小鼠胚胎的死亡（*Runx1* 缺失死于胚胎 12.5 天，*Gata-2* 缺失死于胚胎 10.5 天），这些胚胎的原始造血和血管发生不受影响，但胎肝严重贫血并且缺乏定向 HSC。从内皮细胞开始敲除 *Runx1* 的胚胎没有 HSC 形成，然而在胚胎的造血细胞中敲除 *Runx1* 不会产生造血缺陷，这表明一旦 HSC 特化，就不再需要 *Runx1* 的表达。相比之下，*Gata-2* 条件基因敲除的研究表明 GATA-2 不仅在内皮-造血转化和 HSC 形成的过程中是必需的，同时也是 HSC 维持的必要条件。HSC 功能取决于 *Gata-2* 表达的阈值水平，其表达量不足或过多都会导致 HSC 的消失和功能缺失。Runx1 的剂量不足时一般不产生严重后果，主要改变胚胎中 HSC 生成的时间和可能位点，而成体造血不会受到影响。许多重要的信号通路如 Notch、BMP4 和 ETS/EGR 被认为位于 *Runx1* 和 *Gata-2* 转录调控的上游。

AGM 区产生的 1～2 个 HSC 进入胎肝后，其数量会经历一个非常剧烈的增长，到胚胎 15.5 天时，已达到至少 1000 个。同时，进入胎肝的 HSC 开始向下分化，产生祖细胞和成熟的血细胞。胎肝中的基质细胞（stromal cell）、肝母细胞（hepatoblast）和内皮细胞对 HSC 扩增而言都是重要的微环境细胞，分泌不同的细胞因子来维持 HSC 的干性，并促进造血分化。研究者运用敲除与挽救及一系列移植实验研究发现，活化转录因子 4

（activating transcriptional factor 4，ATF4）可以从转录水平上调微环境细胞中血管生成素样蛋白3（angiopoietin-like protein 3，Angptl3）的表达，从而保证HSC在胎肝中能够保持功能，并且大量扩增。

除了上述早期调节因子在HSC发生和增殖过程起重要作用，一些分子作用在晚些时候调节其下游分化过程。例如，PU.1和GATA-1分别在淋系-髓系的谱系分化过程起关键作用。PU.1缺失小鼠的巨噬细胞、肥大细胞和B淋巴细胞发育完全受阻，粒细胞、T细胞和NK细胞的发育也存在严重缺陷，表明了PU.1在多潜能淋系-髓系前体细胞发育过程中起作用。体外培养试验证实：PU.1在淋系-髓系分化过程中也呈剂量依赖性，PU.1高表达促进其向巨噬细胞分化，而低水平表达促进其向B细胞发育。另一方面，髓系祖细胞向粒-单系和红-巨系分化过程中，PU.1与GATA-1起拮抗作用，其中PU.1过表达驱使其向粒-单系分化，而GATA-1过表达促进其向红系发育。

近年来非编码RNA对于HSC的调控逐渐受到重视。其中长链非编码RNA（long non-coding RNA，lncRNA）是一类长度大于200个核苷酸、几乎不具备蛋白质编码潜能的RNA分子，其可与核酸和蛋白质发生广泛相互作用来调节基因功能，在多种重要生命活动中发挥关键调控作用。最新的研究利用单细胞测序技术绘制了小鼠胚胎HSC发育全程的单细胞lncRNA动态表达图谱，并结合生物信息学及体内外功能筛选，揭示了lncRNA-H19对HSC发生的重要功能。lncRNA-H19的缺失使得重要造血转录因子（包括Runx1及Spi1等）的启动子区域高甲基化并下调其表达，以致血管内皮细胞向pre-HSC的转化阻滞。机制研究发现胞质定位的lncRNA-H19部分通过抑制甲基化调控分子SAHH的活性来调控目的基因的启动子甲基化水平，并且该调控功能与H19作为miRNA前体（pri-miR）可能加工产生的产物miR-675无关。而先前研究报道miR-675分子通过调控Igf1r-Igf2信号通路来维持成体HSC的静息状态。

总体而言，原始和定向造血过程中存在共享的分子调控机制，也存在一些各自独特的调控机制，这些都是机体的整个造血过程中所必需的。尽管已经发现众多调节因子，但是距离绘制出造血过程的整个调控机制网络还甚远。随着一系列新的技术手段的出现，特别是以单细胞转录组为代表的系列单细胞图谱的绘制，相信将对全方位解析造血发育的调控机制（包括遗传及表观遗传机制）提供重要的理论依据。

5. 血液系统发育与疾病 各种血细胞对机体正常生理功能的维持具有重要作用，如红细胞具有运输氧分的功能，血小板参与凝血、止血功能，淋巴系统细胞参与免疫反应等。目前，已发现一些血液系统疾病与血细胞发育缺陷密切相关，下面以三种遗传缺陷导致的血液系统疾病为例进行介绍。一种是地中海贫血，又称海洋性贫血，是一种遗传基因缺陷致使血红蛋白中一种或一种以上珠蛋白链合成障碍或者缺陷导致的遗传性溶血性贫血。本病广泛分布于世界各地，东南亚尤为高发。在我国广东、广西、四川多见，长江以南各省份有散发病例，北方则少见。地中海贫血分为α型、β型、δβ型和δ型4种，其中以β型和α型地中海贫血较为常见，根据病情分为轻、中、重三型，其中重型危害最大。第二种是急性溶血性疾病，俗称蚕豆病，在我国西南、华南、华东和华北各地均有发现，而以广东、四川、广西、湖南、江西发病最多，是因葡萄糖-6-磷酸脱氢酶（G6PD）基因突变，导致该酶活性降低，红细胞不能抵抗氧化损伤而受到破坏从而引起的急性溶血性遗传病。最后一种是范科尼贫血（Fanconi anemia），这是一种遗传性的 DNA 损伤修复缺陷综合征。其常见表现是骨髓造血障碍，伴有多发性的先天发育畸形、生殖障碍，并且多数最终会发展为癌症。发病机制研究发现，复制应激和未修复的 DNA 损伤会导致范科尼贫血小鼠模型胎肝的造血干、祖细胞中 p53 的超活化，从而触发 p21^{cdkn1a}（p53 的下游转录靶标）依赖的 G_0/G_1 细胞周期停滞，进而形成造血障碍。研究同时发现这种 p53-p21 通路的变化在产前确诊并流产的范科尼贫血患者的胎肝中便可检测到，意味着这种在儿童期发病的遗传性血液系统疾病的病理生理异常可以追溯到胚胎发育阶段。因此，胚胎期发育的研究对于揭示一些先天性疾病的发病机制非常重要，这也是将来一个重要的研究方向。

二、造血器官的形态结构与功能

（一）骨髓的结构和功能

骨髓位于骨髓腔，占成人体重的 4%～6%，是人体最大的造血器官。骨髓由结缔组织和造血细胞构成，结构上包括造血组织和血窦两部分。根据颜色外观和造血功能强弱骨髓又分红骨髓和黄骨髓。红骨髓含造血细胞多、脂肪细胞少，造血功能旺盛；黄骨髓含脂肪细胞多、造血细胞少，造血功能低。人体婴幼儿时期骨髓都是红骨髓，从 5 岁开始，人体骨髓腔内脂肪细胞逐渐增多，红骨髓逐渐转化为黄骨髓；40 岁左右红骨髓和黄骨髓大约各占一半；60 岁以后造血细胞进一步减少，红骨髓仅占人体骨髓总量的 30%～40%。红骨髓主要分布于扁骨、不规则骨和长骨骺端骨松质中，造血功能活跃；黄骨髓多分布于大的躯干骨，仅有少量的幼稚血细胞，但仍保持造血功能，在机体应激状态或其他因素刺激下可变为红骨髓加强造血（图 1-6）。

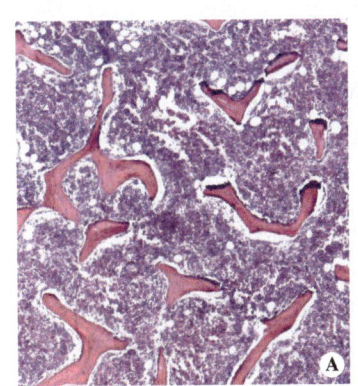

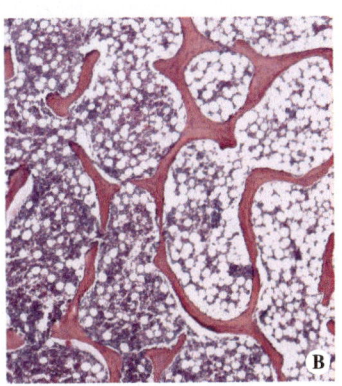

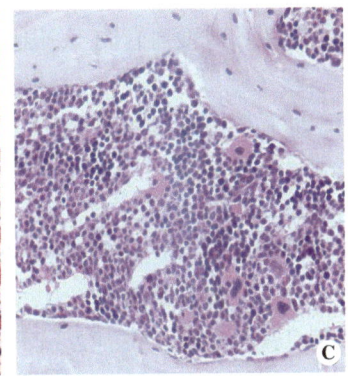

图 1-6　A. 出生 1 个月的小鼠骨髓造血细胞多，脂肪细胞少；B. 出生 8 个月的小鼠骨髓脂肪细胞明显增多，造血细胞减少；C. 高倍镜下显示小鼠骨髓骨小梁和造血细胞

1. 骨髓的血液循环　骨髓血液供应主要来源于营养动脉和骨膜动脉。营养动脉经骨营养通道进入骨髓后分为两支，沿骨髓中轴穿行，称为骨髓中央动脉（central artery）。中央动脉沿途放射状分出许多小动脉，这些动脉垂直骨髓走行，穿过骨内膜进入骨皮质后再次分支，并与来源于骨膜动脉的骨膜毛细血管会合。骨膜动脉来源于骨周围肌肉组

织动脉，这些动脉到达骨外膜后形成骨外膜毛细血管进入骨皮质，与来源于中央动脉的小动脉汇合。汇合后的动脉毛细血管返回骨髓腔，在骨髓中不断分流、扩张，形成窦状毛细血管网。有少数来源于中央动脉的毛细血管没有进入骨皮质，而是直接与从骨皮质返回的毛细血管连接在骨髓腔内汇合，形成髓窦毛细血管。骨髓内髓窦毛细血管不断汇合，最终形成骨髓输出静脉，输出静脉经骨营养孔流出骨髓，进入体循环（图1-7）。

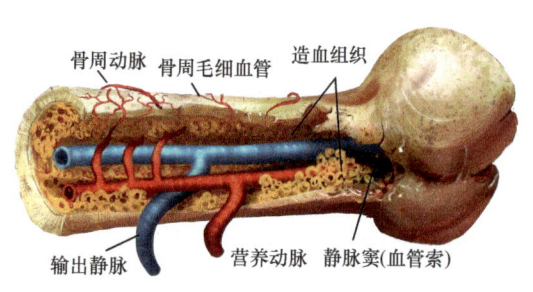

图1-7 骨髓血液循环示意图

2. 髓窦（sinus） 是骨内膜下小动脉和动脉毛细血管经骨内膜进入髓腔后，在髓腔内扩张形成的静脉毛细血管，也称静脉窦。髓窦为一种特化毛细血管，从内侧面到外侧面依次为血管内皮细胞、外膜网状细胞和基底膜。髓窦是骨髓造血微环境的重要组成部分，是造血组织释放成熟血细胞和造血干、祖细胞进出造血组织的唯一通路。

（1）髓窦血管内皮细胞（sinuous endothelial cell）：位于髓窦内侧表面，大量窗孔结构使髓窦与髓窦外的造血组织相通；髓窦血管内皮细胞之间呈指突状交错连接，髓窦容积可以根据机体状态和需要扩大与缩小。髓窦血管内皮细胞含笼形蛋白包裹的小囊泡、溶酶体、吞噬体和转运小管，内皮细胞能够通过吞噬和释放笼形蛋白覆盖的囊泡选择性调控生化分子、小体进出髓窦和造血组织区域。髓窦血管内皮细胞的窗孔状结构可以扩大、缩小或闭合，从而调控造血干、祖细胞进出造血区，以及成熟血细胞从造血区进入血液循环的数量和时间。此外，髓窦血管内皮细胞还能合成多种糖类，促进内皮细胞与其他细胞相互作用，如窗孔周围分泌的唾液酸化CD22配体促进B细胞归巢，使外周B细胞进入骨髓；内皮细胞合成多种短肽调控骨小梁生长；内皮细胞通过合成IL-5、胸腺素-4、TGF拮抗物调控骨髓造血；通过表达血管细胞间黏附分子控制血细胞进出；通过合成细胞骨架蛋白改变血管内皮细胞结构和通透性。

髓窦血管内皮细胞与其他部位血管内皮细胞都表达vWf、Ⅳ型胶原、层粘连蛋白、细胞间黏附分子3（ICAM-3）、血管-细胞间黏附分子（VCAM-1）和E-选择素。不同之处是髓窦血管内皮细胞分泌的唾液酸和糖类与其他血管内皮细胞类型和量不同，在不同部位对血管内外细胞、血细胞进行选择性调控；其次，骨髓血管内皮细胞需用欧罗巴选择素和CD34抗体才能分离提取。

（2）外膜网状细胞（adventitial reticular cell）：位于髓窦最外层，包裹血管内皮细胞，覆盖血管内皮细胞表面2/3面积。外膜网状细胞有大量突起，一部分附着在血管内皮细胞表面，一部分伸入造血区，与造血细胞接触。外膜网状细胞通过收缩胞体和伸缩血管内皮细胞表面突起调节覆盖血管内皮细胞面积大小与控制内皮细胞窗孔大小，协同血管内皮细胞调节髓窦的容积和血细胞出入造血区。外膜网状细胞的突起伸入造血区形成网状结构，一方面构建造血组织空间结构，另一方面通过与造血细胞表面接触和分泌造血因子调控造血。

骨髓外膜网状细胞结构和功能复杂多样。首先，外膜网状细胞有间充质细胞特点，碱性磷酸酶阳性，表达平滑肌肌动蛋白、波形蛋白、层粘连蛋白、纤维结合蛋白，以及Ⅰ、Ⅲ、

Ⅳ胶原等多种细胞外基质成分，多种神经生长因子和营养因子，这些蛋白和因子是骨髓结构形成与维持的基础。其次，外膜网状细胞部分表达造血细胞抗原CD10、CD13、人类白细胞抗原（HLA-Ⅰ），参与骨髓造血和免疫调控。再次，外膜网状细胞借助连接蛋白（connexin-43）加强造血细胞与骨髓基质细胞连接，参与骨髓微环境建立，调控和保护造血细胞正常发育。最后，外膜网状细胞表达细胞间黏附分子调控造血干、祖细胞进出血液循环。

（3）基底膜：由层粘连蛋白和少量Ⅱ型胶原构成，非连续分布于髓窦血管内皮细胞外表面和外膜网状细胞与血管内皮细胞之间。基底膜能有效调节髓窦内外化学物质和细胞的交换与进出，其中层粘连蛋白有富集造血因子和其他生长因子功能，能更好地调控基质细胞生长和造血细胞的发育、增殖和分布，有助于个体化造血微环境的形成。因此，基底膜是骨髓造血调控不可缺少的非定型成分。

3. 造血索结构 骨髓造血索（hemato-poietic cord）是骨髓内围绕各级血管和血窦周围分布的造血组织，由造血细胞和结缔组织共同组成。结缔组织包括骨髓间质细胞及其细胞外基质构成的三维空间网状结构；造血细胞分布于网状结构内，包括少量造血干细胞和不同发育阶段的血细胞。由于造血索主要围绕毛细血管和静脉窦分布，因而形成索条状、网状结构，不同种类和分化程度的细胞分布于不同位置（图1-8）。

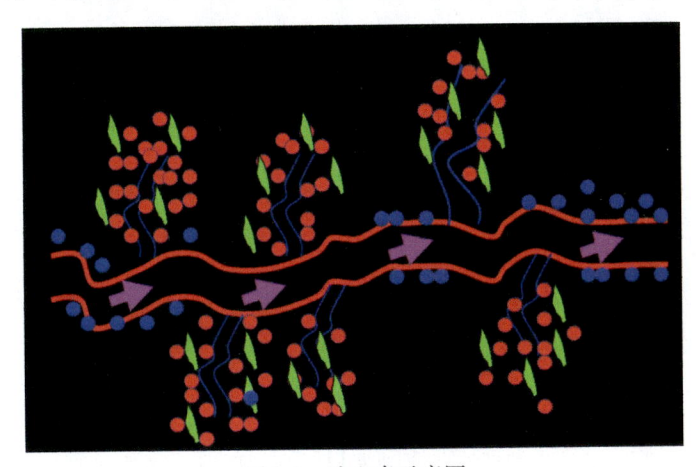

图1-8 造血索示意图

中央管道结构表示毛细血管，两侧为髓窦，不同颜色小球代表不同类型造血细胞和血细胞：蓝球代表淋巴细胞，绿色梭形代表间充质细胞，红球表示有核红细胞和粒细胞所占位置

（1）造血干细胞和造血细胞：生理状态造血干细胞能分化为不同类型的血细胞，因此称为定向干细胞（committed stem cell）或多能干细胞（multipotential stem cell）。在多种正负相因子调控下骨髓造血干细胞首先分化为不同类型的造血祖细胞；随后在环境因素调控下分化和发育为不同类型的成熟血细胞。骨髓微环境和各种造血细胞共同构建成一个完整的网络信息空间，彼此相互影响和调节，共同实现骨髓的造血功能。计算机三维重建骨髓结构分析显示，造血干细胞和不同类型造血细胞在骨髓中有各自的特定位置。原始巨核细胞与有核红细胞来源于共同祖细胞，随着细胞分化和发育，成熟巨核细胞逐渐靠近髓窦血管内皮细胞外侧，伸出细胞突起进入髓窦，将血小板释放到血流中。粒细胞

沿中央静脉走行散在分布；成熟粒细胞通过移动靠近血窦，穿越血管内皮细胞进入髓窦血流。骨髓内红系造血岛相互连接，沿髓窦血管分布，形成条带状结构，其中原始、早幼、中幼和晚幼等不同分化程度有核红细胞围绕中心巨噬细胞排列，形成的红系增殖结节，称为红系造血岛（erythroblastic islet）（图1-9）。过去根据骨髓穿刺结果，将含脂肪细胞、间质成分、巨噬细胞和造血干细胞的骨髓小粒称为造血岛；现在研究者把沿中央动脉和髓窦分布的连续造血条带定义为骨髓造血单元（图1-10）。

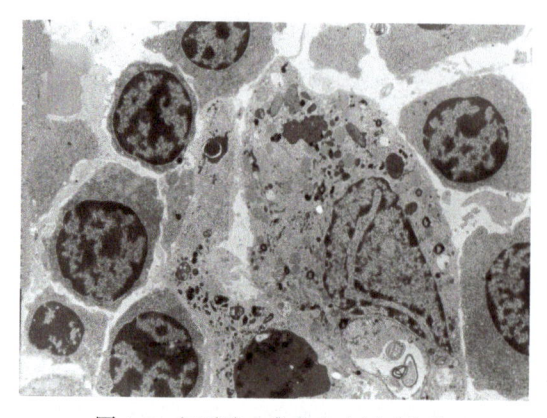

图1-9 红系造血岛和中央巨噬细胞
中心体积巨大的细胞为中央巨噬细胞，含有大量溶酶体；有核红细胞围绕中心巨噬细胞排列，形成红系造血岛

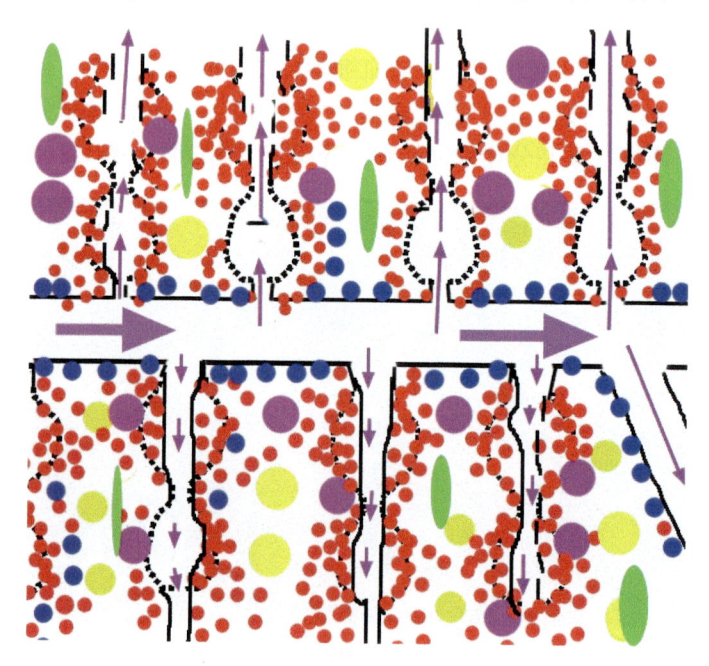

图1-10 造血单元示意图
中央管道结构表示小动脉，两侧细小管道及旁边的造血细胞为造血索，各种颜色表示不同造血细胞所在位置：蓝球表示沿血管分布的淋巴细胞，体积较大的黄球表示脂肪细胞，粉球表示巨核细胞，绿色梭形表示骨髓间充质细胞，红球表示有核红细胞和中性粒细胞

骨髓淋巴细胞包括B细胞、T细胞和浆细胞，这些细胞靠近粒细胞生发区或发育区外侧，沿血管或毛细血管分布。骨髓组织能支持胸腺细胞发育，T细胞的祖细胞早期阶段发育在骨髓完成。B细胞的祖细胞及大部分未成熟阶段也在骨髓完成，骨髓间质细胞合成多种细胞生长因子，为B细胞发育形成特定微环境，调控B细胞的增殖、分化和发育，如细胞间黏附分子（VCAM-1）能促使B细胞归巢，IL-7和TGF-β，以及flt3和kit配体可以刺激B细胞分化与增殖。浆细胞主要围绕骨髓小静脉分布，能够分泌和释放抗体。

（2）骨髓间充质细胞和细胞外基质

1）骨髓间充质细胞（bone marrow stromal cell）：是骨髓组织的重要细胞成分，分布于造血细胞之间，除具备成纤维细胞特点外，骨髓不同部位间充质细胞存在一定的异质性，有不同表型，表达不同抗原。实验证实骨髓间充质细胞能够通过以下几个方面调控造血：首先，间充质细胞合成和分泌大量胶原和波形蛋白等细胞外基质，与细胞胞体和突起共同形成骨髓造血微环境的空间结构，使造血微环境为单个造血细胞的分化、发育和成熟提供物质基础。其次，骨髓间充质细胞本身合成和分泌血小板生成素（TPO）、IL-7、IL-15、胰岛素样生长因子（insulin-like growth factor，IGF）、IL-6 配体和可溶性受体、VCAM-1、TGF-β，以及 flt3 和 kit 配体等多种造血调控因子与趋化因子，对髓系血细胞、前体 B 细胞和前体 T 细胞等不同系列细胞早期分化与发育进行调控。最后，不同部位的异质性间充质细胞合成不同类型的造血因子和细胞外基质，或在局部富集不同浓度的造血因子，有利于实现造血细胞个体化的调控。此外，骨髓间充质细胞合成神经生长因子受体、黏蛋白（tenascin）、VCAM-1 和内皮糖蛋白（endoglin）对造血细胞释放、归巢进行调控（图 1-11）。

骨髓间充质细胞的发生和增殖受周围多种因素调控与造血细胞反馈调节。造血细胞分泌的 IL-1 和 IL-11 能抑制间充质细胞增殖和成熟，TGF-β 和骨形成蛋白（bone morphogenetic protein）能诱导间充质细胞向成纤维细胞分化，促进骨发生和骨小梁形成。

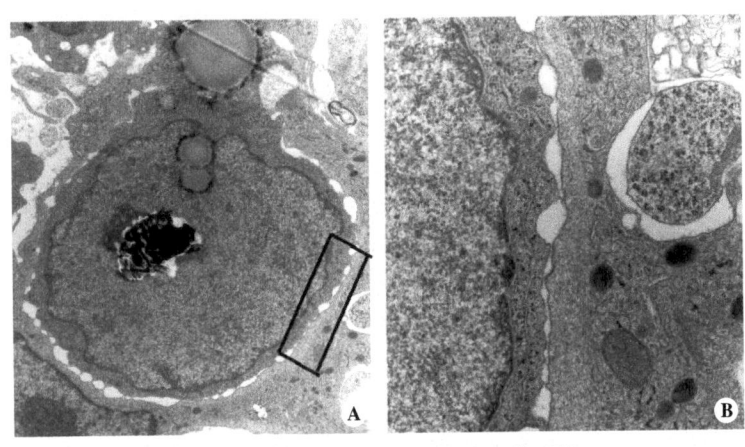

图 1-11　骨髓间充质细胞与造血微环境
A.骨髓间充质细胞包围造血细胞，形成独立个体造血微环境；B.造血细胞和间充质细胞膜点状接触

2）骨髓细胞外基质（extracellular matrix）：主要由骨髓间充质细胞合成，包括多种蛋白多糖（proteoglycan）、纤连蛋白、黏蛋白、胶原、层粘连蛋白、血结素（hemonectin）和凝血酶敏感素（thrombospondin，TSP）。蛋白多糖肝素样结构能结合大量细胞因子和生长因子，使间质细胞和造血细胞接触部位的生物信号进一步加强与局限，形成个体化造血微环境，从而有利于造血干细胞和特定系列细胞的保存、增殖和分化。

（3）骨髓脂肪细胞（adipocyte）：在胎儿和婴幼儿时期数量很少，随年龄增大脂肪细胞逐渐增多，60 岁以上占骨髓容积的 2/3 以上。骨髓脂肪细胞来源于骨髓成纤维细胞样细胞，体外实验显示人和小鼠骨髓网状细胞与外膜网状细胞可转化为脂肪细胞。脂肪细胞在功能上与间充质细胞相似，可以通过分泌瘦素（leptin）、降钙素（osteocalcin）和催乳素受体促进造血、影响骨形成，其合成的脂联素（adiponectin）有抑制血管增生和促进血管内皮细胞凋亡作用。骨髓不同部位脂肪细胞密度不同，数量受多种因素调节，疾病和造血失代偿状态下，脂肪细胞可增多或减少。

（4）骨髓巨噬细胞：是一组有不同表型的异质性细胞，受间质细胞来源生长因子和细胞因子调控。大部分巨噬细胞位于血管和血窦周围，能吞噬清除进入骨髓的异物、细菌和衰老死亡的血细胞，参与骨髓的炎性反应和组织修复；部分巨噬细胞分泌 CSF、IL-1、IL-3 和 MIP-1α 等造血因子调控髓系细胞的分化与发育，少数巨噬细胞位于幼红细胞中央，通过胞体接触、分泌唾液酸结合受体和造血因子促进幼红细胞分化与发育，吞噬异常或死亡幼红细胞，维持红系造血岛的正常结构和功能。此外，巨噬细胞能分泌多种细胞因子刺激骨髓间充质细胞合成分泌细胞外基质和纤连蛋白，维持骨髓正常结构。

4. 骨髓神经分布　骨髓动脉周围分布有髓和无髓两种神经纤维，有髓神经纤维终板分布于动脉平滑肌和血管周细胞之间，通过调节血管口径调节骨髓血流量；无髓神经纤维进入骨髓造血区域，分布于骨髓间质和血窦壁，提示这些神经纤维通过细胞间接触和释放神经介质参与造血调控。

此外，骨髓含成骨细胞（osteoblast）、破骨细胞（osteoclast）和骨内膜细胞。成骨细胞和破骨细胞位于骨小梁周围与骨内膜下，表达波形蛋白、黏蛋白、α-平滑肌肌动蛋白（α-smooth muscle actin，SMA）、降钙素、CD51 和 CD56，与骨形成相关，参与骨髓腔改建和调控造血。骨内膜细胞和骨细胞都表达 $α_1β_1$、$α_3β_1$、$α_5β_1$ 和 $α_vβ_5$ 等多种整合素，形成骨髓造血干细胞微环境，也是骨髓移植后造血干细胞归巢之处。

（二）脾脏的结构和功能

人脾脏发生于间叶细胞，成形于胚胎第 35 天左右，是重要的次级淋巴器官。人体脾脏位于左上腹胃底部和膈之间，外形为半椭圆柱或长条状，有光滑的隆凸状膈面和凹陷的脏面。脾脏神经和血管由韧带结缔组织包裹，从脏面中央脾门处出入脾脏，分布于脾脏各部；除脾门部位，其他脾脏表面被腹膜包裹，腹膜皱襞形成的韧带对脾有支持和保护作用。成年人的脾脏重约 135g，不同方法和设备测得的脾脏体积数值不等，国外 CT 检测 47 个成人脾脏，平均体积 214.6cm^3，B 超测得的平均体积为 148cm^3。

1. 脾脏的形态和结构　脾脏外观暗红色，表面有 3 个切痕，上缘较锐，下缘钝厚。脾脏质地脆而软，正常情况无法用手触及，暴力撞击容易破碎；脾肿大时质地变硬，可用手在腹部触及。脾脏的结构从外到内包括被膜、小梁、白髓、红髓、脾边缘区几个部分。脾脏表面大部分被腹腔浆膜覆盖，脾门附近被膜形成致密结缔组织进入脾脏，形成脾小梁，脾小梁互相连接成支架结构，小梁间结缔组织形成脾脏淋巴组织的细微支架（图 1-12）。除正常脾脏外，约 15% 的成人还有直径约 1cm、与正常脾脏结构相似的副脾。副脾由腹膜覆盖，大部分位于脾动脉和胃网膜左动脉分支周围，少数位于腹腔其他脏器附近，副脾功能与脾脏相同。

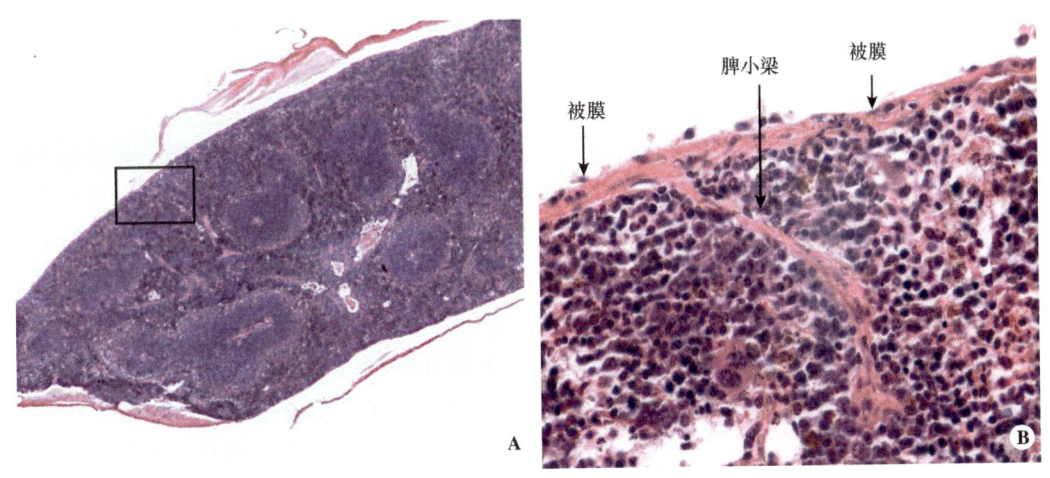

图 1-12 脾脏被膜和脾小梁
A. HE 染色显示小鼠脾脏大体结构；B. 高倍镜下显示脾脏的被膜、小梁和白髓

（1）白髓（white pulp）：沿中央动脉走向分布，主要由淋巴细胞和其他单个核细胞组成，最内层淋巴细胞围绕中央动脉形成的套袖状结构称动脉淋巴鞘（periarteriolar lymphoid sheath，PALS），2/3 PALS 中的细胞为 CD4 阳性 T 细胞。少数小动脉直接穿过淋巴滤泡，缺乏 PALS 结构，因而动脉淋巴鞘在结构上不连续，呈阶段性分布。白髓中的 T 细胞全部来源于外周血，受脾脏间质细胞表达的趋化因子、CCL19 和 CCL21，以及初始 T 细胞（naïve T 细胞）表达的趋化因子受体 CCL7 相互作用调控。

PALS 外周是 B 细胞聚集形成的球状淋巴小结或淋巴滤泡，新鲜脾脏切面上淋巴滤泡肉眼观为白色小点，染色后淋巴滤泡中央着色浅，主要成分为活化 B 细胞，掺杂少量体积较大的巨噬细胞和树突状细胞。淋巴滤泡中央浅染区为 B 细胞生发中心，生发中心的结构和功能相当于淋巴结中的次级滤泡；周围染色较深区域为边缘带，边缘带与红髓相邻。不同比例和数量的浆细胞与淋巴细胞经中央动脉分支分布于 PALS 边缘，随着中央动脉的分支逐渐变细 PALS 变薄，淋巴细胞数量减少，最后小动脉周围 PALS 消失，仅残留少量散在淋巴细胞。终末动脉进入边缘区和红髓，外壁附着外膜网状细胞，这些微小动脉大部分最后形成喇叭状血管内皮细胞裂隙（inter endothelial slits，IES），血液经裂隙流入彼此相连的过滤床。

（2）边缘区（marginal zone）：分布于 PALS 和淋巴滤泡周围，位于红髓和白髓交界处，宽约 100μm，形成网状或蜂巢样结构，成为脾脏血液过滤床。边缘区从白髓周围逐渐接近红髓，最后与红髓融合，因此边缘区所含淋巴细胞比白髓少、比红髓多。从胸腺或骨髓进入脾脏的淋巴细胞首先在这里发育，B 细胞在这里发育为功能免疫细胞。脾边缘区主要含早期记忆性 B 细胞和 CD4 阳性 T 细胞，这些细胞对血液中的抗原发生特异性免疫反应。边缘区是脾脏首先捕获、识别血液携带抗原的区域，是引发免疫反应的重要部位，也是血液淋巴细胞进入脾脏淋巴组织的主要通路。其次，脾边缘区与红髓含大量巨噬细胞，具有提呈抗原、清除衰老损伤红细胞和寄生虫的功能。

（3）红髓（red pulp）：约占脾脏 2/3 体积，由脾索和脾窦两部分组成。由于中央动脉发出的小动脉与中央动脉成直角或锐角，压力差使部分血浆渗出血管，含高红细胞比例的血液继续流入红髓和脾边缘区，所以红髓和脾边缘区红细胞含量高于其他区域，伊红-苏木素染色呈红色。

1）脾索：是网状结构形成的索状组织，含大量成熟红细胞、巨噬细胞、树突状细胞和淋巴细胞，以及少量浆细胞。血液经 IES 进入脾索后，衰老和变形红细胞、血小板、微生物及异物在此被巨噬细胞吞噬，正常血细胞经血窦和脾静脉重新回到循环系统；抗原和淋巴细胞通过脾索进入血窦。少数脾动脉分支与脾静脉直接相通，血液直接汇入脾静脉，具有调节脾脏血流的功能。

脾动脉分支在距脾静脉不同距离处终止，离脾静脉较远的动脉血大部分经过脾脏各级结构进入脾索，然后缓慢流经血窦，汇入脾脏静脉系统。脾索是由毛细血管、内皮细胞裂隙和成纤维细胞间质（fibroblast stroma）共同组成的血液网状过滤床，纤维细胞间质包括网状细胞和肌成纤维细胞，这些细胞相互融合编织成膜状结构，与终末动脉端的内皮细胞裂隙连接。肌成纤维细胞收缩时脾微小动脉和静脉彼此靠近，促进血液由动脉进入静脉，所以成纤维细胞间质能调节流经脾索和血窦内皮细胞间隙的血流比例，应激状态下重新分配血流。

2）脾窦：血窦是特化的毛细静脉，其中充满血液，窦壁外有大量巨噬细胞，巨噬细胞突起伸入窦腔。红髓脾索和边缘区血液汇入相互吻合的网状血窦，血窦血管内皮细胞形成漏斗样柱状结构，外周围绕肌动蛋白和肌球蛋白组成的中间微丝，中间微丝收缩时毛细血管弯曲，血管内皮细胞间隙增宽，有利于血窦内外物质的交换。血管内皮细胞外附着基底膜，基底膜上口径较大的网眼形成网状结构，覆盖在血管内皮细胞外表面。一般情况下内皮细胞间隙闭合或狭窄，当细胞穿越血管内皮细胞时，内皮细胞收缩，细胞间隙变宽，血细胞通过内皮细胞间隙和基底膜网眼从脾索进入静脉系统（图 1-13）。

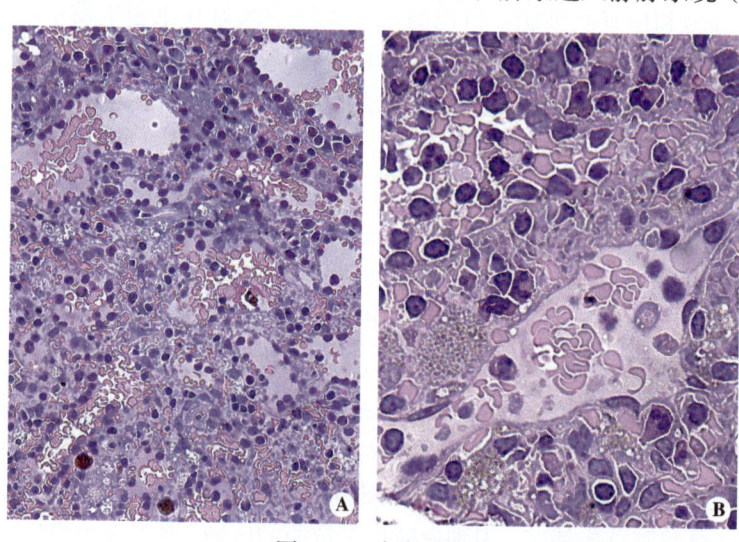

图 1-13 脾脏红髓

A. 红髓区域有大量脾索和脾窦（扩张的静脉窦），脾索和脾窦中有大量红细胞；B. 高倍镜下脾窦中有大量红细胞和少量粒细胞与淋巴细胞（正中），两侧脾索中有大量红细胞和其他细胞

2. 脾脏的血液循环 脾脏是重要的血液过滤器官，血管结构和血液循环途径不同于

其他脏器。脾动脉源于腹主动脉，在近脾门处脾动脉分出胃网膜左动脉和数支胃短动脉。在进入脾脏前脾动脉分为上、下两支或上、中、下三支，然后再分为二级分支或三级分支进入脾门。按照脾动脉分支和分布范围，脾脏分2叶或3叶和上、下两个段。相邻脾段的动脉和静脉很少吻合，因此形成一个无血管区平面。根据脾脏血管分布范围，脾实质从内到外划分为脾门区、中间区和周围区。脾实质内的脾动脉分支逐步分为节段动脉、小梁间动脉、中央动脉、终末动脉和毛细血管。大部分中央动脉通过IES开口于边缘区和红髓的脾索，血液从裂口进入脾索，经脾索过滤后进入脾窦，这种循环方式称为开放循环。少数终末动脉扩张形成静脉窦或红髓血窦，这种循环称为闭合循环。脾脏没有包括淋巴管和淋巴窦在内的淋巴管道，取而代之的是大量血窦，血窦血液经各级小静脉和脾静脉汇入门静脉。

3. 脾脏的功能 脾脏在不同的发育时期功能有一定的差异，主要功能包括4个方面。

（1）造血功能：胚胎和胎儿期脾脏能生成红系细胞、粒系细胞、巨核系细胞，但不能生成淋巴细胞，因此胎肝细胞移植可用于治疗再生障碍性贫血；胎儿后期和出生后脾脏造血功能逐渐减退，直到消失，造血功能由骨髓替代。疾病状态下人体严重造血障碍时，脾脏可恢复造血，称病理性髓外造血。

（2）清除功能：脾脏能清除血液中衰老与异常的血细胞、病原微生物和寄生虫。脾索成纤维细胞间质中有大量单核/巨噬细胞，生理状态下这些细胞吞噬衰老、缺陷或抗体附着的红细胞和血小板。疾病状态下，如遗传性球形红细胞增多症、镰状细胞贫血、棘形红细胞生成、先天性红细胞生成障碍等遗传性疾病，以及疟原虫进入红细胞时，红细胞结构异常，脾索内的巨噬细胞吞噬和消化大量成熟红细胞；自身免疫性疾病时，由于巨噬细胞大量吞噬和破坏自身抗体附着的血细胞，导致自身免疫溶血性贫血和血小板减少。疾病严重时脾脏巨噬细胞显著增多，体积可达到正常脾脏的10倍，清除功能增强，临床称脾功能亢进。

（3）储存血液和调节血量：脾脏内成熟红细胞容积和浓度很高，具有储血和调节血容量功能。成人正常脾脏大约能储存40ml高红细胞血液，马的脾脏能储存马体内30%左右的红细胞。各种原因导致血压降低、心排血量减少或应激状态时，脾脏释放大量成熟红细胞进入循环，使循环血容量迅速增加，满足机体需要。

（4）免疫功能：脾脏巨噬细胞在吞噬和清除进入血液中的外源性颗粒物、微生物，以及自身变性物质和肿瘤细胞过程中，部分巨噬细胞或树突状细胞（抗原提呈细胞）将吞噬和消化处理后的抗原提呈给T细胞，同时合成和分泌相应的细胞因子刺激淋巴细胞发育。从骨髓和淋巴结进入脾脏的B细胞和T细胞与脾脏巨噬细胞携带的抗原作用，发育为特异性免疫细胞，合成特异性抗体，发挥免疫效应，进一步清除体内抗原和微生物。其次，部分T细胞和B细胞与巨噬细胞作用后，对体内肿瘤细胞有免疫监视功能。脾脏与淋巴结都有免疫功能，区别在于脾脏主要对血液中的抗原发生反应，而淋巴结主要对淋巴系统内的抗原发生反应。

脾脏疾病和功能异常可以引起多种疾病。各种原因导致脾脏血液灌流量增加、静脉回流受阻，以及血细胞异常和浸润都能引起脾脏肿大与脾功能亢进，导致粒细胞、血小板减少和贫血。长期脾脏肿大可以引起脾脏纤维化，进一步导致血小板和红细胞生成素降低，造血干、祖细胞减少；对于脾脏明显肿大、脾功能亢进严重和脾脏坏死患者，脾切除术对红细胞和血小板破坏与减少有一定的治疗作用。相反，脾脏先天性发育不全、萎缩及脾脏切除术常引起脾脏血液循环减少或缺如，导致脾脏功能低下，吞噬、血液清理功能缺陷和免疫功能异常。

（三）淋巴结的结构和功能

淋巴结（lymph node）是哺乳类动物的次级淋巴器官。人的淋巴结在胚胎10周左右成形，早期胚胎淋巴结结构发育不完全，生成红系和淋巴系细胞，晚期主要生成淋巴细胞，红系细胞生成功能下降。人的淋巴结在出生后逐步发育完善，形成皮质和髓质，才能接受抗原刺激。淋巴结与淋巴管相通，沿血管分布于全身淋巴回流通路附近，如颈、腋下、腹股沟、腹膜后、肠系膜及肺门等部位。

不同种类动物和同种动物之间的淋巴结结构相同，但数量和分布部位不完全相同。成人有450多个淋巴结，分布于全身，成群聚集，有浅深之分，大部分沿血管分布于身体活动较多部位的屈侧，如四肢淋巴结主要位于关节屈侧，体腔内主要沿血管干排列或位于器官的血管出入附近。全身淋巴结伴随血管形成一个网络结构，对流经组织器官的间质液体和淋巴液中的抗原进行过滤，是淋巴液的重要滤器。

1. 淋巴结的形态和结构　淋巴结外观为卵圆形，直径不超过1cm，切面呈棕红色，湿润而柔软。淋巴结的一侧凹陷处出入血管、神经及1～2条输出淋巴管，称为淋巴结门部。淋巴结门部对侧是淋巴结凸面，有多条输入淋巴管进入淋巴结。淋巴结实质分为皮质和髓质，皮质在淋巴结凸面被膜下，由相互连接的淋巴小结和弥散淋巴组织组成；髓质分布于淋巴结中央和以门部为中心的近端区域，由大量条索状淋巴组织和淋巴窦组成。输入和输出淋巴管穿过被膜和皮质与髓质相通，淋巴细胞经输出淋巴管进入血循环。淋巴结表面有一层致密的结缔组织将淋巴结与周围组织分开，称为淋巴结的被膜，被膜与淋巴结实质之间的腔隙为被膜下窦。被膜结缔组织伸入淋巴结内部形成排列规则的小梁，小梁向中央延伸并逐渐分支，形成相互连接的网状骨架，在这些粗大支架内有大量结缔组织构建的微细支架，淋巴组织和淋巴窦分布于网状小梁与微细支架中，形成淋巴结实质（图1-14）。

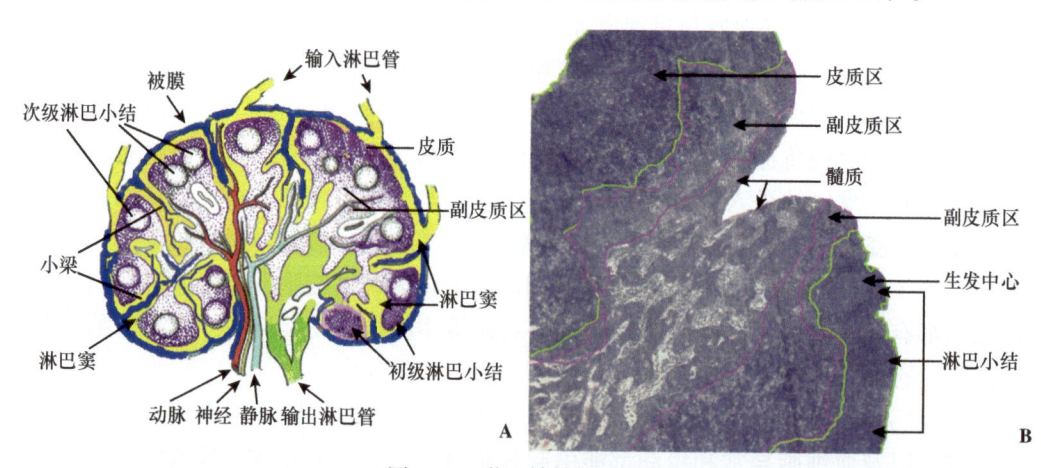

图1-14　淋巴结结构和分区

A.淋巴结的结构示意图，显示门部、凸面、血管神经和表面被膜结构；B.淋巴结的皮质（外表绿线包围的深染区域）、副皮质区（红线包围区域）和髓质区（中央淡染区域）

（1）皮质：淋巴结皮质（cortex）主要由弥散淋巴组织、球状淋巴小结和少量淋巴窦组成，结构上又分浅层皮质、副皮质区和皮质淋巴窦。浅层皮质主要由淋巴小结和B细胞密集区组成，其中掺杂少量巨噬细胞、滤泡树突状细胞及辅助性T细胞（Th细胞）。皮质浅层和淋巴结髓质区为非胸腺依赖区，部分皮质浅层淋巴小结中央有圆形浅染区，为B细胞生发中心（germinal center），这些含生发中心的淋巴小结称为次级淋巴滤泡。次级淋巴滤泡生发中心被膜侧顶部及周围染色较深的月牙形区域为淋巴小结的帽区，帽区主要由体积较小的初始B细胞（naïve B cell）组成。生发中心又分暗区（dark zone）和明区（light zone），暗区位于生发中心内侧，由大B细胞组成，这些细胞受滤泡树突状细胞表面聚集抗原选择，只有亲和性细胞能够分裂和分化，无亲和性的细胞被淘汰；明区位于生发中心外侧，由中等大小淋巴细胞、网状细胞和巨噬细胞组成，巨噬细胞吞噬和清除被淘汰的B细胞。明区内的淋巴细胞发育为浆细胞和记忆性B细胞（memory B cell），浆细胞逐渐迁移至髓质和其他淋巴组织；前体记忆性B细胞则通过淋巴窦参与淋巴细胞再循环。没有生发中心的淋巴小结称为初级淋巴滤泡，初级淋巴滤泡主要含成熟循环B细胞（图1-15A）。

淋巴小结的数量和形态随体液免疫反应的发生与消退经历从无到有、从小到大，再逐渐消失的变化过程。具体地说，淋巴结皮质区接触抗原刺激后，首先形成边界不清的小初级淋巴小结，致敏转化形成的淋巴母细胞在此聚集；初级淋巴小结中的淋巴母细胞随免疫效应增高大量增殖，小结体积增加，形成帽区和生发中心两个区域，帽区主要由小淋巴细胞组成，朝向皮质淋巴窦，染色较深；生发中心位于帽状区下方，此时的淋巴小结称次级淋巴小结。生发中心暗区的大淋巴细胞由最初活化的B细胞转化而来，经多次分裂和分化后转变为亮区中的小淋巴细胞。生发中心中树突状细胞的突起伸入周围淋巴细胞间，将抗原提呈给淋巴细胞，促进免疫细胞发育。随着抗原消失和清除，次级淋巴小结生发中心的淋巴母细胞增殖活动减弱，数量减少，生发中心缩小，小结结构逐渐消失，淋巴小结数量减少。

（2）副皮质区（paracortial zone）：位于皮质深层和淋巴小结间，向里延伸与髓质融合，是皮质与髓质的过渡区，所以又称深层皮质单位。副皮质区由弥散淋巴组织构成，细胞密度高，包括大量T细胞、少量B细胞和部分树突状细胞。副皮质区T、B细胞比例大约是3∶1，淋巴细胞在副皮质区经毛细血管后微静脉进出血液循环。副皮质区为胸腺依赖区（thymus dependent area），是产生免疫细胞的重要区域。抗原刺激下，副皮质区淋巴母细胞和淋巴细胞有丝分裂增强，面积扩大，可见无明显边界、大小不一、密集T细胞群，无生发中心和帽区结构，类似初级淋巴小结，所以被称为T细胞小结。副皮质区的树突状细胞突起彼此穿插，将抗原提呈给T细胞，诱导T细胞群集、分裂和分化，促进细胞免疫功能（图1-15B）。

（3）髓质（medullary）：由髓索（medullary cord）和淋巴窦（lymphoid sinus）组成。

1）髓索：以网状细胞为支架，相互交织成网，主要细胞成分为B细胞，所以又称淋巴索（lymphoid cord）。此外，髓索还有少量T细胞、浆细胞、肥大细胞和巨噬细胞，浆细胞数量与局部免疫状态有关，抗原引起淋巴结体液免疫时，浆细胞数量急剧增加，免疫反应消退后，浆细胞数量减少。髓索中央有扁平状内皮细胞构成的毛细血管后微静脉，这是血液中的淋巴细胞进入髓索的通道（图1-16）。

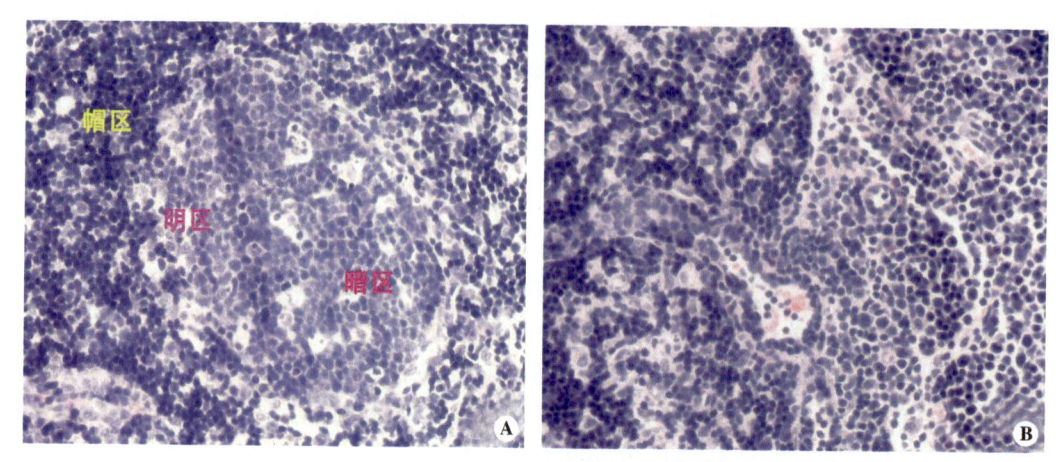

图1-15 淋巴结皮质与副皮质区
A.皮质浅层淋巴小结中央圆形生发中心，左上方深染区域为帽区，生发中心分明区和暗区；B.副皮质区为弥散淋巴组织，主要由大小不一的密集T细胞群组成

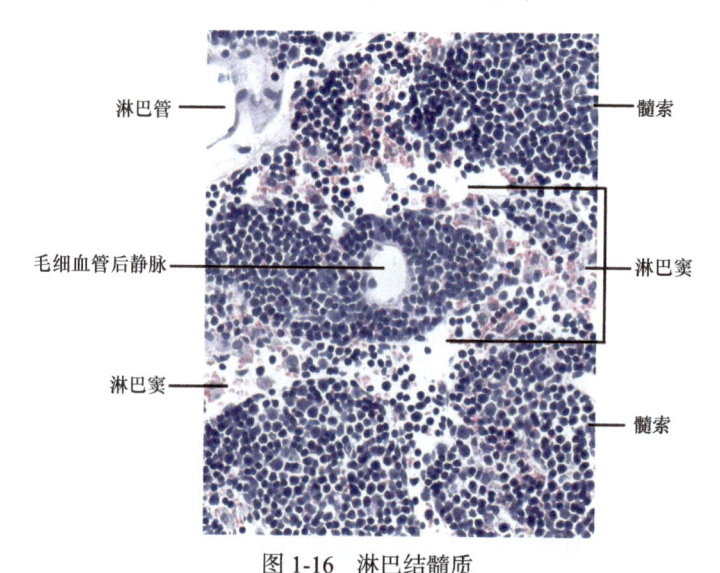

图1-16 淋巴结髓质
髓质包括髓索和淋巴窦，髓索中央为扁平状内皮细胞构成的毛细血管后微静脉

2）淋巴窦：是由非连续扁平内皮细胞构成的管道网状系统，分布于髓索间和髓索与小梁之间。淋巴窦内有大量网状细胞，网状细胞的突起与窦壁内皮细胞相连形成窦内支架，淋巴窦包含大量淋巴细胞和巨噬细胞，以及少量嗜酸性粒细胞和中性粒细胞，窦内巨噬细胞附着在网状细胞和内皮细胞上。淋巴窦壁外层为内皮细胞和非连续基底膜，以及少量网状纤维组织和扁平网状细胞。淋巴窦分为皮质淋巴窦和髓质淋巴窦，皮质淋巴窦包括被膜下淋巴窦、小梁周围淋巴窦及副皮质区淋巴窦，不同部位的淋巴窦相互通连。来自全身各处的淋巴液从输入淋巴管进入淋巴结被膜下淋巴窦，沿小梁周围淋巴窦进入副皮质区淋巴窦，副皮质区的淋巴窦扩张形成髓质淋巴窦，髓质淋巴窦逐步汇入淋巴结门部输出淋巴管，最后淋巴液经输出淋巴管离开淋巴结。髓质淋巴窦较皮质淋巴窦更为发达，

所以淋巴结髓质是过滤淋巴液、细胞与体液交换的重要场所（图1-17）。

2. 淋巴结的血液和细胞循环

（1）血液循环与淋巴液循环：淋巴结中的血液循环和淋巴液回流通路彼此独立。淋巴结动脉来源于伴行动脉或附属器官周围的小动脉，在淋巴结门部多次分支，部分直接进入髓索形成髓质血管网，部分循脾小梁进入皮质形成皮质血管网。皮质和髓质的小血管与毛细血管最后形成毛细血管后静脉，皮质小静脉沿脾小梁回流，在门部附近与髓质小静脉汇合成淋巴结静脉，离开淋巴结。副皮质区毛细血管后微静脉的内皮细胞呈立方

图1-17 髓质淋巴窦
髓质淋巴窦有大量淋巴细胞、巨噬细胞、嗜酸性粒细胞和中性粒细胞，四周淋巴细胞密集的组织为淋巴索

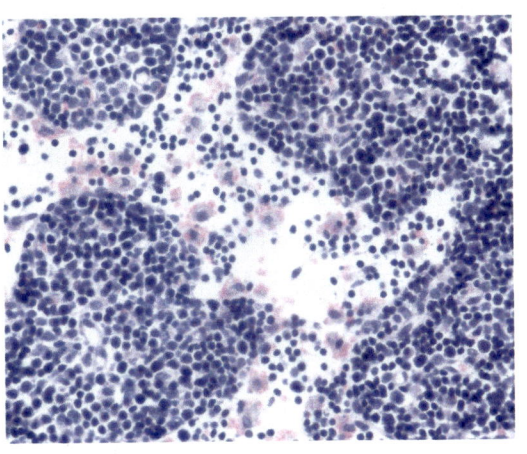

形，基膜不完整，周围有很多巨噬细胞，血管内皮细胞表面的特异性受体可识别淋巴细胞，使淋巴细胞黏附于血管内皮细胞进入血管。

（2）淋巴细胞循环：包括两个途径，一个是淋巴细胞从淋巴结进入血液循环，另一个是血液中的淋巴细胞再次进入淋巴结。

1）淋巴细胞进入血液循环：淋巴结内的淋巴细胞通过两种方式进入血液循环，第一种方式是淋巴结中的淋巴细胞穿越淋巴窦壁进入淋巴窦，随淋巴液回流进入血液循环；第二种方式是淋巴结内的淋巴细胞穿越副皮质区的毛细血管后静脉进入血液循环。抗原刺激淋巴结产生的效应淋巴细胞以这两种方式进入血液循环，到达抗原侵入或损伤部位，发挥免疫效应。

2）血液淋巴细胞进入淋巴结：淋巴结血管中的淋巴细胞经毛细血管后静脉穿越血管壁进入淋巴组织，然后经淋巴组织进入淋巴窦。淋巴窦内的淋巴细胞再次经淋巴窦回流入血，形成淋巴细胞再循环。再循环淋巴细胞是寿命较长的记忆细胞，这些细胞对监视再次进入机体的异物、病原体和快速建立免疫应答有重要意义。

3. 淋巴结的功能 淋巴结、脾和黏膜相关淋巴组织属于外周或次级淋巴器官，是T、B细胞聚集和发生免疫应答的重要场所。细菌、变异细胞、病原体及其毒素进入机体局部淋巴结后，淋巴细胞反应性增生和发育，功能增强，产生细胞免疫和体液免疫，同时通过窦内巨噬细胞、抗体和免疫分子杀灭微生物，清除抗原和病理产物，阻止疾病进一步发展。具体包括以下两方面：

（1）滤过淋巴液。淋巴结连接淋巴回流通路，病原体和异物等有害成分侵入机体浅层或疏松结缔组织时，含有害成分的组织液经局部淋巴管和毛细淋巴管进入淋巴结，形成淋巴液；淋巴液经淋巴管进入网状淋巴窦，在淋巴窦中有害成分与窦内巨噬细胞充分接触，多数被巨噬细胞吞噬和清除，阻断病理成分传播至其他部位或进入血液循环。

（2）参与免疫反应。在吞噬清除病理成分的同时，淋巴窦内部分巨噬细胞处理吞噬病原体，形成特异性抗原，并将抗原提呈给Th细胞。巨噬细胞提呈的抗原刺激淋巴小结内B细胞和副皮质区及边缘区中的T细胞增殖发育，形成特异性抗体和免疫细胞，抗体

和免疫细胞不断进入血液，在更大范围内发挥细胞免疫和体液免疫效应，启动针对特定抗原的免疫反应。所以，淋巴结不仅通过免疫反应清除内部病理成分，更重要的是通过输出效应淋巴细胞和抗体清除全身的有害成分，防止损伤扩大和加重。免疫功能活跃时，淋巴小结数量增多，副皮质区增厚，淋巴窦巨噬细胞增加，淋巴结体积增大，体积可超过生理状态的 10 倍，抗体输出可超过生理状态 100 倍，效应淋巴细胞输出可超过生理状态 25～75 倍。病原体或病理性产物被清除后，淋巴结还能形成特种记忆性 B 细胞，这些记忆性 B 细胞能够通过淋巴细胞再循环监视相应有害物质再次入侵。

（四）胸腺的结构与功能

胸腺（thymus）主要由上皮细胞和淋巴细胞构成，是胸腺细胞或 T 细胞发育的重要初级淋巴器官。人的胸腺位于胸腔内，前面紧贴胸骨体，后面为心包和主动脉弓，左右为无名动脉和静脉。人的胸腺从妊娠第 8 周开始发育，胚胎后期或出生时成形，重 10～15g；幼年和儿童期胸腺随年龄增加而增大，青春期达到高峰，重 30～40g。青春期以后随年龄增大胸腺开始退化，淋巴细胞逐渐减少，脂肪组织逐渐增多，60 岁后胸腺重量只有 15g 左右，大部分成分为脂肪组织，淋巴细胞和上皮细胞很少。

1. 胸腺的形态和结构 胸腺质地柔软，肉眼观为灰赤色，呈扁平椭圆形，包括左右两叶，通常左叶稍大于右叶。胸腺表面类似脾脏和淋巴结，由结缔组织构成的被膜包裹，被膜结缔组织伸入胸腺实质把左右两叶分成更多小叶，小叶外周被结缔组织包裹的区域为胸腺皮质，深部的小叶间和胸腺中心区域相互连接，无结缔组织分隔，称为胸腺髓质。所以，胸腺皮质不完全包围髓质，相邻小叶髓质彼此融合延续（图 1-18）。

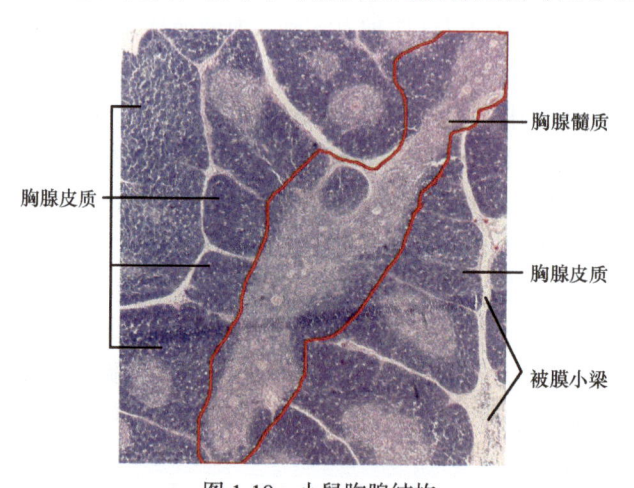

图 1-18 小鼠胸腺结构
胸腺表面被膜伸入胸腺实质把胸腺分成很多小叶，小叶外周被结缔组织包裹范围为胸腺皮质，胸腺深部小叶间和中心无结缔组织分隔区为胸腺髓质（红线包围区域）

青春期前胸腺主要由上皮细胞和淋巴细胞构成。胸腺上皮细胞沿被膜结缔组织小梁和血管向外扩展在胸腺内形成大片隔层，隔层相互连接成海绵状结构。胸腺上皮细胞分为皮质上皮细胞和髓质上皮细胞两种表型，皮质上皮细胞在皮质外层形成网状结构，髓质上皮细胞呈簇状分布，各区域上皮细胞彼此以桥粒结构相互连接成网状结构。在皮质和髓质交界区，上皮细胞呈同心圆或旋涡状排列成球形小体，小体中央透明，类似上皮组织中的角质珠，称为胸腺小体（thymic corpuscles）（图 1-19）。髓质区上皮细胞与皮质区上皮细胞外观均呈星状，形成网状结构，网眼内分布密集的淋巴细胞，无淋巴小结和生发中心。

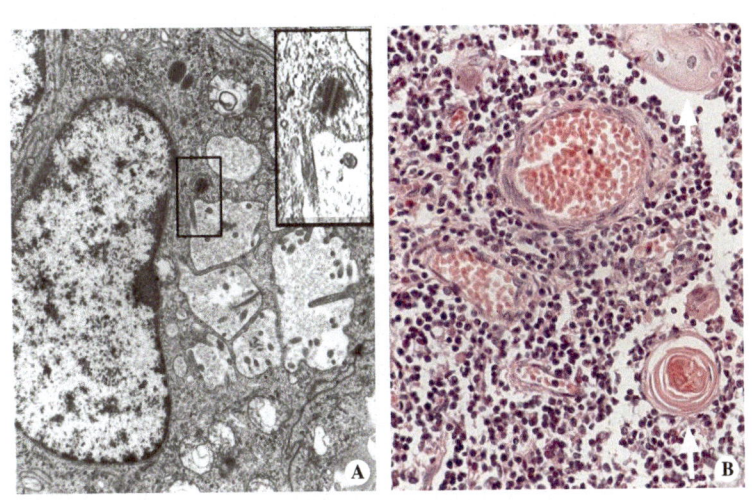

图 1-19　胸腺上皮细胞
A. 电镜显示胸腺上皮细胞核大，细胞间有桥粒结构；B. 皮质与髓质交界区有大量血管和上皮细胞，上皮细胞呈旋涡样排列，形成角质珠

胸腺皮质含大量胸腺细胞或淋巴细胞，细胞分化程度较低，可见核分裂象；髓质区淋巴细胞密度低，上皮网状细胞数量多，淋巴细胞分化程度较高。胸腺皮质由浅到深分浅、中、深三层，是胸腺细胞从原始阶段开始增殖、分化和发育为成熟 T 细胞的不同部位。皮质浅层大部分细胞体积大，为原始淋巴细胞，中层细胞体积中等，深层主要含小淋巴细胞。除胸腺细胞和上皮细胞外，皮质和髓质交汇区分布有骨髓来源的抗原提呈细胞，即指突样树突状细胞或巨噬细胞。

青春期胸腺以皮质发育为主，随年龄增加皮质萎缩和消失，髓质终身存在。人体在怀孕、长期精神紧张状态和糖皮质激素水平升高时也可出现胸腺萎缩，糖皮质激素通过诱导皮质区胸腺细胞凋亡导致胸腺皮质萎缩。

2. 胸腺的血液循环　胸腺动脉来源于胸内动脉，进入胸腺后逐级分支，最后汇集成胸腺静脉，注入头臂静脉和胸内静脉。胸腺发育成熟的 T 细胞在髓质区穿过毛细血管后微静脉的管壁，进入血液循环。

3. 胸腺的功能　胸腺为初级淋巴器官，一方面为 T 细胞增殖和发育的重要场所，另一方面胸腺可以合成和分泌多种胸腺素与胸腺激素类物质。

（1）T 细胞增殖和发育的主要场所：胸腺上皮细胞能合成、分泌胸腺激素，形成密度不等的颗粒或囊泡结构，诱导 T 细胞分裂和增殖，因此也称保姆细胞。造血干细胞在骨髓内分化为原始 T 细胞后，部分随血液循环进入胸腺皮质，进入胸腺皮质的 T 细胞大部分死亡，只有少数细胞进入髓质，在胸腺素作用下进一步发育成近乎成熟的 T 细胞。在髓质中发育成熟的T细胞穿越毛细血管后微静脉管壁，随血流迁移到全身淋巴结和内膜相关弥散淋巴组织，以及脾脏内小动脉周围继续发育，因而这些部位被称为胸腺依赖区。进入胸腺依赖区的T细胞在巨噬细胞提呈抗原的刺激下，选择性发育为特异的免疫细胞，这些免疫T细胞通过淋巴液和血液被输送到全身，一方面执行细胞免疫功能，另一方面通过细胞因子调节B细胞的分化发育，共同监视、杀灭、清除体内异常细胞和外源性微生物。因此，胸腺为周围淋巴器官发育和机体免疫所必需，T细胞充分发育迁移到周围淋巴器官后，胸腺功能逐渐减低，组织结构萎缩，成为人体最早开始衰老的器官。

（2）合成和分泌多种胸腺素与胸腺激素类物质：胸腺分泌的激素和类激素物质由胸腺皮质或髓质上皮细胞合成，不存在于胸腺细胞中。目前从胸腺中提取出20多种胸腺因子，这些因子微量存在于血液中，以环腺苷酸（cAMP）为第二信使，统称为胸腺素（thymin）。胸腺素是一组分子量在1～15kDa的蛋白质，无明显属特异性，从小牛胸腺提取的胸腺素F5（thymosin fraction 5）包括12种主要多肽和20多种次要多肽；从猪胸腺中提取胸腺素时，含8～9种蛋白质混合组分。胸腺素具有胸腺功能，能诱导骨髓造血干细胞转变成T细胞，增强细胞免疫功能，而对B细胞和体液免疫影响较小。实验证实胸腺素能刺激萎缩的淋巴组织，促进淋巴组织内各种细胞的增殖和成熟，增强T细胞免疫功能，增强成熟T细胞对抗原或其他刺激的反应，调节机体免疫平衡。目前胸腺素已用于胸腺发育不全、运动失调性毛细血管扩张症、皮肤黏膜真菌病等免疫缺陷病，以及系统性红斑狼疮、类风湿关节炎等自身免疫性疾病；国产胸腺素也用于复发性口疮、麻风病、重症感染、病毒性肝炎、恶性肿瘤、慢性肾炎等伴细胞免疫功能低下的疾病。

三、造血系统衰老

（一）造血器官衰老

1. 胸腺T细胞和生物体衰老 胸腺是重要的免疫器官，由皮质和髓质两部分组成，包括胸腺上皮细胞（thymic epithelial cell）和T细胞。内胚层来源的胸腺上皮细胞包括胸腺皮质上皮细胞和髓质上皮细胞，胸腺上皮细胞分泌产生的胸腺激素在T细胞前体细胞发育分化为成熟T细胞过程中起重要作用。骨髓造血干细胞分化产生的T细胞前体细胞经过血液系统迁移到胸腺皮质中，在胸腺上皮细胞分泌的胸腺激素刺激下逐步分化，并且经过在胸腺髓质的成熟过程，成为细胞表面表达$CD4^+$或者$CD8^+$的成熟的T细胞亚群，最后迁移出胸腺，进入外周血（淋巴系统），参与生物体的免疫调节。

在哺乳动物胚胎发育早期，胸腺即开始发育，到动物成年后，到达完全发育成熟状态，此时胸腺中含有的T细胞数量达到峰值。但是，胸腺在动物成年后随着年龄的增长逐渐萎缩。在此过程中伴随着从胸腺前体细胞和成熟胸腺T细胞各个类群的数量的减少。T细胞各类群在数量上的递减性变化和年老个体的免疫反应减弱直接相关。目前研究表明，胸腺T细胞衰老存在两种机制：首先，T细胞衰老有其内在原因。通过对模式动物小鼠的研究发现，衰老过程中造血干细胞、造血前体细胞和淋系前体细胞及早期胸腺前体细胞等具有缺陷，均可以导致T细胞谱系发生中的失败。特别值得指出的是，衰老个体造血干细胞淋系分化能力（即向T细胞和B细胞等分化的能力）降低，因此由造血干细胞分化的T细胞前体细胞数量减少。研究表明，将衰老小鼠个体的造血干细胞移植到致死剂量照射的年轻小鼠中，供体的造血干细胞分化出的T细胞数量也较年轻小鼠来源的造血干细胞分化的数量明显减少。对骨髓造血干细胞的细分研究表明，在衰老小鼠和人类中，骨髓中具备淋巴细胞系分化潜力的造血干细胞类群比例减少，而可以最终分化成髓系造血干细胞比例相对增加。因此，T细胞衰老是由衰老的造血干细胞群体所决定的。胸腺微环境衰老是胸腺T细胞衰老的第二个原因。胸腺上皮细胞和细胞外基质等在衰老中的改变也导致T细胞前体细胞分化和增殖等缺陷，进而导致胸腺的衰老。在年老小鼠的胸腺组织中胸腺上皮细胞增殖相对于年轻个体缓慢，并且年老的胸腺上皮细胞凋亡增加。通过对年轻和年老小鼠胸腺皮质上皮细胞和髓质上皮细胞的研究发现，衰老的小鼠胸腺中 keratin 5$^+$ 的髓质上皮细胞在数量上明显减少，同时 keratin 8$^+$ 和 keratin 5$^+$ 标记的胸腺皮质上皮细胞和髓质上皮细胞呈不规则分布。这种T细胞发育分化和成熟的内环境变化也进一步导致了T细胞和胸腺的衰老。因此，衰老过程中T细胞动态受到造血干细胞及T细胞发生环境（即胸腺上皮等）等多种因素调控，这些因素的协同作用造成了T细胞免疫功能的缺陷和丧失及胸腺衰老。

胸腺的衰老还体现在产生的T细胞质量衰减。最新的研究表明，DNA损伤相关基因 *MRE11A* 的缺陷导致T细胞中端粒损伤，着丝粒和近着丝粒区域的2型卫星DNA异染色质化程度降低和T细胞中老化因子p16的表达升高。该种老化的T细胞可以分化出具有高度迁移性和组织浸润性的T效应细胞，导致组织的恶化。

2. B细胞和生物体衰老 B细胞来源于骨髓的造血干细胞。在哺乳动物和人的发育不同阶段，B细胞的发生场所和功能存在差异。在哺乳动物发育的早期，B细胞主要产生于卵黄囊，胚胎发育期位于肝脏等部位，此后在脾脏和骨髓处发生，动物出生后B细胞在骨髓内由造血干细胞分化后逐步成熟。以成体哺乳动物为例，造血干细胞在骨髓中分化为多能干细胞，多能干细胞进一步分化为淋系祖细胞，淋系细胞祖细胞通过不同的转录因子的表达、细胞因子受体和骨髓微环境的作用定向分化为B细胞系统。B细胞的发育过程，需要经历B细胞祖细胞（Pro-B）、B细胞前体细胞（Pre-B）、未成熟B细胞、过渡B细胞及成熟B细胞等五个阶段。其中，过渡B细胞阶段之前，B细胞发育在中央造血器官骨髓中进行。在此之后，未成熟的过渡B细胞将从骨髓迁移至外周次级淋巴器官如脾脏、淋巴结、扁桃体等；在脾脏，过渡B细胞进一步分化为B1细胞、边缘区B细胞及滤泡B细胞。细胞在抗原（如细菌等）刺激下，成熟的B细胞分化为浆细胞（plasma cell，又称为效应B细胞或者抗体分泌细胞），合成和分泌免疫球蛋白，进行体液免疫。B细胞的成熟过程，因其细胞表面表达不同的标志物，可以通过流式细胞术进行区分。

（1）衰老过程中B细胞亚群的变化：成熟B细胞主要起到免疫保护作用。B细胞分泌抗体以对抗入侵体内的病原体如细菌等。但是，衰老的人和小鼠个体对疫苗接种与感染性病原体的抗体应答能力变弱。预防甲型和乙型肺炎、带状疱疹、破伤风、蜱传脑炎和白喉等的疫苗注射剂量和效果与年龄呈负相关。疫苗的反应能力会随着年龄的增长而减弱，以至于老年人产生的有效抗体减少。同时，老年人对传染病很敏感，尤其是那些病原体入口是黏膜的疾病，例如流行性感冒、肺炎和尿路感染等。这些衰老相关的免疫反应变化和体内 B 细胞群体的衰老状态关系密切。多样性的 B 细胞库会随着年龄的增长而出现群体性的改变，这种变化与疾病和体液免疫活性降低相关。现有的研究证据表明，衰老过程中发生的 B 细胞库的多样性减少可能来自于整个 B 细胞群体的改变，也有可能来自某个独特亚群的改变。多样的 B 细胞库不仅提供了多种抗体对付各种病原体，而且 B 细胞也是免疫应答的重要调节器。B 细胞库除了具有极好的抗原提呈和活化细胞的能力，近期的研究也表明，一些 B 细胞亚群（如调节性 B 细胞，regulatory B cell，Breg）具有免疫抑制功能。因为 B 细胞的不同类群有不同的功能，而且在个体不同发育阶段，B 细胞的发育成熟过程会受到选择性压力进而造成年龄特异性的 B 细胞库。

在哺乳动物胚胎发育期、成年期和衰老期，B 细胞库的大小和亚群之间差异较为明显。在模式动物小鼠中研究表明，衰老小鼠骨髓中的 B 细胞前体细胞减少并且免疫球蛋白基因重排 Rag 基因表达下降。这种现象提示，B 细胞的衰老可能直接由衰老个体中造血干细胞和祖细胞的数量与质量所决定。在老年个体中初始 B 细胞数量下降，同时年老小鼠外周血总 B 细胞数量相对于年轻小鼠的 B 细胞数量保持不变但记忆性 B 细胞数量增多，滤泡 B 细胞亚群数量、比例不变或轻微减少，而边缘 B 细胞亚群数量、比例明显减少。衰老小鼠的过渡 B 细胞各亚群数量有显著变化；T1 和 T2 亚群显著减少，而 T3 亚群显著增加。已有研究证明年老小鼠的外周血 B 细胞组成中包括一种新的 B 细胞亚群，叫做衰老相关的 B 细胞（age-associated B cell，ABC），而它的数量增加也许是以滤泡 B 细胞数量减少为代价的。B 细胞亚群组成的变化直接改变外周无效的功能应答反应，这造成衰老时候 B 细胞对外界抗原的反应性降低。由于不同的亚群有不同的功能，并且在发展过程中已经被选择。很显然，B 细胞群体作为整体的组成，与年龄相关的变化将会影响 B 细胞库的整体多样性（表 1-7）。

表 1-7　衰老相关的 B 细胞类群变化

B 细胞类群和指标	小鼠（>1.5 年）	人（>65 岁）
骨髓中 B 细胞祖细胞	↓	↓
外周血 B 细胞数目（CD19$^+$IgD$^+$CD27A$^-$）	不变	↓
外周血中初始 B 细胞（CD19$^+$CD27$^-$IgG$^-$IgA$^-$）	无数据	数量不变，相对比率↑
扁桃体初始 B 细胞（IgD$^+$CD38$^+$CD27$^-$）	无数据	相对比率↑
外周血总记忆性 B 细胞（CD19$^+$CD27$^+$）	无数据	相对比率↑
外周血总记忆性 B 细胞（CSR 前）（CD19$^+$IgD$^-$CD27$^+$）	无数据	数量↓，相对比率维持不变
外周血总记忆性 B 细胞（CSR 前）（CD19$^+$CD27$^+$IgG$^-$IgA$^-$）	无数据	数量↓，相对比率维持不变

续表

B细胞类群和指标	小鼠（>1.5年）	人（>65岁）
外周血总记忆性B细胞（CSR后）（CD19⁺CD27⁺IgG⁺IgA⁺）	无数据	数量↓，相对比率↓
生发中心	数量↓，大小↓	扁桃体中IgD⁻CD38⁺CD27⁻B细胞减少
类型转换重组事件（CSR）	↓	↓
体细胞高度突变事件（SHM）	脾脏GC中SHM↓ Peyer结GC中SHM↑	脾脏GC中SHM不变 Peyer结GC中SHM↓ 外周血中SHM↓ 扁桃体中SHM不变或者增加
体外IgG诱导	↓	↓
血清IgM/G/A	—	↑
浆细胞	TD抗原免疫后降低；TI抗原免疫后不变	无数据

改编自：Frasca D，Blomberg BB. 2009. Curr Opin Immuno。

（2）B细胞衰老的机制

1）与衰老有关的骨髓B细胞发育的变化：这主要表现在免疫球蛋白基因重排相关 *Rag* 基因表达和Pre-B数量的变化。实验表明，老年小鼠中Pro-B和Pre-B细胞亚群的D-JH1重排明显减少，这可能和老年小鼠骨髓 *Rag* 基因的表达下降相关。老年小鼠与年轻小鼠的Pro-B细胞数量没有明显区别，但老年小鼠中Pre-B细胞数较少，这种变化使得骨髓中的成熟B细胞的前体细胞减少。老年小鼠中Pre-B细胞减少可能由细胞中抗凋亡相关基因如 *Bcl-xL* 的表达降低有关。Pre-B凋亡数的增加，使已形成的针对自身抗原起反应的Ig轻链，不能通过Pre-B细胞的再次基因重排而纠正，致使老年小鼠个体中存在大的自身反应性免疫球蛋白轻链。

2）B细胞分化的障碍可能与T细胞协同作用的缺陷有关：老年小鼠B细胞表面可与T细胞或重组IL-4蛋白结合的CD23分子表达量明显减少。CD23的表达可作为B细胞活化的早期标志，虽然IL-4可诱导CD23表达，但用CD3抗体激活的T细胞来活化老年小鼠的B细胞时，B细胞CD23的表达明显降低，与用CD3抗体激活的T细胞上CD40L表达的减少相一致。因此，由于老年小鼠T细胞上CD40L表达的减少，可使T、B细胞间的相互作用减弱，从而影响B细胞的分化和自身反应性B细胞克隆的死亡（活化诱导的细胞死亡，AICD）。

3）高龄机体中自身反应性抗体的增加与多克隆B细胞的激活有关：衰老对体液免疫应答的影响表现为对外源性TD抗原（胸腺依赖性抗原）的应答能力减弱，对TI抗原（胸腺非依赖性抗原）的应答变化不大，对自身抗原的应答能力增强。因此，衰老不仅是机体免疫功能的降低，而且是免疫功能的紊乱，具体表现为B细胞亚群的改变、抗体谱由针对外源抗原向针对自身抗原而改变，从高亲和力的IgG类抗体向低亲和力的IgM类抗体转变，从抗体产生细胞的表型为CD5⁻向CD5⁺转变。

90%以上的老年小鼠中有克隆性B细胞的增殖。老年小鼠体内多克隆B细胞的激活与T细胞产生过多的IL-4有关。如给年幼小鼠注射IL-4后，其脾脏中产生抗体的B细胞数增加，同时针对自身成分的抗体也增加；相反，如用IL-4抗体处理老年小鼠，则发现老年小鼠血清IgM类抗体的水平下降，分泌IgM的B细胞也减少。

4）衰老的B细胞活化受限：年老个体接种疫苗或者受到外源性感染后，B细胞免疫相对于年轻个体减弱。研究表明，这种现象可能是由于B细胞活力所致。B细胞活化的过程中，活化诱导的胞苷脱氨酶（activation-induced cytidine deaminase，AID）是必需的。AID引发的免疫球蛋白的类型转换重组（immunoglobulin class switch recombination，CSR）是通过S区的胞苷残基脱氨，从而产生尿嘧啶，造成碱基错配。这种碱基错配，可通过特定的酶识别检测，从而导致DNA双链断裂。E2A活性是CSR必需的，因为E47转录因子已被证明在编码AID的*Aicda*基因的调控转录过程起到重要作用。有研究发现，体外刺激老年小鼠脾B细胞，不能发生类型转换同型（class switch isotypes）和CSR事件。初步数据显示，在CSR中，老年小鼠受到刺激的滤泡初始B细胞功能受到损害。出现这种情况的原因可能是由于衰老的B细胞中E47和AID表达水平降低。虽然衰老状态下，B细胞行使功能的时候可能缺乏充足的T细胞的帮助，但是B细胞的自身内部机制亦可能对抗体的产生有显著影响。在衰老动物的脾脏B细胞中，与年龄相关E47水平的减少并非受到蛋白降解的调控，而是更大程度上依赖于E47的mRNA稳定性调控。年轻与衰老个体B细胞E47蛋白降解速度是相同的。E47转录RNA的稳定性在一定程度上是通过p38-MAPK蛋白激酶信号转导通路调控。在mRNA中，腺苷酸/尿苷酸富集元件（AU-rich element，ARE）存在于许多mRNA的3′非翻译区（3′-UTR），并且ARE元件可以与锌指蛋白36（tristetraprolin，TTP）结合，进而TTP募集去腺苷酸化酶复合物Pan2/3和Caf1，从而介导其靶向mRNA的降解；TTP可以被p38-MAPK激酶所磷酸化，磷酸化的TTP可最终被蛋白酶体所降解，从而其靶向的mRNA分子等稳定，蛋白表达量增加。TTP是mRNA表达和稳定性的一个重要调控分子，有意思的是E47的mRNA降解受到TTP的调控。与年轻小鼠相比，受抗原刺激的年老小鼠脾B细胞的锌指蛋白36的mRNA和蛋白水平更高，这是由于衰老B细胞中的p38蛋白激酶信号转导通路被抑制，从而显著降低了B细胞中TTP的磷酸化和降解。高的TTP导致E47的mRNA稳定性降低，E47蛋白水平降低，AID表达降低和最终免疫球蛋白的类型转换重组效率受到限制。这些分子事件的共同结果是导致B细胞活化能力的降低和B细胞免疫能力的缺陷。

（二）造血干细胞衰老

造成T和B细胞衰老与功能缺陷的一个重要内在因素是来源于造血系统最原始细胞即造血干细胞的缺陷。衰老的造血干细胞分化缺陷直接导致T细胞和B细胞前体细胞的数量减少和最后分化终端成熟T细胞和B细胞产出变化。在成年哺乳动物中，造血干细胞处于骨髓中，在骨髓间充质细胞等构成的干细胞龛中自我更新并维持动态平衡。使用自然衰老的野生型小鼠和基因改造的早衰小鼠模型的大量研究表明，造血干细胞的年轻和衰老状态有特定的动态、行为和分子特征，而造血干细胞的自我更新、维持和衰老受到内源性遗传因素、表观遗传变化、造血干细胞微环境（干细胞龛）和系统大环境（即细胞因子等）等共同调控。细胞周期调控因子、转录因子、表观遗传调控等被认为是衰老过程中保证造血干细胞自我更新和维持动态平衡的重要因素。

生物体衰老是一个系统的生物学过程,体现为特定组织中行使不同功能的细胞群体在数量和质量上动态平衡的改变与组织整体性的打破。造血干细胞作为造血系统最为原始的细胞类型,其动态决定了造血干细胞的数量和质量,其结果和造血系统的长期稳定维持与造血系统各种职能细胞之间的数量和功能平衡息息相关。成体造血干细胞处于骨髓干细胞龛中,低氧环境保证其处于细胞静息状态,目前的造血干细胞研究表明,造血干细胞有明显的细胞复制寿限。因此,造血干细胞静息状态的打破会造成干细胞自我更新的异常、造血干细胞进入细胞周期和复制性衰竭,最后导致造血系统和生命体的衰老。造血干细胞外环境(干细胞龛微环境和系统大环境)、造血干细胞的内源性紊乱(如DNA损伤造成的细胞周期改变、代谢异常、氧化应激水平增高等)是影响造血干细胞动态行为的重要因素。在生理状态下,通过生物活性小分子,改善和清除生命体正常代谢过程中给造血干细胞带来的内外有害因素是维持造血干细胞和生命有机体年轻状态的根本。

(茹永新 张文清 鞠振宇 李唐亮 兰 雨 谷佳礼)

参 考 文 献

陈文杰.1993.血液分子细胞生物学.北京:中国医药科技出版社.

程涛,严航,万景华,等.1990.1,25(OH)$_2$D$_3$对人原始巨核白血病细胞系(HI Meg)的诱导分化研究.中国科学(B辑),7:731-737.

褚建新,李肇玫.1989.615近交系小鼠及其在实验肿瘤研究中的应用.北京:人民卫生出版社.

万景华,糜静娴,齐淑玲,等.1989.人原始巨核白血病细胞系的建立及其生物学特性研究.中华血液学杂志,19(6):292-294.

吴克复.1988.细胞生长调节因子.北京:科学出版社.

吴克复,张一泉,齐淑玲,等.1980.人粒、单型白血病细胞系(J6-1,J6-2)的建立及其细胞生物学性质研究.遗传学报,7(2):136-143.

吴克复,郑国光,马小彤,等.2016.白血病中的Allee效应.白血病·淋巴瘤,25(4):199-202.

吴祖泽.1978.造血细胞动力学概论.北京:科学出版社.

周延冲.1992.多肽生长因子.北京:中国科学技术出版社.

Adolfsson J, Månsson R, Buza-Vidas N, et al. 2005. Identification of Flt3+ lympho-myeloid stem cells lacking erythro-megakaryocytic potential a revised road map for adult blood lineage commitment. Cell, 121 (2): 295-306.

Akashi K, Traver D, Miyamoto T, et al. 2000. A clonogenic common myeloid progenitor that gives rise to all myeloid lineages. Nature, 404 (6774): 193-197.

Axelrod H, Pienta KJ. 2014. Axl as a mediator of cellular growth and survival. Oncotarget, 5 (19): 8818-8852.

Bachireddy P, Rakhra K, Felsher DW. 2012. Immunology in the clinic review series; focus on cancer: multiple roles for the immune system in oncogene addiction. Clin Exp Immunol, 167 (2): 188-194.

Bankston PW, De Bruyn PP. 1974. The permeability to carbon of the sinusoidal lining cells of the embryonic rat liver and rat bone marrow. Am J Anat, 141 (2): 281-285.

Bellovin DI, Das B, Felsher DW. 2013. Tumor dormancy, oncogene addiction, cellular senescence and self-renewal programs. Adv Exp Med Biol, 734: 91-107.

Bernard J. 1988. Introduction to cellular ecology. Blood Cells, 13: 515-536.

Bissels U, Bosio A, Wagner W. 2012. MicroRNAs are shaping the hematopoietic landscape. Haematologica, 97 (2): 160-167.

Blackburn CC, Manley NR. 2004. Developing a new paradigm for thymus organogenesis. Nat Rev Immunol, 4 (4): 278-289.

Boisset JC, van Cappellen W, Andrieu-Soler C, et al. 2010. In vivo imaging of haematopoietic cells emerging from the mouse aortic endothelium. Nature, 464: 116-120.

Campana D, Pui CH. 1995. Detection of minimal residual disease in acute leukemia: methodologic advances and clinical significance. Blood, 85 (6): 1416-1434.

Coppé JP, Desprez PY, Krtolica A, et al. 2010. The senescence-associated secretory phenotype: the dark side of tumor suppression. Annu Rev Pathol, 5: 99-118.

Drexler HG. 2001. The Lukemia-Lymphoma Cell Line. San Diago: Facts Book San Diago Academic Press.

Flach J, Bakker ST, Mohrin M, et al. 2014. Replication stress is a potent driver of functional decline in ageing haematopoietic stem cells. Nature, 512 (7513): 198-202.

Gross L. 1958. Viral etiology of "spontaneous" mouse leukemia a review. Cancer Res, 18: 371-381.

Javier RT, Butel JS. 2008. The history of tumor virology. Cancer Res, 68 (19): 7693-7706.

Kau CL, Turpen JB. 1983. Dual contribution of embryonic ventral blood island and dorsal lateral plate mesoderm during ontogeny of hemopoietic cells in Xenopus laevis. J Immunol, 131 (5): 2262-2266.

Kaufmann KB, Buning H, Galy A, et al. 2013. Gene therapy on the move. EMBO Mol Med, 5 (11): 1642-1661.

Klein G. 1995. The extracellular matrix of the hematopoietic microenvironment. Experientia, 51 (9-10): 914-926.

Kraus MD. 2003. Splenic histology and histopathology: an update. Semin Diagn Pathol, 20 (2): 84-93.

Lai AY, Kondo M. 2006. Asymmetrical lymphoid and myeloid lineage commitment in multipotent hematopoietic progenitors. J Exp Med, 203 (8): 1867-1873.

Lassila O, Eskola J, Toivanen P, et al. 1978. The origin of lymphoid stem cells studied in chick yold sac-embryo chimaeras. Nature, 272 (5651): 353-354.

Lichtman MA. 1981. The ultrastructure of the hemopoietic environment of the marrow: a review. Exp Hematol, 9 (4): 391-410.

Lo Celso C, Scadden DT. 2011. The haematopoietic stem cell niche at a glance. J Cell Sci, 124: 3529-3535.

McGrath KE, Palis J. 2005. Hematopoiesis in the yolk sac: more than meets the eye. Exp Hematol, 33 (9): 1021-1028.

Metcalf D. 2008. Hematopoietic cytokines. Blood, 111: 485-491.

Mikkola HK, Orkin SH. 2006. The journey of developing hematopoietic stem cells. Development, 133 (19): 3733-3744.

Mohrin M, Bourke E, Alexander D, et al. 2010. Hematopoietic stem cell quiescence promotes error-prone DNA repair and mutagenesis. Cell Stem Cell, 7 (2): 174-185.

Nitschke L, Floyd H, Ferguson DJ, et al. 1999. Identification of CD22 ligands on bone marrow sinusoidal endothelium implicated in CD22-dependent homing of recirculating B cells. J Exp Med, 189 (9): 1513-1518.

Orikin SH. 2000. Diversification of haematopoietic stem cells to specific lineages. Nature Rev Genet, 1: 57-65.

Palis J, Yoder MC. 2001. Yolk-sac hematopoiesis: the first blood cells of mouse and man. Exp Hematol, 29: 927-936.

Rafii S, Shapiro F, Rimarachin J, et al. 1994. Isolation and characterization of human bone marrow microvascular endothelial cells: hematopoietic progenitor cell adhesion. Blood, 84 (1): 10-19.

Rezzani R, Bonomini F, Rodella LF. 2008. Histochemical and molecular overview of the thymus as site for T-cells development. Prog Histochem Cytochem, 43 (2): 73-120.

Richter MN, Macdowell EC. 1930. Studies on leukemia in mice: I. The experimental transmission of leukemia. J Exp Med, 51 (4): 659-673.

Rossi DJ, Bryder D, Seita J, et al. 2007. Deficiencies in DNA damage repair limit the function of haematopoietic stem cells with age. Nature, 447 (7145): 725-729.

Roth M, Wang Z, Chen WY. 2013. Sirtuins in hematological aging and malignancy. Crit Rev Oncog, 18 (6): 531-547.

Schmeisser HC, 1915. Spontaneous and experimental leukemia of the fowl. J Exp Med, 22 (6): 820-838.

Sperka T, Wang J, Rudolph KL. 2012. DNA damage checkpoints in stem cells, ageing and cancer. Nat Rev Mol Cell Biol, 13 (9): 579-590.

Steiniger B, Timphus EM, Barth PJ. 2006. The splenic marginal zone in humans and rodents: an enigmatic compartment and its inhabitants. Histochem Cell Biol, 126 (6): 641-648.

Talmadge JE, Gabrilovich DI. 2013. History of myeloid derived suppressor cells (MDSCs) in the macro- and micro-environment of tumour-bearing hosts. Nat Rev Cancer, 13 (10): 739-752.

Torok-Storb B, Iwata M, Graf L, et al. 1999. Dissecting the marrow microenvironment. Ann N Y Acad Sci, 872: 164-170.

Tothova Z, Gilliland DG. 2007. FoxO transcription factors and stem cell homeostasis: insights from the hematopoietic system. Cell Stem Cell, 1 (2): 140-152.

Tubbs A, Nussenzweig A. 2017. Endogenous DNA damage as a source of genomic instability in cancer. Cell, 168 (4): 644-656.

Wilson A, Laurenti E, Oser G, et al. 2008. Hematopoietic stem cells reversibly switch from dormancy to self-renewal during homeostasis and repair. Cell, 135 (6): 1118-1129.

Wu KF, Luka J, Joshi SS, et al. 1994. Characterizarion of a human herpes virus-6 (HHV-6) and Epstein-Barr virus (EBV) associated leukemic cell line, J6-1. Chinese J Cancer Res, 6 (3): 157-163.

Wu KF, Pope JH, Ellem KAO. 1985. Inhibition of growth of certain human tumor cell lines by a factor derived from human fibroblast-like cell line. Int J Cancer, 35: 477-482.

Wu KF, Zhu YM, Rao Q, et al. 1991. Expression of transforming growth factor-beta, tumor necrosis factor-alpha and leukemia inhibitory factor mRNAs in rodent and human hematopoietic cells. Ann NY Acad Sci, 628: 151.

第二章 造血干细胞

第一节 骨髓造血干细胞微环境

造血微环境也称为造血龛，是支持和调节造血干、祖细胞自我更新、生长发育、分化成熟的特殊环境，是维持正常造血功能的重要场所。包括小鼠及人在内的哺乳动物，从最初的胚胎发育到成年，造血的部位经历了从卵黄囊、主动脉-性腺-中肾区域（AGM）、肝脏、脾脏最终到骨髓等多个器官和组织。从胚胎到成年，骨髓造血伴随人的一生，因此骨髓也是目前对造血干细胞的研究较为充分、认识较为清晰的造血微环境。尽管啮齿类动物与人类的成年造血器官存在差异，但目前对骨髓微环境的认识大多来自于对小鼠的研究，也为认识人类造血微环境提供了有力依据。血细胞的产生（造血）是一个动态过程，人每天每公斤体重要产生 7×10^9 的血细胞（包括白细胞、红细胞和血小板），造血干细胞（HSC）的分化维持成熟细胞的产生，自我更新维持整个生命过程中 HSC 池的繁衍，二者形成了造血系统的稳态，在成人，造血稳态的维持主要发生在骨髓，骨髓龛是造血的庇护场所。

综观研究历史，对骨髓微环境的认识也是从浅至深。20 世纪 70 年代 John Trentin 发现基质细胞具有调节 HSC 分化成各系成熟细胞的能力，Wolf 和 Trentin 通过将种植了骨髓基质细胞的毛细管植入脾脏及脾集落形成实验，发现并提出不同的基质细胞组成的造血器官具有诱导 HSC 向不同谱系分化的能力，由此 Wolf 及 Trentin 将基质细胞参与的造血器官定义为造血诱导微环境（hematopoietic inductive microenvironment，HIM）。随后来自不同实验室的研究相继发现成骨细胞可诱导 B 细胞分化、血管细胞可诱导巨核细胞分化等，这些发现均支持 HIM 的概念。1978 年，Schofield 对 Trentin 的理论又有了新的发展，Schofield 等研究发现骨髓中的造血干细胞具有无限的自我更新潜能，而脾脏的造血干细胞则具有有限的造血能力，基于以上发现 Schofield 认为除了诱导造血干细胞分化功能以外，造血干细胞龛可使造血干细胞定居、维持其原始状态、维持造血干细胞的干性，一旦造血干细胞离开造血龛，它们将进一步分化成熟。

在随后的 25 年中对骨髓微环境的研究主要来自于通过显微镜技术对骨髓超微结构的探索，以及体外长期支持造血的 Dexer 长期骨髓培养体系。基于这些研究，认为骨髓基质细胞主要由成纤维细胞、网状细胞、血管内皮细胞、脂肪细胞及成骨细胞组成。但是，真正组成龛的细胞类型还没有完全确定。在 2003 年，来自于两个分别利用特异性在成骨细胞上转基因及基因敲除小鼠模型的研究进展，提出了成骨细胞可直接影响 HSC 池大小，预示成骨细胞是骨髓造血微环境的关键组分。2005 年，另一个报道认为龛中血窦处的内皮细胞是支持造血的重要组分，目前这两大类细胞仍然是研究的焦点，也存在争议。成骨细胞与内皮细胞是否代表了不同的龛区域，近年来，对 HSC 区域的划分又有了新的观点和认识，存在区域上的交叉，来自不同区域的 HSC 有着不同的性质和功能，这些尚未完全阐明。随着体内显微成像技术及细胞特异的基因敲除技术的发展，对骨髓造血微环境的认识逐渐深入，目前认为，从区域上骨髓龛可划分为骨内膜区域、血窦区域及血管周围区域；从细胞类型上包括成骨细胞、血管内皮细胞、间充质干细胞、脂肪细胞、免疫细胞等。除细胞组成外，细胞因子、趋化因子、黏附分子、基质大分子等介导了细胞与细胞之间的相互作用，参与了骨髓微环境对造血干细胞的调节。此外，低氧、ROS 等这些非细胞组分，也是骨髓微环境中调节造血干细胞的重要参与者。

一、骨髓龛的空间解剖学结构及区域

对骨髓龛的认识，首先从其解剖学结构及功能开始。骨髓位于骨髓腔中，骨髓腔的解剖学结构是由管状及神经支配的骨所包围，干骺端由微小的突起即骨小梁组成，此区域多种细胞分布于骨表面，在骨和骨髓的交界处称为骨内膜区，此区域由细胞所包裹，包括骨形成相关的成骨细胞和骨吸收相关的破骨细胞。在骨髓腔中，动脉血管携带氧、养分及生长因子进入骨髓，最后静脉毛细血管分支形成网状结构，汇合成血窦。三维立体成像显示，在骨内膜区富含大量交织的毛细血管，最终汇集成血窦。

用传统的骨髓切片及组织化学染色的方法确定 HSC 与哪些区域相邻，哪个区域具有调节造血干细胞的功能，具有一定的局限性和片面性。在体内确定 HSC 的真正标志是认识骨髓龛区域的前提，尽管通过流式细胞仪分选 HSC 的标志已基本明确，但通过显微镜鉴别体内的 HSC 则更为复杂，而且一些鉴别 HSC 的方法不够特异。当证明小鼠中 $CD150^+CD48^-CD41^-/CD41^{low}$ 细胞群是相对较纯的 HSC 群后，即可通过双色标志鉴别骨髓片上的 HSC。于是发现大多数骨髓及脾中 $CD150^+CD48^-CD41^-lineage^-$ 的细胞与血窦血管相邻，其距血管基本在 5 个细胞直径范围之内。HSC 分布在骨髓的各区域，但在骨内膜 10μm 范围内分布的 HSC 不到 20%，尽管如此，仍有很多 HSC 分布在骨小梁区域。在血管附近分布着 HSC，提示由内皮细胞及血管周围细胞组成的血管周围区域是维持 HSC 的区域。但 HSC 是运动的，有规律地进出血循环，提示停留在血管周围的 HSC 可能是穿梭于血管屏障而滞留在此区域的。通过体内三维成像动态观察小鼠颅骨中的 HSC 时发现，原始的 HSC 可以在富含 CXCL12 及 E-选择素的血管区域停留数周并可产生新的细胞。当 HSC 植入受照射的小鼠后，则更倾向于停留在骨内膜区，也提示骨内膜区是维持 HSC 的区域。然而，后来发现经过照射的小鼠，骨髓的血窦受到损伤，而邻近骨内膜区域的小动脉损伤较小，使得 HSC 在照射过的小鼠骨髓中更倾向于分布到骨内膜区域。总之，对 HSC 有调节作用的骨髓龛中细胞类型的复杂性及各区域的交织性，提示骨髓龛中没有哪个区域是 HSC 定居的唯一区域，骨髓是由多个区域和多种细胞类型整合而成，从而实现对 HSC 的调节。

早期研究认为，骨髓龛分为两个龛，一个是在骨小梁处以成骨细胞为主的骨内膜龛，另一个是骨髓血窦处血管内皮周围的血管及血管周围龛，但这两个龛是独立分布还是整合为一，目前还没有定论。

骨髓中的造血干、祖细胞并不是随机分布于骨髓中。回顾 20 世纪 70 年代的研究，

Ellis 等认为 HSC 更倾向于骨小梁区域，认为骨内膜表面是 HSC 最倾向于定居的部位，而相对分化的祖细胞则倾向于离开骨内膜。分布于骨内膜的 HSC 比骨髓腔中的 HSC 具有更强的移植能力。与年幼的小鼠相比，相对老化的小鼠体内来源的 HSC 更远离骨内膜，这些都说明自我更新能力越强的 HSC 越倾向于骨内膜。通过双光子动态成像显微镜观察小鼠颅骨骨髓发现，不同分化阶段的 HSC 距离骨内膜表面的距离不同，越原始的 HSC 越靠近骨内膜。成骨细胞是骨内膜区域的主要细胞组分，正常生理条件下及骨髓移植后 HSC 在此区域与成骨细胞相邻，多种细胞因子、黏附分子等介导了此区域对 HSC 的维持，此外在成骨细胞区域还有破骨细胞、巨噬细胞等参与对 HSC 的调节。

更多的证据也显示 HSC 定居于骨髓中血窦附近，由此推测并证明了血管及血管周围造血龛区域也是 HSC 重要的分布和调节区域。血窦主要组成了骨髓中的血管屏障，尽管同样是血管系统，但与其他血管内皮细胞相比，骨髓血窦中的血管内皮细胞在形态及表型上表现出独自的特点。作为骨髓与血液循环的屏障，骨髓血窦处的血管内皮细胞调控长期 HSC（SLAM 标志），且这些 HSC 与血窦处血管内皮细胞相邻。在胚胎发育早期，多潜能的造血干、祖细胞与内皮细胞就有着紧密的联系，在卵黄囊阶段，它们都起源于成血血管细胞，因此从发育及解剖学角度均提示血管内皮会影响 HSC。然而目前还没有明确的证据表明骨髓血管内皮细胞是否可直接影响造血或者造血是否仅依赖于血管微环境。

越来越多的数据提示血管周围是也 HSC 定居的重要区域，体外研究发现来自不同组织的内皮细胞可以支持 HSC。在胚胎发育阶段，HSC 起源于卵黄囊，以及主动脉的内皮组织，而后是中胚层。随后胎肝成为造血干细胞的定居区，胎盘也是产生 HSC 的场所，除了骨髓，这些可以促进 HSC 自我更新的场所并不存在成骨细胞，而含有大量内皮细胞，因此提示血管周围相关的细胞及区域也是调节 HSC 的重要场所。绝大多数 SLAM 阳性的 HSC 分布于血管周围区域，而仅有 16% 分布于骨内膜附近。但是值得一提的是 HSC 穿梭于血管，有可能 HSC 会在血管周围聚集。既然 HSC 大多分布于血管附近，那么包围血管的间充质干细胞及内皮细胞则对 HSC 的调节更为重要。沿着骨髓血窦血管内皮细胞周围主要以两类细胞为代表，一种是富含 CXCL12 的所谓 CAR 细胞（CXCL12-abundant reticular cell），另一种是 nestin 阳性的间充质干细胞。此外，在此区域还有施万细胞及细胞外基质分子 tenascin-C 等，它们都参与了对造血干细胞的调节。

二、组成骨髓造血干细胞龛的细胞类型

从骨髓微环境的研究历史来看，将骨髓中的非造血细胞类型定义为骨髓基质细胞，随着研究的不断深入，目前认为成骨细胞、血管内皮细胞、间充质干细胞、脂肪细胞、免疫细胞等组成了骨髓微环境的细胞组分，它们分别承担着对 HSC 的调节作用。

（一）成骨细胞

如上所述，造血过程中，具有重建造血能力的长期造血干细胞（long-term HSC）主要分布在骨髓的骨内膜区域，这一区域由成骨细胞和成骨祖细胞构成。大量的研究显示，

成骨细胞微环境对于长期造血干细胞的自我更新和静息扮演着至关重要的角色。

骨髓周围的骨组织并不是是一个惰性的结构，其结构是通过成骨细胞促进骨形成和破骨细胞促进骨的吸收两种事件的平衡而维持的。从原始到成熟，成骨细胞系列经历了不同的细胞阶段，包括间充质干细胞、成骨祖细胞、成骨细胞和骨细胞。成骨细胞通常沿着骨内膜分布，组成了骨内膜表面。成骨细胞的功能主要是分泌一些非矿化的骨基质蛋白（统称为类骨质），同时也调节破骨细胞的分化。成骨细胞系列起源于间充质干细胞，在表达 Runx2 后并在其调控下，进一步表达成骨细胞特异的分子而分化成熟，这些分子包括转录因子 Osterix、碱性磷酸酶及 I 型胶原蛋白，成熟的成骨细胞分布在骨内膜处，分泌细胞外基质分子，并进一步表达向下分化所需的骨钙蛋白（osteocalcin）。成骨细胞最终走向三种细胞命运：一是成为静息的骨衬细胞（bone-lining cell），二是分化为有矿化基质包裹的骨细胞，三是走向凋亡。从骨髓腔来源的骨髓在成骨诱导体系中，可培养出成骨标志的细胞，由此推测成骨细胞的祖细胞分布于骨髓腔中。

成骨细胞对造血的支持作用，最早来自于解剖学的研究，多个研究小组报道 HSC 富集于骨内膜表面，而分化的造血祖细胞则更倾向于骨髓腔中央部位，通过实时成像技术示踪带有绿色荧光蛋白的 HSC，发现 HSC 移植给受照射的小鼠后，在骨髓内并不是随机分布，而是更倾向于分布在骨内膜。此外，在 Runx2 缺陷的小鼠，出现正常骨骼发育缺陷，而这些小鼠造血则转移到髓外器官，这些造血定位研究均提示成骨细胞对造血有支持作用。

体外培养体系证明了成骨细胞对 HSC 的支持作用。在体内，特异性地造成成骨细胞缺陷，可导致骨髓造血的显著减少及髓外造血的增加。

目前发现的介导成骨细胞对造血支持的分子有血管生成素-1（angiopoietin-1）、血小板生成素（thrombopoietin, TPO）及 Jagged-1 等，而负性调节因子有骨桥蛋白（osteopontin）及 DKK1。成骨细胞还产生大量的 CXCL12，可趋化 HSC 到骨髓，促进其归巢、存活和定居。成骨细胞对 HSC 的支持是否需要二者的紧密连接，其他细胞是否参与 HSC 的调节，这些问题还有待研究。一些研究表明富含成骨细胞的区域主要调节静息的 HSC，目前至少三个分子（N-cadherin、血管生成素-1、TPO）介导了成骨龛对 HSC 静息的调节，其受体（N-cadherin、Tie-2、Mpl）分别表达于 HSC。除此之外，Wnt 的抑制分子 DKK1 在成骨细胞特异性过表达也导致静息的 HSC 减少且其移植潜能的降低，说明 Wnt 信号通路也是介导成骨细胞对 HSC 静息及自我更新调节的重要部分。

尽管有很多研究已证明成骨细胞对 HSC 的支持作用，但目前对此观点仍存在争议，也有少量相反的报道。第一，体内影像显示，一些 HSC 标志的细胞几乎没有与成骨细胞接触。第二，敲除 Biglycan 来减少成骨细胞后并没有出现 HSC 的比例急速下降。第三，原始成骨细胞中的基因修饰可引起 HSC 增殖及分化的改变，而成熟成骨细胞中的基因修饰则没有这种改变。最后，对于介导成骨与 HSC 相互作用的 N-cadherin 至今还存在疑问。在成骨细胞上 Gs 信号的激活可使成骨细胞增多，骨小梁增生，但却出现 HSC 比例的减少及移植能力的降低。

那么到底成骨细胞或者成骨系列的细胞是否对 HSC 有调节作用呢？很多研究证据提示这种可能还是存在的，但并不像最初预想的那样。大量的 HSC 定居于富含骨小梁的骨骺端，但成骨细胞并不是此区域的唯一基质细胞组分，其他细胞组分共同定位于骨表面，实际上间充质祖细胞具有形成骨的能力，能够被受体（宿主）的脉管系统或者造血所利用，这就提示骨形成的祖细胞可以促进造血龛的形成。移植后的造血干、祖细胞更倾向定居于骨内膜区域，在此区域HSC比祖细胞更倾向于骨内膜。骨形成细胞依赖于钙离子，钙离子受体可能也会促进HSC的植入。骨系列的细胞也可以产生大量的细胞因子及胞外基质成分，这些也会调节HSC的功能。比如PTH受体的激活会产生多种因子从而影响造血。此外，成骨细胞通过转基因转入Wnt的拮抗分子DKK1则引起造血受抑。体内敲除骨钙素（仅在成骨和软骨细胞表达）也会引起至少是短期HSC的动员减少，这些数据表明骨内膜区域对造血很重要，但这些仅能说明成熟的骨系列细胞仅仅通过间接的方式调节造血，重要的是骨内膜区域是调节造血的区域而不是成骨细胞本身对HSC的作用。

（二）血管内皮细胞

血管内皮细胞简称内皮细胞（endothelial cell，EC），是位于血管内膜表面的单层扁平上皮，形成血管的内壁。内皮细胞除作为血管壁与血液之间的天然屏障外，更重要的是保持血液循环流动状态，维持人体生命正常运行。在心血管系统，内皮细胞具有多方面的功能：抗凝与促凝；溶解纤维蛋白；参与血管运动的调节；与血小板相互作用；与白细胞相互作用；维持血管壁的完整性。除了上述功能，越来越多的研究证明骨髓血窦内皮细胞是造血微环境的重要细胞成分之一。

内皮细胞与HSC的发育联系，为其参与HSC的调控提供依据。胚胎发育过程中，血液与血管的发生密切相关，在鼠胚7.5日龄，卵黄囊出现造血岛，造血岛中心是圆形的HSC，而周边的细胞则分化为内皮细胞。这种发育上的时空联系，以及造血细胞与内皮细胞具有众多的共同细胞表面标志（CD34、Flk1、Tie-1、Tie-2和CD31）使研究者推测这两者可能来自共同的前体细胞。Flk1是表达于内皮祖细胞上的酪氨酸激酶，Shalaby等研究发现Flk1缺乏的小鼠血管内皮及血岛发育缺陷。随后，Choi等证明内皮细胞和造血细胞来源于共同的祖细胞——成血血管细胞（hemangioblast）。

近年来，更多的证据表明HSC很可能来源于胚胎发育过程中的"生血内皮"（hemogenic endothelium）。VE-cadherin被认为是内皮细胞表达较早的特异性表面标志，因此在寻找生血内皮的实验中VE-cadherin受到广泛关注。研究者用VE-cadherin对Cre小鼠主动脉-性腺-中肾区（AGM区）的内皮细胞及其后代进行了荧光标记，随后在胎肝、骨髓和胸腺的造血细胞中检测到大量的VE-cadherin荧光信号。以上研究支持生血内皮的存在，尤其在AGM区造血和内皮的发育关系显示生血内皮的存在。

骨髓造血微环境是HSC赖以生存的场所，也是其行使功能、维持自我更新与分化动态平衡的关键。1978年，Schofield首次提出干细胞龛的概念，有研究者根据位置和功能不同将干细胞龛分为骨内膜龛和血管龛，并认为骨内膜维持静态的HSC微环境，从而调控造血干细胞多向分化潜能及维持长期造血能力，而血管龛可能调节增殖、分化和动员等行为。但是，这一假说存在很大的争议。

骨髓血管窦内皮细胞是血管龛的主要成分，通过自身分泌的生长因子及与其他基质细胞的相互作用，维持 HSC 的稳态。骨髓血管内皮细胞表达的趋化受体 CXCR4 具有特异的功能，它能够内化循环的 SDF-1 至骨髓，从而在抑制造血祖细胞归巢中发挥重要作用。同时，有研究发现选择性敲除内皮细胞的 gp130 细胞因子受体导致骨髓细胞数减少及造血干细胞数下降。在放射线照射过的小鼠，用阻断抗体抑制 VEGFR2 信号导致血管窦内皮细胞再生减弱，以及 LSK 造血祖细胞和脾集落形成细胞恢复的延迟。除了支持 HSC 增殖和分化，骨髓内皮细胞也促进 HSC 的自我更新及重建造血。在骨髓 E-选择素被认为只表达于内皮细胞，研究发现 E-选择素调节 HSC 的自我更新。这些研究证明，骨髓内皮细胞是骨髓龛的重要成分，但是内皮细胞在体内是直接还是间接调节 HSC 的功能目前还未阐明。

HSC 被认为定位于骨髓低氧环境中，而在骨髓氧浓度最低的部位是血管窦周围。有研究证明 $CD150^+CD244^-CD48^-$ HSC 定位于骨髓血管窦，利用先进的成像技术发现，HSC 主要存在于骨干的中心部位而非靠近骨膜。而且，85% 的造血干细胞与窦状血管的距离小于 10μm，与瘦素（leptin）受体阳性及趋化因子 CXCL12 高表达的细胞紧密联系。近年，Morrison 等利用组织特异性的基因敲除策略进行了一系列体内研究，证明静息的 HSC 不仅定位于骨髓的血管龛，而且内皮细胞和血管周基质细胞分泌细胞因子来维持 HSC 的干性。干细胞因子（stem cell factor，SCF）和 CXCL12 是 HSC 维持最重要的两种因子，骨髓中几乎所有高表达 SCF 或 CXCL12 的细胞都是瘦素受体阳性。进一步的研究证实选择性消除瘦素受体阳性细胞和内皮细胞分泌的 SCF 及 CXCL12，可导致 HSC 耗竭。这表明内皮细胞和血管周细胞通过分泌细胞因子等对造血龛的构建与维持起着必不可少的作用。最新的研究表明骨髓不同类型血管的内皮细胞对 HSC 发挥不同的作用。$Sca-1^+$ 内皮细胞通常为动脉和内膜小动脉的内皮细胞，这种内皮细胞的通透性低，通常维持 HSC 于低氧化应激状态。而 $Sca-1^-$ 内皮细胞通常为血管窦内皮细胞，这种内皮细胞的通透性低，通常促进 HSC 激活从而进入循环。

虽然近期研究表明骨髓内皮细胞对 HSC 维持和再生具有重要作用，但是机制仍有待深入探索，特别是内皮细胞与其他多种微环境细胞成分的协同作用还不甚明了。

（三）间充质干细胞

间充质干细胞（mesenchymal stem cell/multipotent mesenchymal stromal cell，MSC）是一群异质性很高的能够在体外增殖的成纤维细胞样克隆性黏附生长的能够自我更新和多向分化的前体细胞，能够分化成骨骼、脂肪、软骨及骨髓基质细胞。由于缺少特异性的细胞表面分子蛋白，MSC 无法用单纯的阳性细胞表面标志物来定义。因此，2006 年国际细胞治疗协会间质和组织干细胞委员会（ISCT）提出了定义体外培养的人间充质干细胞最基本的标准，这个最基本的标准包括三个重要方面：第一，在标准培养条件下，MSC 必须是贴壁生长的；第二，MSC 细胞表面必须表达 CD105、CD73、CD90，而 CD34、CD45、CD14、CD11b、CD79alpha、CD19 和 HLA-DR 等表面分子表达缺失；第三，MSC 必须具有在体外分化为成骨细胞、脂肪细胞和软骨细胞的能力。这三个特性缺一不可。

MSC 作为骨髓基质细胞的重要成分，其发现和相关研究的发展一直与 HSC 的研究息息相关。20 世纪初俄国科学家 Alexander Maximov 发表文章称 HSC 形成血细胞依赖于骨髓间质细胞的调控；1968 年 Friedenstein 进行骨髓移植实验时发现受体动物中产生了供者来源的非造血间质细胞这一现象；同年，Tavassoli 和 Crosby 进行自体骨碎片移植实验时观察到移植部位网状细胞增生及新的成骨细胞和骨小梁形成了一个造血重建与血管外膜结构。随着越来越多相似实验结果的发表，并且在人骨髓样品中也发现了类似的细胞，Caplan 在 1991 年将这种能够在体外分化为成骨细胞、成软骨细胞和成脂细胞的克隆样生长的细胞命名为 "mesenchymal stem cell"。"stem cell" 的定义是严格基于细胞体内实验的自我更新和多向分化两个特性，然而直到 20 世纪 90 年代末，伴随着免疫缺陷鼠的应用，才有第一例人骨髓来源的 MSC 单克隆移植实验，该实验不仅观察到了供者来源的骨形成，还观察到了造血细胞的形成。1977 年就有报道称 MSC 能够在体外实验中支持造血细胞，随后有很多的研究小组希望能够证明 MSC 在体内对造血的作用，然而由于 MSC 分离的途径及培养条件多样，加上 MSC 的定义本身不够明确，使得相关研究结果很不稳定。并不是所有贴壁生长的间质细胞都具有自我更新和多向分化的能力。自 2006 年来，ISCT 提出的定义体外培养的人间充质干细胞最基本的标准并没有完全为我们解决 MSC 的复杂性和异质性。MSC 细胞表面分子的表达还会随体外培养条件的不同而发生分子表达水平的改变。人们从没有停止过对 MSC 特异性表面标志表达的研究，如低亲和力神经生长因子受体（LNGFR），也被称为 CD271，以及黑色素瘤细胞黏附分子（MCAM），也被称为 CD146，都被报道可以用来作为新鲜未培养过的多能 MSC 的标志。

近年来越来越多的研究表明 MSC 对于正常 HSC 微环境的形成起着至关重要的作用。MSC 移植到 NOD-SCID 免疫缺陷小鼠骨髓腔中可以分化成血管周细胞、肌成纤维细胞、骨髓基质细胞、骨细胞、成骨细胞和血管内皮细胞、CAR 细胞，所有的这些细胞组分都已经被证实参与造血系统的稳态维持。2009 年，日本科学家利用 $PDGFR^+Sca\text{-}1^+CD45^-TER119^-$ 这四个细胞表面分子标志，通过流式分选的方法获得原代小鼠骨髓 MSC，这一类型的 MSC 可以通过原代尾静脉移植并在受体小鼠骨髓中分化为成骨细胞和脂肪细胞，而且能够产生 CXCL12 及 ANG-1 这两个经典的维持正常造血的细胞因子。但是 MSC 直接参与造血微环境调控的实验证据是在 2010 年，Frenette 实验室在研究小鼠骨髓中交感神经对造血的调控功能时，发现 nestin 阳性的细胞能够在体外克隆样生长，并通过诱导分化实验发现 nestin 阳性能够分化为成骨细胞、成脂细胞和成软骨细胞。同时，这群具有 MSC 特性的细胞在造血稳态的维持中也发挥着重要的作用。首先，这群 MSC 在体内细胞原位定位上与静息期的长周期 HSC 紧密相依；其次，nestin 阳性的 MSC 高表达 HSC 调控相关分子；最后，通过体内敲除这一群 nestin 阳性的 MSC，会使得 HSC 归巢能力下降。由于 nestin 蛋白是一种细胞骨架蛋白，因此 nestin 阳性细胞相关的研究离不开 GFP 转基因标志的动物模型，极大地限制了相关实验的展开。随后 Frenette 实验室通过对 nestin 阳性细胞进行高通量的基因芯片分析，确定了 CD51 和 PDGFRα 两种细胞表面分子蛋白标志能够分离出大部分的 nestin 阳性细胞，并在人骨髓样本中研究了 CD51 和 PDGFRα 阳性细胞群体的细胞生物学特性和造血支持能力，获得了与动物实验相一致的实验结果。

随后有其他的工作使用了不一样的组织特异性的启动子来研究造血微环境中参与造

血调节的基质细胞类型，比如 Prx1 启动子特异的 MSC、Leptin 受体阳性的管周 MSC 均对造血干细胞有重要调节作用。

（四）破骨细胞

破骨细胞（osteoclast）是骨髓龛的又一种细胞组分，在与成骨细胞相互协同作用下，通过平衡骨的吸收来维持骨骼的发育。

尽管成骨细胞、破骨细胞及造血细胞龛在 HSC 发育中的作用是目前研究的热点，然而其中参与调控造血细胞发育的多种信号分子和信号途径并未完全阐明，比如破骨细胞在造血细胞发育过程中的作用，维持 HSC 数量及功能中的意义及其作用机制仍处于初步研究阶段。

由于破骨细胞的主要功能是促进骨的吸收，因此认为其在骨髓龛中对 HSC 的作用主要是为其提供定居场所。破骨细胞参与 HSC 龛的形成的理论依据，来自于骨质疏松和骨硬化症两种相反病理状态的证据，表明破骨细胞为造血细胞定居在骨髓中提供空间。

研究表明，持续大量的对血细胞产生的需要可能是女性骨质疏松症发生的重要特征，当雌激素水平明显下降后女性可快速出现骨质疏松症。根据计算，育龄期女性每年大约损失 1L 血液，血液的丢失可刺激造血系统产生更多的血细胞；其中包括单核细胞来源的破骨细胞，增加的破骨细胞对骨质的吸收，为血细胞的存活提供空间上的保证。与此理论相符的是，血液系统疾病的患者往往伴有慢性贫血或血友病，或者接受抗凝剂治疗，都会导致骨质疏松症的发生。体内动物实验显示，骨髓组织异位移植入小鼠肾包膜下，导致间充质干、祖细胞从移植部位迁移到骨骼和造血微环境中。之后 10 个月持续给予小鼠放血处理，与对照组比较，持续的缺血可刺激小鼠造血细胞分化发育及更多的骨质破坏。然而这一结果在其他动物模型，如大鼠中并未得到证实，目前尚缺乏足够的证据将骨质疏松与血细胞生成增加联系起来。

骨硬化症以骨质含量明显增高、造血功能损害及破骨细胞功能异常为特征，其微环境中破骨细胞数量多少与其骨髓造血能力受损无明显相关性。无论是破骨细胞数量正常还是数量减少的骨硬化症患者（其区别在于前者破骨细胞功能异常，而后者破骨细胞完全缺失），均会出现贫血和全血细胞减少。骨髓中缺乏足够空间是导致造血细胞分化异常的原因之一。然而最近的研究显示，破骨细胞数量正常或缺乏破骨细胞导致的骨硬化症具有完全不同的组织学特征。骨质活检发现在破骨细胞数量正常的骨硬化症患者中，其小梁骨周围围绕着大量的异常成纤维组织。而在破骨细胞缺乏的骨硬化症患者骨髓中则缺乏造血组织，并且也无成纤维变性。这两种情况的骨硬化症，其主要区别在于破骨细胞数量，因此研究者们提出假设，在骨硬化症这一病理条件下，破骨细胞无功能是导致成纤维变性，进而抑制血细胞分化发育的重要原因。

破骨细胞还是产生胞外水解酶的主要细胞来源。骨髓龛中的破骨细胞可促进造血干细胞的动员，从而实现其在造血干细胞龛功能维持中的作用。

临床研究发现给予骨代谢类药物，如雷尼酸锶治疗，可明显增加成骨细胞数量并抑制破骨细胞数量；给予该类药物治疗后明显延长 HSC 移植后造血功能恢复的时间，该结果提示破骨细胞在调控 HSC 功能上的重要作用。前列腺素 E_2 对造血系统功能的影响不仅是增加 HSC 数量，也参与调控成骨细胞和破骨细胞数量及功能。体内实验显示，给予小鼠前列腺素 E_2 治疗后，破坏了骨组织的微结构，从而导致骨质吸收增强，骨髓中 LSK（lineage$^-$Sca-1$^+$c-kit$^+$）细胞数量明显增加。

活化的破骨细胞促进骨质的破坏，导致局部及全身性钙离子含量增加。最近的研究发现 HSC 锚定在骨内膜龛上受到钙离子感应受体的调控。在钙离子感应受体缺失小鼠体内骨髓中造血干细胞的数量较对照组明显降低，并增加了 HSC 的动员。该结果提示，钙离子浓度与调控造血干细胞在骨髓微环境中的锚定相关。

研究者们试图通过基因组学研究阐明破骨细胞是否参与调控造血系统发生。目前研究显示抑制分化基因 *Id1*（inhibitor of differentiation 1）参与骨质稳态的维持和造血细胞发生。*Id1* 基因敲除小鼠（*Id1*$^{-/-}$）表现为骨质疏松症状，破骨细胞特异基因表达明显上调，*Id1* 过表达小鼠体内，破骨细胞特异基因表达则明显受到抑制。研究还发现 *Id1* 基因表达缺失使得 HSC 更多地向髓系细胞分化。因此研究者们认为 *Id1* 基因可作为介导破骨细胞和造血干细胞间信号转导分子，然而其作用机制还有待进一步研究阐明。

最近的研究报道了 CREB（cAMP 反应元件结合蛋白）结合蛋白（CREBBP），通过 HSC 内部效应调控造血发育，同样在微环境介导造血发育调控中也发挥了重要作用。CREBBP 属于转录共刺激因子家族分子，并与转录因子、乙酰化组蛋白及其他的蛋白分子相互结合。在人类白血病和骨髓增生异常综合征 MDS 中已证实 CREBBP 参与了染色体易位。体内实验显示 *Crebbp*$^{-/-}$ 基因敲除小鼠，其造血干细胞自我更新能力明显受到抑制，而向髓系分化明显增强；同时 *Crebbp*$^{-/-}$ 基因敲除小鼠其破骨细胞数量及活性较对照组明显增强，其骨质明显降低；破骨细胞分泌产生 MMP-9 也明显减少。此研究也提示了破骨细胞与 HSC 的相关性。

单核细胞与破骨细胞在细胞发育上具有共同的前体细胞——单核/巨噬细胞。因此，两者在造血细胞发育调控及 HSC 龛静息状态维持等方面有相似的作用。尽管目前关于破骨细胞与造血调控的研究很多，然而活化的破骨细胞在 HSC 干性维持、祖细胞动员及分化发育中的作用尚无定论，尤其在临床疾病等病理状态下，破骨细胞在造血干细胞龛中的直接作用也鲜有报道。

（五）脂肪细胞

骨髓中的 MSC 具有向各种类型细胞分化的潜能，包括脂肪细胞、软骨细胞及成骨细胞。出生时，骨髓以红骨髓为主，随着年龄的增长，骨髓中脂肪细胞增多，相当部分红骨髓被黄骨髓取代，骨髓中这一被称为"脂肪性退化"的过程是动态的可逆过程。年龄相关的骨质疏松表现为骨形成能力的减弱和骨髓脂肪化的增加，这种年龄相关的成骨活性的降低则主要是因为骨髓间充质干细胞向成骨细胞分化能力的减弱及向脂肪细胞分化能力的增强。因此，随着年龄的增长，骨髓中脂肪细胞也占一定的比例。

尽管脂肪细胞是骨髓龛中的组分之一，但研究者更关注成骨细胞、MSC 等，对脂肪细胞关注较少，临床上通常将富含脂肪细胞的骨髓组织描述为"细胞减少"。然而，骨髓中的脂肪细胞在正常和疾病状态下也起到一定作用。脂肪细胞在骨髓中的功能还存在争议,早在1996年,研究者对其提出了假说或观点,认为骨髓中的脂肪有以下几种功能:参与整个身体的脂肪代谢,清除或储存循环的三酰甘油;在骨髓龛空间中为造血及骨生成提供能量;脂肪细胞在骨髓中影响其他类型基质细胞。

骨髓中脂肪细胞的作用,主要是通过对其他基质细胞的影响来实现,脂肪细胞的生成会引起其他基质细胞产生的胞外基质大分子及黏附分子改变,比如肌腱蛋白(tenascin)及胶原的表达降低、透明质酸及CD36表达上升,这些分子则是介导基质细胞支持造血的重要分子。此外,随着脂肪细胞的分化,基质细胞产生的M-CSF也减少,骨桥蛋白表达降低。脂肪细胞通过间接作用方式引起细胞因子表达改变。脂肪前体细胞支持破骨细胞形成,并促进破骨细胞的骨吸收活性及一些可溶性因子的释放,由此间接参与对造血的调节。

目前认为,骨髓中的脂肪细胞对造血起到负性调节作用,在照射及化疗后则会出现脂肪向红骨髓的浸润,同时脂肪化也是再生障碍性贫血患者的骨髓特征。成熟的脂肪细胞可支持淋巴系及粒系细胞生成,此外在照射损伤后,脂肪细胞的产生最早,出现在照射后7天,与造血细胞开始增殖时间相对应。脂肪细胞可产生大量的蛋白,称为脂肪细胞因子(adipokine),在造血中起重要作用。IL-6和IL-8是脂肪细胞产生的主要因子,可促进造血干细胞的增殖和分化。瘦素也可以由脂肪细胞产生,通过调节初始及记忆性T细胞的增殖来调节正常淋巴细胞生成,同时也可促进髓系祖细胞增殖。脂肪细胞产生的另一个重要因子脂联素(adiponectin),此因子也可由成纤维细胞和成骨细胞产生,其受体AdipoR1、AdipoR2在HSC表达。研究发现脂联素在体外HSC的增殖及体内造血重建中均起促进作用。前列腺素也是一个脂肪因子,可诱导细胞凋亡,从而抑制HSC。研究发现NP-1(neuropilin-1)在骨髓中的表达水平与脂肪细胞呈正相关性,进一步发现将脂肪细胞诱导为成纤维样脂肪细胞后,可通过产生M-CSF及细胞-细胞接触方式促进CD34[+]细胞向巨噬细胞分化,而其向粒系分化被阻止,这两种作用均可被NP-1中和抗体阻断,提示NP-1介导了脂肪细胞与HSC的相互作用。尽管脂肪细胞产生的一些细胞因子具有促进HSC增殖的作用,但仍有一些负性调节因子介导了脂肪细胞对造血的负性调节作用。脂肪细胞对造血干细胞的调节是多种因子协同作用的结果,其关键因子还有待阐明。

(六)免疫细胞

骨髓是免疫细胞的发源地,也是中枢免疫器官,因此骨髓中也存在多种免疫细胞,包括单核/巨噬细胞、中性粒细胞、T细胞、Treg细胞、B细胞、NK细胞和树突状细胞,它们对造血干细胞也都具有一定的调控作用,骨髓微环境中的各种免疫细胞及其对造血的调控在下文相应章节有详细阐述。

(七)交感神经系统

骨髓中分布着交感神经系统(sympathetic nervous system,SNS),其在造血龛中的作用已有报道。首先是SNS通过调节骨髓中CXCL12的水平进而调节HSC的定居和动员。此外,SNS也间接参与了nestin[+]细胞对HSC的调节。

研究表明,无髓鞘神经纤维周围的施万细胞通过诱导骨髓基质细胞产生TGF-β维持造血干细胞的静息和休眠状态。自发去除神经导致的 TGF-β 减少或者 TGF-β 受体缺失，均会引起 HSC 上 Smad 激活减弱，骨髓中 HSC 的减少及长期移植能力的降低。由此说明，施万细胞也参与了对 HSC 的调节。

三、骨髓微环境中的非细胞成分

随着对骨髓微环境研究的深入，人们已经认识到骨髓龛对造血干细胞不仅起到连接和支持作用，更重要的是通过分子信号转导实现对造血干细胞的调节。龛中的基质细胞对 HSC 的调节是通过其分泌的胞外分子所介导，包括细胞外的大量生长因子、趋化因子、炎症因子等。细胞与微环境的相互作用也包括了造血细胞与胞外基质大分子的连接，这些由黏附分子所介导，各种胞外分子可将细胞外信号通过与造血干细胞表面受体相互作用而将信号传入细胞内，从而实现对 HSC 的调节。

（一）细胞因子

间充质干细胞、成骨细胞、神经细胞、网状基质细胞、巨噬细胞和巨核细胞等共同构成了造血微环境，它们给造血干细胞提供赖以生存的场所，同时调控着 HSC 的功能。造血微环境既能促进造血干细胞的分化成熟，补充凋亡的各系血细胞，维持机体造血的稳定，又能维持 HSC 的静息，避免 HSC 过度增殖给机体带来损伤。造血微环境对 HSC 功能的调控主要通过黏附因子介导的细胞与细胞之间的直接接触、可溶性细胞因子介导的细胞信号通路的传递等实现的。目前，成骨细胞分泌的血小板生成素（TPO）、内皮细胞产生的干细胞因子（SCF）等可溶性细胞因子对造血干细胞的调节作用越来越明确。

1. 干细胞因子（SCF） SCF 主要是由骨髓中的纤维细胞、内皮细胞、成骨细胞、富含 CXCL12 的血管周基质细胞（CAR 细胞）、nestin$^+$ 间充质干细胞产生的。虽然骨髓微环境中的多种细胞都可以分泌 SCF，但是对造血干细胞的维持起主要作用的是内皮细胞和表达 CXCL12 的血管周基质细胞产生的 SCF。Morrison 等分别条件性敲除了成骨细胞、nestin$^+$ 细胞中 SCF 的表达，研究发现，这些细胞的条件性敲除对 HSC 没有显著的影响。而在内皮细胞和表达 CXCL12 的血管周基质细胞条件性敲除 SCF 后，小鼠 CD150$^+$CD48$^-$Lin$^-$Sca1$^+$c-Kit$^+$ 的 HSC 数量下降，而且 HSC 的移植重塑能力也显著降低。SCF 能够增加细胞的黏附能力，也有助于微环境中 HSC 的维持。此外，SCF 还能影响外周循环中 HSC 的归巢，SCF 和 SDF 的浓度梯度能指引外周血中的 HSC 归巢到骨髓微环境中。另外，高浓度的 SCF 还可以促进 HSC 的自我更新能力。

2. 血小板生成素（TPO） TPO 在骨髓中主要是由成骨细胞产生，它既可以促进巨核细胞的发育，又可以促进血小板的形成。但在骨髓微环境中，成骨细胞分泌的 TPO 可以与 HSC 表面表达的血小板生成素受体 MPL 相互作用，激活下游的信号通路，从而促进 HSC 的静息、维持及自我更新。TPO/MPL 信号参与 HSC 的静息调节。TPO 敲除小鼠骨髓中 HSC 和造血祖细胞的数量逐渐减少，尤其以长期造血干细胞的减少最为显著。用抗 MPL 的抗体 AMM2 阻断野生型小鼠的 TPO/MPL 信号通路后，静息的 LSKCD34$^-$

MPL⁺的 HSC 数量减少，HSC 与微环境之间的相互作用也会减弱。当外源性再给小鼠注射 TPO 时，可观察到静息的 HSC 比例增加。TPO 参与调节造血干细胞的维持，敲除 *TPO* 或 *MPL* 的小鼠不仅 HSC 的数量会减少，甚至骨髓、脾、外周血中 HSC 分化来的巨核细胞和血小板数量都会有所减少。外源性给敲除小鼠注射 TPO，这种异常造血就会缓解。而且，在培养基中添加 TPO 培养 HSC 可以促进 HSC 的存活，维持 HSC 的数量和功能。体外无血清单细胞水平培养 HSC，TPO 可以加强 Lin⁻ 造血干细胞的自我更新能力。敲除 *TPO/MPL* 的小鼠，其长期造血重建能力也会下降。这些研究都表明，TPO 参与 HSC 自我更新能力的调节。

3. 转录生长因子 β（TGF-β） TGF-β 在骨髓中可由巨核细胞、肥大细胞等产生，但是活化型的 TGF-β 主要是由骨髓中的施万细胞产生的。现在关于微环境中 TGF-β 对 HSC 的作用依然存有争议。目前体外实验证明，TGF-β 能够在体外培养中抑制 HSC 的生长，将 HSC 保持在静息的状态。当用抗体特异性地阻断其一个 TGF-β Ⅱ 型受体时，HSC 被诱导进入细胞周期，开始扩增。以上研究结果提示，TGF-β 对 HSC 静息状态的维持有一定的作用。但是在体内，TGF-β 调节 HSC 静息的作用似乎和体外实验结果有所差异。研究条件性敲除 TGF-β Ⅰ 型受体小鼠的 HSC 发现，HSC 的自我更新能力和移植重塑能力与正常 HSC 没有差别。至于骨髓微环境中 TGF-β 对 HSC 的具体调控作用还需要进一步的研究。

4. 血管生成素（Ang） Ang 主要是由成骨细胞合成分泌的，是 Tie2 的配体。血管生成素家族主要包括 Ang-1、Ang-2、Ang-3 和 Ang-4 四个成员，其中对 HSC 起着重要调控作用的是 Ang-1。有报道，在生理条件下，表达 Tie2 的 HSC 分布在靠近表达 Ang-1 的成骨细胞附近，处于静息状态；反过来说，Ang-1 的表达可使 HSC 附着在骨腔表面，防止 HSC 受到骨髓抑制的压力。而且体外培养时，Ang-1 能够抑制 HSC 增殖，维持 HSC 的长期重塑能力。敲除 Tie2 的 HSC，阻断 Ang-1/Tie2 信号通路，HSC 变得增殖活跃，干细胞逐渐耗竭。综上，Ang-1/Tie2 信号通路对 HSC 的功能调节有重要作用。此外，Ang-1/Tie2 能够上调 Tie2⁺ 的 LSK 中 β_1- 整合素和 N-cadherin 的表达，促进 HSC 与细胞外基质及其他微环境成分相互作用，维持 HSC 的功能。

5. 骨桥蛋白（osteopontin） 骨桥蛋白在骨髓中主要由成骨细胞分泌。目前的研究认为骨桥蛋白是影响 HSC 的负性调控因子。它调节着 HSC 的定位。体内小鼠移植实验可以发现骨桥蛋白能诱导 HSC 从骨髓迁移至内皮区域。体外，人的 HSC 可以通过 β_1- 整合素特异地黏附在骨桥蛋白上。通过对敲除骨桥蛋白小鼠的一系列研究发现，不论是体内和体外骨桥蛋白都能负性调节 HSC 的增殖。用 BrdU 标记 4 周的骨桥蛋白⁻/⁻ 小鼠的 HSC 时发现，骨桥蛋白⁻/⁻ 小鼠 HSC 处于活跃的细胞周期，都插入了 BrdU，而且骨桥蛋白⁻/⁻ 小鼠的骨髓细胞数和 HSC 的比例与对照组相比也有所增加。提示骨桥蛋白在维持 HSC 的静息方面有重要的作用，这种作用可能是通过阻止细胞进入周期实现的。

除上述细胞因子外，其他信号转导相关的分子及细胞因子见有关章节。

（二）胞外基质大分子及黏附分子

细胞外基质（extracellular matrix，ECM）的主要结构成分是大型胶原类蛋白，后者构成细胞外基质中的框架结构。胶原类蛋白可由基质细胞如成纤维细胞、软骨细胞、成骨细胞等合成并分泌到细胞外。除胶原类蛋白外，细胞外基质的结构成分还包括大型糖蛋白、蛋白多糖及弹性蛋白。大型糖蛋白包括纤连蛋白和层粘连蛋白，基质大分子与细胞表面黏附分子结合，可将信号传入细胞。骨髓中存在大量细胞外基质成分，对造血干细胞起着重要的调节作用。

骨髓中的胞外基质大分子包括纤连蛋白、透明质酸、Ⅰ型及Ⅳ型胶原、层粘连蛋白、细胞因子吸附的葡萄糖胺聚糖、硫酸肝素及硫酸软骨素等。这些胞外基质大分子为生长因子、细胞因子及基质金属蛋白酶等提供了储备介质，基质分子通过与整合素、选择素及其他黏附分子相互作用影响造血干细胞的发育、分化、迁移等生物学功能。

骨髓中的细胞外基质由骨髓基质细胞产生，其他细胞外基质相关的分子包括可溶性的细胞膜表面唾液酸黏蛋白（sialomucin）家族，如 CD34、糖基化依赖的黏附分子 1（GlyCAM1）、黏膜血管定居因子（Mad-CAM1）、血小板选择素糖蛋白受体（PSGL1/CD162）、SPN/CD43、CD45RA 及 CD164。介导细胞-细胞外基质相互作用的黏附分子主要是整合素和选择素（ICAM1；CD54），血管细胞黏附分子 1（VCAM1；CD105）及 CD166 等。

细胞外基质对 HSC 的调节已有报道，小鼠骨髓在弹力蛋白包被的培养板上生长，HSC 可被富集，在胶原包被的培养板上的 HSC 的干性增强，随着胶原浓度的增加，HSC 的活力、黏附作用均增强，这些表明骨髓中的一些黏附分子的配体及胞外基质成分均有利于 HSC 的生长。

在与 IL-3 及其他生长因子协同作用下，蛋白多糖对体外长期起始细胞培养起促进作用，骨髓中最多的蛋白多糖是基底膜蛋白多糖即硫酸类肝素蛋白多糖（heparan sulfate proteoglycan，HSPG），蛋白多糖与其他基质分子相互作用，进而在软骨连接处稳定由肥大软骨细胞产生的胶原，蛋白多糖或胶原的突变均会通过破坏软骨的骨化而使造血减弱，导致骨髓发育不良及淋巴细胞减少。此外，磷脂酰肌醇蛋白多糖（glypican-3）突变引起的功能丧失也会导致造血异常。硫酸乙酰肝素也是骨髓的重要基质成分，对造血龛的建立起重要作用。在体外，透明质酸是造血细胞培养所需要的成分，可促进用 5-FU 处理后的骨髓造血恢复。此外，体内抑制胶原等大分子可减少造血干、祖细胞数量，造血干、祖细胞与纤连蛋白的黏附可促进造血干、祖细胞的增殖和分化，此作用由整合素所介导。基质分子 tenascin 也可促进骨髓细胞清除后的造血重建，因而造血干、祖细胞与纤连蛋白及其他基质大分子的黏附有利于骨髓对造血干、祖细胞的支持。

造血干、祖细胞与细胞外基质大分子的作用是通过整合素黏附分子所介导。整合素家族成员共同的结构特征是它们均为异源二聚体，由非共价相连的 α 亚基和 β 亚基组成。整合素分子在细胞膜表面表达，其激活需要与配体结合。多种细胞外基质成分如纤连蛋白和玻连蛋白均含有的 RGD 序列，整合素分子通过识别基质分子 RGD 序列并与之相连介导了细胞与细胞外基质的连接。不同的 α 亚基和 β 亚基以不同组合方式构成了 24 个整合素家族成员，造血干、祖细胞表面表达 $\alpha_4\beta_1$（VLA4、ITGA4、ITGB1），$\alpha_5\beta_1$（VLA5、ITGA5、ITGB1），$\alpha_L\beta_2$（LFA1、ITGAL、ITGB2）及 $\alpha_M\beta_2$（MAC-1、ITGAM、ITGB2）整合素，10% 的骨髓造血干、祖细胞表达 β_3-整合素（ITGB3），长期造血干细胞特异性表达 ITGA6。整合素配体从外向内的信号可调节细胞分化,另一方面整合素作为配体从内向外的信号也可调节细胞黏附,阻断 $β_2$-整合素可抑制造血干细胞和骨髓基质的黏附,VLA4 的抗体可引起造血干细胞的动员,ITGB1 的抗体可抑制小鼠体内造血干、祖细胞在骨髓龛的植入。

另一类介导细胞与细胞、细胞与胞外基质相互作用的黏附分子是选择素家族(selectin family),凝集素结构域是选择素分子的配体结合部位,可识别糖蛋白及糖脂分子上的糖基。选择素分子的胞内区与细胞内骨架相连,各成员的跨膜区及胞内区没有共同的结构特征。选择素家族包括三个成员,根据最初发现的细胞来源,分为 P-选择素、E-选择素和 L-选择素。选择素可与经过唾液酸化、硫酸化修饰的糖蛋白和蛋白多糖结合,表达于造血干、祖细胞的 E-选择素配体包括 CD34 抗原、PSGL-1、ESL-1 及糖鞘脂类等,此外还有 CD43、CD147 等。

E-选择素特异表达于骨髓中血窦处的内皮细胞,通常和 CXCL12 共表达,由此也成为 HSC 归巢的重要分子。E-选择素介导了造血干、祖细胞与内皮细胞的相互作用,促进 HSC 的增殖及成熟。将 E-选择素敲除可促进 HSC 的静息及自我更新,这些都是由造血干、祖细胞上的 PSGL-1 及 HCELL 与内皮细胞上的 E-选择素所介导。P-选择素则广泛表达于骨髓的脉管系统及血管的内皮细胞,L-选择素表达于白细胞介导了造血干、祖细胞在淋巴内皮细胞的黏附和迁移,P-选择素及 L-选择素可与细胞外基质大分子结合,包括软骨素硫酸化的蛋白聚糖及肝磷脂硫酸化的胶原 18 和胶原 15。由此选择素介导了骨髓龛中血窦处的细胞-细胞、细胞-细胞外基质的相互作用,促进造血干、祖细胞的激活和增殖。

(三)趋化因子

SDF-1 主要是由造血微环境中 CAR(CXCL12-abundant reticular)细胞、成骨细胞、血管周细胞分泌产生的趋化因子,它能特异地结合造血干细胞表面的 CXCR4 受体,主要参与调节造血干细胞的迁移和归巢,同时对维持造血干细胞的微环境具有一定的作用。在生理条件下,骨髓中的 HSC 既可以动员到外周循环中,外周循环中的 HSC 也可以归巢到骨髓中。其中在 HSC 动员和归巢调节中,SDF-1/CXCR4 趋化轴起着重要的作用。SDF-1 或者 CXCR4 敲除的小鼠均会在胚胎形成晚期发生死亡。对 CXCR4 或者 SDF-1 敲除的小鼠胚胎研究发现,胎肝中的 HSC 无法迁移到骨髓中,这可能是引起胚胎死亡的原因之一,这提示 CXCR4 或者 SDF-1 对小鼠 HSC 的迁移具有重要的作用。而在基质细胞中敲除 SDF-1 或者用 CXCR4 拮抗剂 AMD-3100 处理小鼠,破坏 SDF-1/CXCR4 信号通路,会引起大量的 HSC 动员。与此相反,SDF-1/CXCR4 信号通路的活化会使外周血中的 HSC 归巢到骨髓中。SDF-1 除了对造血干细胞归巢和迁移起重要调节作用外,对 HSC 的维持也有着一定的作用。在正常造血情况下 CXCR4 可以和 SDF-1 相互作用,调节血管细胞黏附因子 VCAM-1 的表达,与黏附分子等共同作用,维持 HSC 的自我更新和多向分化潜能。当机体受到放射线照射、接受化疗或者处于低氧等环境时,SDF-1 的表达和分泌会随着 HSC 的减少而减少,从而保护机体,减少外界环境对机体的损伤。对敲除 SDF-1 的胚胎进一步研究发现,SDF-1 敲除的胚胎其 HSC 的数量和功能均有缺陷。

CXCL4 是另一种在骨髓中起重要作用的趋化因子,由巨核细胞产生,对 HSC 的静息、存活和自我更新起着重要作用。

(四)基质金属蛋白酶

基质金属蛋白酶(matrix metalloproteinase,MMP)是指一类锌依赖的、可降解细胞外基质的胞外水解酶,按其底物的不同分四类,其中明胶酶(gelatinase,包括明胶酶 B 即 MMP-9 和明胶酶 A 即 MMP-2)可分解基底膜的主要成分Ⅳ型胶原,与细胞穿透基底膜而迁移密切相关。MMP-9 最早发现于中性粒细胞、巨噬细胞,与白细胞迁移及肿瘤浸润、转移有关。

MMP 在 HSC 的表达及作用只限于在 HSC 动员中的研究,多位学者同时报道了在 HSC 的动员过程中,MMP-9 水平明显上升,表明 MMP-9 参与 HSC 的动员。移植后 HSC 的归巢过程中,对基底膜的降解及穿透是其归巢迁移的重要环节,因此 MMP 在 HSC 的归巢迁移中可能起重要作用。

MMP 不但可以通过降解细胞外基质而使造血干细胞行使其迁移行为,还可通过水解某些造血调控相关的细胞因子而间接地实现对造血的调控。Heissig 等早期研究发现 MMP-9 可促使骨髓细胞产生可溶性的干细胞因子(sSCF),后期对 MMP-9 在造血干细胞归巢中作用的研究发现,在 MMP-9$^{-/-}$ 小鼠中同时出现造血干细胞归巢能力的下降及 sSCF 水平的降低,导致重建造血失败,但加入外源性的 sSCF 后可部分恢复造血,表明 MMP-9 在造血中可通过产生 sSCF 以间接实现对造血的调控作用。

四、活性氧簇、代谢产物及其他

自由基是指能独立存在的含有一个或一个以上未配对电子的任何原子或原子团。体内重要的一类自由基是氧自由基,也称为活性氧簇(reactive oxygen species,ROS)。ROS 是指需氧细胞在代谢过程中产生的一类高活性氧中介物分子,特点是含有氧且化学性质较氧(基态氧)活泼,主要包括超氧阴离子(O_2^-)、羟自由基(OH^-)和过氧化氢(H_2O_2)等。细胞内产生 ROS 的主要部位是线粒体,通过呼吸链上漏出的电子与氧,结合生成 ROS。除线粒体外,内质网和很多氧化酶类也可以产生 ROS。ROS 的生理作用研究表明,ROS 参与细胞内应激反应,防御有害物质的入侵,还可以激活转录因子(如激活蛋白1、核因子 κB 等),调节细胞的生长和凋亡。正常情况下,生物体内有一套完整的抗氧化体系,主要靠细胞内抗氧化酶系统和一些非酶小分子物质进行中和,以达到氧化和抗氧化的代谢平衡。在外界环境压力下,如果 ROS 的产生超过了中和能力,过多的 ROS 就会与细胞蛋白或核酸结合,导致细胞的损伤,这包括:①干扰细胞内环境的稳定,细胞代谢发生紊乱;②直接损伤 DNA,影响基因转录,改变细胞的表型特征,诱导细胞凋亡;③攻击蛋白质,导致许多蛋白质尤其是具有酶活性蛋白质功能的丧失,从而诱导细胞凋亡;④作用于细胞膜,诱发脂质过氧化,从而影响细胞的信号传递系统,激发有关的调控基因,导致细胞凋亡。尽管 ROS 的半衰期很短,但它可引起自由基链式反应,将其他物质变成自由基,从而引起脂质过氧化,导致细胞膜结构及其功能受到损伤,膜的通透性增加,细胞内离子的平衡紊乱。

乏氧的骨髓龛限制了ROS的生成，并维持骨髓HSC内ROS的基本水平和相对稳定，这与骨髓HSC的生物学特性相适应。正常骨髓中存在着生理性的氧浓度梯度，HSC一般都在低氧环境存在，这使得HSC免遭氧化应激的损伤。ROS的水平与HSC功能的维持有密切联系。有文献报道，基于HSC的ROS水平，把HSC分为低ROS和高ROS两组细胞群，低ROS细胞群有更强的自我更新能力；相反，高ROS群细胞在移植实验中呈现明显的衰竭，而采用抗氧化剂处理高ROS群细胞可以恢复其中的HSC功能。同时ROS升高会导致细胞DNA损伤，促进衰老。值得注意的是，HSC一般处于低氧压微环境中，低氧本身就说明HSC是低代谢的。75%的具有长期造血重建能力的HSC处于G_0期，低周期循环代谢有助于HSC自我更新能力的维持。所以，保持氧化代谢的稳态对HSC发挥正常的生理功能十分重要。

静息期（G_0）HSC存在于低氧微环境，其代谢率低，也产生较少的ROS。生理条件下，低水平的ROS可作为信号分子，调节HSC的增殖、分化和迁移，但是高水平的ROS对HSC有耗竭作用。大量的研究表明，在不同病理条件和外源性应激下，ROS异常增高后影响HSC在骨髓微环境中的定位，导致HSC与微环境相互作用减弱，从而影响HSC的造血功能。此外，ROS升高后，通过激活p38MAPK-p16^{Ink4}通路或PI3K-AKT-mTOR13等信号通路，损伤HSC的自我更新，引起HSC凋亡或老化。ROS还对HSC细胞周期产生严重影响，促使其离开静息期进入细胞周期，使HSC发生耗竭。此外，有研究表明，小鼠骨髓移植前的放疗（用γ射线照射）会引起骨髓中的ROS水平升高，而后者使得移植入的HSC上的c-kit蛋白表达急剧下降，同时又加速了这些细胞的增殖和耗竭。在供体小鼠HSC中高表达一些清除ROS的酶（如过氧化物歧化酶或过氧化氢酶），可以抵抗γ射线照射后受体鼠内产生的ROS，增强移植的HSC重建骨髓造血的功能。在免疫缺陷鼠骨髓移植模型中发现采用ROS清除剂（NAC）预处理受体鼠（NOD/SCID），可以显著提高人脐血来源的HSC的植入率。以上这些研究结果表明，调节ROS的水平对HSC功能的维持起着重要作用。

（饶 青 马凤霞 庞亚坤 郝 牧 胡林萍 李 欢 程 涛）

第二节 造血干细胞的生理功能

一、造血干细胞自我更新与谱系分化

造血干细胞（hematopoietic stem cell，HSC）是目前发现最早、研究历史最长、临床应用最为广泛，同时临床价值最为确切的成体干细胞类型之一。20世纪60年代，Till和McCulloch两位科学家利用经典的脾脏克隆形成单位（colony formation units of spleen，CFU-S）实验揭示了HSC的自我更新和多向分化潜能。自此，针对HSC主导的造血级联形成及HSC自我更新和多向分化功能与相关调控机制的研究层出不穷。这些研究一方面丰富了人们对HSC生物学的理论认识，促进了HSC在临床疾病中的广泛应用，更为重要

的是也为其他成体干细胞的研究提供了良好的示例和典范,为干细胞与再生医学的发展奠定了坚实的基础。

HSC 的定义是一个功能学的概念,主要包括多向分化(multi-lineage differentiation)和自我更新(self-renewal)潜能两个方面,前者主要是指 HSC 位于造血级联的最上游,能够逐渐向下分化为造血祖细胞(hematopoietic progenitor cell,HPC)并最终分化成熟为不同谱系的多种功能血细胞;后者是指 HSC 在维持向下游分化从而源源不断地产生成熟细胞的同时,还能维持自身状态和功能的稳定,以备应对多种应激状态下的造血调控。除此以外,HSC 的静息状态(resting 或 quiescence)、运动迁移(trafficking)及凋亡控制(apoptosis)等特性也与其生物学功能的维持密切相关。由上述五大特性组成的"SMART"特征不仅是 HSC 自身功能维持的关键调控因素,同时也是临床治疗性 HSC 的功能"金标准"。

(一)自我更新

从理论模式上,HSC 自我更新功能的维持依赖于细胞本身的调控(内源性调控)及其所处的造血微环境中多种成分的调控(外源性调控)。在单细胞水平,HSC 自我更新具有对称和不对称分裂两种模式。HSC 的内源性调控机制主要涉及一系列转录因子及相关信号通路分子的调节,并且与 HSC 静息状态的维持密切相关;而作为外源性调控的造血微环境的功能单元称之为龛,各种龛成分通过细胞间接触和信号分子的相互作用维持和调节 HSC 的功能。很大程度上来讲,目前 HSC 体外扩增没有重大突破的一个重要原因就是我们还无法在体外完全模拟 HSC 所处的体内造血微环境。

1. 内源性调控机制 在成体 HSC 自我更新的内源性调控中,除了经典的 Notch 信号通路和 Wnt 信号通路外,一系列转录因子也参与其中。Scl、Gfi-1、Egr1、Egr3 等转录因子多是通过不同的机制抑制 HSC 的增殖并维持 HSC 处于 G_0 期,从而维持 HSC 的自我更新潜能。而作为 PI3K/AKT 通路的效应分子,FoxO 家族成员尤其是 FoxO3a 则主要是通过提高 HSC 对氧化应激的耐受并启动保护性的自噬从而维持 HSC 静息状态和自我更新能力。除此之外,Hox 家族中的 HoxB4 被认为是 HSC 自我更新的正向调控因子,体外过表达 HoxB4 可快速显著促进小鼠 HSC 的扩增,甚至达到 1000 倍之多,而且扩增后的 HSC 在体内仍保持了完整的 HSC 造血重建和多向分化潜能,这一研究结论的获得为 HSC 的体外扩增带来了希望。可是后续研究中却发现 HoxB4 过表达的细胞在大动物体内长期移植后有诱发白血病的风险,这一结果提示细胞内源性获得的生长优势也有潜在的致病风险,同时也限制了该方法的广泛应用。而最新的研究中利用不同造血细胞群的基因芯片数据进行多层筛选和比较,筛选出 Hox 家族另一个分子 HoxB5 特异性地表达在纯化的长周期 HSC(LT-HSC)上,随后通过特异示踪 HoxB5 表达的转基因小鼠发现 HoxB5 高表达的 LT-HSC 在体内移植后表现出更强的造血重建和自我更新能力,并对其所处的特异的造血微环境也进行了检测,确定了 VE-cadherin$^+$ 的血管周细胞是其主要的定居位点。由于 HSC 自我更新的维持机制与 HSC 的扩增和应用直接相关,能否将 HoxB5 这一特性用于 HSC 的扩增仍有待进一步研究。

HSC 自我更新的维持与其细胞周期状态密切相关,那么细胞周期相关调节分子是否会影响 HSC 的自我更新呢？研究表明 p18（CDKN2c）作为 INK4 家族的细胞周期抑制蛋白，具有抑制小鼠 HSC 自我更新的作用。利用 p18 敲除的小鼠模型研究发现 HSC 的自我更新能力增强，但是其细胞增殖、周期、凋亡及归巢能力并无明显变化，这提示 p18 还具有非细胞周期依赖的作用。进一步的机制研究提示 p18 可能具有促进对称性自我更新细胞分裂从而实现小鼠 HSC 的扩增，这也为靶向 p18 的小分子化合物作为扩增 HSC 的靶点提供了研究基础。

除此以外，表观调控分子通过对 DNA 或者组蛋白的表观遗传修饰对 HSC 的自我更新发挥调控作用。

2. 外源性调控机制 造血微环境是由一系列细胞、细胞因子及细胞外基质等多种组分构成的复杂结构。经典的成骨细胞龛和血管内皮细胞龛对 HSC 静息状态与自我更新功能的维持早有报道。最新研究发现在内皮细胞龛中，高表达 CD31 和血管内皮黏蛋白（endomucin）的 H 型内皮细胞及血小板源性生长因子受体 b 阳性（PDGFRb[+]）的血管周基质细胞通过促进动脉血管的形成和干细胞因子的分泌，维持 LT-HSC 的静息状态，从机制上讲主要与该类内皮细胞中 Notch 信号通路的激活相关。利用这一特性激活年老小鼠血管内皮细胞中的 Notch 信号可以部分缓解年老小鼠 LT-HSC 的功能缺陷。同时，处于骨髓微环境中的巨噬细胞通过表达 DARC/CD234 与 LT-HSC 表面的 CD82 结合，促进下游 TGF-β-Smad3 信号通路的激活，从而抑制 LT-HSC 的细胞周期进程，使其维持在静息状态[39]。

除了微环境中的细胞成分外，微环境中的细胞因子对 HSC 的增殖、存活及自我更新发挥关键调控作用。利用基因缺失的小鼠模型研究发现，转录因子 ATF4 一方面可通过上调骨髓微环境中基质细胞和内皮细胞中 Angptl3 的分泌而维持胎肝 HSC 的急剧扩增，另一方面，ATF4 缺失的 HSC 本身也存在造血重建和自我更新能力的缺陷，这些结果不仅证实了微环境中的细胞成分通过分泌关键细胞因子促进 HSC 自我更新，同时也证明了内源性细胞因素与外源性环境因素在调控 HSC 功能方面的双重交叉作用。这些研究结果从微环境角度为寻找扩增 HSC 的靶向干预措施和策略提供了指引与帮助。

除了细胞及细胞因子外，骨髓微环境中的活性氧物质（ROS）一方面对移植供体 HSC 起了直接的调控作用；另一方面，ROS 对移植受体微环境的影响间接地对供体 HSC 的造血重建和自我更新能力发挥调控作用。研究表明，相比于常氧环境（21% 氧含量），在低氧环境下（3% 氧含量）收集的小鼠骨髓或者人脐带血 HSC 的体内长期造血重建能力显著增强。这主要是由于常氧环境导致的非生理性的氧应激引起线粒体通透性增加，继而胞内 ROS 含量急剧升高，从而损伤了 HSC 的长期自我更新。利用药物或者小分子化合物进行干预将会显著改善 HSC 的移植效率。

总之，微环境调控作为维持和改变 HSC 功能的重要外源性调控方式在生理状态下通过多种途径（细胞因子及细胞代谢调控）对 HSC 的自我更新功能发挥至关重要的作用。

（二）谱系分化

HSC 的分化谱系研究是伴随着 HSC 的表型研究而逐渐形成的，而鉴定 HSC 功能的"金标准"还是通过体内动物移植模型而实现的。从 20 世纪 80 年代开始，Weissman 和 Toshio Suda 等就陆续发表了利用细胞表面标志 Lin[-]c-Kit[+]Sca-1[+]（LKS[+]）来纯化小鼠

HSC。进一步的研究将CD34和Flk2/Flt3这两个表面标志用于区分LT-HSC和短周期HSC（ST-HSC）。之后Weissman分别在1997年和2000年报道了HSC分化为祖细胞后的共同淋系祖细胞（common lymphoid progenitor，CLP）和共同髓系祖细胞（common myeloid progenitor，CMP）及其下游粒系－单核系祖细胞（granulocyte-macrophage progenitor，GMP）和巨核系－红系祖细胞（megakaryocyte-erythroid progenitor，MEP）的表面标志。至此，HSC的分化谱系级联初步形成。

经典的HSC分化模型认为，LT-HSC处于造血级联的顶端，能够维持长期的（大于6个月）多谱系造血重建和自我更新能力，其下游的ST-HSC则在造血谱系重建和自我更新能力的维持方面都有所限制，再向下游的多能祖细胞（MPP）则不具有长期的自我更新能力。MPP下游主要分化为淋系和髓系两支，即CLP和CMP，前者主要向B系祖细胞、T系祖细胞、部分NK祖细胞和树突状细胞分化并最终形成各系成熟的终末分化细胞，而后者先分化为GMP和MEP，并进一步向下游的单核祖细胞、巨噬前体细胞、巨核祖细胞和红系祖细胞分化，进而成熟为各系功能细胞。这一"金字塔"式的庞大分化模式接受多种转录因子和细胞因子形成的复杂网络的调控，并随着机体的功能状态而处于不断的动态变化之中。这一经典的分化模型建立了我们对HSC及造血系统调控的初步认识。

随着研究的进展，一些新的以谱系偏向为主导的HSC（lineage-biased HSC）的分化模型也逐渐被发现和认可。例如，Muller-Sieburg等通过动物移植模型发现HSC在移植后其分化谱系有所偏向，即部分HSC偏向于向髓系分化，而另外的HSC则偏向于向淋系分化，也有一些HSC平均向这两个谱系分化，因此可以根据其分化潜能的倾向性分为偏向髓系的HSC（myeloid-biased HSC）、偏向淋系的HSC（lymphoid-biased HSC）和平衡型的HSC（balanced HSC）；Eave等的研究也根据HSC的分化谱系将其分为主要向髓系分化的α型HSC，向髓系和淋系分化的β型HSC，主要向淋系分化的γ和δ型HSC。这些分类虽然命名不同，但是其所指内容互相交叉和联系。随后，Jacobsen等在ST-HSC的下游鉴定出一类偏向淋系分化的多潜能祖细胞（LMPP），该类细胞虽然不能向巨核系和红系细胞分化，但是可以向CLP和GMP细胞分化，这也间接地反映LT-HSC也许可以直接向MEP细胞分化。同时，体外研究提示，在给予特定谱系细胞因子比如巨核细胞集落刺激因子M-CSF的体系中培养HSC，利用报告基因系统可以很直观地发现HSC中与巨核系分化高度相关的转录因子PU.1表达的迅速升高，导致HSC在发生首次细胞分裂之前就具有了向巨核细胞分化的倾向。这提示细胞所处的微环境中多种外源性信号刺激均可对HSC的谱系分化产生影响。

除此以外，关于MEP的分化来源也颇具争议，大量单细胞移植的数据表明在机体遇到出血、血小板急剧减少等应激情况下MEP无需经过层层的级联分化而是可以通过"旁路途径"直接从HSC分化而来，以满足快速获得所需的成熟细胞的强烈需求。这些研究结果也在人源性的巨核和红系祖细胞的分化模式中得到了验证。与此观点保持一致的是有研究分离出小鼠骨髓中高表达vWF（血管性血友病因子，与血小板凝血功能高度相关）基因的HSC，并通过体内实验证实了该群体为偏向血小板分化的HSC（platelet-biased HSC），而TPO-Mpl通路在维持该群细胞功能方面发挥关键作用。同时，初步结果提示偏向血小板分化的 HSC 可能处于造血级联的最顶端。这些结果的获得进一步丰富了关于 HSC 分化途径的认识，尤其在 HSC 的谱系偏向方面多种"旁路途径"的存在使 HSC 在应对机体各种复杂状态的情况下可以更加"得心应手"。

近年来对于造血系统级联组成比较大的进展是处于 HSC 下游的 MPP 细胞。作为 HSC 的直接下游细胞，MPP 群体同样具有相当大的异质性。借助于之前鉴定的 HSC/HPC 的表面标志，如 CD34、CD150、CD48 和 CD135，MPP 可再细分为 MPP1、MPP2、MPP3 和 MPP4 这四个群体。整合了转录组学、甲基化分析及蛋白质组学分析的生物信息学分析结果表明，HSC 和其直接下游的四个 MPP 群体在关键转录因子的表达，多种基因的可变剪接，表观遗传修饰及 LncRNA 调控等方面具有显著的差别，在细胞群体水平上进一步扩展了我们对 HSC 直接下游祖细胞的认识，也为深入的功能学研究提供了坚实的基础。之后很快体内功能学研究表明，在分化途径上，MPP1、MPP2 和 MPP3 群体均可由 HSC 直接分化而来，MPP2 和 MPP3 为不同的髓系偏向的 MPP，而 MPP4 则为淋系偏向的 MPP。在机体遭遇应激状态下，不同谱系的 MPP 一方面通过迅速的增殖和分化，虽然在一定程度上折损了其自我更新能力，另一方面 MPP 可发生跨越谱系的分化，即 MPP4 亦可转而向髓系分化，快速补充机体所需的大量成熟的血细胞。这些研究均提示造血发生和维持是一个依赖于环境因素的动态变化过程，其中处于不同级联的细胞群体各司其职，在应激情况下还可发生紧急求援，一方面印证了 HSC 群体的高度异质性，另一方面也提示了造血干、祖组细胞一定的可塑性。

二、造血干细胞经典调控通路

在正常造血系统中，HSC 被精确地调控，选择性地向自我更新、增殖、分化、迁移或衰老之中的某一特定方向发展，造血系统处于稳定状态。多年研究证实，一些内在因素对 HSC 具有强大的调控能力，如 Wnt 信号通路、Notch 信号通路、Hox 转录因子家族、造血生长因子信号通路如 Scf-c-kit、Thpo-Mpl 等均可以调控 HSC 的自我更新能力。

（一）Wnt 信号通路

Wnt/β-catenin 信号通路在 HSC 自我更新和扩增中发挥重要作用。成人和胎儿骨髓造血干细胞和骨髓基质细胞中 Wnt 蛋白及其受体表达丰富，Wnt3A 与 SCF 等造血因子可协同促进 HSC 体外扩增。用含有 Wnt3A 培养基体外培养小鼠造血干细胞，HSC 体内造血重建能力明显升高。把含有 Wnt5A 的条件培养基注入 NOD/SCID 小鼠腹腔内，能够使人的脐带血细胞植入率提高 3 倍，$CD34^+CD38^-$ 细胞的水平增加 50%。用转染 Wnt 基因的骨髓基质细胞共培养造血祖细胞后，混合集落（CFU-Mix）形成能力提高 23～30 倍，CFU-GM 提高 1.5～2.6 倍，明显高于对照组。作为 Wnt 信号通路的关键"调节子"，β-catenin 在 HSC 的自我更新中也发挥着重要作用。在 HSC 中过表达活化型 β-catenin，HSC 体外扩增能力增强，小鼠体内造血重建能力增强，说明过表达 β-catenin 能有效扩增 HSC 并保持细胞干性。可见，激活 Wnt 信号通路能够促进 HSC 自我更新和体内外扩增。但目前对 Wnt/β-catenin 信号通路是否为 HSC 自我更新和扩增所必需尚存在争议。研究发现，在小鼠造血系统特异性敲除 β-catenin，虽然抑制 Wnt 信号通路活性，并不影响在 HSC 自我更新和造血重建能力。

（二）Notch 信号通路

Notch 受体和配体在造血系统中广泛表达，表明 Notch 信号通路在造血系统调控中发挥重要作用。在胚胎发育早期阶段，Notch1 缺失导致卵黄囊（YS）和主动脉 - 性腺 - 中肾（AGM）区造血干细胞造血重建能力受损。将 Notch4 跨膜区及胞内区转染于小鼠 Lin$^-$ 细胞，表达持续活化 Notch4 的 Lin$^-$ 细胞体外克隆形成能力增强。将 Notch1 导入 RAG-1$^{-/-}$ 小鼠骨髓 Lin$^-$Sca-1$^+$c-kit$^+$ 细胞并进行骨髓连续移植实验，发现 Notch1 可以增强 HSC 自我更新能力。最近的研究表明，在人 iPSC 和脐血 CD34$^+$ 细胞体外分化过程中通过基因干预手段或者化学方法抑制 Notch4 可促进细胞向巨核细胞分化过程。Notch 信号不仅在体内通过调控 HSC 的自我更新和分化，维持 HSC 的水平，而且 Notch 信号通路参与了造血微环境对造血细胞的维持作用。

（三）Hox 通路

在 Hox 基因中，除了 HoxD 簇基因外，大部分 HoxA、HoxB 和 HoxC 簇基因在造血细胞中有表达。Sauvageau 等利用 RT-PCR 方法检测了人 CD34$^+$ 亚群的骨髓细胞的 HoxA 簇基因和 HoxB 簇基因表达，发现 HoxA 和 HoxB 的表达主要位于比较原始的造血细胞，随着细胞向成熟阶段分化，其表达下调。Hox 基因簇的成员通常成串联状排列，位于 3′端的基因（如 HoxB3）表达于最原始的造血干、祖细胞，而位于 5′端的基因（如 HoxA10）表达于定向分化的造血祖细胞或者更晚期阶段的细胞。这说明 Hox 基因的表达具有阶段特异性和谱系特异性。在造血细胞内，Hox 基因的异常表达可使细胞分化成熟障碍，造血能力降低。Hox 家族成员在正常造血调控中发挥重要作用，特别是 HoxB4 和 HoxA9 在造血干细胞自我更新和造血祖细胞扩增方面占据不可或缺的地位。

（四）TGF-β 信号通路

在造血组织中，TGF-β 信号通路对维持造血干细胞处于静止状态至关重要。当造血系统受到外界损伤时，TGF-β 过度活化可以抑制造血干细胞的增殖，影响其分化。TGF-β 信号通路传导阻滞可能导致骨髓增生异常综合征，而病理性 TGF-β 表达升高可以引起骨髓纤维化和 HSC 数量减少。在体外培养体系中直接加入 TGF-β 可以抑制造血干细胞的增殖和分化，抑制强度与 TGF-β 浓度呈正相关。如果 TGF-β 失活，造血干、祖细胞可以脱离静息状态。分子机制研究表明，高表达 TGF-β 可以降低 CDK4 的表达，以及降低 cyclin D-CDK4 和 cyclin E-CDK2 复合体活性，细胞周期阻滞在 G_1/S，细胞无法进入 S 期，最终阻滞在 G_0 期。Smad4 是 TGF-β 信号通路重要的跨膜受体底物。Smad4 基因缺陷的造血干细胞体内造血重建能力明显降低，表明 Smad4 可以独立于 TGF-β 信号通路影响 HSC 功能。

（五）其他信号通路

Hedgehog 蛋白（Hh）是一种分泌型信号蛋白，Hh 信号通路的受体为 Ptc 和 Smo。

Ptc 具有两种形式，分别为 Ptc1 和 Ptc2，对 Hh 信号通路起负性调控作用；Smo 是一种跨膜蛋白，在生理情况下 Ptc 抑制 Smo 的活性，只有 Hh 与 Ptc1 受体结合，Ptc1 受体解除对 Smo 的抑制作用，此时 Smo 活化。激活的 Smo 通过调控激酶活性，改变转录因子修饰状态，调节下游基因转录，Hh 信号通路才得以传递。有研究表明，激活 Hh 信号通路会导致大量 HSC 进入细胞周期，最终导致 HSC 耗竭。

三、造血干、祖细胞的细胞周期调控

正常造血是一个受到内外因素严格调控的过程，HSC 必须通过精确的自我更新和分化使之在细胞周期中保持相对稳定进而维持稳态造血。大多数 HSC 以静息期的状态（G_0）处于低氧的骨髓微环境中，在应对造血压力时可快速进入周期，产生大量造血祖细胞及成熟细胞以满足造血需求。值得注意的是，在胚胎的造血发育过程中及成体 HSC 的谱系分化中，细胞周期调控都发挥着重要作用。细胞周期调节因子已经被证实是干细胞维持自我更新的重要决定因素。在哺乳动物中，细胞周期的调控可分为内源性和外源性调控，内源性调控主要是通过 cyclin-CDK-CKI 的网络调控来实现，近年来通过基因敲除小鼠模型已经显著促进了研究人员对造血过程中 cyclin、CDK 及 CKI 功能的理解；外源性调控主要是细胞因子及其他外界刺激引起，受到来自发生造血的不同器官周围的微环境的信号的调节。因此，微环境因素如细胞因子等也是调节 HSC 细胞周期的关键因素。

（一）HSC 造血与细胞周期特征

在小鼠胚胎期，95%～100% 的 HSC 在积极地循环，细胞周期转运时间维持在 10～14 小时。因此，HSC 的细胞周期在胚胎发生期间是非常活跃的，以确保干细胞池的扩增。相比之下，成体 HSC 维持在静息状态（G_0）的能力被认为是 HSC "干性"的关键。Weissman 研究团队分析了成年小鼠中 LT-HSC 的增殖和细胞周期动力学。其研究报道，在任何一个时间点，大约 5% 的 LT-HSC 在细胞周期的 $S/G_2/M$ 期，99% 的 LT-HSC 平均每 57 天分裂 1 次。这个结论随后也得到了其他研究结果的进一步支持。通过计算机模拟并结合功能测定，表明休眠 HSC 在一生中大约只分裂 5 次，从小鼠 HSC 动力学外推人类的研究表明，一些人类的 HSC 每 18 年仅分裂 1 次。因此，静息或低增殖速率对 HSC 的干性维持和自我更新是必需的，而高循环速率是有效产生祖细胞所需的，并且终末分化的细胞与从细胞周期中的退出有关。

（二）经典细胞周期调节因子

1. 细胞周期蛋白依赖性激酶 细胞周期蛋白依赖性激酶（cyclin-dependent protein kinase，CDK）是一种丝氨酸/苏氨酸蛋白激酶，和周期蛋白（cyclin）协同作用，是细胞周期调控中的重要因子。CDK 可以和细胞周期蛋白结合形成异二聚体，其中 CDK 为催化亚基，周期蛋白为调节亚基，不同的周期蛋白-CDK 复合物，通过 CDK 激活，导致不同底物磷酸化而实现对细胞周期不同时相的推进和转化作用，调控着细胞周期各个环节的起始与进程，目前共发现 11 个 CDK。下文对 HSC 调控具有重要作用的

CDK 做一简介。

CDK1：CDK1 是 CDK 家族的创始成员，也是唯一的驱动细胞有丝分裂周期的基本分子。在缺乏所有 CDK（CDK2、CDK3、CDK4 和 CDK6）的胚胎中，CDK1 能够结合所有细胞周期蛋白（周期蛋白 A、B、D 和 E），导致视网膜母细胞瘤（Rb）蛋白的磷酸化，表达由 E2F 转录因子调节的基因。条件性 CDK1 敲除小鼠是能存活的，并且所得到的胚胎成纤维细胞在诱导 CDK1 损失后停滞在 G_2 中。DNA 经常由于 CDK2-细胞周期蛋白 A 活性升高而再复制。相比之下，缺乏 CDK1 的胚胎不能发展到桑葚胚和囊胚阶段。

CDK2：与周期蛋白 E 结合可以驱动细胞从 G_1 期进入 S 期，CDK2 缺陷小鼠是可存活的，并且具有超过 2 年的寿命，这表明 CDK2 对于大多数类型体细胞的增殖和存活是不必要的。然而，尽管 CDK2 突变小鼠是正常的，但它们是不育的，CDK2 在男性生殖细胞中的细胞减数分裂期 I 期是必需的。在来自 CDK2 缺陷的小鼠 HSC 中没有观察到明显的异常，表明其他分子可以补偿 CDK2 的损失。虽然缺乏 CDK2 或 CDK4 的小鼠是可存活的，但是这两个分子的双敲除突变体，在胚胎期 15 天左右会由于心脏缺陷导致胚胎死亡，表明 CDK2 和 CDK4 在发育期间发挥协同作用。

CDK4 和 CDK6：和周期蛋白 D 结合，在早期到中间的 G_1 期发挥功能，这个过程之后，CDK2 激活与周期蛋白 E 形成复合物激活在 G_1 期的后期阶段。缺乏 CDK6 的小鼠是可以存活的，并且明确为在造血细胞群体中显示轻度缺陷。在缺乏 CDK4 或 CDK6 的小鼠的胚胎生命期中，HSC、CLP、CMP 和 GMP 的数量均是减少的，但是双突变体胚胎器官却正常生成。CDK4/6 双敲除（DKO）小鼠与周期蛋白 D1/2/3 三重敲除（TKO）小鼠显示相似的表型，显示出由胚胎造血缺陷引起的晚期胚胎致死性和红细胞生成的严重功能障碍。这些发现表明，周期蛋白 D-CDK4/6 复合物在胚胎 HSC 的细胞周期进程中起到重要的作用，在成体 HSC 的增殖和维持中是否起到一定的作用仍不明确，CDK6 的差异表达可能是干细胞 G_0 期间静止异质性的基础。

2. 细胞周期蛋白 细胞周期蛋白是一类普遍存在于真核细胞中的、在细胞周期进程中可周而复始地出现及消失的蛋白质。包括周期蛋白 A、B、D、E、G 及 H，与 CDK 结合，并调节它们的酶活性，从而帮助推动和协调细胞周期的进行。

周期蛋白 D：包括周期蛋白 D1（CCND1）、周期蛋白 D2（CCND2）和周期蛋白 D3（CCND3），所有这些均在 HSC 中表达。周期蛋白 D 被认为是细胞外环境的传感器，其连接有丝分裂信号转导途径与细胞周期的核心机制。已经报道缺乏所有三种周期蛋白 D 的小鼠表现出 HSPC 数量的显著降低并且伴随着重建能力的丧失，它们在胚胎晚期发生严重贫血而死亡。相比之下，缺乏单个周期蛋白 D 的小鼠显示少量造血缺陷，可能是由于周期蛋白 D 家族在造血中的功能重复。两种 A 型周期蛋白 A1 和 A2 在哺乳动物中表达。使用条件敲除小鼠，发现周期蛋白 A 对于 HSC 和胚胎干细胞的细胞周期进程是必需的。小鼠中周期蛋白 A2 基因的条件性失活减少了 HSC 和 CMP 的数量，并且明显损害了周期蛋白 A2 缺陷骨髓细胞的重建能力。

周期蛋白 E：增殖细胞表达两种类型的周期蛋白 E，即周期蛋白 E1（CCNE1）和周期蛋白 E2（CCNE2）。缺乏周期蛋白 E1 或周期蛋白 E2 的小鼠具有正常的寿命而没有明显的异常。虽然周期蛋白 E2 缺陷小鼠是可存活的，但是突变雄鼠的生育力降低。周期蛋白 E1 和 E2 的双突变体巨核细胞与滋养层巨细胞显示出严重核内复制缺陷,并在胚胎发生期间死亡。

周期蛋白 B:在哺乳动物细胞中有三种 B 型周期蛋白,即周期蛋白 B1、B2 和 B3。缺乏周期蛋白 B1 的小鼠的 HSC 并无特殊,但是这些动物早期就在子宫内死亡。相比之下,周期蛋白 B2 缺陷小鼠正常生长,并不表现出明显异常。由于暂时还没有造出周期蛋白 B3 缺失小鼠,因此这种周期蛋白在造血中的功能仍有待研究。

3. 细胞周期蛋白依赖性激酶抑制因子(CDK inhibitor,CKI) 与细胞周期蛋白-CDK 复合物相互作用以阻断激酶活性的蛋白质,对 CDK 激酶活性起负性调控作用,在各种刺激作用下维持 G_1 期细胞周期停滞中起重要作用。无论是参与正常造血的平衡还是在造血功能紊乱中,它们在 HSPC 的细胞周期控制中都起到重要作用。有两个主要的 CKI 家族:INK4(CDK4 抑制剂)家族和 CIP/KIP(CDK2 相互作用蛋白/激酶抑制蛋白)家族。INK4 家族由 $p16^{INK4a}$、$p15^{INK4b}$、$p18^{INK4c}$ 和 $p19^{INK4d}$ 组成。从生物化学角度而言,它们都作为细胞周期蛋白 D-CDK4/6 复合物的拮抗剂发挥作用,从而阻断 Rb 家族成员的磷酸化,随后进入 S 期。CIP/KIP 家族包括 $p21^{CIP}$、$p27^{KIP1}$ 和 $p57^{KIP2}$,其通过抑制细胞周期蛋白 E-CDK2 复合物的活性来控制进入 S 期。有趣的是,p21 和 p27 也可以促进细胞周期蛋白 D-CDK 的激活,并且通过保持静止状态来控制 HSPC 池大小。

$p16^{INK4a}$:p16 被认为与 HSC 衰老关系较大,在 $CD34^+$ 细胞中比 $CD34^-$ 细胞具有更高水平的表达,并且其表达在 HSC 进入祖细胞期间逐渐降低,因此它可能在 HSC 的有丝分裂静止(或休眠)状态中起作用。

$p15^{INK4b}$:$p15^{-/-}$ 小鼠是可存活的,并且在 HSC 功能中没有表现出明显缺陷,p15 在 HSC 中的作用仍有待进一步阐明。

$p18^{INK4c}$:在造血细胞中表达,包括静息状态的 HSC。p18 缺陷小鼠由于细胞性增加导致器官增大,肿瘤发生率增加,特别是在暴露于致癌物质后。p18 的缺乏导致干细胞和祖细胞的扩增,其在连续的骨髓移植测定中,与正常对照相比显示出竞争优势。在所有 CKI 中,p18 对小鼠中的 HSC 自我更新具有最强的影响。

$p19^{INK4d}$:p19 缺陷小鼠可以存活至正常寿命,并且并不显示对自发性肿瘤的易感性增加。据报道,p19 可以调节人和小鼠中巨核细胞的成熟过程。然而,p19 在 HSC 调节的潜在参与仍然需要研究。

$p21^{CIP}$:p21 是第一个被报道的 CKI,其缺失导致 HSC 的衰竭。与 CKI 家族的其他成员不同,p21 是 p53 靶基因,是 p53 介导的 G_1 阻滞的关键介质。

$p27^{KIP1}$:p27 与 CDKs1 相互作用,但与 p21 不同,p27 的表达独立于 p53。p27 缺陷小鼠与 p21 缺陷小鼠相比具有不同的表型,主要表现为 HPC 池扩大,HSC 造血效率增加。

$p57^{KIP2}$:p57 转录物和蛋白质在 HSC 中高度表达。p57 有助于维持 HSC 静止状态,与 p27 相互作用,调节 HSC 的细胞周期。

由此可见,CKI 在造血干、祖细胞中发挥不同的作用。在所有 CKI 中,p18 对 HSC 自我更新具有最强的抑制作用,而 p21 可以防止 HSC 的耗竭。p57 有助于 HSC 静止状态的维持,但与 p21 不同,单独的 p27 不会明显影响 HSC 的自我更新,但其缺乏会导致祖细胞池的显著增加。p16 对老化过程中的 HSC 功能维持更为关键。

4. 细胞周期调控的转录因子和细胞因子　HSC 细胞周期也受许多转录调节因子影响，如 c-Myc、c-Myb、GATA-2、Gli-1 和 Hox 家族。

c-Myc：作为原癌基因，c-Myc 参与包括细胞分裂、增殖、凋亡和分化等多种生物学过程。研究表明，系统性敲除 *c-Myc* 会导致胚胎死亡，条件性敲除 *c-Myc* 后 HSC 丧失正常多向分化能力，并通过上调 N-cadherin 和一系列黏附受体从而导致骨髓龛中 HSC 数量增加和自我更新能力增强。与之相反，过表达 c-Myc 的 HSC 虽然可以正常分化，但是由于抑制了 N-cadherin 和整合素家族分子的表达从而丧失了自我更新潜能。因此，c-Myc 是维持 HSC 自我更新与多向分化的关键调控因子。

c-Myb：是一种 DNA 结合转录因子，其控制造血细胞和其他细胞类型的分化与增殖，并且在潜伏细胞周期期间进行调节。c-Myb 在未成熟和增殖性细胞阶段高度表达，并且其表达在造血谱系的成熟期间被关闭，因此它被认为是 HSC 增殖和分化的关键调节因子。

GATA-2：转录分析显示 GATA-2 在静息造血细胞中高表达，但没有明确表明 GATA-2 水平和静息状态之间的因果关系。*GATA-2*$^{-/-}$ 小鼠在胚胎期 11.5 天因为 HSC 的发展和 / 或维持中的缺陷而死亡。然而，GATA-2 在 HSC 生长中的具体功能性作用仍有争议。

Gli-1：是锌指转录阻遏物，其主要通过 p21 影响细胞周期从而在成体 HSPC 的发展调节中起作用。*Gli*$^{-/-}$ 小鼠骨髓中的 LT-HSC 数量增加。

Hox 家族：几种同源转录因子，如 HoxB3 和 HoxB4，已被报告在造血调节发挥作用。HoxB4 的过表达显著增强 HSC 扩增功能。*HoxB3* 和 *HoxB4* 双突变小鼠具有内源性造血功能缺陷，造血器官功能减退造血祖细胞数量减少，而不扰乱其谱系传承。

TPO：已证明 TPO 及其受体 Mpl 的信号对于保持 HSC 的静止和自我更新能力是至关重要的，因为 TPO 信号转导的丧失与骨髓衰竭和血小板减少有关。TPO-Mpl 信号的激活导致 HSC 中 p57 表达的上调，而消除的 TPO 或 Mpl 活化导致相反的效果。TPO-Mpl 途径在成体 HSC 中起作用，但在胚胎 HSC 中不起作用，因此 TPO-Mpl-p57 轴对成体干细胞调节干性和静止具有极其重要的作用。

转化生长因子 β（TGF-β）：血细胞生成中最著名的负调节因子之一，靶向 TGF-β 信号转导可导致小鼠胚胎死亡，条件性敲除 TGF-β 受体 Ⅰ，在 HSC 静息或 HSC 池的状态维持中不引起缺陷。然而，缺乏 TGF-β Ⅱ 型受体的小鼠显示再增殖活性降低。

四、造血干细胞表观遗传调控

HSC 具有多向分化的能力，且具有强大的自我更新能力。造血发育是分级的，表观遗传因子维持细胞稳态并调控细胞分化的命运，表观调控基因的突变会导致血液系统疾病，因此具有非常重要的功能。在表观遗传中，DNA 序列不发生变化，但基因表达却发生了可遗传的改变。表观遗传包括：DNA 甲基化，组蛋白修饰，染色质结构等。DNA 及组蛋白的改变，使染色质结构发生改变，使结合蛋白招募其他一些调控蛋白及非编码 RNA 和酶。另外，非编码 RNA 也参与了调控。

（一）DNA 甲基化修饰

DNA 甲基化修饰是非常重要的一种表观遗传调控模式。在哺乳动物中，DNA 甲基化主要发生在 CpG 二核苷酸序列的胞嘧啶碱基上，由甲基化转移酶催化完成。甲基化转移酶包括 Dnmt1、Dnmt3a 和 Dnmt3b。DNA 甲基化转移酶 Dnmt3a 和 Dnmt3b 作用是 CpG 二核苷酸的从头甲基化，Dnmt1 维持 DNA 复制后的 DNA 甲基化。DNA 的甲基化修饰模式对 HSC 自我更新能力及髓系/淋系谱系的分化命运决定都具有重要的作用。

DNA 甲基化使 HSC 的自我更新能力和分化能力相互平衡，从而维持 HSC 多能性。从 HSC 到 MPP，许多造血分化基因都处于一个原始的甲基化和转录抑制状态。甲基化状态及正常的甲基化转移酶的表达对 HSC 干性的维持具有重要的作用。Dnmt1 缺失的 HSC 失去自我更新能力，且使 HSC 偏向红系发育。Dnmt3a 缺失时，一些和多能性相关的基因发生去甲基化而高表达，如 *Runx1*、*Gata-3*、*Pbx1* 和 *p21*，而分化相关因子下调，导致骨髓中 HSC 增多，但 HSC 多能分化的能力下降。因此，甲基化状态及甲基化转移酶的正常表达，使 HSC 的自我更新能力和下游分化能力有一个很好的平衡，保持 HSC 的正常干性功能。

而 HSC 分化时，通过基因去甲基化与从头甲基化两种 DNA 甲基化模式，激活或沉默特定的基因，从而使 HSC 向不同谱系正常分化。当造血干、祖细胞分化时，和谱系分化相关的基因会发生去甲基化，激活特异的分化基因，推动相应谱系的发育分化。例如：*Lck* 基因，在 T 细胞中去甲基化，编码 SRC 家族激酶，启动 T 细胞下游的信号通路；还有编码 B 细胞特异的助激活剂 Pou2af1，在 B 细胞中去甲基化，促进 B 细胞分化；编码中性粒细胞杀微生物酶的 *Mpo* 基因，以及趋化因子受体 Cxcr2，在 GMP 特异性地去甲基化。5-甲基胞嘧啶双加氧酶 TET 蛋白促进了 DNA 去甲基化。有趣的是，在 AML、MDS 中可以观察到 TET2 体细胞突变。Ko 等发现在小鼠造血祖细胞中用 shRNA 敲除 *TET2*，会损害造血祖细胞正常的髓系分化。

与去甲基化相对应，有一些基因在谱系发育过程中会从头发生甲基化。在 HSC 分化过程中，对应的基因会发生甲基化而被沉默，从而促进分化命运及谱系发育的走向。维持 HSC 自我更新能力相关的转录因子 Meis1、Hoxa9 和 Prdm16 等都是这种情况。其中 Meis1 在造血发育及巨核细胞生成中具有重要作用，在 MPP 中去甲基化，而发育成髓系和淋系过程中，会逐渐高甲基化从而发生沉默。还有转录因子 Dach1，它在 MPP 和 GMP 中，包裹于开放的染色质区域，在 CLP 与胸腺细胞中，*Dach1* 会沉默。这些基因特异的从头甲基化机制还不是很清楚，但许多从头甲基化发生在 Polycomb 作用位点，可能是通过招募 DNA 甲基化转移酶 Dnmt3a 及 Dnmt3b 发生的。因此，不论是基因去甲基化还是从头甲基化，和谱系发育基因特定的甲基化模式组合，保证了造血谱系发育分化方向的正确性。

（二）HSC 组蛋白修饰的双价性及预启动模式

染色质是由核小体组成，核小体是由 DNA 和组蛋白形成的复合物。一个核小体是由 147 个碱基对的 DNA 包裹八聚体组蛋白复合物而形成。组蛋白在相关酶作用下会发生甲基化、乙酰化、磷酸化、泛素化等修饰，通过改变染色质的疏松或紧密，影响转录因子的结合，进而调控基因的表达。一般来说，基因的抑制在谱系分化决定过程中具有基础作用。Polycomb 蛋白复合体（PcG）通过对组蛋白的甲基化修饰，发挥对靶基因的沉默作用。PcG 蛋白有两种主要的复合物：Polycomb repressive complex（PRC）1 和 2。PRC2 包括三种核心亚基：SUZ12，以及组蛋白甲基转移酶 EZH1 或 EZH2；PRC1 由四种核心亚基组成：BMI1 或 MEL18、CBX、PHC 和 RING1A 或 RING1B。干细胞中的 Polycomb 抑制复合物是决定 HSC 自我更新能力及谱系命运的关键因子。PRC2 中的 BMI1 通过抑制肿瘤抑制基因，维持 HSC 的自我更新。当 HSC 中 BMI1 缺失时，使 Ebf1 和 Pax5 发生不成熟的激活，从而加速淋系发育，导致白血病。因此，同 DNA 甲基化一样，对基因抑制性的表观遗传修饰可以确保分化特异性的正确性，防止异常的基因表达而导致血液病的发生。

而与造血谱系发育相关的基因，存在一种组蛋白修饰的双价调控模式，即既有正向的调控，又有负向的调控，两者同时存在，使这些基因在 HSC 中处于一种预备状态，根据周围环境，随时可以被激活或沉默，即预启动状态。同样，在胚胎干细胞，和发育分化相关的基因具有双价的组蛋白修饰，即同时有激活性的 H3K4me3 及抑制性的 H3K27me3 在同一个位点。这种结构使这些基因处于一种既可以被激活又可以被抑制的双向的预备状态。HSC 中有许多这种二价基因序列。例如，主要的造血调控基因 *Pax5* 和 *Ebf1* 在 HSC 中具有明显的双价组蛋白甲基化形式。而其他一些和非造血谱系分化相关的基因，例如肌分化相关基因 *Myod1*、*Sox3* 等，仅由 H3K27me3 修饰，尽管这些基因在胚胎干细胞中还是处于二价状态的。HSC 分化时，大多数的二价基因会丢失 H3K4me3 标志，在分化中保持沉默。但与谱系分化相关的基因会丢失它们的 H3K27me3 标志，在髓系或淋系谱系发育过程中被激活。在 HSC 中，这些基因的启动子区或增强子区会特异地预标记上其他一些组蛋白修饰，如 H3K4me1、H2AZ、H3K9me1、H4K20me1、H3K79me2 及 H3Ac，这些组蛋白修饰会激活谱系特异基因的表达，从而促进谱系发育。还有一些二价基因缺少这些标志，但是有 H3K9me3 修饰，这些基因会在所有的血液谱系发育过程中保持沉默。这些激活性和抑制性的组蛋白修饰共同作用，维持谱系分化有条不紊地进行。

还有一种处于预启动状态的组蛋白修饰是 H3K4me2。一些和谱系发育相关的基因，在基因的转录起始位点及其他一些转录因子结合的位点，标记上了 H3K4me2，例如 PU.1。在谱系分化过程中，H3K4me2 发生甲基化，这些基因的 H3K4me3 会升高，使这些基因在特定的细胞类型中被激活，而在其他的细胞类型中会发生 H3K4 去甲基化而被沉默。例如，淋系发育相关基因 *Rag2* 和红系发育相关基因 *Gata-1*，在 HSC 中有许多 H3K4me2 修饰，在对应的谱系发育时，基因获得 H3K4me3 而表达，而在其他的细胞中则会去甲基化而沉默。因此，HSC 中的 H3K4me2 标记的基因也处于一种预启动的状态，在不同的谱系分化过程中起着不同的作用。

与组蛋白修饰相关的调控分子对 HSC 功能的调控作用也逐渐被认识和发现，例如抑癌基因 *Setd2* 主要催化 H3K36me3，后者主要与基因的激活有关。研究表明，*Setd2* 敲除的 HSC 由于丧失了静息状态和凋亡增加，从而导致长期造血重建和自我更新能力的下降。

在临床上6%的急性白血病患者携带有 *Setd2* 突变，这其中22%为携带 *MLL* 基因重排的白血病。这提示组蛋白修饰相关分子的相互作用在 HSC 稳态维持和恶性血液疾病的发生中扮演重要角色。作为 PRC1 组成成员，BMI1 在造血干细胞中表达丰富，是 HSC 周期循环中的关键调控分子。当 BMI1 蛋白表达缺失时，p16 蛋白的表达能抑制周期蛋白 D-CD4/CD6 复合物的活性，从而抑制细胞周期；BMI1 蛋白表达缺失也会诱导 p19 的表达，p19 能抑制 MDM2 活性，从而通过抑制周期蛋白 E-CD2 复合物的活性激活 RB 蛋白。*Bmi1* 敲除小鼠在胚胎发育期，胎肝 HSC 数量正常，但体外克隆形成能力降低，将 *Bmi1*$^{-/-}$ HSC 移植入受体鼠只能维持短暂造血，说明 *Bmi1* 缺陷导致造血干细胞功能损伤。*Bmi1* 敲除小鼠生长迟缓，出现明显的造血系统缺陷，造血干、祖细胞数量减少，长期造血重建能力显著下降，说明 BMI1 对 HSC 自我更新至关重要。

（三）染色质结构影响血液细胞的谱系发育

核小体是染色质的基本结构单位，核小体可以被不规则地包装和折叠形成染色质的高级结构。染色质结构决定并维持分化不同阶段的基因表达，参与了表观信息的遗传。近年来，特定的染色质三维结构的形成在表观机制的研究方面也受到越来越多的关注。染色质结构在人类疾病，尤其是肿瘤中会发生变化。HSC 向不同的谱系发育，是由转录因子构成了一个复杂庞大的调控网络，通过和不同的蛋白结合，调控特异的基因表达，从而促进 HSC 的发育分化。而调控元件对靶基因的调控，需要一定的染色质结构变化来完成。

通过形成染色质环，远端调控元件对靶基因进行调控，进一步激活靶基因。许多调控区域从线性关系上看，在基因组上距离都很远，甚至在不同的染色体上。因此，通过染色质环的形成，可以使调控元件和靶基因相互靠近，从而发挥调控作用。在红细胞中，通过染色质环诱导 β-球蛋白的基因表达。

染色质环的形成需要特定的 TF 表达及组蛋白修饰来完成。在树突状细胞祖细胞中，PU.1 结合 *Irf8* 基因 50kb 的增强子区域，同时伴有 H3K9ac 修饰，使增强子与 *Irf8* 的启动子形成一个染色质环而相互靠近，从而上调树突状细胞祖细胞中 *Irf8* 表达，促进树突状细胞发育。因此，染色质环形成促进了髓系祖细胞向树突状细胞分化的早期命运决定。而同样的机制也存在于 PU.1 的表达调控中，在 HSC 及巨噬细胞中，PU.1 结合 PU.1 基因的远端调控增强子元件 URE，URE 通过形成染色质环接近 PU.1 近端启动子，进一步促进 PU.1 表达，形成一种正反馈的调控机制。在 HSC 中，其染色质环的形成强烈依赖于 PU.1 蛋白在 URE 区域的结合，当这段结合区域发生突变时，就不能形成染色质环。在髓系细胞中，脂多糖 LPS 通过形成染色质环促进骨桥蛋白 OPN 的表达，而染色质环的形成依赖于 NF-κB 结合增强子，转录因子 AP-1 结合近端启动子，并且招募了组蛋白乙酰基转移酶 HAT p300。因此，染色质调控结构的形成，依赖于转录因子的表达和组蛋白修饰的共同作用。现在，通过染色体构象捕获技术（3C-Hi C），人们可以更好地研究染色质的动态变化，结合转录因子、顺式作用元件、结构蛋白、组蛋白修饰、DNA 甲基化等，更好地解释干细胞命运决定的内在机制。

（四）非编码 RNA 调控

非编码 RNA 是指不编码蛋白质的 RNA，其中研究得最多的两类是 microRNA（miRNA）及长非编码 RNA（long non-coding RNA，lncRNA）。miRNA 长度约为 22 个核苷酸，lncRNA 长度在 200～100 000 个核苷酸。miRNA 及 lncRNA 可以通过改变转录因子的表达，调控 HSC 的自我更新与分化。其中 miRNA 调控基因表达是通过促进 mRNA 降解或者抑制蛋白翻译而调控基因的表达。研究发现，miRNA 成熟需要核酸酶 Dicer，当 Dicer 缺失时，发现 HSC 会耗竭，因此 HSC 的功能发挥是需要 miRNA 的。特定的 miRNA 对 HSC 命运决定具有不同的作用。miR-125a 表达会增加 HSC 数量及其自我更新的能力。而 miR-126 通过促进细胞周期进程降低 HSC 的功能。miR-126 的调控作用和干细胞所在的环境有关，对急性髓系白血病干细胞，miR-126 会缩短其细胞周期进程，促进细胞更新能力。另外，miR-193b 会通过负反馈调控而抑制过度的 HSC 自我更新，从而保护 HSC。因此，miRNA 对 HSC 的功能是具有调控作用的，但在不同的环境下多样的调控模式，其机制还有待进一步的研究。而 lncRNA 除了在转录水平实现对基因表达的沉默，还可以通过招募染色质重构复合体到特定位点进而介导相关基因的表达沉默。例如，相应的 lncRNA 可以通过结合 PU.1，从而维持造血干、祖细胞中 PU.1 表达水平不会太高，保证 HSC 可以正常分化。而 Xist lncRNA 的异常表达，则通过形成抑制性染色质构象从而抑制了 Xist 表达，导致白血病的发生。目前，越来越多的 lncRNA 被报道，不同的 lncRNA 对正常及异常造血的作用还需要进一步的研究。

目前，越来越多的研究证明了表观遗传调控对细胞产生、维持和功能的重要性。造血谱系发育的过程是一个研究表观遗传调控生物学功能很好的工具，因为有大于十种的细胞类型均来自于一个共同的祖先 HSC。从 HSC 到髓系/淋系祖细胞，再到成熟血细胞，DNA 序列并没有发生改变，而正是表观遗传的改变，通过 DNA 甲基化、组蛋白修饰、染色质结构及非编码 RNA 的共同作用，激活或沉默特定阶段特定基因的表达，从而维持 HSC 的自我更新及向不同谱系的发育分化。HSC 也因为在正常的表观遗传的调控下，可以有条不紊地分化并发挥相应的细胞功能，成为机体中非常重要的构成成分。

五、造血干细胞的代谢调控

代谢活动是维持细胞各项生理功能的基本要素，但不同营养物质在 HSC 的代谢规律还很不清楚。近年来，越来越多的证据显示 HSC 以糖酵解作为主要能量来源，并受到诸多因素的调控，但哪些分子维持 HSC 糖酵解或其他糖代谢方式；其他营养物质代谢方式如何影响 HSC 干性；不同时期 HSC 代谢特性的内在基础有无共性等方面都有待阐明。

（一）低氧骨髓微环境

骨髓被认为是只有一定限度氧供的组织，因而 HSC 微环境的一个基本特征就是低氧压力，也被称为"低氧微环境"。除了供氧差外，骨髓内充满了血细胞，造血细胞的耗氧量相对较高，骨髓氧扩散模拟研究显示，距离最近的毛细血管几个细胞距离的地方，氧分压降至 1/10。骨髓内的平均氧分压大约为 55 mmHg，平均氧饱和度为 87.5%，因此可以说 HSC 可能位于一个严重缺氧的环境。许多早期的证据表明大部分的静息期和原始的 HSC 存在于血流减缓的骨髓区域中，如低氧标志物 pimonidazole 或 Hoechst 可被用来指示 HSC 位于低氧区；利用 1%～3% 的低氧条件体外培养 HSC，可促进红系、巨核系、粒系-单核系祖细胞的生成，并增强 HSC 体外扩增和骨髓重建功能。这些研究提示低氧可能有助于 HSC 干性的维持。

目前认为，微环境中细胞成分如成骨细胞、骨内巨噬细胞、内皮细胞、nestin$^+$ 的间充质干细胞等能够产生趋化因子、细胞因子、生长因子和黏合分子等成分而对 HSC 的干性维持和骨髓内滞留起着重要作用，HSC 会有独特的代谢特征。

（二）低氧环境下 HSC 的代谢

在分化的细胞中，线粒体的氧化磷酸化是在氧气存在下产生 ATP 的主要来源，它可以产生相当 18 倍于胞质糖酵解产生的 ATP。线粒体氧化磷酸化过程中，氧气是呼吸链上电子传递的最终载体。没有氧气存在时，呼吸链中形成的质子梯度将会瓦解，线粒体 ATP 产生将会终止。在低氧或者缺氧条件下，能量产生来源于胞质中的糖酵解，但 1 mol 葡萄糖仅产生 2mol 的 ATP，糖酵解过程中产生的丙酮酸最终转变为乳酸而补充 NAD$^+$ 来源。1861 年，Luis Pasteur 首先报道了氧气含量可调控葡萄糖发酵的速率，因而后来无氧条件下刺激导致的糖酵解被称为 Pasteur 效应，糖酵解的速率受到参与糖酵解过程中诸多酶类的表达量和活性的精确调控。虽然低氧刺激条件下糖酵解能提高能量供给，但这与大部分细胞会降低能量需求相比并不重要，关闭不必要的生物行为和功能对能量储备是必要的。比较生理学家 Kjell Johansen 将该过程称为"关闭飞行灯"。证据表明，HSC 处于代谢性的静息状态且在"飞行灯"的条件下持续性工作，并满足于从糖酵解中获得有限的能量，这个现象与在稳态微环境中的 HSC 处于静息状态相一致。

线粒体被认为是活性氧簇（reactive oxygen species，ROS）产生的主要来源，据估计 2% 的线粒体呼吸链电子流能导致氧自由基的形成。氧自由基的形成机制可能是由于呼吸链上电子的泄漏，而电子会和氧相互作用并将其还原成超氧阴离子。尽管超氧阴离子本身不是一个强氧化剂，但它是大多数其他氧自由基的前体，如包括具有高度活性的羟自由基和过氧化氮自由基。ROS 可消耗体内的自然抗氧化机制而导致大范围内的细胞损伤，ROS 被认为是一个重要的介导衰老和许多退行性疾病的成分，包括 HSC 功能异常和衰老。事实上，具有造血重建能力的 HSC 含有较低 ROS 水平，上调 ROS 水平会显著降低 HSC 的自我更新和静息状态，如 ATM 和 FOXOs 的缺失可导致 HSC 的功能受损就是最有力的证据。因此，我们推测 HSC 糖酵解的代谢表型不仅使它们免受低氧的危险，同时也能减少线粒体氧化磷酸化引起的氧化损伤

（三）HSC 糖酵解的调控机制

HIF-1 是目前已知调控低氧条件下细胞代谢的主要调控因子，HIF-1 在常氧条件下能被迅速地降解，HIF-1 调控着许多下游靶基因，涉及氧化应激、糖酵解和氧化磷酸化等多

个方面。HIF-1 能和组成型激活的 HIF-1 形成一个大的复合体，并在非干细胞的低氧条件下稳定存在，但在 HSC 中 HIF-1 似乎可以在常氧条件下稳定存在。HIF-1 蛋白的稳定可在很多机制下发生，例如 VHL 去泛素化酶 2 可介导 HIF-1 的去泛素化而维持其稳定性；能量感应分子 5-AMP 激活蛋白激酶 AMPK 和氧化还原传感器 SIRT1 也调控着 HIF-1 的稳定性；芳烃受体 AhR 也通过形成 AhR/aryl 芳烃受体核定位复合体后减少 ARNT 结合到 HIF-1 上从而下调 HIF-1 的信号，AhR 的拮抗剂被认为能够对人的 HSC 进行体外扩增；细胞骨架蛋白 Pfn1 通过调控 Egr1 参与 HIF-1 的水平维持及 HSC 代谢和在骨髓微环境中稳定；这些机制使 HSC 在低氧条件下存活下来，并且在最大限度上减少了氧化磷酸化引起的氧化损伤。

最近的研究提示，髓单嗜性病毒整合位点 1（myeloid ecotropic viral integration site 1, Meis1）在转录水平对 *Hif-1* 进行精细调控，*Meis1* 属于同源盒基因 Hox 家族中的一员，也是一个进化上非常保守的 DNA 结合转录因子。*Meis1* 在 AGM 期、胎肝期和成体期的 HSC 都有表达，并且在分化后有所下调。敲除 *Meis1* 是胚胎致死性的，并伴随多种造血和血管缺陷。*Meis1* 介导的 *Hif-1* 的转录提示无氧糖酵解特征和上调的 HIF-1 的表达水平可能是 HSC 一种内在的特性。到目前为止，Meis1 的精确作用还不是很清楚。研究结果也显示，除了 *Hif-1*，*Meis1* 也可通过 Hif-2/ROS/p16 途径调控 HSC 代谢和自我更新能力；*Meis1* 的敲除导致 HSC 中 *Hif-1* 和 *Hif-2* 的下调，并伴随 ROS 的上调及 HSC 静息状态的丧失，系统性地使用 ROS 清除剂 NAC 则可挽救 HSC 的功能。有意思的是，动员后人外周血 HSC 也采取类似方式获取能量，并通过 Meis1/Pbx1/HoxA9 转录增强 *Hif-1* 的表达，进一步提示这种代谢特性可能是 HSC 的内在特性（图 2-1）。

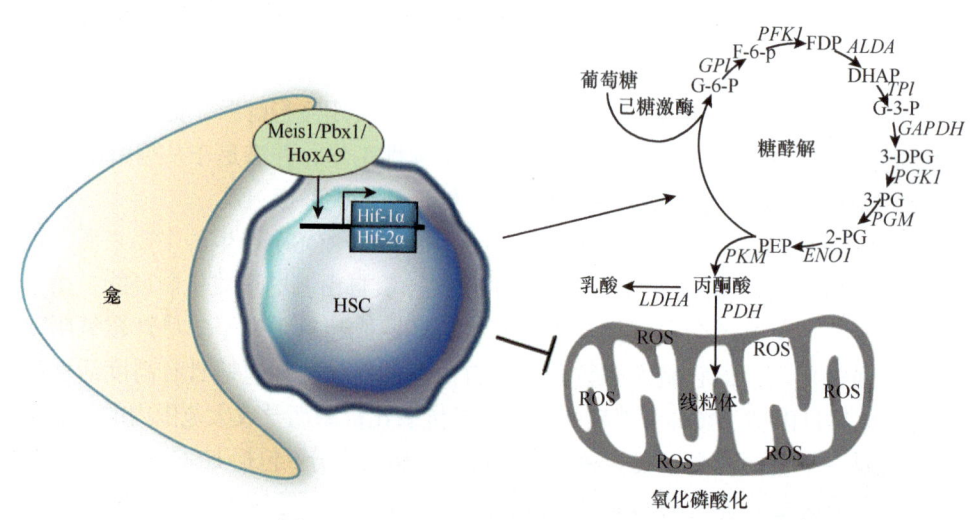

图 2-1　HSC 以糖酵解作为主要代谢方式

在 HIF-1 所调控的靶基因中，很多分子在 HSC 的功能和代谢中扮演着重要作用，这些分子包括 *VEGF*、*ADM*、*SDF1*、*SCF*、*Ang2*、*Angptls*、*IGF-2*、*p21*、*FOXOs* 等。此外，HIF-1 也直接激活许多糖转运载体和糖酵解相关酶类，如 GLUT1、LDHA、PKM2、PFKL 等，以及其他糖酵解相关的因子，如 Cripto 的转录。有意思的是，许多 HIF-1 的靶基因，如 *SDF1*、*SCF*、*Angptl*、*p21*、*FOXOs* 和 *Cripto* 等是调节骨髓微环境中 HSC 静息期的关键因子，说明HIF-1可通过自主性和非自主性的方式调控HSC的功能。

HIF-1同时也和在调控HSC活性中具有重要作用的Notch和Wnt信号之间有着相互影响，HIF-1和Notch受体的胞内结构域相互作用，稳定NICD并且增强了Notch靶基因的转录。HIF-1和β-catenin的相互作用降低了部分Wnt靶基因的转录，但增强了某些HIF-1靶基因的转录，这些研究表明细胞代谢、低氧条件和干性维持间的复杂而又重要的联系。

此外，HIF-1在正常发育造血中也起着重要的作用。*Hif-1*敲除而导致的多种神经管、心血管和造血缺陷对胚胎是致死性的。*Hif-1*敲除后卵黄囊（第一个确定的造血祖细胞的来源）体积变小，造血细胞数目也比野生型胚胎显著减少。近来对人类胚胎干细胞、间充质干细胞、HSC表达谱的分析发现，*Hif-1*的分布特征是所有这些类型细胞所共有的。

（四）线粒体代谢在HSC功能中的作用

虽然大量的证据显示HSC主要利用糖酵解作为能量的来源，但研究人员也同时注意到HSC仍保留了一定数量的线粒体，提示线粒体代谢可能也参与了HSC干性的维持。目前，HSC代谢中线粒体的作用还不是很清楚，但可能与HSC所处的阶段及其分化的状态等密切相关。最近，Bing Liu团队的研究提示早期的HSC氧化磷酸化水平处于相对较高的水平，这与成体HSC主要以糖酵解作为主要代谢方式似乎有很大的不同。此外，细胞需要能量来维持其增殖，因而HSC在从静息状态进入增殖或分化状态时，其能量代谢方式也必将改变。处于静息期的HSC其ATP合成更多地来源于糖酵解而非氧化磷酸化，但细胞进入增殖和分化时还需要大量用以合成氨基酸、脂类和核苷酸的前体物质，该类化合物的碳架合成依赖于三羧酸循环所产生的多种中间产物，因而，HSC中的线粒体储备为其细胞命运改变奠定了基础。有意思的是，研究发现虽然HSC中的线粒体数量似乎很充足，但是大多处于失活的状态，这进一步说明这些线粒体是为HSC的扩增和分化过程中的能量产生起着储备作用。虽然糖酵解可快速产生ATP以供应生物大分子的合成，但快速增殖往往受限于三羧酸循环所产生的多种中间产物供应。因此，通过限制底物及氧摄取从而调控三羧酸循环可能是决定HSC命运的另一种方式。

线粒体的合成受到多个相关因子的调控，如LKB1和PGC-1等。*LKB1*的靶向敲除可导致HSC功能的严重受损。有趣的是，LKB1缺失的HSC表型和HIF-1缺失的HSC的表型类似，伴随着HSC静息状态的丧失及HSC、祖细胞增殖的加速，并与HSC线粒体数量或功能的缺陷息息相关。PGC-1包括PGC-1α和PGC-1β，是过氧化物酶体增生物激活受体（PPARγ）共激活剂，PGC-1α还同时调控多种ROS解毒酶的产生，并受转录因子c-Myc的调控。c-Myc缺失的HSC可正常存活与增殖而不能分化，该结果提示c-Myc对处于增殖状态的祖细胞而非处于静息期的干细胞所必需。在低氧条件下，E3泛素连接酶Fbxw7的上调可控制c-Myc的表达，并参与HSC的周期调控。另外，鸟苷酸交换因子结合蛋白（GTP酶相关的免疫连接结合蛋白5）的靶向敲除也可下调线粒体的电势而导致HSC静息状态的丧失。线粒体的功能异常可进一步促进ROS的大量产生而损害HSC的功能。但是，这些具有线粒体缺陷的HSC是否存在糖酵解途径的异常，以及敲除的线粒体相关调控基因是否与HIF-1水平存在相关性等诸多问题，都值得进一步探讨，深入揭示线粒体氧化磷酸化在 HSC 命运中的作用同样非常关键。

许多研究提示 HSC 中也可检测到三羧酸循环代谢物，最典型的例子是急性髓系白血病中可检测到编码柠檬酸脱氢酶 IDH1 和 IDH2 基因的恶性突变，IDH1 和 IDH2 分别定位于胞质和线粒体，并催化异柠檬酸向 α-酮戊二酸（2-OG）转变。IDH1 在无氧状态下发挥功能，IDH2 是三羧酸循环中的关键酶，IDH1 和 IDH2 突变的细胞，不能催化 2-OG 的产生，但却会导致大量 2-羟戊二酸（2-HG）产生。2-OG 是介导 2-OG 依赖性酶 TET2 发挥正常生理功能的前提，TET2 编码 2-OG 依赖的氧合酶催化 5mC 向 5hmC 转换，进而引起 DNA 的去甲基化。TET2 缺失可促进 HSC 的自我更新及向髓系转变，从而导致骨髓增生异常综合征及急性髓系白血病的发生，突变体 IDH 模拟了 TET2 缺失而导致的功能异常，这也说明胞嘧啶甲基化作为主要的 DNA 修饰方式可能在 HSC 表观调控方面具有重要作用。

（五）其他代谢信号

干细胞在增殖过程中，可感知不同的生长信号及糖、氨基酸等营养物质而激活 PI3K/AKT/mTOR 信号途径。近来研究发现，HSC 中存在非 AKT/mTOR 信号调控的代谢信号。抑癌基因丝苏氨酸激酶 LKB1 可感知 AMP/ATP 比例并调控 AMPK 活性，而磷酸化的 AMPK 抑制 mTOR 信号，进而降低细胞的生长或增殖能力。因此，LKB1/AMPK 通过感知 ATP 水平而调控细胞的代谢。

（六）不同发育阶段 HSC 中的代谢调控

目前认为 HSC 的代谢特性并非在其生存周期中一成不变，而是随着生命体的需求而改变。在 HSC 的不同细胞阶段，如发生、增殖、分化、稳态和衰老时期，HSC 可能具有相应特异的代谢特征和分子基础。这可能与不同时期 HSC 内在状态及所处微环境相关：如胎肝期和成体期的能量代谢方式可能有所不同；此外，HSC 从静息状态进入增殖并分化为各系祖细胞和终末细胞时，其代谢的模式可从胞质糖酵解转为线粒体的氧化磷酸化。事实上，HSC 的分化能力严格依赖于其激活线粒体氧化磷酸化的能力。

由于 HSC 数量稀少，常规的代谢研究手段不能满足于 HSC 各项代谢指标的检测，许多新型仪器和代谢检测技术的发展，使 HSC 代谢研究成为可能并不断推进。如近几年开发的 Seahorse XF 能量测定仪，可在少量的 HSC 上测定氧耗量和产酸率，简化了 HSC 糖代谢指标的测定；液相色谱-质谱（LC-MS）等技术的开发已应用于不同营养物质代谢中间和最终产物的测定；代谢组学技术的深入发展，为在有限数量 HSC 上进行系统性研究 HSC 代谢调控提供了可能。此外，由于细胞的能量代谢实质是生物的氧化还原反应，即氢原子（或电子）通过细胞内多种辅酶，如辅酶 I（nicotinamide adenine dinucleotide，NAD^+）和辅酶 II（nicotinamide adenine dinucleotide phosphate，$NADP^+$）的加氢或脱氢形式来实现电子转移或能量释放。利用分析氢转移的变化（如 NAD^+/NADH 和 $NADP^+$/NADPH），将能更精确地定位能量的来源和变化，以精确阐明 HSC 的代谢特性。

由于 HSC 所处的不同发育阶段和状态异质性，以及糖类、脂肪和氨基酸三大营养物质的代谢过程相互联系、相互影响，导致 HSC 代谢的基本规律和调控机制至今尚未阐明。

针对这些问题，利用液相色谱-质谱分析代谢产物、单细胞测序及代谢组学等干细胞代谢研究技术，结合转基因或基因敲除动物模型、骨髓移植模型等多学科综合手段，阐明不同时期小鼠和人HSC的基本代谢规律与调控机制，将为血液性疾病的治疗提供潜在的HSC来源和新的策略。HSC及其他类型干细胞代谢组学研究，是近年非常活跃的生物研究领域之一，这一领域的拓展使科研人员可以从新的视角理解干细胞生物学和疾病发生学。

（董　芳　田　晨　汪晓敏　袁卫平　郝　莎　王前飞　李玥莹　郑俊克　程　涛）

第三节　造血干细胞的衰老及其调控

HSC位于血液系统分化等级的顶端，经过不断分化产生各种成熟的血液细胞。越来越多的研究表明，免疫系统的衰老起始于HSC的衰老。HSC衰老导致HSC再生潜能下降，直接影响淋巴细胞的生成。研究HSC的衰老及其调控机制，有助于改善HSC的再生能力，有助于增强老年人的免疫系统，对抗各类疾病，提高老年人的整体生命力和健康质量。

一、HSC衰老的表型

因为衰老是一个渐变的过程，所以衰老相关表型有时会模糊不清。经过一系列的研究，年轻和衰老HSC的差异基本明确。年轻HSC定位极为接近骨内膜，它可以从骨髓动员到外周血实现免疫功能，也可以重新归巢到骨髓微环境。年轻HSC受到内在和外在信号的精细调控，保持高度自我更新和再生潜能，具有平衡分化为淋系和髓系祖细胞的能力。

随着年龄的增长，HSC积累了很多突变，骨髓微环境也发生了变化，内在和外在环境的改变导致衰老HSC出现了多种功能变化。衰老HSC的特征总结如下：衰老HSC从骨髓动员到外周血的能力减弱；衰老HSC从外周血归巢到骨髓的能力减弱，而且定位相对远离骨内膜区域。通过分析细胞表面标志免疫表型发现，衰老HSC数量增多；通过体内连续移植实验和体外增殖实验发现，衰老HSC自我更新能力下降；衰老HSC谱系分化偏移到髓系细胞，淋巴细胞生成存在缺陷。

二、HSC衰老的机制

（一）HSC衰老的细胞生物学机制

1. 单个衰老HSC功能的改变　尽管很早之前就知道衰老会引起HSC数量增多，但是其机制仍然不是很清楚。有观点认为衰老引起HSC数量增多是一种补偿机制，补偿衰老HSC在功能上的衰减。然而，这种假设也受到了挑战。比如年轻HSC和衰老HSC具有一个类似的细胞分裂频率。根据HSC分裂生成子代细胞的命运，HSC的分裂模式包括3种：自我更新对称分裂（子代细胞是两个干细胞）、不对称分裂（子代细胞是一个干细胞和一个祖细胞）、分化对称分裂（子代细胞是两个组细胞）。有研究发现，衰老HSC自我更新对称分裂的比例增加，这可能是HSC数量增多及其分化潜能下降的细胞生物学原因。此外，衰老HSC对外在信号或者年龄相关的系统性和HSC微环境因子的相应能力有所改变，因此也有观点认为细胞外在因素可能也是导致衰老HSC数量增多的原因。然而，把衰老HSC移植到年轻受体小鼠中发现，衰老HSC数量依然增加。因此，目前相关研究有一个共识，主要是细胞内在机制引起衰老HSC数量增多，而细胞外在机制只贡献有限的作用。

2. 衰老HSC库的改变 之前人们认为衰老HSC由淋系分化向髓系分化偏移是由于单个HSC分化潜能发生了改变。然而，通过功能验证实验发现，HSC在功能上有异质性。依据HSC的分化潜能，HSC可以分为三类：髓系偏向性、淋系偏向性和平衡性HSC。因此，目前的观点是衰老引起的谱系分化偏移是由于HSC库的组成发生了改变。与淋系偏向性和平衡性HSC相比，髓系偏向性HSC的数量随着年龄的增大而增多。显著地，HSC的克隆分析发现，衰老骨髓中不但含有更多数量的髓系偏向性HSC，而且衰老HSC的增殖能力及归巢到骨髓的能力都比年轻HSC低。综上所述，HSC库组分的改变及单个HSC的功能变化，共同导致衰老HSC分化潜能的改变。

3. 衰老HSC极性的改变 最近在不同的干细胞系统都发现，细胞极性和干细胞衰老有关。在衰老HSC中，细胞黏附能力发生改变，这暗示衰老HSC的极性也发生了改变。全基因组关联分析（GWAS）发现，小RHO GTPase蛋白CDC42（cell division control protein 42）在人类单核血液细胞中的表达量与衰老和发病呈正相关。衰老小鼠的多种组织中也发现CDC42的活性增高。CDC42作为一个二元分子开关，打开GTP-结合状态并关闭GDP-结合状态。这发生在HSC响应各种刺激的过程中，包括响应生长因子、细胞因子、细胞-细胞相互作用及整合素介导的细胞-细胞外基质相互作用。研究发现CDC42的活性在衰老HSC中增加，并导致HSC的衰老。CDC42活性的增加会引起衰老HSC极性丢失，牵涉到微管蛋白、CDC42蛋白、核内乙酰化H4K16，以及其他细胞极性标志的随机分布。进一步发现，衰老HSC中Wnt5a蛋白表达量的显著表达不但使HSC由经典的Wnt信号模式转换成一种非经典的活性模式，而且激活了CDC42的活性，进而导致HSC的衰老。更为重要的是，抑制CDC42或者Wnt5a的表达，都可以让衰老HSC在功能上恢复年轻。综上所述，细胞极性丢失是衰老HSC的一种新的表型，Wnt5a表达增加所引起的非经典的活性模式，以及CDC42活性增加所引起的极性丢失在HSC的衰老过程中都发挥着重要的促进作用。

（二）HSC衰老的分子生物学机制

1. 差异表达基因分析 通过高通量转录组比较分析年轻和衰老HSC的分子差异，可以鉴定出很多与衰老相关的基因及其潜在的分子生物学机制。在衰老HSC中，淋系生成基因普遍下调，髓系生成基因普遍上调，这种基因表达模式与衰老HSC偏向髓系分化相的表型相一致。细胞-细胞相互作用调节分子P-选择素、ICAM1及NF-κB在衰老HSC中表达增加，这表明衰老HSC可能具有促炎性的状态。蛋白质折叠相关蛋白如HSP8（heat shock protein 8）和Dnajc3（DNAJ/HSP40 homolog subfamily C3）也在衰老HSC中上调，这暗示衰老 HSC 可能具有受损的蛋白质完整性或者蛋白质错误折叠。总而言之,通过分析年轻和衰老 HSC 的表达谱差异,不仅有助于鉴定新的衰老干细胞标志,而且有助于揭示衰老 HSC 或者其他干细胞的调控机制。

因为之前的基因表达所分析的 HSC 存在异质性,年轻 HSC 库是平衡性的,而衰老 HSC 主要是髓系偏向性 HSC。为了得到更精细的结果,Margaret Goodell 实验室在最新的研究中对最纯的具有最高自我更新潜能的 HSC 群体进行转录组和表观组的表达分析。该 HSC 群体是髓系偏向性 HSC,表型和功能活性在年轻和衰老小鼠中比较一致。信号通路分析表明,大约 19% 的衰老相关差异表达基因反映出 TGF-β_1 信号通路在衰老 HSC 中降低。TGF-β_1 信号通路在小鼠胚胎发育时期对血液发育及内皮细胞功能是必需的,但是在 HSC 衰老所扮演的角色还是未知的。此外,编码核糖体蛋白的基因在衰老 HSC 中表达增加。虽然在酵母和线虫中下调核糖体基因有助于延长寿命,但是这些核糖体蛋白在哺乳动物干细胞衰老中的功能还是未知的。单细胞测序技术的发展将 HSC 衰老研究向前推进。通过对年轻和衰老的 HSC 进行单细胞测序后发现衰老的 HSC 呈现血小板分化偏移倾向。研究人员通过抑制 FOG1 转录因子进而抑制血小板分化后发现,HSC 呈现增强的淋系分化趋势。这就证明 HSC 在衰老过程中出现的偏向血小板分化倾向导致其向淋系分化减弱。另外一个应用单细胞测序技术探索 HSC 衰老的研究表明调节细胞周期和分化的分子通路的改变是导致 HSC 衰老的原因。全基因分析衰老和年轻 HSC 的基因表达差异,有助于发现一些未知的和特异的通路或基因对 HSC 衰老有重要调控功能。这些发现有助于全面揭示 HSC 衰老的表型及其相关的分子生物学机制。

2. 氧化压力与线粒体蛋白折叠压力 衰老的一个经典理论是长期积累的细胞内损伤会引起衰老。导致衰老损伤的原因及其结果一直是人们非常感兴趣的问题。线粒体中积累的活性氧(ROS)影响线粒体 DNA(mtDNA)的复制和转录,从而导致线粒体功能障碍。线粒体损伤及端粒消减被认为是细胞衰老的重要原因。然而,关于这个理论在 HSC 衰老中是有争议的。因为在生理条件下,衰老 HSC 的 ROS 水平实际上和年轻 HSC 相比并没有明显的升高。遗传分析发现,mtDNA 突变也没有直接影响 HSC 的功能。因此,还需要更多的研究去明确地分析 mtDNA 突变、代谢压力及氧化损伤对 HSC 衰老的影响。

成体干细胞主要保持一种代谢不活跃的静止状态,但是在组织更新时便会进入代谢活跃的增殖状态,线粒体生物合成也会增加。Danica Chen 实验室在最新的研究中,利用 *SIRT7* 缺陷模型揭示了线粒体生物合成与 HSC 衰老的关系。线粒体中的蛋白质必须正确折叠才能正常发挥功能。当蛋白质折叠出错时,线粒体的未折叠蛋白反应(mitochondrial unfolded protein response,UPRmt)是由 SIRT7 蛋白帮助细胞应对线粒体蛋白折叠压力(mitochondrial protein folding stress,PFSmt)。*SIRT7* 突变的 HSC 具有增强的线粒体蛋白折叠压力,减少的静止状态及受损的再生潜能。与之一致的是,HSC 中 SIRT7 的水平会随着年龄的增长而下降。在衰老 HSC 中上调 SIRT7 的水平则可以改善 HSC 的再生潜能。这些结果表明,线粒体的未折叠蛋白反应的失调会导致 HSC 的衰老,通过降低线粒体的活性并提高它们处理压力的能力,可以让衰老 HSC 恢复活性。

3. DNA 损伤与 DNA 复制压力 基因组 DNA 损伤积累及端粒缩短是解释细胞内衰老

机制的另外一个著名理论。随着年龄的增长，DNA损伤积累干扰正常的细胞功能，导致细胞衰老。端粒是染色体末端的特殊结构，保护染色体的完整性并防止DNA损伤激活。参考其他细胞系统，科学家假设衰老HSC再生潜能的降低可能是因为依赖于衰老引起的DNA损伤积累或者端粒缩短。支持这一假设的实验是，人类和小鼠衰老HSC都具有较多的γH2AX位点，该位点被认为是DNA损伤的标志。此外，功能失调的端粒酶的第三代小鼠具有缩短的端粒和早衰的HSC表型。然而，DNA损伤和端粒缩短的衰老理论在HSC生物学中还存在争议。因为只有 *Xrcc1*、*Blm* 和 *Xab2* 等少数DNA修复相关基因在衰老和年轻HSC中存在差异表达。重要DNA修复基因（如 *Ercc2*、*Ku80*、*Mtr3*）敲除的小鼠中，在稳态条件下HSC并没有出现衰老相关的衰竭。此外，小鼠HSC表达非常低水平的端粒酶，而且过表达端粒酶也没有改善HSC在连续移植实验中的自我更新潜能。这些研究表明我们还需要其他更多的研究去确定DNA损伤及端粒削减在HSC衰老中的角色。

关于DNA损伤与HSC衰老存在争议的一个很重要的原因是，还不清楚到底是什么原因导致损伤，这些损伤又是如何引起衰老HSC的功能退化的。衰老HSC虽然积累γH2AX，但是没有显示可检测水平的DNA损伤及DNA损伤反应的激活。进一步研究发现，ATR信号在衰老HSC中会被活化，DNA复制压力相关蛋白的丰度增加，伴随着γH2AX位点的增多。这些结果表明，衰老HSC虽然没有显示增加的DNA损伤反应，但是遭受着复制压力。通过比较年轻和衰老HSC的表达谱发现，衰老HSC中的MCM4和MCM6两种蛋白质水平下降，MCM复合体不能正常工作从而诱发DNA复制压力。DNA复制压力会让衰老HSC的DNA复制出现停滞，细胞核内染色体断裂标志53BP1的数量增加，进而引起HSC功能退化。此外，与复制压力相关的损伤在衰老HSC中无法被正常修复，导致编码核糖体组件的基因复制也发生异常，核糖体组装受损，从而无法产生足够量的蛋白质来维持细胞功能。这一状态被称为核糖体生成压力。衰老HSC遭受损伤的来源包括DNA复制压力及核糖体生成压力，所有这些细胞压力状态会使衰老HSC再生造血系统的功能退化。

4. 表观调控与HSC衰老　目前干细胞领域的很多研究表明，干细胞自我更新的潜能依赖于表观信息准确传递给子代细胞。然而，表观稳定性与干细胞衰老的相关性刚开始研究。DNA或者组蛋白的表观状态是由多亚基蛋白复合体所调节的。DNA甲基转移酶（DNMT）、组蛋白甲基转移酶或组蛋白乙酰转移酶将HSC特异的DNA和组蛋白修饰复制到新生产的DNA链上，衰老HSC的这些表观状态的改变，可能会引起功能的改变。

其他一些研究也表明，染色体修饰相关的基因在衰老HSC中出现下调，这些基因包括 *Smarca4*、*Smarcb1*、*Hdac1*、*Hdac2* 和 *Hdac6*。此外，调控DNA可及性的基因如sirtuins在衰老HSC中也都出现了下调。*SIRT1* 敲除的HSC出现类似衰老的表型。*SIRT3* 对年轻HSC的维持没有影响，但是在压力和衰老条件下对HSC的维持具有重要的功能。在衰老HSC中上调 *SIRT3* 的表达可以改善衰老HSC的再生潜能。最近也报道了 *Sirt6* 敲除导致Wnt信号激活，引起HSC过度增殖，进而影响HSC衰老。重要的是，利用Wnt通路抑制剂ICG001可以逆转这一过程。以上这些报道说明sirtuins蛋白及其他表观修饰因子在 HSC 的衰老中扮演重要角色。

5. 微环境与 HSC 衰老　如上所述，调控 HSC 衰老的分子机制被认为主要是由 HSC 内在因素调控的。然而，一些新的数据也突出了 HSC 外在因素在驱使或加剧 HSC 衰老中有着潜在的重要作用。下文将总结近期发现的 HSC 微环境分泌因子及系统性因子对 HSC 衰老的影响。

HSC 微环境与 HSC 动态相互作用，协调 HSC 的存活、增殖、自我更新及分化。HSC 微环境由多种不同类型的细胞组成，这些细胞局部分泌很多因子调控 HSC 的命运。目前已经明确的 HSC 微环境分泌因子包括：干细胞因子（stem cell factor，SCF）、CXCL12、血小板生成素（thrombopoietin，TPO）、Notch 信号活化剂、Wnt 配体和血管生成素等。尽管很早人们就知道衰老会引起骨髓环境的改变（比如骨形成降低、脂肪生成增加、ECM 组分改变等），但是很少有研究深入比较年轻和衰老 HSC 微环境的差异。依赖新发展的成像技术，最新的一个研究发现了年轻小鼠的血管内皮细胞中，Notch 信号激活增加 $CD31^+$ 和 $PDGFRβ^+$ 血管周细胞，动脉生成及 SCF 的水平，从而维持 HSC 在骨髓的数量膨大。然而，在衰老小鼠中，微环境形成的血管数量明显减少，从而影响 HSC 的功能。有趣的是，在衰老内皮细胞中重新激活 Notch 信号可以恢复 HSC 微环境的功能。这些发现表明，衰老可以通过影响骨髓微环境的各种细胞类型及信号通路，进而影响 HSC 的衰老。

系统性因子指的是在远端分泌并通过血液循环在整个机体流动的调控因子，包括细胞因子、Wnt 信号、激素及神经肽等。虽然系统性因子对骨髓微环境和血液生成有影响，但是引起 HSC 衰老的系统性因子及其作用的机制还不是很清楚。有研究发现将年轻 HSC 移植入衰老的受体小鼠之后，年轻的 HSC 也会出现一些衰老相关的表型。原因是衰老骨髓基质细胞分泌增高水平的 RANTES（促炎性 CC-催化因子配体 5，CCL5），导致了 HSC 向髓系分化偏移。骨髓微环境中的 Wnt 信号对 HSC 的维持和衰老也具有精细的调控作用。Hartmut Geiger 实验室发现，CDC42 蛋白水平升高导致 HSC 衰老，是由于 HSC 外在的 Wnt5a 表达增加导致的。Wnt5a 升高引起 HSC 内在的 Wnt 信号由经典信号变为非经典的信号，进而导致 HSC 极性丢失和 HSC 功能衰老。综上所述，衰老会引起 HSC 微环境信号的改变，HSC 微环境信号及内在细胞存在对话，微环境和内在信号共同调节 HSC 的衰老。

6. 衰老 HSC 的活性恢复　随着人们对 HSC 衰老的细胞生物学机制及分子调控机制的深入了解，我们不但已经确认 HSC 的衰老是可以减弱或者延迟的，而且越来越多的策略可以用来逆转 HSC 的衰老。2003 年发现，饮食限制可以减缓小鼠 HSC 的衰老并增强 HSC 的功能。这可能是由于饮食限制介导的干细胞中 IGF-1/PKA 通路下调引起的，因为后续的研究发现抑制 IGF-1/PKA 通路可以恢复 HSC 衰老相关的表型。如上所述，衰老 HSC 中 mTOR 的活性被激活了，而 mTOR 抑制剂西罗莫司不但可以恢复 HSC 的自我更新和再生潜能，而且可以延长寿命。类似地，衰老 HSC 中活性氧和 p38 磷酸化通路激活，实施抗氧化治疗或者 p38 抑制剂处理都可以延长 HSC 在连续移植实验中的寿命。

干细胞因为具有自我更新的能力，所以在理论上是不会衰老的。然而，大多数干细胞，包括造血系统的 HSC 在衰老情况下功能会受损。很多实验室的研究已经确定，免疫表型定义的 HSC 在衰老的人类和小鼠中都呈现数量增加的现象，但是淋巴细胞生成的能力减弱，导致一个髓系细胞占主体的血液系统。髓系主导的生物学机制包括 HSC 库中髓系偏向性 HSC 克隆增加，以及单个 HSC 的淋巴分化潜能削弱。虽然目前已经知道 *DNMT3A*、*TET2* 和 *TP53* 等一些基因的突变会导致 HSC 具有竞争优势，但是衰老克隆血液发育的分子机制还有待揭示。因为血液系统功能衰退可能会引起很多衰老相关的血液疾病，所以揭示 HSC 衰老的机制有助于增加老年人的免疫能力，增进老年人的健康。

HSC 衰老的调控机制包括细胞外在机制和内在机制。内在机制被认为是其主要作用，包括氧化压力、线粒体蛋白折叠压力、端粒缩短、DNA 损伤、DNA 复制压力、遗传调控及表观遗传协调基因表达等。HSC 在衰老过程中受到哪些分子调控，这些分子怎样引起干细胞功能衰退，依然是有待深入研究和需要迫切解决的科学问题。如果 HSC 的衰老是由于积累的 DNA 损伤导致的，那么 HSC 衰老的逆转是很难的。如果 HSC 的衰老是由于遗传调控或者表观遗传调控失调引起基因表达改变导致的，那么 HSC 的衰老是可逆的。目前已经有多个实验室证明，抑制 mTOR 信号、Wnt5a-CDC42 通路及 p38-MAPK 通路等，可以减缓或者逆转 HSC 的衰老。这些研究说明 HSC 的衰老是由于多种通路的改变引起的，未来的研究有必要分析每个通路在 HSC 衰老的贡献程度及不同通路的协同作用。因大多数 HSC 衰老的研究采用的是小鼠模型，所以从小鼠到人类的转化医学研究将是一个充满前景的领域。虽然在干细胞衰老研究中很多问题和争议依然存在，但是综合分析遗传和表观调控网络、DNA 损伤信号及微环境相互作用在 HSC 衰老中的作用，有利于进一步揭示 HSC 衰老的调控机制并为逆转衰老 HSC 提供干预策略。

（徐庞连　王建伟）

第四节　造血干细胞的病理作用

HSC 在血液系统疾病（例如骨髓衰竭性疾病、骨髓增殖性肿瘤、白血病等）及某些非血液系统疾病的发生、发展及预后中发挥重要作用，了解 HSC 在这些疾病中的病理作用，有助于疾病的诊断与治疗。

一、骨髓衰竭性疾病

HSC 在维持正常骨髓造血中发挥了重要作用，作为造血的"种子"，自身的干性维持、更新及衰老与造血微环境、造血调控因子的密切联系，三者互为联动。骨髓衰竭（bone marrow failure，BMF）是临床血液病中一大类，既有先天性 BMF，也有后天获得性 BMF。这里主要论述常见的几种获得性 BMF 中 HSC 病理机制的关键问题。获得性 BMF 是后天因素造成 HSC 增殖、分化和成熟紊乱，导致 HSC 池功能和/或数量异常，继而一系或多系血细胞减少，临床常见的有再生障碍性贫血（aplastic anemia，AA）、阵发性睡眠性血红蛋白尿症（paroxysmal nocturnal hemoglobinuria，PNH）、骨髓增生异常综合征（myelodysplastic syndrome，MDS）。

（一）再生障碍性贫血

AA病理机制中的"种子（HSC）"、"虫子（活化T细胞）"和"土壤（niche）"学说堪称经典（图2-2）。AA患者经强烈免疫抑制治疗抑制T细胞功能可以获得60%～80%的疗效，证明了活化T细胞介导的HSC池衰竭是核心环节，而造血干细胞移植给予健康的HSC能够治愈约80%的患者也证明了HSC不是AA发病机制的起始环节。AA患者造血微环境中的脂肪细胞增多也是不利于HSC造血，加重骨髓衰竭的环节之一。

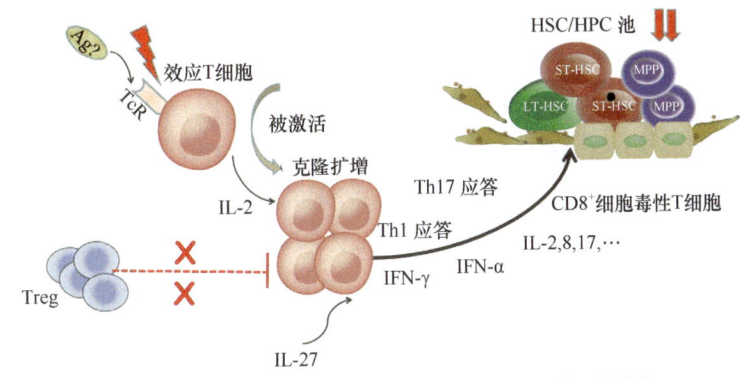

图2-2 再生障碍性贫血：免疫介导的造血干细胞损伤

但是，最新的研究表明，36%的AA患者HSC存在至少一种髓系肿瘤基因突变，发生频率＞5%的突变基因有BCOR和BCORL1（9.3%）、PIGA（7.5%）、DNMT3A（8.4%）及ASXL1（6.2%），突变患者中又有36%的患者存在2种及以上突变基因。这种克隆性造血应该是骨髓衰竭环境下残留的HSC在压力性造血环境下自适应的一种造血模式的改变。AA患者HSC克隆性造血的临床及病理意义：预后良好突变类型（BCOR、BCORL1、PIGA）可获得良好的近期疗效及远期生存，而DNMT3A、ASXL1、TP53、RUNX1、JAKs、CSMD1等突变患者近期疗效差，远期生存率低；AA患者HSC出现预后不良基因突变提示HSC有逐步向髓系恶性克隆演变的风险。

AA伴克隆性造血的认识最早可追溯至著名的"Dameshek之谜"。1967年，美国血液学奠基人之一的William Dameshek观察到AA患者常合并PNH，AA与PNH临床表现有交叉性，部分AA患者病程后期呈现低增生性白血病。由此，Dameshek提出如下设想：AA、PNH与低增生性白血病有何共同点？目前认为，AA患者出现PNH克隆是免疫介导HSC损伤效应下筛选出来的优势克隆，间接证明了患者免疫介导的骨髓衰竭在病理机制中的重要性，且这部分患者对免疫抑制治疗有较好的疗效；AA患者有向白血病发展风险反映了HSC克隆性造血多次积累突变，逐渐由间变克隆向恶性克隆发展的动态过程。

克隆性造血是指具有独特遗传学和/或分子物学标志的HSC维持自我更新及增殖的造血模式行为。AA患者存在髓系肿瘤相关基因突变的克隆性造血似乎难以理解，而非血液系统疾病人群,甚至健康老年人亦存在克隆性造血的事实将会拓宽对克隆性造血的认识。2014年12月,来自哈佛医学院和华盛顿大学的3个研究团队的研究成果证实,已认知的髓系肿瘤基因突变不仅存在于实体瘤患者,还存在于心血管疾病、糖尿病和精神疾患这些非血液系统疾病人群及健康人群,最常见的突变基因包括 *DNMT3A*、*TET2* 及 *ASXL1*。随着患者年龄增长,克隆性造血发生率逐渐增高:40岁以下人群较为罕见,50岁以下发生率极低(1%),而60岁以上可达到5%,65～70岁及以上可高达10%。从干细胞生物学角度看,HSC 在维持自我更新和不对称分裂过程中 DNA 复制存在随机突变的可能性,每个 HSC 基因突变的累积次数为(1.3±0.2)次/10年。因此,不难理解,随着年龄增长及干细胞老化,基因突变导致的克隆性造血呈渐进性增高趋势。伴克隆性造血的健康人群发生血液系统肿瘤性疾病的风险是非克隆性造血者的11.1～12.9倍。

除先天性 BMF 外,HSC 自身功能缺陷导致的获得性 AA 比较罕见,占5%～10%(图2-3)。主要有以下两种形式:HSC 胚系突变及 HSC 端粒缺陷。HSC 造血重要调控基因存在胚系突变,导致 HSC 造血池功能的衰减,目前已发现的胚系突变基因及突变类型有 *MPL* 纯合子(c.1248G>A, p.Trp416Stop; c.1180C>T, p.Pro394Ser),*THPO* 纯合子(c.112C>T, p.R17C),*SBDS* 杂合子(intron 2 258+2 T>C),*GATA-2* 杂合子(c.1114G>A, p.A372T; c.1123C>T, p.L375F; c.1017+572 C>T; c.229+1 G>A),*SLX4* 杂合子(c.929G>A, p.Arg310Gln; c.1243G>A, p.Glu415Lys; c.1573C>A, p.Arg525Ser; c.1367-2A>G splice site loss; c.1799C>T, p.Pro600Leu; c.3424T>C, p.Ser1142Pro)。

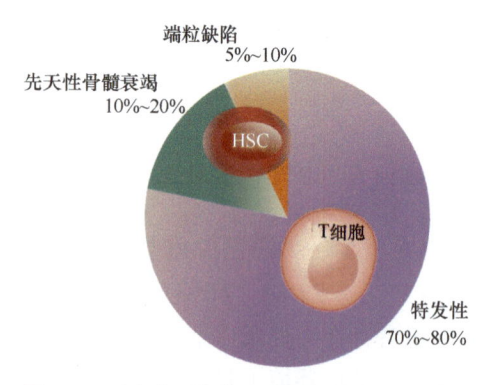

图2-3 再生障碍性贫血病因及病理生理学分类

有研究报道发现,约1/3的 AA 患者外周血白细胞端粒缩短,且随着病情的加重端粒耗损加重,正常人随着年龄增长,每年端粒耗损约36bp,而 AA 患者每年端粒耗损约216bp。端粒保护机制对于复制增生活跃的 HSC 进行正常的细胞分裂,维持遗传物质的稳定性发挥了重要作用。端粒病的临床表现形式有肝硬化、肺纤维化、AA(高风险向 MDS 发展)及先天性角化不良。所以,端粒缺陷对 HSC 的影响体现在:加速 HSC 自身耗竭,形成压力性造血;促进 HSC 基因组不稳定,染色体易发生结构性易位;继而形成恶性造血克隆。目前,已报道的 AA 患者发生的与端粒保护机制缺陷有关的突变有 *TERT*(约4%)、*TERC*(约4%)、*TIN2*(约1%)、*TRF1*(约1%)及 *TRF2*(约1%)。对于这部分 AA 患者,免疫抑制疗效差、复发率高、恶性克隆性演变风险高、生存期短,应积极考虑异基因造血干细胞移植,不建议免疫抑制治疗。

(二)阵发性睡眠性血红蛋白尿症

阵发性睡眠性血红蛋白尿症(PNH)是起源于 HSC 的获得性 X 连锁基因 *PIG-A*(phosphatidylinositol glycan glass A,磷脂酰肌醇多聚糖 A)体突变造成的非恶性克隆性疾病，PIG-A 是合成细胞膜表面锚蛋白糖基磷脂（GPI）所必需的，因此带有 PIG-A 突变的 HSC（PNH 克隆）及其后代终末分化成熟细胞，如红细胞、粒细胞、血小板等均表现为 GPI 锚链蛋白的缺失。PNH 患者的主要临床表现有：红细胞 PNH 克隆导致的补体介导的慢性血管内溶血；PNH 克隆性 HSC 介导的骨髓衰竭；中性粒细胞及血小板 PNH 克隆导致的静脉血栓形成；长期慢性血管内溶血导致的血管 NO 过度清除，继而导致平滑肌功能障碍及动脉血管收缩；长期慢性血管内溶血导致肾功能不全。

PNH 克隆性 HSC 介导的骨髓衰竭有以下几种机制：①PNH 克隆逃避机体免疫监视，因为有些 GPI 锚链蛋白，如 UL16 结合蛋白 1、2 是 NK 细胞和 T 细胞介导杀伤效应的靶抗原；②缺乏 GPI 锚链蛋白使得 PNH 克隆 HSC 获得增殖优势，通过多次亚克隆突变获得；③PNH 克隆具有抵抗凋亡的优势。

研究还发现，PIG-A 基因突变不仅可作为始动因子诱发其他体细胞基因突变或 PIG-A 亚克隆生成；更重要的是，无论是正常 HSC 还是病理性 HSC，NTNG1、MAGEC1 基因克隆性突变均可独立出现甚至先于 PIG-A 基因突变，证实 PIG-A 基因作为其他突变基因的亚克隆存在。PIG-A 基因既可作为原发突变诱发其他体细胞突变又可继发于后者，单独或协同其他基因损伤骨髓健康 HSC 造血功能，病理性 HSC 获得克隆性生长优势，产生类似 MDS 样克隆性造血异常，但较为罕见会发生恶性克隆性转化。

（三）骨髓增生异常综合征

MDS 是一组起源于 HSC 的恶性克隆性疾病，主要生物学特征为：①骨髓造血发育异常。临床表现为一系或多系血细胞减少（无效造血）及骨髓形态学的病态造血。②特征性细胞遗传学异常。40%～60% 的 MDS 患者染色体异常，其中数量异常 40%～50%，结构异常 20%～30%，二者兼有 20%～30%；单一异常 50%～60%，两种异常约 20%，复杂异常约 20%。常见的核型异常有 +8、-7/7q−、-5/5q−、-20/20q−、-Y、i（17q）/t（17p）、-13/13q−、12p−/t（12p）、11q−、+9/9q−、idic（X）（q13）、3q−/inv3（q21；q26）、t（1；3）、t（3；3）、t（6；9）、t（2；11）。③高风险向白血病发展。根据 IPSS-R 分组，极高危、高危组和中危组 25% 转化为白血病的中位时间分别是 0.7 年、1.4 年和 3.2 年，而低危组需要 10.8 年。

MDS 恶性克隆起源于 HSC。有研究确定了低危/中危 MDS 患者骨髓肿瘤干细胞（cancer stem cell，CSC）的免疫学标志 Lin$^-$CD34$^+$CD38$^-$CD90$^+$CD45RA$^-$，人 MDS-CSC 能够在小鼠体内重建 MDS 表型，产生人 MDS 克隆性定向粒单核系祖细胞、定向巨核-红系祖细胞；MDS 疾病恶性转化中获得的二次/多次分子突变克隆均携带有 MDS-CSC 原有的细胞遗传学 del（5q）标志。

MDS 的 HSC 恶性生物学特性有以下几种病理生理机制：

1. HSC 与造血微环境相互作用，使造血调控更加紊乱　MDS 患者来源的间充质干细胞（mesenchymal stem cell，MSC）与 MDS 自身 HSC 共移植给小鼠，能够支持 MDS-HSC 重建 MDS 表型。而且，MDS-HSC 体外作用于正常 MSC 能够发生与病理性 MDS-MSC 相似的基因组转录谱和病理性表型。这些数据有力地证明了 MDS 造血微环境中的 MSC 能够提供 MDS 造血克隆增殖所需的病理环境，在疾病的进展恶化中发挥了重要作用，其中造血微环境中的 CDH2、IGFBP2、VEGFA 及 LIF 等细胞因子有诱导 MDS 克隆性造血作用。与正常 MSC 相比，MDS-MSC 细胞体积更大，外观呈平坦颗粒状。Western 分析发现，MDS-MSC 自身分泌的衰老相关蛋白 P53 及 P21 水平较高，加速 HSC 衰老进程。此外，细胞周期相关基因 *DKN2B* 在 MDS-MSC 中的高表达（8～11 倍于正常 MSC），进一步干扰 MSC 生长动力，造成 MSC 对正常 HSC 的造血支持功能锐减。因此，MDS-MSC 形态学及增殖能力异常，在一定程度上诱导 HSC 细胞周期紊乱，造血支持功能减低。另外，MDS-MSC 可下调细胞周期蛋白依赖性激酶，如 CDKN1、CDKN2、CDKN2B 和 PSRG1 表达，活化非经典 Wnt 信号路径，导致 MDS-MSC 增殖分化能力受损、衰老加速，进一步损伤自身对 HSC 的造血支持能力。

以病理性 MSC 为特征的骨髓造血微环境异常在 MDS 表型发生、疾病发展中发挥了重要作用，干扰正常 HSC 增殖、分化、凋亡及正常造血功能，起始 MDS 表型，诱发 HSC 病态细胞恶性增殖；反之，病理性 HSC 克隆性增殖优势可进一步促进 MDS 向急性白血病转化。

2. 表观遗传学异常

（1）DNA 甲基化：基因组的表观遗传学改变是 MDS 发生、发展的重要病理环节。正常造血调控基因表达需要富含 CpG 岛的基因启动子以去甲基化形式存在，全基因组或特定区域 DNA 甲基化异常（获得或缺失），可直接影响并独立调控基因的表观遗传学。DNA 甲基化异常及 CpG 岛广泛羟甲基化可沉默细胞周期调控相关基因，包括信号转导相关基因 *FADD*、*DAPP1* 和细胞凋亡相关基因 *CYFIP2*，从而干扰细胞周期稳态，诱发 MDS 起始，并导致疾病进展。研究发现，重要调控基因 CpG 岛甲基化可加速 MDS 向急性髓系细胞白血病转化，降低患者总生存率及白血病前期生存率。

（2）组蛋白修饰异常：乙酰化、羟甲基化、泛素化等组蛋白转录后修饰是表观遗传学调控的重要组成部分。作为多梳抑制复合物（polycomb repressive complex，PRC）2 的催化成分，*EZH2* 基因可调节 HSC 分化并通过 H3K27me 修饰抑制目的基因转录。约 5% 的 MDS 患者存在 *EZH2* 基因失活性突变，体内实验发现，*EZH2* 基因缺失可诱导 HSC 发生 *RUNX1* S291fs 突变，在此基础上正常 HSC 恶变为 MDS 恶性克隆的 HSC。由此看出，*EZH2* 基因与 *RUNX1* 基因呈阶梯式诱导 MDS 发生。要特别指出的是，*EZH2* 基因突变在 MDS 发生中具有始动作用。深入研究发现，*Hoxa9* 基因在高危组 MDS 及白血病患者表达谱相似，但 *EZH2* 基因缺失条件下，*RUNX1* S291fs 突变可增强 PRC1 对 *Hoxa9* 基因的转录抑制，阻碍 MDS 向白血病的克隆性进展。由此得知，*EZH2* 基因突变有利于诱导 MDS 发生。有趣的是，*EZH2* 基因缺失还一定程度上干扰 DNA 启动子甲基化水平。因此，组蛋白修饰异常及 DNA 甲基化异常在诱发 MDS 过程中存在一定的交叉协同效应。

除 *EZH2* 基因外，PRC 家族成员 *ASXL1* 基因突变亦常见。在环形铁粒幼细胞性贫血患者，*ASXL1* 基因突变率仅为 6%（5/79），但在中高危组 MDS 及 MDS 转化的白血病，其突变率可分别高达 31% 及 25%，提示 *ASXL1* 基因突变可预测 MDS 患者克隆性进展，为独立预后不良指标。

3. RNA 剪接体突变　　RNA 剪接体在 mRNA 成熟、翻译过程中具有不可替代的作用。约 50% 的 MDS 患者存在剪接相关信号路径异常，其中约 20% 为剪接因子（splice factor，SF）*SF3B1* 基因突变。难治性贫血伴环状铁粒幼细胞患者的 *SF3B1* 基因突变率高达 65%，*SF3B1* 突变者染色体 8p21.2 上的 *SLC25137* 基因表达，导致线粒体铁过载，促进环形铁粒幼细胞形成。有研究发现，*SF3B1* 基因单倍体缺乏 MDS 患者骨髓正常 HSC 增殖能力减低、凋亡加速、造血重建能力衰退，但分化能力不受影响，但上述紊乱尚不足以诱发环形铁粒幼细胞形成。更重要的是，在疾病进展过程中，*SF3B1* 基因突变并无显著变化，提示 *SF3B1* 并非 MDS 恶性克隆性演变的关键。但比较伴有 SF（包括 *SF3B1*、*U2AF35*、*SRSF2*）突变的 MDS 高危组及继发白血病患者，其免疫表型高度相似，提示 MDS 高危组与 MDS 继发白血病本质上无严格区别。因此，*U2AF1* 基因突变多见于年轻 MDS 患者，突变率 5%～10%，低危组 MDS 的 *U2AF1* 基因突变相对稳定，但突变阳性 MDS 患者克隆性进展为白血病的时间及总生存期显著缩短。说明伴有 *U2AF1* 基因突变者预后不良。

与 *U2AF1* 相反，*SRSF2* 基因突变则更多见于老年患者。*SRSF2* 突变在疾病过程中亦相对稳定，同时患者总生存期明显缩短、预后不良，推测 *SRSF2* 基因突变可能在 MDS 始动环节中作用更为显著。通常，*ZRSR2* 基因协同 *U2AF1*、*SRSF2* 基因共同调节 mRNA 剪接，但目前尚无研究证实 *ZRSR2* 基因突变所引发的单独生物学效应。

4. 其他基因突变　某些转录分子（如 *RUNX1*、*ETV6*、*CEBPA*、*NPM1*、*BCOR*、*GATA-2*）影响 HSC 造血调控，特别是 *RUNX1* 对巨核细胞、*GATA-2* 对红系分化均有重要作用，这些突变占 15%～20%。某些信号转导分子，如癌基因 *Ras* 可明显上调 S192 依赖的 *GATA-2* 基因磷酸化，间接导致染色体上基因缺失。通过诱导其他基因（*EZH2*、*HECW2*、*GATA-1*）突变，*GATA-2* 单倍体缺乏的 MDS 患者白血病转化的危险性显著增大，进一步证实了 *GATA-2* 基因异常对 MDS 克隆性进展的驱动作用。成骨细胞 β-联蛋白信号活化突变可上调成骨细胞 Notch 信号配体 Jagged-1 表达，进而激活正常 HSC 中 Notch 信号路径，损伤正常 HSC 分化能力，诱导白血病发生，再次证实骨髓造血微环境异常也是疾病发生发展的关键环节。TP53 作为重要的抑癌基因，负责 DNA 损伤修复，TP53 功能失活导致基因组不稳定，这部分 MDS 患者预后往往较差。

5. microRNA　microRNA（miRNA）是一种非编码小 RNA，约 22 个核苷酸长，通过与 Argonaute 蛋白家族相互作用形成复合物，抑制靶基因 mRNA/RNA 翻译或影响其稳定性，间接调控基因表达。新近有报道，miR-22 过表达可显著下调 *TET2* 基因，增强大鼠异常 HSC 增殖，损伤髓系造血分化，诱发白血病。MDS 患者的 miR-125a 及 miR-99b 高表达，两者协同下调 NF-κB 信号路径抑制因子，间接促进 NF-κB 信号路径活化，但后者对 MDS 克隆性造血的具体调控机制尚不清楚。同时，miR-125a 过表达干扰骨髓红系正常分化发育，加速 MDS 克隆性进展。此外，高水平 miR-21 显著减低 MDS 患者对去甲基化药物反应，缩短无进展生存期。因此，某些 miRNA 在 MDS 患者中的过表达可能导致 MDS 中正常 HSC 增殖及分化缺陷，加速正常 HSC 凋亡，加速 MDS 恶性克隆性演化。

二、骨髓增殖性肿瘤

骨髓增殖性肿瘤（myeloproliferative neoplasma，MPN）是一组发生在HSC水平的克隆性疾病，主要特征是骨髓一系或多系相对成熟的细胞过度增殖，增殖细胞可向终末分化并成熟，多不伴发育异常，通常表现为外周血一系或多系细胞增多，外周器官浸润，常伴肝脾大，疾病进展可能出现骨髓纤维化、骨髓衰竭甚至向急性白血病转化。世界卫生组织（WHO）2008分类将其重新定义为骨髓增殖性肿瘤，包括慢性粒细胞白血病（chronic myeloid leukemia，CML）、真性红细胞增多症（polycythaemiavera，PV）、原发性血小板增多症（essential thrombocythemia，ET）、原发性骨髓纤维化（primary myelofibrosis，PMF）、慢性中性粒细胞白血病（chronic neutrophilic leukemia，CNL）、肥大细胞疾病（mast cell disease，MCD）、慢性嗜酸性粒细胞白血病（chronic eosinophilic leukemia，CEL）和未分类骨髓增生性肿瘤（MPN-u）。但经典的MPN（又称Ph-MPN）主要指PV、ET和PMF。

根据基因突变在MPN发病中是否具有特异性，可将其分为特异性基因突变和非特异性基因突变。其中特异性致病基因突变包括 *JAK2*V617F、*JAK2*第12外显子突变、*CARL*、*MPL*和*LNK*等；而非特异性致病基因突变包括DNA甲基化的改变（*TET2*、*IDH1/IDH2*和*DNMT3A*）、组蛋白结构的改变（*ASXL1*、*EZH2*）、剪接的改变（*SF3B1*）、其他基因突变（*CBL*、*IKZF1*）、遗传差异（*JAK2*单倍型46/1）等。这些基因标志的发现对理解MPN的发病分子机制具有重要意义，同时有助于MPN疾病的诊断及治疗。

三、白血病及白血病干细胞

（一）白血病概述及其恶性干细胞

150年前，Rudolf和Virchow提出了肿瘤干细胞假说，他们认为肿瘤起源于一小群类似胚胎的组织细胞，但是直到最近十几年才获得了明确的证据来支持这种假说。1994年Laipidot及其同事首先在骨髓中发现一群与正常造血干细胞（HSC）免疫表型（CD34$^+$CD38$^-$）相同的白血病干细胞（LSC）群，移植到NOD/SCID小鼠后可以发展为急性髓系白血病（AML），而正常造血干细胞却不会出现这种现象，故将这类细胞定义为白血病起始细胞，其特征是能够自我更新、无限增殖、分化为白血病原始细胞。AML干细胞是最早被发现的，目前研究进展最多，LSC同样也可以存在于其他类型白血病中，如CML、ALL和CLL。

与正常的HSC相似，LSC也具有自我更新、重建白血病表型及定位于造血微环境等干细胞生物学特征。由于白血病遗传学特征的异质性，导致白血病的免疫表型等多方面的异质性。因此，具体LSC的界定存在一定的困难。LSC具有不同于白血病分化细胞的许多特征：长时间处于G_0期；高表达MDR及ATP结合盒转运体，容易将化疗药物运出细胞外；能够有效地修复DNA；处于低氧环境及存在凋亡机制缺陷等。这些特征导致了LSC耐药性的出现，对常规化疗药物不敏感。

对于AML-LSC起源目前存在多个观点：一是来自正常HSC的恶性转化，LSC与

HSC均有自我更新、无限增殖、多向分化等生物学特性，其在一定的条件下可以相互转化；二是来自重获自我更新能力的已分化造血祖细胞，Krivtsov等通过将人源性的MLL-AF9融合蛋白导入正常人粒-单核定向祖细胞，接种入NOD/SCID小鼠体内，导致该受体小鼠发生了AML，提示LSC可能来源于定向祖细胞；三是来源于血液血管干细胞和粒-巨祖细胞；四是来源于相对分化的白血病细胞，目前已有研究发现部分相对分化的白血病细胞可以通过逆向分化获得LSC的性质。

John Dick研究组对AML患者细胞的基因表达谱进行分析，根据41个基因建立了LSC的基因表达标志，并对160例核型正常AML进行预后分析，发现具有LSC表达特征的AML预后不良，提示白血病细胞在基因表达水平的干性与白血病的预后有关。有研究对92例AML患者LSC与临床预后进行研究，发现治疗前LSC比例超过3.5%的患者，中位无事件生存（EFS）期是5.6个月，而LSC比例低于3.5%的患者则为16个月，因此，LSC比例高是一项预后不良的标志，提示白血病细胞在LSC数量方面的干性与白血病的预后有关。

（二）白血病干细胞表面标志

表面特异性的抗原标志是区别正常HSC与LSC的一项重要指标。目前正常HSC的免疫表型为$CD90^+CD34^+CD38^-$。虽然HSC和LSC都具有$CD34^+CD38^-$的表型，但LSC还存在特定的细胞表型，如缺乏Thy-1（CD90）、c-Kit（CD117）和HLA-DR。从1997年至今，不断有新的LSC表面标志被发现，包括CD123、CD44、CLL-1、CD96、CD47、CD32、CD25和TIM-3。但不同的白血病可能具有不同的LSC，因此其免疫标志可能也是不同的。下面对这些表面抗原进行简要介绍。

1. CD123 CD123是白细胞介素-3受体（IL-3R）的a亚基，IL-3与CD123结合后诱导酪氨酸激酶磷酸化，激活JAK-STAT信号通路，有利于细胞增生和分化，抑制了细胞凋亡。CD123在AML细胞表面过度表达导致了其较正常HSC具有更强的生存优势。Jordan等检测了18个原发AML样本，发现16个样本的$CD34^+CD38^-$细胞表面均表达CD123，而5个正常的骨髓样本中均没有检测到。进一步将$CD34^+CD123^+$白血病细胞植入NOD/SCID小鼠体内，结果显示$CD123^+$细胞能够在体内生成白血病细胞群，而$CD34^+CD123^-$细胞却没有这种能力。

2. CD44 CD44家族属于HA结合蛋白，即透明质酸黏素。该家族基因位于11号染色体短臂上，通过RNA选择性剪接，可形成五种不同的CD44异构体。其中最常见的形式是CD44H，分子量为37kDa，是造血微环境中的黏附分子，参与多种细胞内信号途径，能够辅助LSC与细胞外基质相互作用，有利于AML-LSC归巢和维持AML-LSC处于原始状态，因此CD44对于LSC来说是十分重要的表面分子，目前已研制出CD44单抗H90，体内外实验均显示其能够有效地降低白血病细胞负荷。

3. CLL-1 CLL-1即C型外源凝集素样分子1，属于参与免疫调节的C型外源性凝集素样受体家族，已经被证实来源于髓系细胞。2007年Dutch研究组发现CLL-1表达于大部分AML原始细胞表面（86.5%）和$CD34^+CD38^-$的LSC表面（54.5%），而在10个正常的骨髓样本中，没有发现CLL-1的表达，并且发现CLL-1与M4/M5的发病率密切相关。将 CD34$^+$CLL-1$^+$ 细胞群植入 NOD/SCID 小鼠体内，均能成功诱发白血病。研究同时发现经历化疗和粒细胞集落刺激因子（G-CSF）治疗后，CD34$^+$CD38$^-$ 细胞仍然不表达 CLL-1。因此，可以利用 CLL-1 作为微小残留病灶检测的手段，用来预测 AML 化疗后的复发率。因 CLL-1 主要表达在粒细胞和单核细胞表面，而红系和巨核细胞少见，故 CLL-1 单抗靶向治疗极有可能仅针对粒-单核系细胞，因此治疗后相关副作用，如血小板减少的风险会降低。

4. CD96 CD96 属于免疫球蛋白(Ig)基因超家族成员，在活化的 T 细胞表面首次发现，同时还表达于 NK 细胞表面，但不表达于 B 细胞、粒细胞、单核细胞和红细胞。NK 细胞表面的 CD96 可以结合 CD155，介导 NK 细胞对靶细胞的杀伤作用，如肿瘤细胞。表达于 AML-LSC 表面的 CD96 可能同骨髓中其他细胞表面的配体结合，如龛细胞，不会引起杀伤作用，但可对白血病细胞的功能起重要作用。有研究表明 CD96 高表达于 AML-LSC 表面，而大部分 HSC 不表达 CD96，因此 CD96 可以作为 LSC 的特异性标志。

5. CD47 CD47 是一个免疫球蛋白超家族成员，在大部分组织中广泛低表达。在巨噬细胞吞噬病原体和细胞衰老过程中，细胞表面蛋白 CD47 能够与巨噬细胞受体（SIRPa）结合，抑制对正常细胞的吞噬。目前发现 CD47 高表达于原发性 AML 干细胞表面，有利于在免疫缺陷小鼠移植成功。研究提示 CD47 是一个预后不良的指标。因此，研发 CD47 单抗对治疗这部分高危的患者十分必要。

6. CD25、CD32 CD25 是 IL-2 受体的 a 链，CD32 是 FC-γ 受体，正常情况下两者均表达于免疫细胞表面，且仅限于造血系统中。其中 CD32 表达于 B、T 和单核细胞。CD25 表达于激活的 T 细胞，通过与 IL-2 结合，可以诱导 T 细胞增殖和分化。

7. TIM-3 TIM-3 即 T 细胞免疫球蛋白黏蛋白-3，一般存在于 T 细胞表面，负调控 Th1 细胞免疫功能，也存在于自然免疫细胞，如树突状细胞、单核细胞和巨噬细胞，它能够通过与 Gal-9 交联而与 Toll 样受体协同转导信号，介导凋亡细胞的吞噬。大部分正常 HSC 不表达 TIM3，然而来自 AML 多个样本的 LSC 却高表达 TIM3，并且进一步发现 TIM3 更多见于携带 *CBF* 易位、t（8；21）（q22；q22）和 *CEBPA* 突变的亚型中。通过 NOD/SCID 小鼠移植实验，发现以同等数量的细胞进行移植时，白血病细胞形成能力更常见于 TIM3 阳性者，而非 TIM3 阴性者（P=0.02）。

8. N-cadherin 和 Tie2 有研究表明 N-cadherin 和 Tie2 作为急性髓系白血病干细胞标志的价值，发现在白血病患者骨髓中 N-cadherin 和 Tie2 阳性的 CD34$^+$CD38$^-$CD123$^+$ LSC 细胞群能够被化疗富集，也就是这群细胞在白血病患者体内可以免受化疗药物清除，提示 N-cadherin 和 Tie2 可能是 LSC 的潜在标志。进一步通过小鼠移植模型证实了通过 N-cadherin 或 Tie2 分选得到的白血病细胞与相同剂量的阴性对照细胞相比，在 NOD/SCID 小鼠体内能够更快、更有效地促进白血病的发生，并且二次移植依然能够促进白血病的发生。这些结果高度提示 N-cadherin 和 Tie2 也是 LSC 的表面标志。

（三）针对白血病干细胞的靶向治疗

对白血病细胞干性的研究是为了最终能够更好地靶向白血病细胞、针对 LSC 和 HSC 的区别进行精确的靶向治疗。LSC 独特的表面标志及信号转导通路可以作为 LSC 的治疗靶点。针对这些靶点，并相应地进行药物研发，目前仍处于临床前或实验室研究阶段，治疗靶点主要分为三个方向：①针对 LSC 特异表面标志物的靶向药物，如针对 CD123、CLL-1 及 CD44 的抗体；②针对骨髓微环境的靶向药物；③针对 LSC 内在分子传导通路的靶向药物，包括蛋白酶体抑制剂和去甲氧柔红霉素的联合方案、小白菊内酯和 TDZD-8 等。

1. CD123 抗体 针对 CD123 的抗体目前研究得较多，包括单克隆抗体，与毒素结合的抗体，多特异性单链抗体。单克隆抗体即 7G3，具体机制是复杂和多方面的，包括能够干扰白血病细胞骨髓归巢，激活 NOD/SCID 小鼠残存的自然免疫等。与毒素结合的抗-CD123 抗体包括 DT388IL3、K116W 和 Δ125-133 等。其中 DT388IL3 是用杂交瘤技术将 CD123 抗体片段基因与白喉毒素融合组成的融合蛋白。K116W 和 Δ125-133 是 DT388IL3 的两种变体，K116W 是替换了部分氨基酸，Δ125-133 是去除了与 IL-3 可变区结合的结构，两者对 IL-3 受体的亲和力都高于 DT388IL3。Hogge 等研究发现 K116W 和 Δ125-133 具有更强的杀伤免疫缺陷小鼠移植模型中的 LSC 作用，对正常骨髓细胞几乎没有影响。

抗-CD123 抗体单链与 CTL 细胞表面抗原结合后可形成双特异性单链抗体。多个体外研究表明，该类型抗体能够有效地杀伤 AML 细胞，而对正常的造血干、祖细胞杀伤很少。虽然目前抗-CD123 抗体的研究很多，但尚未正式用于临床治疗。随着研究的深入，该抗体将会是靶向治疗 LSC 的有力武器。

2. CD44 和 CXCR4 白血病微环境中的趋化因子和黏附因子产生的信号会影响 LSC 归巢和黏附，白血病微环境中目前研究最多的是 CXCL12/基质细胞衍生因子 1α（SDF-1α）和其受体 CXCR4 间信号通路及黏附分子 CD44。

CD44 是微环境中的黏附分子，参与多种细胞内信号途径，并介导细胞之间及细胞与细胞外基质之间的黏附，帮助 LSC 与细胞外基质相互作用，从而逃避化疗药物的杀伤作用。实验表明 CD44 的抗体（H90）与 AML-LSC 共培养后，LSC 会丧失在 NOD/SCID 小鼠体内增殖的能力，并且可以明显降低白血病细胞负荷，选择性杀灭 LSC。

CXCR4 高表达于 AML 原始细胞中，能够预示预后不良，复发率高。研究进一步表明 SDF-1α/CXCR4 介导 LSC 归巢，而 AML 原始细胞与骨髓微环境的黏附则主要由 VLA-4 和 MSC 上的纤维粘连蛋白介导。

3. 抑制 NF-κB 通路 NF-κB 是一类具有多向转录调节作用的核蛋白因子，存在于多种组织细胞中，具有广泛的生物学活性，在细胞的生存、分化中发挥重要的作用，并且与 AML-LSC 的存活密切相关，大多数白血病细胞均存在 NF-κB 激活，处于活化状态，因此阻滞 NF-κB 信号通路可以清除 AML-LSC。蛋白酶体抑制剂 MG-132 首先在实验室被用于靶向 LSC 的治疗，通过抑制 NF-κB 的激活和活化 p53 调节基因，可选择性地杀伤 LSC。并且研究发现 MG-132 联合去甲氧柔红霉素可以导致 LSC 群快速和大量凋亡，而对正常的 HSC 无影响。有研究发现小白菊内酯的类似物二甲氨基-小白菊内酯（DMAPT）细胞毒性较强，能诱导 LSC 快速大量死亡，而对正常 HSC 无明显伤害，其生物利用度高，具有靶向清除 LSC 的潜能。

HSC 目前认为是导致白血病化疗或移植后复发的主要根源，目前尚缺乏有效的方法进行监测和清除，因此对 LSC 的研究日益深入，将有助于识别这些潜在的复发根源，减少复发率，提高长期生存率。

四、HSC 与心脑血管及代谢性疾病

白细胞是冠心病的独立危险因素，其数量不仅与冠心病发病率呈正相关，而且是冠心病死亡的预警信号。众所周知，所有白细胞，包括动脉粥样硬化斑块上的炎症细胞都来源于造血干/前体细胞。近几年的研究发现，这些高危因子可以直接、间接地调控骨髓造血干/前体细胞的增殖，造成外周血炎症细胞增多，加重动脉粥样硬化。脑卒中病理状态下，因为血脑屏障的破坏，坏死的神经细胞释放出大量炎症信号，激活骨髓 HSC 并增殖，影像学证明，骨髓内造血干细胞数量与脑卒中坏死面积呈正相关。这些都说明 HSC 在心、脑血管疾病进展中起到了关键作用。高脂血症、糖尿病、脑卒中可以改变造血细胞的生物学状态，加重炎症、促进疾病进展。

（一）高脂血症与 HSC

和成熟血细胞一样，HSC 表面表达脂蛋白受体，包括 LDLr、ATP 结合转运子（ABCA1、ABCG1）、SR-BI。在所有脂蛋白中，高密度脂蛋白（HDL）是唯一具有抗动脉粥样硬化、调控血糖、抗糖尿病血管病变的脂蛋白。它的一大功能是逆转运胆固醇，就是将肝脏以外组织内的胆固醇通过 HDL 受体（ABCA1、ABCG1、SR-BI）从组织、细胞内转运到 HDL 上，由 HDL 带回肝脏代谢。由此可见，HDL 对组织、细胞胆固醇平衡起到关键作用。

ABCA1 基因突变是在 Tangier 病患者身上发现的，因为 *ABCA1* 的缺失阻碍了胆固醇结合到 ApoA-Ⅰ，导致 HDL 生成障碍，该个体表现为 HDL 水平低、功能障碍和早发性动脉粥样硬化；在 *SR-BI* 突变的个体，因为 SR-BI 蛋白水平下降，使得 HDL 不能从肝脏正常代谢而聚积在外周血中，该个体表现为 HDL-胆固醇超高，冠心病危险性明显升高。此外，HSC 分泌载脂蛋白 ApoE，它结合到低密度脂蛋白受体 LDLr 或 LDL 受体相关蛋白（LRP），通过结合这些受体，ApoE 启动受体介导的细胞内吞 VLDL 和残余乳糜微粒。内吞入细胞后，脂蛋白与 ApoE 分离，脂蛋白进入溶酶体降解，ApoE 则回收到细胞外，结合 HDL。分泌后，ApoE 也可以结合到细胞膜表面的肝素硫酸蛋白多糖上，通过结合 ABCA1、ABCG1，促进胆固醇排出。综合起来，HDL 通过 ABCA1、ABCG1、SR-BI、ApoE 介导了细胞胆固醇流出，维持细胞的胆固醇代谢，平衡 HDL。

在高脂血症的 $ABCA1^{-/-}ABCG1^{-/-}$ 小鼠和 $ApoE^{-/-}$ 小鼠上，HSC 从周围环境摄取的胆固醇明显增加，而介导胆固醇流出的受体缺陷，造成了 HSC 细胞膜上胆固醇的持续蓄积，它一方面增加了 IL-3/GM-CSF 受体的 β 亚基表达，另一方面抑制了 E3-泛素连接酶的活性，抑制了 IL-3/M-CSF 受体的降解，从而持续性激活 IL-3 和 GM-CSF 及其受体介导的 Ras/Erk 磷酸化通路或 STAT5 磷酸化通路；在高脂血症的 $SR-BI^{-/-}$ 小鼠上，HSC 内胆固醇的聚积激活了 Akt 和 p38MAPK 磷酸化通路，增加了细胞内 ROS 的水平，导致造血干/前体细胞增殖，并趋向分化成动脉粥样硬化相关的 M1 型巨噬细胞和中性粒细胞。相反，给

高脂血症的 $ApoE^{-/-}$ 注射含有 ApoA-I 的重组 HDL，增加了 HSC 内的胆固醇外流，降低了细胞膜胆固醇含量，从而抑制因 IL-3/GM-CSF 受体 β 亚基表达导致的 HSC 增殖。与此相似，给高脂血症的 $SR-BI^{-/-}$ 和 $LDLr^{-/-}ApoA-I^{-/-}$ 小鼠注射 ROS 抑制剂，降低了 HSC 内 ROS 的生成，继而抑制了骨髓内 HSC 的增殖，并逆转了高血脂带来的白细胞增多症和动脉粥样硬化。

高脂血症不仅能刺激 HSC 增殖，还能促进 HSC 从骨髓迁移到外周血。HSC 的自我更新与分化，并保留在骨髓微环境，都是通过细胞因子、生长因子受体的特异性配体结合细胞表面受体而调控的。在这些细胞因子中，SDF-1/CXCR4 和 GM-CSF 对造血干/前体细胞动员出骨髓入血起到重要作用。正常生理条件下，骨髓基质细胞分泌 SDF-1，与 HSC 表面的 SDF-1 受体 CXCR4 相互作用，HSC 得以居留在骨髓微环境中。高脂血症的野生型小鼠中，升高的 LDL 刺激骨髓外基质细胞合成、分泌大量的 SDF-1，形成 SDF-1 在骨髓内外的梯度差，动员 HSC 顺着 SDF-1 的浓度梯度差出骨髓入血。

高血脂促进骨髓 HSC 迁移出骨髓的另一个机制是血液中 G-CSF 水平增加。外周血中，中性粒细胞的产生和消除是恒定的，当中性粒细胞游走到组织时，凋亡的中性粒细胞被组织的巨噬细胞和树突状细胞吞噬，这抑制了巨噬细胞和树突状细胞的活性，减少了 IL-23 的生成。IL-23 是由 p40 和 p19 组成的异二聚体，虽然这个异二聚体的具体功能并不清楚，但它通过其受体 IL-12Rβ1 和 IL-23R，激活下游的 STAT 通路，刺激 Th17 淋巴细胞增生，而 Th17 淋巴细胞的一大功能是它能刺激巨噬细胞和内皮细胞分泌 G-CSF，因此，随着 IL-23/IL-17/G-CSF 水平下降，中性粒细胞的生成、迁移出骨髓得到抑制，从而达到中性粒细胞的稳态。然而，当胆固醇代谢障碍时，大量细胞内胆固醇聚积使得 $ABCA1^{-/-}ABCG1^{-/-}$ 小鼠脾脏的巨噬细胞和树突状细胞持续激活，分泌大量的 IL-23/IL-17/G-CSF，这不仅促进了中性粒细胞的分化，同时造成大量的 HSC 动员出骨髓入血。

高脂血症也可通过改变 HSC 的微环境，促进其增殖和动员。通过组织学染色研究造血干细胞在骨髓的定位，发现它们贯穿骨髓，G_0 期的造血干细胞大多位于骨内膜动脉血管周围，尤其是 CXCL12 和 E- 选择素高表达的血管附近，这提示血管内皮细胞、血管周围细胞、间充质干细胞对 HSC 有直接调节作用，而分化的 HSC 多位于血窦附近。血管内皮细胞通过 Tie2 促进 HSC 损伤后再生，VEGFR2 通过促进血管内皮细胞再生增加 HSC 入骨髓，完成造血系统的重建。此外，骨内膜间充质干细胞、成骨细胞通过分泌的细胞因子、细胞外基质蛋白对 HSC 的干性、迁移起到调控作用。

组织学染色发现，高脂血症并不减少骨髓内细胞的密度，但是降低了骨髓内新生血管的形成。化学修饰的脂蛋白刺激血管内皮细胞、血管周围细胞产生大量的过氧化物，这改变了骨髓内低氧的微环境，刺激了 HSC 的增殖。同时，高血脂小鼠骨髓中间充质干细胞和成骨细胞合成 SDF-1（即 CXCL12）减少，骨髓外组织基质细胞 SDF-1 合成增加，SDF-1 在骨髓内外形成浓度梯度差，造成 HSC 迁移出骨髓入血。

（二）糖尿病与 HSC

HSC 不仅表达脂蛋白受体，还表达糖代谢受体。葡萄糖转运子 1（Glut1）在 HSC 膜上表达，并负责将外周血中的葡萄糖转运入细胞，通过糖酵解产生 ATP，为细胞提供能量，故而低氧的骨髓微环境和 Glut1 的低水平表达有利于 HSC 处于静息状态。在高血脂的 $ApoE^{-/-}$ 小鼠，HSC 膜上 Glut1 的表达水平升高，这增加了葡萄糖的摄取和糖酵解反应，生成大量的丙酮酸，促进了线粒体氧化磷酸化反应，产生了大量的 ATP 和还原型烟酰胺腺嘌呤二核苷酸（NADH）。随着线粒体氧化磷酸化进程和 ATP 大量合成，造血干细胞不再保持静息状态，进入细胞周期开始增殖。HSC 表面的 Glut1 是如何调控的呢？高血脂下，造血干细胞膜表面的胆固醇聚积，同时，糖尿病可能造成 ABCA1 表达下降，这加重了胆固醇代谢、排除障碍。细胞膜胆固醇的聚积增加了 IL-3/GM-CSF 受体的 β 亚基表达，Glut1 作为其下游通路，表达水平随之增加。作为正反馈信号，上调的 Glut1 降低了造血干细胞的自噬，从而维持 IL-3 的活化通路而细胞增殖。因此，清除细胞膜胆固醇的堆积，不仅能降低 IL-3/GM-CSF 的活化，也下调了 Glut1 的表达，恢复了 HSC 的自噬，抑制了造血干细胞的增殖和动脉粥样硬化的进展。除了 Glut1，高血糖促进了髓系祖细胞（CMP）表达晚期糖化终产物受体（RAGE）。在 STZ 注射造成胰岛损伤的 1 型糖尿病小鼠和合成胰岛素障碍的 Akita（1 型糖尿病）小鼠，中性粒细胞释放的 S100A8/S100A9 作为 RAGE 的配体，与 CMP 上的 RAGE 结合，激活下游通路 NF-κB，促进 CMP 释放炎症因子，并向 GMP 增殖、分化，生成大量的髓系单核细胞和中性粒细胞，进一步扩大炎症和促进 CMP 的增殖。

糖尿病时骨髓微环境也发生相应的改变，包括在骨内膜区 HSC 生存的局部微环境中干细胞因子（SCF）成倍增加，成骨细胞的数量减少，同时，交感神经元神经末梢数量增加。作为 CXCL12 的主要来源，糖尿病小鼠骨髓内成骨细胞数量大幅降低 CXCL12 的合成；虽然间充质干细胞数量没有变化，但交感神经兴奋抑制了间充质干细胞 CXCL12 的表达，这使得在原有较低的 CXCL12 基本水平上，G-CSF 不再产生应有的 CXCL12 梯度差，因而造成造血干细胞对 G-CSF 的效应减低。然而，在糖尿病病理状态下，鞘氨醇激酶 2 活性增强，使得外周血磷酸鞘氨醇（S1P）水平增加，S1P 通过 HSC 表面的受体，动员细胞出骨髓。那么，在糖尿病背景下，S1P 是否替代 CXCL12，成为造血干细胞迁移的机制，还有待进一步研究。

（三）卒中与 HSC

动脉粥样硬化是缺血性心、脑血管病的病理基础，HSC 对炎症、促进斑块进展起着重要作用。在脑血管堵塞时，卒中也可以刺激骨髓内造血干/前体细胞增殖，偏向髓系细胞分化，产生大量炎症细胞入血，到达大脑，加重疾病。卒中时，骨髓内昼夜节律减弱，加上生理、心理压力的增加，交感神经系统活性增强，释放大量的去甲肾上腺素。其结合到间质细胞的去甲肾上腺素受体上，降低了 CXCL12 等调控造血干细胞静息的因子生成，改变了 HSC 的微环境，导致 HSC 进入细胞周期，开始活化并增加迁移功能。

（四）心血管疾病与 HSC

有趣的是，虽然绝大部分的 HSC 存在于骨髓微环境，并保持静止状态，有一小部分却持续地在骨髓和外周血之间循环，形成稳态。这些从骨髓出来的 HSC 经血液到达骨髓外组织，并停留至少 36 小时，然后它们从淋巴管回到血液，最终返回骨髓。动脉粥样硬化起始于血管内皮细胞的损伤，表达黏附因子吸引外周血的炎症细胞浸润，在血管壁形成炎症性斑块。在高脂血症下，HSC 细胞不仅增殖，细胞表面的整合素表达增加，这促使它们经循环游走到损伤的血管，促进炎症和斑块的进展。最近的研究发现，HSC 出骨髓入血后，游走到骨髓外脂肪组织并在那里停留，脂肪组织的病理变化与糖尿病发生、发展密切相关，因此，这些具有骨髓重建功能的、停留在脂肪组织的 HSC 如何参与糖尿病有待进一步研究。

骨髓内的 HSC 不仅具有造血、骨髓重建功能，在高血脂、高糖、卒中等刺激下，骨髓内外的 HSC 开始活化、增殖，生成大量的髓系炎症细胞，造成外周血白细胞增多症，它们也可能直接游走到损伤处，直接和间接地参与炎症，加重疾病进程。

（范斯斌　施　均　代新岳　张　磊　邱少伟　王　敏　冯英梅　程　涛）

第五节　造血干细胞在应激或疾病状态下的反应性

HSC 是机体中所有血细胞的源泉，它具有自我更新、增殖、多向分化与静息的特点。生理状态下，大部分的 HSC 处于静息状态，少部分的 HSC 进入细胞周期，以维持正常血细胞稳态和机体免疫监测；但在病理性状态下，例如，放射和化疗损伤应激、血液恶性疾病、感染和炎症应激，HSC 的命运抉择会发生应激性变化，本节将从三个方面分别来阐述相关的内容。

一、造血干细胞在放射和化疗损伤应激条件下的反应性

随着肿瘤早期诊断率升高、治疗手段完善，癌症患者长期生存率也在逐渐升高。长期生存的患者又面临着放化疗迟发性损伤的困扰，导致生活质量下降、治疗费用攀升。放化疗可以引起骨髓持久性抑制，表现为迟发性、隐匿性，临床上容易忽视，缺乏有效的治疗方法，患者预后很差。临床及动物实验显示骨髓持久性抑制与 HSC 损伤有关，表现为 HSC 出现衰老性改变。其中放化疗导致 HSC 的 DNA 损伤及氧化应激水平升高是重要的分子机制。

（一）肿瘤治疗

临床肿瘤治疗传统的方法为手术、放疗、化疗三大治疗手段。目前一般实体肿瘤首选手术治疗，另外还有免疫治疗、靶向治疗、激素治疗和干细胞移植治疗等。

肿瘤放疗是利用放射线治疗肿瘤的一种局部治疗方法。放射线包括放射性核素产生的 α、β、γ 射线和各类 X 射线治疗机或加速器产生的 X 射线、电子线、质子束等。重离子治疗技术近年来逐步进入临床。重离子就是比质子重的带电粒子，通常包含带电的氦、碳及氖离子等，如碳 -12、氖 -22、钙 -45、铁 -56、氪 -84 和铀 -238 等。这些重离子通过大型加速器加速至接近光速，处于高能状态，产生重离子射线。放疗主流技术包括立体

定向放疗（SRT）和立体定向放射外科（SRS）。立体定向放疗（SRT）包括三维适形放疗（3DCRT）、三维适形调强放疗（IMRT）；立体定向放射外科（SRS）包括 X 刀、伽玛刀（γ 刀）和射波刀。特征是三维、小野、集束、分次、大剂量照射，它要求定位的精度更高和靶区之外剂量衰减得更快。

化疗是一种全身性治疗手段，利用化学药物阻止癌细胞的增殖、浸润和转移，直至最终杀灭癌细胞的一种治疗方式。常用的化疗药物依据作用机制分为几大类：①烷化剂，烷化剂直接作用于 DNA 上，防止癌细胞再生。烷化剂主要有白消安、顺铂、环磷酰胺、达卡巴嗪、异环磷酰胺、二氯甲二乙胺（盐酸氮芥）和苯丙氨酸氮芥。②抗代谢药，抗代谢药干扰 DNA 和 RNA 的合成，主要有 5-氟尿嘧啶、甲氨蝶呤、阿糖胞苷和环胞苷。③抗肿瘤抗生素，抗肿瘤抗生素通过抑制酶的作用和有丝分裂或改变细胞膜来干扰 DNA。主要有博来霉素、放线菌素 D、红必霉素、多柔比星和黄胆素。④植物类抗癌药，植物类抗癌药都是植物碱和天然产品，它们可以抑制有丝分裂或酶的作用，从而防止细胞再生必需的蛋白质合成。植物类抗癌药主要有长春碱、长春新碱、三尖杉酯碱、足叶乙苷等。⑤杂类，另外一些化疗药物具有不同的作用机制，不属于上面几类。其中包括门冬酰胺酶和维甲酸。⑥激素，如皮质类固醇激素及性激素等。

（二）放化疗导致急性和持久性骨髓抑制

放化疗对正常组织的损伤是困扰临床上接受放化疗患者的严重问题。急性损伤导致治疗剂量减少、延误治疗时机；另外，随着现在肿瘤早期诊断率升高、治疗手段完善，癌症患者长期生存率也在逐渐升高。长期生存的患者也面临着放化疗迟发损伤的困扰，导致生活质量下降、治疗费用不断攀升。

大多数化疗药物可以引起骨髓抑制，呈剂量依赖型。其中烷化剂、蒽醌类化合物、亚硝基脲、甲氨蝶呤、羟基脲及丝裂霉素 C 等对骨髓有很强的毒性。同样，中等剂量或高剂量的放射暴露及放射局部照射也可抑制骨髓造血功能。急性骨髓抑制在接受放化疗后很快出现，主要是放化疗引起造血祖细胞（HPC）、多能祖细胞（MPP）凋亡。表现为血象降低、发热和感染。临床上应用生长因子如 G-CSF 促进骨髓细胞增殖，恢复血象。大部分患者可以恢复。但是临床上有部分患者会出现长期骨髓抑制。临床患者和动物实验显示，接受中高剂量电离辐射（IR）及化疗药物卡铂、白消安、氯乙亚硝脲（BCNU）易导致骨髓长期抑制；而阿糖胞苷、5-氟尿嘧啶或者环磷酰胺一般不会引起长期骨髓抑制，但是如果反复给药，加上应用生长因子促进骨髓造血，也可以引发持久性骨髓抑制，也就是继发性再障。

持久性骨髓抑制是迟发性的，在正常情况下细胞库数量减少但外周血细胞数正常，特别是在应用了各种生长因子治疗后，临床各项细胞学指标恢复正常，往往起病比较隐匿，在临床上容易被忽视；特别是应用了生长因子刺激，外周血象已恢复正常的患者。在后续的抗癌治疗或骨髓移植时出现贫血。由于长期骨髓抑制的机制不清，目前缺乏有效的治疗方法，患者预后很差。各种实验显示，骨髓持久性抑制与 HSC 损伤有关。

（三）HSC 衰老是放化疗引起长期骨髓抑制的细胞学机制

放化疗引起的骨髓持久性抑制与 HSC 损伤有关，出现 HSC 衰老、细胞凋亡或分化、骨髓基质细胞或 HSC 龛（造血微环境）损伤。

1. 诱导 HSC 衰老　细胞持续分裂或暴露于遗传毒性、癌基因应激状态下细胞出现衰老。衰老细胞仍然有代谢活性，但却不能分裂，失去细胞功能。研究推测，化疗、放疗引起骨髓的持续性损伤是由于 HSC 自我更新能力下降。很多资料显示，患者或实验动物接受全身照射（TBI）或化疗药物后出现 HSC 自我更新能力下降，导致持续性骨髓损伤。如卡铂、BU、BCNU 或照射处理的动物造血干细胞移植入接受致死照射小鼠体内，HSC 的重建功能严重受损。接受大剂量放疗及自身移植的患者也出现同样的结果。研究发现，白消安（BU）诱导骨髓长期抑制是引起骨髓 HSC 衰老而不是凋亡，放疗也可引起 HSC 衰老。HSC 衰老表现为集落形成活性下降、衰老相关 β-半乳糖苷酶（senescence associated β-galactosidase，SA-β-gal）、p16 升高。SA-β-gal 是公认的衰老细胞生物标志，p16 升高与细胞衰老诱导有关。第一次为化疗、放疗引起 HSC 衰老提供了实验证据。

2. 诱导细胞凋亡或分化　细胞凋亡是程序控制的细胞死亡，与细胞增殖和分化一样参与造血系统的静态平衡的调节。凋亡的调节紊乱会出现多种造血系统的病理情况。造血系统凋亡失调会导致白血病和淋巴瘤。过度的自发凋亡或激活诱导凋亡会导致骨髓抑制如粒细胞性贫血等。研究表明，骨髓细胞凋亡，尤其是 HPC 凋亡，是放疗、化疗引起的急性骨髓抑制的主要原因。程涛实验室发现辐射损伤会直接引起细胞内活性氧（ROS）水平的升高，可通过 p53 等信号通路直接导致 HSC 的衰老、细胞周期阻滞和凋亡，而在骨髓移植实验中，小鼠经辐射后会引起骨髓中 ROS 水平的升高，进而通过一种"旁观者效应"作用于骨髓移植植入的供者细胞，导致其中的造血干、祖细胞上 *c-Kit* 基因的表达下降和重建长期造血能力的下降，而采用抗氧化剂 NAC 或在 HSC 中过表达可清除 ROS 的过氧化氢酶，可以显著增强移植到照射后小鼠体内的 HSC 功能，因此，辐射引起骨髓微环境中 ROS 水平的升高是导致 HSC 损伤、耗竭和骨髓移植失败的一个重要原因。HSC 凋亡在持久性骨髓损伤中的作用应该不是主要原因，因为放化疗引起 HSC 减少，如果 HSC 自我更新能力正常，就可以实现造血重建。而且与 HPC 比较，HSC 是静止细胞，对化疗药物和放疗引起的凋亡有一定的抵抗力；应用广谱的 caspase 抑制剂 z-VAD，可以抑制 HSC 凋亡，但只能部分纠正照射引起的持久性骨髓损伤；另外，骨髓持久性损伤的强诱导剂马利兰，是通过凋亡非依赖机制引起骨髓持久损伤。

3. 骨髓基质细胞或 HSC 龛的损伤　骨髓基质是由复杂的细胞和分子成分形成，对 HSC 自我更新和维持起关键作用。有报道，接受 BU 和 CTX 或放疗可引起骨髓基质细胞损伤，但与 HSC 和 HPC 比较，骨髓基质细胞对放射体和化疗药物有一定的抵抗作用。如将健康小鼠 HSC 接种至 BU 处理的小鼠，骨髓再植能力与正常没有区别，但反过来则失去再植功能。放射引起的骨髓损伤也是类似的结果。提示 HSC 的损伤是骨髓持久性损伤的主要原因，骨髓基质细胞作用并不重要。近期有研究提示骨髓重要的基质细胞、成骨细胞受到照射后在间充质干细胞分泌的因子刺激下可以快速扩增；也有受照后出现骨髓基质细胞衰老的。

综上所述，实验证据显示 HSC 衰老在放疗、化疗引起的骨髓持久性损伤起关键性作用。

（四）放化疗诱导 HSC 衰老的机制

细胞不断分裂到一定期限后出现的衰老称为复制性衰老（replicative senescence），主要与细胞 DNA 复制及分裂引起的端粒缩短有关。遗传毒性刺激、诱癌刺激或 p38MAPK 通路异常激活时均可出现细胞衰老。细胞受到应激刺激出现衰老。没有明显的端粒缩短，称为早老性衰老（premature senescence）或早衰，但细胞形态及 SA-β-gal 活性、p16 表达升高等特征性变化与复制性衰老没有区别。目前认为 DNA 损伤是端粒缩短和过度增殖诱导的细胞衰老及老龄化细胞衰老的共同机制。端粒是位于染色体末端的 DNA 重复序列，可以防止 DNA 修复过程中的降解和融合。HSC 具有中等水平的端粒酶活性，这对维持 HSC 正常功能非常重要。端粒酶反转录缺陷的造血干细胞仅能移植两代，并且端粒缩短速度也是正常的两倍。

1. DNA 损伤与 HSC 衰老 用于治疗肿瘤的电离辐射、紫外线及大多数化学药物也是 DNA 损伤诱导剂。根据电离辐射性质及剂量不同，会导致 DNA 直接吸收射线能量而受到损伤，也可能是 DNA 周围其他分子（主要是水分子）吸收射线能量产生高反应活性的自由基进而损伤 DNA。X 射线、γ 射线穿透力强，主要以间接作用导致细胞和 DNA 损伤。粒子射线则对 DNA 直接损伤作用更强。DNA 损伤主要为 DNA 单链断裂、双链断裂；碱基损伤；交联等。烷化剂类（环磷酰胺、白消安等）、铂类化疗药可以引起 DNA 链内或链间交联；多柔比星、放线菌素 D 等通过嵌入 DNA 直接引起 DNA 的损伤；博来霉素、丝裂霉素等则以形成自由基间接引起 DNA 损伤。拓扑酶抑制剂等可以引起 DNA 断裂。发生 DNA 损伤的性质与化疗药的性质和剂量有关。

细胞受到 DNA 损伤后一方面启动细胞 DNA 修复机制以保证基因完整性，同时启动细胞周期检定点阻滞细胞周期进程保证 DNA 修复，防止错误的遗传信息传递。DNA 损伤由多种因子感受识别后激活上游蛋白激酶如 ATM 及 ATR，经一系列反应激活效应分子包括肿瘤抑制因子 p53、CDC25 等，使细胞短暂或持久（衰老）阻滞细胞周期进程，或诱导凋亡。研究发现 ATM 与 HSC 自我更新功能有关，24 周老年 ATM 缺陷小鼠出现进行性骨髓衰竭，应用抗氧化剂可以改善细胞功能。老年 ATM 缺陷小鼠 ROS 升高同时伴有 p16-pRb 通路的激活，过表达 TERT 不能纠正这个缺陷，提示 ATM 维持 HSC 功能不依赖端粒。

为对抗 DNA 损伤，细胞主要通过碱基切除修复（BER）、核酸切除修复（NER）、错配修复（MMR）和重组修复（HR）等机制修复 DNA 损伤。遗传性 DNA 损伤修复障碍，会导致一系列以早衰及肿瘤高发为特征的综合征。

HSC 一般处于 G_0 期，与造血祖细胞比较，对辐射和化疗药物有一定的抗性。但是 G_0 期 HSC 损伤后修复能力比进入周期的修复能力差，并且 DNA 双链断裂修复以保真性差的非同源末端连接（NHEJ）方式修复。一系列试验研究显示 DNA 修复障碍会导致 HSC 中 DNA 损伤积累引起 HSC 自我更新能力下降，对放化疗的损伤也更为敏感。

2. ROS 水平升高与 HSC 衰老 如前所述,射线及一些化疗药物引起的损伤主要为生成自由基进而引发 DNA 损伤和其他损伤。研究发现参与调节细胞内 ROS 水平的基因缺陷,如 *ATM* 和 *FOXO* 敲除小鼠,表现出 HSC 不能维持在 G_0 期,自我更新能力下降。根据细胞内 ROS 水平将 HSC 分为 ROS 高水平和低水平亚群,ROS 低水平 HSC 亚群,维持连续骨髓移植重建功能,而 ROS 高水平 HSC 亚群重建能力逐渐下降,提示 ROS 在维持 HSC 自我更新及静止状态中具有重要的作用。

研究发现,全身照射(TBI)选择性地引起 HSC 中 ROS 持续升高。TBI 诱导骨髓单个核细胞(BM-MNC)中 ROS 迅速而短暂地升高,照射后 4 周基本恢复至正常水平。照射后 2 周 HPC 中 ROS 比对照组升高了 1.5 倍,至 4 周基本接近正常,而 HSC 中 2 周时 ROS 升高 2 倍以上,并且持续到 8 周。经抗氧化剂 NAC 预孵后可以去除 HSC 的 ROS 升高。

以往认为细胞 ROS 主要由线粒体呼吸产生,但越来越多的证据显示细胞 ROS 可以通过 NADPH 氧化酶(NADPH oxidase,NOX)生成,这类酶与吞噬氧化酶(phagocyte oxidase,phox 或 NOX2)同源,受到严格的调控。NOX 共有 5 种同工酶,分布于不同的组织和细胞,呈组织和细胞特异性调节。NOX 由 $p22^{phox}$ 亚基及一个 $gp91^{phox}$ 亚基组成细胞色素 b558,与膜结合。另有胞质内的调节亚基($p47^{phox}$、$p67^{phox}$、$p40^{phox}$ 及 Rac),可以转位与 b558 连接激活 NOX,生成氧化产物。由 NOX 产生的 ROS 参与细胞增殖、衰老、分化、移行、血管形成及炎症。与多种病理状况如血管增生、硬化及放化疗迟发型效应(遗传不稳定性及组织纤维化)有关。有研究显示,在人 $CD34^+$ HSC 中有 NOX2、NOX4 及其调节蛋白的表达,提示在生理状态下 NOX 可能作为氧感受器根据骨髓造血微环境调节 HSC 的增殖和分化。有研究表明,NOX4 在介导 HSC 中 ROS 升高方面具有重要作用。而 NOX4 表达可能受 TGF-β 通路和 mTOR 通路蛋白的直接或间接调节(图 2-4)。放化疗导致的 HSC 中 ROS 生成水平升高,清除能力下降,引起了一系列细胞损伤性改变。

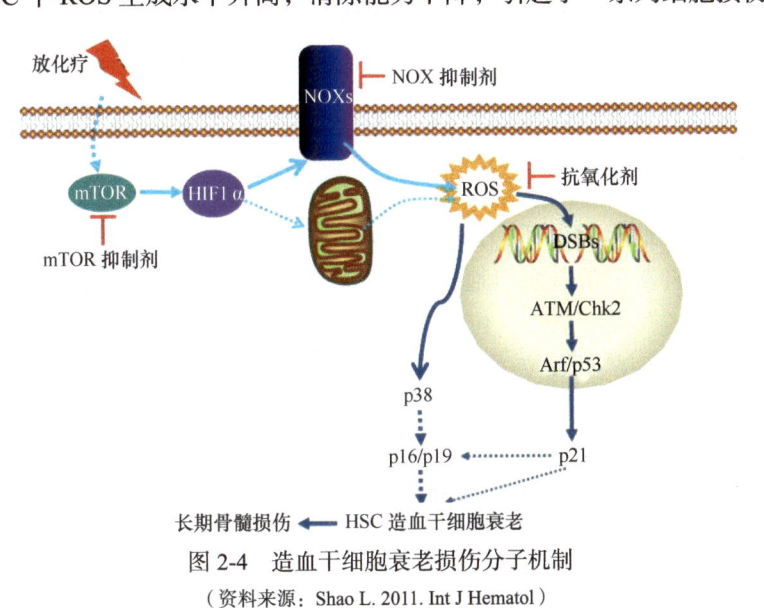

图 2-4 造血干细胞衰老损伤分子机制

(资料来源:Shao L. 2011. Int J Hematol)

（五）清除衰老 HSC 能够改善骨髓持久性抑制

增殖性衰老和早老性衰老的病理学表型没有明显区别。衰老细胞在组织中堆积，可以直接耗竭组织干细胞和祖细胞；或者通过分泌一些炎性因子、趋化因子等衰老相关分泌表型（SASP）间接作用导致组织功能损伤、修复障碍。近年来多个课题组从抑制衰老细胞形成和清除衰老细胞两个方面开展研究，试图减少细胞衰老导致的组织功能损伤。综上所述，放化疗引起的造血干细胞损伤导致的长期骨髓抑制，对癌症生存期患者生活质量下降、治疗负担增加都是不可忽视的。探讨放化疗对 HSC 的损伤机制对筛选预测、诊断的生物学标志及研究有效的干预手段具有重要的作用。

二、HSC 在血液恶性疾病状态下的反应性

白血病（leukemia）和骨髓增殖性肿瘤（myeloproliferative，MPN）是两大类最为常见的血液系统恶性疾病。恶性细胞在骨髓中大量累积，使正常造血受到抑制，继而引起贫血、出血和感染，是患者死亡的主要原因。正常造血受抑，其根本原因是 HSC 的功能受到遏制，从而导致下游造血祖细胞（hematopoietic progenitor cell，HPC）和成熟细胞无法得到补充。在造血稳态中，HSC 及其下游细胞受到内在因素的精确调控。但在疾病环境中，造血平衡受到严重破坏。然而，以往的研究着重于恶性疾病发生发展和演化的机制，对疾病环境下正常造血的变化鲜有关注。因此，深入探讨恶性疾病对正常造血，特别是对 HSC 的影响具有重要的临床意义。近几年，该研究方向也逐渐成为热点，受到世界各地干细胞和血液领域专家的关注。如果将恶性疾病环境形容为一个"战场"，那么可以将这个"战场"简单地分为三个方面：①恶性细胞（"侵略者"）；②微环境（"战场"及"背叛者"）；③正常造血干、祖细胞（HSC/HPC，"抵抗者"）。因此，本章节将结合近几年的研究成果，主要从这三方面介绍恶性环境中 HSC/HPC 受抑的内外分子机制。

（一）"侵略者"：恶性细胞

临床患者骨髓中恶性细胞的数量可以达到 10^{12}，如此大数量的恶性细胞充盈整个骨髓，可以直接或者间接地影响正常造血细胞的数量和功能。目前研究发现，在骨髓中恶性细胞抑制正常造血细胞至少可以通过三种形式：①恶性细胞通过分泌某些负调控因子或者其他介质直接抑制正常造血细胞的生长和功能；②恶性细胞与正常造血细胞直接竞争生存环境，"抢占"其"居住"位点，从而将正常造血细胞"赶出去"；③恶性细胞通过重塑骨髓微环境，从而建立一个适合恶性细胞生存和生长，但不利于正常造血细胞生存的微环境，该形式改变了骨髓微环境中的成分或者结构，被重塑的微环境能抑制正常造血。虽然研究报道不同的恶性疾病细胞采用不同的形式抑制正常造血，但显然恶性细胞很有可能利用多种形式来维持其自身的生长，促进疾病的发展，同时抑制正常造血。

早在 30 年前就有研究报道恶性细胞能分泌细胞因子，负向调控正常造血细胞。但当时对 HSC 的认识并不非常清晰，检测 HSC 功能指标的实验也未被开发，因此 HSC 的负

向调控因子也未能被真正定义。大量研究报道，骨髓中 HSC/HPC 与成熟血细胞之间的平衡受到细胞因子和趋化因子的严格调控。一旦因子的浓度受到破坏，正常 HSC 的归巢、维持和分化功能也会受到严重的影响。随后研究发现，白血病骨髓上清液能够显著抑制 HSC 的增殖说明上清液中存在某种可溶性因子可以影响 HSC 的调控网络。虽然不同类型的血液恶性细胞会分泌不同的细胞因子，但最终的效果都是促进恶性细胞自身生长而抑制正常造血功能。

（二）"战场"及"背叛者"：微环境

正如上面所述，恶性细胞可以通过抢占"地盘"和改变微环境两种形式影响正常造血。研究者利用共移植模型发现，增大正常骨髓或者正常 HSC/HPC 的移植剂量能显著延长 AML 小鼠的生存期，延缓白血病的发展。相对于高剂量移植的 HSC/HPC，低剂量移植的 HSC/HPC 在 AML 骨髓中细胞周期更加活跃，说明正常 HSC/HPC 在 AML 环境中能与白血病细胞进行"抗争"，争夺共存的"地盘"（微环境）。但显然，情况并没有如此简单，在竞争过程中，有可能伴随着微环境的改变。近几年，绝大多数的研究都以疾病微环境为切入点。在小鼠模型和患者标本的研究中，大量证据表明恶性细胞在抢占"地盘"的同时，改变了微环境的形态和结构，同时引起微环境内各类细胞的功能受到影响，从而创造一个适合恶性细胞生存、而不利于正常造血的环境。

正常造血的稳态维持有赖于微环境中的各类细胞成分。在骨髓微环境中，已被证实的对 HSC 功能起重要调控作用的细胞成分包括间充质干细胞（MSC）、内皮细胞、成骨细胞、施万细胞、巨核细胞和神经细胞等。多项研究表明，正常造血细胞和恶性细胞在骨髓中的生存和增殖都依赖于微环境细胞。因此，通过重塑微环境，恶性细胞能间接地影响正常造血的功能。

研究者利用 Nalm-6 急性 B 淋巴细胞白血病（B cell-acute lymphoblastic leukemia，B-ALL）小鼠模型和患者骨髓活检标本研究了白血病细胞与骨髓微环境的动态相互作用，发现白血病细胞更喜欢定位于 E-选择素和 CXCL12 丰富的血管区域。而该区域在正常情况下是 $CD34^+$ HPC 归巢的部位，提示白血病细胞侵占了正常的血管微环境。定位以后，白血病细胞的增殖引起微环境细胞表达 CXCL12 的水平下调，从而损害了正常 HSC 的归巢，将 HSC 赶出其适宜生存的地方。在此基础上，白血病细胞又分泌高浓度的 SCF。由于 HSC 可以受 SCF 的牵引，因此白血病细胞产生的高浓度的 SCF 将正常 HSC 吸引至白血病细胞扩增区域，即白血病负荷最大的地方。继而将正常 HSC 束缚在白血病环境中，迫使其数量逐渐减少和功能逐步受损，并失去向髓外迁移的能力。其效应可被 SCF 中和抗体阻断（图 2-5）。

研究者利用 CML 移植模型，证明白血病细胞可以诱导基质细胞产生胎盘生长因子（placental growth factor），从而支持白血病细胞的扩增。Schepers 等利用 BCR/ABL 条件性诱导小鼠 CML 模型证明 CML 细胞将骨内膜微环境改造成了有利于白血病细胞生长的肿瘤微环境，重塑成骨细胞（osteoblastic lineage cell，OBC）。该研究发现，CML 细胞通过直接接触或通过 TPO 和 MIP-1α 诱导骨髓中 MSC 产生过量的功能异常的 OBC。进一步研究发现，这些由 CML 细胞诱导产生的异常 OBC 与正常 OBC 相比，其 TGF-β、Notch

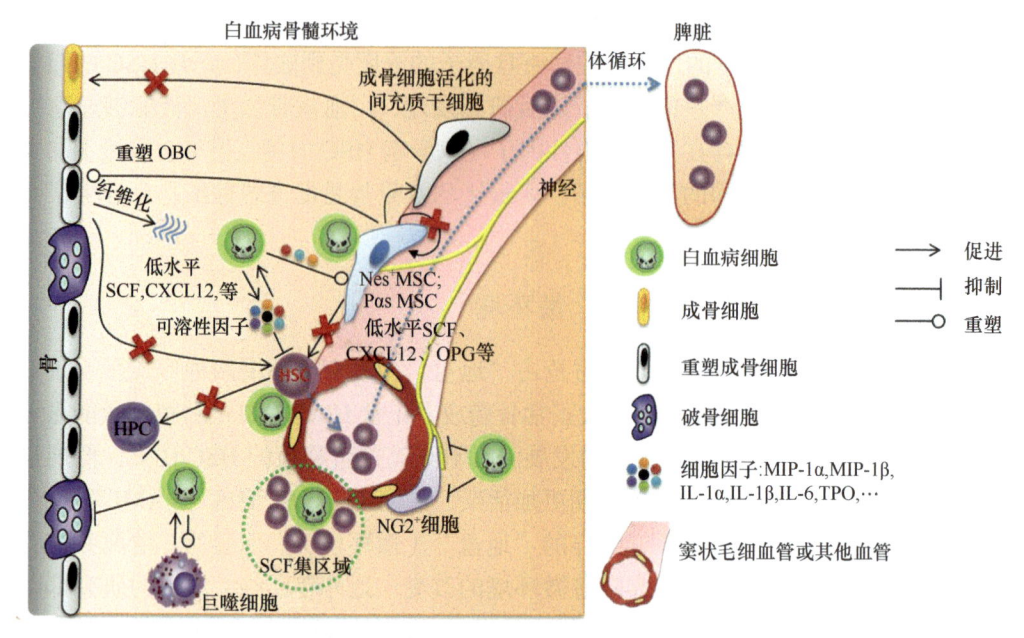

图 2-5 白血病下正常造血受抑的外源性机制
（资料来源：Cheng H，et al. 2016. Curr Opin Hematol）

和炎症信号通路都发生了改变。而这些变化促使异常的 OBC 形成骨髓纤维细胞。相应地，异常的 OBC 低表达一些重要的造血支持因子，如 CXCL12、SCF 和 ANGPT1，因此其支持造血的功能受损，但相反可以很好地维持白血病细胞的生存。

研究者利用 Notch1 诱导的非照射急性 T 淋巴细胞白血病（T cell-acute lymphoblastic leukemia，T-ALL）模型证实，T-ALL 骨髓环境中的 MSC 增殖能力和分化能力严重受损，其表现为加速衰老症状。另外，体外共培养实验证实，T-ALL 中的 MSC 对正常 HPC 的增殖和分化起到了抑制作用，而对 HSC 并未起到显著负调控作用。进一步研究发现，ALL 中的 MSC 表现为骨保护素（osteoprotegerin）表达下降，而在共培养体系中加入骨保护素能显著提高 HPC 的功能。除此之外，在 T-ALL 的骨髓和脾脏中，巨噬细胞的分布和功能都发生了改变，继而引起 ALL 细胞的增殖和迁移。

与此同时，近期研究表明，在非照射的 MLL-AF9 引起的 AML 骨髓中，神经纤维受到损害。白血病细胞的增殖导致交感神经病变、NG2 阳性的动脉周细胞数量减少及 nestin 阳性的 MSC 异常扩增，而这些 MSC 向成熟成骨细胞的分化减少。另外，异常扩增的 MSC 低表达 HSC 归巢和维持的因子，如 CXCL12、SCF 和 ANGPT1 等，继而引起 HSC/HPC 向髓外迁移。

综上所述，恶性细胞重塑了造血微环境，侵占并创造了一个适宜于恶性细胞自身生存的微环境，继而抑制正常造血细胞的功能。

（三）"抵抗者"：正常造血干、祖细胞

作为恶性细胞的攻击对象，正常造血细胞如何应对恶性细胞增殖所带来的负面效应也是一个非常重要的科学问题。相比于疾病微环境的研究，对疾病微环境中正常 HSC/HPC 的研究相对较少。利用非照射 T-ALL 和 AML 移植模型，研究者详细阐述了白血病环境中各类造血干、祖细胞的动力学变化。在受抑各类干、祖细胞中，长周期造血干细胞（long-term HSC，LT-HSC）受抑程度最小，而巨核-红系祖细胞（megakaryocytic-erythroid progenitor，MEP）受抑程度最大。重要的是，受白血病的压力，HSC 在白血病环境中处于非增殖状态，进而导致下游祖细胞和成熟细胞得不到补充。有趣的是，同样在急性移植物抗宿主病（graft-versus-host disease，GVHD）模型中发现 MEP 受抑最严重。鉴于白血病患者常伴有出血及血小板低下的症状，因此进一步研究 MEP 受抑的机制将变得尤为重要。另外，近几年来经典的造血分化模型一度受到挑战，特别是在巨核细胞来源问题上争议颇多。因此，在恶性疾病条件下，造血分化模型的变化值得被重视。

虽然 HSC 在白血病环境中受到抑制，但受抑的 HSC 在回到正常造血环境后，具有完全重建造血的能力，且功能与正常环境下的 HSC 无明显差异，说明 HSC 在白血病环境中处于非增殖状态对 HSC 的功能起到了一定的保护作用。HSC 在白血病下的受抑是可逆的，当这些 HSC 回到非白血病环境后能行使正常的造血功能，并且 HSC 在白血病环境下处于非增殖状态是一个自我保护机制。但显然，不同白血病对 HSC 所产生的效应也不同。

对于 HSC 在恶性疾病下受抑的内在分子机制知之甚少。研究者利用 T-ALL 模型证明了 Hes1-Cdnk1a 轴是调控 HSC 周期受抑的关键分子。随后，利用非照射 AML 模型证实了 Egr3 是白血病下 HSC 受抑的重要调控因子。研究表明，AML 骨髓中的正常 HSC 高表达 Egr3。而高表达 Egr3 可以显著抑制 HSC 的细胞周期及其造血重建功能。相反，低表达（敲降）Egr3 可以促进 HSC 增殖及其造血重建能力。重要的是，Egr3 在 HSC 中的敲降可以恢复 HSC 在白血病骨髓中的细胞周期水平。显然，HSC 在白血病下功能改变并非简单地由单基因控制，而是受整个调控网络的影响。一系列重要的造血抑制因子（如 Nr4a2、Egr3 和 Egr1 等）和一些造血增强因子（如 Hes1、Maff 和 Hey1 等）在白血病下 HSC 中发生了变化。受这些基因的调控，白血病下的 HSC 处于受抑和自我保护的平衡中。增强因子起到了 HSC 自我保护的功能，而抑制因子抑制了 HSC 的作用（图 2-6）。因此，双向基因的平衡调控在 HSC 中发挥了重要的作用，而如何维持这一平衡调控值得深入探讨。

此外，脾脏也是正常造血细胞与恶性细胞寄居的场所，其对血液恶性疾病的发展起了重要的作用。SC 和 HPC 在 AML 脾脏中并未受到抑制，说明在骨髓造血严重受抑的时候，脾脏造血起到了重要的代偿作用。与此同时，另外两项研究也表明 HSC 在 CML 和 AML 的脾脏中数量显著增多，HSC 向骨髓归巢能力减弱而向脾脏迁移能力增强。白血病下的髓外造血同样也值得关注。

和其他肿瘤一样，血液恶性疾病是一个系统性的疾病，是由多种细胞、多种因素构成的。恶性细胞与正常造血细胞共处于同一个竞争微环境，因此，全面剖析正常造血细胞对恶性细胞及恶性微环境的反应机制，不仅有助于了解血液恶性疾病的发生与发展，同时也有利于阐释正常造血受抑的原因，同时还将为临床治疗提供新的思路与方法。

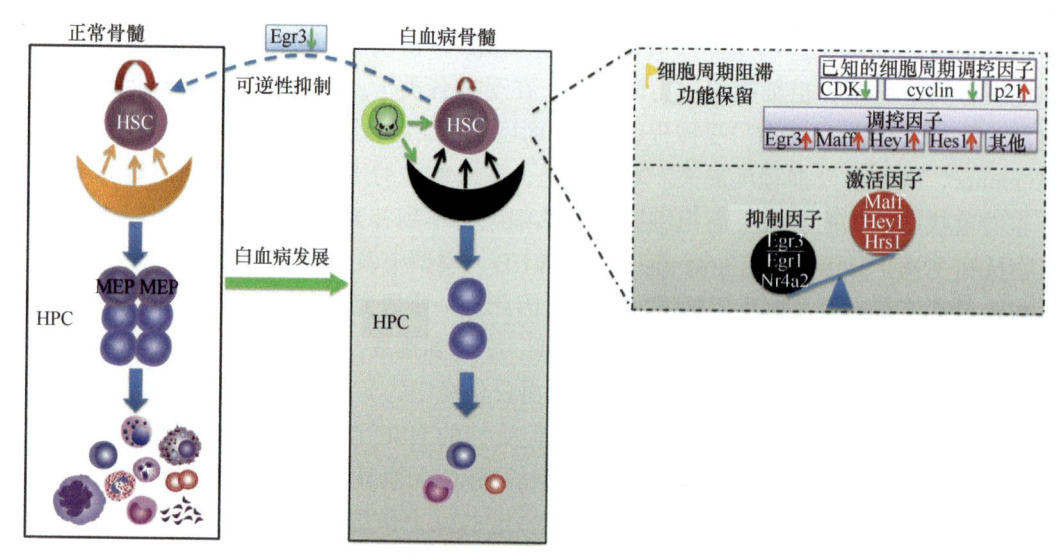

图 2-6　白血病下正常造血受抑的内源性机制
（资料来源：Cheng H，et al. 2016. Curr Opin Hematol）

三、HSC 在感染和炎症应激条件下的反应性

感染指的是病原微生物如细菌、真菌、病毒和寄生虫等通过穿越皮肤和黏膜，侵入体内，并引起局部组织或全身性炎症反应，导致机体发生一些血液学异常。感染对于机体的造血系统来说是最常见的自然应激源，并对造血干、祖细胞的命运起着至关重要的导向作用。众所周知，髓系的免疫细胞通常被认为是宿主抗感染的第一反应者，也是一些造血相关的细胞和炎症因子的产生者；同时，造血干细胞和祖细胞（HSPC）受激后会以延迟应答方式来确保在感染期间消耗的髓系细胞的充分补充。HSPC 的延迟应答最初被认为是对下游免疫细胞消耗的被动响应，机制并不十分清楚。随着干细胞研究的深入，越来越多的证据表明 HSPC 可以通过细胞表面一些受体直接或间接地感受微环境中系统性升高的细胞因子、炎症因子及细菌与病毒或其组分，并经不同的信号路径活化后会进入一种细胞谱系不均一的增殖和分化程序，应需产生大量的免疫效应细胞，即机体在发生感染应激后出现了一种急性造血。急性造血与生理状态下的稳态造血在造血调控的分子机制方面是有不同的，例如，前者主要由转录因子 C/EBP-β 来介导，后者则是由 C/EBP-α 来介导。机体发生急性造血的主要作用是快速补充被消耗的免疫细胞（如中性粒细胞）和短时间内尽快恢复机体中细胞自稳。此外，一些研究发现 HSPC 在感染和炎症条件下可以从骨髓中动员出来，并通过血液和淋巴循环到达外周器官或组织，包括脾、肝、淋巴结、肠和脂肪组织，在这些髓外部位它们可能受到更强的"危险"信号的刺激，并能迅速发生相对应的应激性急性造血。目前，已知有多种机制参与了感染应激引起的急性造血的调控（图 2-7）：①病原微生物或其来源的分子（如 LPS 等）与干、祖细胞表面受体（如 TLR4 等）结合后的直接调控作用；②造血干、祖细胞对细胞因子和炎症

因子（如INF-α、INF-γ、TNF-α、IL-6、TGF-β和M-CSF等）的应答；③骨髓微环境组成细胞[如成骨细胞、窦血管内皮细胞、血管周细胞、脂肪细胞、高表达CXCL12的网状（CAR）细胞、nestin⁺的间充质干细胞、调节性T细胞和巨噬细胞等]表面分子表达或其分泌分子的变化（如CXCL12或ROS）对干、祖细胞的间接调控作用等。

（一）干、祖细胞直接通过细胞表面受体对病原微生物产生应答反应

早期的感染对造血系统的影响研究多集中在免疫效应细胞。通常来说，免疫细胞能通过细胞表面相应的病原体识别受体（PRR）来探测微生物特异性分子[又称为病原体相关分子模式（PAMP）和损伤相关分子模式（DAMP）]的方式来识别病原体，并引起下游级联的防御机制，加上抗原特异性适应性免疫应答反应。Toll样受体（TLR）构成一类公认的PRR家族，其通过衔接蛋白MyD88和/或TRIF发出信号，激活转录因子（如NF-κB和/或IRF3），启动下游炎症相关因子的转录和表达。除了TLR之外，最近的研究又揭示了一系列PRR，包括肽聚糖检测受体[如NOD样受体（NLR）]，胞质RNA感测受体（如MDA5和RIG-I），以及细胞溶质DNA识别结构。不同的病原微生物因感染的路径和靶细胞的不同能引起宿主不同免疫细胞的应答反应和数量变化，如革兰氏阴性菌能引起脓毒症，且该类菌上的LPS能导致T细胞的凋亡和中性粒细胞的数量增多，阶段性造血增强。后来，随着对造血干细胞的特性（包括自我更新、静息、增殖和多向分化）和各亚群（LT-HSC、ST-HSC和MPP等）的精细分子标志研究的深入，了解到干、祖细胞表面也具有相应的病原体识别受体，来探测微生物特异性分子。不同的病原微生物对造血干、祖细胞功能的直接影响也存在差异性，并且会经历不同的感染路径和下游信号途径来调控不同的造血干、祖细胞亚群的增殖、多向分化潜能和反应活性。例如，牛痘病毒（vaccinia virus）和白色念珠菌（C. albicans）感染能通过TLR信号激活MyD88依赖的信号通路来促进LSK的扩增；CD34⁺人造血祖细胞在大肠杆菌刺激条件下能发生扩增和动员，推测其分子机制可能是LPS与LSK细胞表面的TLR4受体结合，引发NF-κB信号通路的激活和细胞的增殖、分化，但体外培养的CD34⁺人造血干细胞对大肠杆菌、鼠伤寒沙门菌和耶尔森菌的感染耐受，不能直接产生应答反应。此外，由非感染性刺激（如化学试剂：硫胶质、明矾和酸等；物理损伤：手术、放射和烧伤等；自身免疫性疾病：类风湿关节炎和红斑狼疮等）诱发的无菌性炎症也可以导致机体产生反应性粒系造血。该种造血与感染性炎症引起的急性造血有所不同，表现为起始于不同的上游刺激，以及随后有差异的激活细胞的信号通路。例如，常用于疫苗佐剂的明矾可以诱发一种IL-1的Ⅰ型受体依赖性反应性造血，即通过激活IL-1的Ⅰ型受体信号通路，引起G-CSF表达量的瞬时升高，导致骨髓中的中性粒细胞被动员出去。而LPS可以模拟细菌感染引起急性

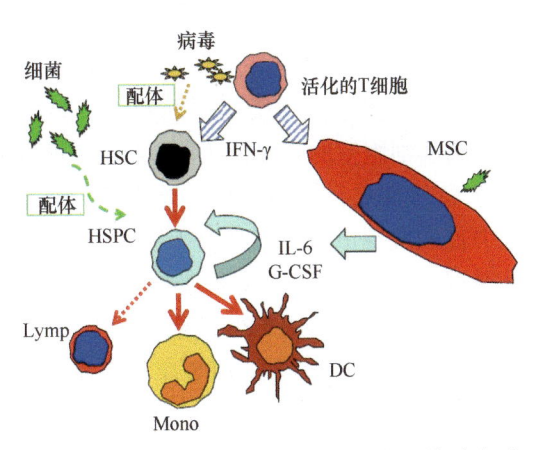

图2-7 造血干、祖细胞通过直接或间接路径来应答机体感染和炎症

（资料来源：Welner RS，et al. 2014. Cell Stem Cell）

粒系造血，这种造血完全不依赖于 IL-1 的 I 型受体信号通路。

1. TLR 介导的信号通路是造血干、祖细胞对感染应激产生应答反应的一种主要信号通路　TLR 属于一组模式识别受体，能结合保守的病原体相关分子模式（PAMP），例如，细菌细胞壁的脂多糖（LPS）和病毒的单链 RNA（ssRNA），通过 MyD88 依赖性或 TRIF 依赖性途径传递信号，导致 NF-κB 和/或 IRF 家族的转录因子激活。Nagai 等在研究中首先发现造血干细胞上（定义为 Flk2-LSK 细胞）表达 TLR2 和 TLR4 受体，并在体外通过 TLR2 或 TLR4 刺激造血干细胞，促进了 MyD88 依赖性方式的髓系分化。随后，Massberg 等在体内用 LPS 刺激肾囊下植入的骨髓来源的 HSC，结果发现这些细胞都增殖和分化了；Chen 等发现 LPS 在小鼠体内能引起 HSC 增殖，减少静息，促进倾向髓系分化和降低长期造血重建能力，其中可能的机制是 LPS 激活了 mTOR/AKT 信号，而 AKT 激活是 HSC 功能异常的常见分子基础，采用西罗莫司抑制 mTOR 或联合抑制 CCL2、IL-6 和 TNF-α 可以"挽救"上述 HSC 功能异常。此外，当在体外直接用 LPS 刺激高纯度的 LT-HSC（LSK CD150$^+$ CD48$^-$）时，也能检测 NF-κB 活化，这表明 LT-HSC 中存在一种功能性的 TLR4-NF-κB 轴，作用结果通常也是增加髓系分化。Takizawa 等在 TLR 缺陷 HSC 上的研究则提供了直接证据，即表明 HSC 可以通过 TLR 与其配体的直接结合来决定其命运。虽然 TLR4 和 TLR2 是在感染试验中最常研究的 TLR，但在一些 TLR4 和 TLR2 基因敲除的研究中，其他 TLR 在区域病原体攻击时也可以介导类似的急性髓系造血，这表明感染和炎症应激诱导的造血不依赖于任何单一的 TLR。TLR-MyD88/TRIF-NF-κB 轴是调节应激诱导造血中最常见的途径之一，但有研究结果表明 LPS 还可以通过 TLR4-TRIF-p65NF-κB 轴诱导 LT-HSC 中的颗粒酶 B 表达，颗粒酶 B 可以引起 HSC 的凋亡，或通过 TLR-p50 NF-κB 诱导 ST-HSC 和 MPP 中的细胞因子产生。此外，LPS 还可以通过 TLR/NF-κB 来调控 HSPC 自分泌一些细胞因子，单细胞分析结果显示 LT-HSC 除产生一些 IL-6 以外较少合成其他细胞因子，而 ST-HSC 和 MPP 可以产生多种细胞因子，例如，IL-6、TNF-α、IL-12、GM-CSF、IL-2、IL-4、IL-10 和 IFN-γ 等，这些细胞因子也是 HSPC 对 TLR 刺激的应答结果之一，将会进一步放大 HSPC 的应答反应。

2. NLR 信号在感染应激诱导的造血中的调控作用　核苷酸结合寡聚化结构域 1（NOD1，也称为 NLRC1）和 NOD2（NLRC2）属于 NOD 样受体（NLR）蛋白家族的宿主编码的模式识别分子（PRM），来自病原体、共生体的不同细菌肽聚糖（PGN）片段，能调节机体天然和适应性抗微生物免疫。但近期 Nigro 和 Burberry 等的研究表明 NOD1 和 NOD2 对 PGN 的感应是调节造血干细胞和肠干细胞生物功能的关键。

（二）造血干、祖细胞对细胞因子和炎症因子的应答

在机体自稳状态下，一些细胞因子（如 SCF、TPO、Flt3 配体、IL-3、G-CSF 和 GM-CSF）在造血发生中起着至关重要的作用，能调节 HSPC 增殖和分化、自我更新和存活，其中有些细胞因子可以诱导未定向的 HSPC 分化谱系的选择，即具有诱导未定向的 HSPC 按需分化成特定细胞谱系的能力，而不是简单地促进随机定向的祖细胞的优先增殖和存活。例如，研究者利用延时单细胞成像和单细胞基因表达分析等方法，发现在没有增殖或存活优势的条件下，M-CSF（而不是 G-CSF 或 GM-CSF）能直接诱导 LT-HSC 中的

PU.1 表达，并诱导 LT-HSC 向髓系分化；而高水平的红细胞生成素能通过抑制未定向的干细胞和祖细胞中的非红细胞转录程序，以牺牲髓系和淋系为代价，诱导 HSC 和 MPP 向红细胞谱系分化。TGF-β1 对 HSC 的不同亚群也具有不同的调节作用，其作用途径部分是通过转录中间因子 1γ（Tif1γ）和 RNA 结合蛋白 Musashi2（Msi-2）来调节的，通常会诱发倾向髓系的 HSC 增殖，同时抑制淋系的 HSC 增殖；在感染和炎症应激条件下，机体（包括 HSPC 自身）除了产生上述细胞因子以外，还会新产生大量的炎症因子（如 IL-6、IFN 和 TNF-α 等），它们中有些也被证明能直接或间接作用于造血干、祖细胞，从而起到调节机体应激性造血的作用。例如，IL-6 在 TLR 刺激期间可以由骨髓 HSPC 产生，而在 IFN-γ 刺激期间可以由 MSC 产生，IL-6 可以作用于相邻的 HSPC，特别是 MPP，促进机体急性髓系造血。IFN 对 HSC 的影响是复杂的，与作用水平、持续时间和感染的背景有关。低水平的 IFN-α 和 IFN-γ 都能直接刺激静止的 HSC 增殖，并且是维持干细胞库所必需的。持续高水平的 IFN-α 作用于 HSC，可以诱导 p53 依赖的凋亡相关基因（如 *Bax* 和 *Puma* 等）的表达，从而介导 HSC 凋亡。慢性感染可以引起机体 IFN-α 水平的应激性升高，但开始时却能促进 HSC 进行短暂的增殖，尔后，HSC 会迅速恢复到静息状态，这可能是机体对慢性感染驱动的 HSC 耗竭的一种保护机制。高水平 IFN-γ 暴露同样也能诱发 HSC 中促凋亡基因的表达和促进细胞凋亡，在体外表现为能导致培养的人骨髓细胞集落形成的减少，在体内会导致骨髓衰竭。TNF-α 是一种多功能的炎症因子，其受体几乎在所有白细胞表面均有表达，在 HSPC 上也存在 TNF 受体。已知 TNF-α 可以通过多种信号途径发挥其多种生物学功能，例如，它可以刺激 NF-κB 依赖性促生存信号转导，又可以诱导胱天蛋白酶 8（caspase-8）依赖性细胞凋亡和 RIPK3-MLKL 介导的坏死作用。在感染发生时，机体中的 TNF-α 表达水平会上调，通常情况下将会抑制 HSC 的增殖，至于 TNF-α 对 HSC 的精确作用及其机制目前仍不完全清楚。但近期有研究结果表明 TNF-α 能诱导循环 LSK 细胞上 Fas 表达，并导致 HSPC 易受 FasL 介导的细胞凋亡的影响，这可能是 TNF-α 抑制 HSC 增殖的分子机制之一。此外，在 Ishida 等最近开展的小鼠干细胞移植研究中证实，在炎症状态下，HSC 中 TNF 信号的激活，将抑制 HSC 增殖并导致其造血重建潜能的下降，其中的分子机制相关研究结果表明，TNF-α 是通过提高 HSC 中的 ROS 水平来调控其命运的，如采用 TNF-α 抑制剂或 ROS 清除剂预处理受鼠，可以明显提高移植 HSC 的造血重建能力，上述研究结果还丰富了当前一些 TNF-α 生物大分子抑制剂（英夫利昔、伊那西普、阿达木和西妥立珠）在异基因骨髓移植时抑制 GVHD 的发生和提高移植成功率的可能分子机制。

在感染和炎症条件下，HSPC 中细胞因子信号转导抑制因子（SOCS）也可以被多种细胞和炎症因子（包括 GM-CSF 和 IL-3）诱导表达，其表达上调可以介导 HSC 的功能异常。例如，de Bruin 等报道 IFN-γ 诱导的 SOCS1 可抑制 HSPC 中的血小板生成素（TPO）-STAT5 轴，损害 HSC 的自我更新能力和促进 HSC 池的丢失。

综上所述，在稳态和感染应激条件下，一些细胞和炎症因子是维持 HSPC 的数量和功能、增殖和分化所必需的，一旦失调，将会导致 HSPC 功能异常，这也可能是衰老、癌症和 MDS 中血液学异常的主要原因之一。

（三）HSC 对骨髓微环境变化的应答

骨髓微环境是 HSC 赖以生存的体内造血微环境，调节着 HSC 的静息、增殖和多向分化。通常，在生理状态下，骨髓中的大多数 HSC 处于静息期，少数 HSC 通过增殖和分化生成各种类型的血细胞，但在感染和炎症等病理性应激状态下，造血微环境会发生改变，主要表现在机体的应答反应会导致造血微环境中的一些造血相关信号的变化，这会促使更多的干、祖细胞进入增殖和分化阶段（包括一些 HSC 从静息期进入分裂期），增强和维持骨髓中急性造血的发生。一些微环境组成细胞[如成骨细胞、窦血管内皮细胞、血管周细胞、脂肪细胞、高表达 CXCL12 的网状（CAR）细胞、nestin$^+$ 的间充质干细胞、调节性 T 细胞和巨噬细胞等]和前文提到的一些细胞因子（如 IL-3、TPO、SCF、G-CSF 和 GM-CSF 等）在机体自稳状态下的造血发生中起着至关重要的作用；但在感染与炎症条件下，一些微环境组成细胞（如间充质干细胞、内皮细胞和巨噬细胞）应激能产生大量炎症相关因子（如 INF-γ、TNF-α、IL-1β 和 IL-6 等），改变了骨髓微环境，促进了感染引起的急性造血的发生和发展。但一些研究结果也表明上述细胞因子和炎症因子在感染与炎症条件下发生的急性造血过程中并不是起着至关重要的作用。例如，IL-6、IL-3、GM-CSF 等基因被敲除后，小鼠仍能发生应激性的急性粒系造血，甚至在联合敲除了 G-CSF 和 IL-6 或 G-CSF 和 GM-CSF 的小鼠中也能发生接近 WT 鼠的粒系造血。还有一些文献报道，IL-3 受体、GM-CSF 受体和 IL-5 受体功能缺陷的小鼠在正常情况下和应激情况下均能发生粒系造血，未见明显改变。

活性氧簇（ROS）是骨髓微环境中的重要组成成分，是需氧细胞代谢中产生的一类高活性氧中介物分子，主要包括过氧化氢、羟自由基、过氧阴离子、次氯酸和一些超氧化合物等，早期有关 ROS 的研究主要集中在其诱导细胞死亡和杀灭病原微生物方面，后来的 ROS 相关研究更多关注的是其作为一些细胞的第二信使参与一系列信号转导途径，参与调控细胞的增殖、衰老和死亡，近年来陆续有一些文献报道 ROS 在造血过程中起着重要的调节作用。在生理状态下骨髓中 ROS 是处于一种稳定可控的非均一分布状态，这样有利于维持 HSC 的不同功能和特性，通常低水平的 ROS 是 HSC 能保持长周期自我更新潜能所必需的；反之，细胞所处环境中的 ROS 水平提高则能促进细胞进入周期，降低干细胞的自我更新能力和多向分化潜能。例如，在 *ATM* 基因或 *FoxO* 基因敲除的小鼠中，由于 ROS 水平的升高，诱发了骨髓内造血干细胞增殖活跃、凋亡比例增多，最终导致 HSC 的耗竭。ROS 作为细胞和骨髓微环境中的一种重要的造血相关因子，可能在感染和炎症应激条件下造血干细胞的命运抉择中起重要作用（图 2-8）。

HSC 的命运抉择是一种高度复杂和动

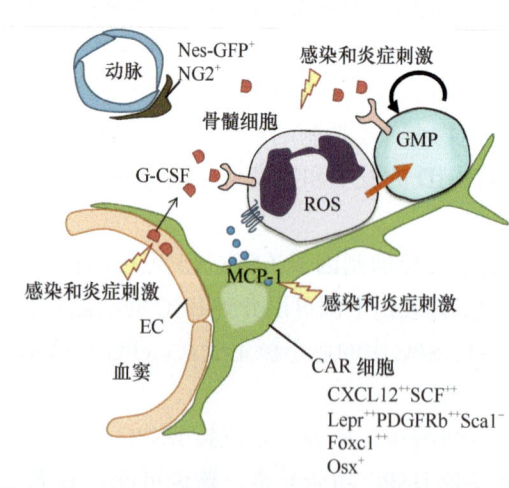

图 2-8 HSPC 对感染和炎症状态下骨髓微环境变化的应答

（资料来源：Sugiyama T，et al. 2015. Immunity）

态的过程，其涉及 HSC、造血微环境细胞和非造血组织之间的相互作用。通常来说，在生理条件下，绝大多数造血干细胞被认为是处于静息状态，只有在一些应激条件下，才会有更多的造血干细胞进入细胞周期，进行增殖和分化，如放化疗引起的骨髓清除、感染和炎症；反之，在一些血液疾病中，如白血病，恶性细胞通过改变造血微环境来促使正常造血干细胞回归静息状态。总之，了解造血干细胞在各种应激条件和疾病状态下的反应性及其分子机制，对今后深入研究机体造血重建和免疫平衡具有重要的理论意义。

（孟爱民　程　辉　胡林萍　许元富　程　涛）

第六节　造血干细胞的治疗价值

一、移植的分类和治疗适应证

（一）造血干细胞移植定义

目前已知的成体干细胞中对 HSC 的研究最为成熟和深入，HSC 是目前唯一被证明具有确切临床治疗价值的一类经典干细胞。HSC 的移植具有广泛的应用前景，不仅可应用于造血系统疾病的治疗，还可应用于自身免疫性疾病、代谢性疾病、先天缺陷性疾病及肿瘤等多种疾病的治疗，在再生医学的临床应用中具有重要地位。这一领域的研究也最为活跃，引领着整个干细胞生物学的发展，为认识其他成体干细胞提供了重要基础和范式，许多干细胞理论和技术都来源于对 HSC 的研究。造血干细胞移植是指经大剂量放化疗或其他免疫抑制剂预处理，清除受体体内的肿瘤细胞和异常克隆细胞，然后把自体或异体造血干细胞移植给受体，使受体重建供体来源的正常造血和免疫功能，从而达到治疗目的的一种治疗手段。

人类同种异基因造血干细胞移植（allo-HSCT）的研究是在防治急性放射病的动物实验基础上发展起来的。Thomas 等在 1957 年证实，给患者静脉输注大量骨髓不但是安全的，而且可以短暂植活。其后一些学者将骨髓移植（BMT）用于终末期急性白血病和核事故患者，但效果并不理想，患者或未能植活或死于"继发病"，即移植物抗宿主病（GVHD）。直到发现了人类白细胞抗原（HLA），即主要组织相容性抗原体系，解决了供受者之间HLA 配型问题及改善了移植前的预处理方案后，人类 allo-HSCT 的临床研究才取得实质性的进展。1968 年报道了首例异基因骨髓移植。但在 1975 年之前，异基因骨髓移植作为一种实验性治疗主要用于终末期急性白血病及重型再生障碍性贫血，可使 10% 的晚期白血病患者获得治愈。这一结果极大地鼓舞了临床医师将这一治疗用于急性白血病的早期，即在第一次完全缓解期（CR1），结果使许多白血病患者获得长期生存。这一治疗方法现已扩展到其他恶性血液病，挽救了无数患者的生命。在骨髓移植研究中作出突出贡献的美国医生 Thomas 也因此获得 1990 年诺贝尔生理学 / 医学奖。allo-HSCT 由过去单一的骨髓移植到现在可以进行亲缘全相合外周血干细胞移植、亲缘单倍型相合造血干细胞移植、无血缘关系供体造血干细胞移植和脐血移植。我国造血干细胞移植最近几年有了显著进步,尤其是在亲缘单倍型相合造血干细胞移植领域,已经处于国际领先地位。目前我国每年进行各类造血干细胞移植超过 6000 例,疗效接近甚至超过了国际先进水平。

(二)移植的分类

HSCT 根据造血干细胞来源的部位可分为骨髓移植、外周血干细胞移植和脐血移植;根据供体的不同可分为自体移植和异体移植,后者包括来源于同卵双生同胞供体的同基因 HSCT,来自 HLA 相合同胞、单倍型相合亲属和非血缘相合供体的 allo-HSCT。

(三)移植物来源的选择

BMT 一直是 HSCT 的主要形式之一,自 1989 年 Kessinger 等首先完成首例异基因外周血造血干细胞移植(allo-PBSCT),细胞因子动员的外周血造血干细胞均有采集方便、供者易于接受、造血恢复快的优势,PBSCT 开始成为主流。尽管 PBSCT 中含有的淋巴细胞比骨髓中多,但并不增加 aGVHD 发生率(表 2-1)。

脐带血移植由于脐带血造血干细胞免疫原性弱,对配型的要求低,一般要求大于 5 个位点相合即可。但由于脐带血造血干细胞数量少,不适于大体重患者。

表 2-1 不同来源造血干细胞特性比较

项目	骨髓造血干细胞		外周血造血干细胞		脐带血干细胞
免疫原性	骨髓	>	外周血	>	脐带血
采集难度	骨髓	>	外周血	>	脐带血库
造血植入时间	外周血	>	骨髓	>	脐带血
aGVHD 发生率	外周血	>	骨髓	>	脐带血
cGVHD 发生率	外周血	>	骨髓	>	脐带血

(四)移植适应证

HSCT 适应证是指适合接受移植治疗的疾病类型和疾病阶段。

移植适应证和禁忌证之间的界限并不是绝对的,疾病危险度分层远非确定 HSCT 适应证的唯一依据。确定某一患者是否有移植适应证需要将移植和非移植治疗措施(化疗、靶向药物及细胞免疫治疗)的利弊进行比较和权衡,包括治疗后可能的并发症、生存率和生存质量,广义上还包含患者的身体与精神状态评估、供者因素、HLA 配型情况、家庭经济能力及家庭成员与社会环境的支持等。

1. 自体 HSCT(ASCT)

(1)ASCT 治疗急性白血病:ASCT 治疗急性白血病适用于具有预后良好的细胞遗传学或分子生物学标志、低危、对化疗敏感的类型。为了减少自体移植后复发,必要时可进行自体干细胞体外净化以清除其中的肿瘤细胞。ASCT 治疗急性白血病的疗效在过去 10 年中并无明显进展,主要原因是至今尚无有效降低移植后白血病复发的措施。面临的主要问题是移植后较高的复发率。

ASCT 适用于低危和部分中危急性髓细胞白血病（AML）CR1 患者；而 AML 中高危组患者以异基因造血干细胞移植为主。对于急性淋巴细胞白血病（ALL），应首选 allo-HSCT。

（2）ASCT 治疗多发性骨髓瘤：多发性骨髓瘤（MM）大剂量化疗之后进行 ASCT 是 65～70 岁及以下 MM 患者的标准治疗。ASCT 可以作为初次诱导治疗后的巩固治疗，即早期移植；也可作为疾病复发进展后的挽救治疗，即晚期移植。多个随机和非随机对照研究均提示，与单纯化疗相比，ASCT 可延长初治和复发 MM 患者的总生存率（OS）和无事件生存率（EFS），序贯二次移植能降低复发率，提高患者的 OS。

（3）ASCT 治疗霍奇金淋巴瘤：ASCT 主要用于治疗对化疗敏感的复发性霍奇金淋巴瘤。大多数霍奇金淋巴瘤患者可以通过一线化疗得到临床治愈，但仍有 15%～20% 的患者初始化疗后疾病进展或复发。对于化疗难治或复发的患者，选择高剂量化疗联合 ASCT 治疗，与传统二线化疗相比，可以明显延长其无复发生存（DFS），尤其对于复发的霍奇金淋巴瘤患者，高剂量化疗联合 ASCT 是首选治疗。

（4）ASCT 治疗非霍奇金淋巴瘤

1）ASCT 治疗弥漫性大 B 细胞淋巴瘤：弥漫性大 B 细胞淋巴瘤（DLBCL）是成人非霍奇金淋巴瘤（NHL）中最常见的一种类型，属于侵袭性淋巴瘤。抗 -CD20 单克隆抗体利妥昔单抗联合化疗能使部分 DLBCL 患者得到临床治愈，但部分高危患者诱导治疗效果欠佳，且有相当一部分患者缓解后复发。大剂量化疗联合 ASCT 可以提高此部分患者的生存率。对于一般情况较好、年龄小于 65 岁的复发难治且对化疗仍有反应的患者及年轻的高危患者可以选择大剂量化疗联合 ASCT。

2）ASCT 治疗滤泡淋巴瘤：滤泡淋巴瘤（FL）是最常见的低度恶性淋巴瘤。根据中心母细胞的数量，FL 可以分为 3 级：1～2 级为低度恶性，即惰性淋巴瘤；3a 和 3b 级为高度恶性。3a 和 3b 患者虽然对化疗敏感，但容易复发，首次复发后 DFS 时间仅为 11～13 个月，中位生存时间约 4.5 年。对于复发难治的患者可选择 ASCT 治疗，但对于 CR1 患者，目前一般不主张进行 ASCT 治疗。

2. 同基因 HSCT 由于供受者双方基因组完全相同，同基因 HSCT 不存在移植物抗宿主（GVH），一般而言，其移植物抗肿瘤（GVT）效应很弱。因此，一般同基因 HSCT 可用于自体细胞不能获得的患者进行所谓的"自体"造血干细胞移植，以及再生障碍性贫血、阵发性睡眠性血红蛋白尿、遗传性疾病（如地中海性贫血、范科尼贫血和免疫缺陷性疾病）等良性疾病，用于纠正患者自身的造血和/或免疫异常。

3. 异基因 HSCT 异基因 HSCT（allo-HSCT）根据供者 HLA 相似度可以分为：亲缘全相合 HSCT，亲缘单倍型相合 HSCT，以及无关供者全相合 HSCT。

allo-HSCT 除了用供者的造血干细胞重建受者的造血和免疫系统外，还有独特的 GVH 和 GVT 效应。尽管 allo-HSCT 可以治愈很多危重血液系统肿瘤（表 2-2），但移植相关死亡率为 5%～20%。移植的疗效与很多因素有关，如患者的年龄、移植时疾病的状态、造血干细胞来源、预处理方案的选择及移植医生的经验等等。

表 2-2　异基因造血干细胞移植适应证

血液系统恶性肿瘤	血液系统非恶性肿瘤
急性髓细胞白血病	再生障碍性贫血
急性淋巴细胞白血病	范科尼贫血
慢性髓细胞白血病	地中海贫血
骨髓增生异常综合征	骨髓纤维化
非霍奇金淋巴瘤	阵发性睡眠性血红蛋白尿
多发性骨髓瘤	
霍奇金淋巴瘤	

4. 脐带血 HSCT　由于脐带血来源广泛及其自身特殊的低免疫原性，脐带血作为造血干细胞来源具有一定的优势和潜力，治疗儿童和成人恶性与非恶性血液系统疾病已被广为接受。对于成人患者，若无 HLA 基因匹配的亲缘/非亲缘 HSCT 供者，脐带血 HSCT 也是一种安全、有效的治疗选择。

二、造血干细胞扩增及其应用

HSC 在脱离体内造血微环境的情况下极易发生不可逆转的分化甚至耗竭，最终大部分丧失造血重建功能。难以获得足量的具有移植能力的 HSC 应用于临床治疗，很大程度上制约了干细胞产业的临床应用与发展。因此，如何在体外培养中模拟其体内扩增自然状态及微环境"龛"中适宜生长条件成为体外扩增 HSC 的研究重点。

（一）细胞因子对 HSC 的扩增作用

通过使用病毒转染过表达或敲降某些增殖相关基因的方法来调节细胞中不同细胞因子水平可以达到扩增 HSC 的目的，或采用向培养基中添加不同细胞因子组合进而维持 HSC 干性。目前较为常用的因子主要包括：干细胞因子（stem cell factor，SCF）、血小板生成素（thrombopoietin，TPO）、FMS 样酪氨酸激酶 3 配体（Fms-related tyrosine kinase 3 ligand，Flt3L）及白介素 6（interleukin-6，IL-6）等。

1977 年，Dexter 等发现通过将骨髓细胞与骨髓中分离出的基质细胞共培养可促进 HSC 的扩增。这一发现随后衍生出多种用于 HSC 体外扩增的共培养体系，同时多种基质细胞体系亦不断被发现，例如，骨髓来源基质细胞、转化基质细胞系、内皮细胞及间充质干细胞等。研究发现，HSC 与基质细胞共培养时，基质细胞自身会分泌一系列细胞因子和趋化因子，通过接触依赖或非依赖的方式显著促进 HSC 增殖，并可保持其原始干细胞表型，培养后细胞的异种移植水平也显著提高，同时额外添加一些细胞因子也有助于 HSC 的体外扩增。

细胞因子对 HSC 体外扩增培养体系具有重要作用。已有多项研究表明，不同的细胞因子及组合对 HSC 的扩增及干性维持具有关键意义。一些经典的细胞因子被认为在 HSC 自我更新的早期发挥作用，例如 SCF、Flt3L、TPO、IL-6 等可刺激静息状态下的 HSC

进入细胞周期进行分裂。细胞因子的作用既依赖于其自身特性,又需要其相互作用发挥协同效应。随着研究不断深入,一些新的细胞因子也被认为可发挥促进 HSC 扩增的作用,例如胰岛素样生长因子结合蛋白(insulin-like growth factor-binding protein 2,IGFBP-2)可与 ANGPTL 家族蛋白及经典早期作用细胞因子协同发挥 HSC 扩增作用。此外,还包括胰岛素样生长因子(insulin-like growth factor,IGF)及成纤维细胞生长因子(fibroblast growth factor 1,FGF-1)等。但也有报道显示,向培养体系中添加血清及一些细胞因子可导致 HSC 更易于发生定向谱系分化,因此关于各种细胞因子的作用仍待进一步研究。

(二)小分子化合物对 HSC 的扩增作用

近年来,小分子化合物日益成为体外及体内细胞功能调控的关键策略。相比于传统基因水平或蛋白质水平调控而言,小分子具有多项优势:首先,小分子化合物给药十分方便,其起效迅速且可逆,作用较为直接;其次,小分子化合物的结构多种多样,易于进行化学修饰;最后,通过改变小分子化合物的组合及浓度可直接控制调控结果,方便不同研究的需要。另外,相比于传统的药物-靶点的单一联系,越来越多的研究表明小分子与靶点蛋白的相互作用实为多向联系,不同的靶点之间可发挥协同作用进而达到更为理想的效果。因此,设计及筛选可作用于特定靶点的小分子化合物将有利于干细胞功能及调节机制的研究,进而满足临床治疗需求。

目前已有许多小分子化合物可针对 HSC 的自我更新、分化、迁移(归巢)、凋亡等选择发挥作用,进而促进造血干、祖细胞的体外扩增。

1. 促进 HSC 自我更新 自我更新是 HSC 最为重要的特征之一,通过自我更新才可使其保持数量及功能的稳定。自我更新能力的丧失是目前体外培养 HSC 的主要障碍,因而如何有效地维持 HSC 的自我更新能力成为体外培养 HSC 的研究热点。已知有多种信号通路与 HSC 自我更新相关,例如 Notch、Wnt 和 Shh 等。SR1、UM171、p18 抑制剂、GSK3β 抑制剂等小分子化合物以及 m^6A 修饰、HOXB4 蛋白均已被证实可通过提高 HSC 的自我更新能力实现 HSC 的扩增。

2. 抑制 HSC 分化 成人体内 HSC 通常处于静息状态,但当机体受到损伤时或疾病状态下,HSC 可进入细胞周期并发生多系分化,生成一系列终末成熟细胞,以修复血液系统的损伤。但 HSC 一旦分化后,其自我更新能力随即丧失,因此在体外培养 HSC 时应抑制其分化。VPA(丙戊酸)、乙醛脱氢酶(ALDH)抑制剂 DEAB(二乙基氨基苯甲醛)等化合物可延迟在培养过程中的造血分化。

3. 促进 HSC 归巢 机体内,髓外组织中的 HSC 可迁移进入骨髓,此过程即称为归巢。目前临床上进行骨髓移植均为通过外周血输注,因此 HSC 的归巢特性也成为骨髓移植成功的关键。因此,为了提高骨髓移植的成功率,促进供体骨髓中 HSC 的归巢起到了关键性作用。Nicotinamide(NAM)是维生素 B_3 的一种形式,NAM 可通过调节 SIRT1 作用于 $CD34^+$ 细胞。NAM 可作为 SIRT1 的抑制剂,在与其他细胞因子共同使用情况下,可延迟 $CD34^+$ 细胞分化,并促进其迁移、归巢及提高移植成活率。

4. 抑制 HSC 凋亡 HSC 通常通过不对称分裂来维持其自身数量的恒定,但当 HSC

发生过度增殖，有形成肿瘤的危险时，其会通过凋亡来确保造血干细胞数量及功能的稳定。在体外培养中，由于HSC处于促进其扩增的培养环境中，可能引发其凋亡进程。前列腺素 E_2（PGE_2）、caspase抑制剂zVADfmk、钙蛋白酶抑制剂zLLYfmk等化合物可通过抑制HSC的凋亡对HSC的体外扩增发挥重要作用。

体外培养HSC首要解决的问题即是HSC在体外失去了其体内的内环境，因而易于发生分化或衰竭。尽管细胞因子、小分子化合物在实验研究中可被认为具有扩增HSC的作用，但目前尚未有任何产品被批准上市，距离其真正可应用于临床仍十分遥远。这其中首要的原因就是细胞因子或小分子化合物的安全性问题。其扩增能力是否可控，是否会产生致瘤性，都是目前研究上没有解决的问题。同时，对它们的作用机制的研究仍不十分透彻，对其潜在的副作用尚无清楚的认识。另一方面，目前仍缺乏联合用药方面的研究，组合用药可增强化合物的扩增效果，同时也可避免毒副作用。

三、重编程来源的造血干细胞

在HSC移植治疗领域，骨髓、脐带血和动员后的外周血是获得HSC的主要来源。然而，通过这些途径获得的HSC常常因数量不足、移植排斥而限制了HSC的治疗效果，因此需要新来源的HSC。除了对HSC扩增的研究，一些研究开始着眼于从PSC定向分化或从体细胞转分化途径来获取HSC。

（一）从PSC直接分化获得HSC

在哺乳动物的胚胎发育过程中，血液细胞的产生主要经历两个阶段，原始造血（primitive hematopoiesis）和永久造血（definitive hematopoiesis）。原始造血主要发生在胚外卵黄囊，产生髓系细胞和有核红细胞，这个过程十分短暂，很快就被HSC驱动的胚内定向造血所代替。这个阶段的HSC具有自我更新和多系分化潜能，可以迁移并归巢到造血组织中，包括胎肝和骨髓（bone marrow，BM）。在功能上，HSC被定义为具有移植后长期重建各个谱系血液细胞能力的细胞。目前，有很多研究组致力于建立一些体外模型来模拟体内造血发生的过程，成功分离人和鼠的胚胎干细胞（embryonic stem cell，ESC），为造血发育过程的研究提供了很好的原材料。ESC具有自我更新和形成三胚层的能力，它能分化形成拟胚体（embryoid body，EB），EB在一些中胚层的成形素和生长因子的作用下产生血液细胞。在体外，可以通过添加细胞因子，并控制一些基因的表达和信号通路的发生来模拟造血发育的过程并最终实现体外ESC向HSC的分化。而对于一些特殊的患者，如骨髓衰竭综合征，自身体内的HSC形成不足，可以通过将患者自身组织来源的细胞重编程为诱导性多能干细胞（iPSC），分化形成HSC进行自体移植，降低免疫排斥反应的风险。这些特点都使得PSC的分化造血成为衍生新来源HSC的主要方法。

1. PSC的造血分化　目前，已经有很多方法用于PSC的直接分化，但是这些方法都只能产生短期存活的祖细胞，不具有HSC的功能。常用的方法有EB法和OP9共培养的方法。Chadwick等的研究表明，在EB环境下，通过添加一些造血生长因子如SCF、IL-3

和 IL-6 等，结合 BMP-4，一种腹部中胚层诱导子，可强烈地促进 hESC 向 HPC 分化。分离的 CD45$^+$ 血液祖细胞，进行克隆形成实验（colony-forming assay，CFU），发现其具有正常的谱系形成能力，可以形成髓系和红系克隆。其他一些研究组使用共培养的方法，通过和骨髓基质细胞，如 OP9 共培养，可以获得 CD34$^+$ 细胞。这些方法证明 hPSC 可以产生具有克隆形成潜能的血液细胞，但是这些血液祖细胞缺乏淋系分化潜能和移植能力。Keller 实验室使用 EB 法对 ESC 的分化进行了深入的研究，发现分化的过程类似于胚胎发育中的原始造血。与卵黄囊祖细胞类似，EB 来源的造血细胞在辐照后的成年受体鼠中缺乏持续的造血重构潜能。这个缺陷被认为是一个不成熟的发育过程。

尽管影响原始造血和定向造血的分子机制还不清楚，但是通过对原始和定向造血血液细胞群体中 *Hox* 家族基因的研究，发现在定向造血中，*HoxA* 和 *HoxB* 基因簇高表达，而在卵黄囊细胞中非高表达。基于这些研究，Kyba 等通过实验证明了体外过表达 HOXB4 可以使卵黄囊和 mES 来源的造血细胞获得多系分化的潜能。但是，移植的受体呈现出明显的髓系异常，表明单独过表达 HOXB4 并不足以使 ESC 分化为真正的 HSC。而且也没有 RNAseq 数据来支持这一点。这篇文章证明了使用特定的转录调控子可以诱导 HSC 的产生，为后续的研究奠定了基础。然而，在 hPSC 中过表达 HOXB4 并不能产生可移植的血液细胞，说明不同的物种间具有差异性。通过分子方面的分析，将 hESC 来源的造血细胞和成体 HSC 比对，发现那些高表达 *HoxB* 基因簇的细胞只有低水平 *HoxA* 基因簇的表达，因此推测相较于 *HoxB* 家族基因，*HoxA* 家族基因的表达可能对人来源的细胞获得定向造血潜能更为重要。

2. PSC 分化形成生血内皮　hPSC 来源的血液细胞在造血功能上的缺陷，表明必须探索更精确的用于分化的方法。要实现这个目标，就必须对导致血液细胞产生的分子机制及信号通路有一个更深入的了解，特别是要探索原始造血和定向造血发生过程中的信号通路的差异。在胚胎发育过程中，内皮细胞和血液细胞具有共同的来源，称为生血内皮（hemogenic endothelium，HE）。目前，被大家广泛认同的观点是定向造血起源于 HE，而不是拟胚体。HSC 就起源于血管动脉中的生血内皮。因此，PSC 的体外分化过程中必须要添加一些因子使之经历 HE 阶段。

（二）体细胞直接转分化为血液细胞

转分化是指将一种细胞直接转变为另一种细胞，而不经过获得多能性的阶段。Taylor 和 Jones 分离了小鼠的皮肤成纤维细胞，经过 5-氮杂胞苷———一种 DNA 甲基化抑制子处理，发现细胞可以自发地分化形成肌肉和脂肪细胞，表明 DNA 甲基化限制了谱系转化相关基因的表达。Davis 等随后发现转录因子 MyoD 可以促进成纤维细胞向单核细胞转化。这些研究表明某些因子具有调控表观遗传基因组和重塑细胞命运的能力。基于此，后来又有许多体细胞的直接转分化被报道，如诱导形成运动神经元细胞、胰岛细胞和心肌细等。

1. 不同血液谱系细胞间的转分化　随着研究的不断进步，与不同谱系血液细胞相关的特异转录因子逐渐被鉴定。GATA-1 是与红系相关的重要转录因子，可驱使粒系 - 巨噬系和淋系祖细胞向红系转分化。B 和 T 细胞过表达 C/EBPα，可以重编程为巨噬细胞。

GATA-3 是早期 T 细胞发育的重要转录因子，过表达后可驱使 T 系祖细胞获得肥大细胞的命运。不同的血液细胞可以相互转化，而在转化的过程中，转录因子起到十分重要的作用。

2. 体细胞向造血祖细胞的转分化 在人的成纤维细胞中过表达 Oct4，并添加一些造血相关细胞因子，如 SCF、Flt3L 等，可以诱导产生具有有限自我更新能力的髓系祖细胞，这种转分化类似于部分重编程。以成纤维细胞作为起始细胞，使用 GATA-2、Gfi1b、cFos 和 Etv6 四个转录因子就足够将小鼠的成纤维细胞转化为血液祖细胞。分子水平的分析表明在因子诱导的过程中，成纤维细胞相关基因的表达量降低，接着内皮细胞相关基因的表达量上调，最终造血细胞相关基因的表达被激活。表明转录因子诱导的成纤维细胞向血液细胞的转分化经历了 HE 样的中间阶段，模拟了体内血液细胞的产生过程。尽管产生的血液细胞拥有与 LT-HSC 类似的基因表达谱和表型，但却没有 HSC 的功能，不能产生淋系细胞，也不具有移植重构的潜能。*p53* 缺陷的成纤维细胞相比于正常的成纤维细胞，可更有效地重编程为具有红系、髓系、巨噬系和淋系分化潜能的造血祖细胞，表明 P53 的表达可能会阻止转分化的进程。通过该方法产生的造血祖细胞只有短期的移植潜能，不能进行二次移植。

3. 血液细胞向造血祖细胞的逆分化 使用血液细胞作为转分化的起始细胞可以有效地降低由于表观遗传差异而造成的细胞命运转变屏障。有研究选取了 Pro-B 细胞作为起始细胞，通过测序的方法获得了 HSC 中特异表达的 36 个转录因子，然后又通过一系列实验，最终筛选确定了 6 个转录因子，分别为 Hlf、Lmo2、Pbx1、Prdm5、Runx1t1 和 Zfp37，额外添加 Mycn 和 Meis1，并将因子串联形成多顺反子结构，大大地增强了重编程的效率。通过在 Pro-B 细胞中过表达这 8 个因子，可以有效地获得具有长时程多系分化潜能和持续的移植能力的诱导性多能干细胞 iHSC。在单细胞水平，这些诱导产生的 iHSC 与生理水平产生的 HSC 十分接近。这是首次报道通过转分化的方法成功产生功能性的小鼠 HSC。首先，该实验采用了 Pro-B 细胞作为起始细胞，降低了表观遗传学的屏障，而且可以使用免疫球蛋白重排的方法来确定是否为供体来源的细胞。其次，使用了多基因串联的方法和诱导表达系统，可以有效地控制基因的表达水平和表达时间，提高感染的效率。最后也是最重要的一点，实验采用了体内转分化的方法，将过表达转录因子的 Pro-B 细胞直接注入小鼠体内，利用体内微环境实现命运转变的过程。但是这也是后续研究的弊端，因为无法确定体内微环境对 HSC 的产生是否是必需的，还是只是起到了维持的作用。如果体内微环境是必需的，那么就存在一系列不可控的因素，我们无法预测重编程的效率，也无法预测在患者体内重编程的过程是否可以发生。另外，虽然从实验结果来看，确实是获得了真正的 HSC，然而移植的受体鼠中一部分出现了谱系异常，其中的原因还未可知。这些都表明未来我们还需要对转分化过程中内在和外在的因素有更深入的了解，最终实现体外获得人的 HSC，进而开展临床研究。

四、造血干细胞基因治疗

造血干细胞移植在临床医学领域是最成熟的干细胞疗法，可治疗地中海贫血等单基因遗传性疾病。造血干细胞从骨髓、动员后的外周血或者冻存的脐血中分离，输入经过清髓或者接受免疫抑制治疗的受体体内。HSC 的成功植入能够重建个体的整个淋巴-造血系统，血液中的单核细胞能够进入外周器官，并且至少部分取代组织固有的巨噬细胞。

但 HSC 移植也面临一些问题，比如异体 HSC 移植供者难求，易产生移植物抗宿主病（graft versus host disease，GVHD），而且异基因 HSC 移植具有一定的死亡率，特别是对 HLA 配型不合的患者，即使是在少数 HLA 匹配的家庭捐赠中，发病风险仍然很大。而利用自体 HSC 进行基因治疗（hematopoietic stem cell gene therapy，HSC-GT）为克服异基因造血干细胞移植的这些缺陷带来新的希望。

（一）HSC 基因治疗特点与优势

HSC 在基因治疗领域具有巨大的应用潜力，因为供者 HSC 植入后可替换原有造血和免疫系统。HSC 基因治疗是指以 HSC 为靶细胞的基因治疗。随着 HSC 鉴定、分离、纯化及移植技术的成熟，HSC 基因治疗成为目前生命科学领域中的一大热点。

自从基因治疗出现以来，HSC 一直被认为是最理想、最有发展前景的靶细胞。其优势在于：①HSC 具有自我更新并且同时分化成各种类型血细胞的潜能，因其独特的能力，少量的转基因造血干、祖细胞就能够维持终身，参与血液系统疾病患者整个造血重建过程，从而使患者终身受益，避免了多次治疗的需要；②多种先天性或遗传性疾病包括血液系统疾病、免疫相关疾病和代谢类疾病等的发生与 HSC 有关，传统的治疗方案也多依赖 HSC 移植或输血等手段，因此，HSC 成为利用基因治疗的方法从根本上治愈这些疾病的理想靶细胞；③HSC 获得渠道广泛，既可以从动员的外周血中和骨髓中获得，也可以从脐带血中获得，采集相对方便，可以通过短暂的体外培养进行基因治疗操作后，移植给患者，特别是随着造血干细胞分离纯化技术、体外培养技术和移植技术的成熟，以及各种基因编辑技术的发展，为造血干细胞的基因治疗提供了技术保障；④经过基因改造或编辑的 HSC 移植给患者后，目的基因表达产物或者基因修复的产物都可以通过血液循环到达靶器官，同时造血干细胞可以分化成各种成熟血细胞，如 T 淋巴细胞、B 淋巴细胞、自然杀伤细胞、树突状细胞、粒细胞、巨核细胞和红细胞等，可随血液循环分布于全身，有利于携带的目的基因及基因修复的产物发挥治疗作用。

（二）HSC 基因治疗的传统方法

1. 病毒载体介导的 HSC 基因治疗　基于 HSC 基因治疗的研究始于 1984 年，Williams 等第一次成功地将外源遗传物质导入小鼠的 HSC 中。目前，整合型和非整合型病毒载体被认为是 HSC 基因改造中最有效的工具。经过近二十年的深入研究和优化，临床试验中基于 γ 反转录病毒载体改造的造血干、祖细胞用于治疗各种遗传性免疫缺陷疾病包括 X-连锁严重联合免疫缺陷（SCID-X1）、腺苷脱氨酶缺乏症（adenosine deaminase deficiency，ADD）和维-奥德里奇综合征（Wiskott-Aldrich syndrome，WAS）等取得了可喜的进展。然而，γ 反转录病毒载体介导的 HSC 基因治疗有两大弊端，即 γ 反转录病毒将转基因插入最原始的长周期 HSC 中的能力有限,以及具有通过激活邻近的原癌基因产生插入突变的潜在风险。随后,人们通过删除病毒载体中具有高遗传毒性风险的增强子序列而提高了病毒的安全性并且能够保持等效功能。

在新一代的载体中,慢病毒(Lentivirus)载体因其能够安全、有效地介导 HSC 的基因转导很快成为最流行和广泛使用的载体。慢病毒载体能够进入非分裂细胞的细胞核,从而促进处在 G_0 期或者较慢细胞周期的原始 HSC 的高效基因转导。此外,慢病毒载体和 γ 反转录病毒相比有较低的遗传毒性及较高的安全性,因其插入启动子和增强子附近区域的概率较低并且移除了病毒相关的启动子和增强子。

2. 慢病毒载体介导的 HSC 基因治疗过程　用慢病毒载体进行 HSC 基因治疗过程如图 2-9 所示。目前利用这些新型病毒载体,造血干细胞基因治疗已经应用到多种重型遗传性疾病中,如免疫系统疾病(WAS 和 SCID-X1)、血液系统疾病(β- 地中海贫血)和神经退行性疾病(肾上腺脑白质营养不良和异染性脑白质病变)等(表 2-3)。HSC 移植可以治愈 SCID-X1、WAS 和 β- 地中海贫血等疾病,然而异基因造血干细胞移植具有相当大的并发症风险和死亡率,特别是对 HLA 配型不合的患者,即使是在少数 HLA 匹配的家庭捐赠中,发病风险仍然很大。而自体 HSC 为靶细胞的基因治疗可以避免产生 GVHD 等并发症。因此,HSC 的基因治疗可以解决未满足的医疗需求,尤其是当没有匹配的 HSC 捐赠者可用时。

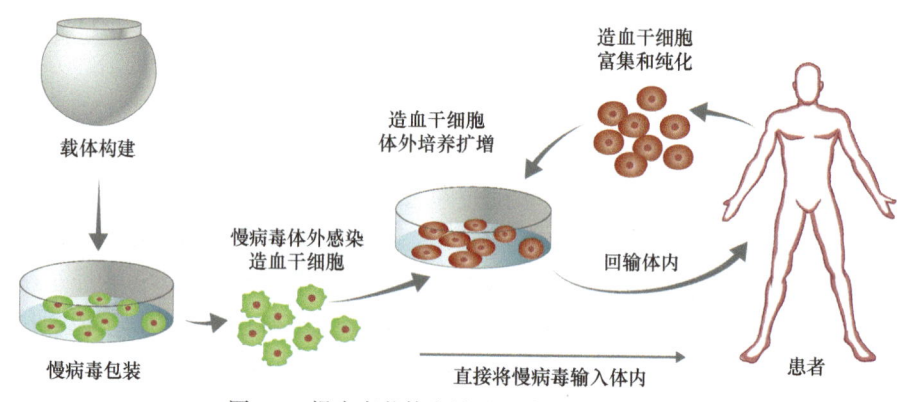

图 2-9　慢病毒载体介导基因治疗过程示意图

表 2-3　病毒载体介导的造血干细胞基因治疗举例

疾病类型	载体及策略	患者数	追踪天数	患者状况及生物和临床结果	临床试验编号
维-奥德里奇综合征(WAS)	慢病毒载体 体外转基因到 $CD34^+$ 细胞	7	10～60	所有患者均存活良好 转基因细胞稳定植入 持续的临床受益和安全性	NCT01515462
维-奥德里奇综合征(WAS)	慢病毒载体 体外转基因到 $CD34^+$ 细胞	7	9～42	6 个患者存活良好,1 个患者死于预先存在的感染 转基因细胞稳定植入 持续的临床受益和安全性	NCT01347242 NCT01347346 NCT02333760

续表

疾病类型	载体及策略	患者数	追踪天数	患者状况及生物和临床结果	临床试验编号
X-连锁严重联合免疫缺陷（SCID-X1）	自我灭活型γ反转录病毒载体	9	12～39	8个患者存活良好，1个患者死于感染	NCT01410019
	体外转基因到CD34$^+$细胞			转基因细胞稳定植入	NCT01175239
				7个患者获得持续的临床受益和安全性，1个患者植入失败后接受了造血干细胞移植	NCT01129544
重型β-地中海贫血	慢病毒载体	3	24～72	2个患者转基因细胞稳定植入，1个患者产生输血独立	N/A
	体外转基因到CD34$^+$细胞			1个患者植入失败而接受了救援细胞	
重型β-地中海贫血	慢病毒载体	2	15	转基因细胞稳定植入	NCT02151526
	体外转基因到CD34$^+$细胞			2个患者输血独立且安全	
重型β-地中海贫血	慢病毒载体	5	1～6	转基因细胞稳定植入	NCT01745120
	体外转基因到CD34$^+$细胞			在可以检测的2个患者中输血独立并且安全	
肾上腺脑白质营养不良	慢病毒载体	4	54～101	所有患者的转基因细胞稳定植入，并且安全	N/A
	体外转基因到CD34$^+$细胞			3个患者获得持续的临床受益	
异染性脑白质病变	慢病毒载体	20	3～60	所有患者的转基因细胞稳定植入，并且安全	NCT01560182
	体外转基因到CD34$^+$细胞			所有发生症状前进行治疗的晚期患者获得持续的临床受益	

（三）新型基因编辑技术介导的HSC基因治疗

基于慢病毒的HSC基因治疗虽然取得了很大的进展，但病毒载体相对随机地插入基因组中，仍然有可能影响正常基因的表达，甚至激活原癌基因或失活抑癌基因。新型定点基因编辑技术可以解决这一问题。更重要的是，对于特异致病突变的修复而不是简单地提供一个正常基因，将基因治疗的潜在应用从治疗简单的功能丧失性突变扩展到治疗单基因突变。

近些年，ZFN（zinc-finger nuclease）、TALEN（transcription activator like effector nuclease）和CRISPR-Cas9（clustered regulatory interspaced short palindromic repeat-Cas9）三大技术作为基因编辑的重要工具逐渐进入人们的视野，这些技术的发展为造血干细胞基因治疗带来了新的希望。这三大技术的关键点在于能够在基因组的特异位点产生DNA双链断裂，然后利用生物体内的DNA损伤修复系统非同源末端连接（non-homologous end-joining，

NHEJ）和同源重组（homologous recombination，HR）对特定基因组进行编辑，实现基因敲除、定点修复、基因敲入、染色体重排等操作。

ZFN 和 TALEN 都是人工制备的核酸内切酶嵌合体，由序列特异性的 ZF 或 TALE-DNA 结合结构域和非特异性的 DNA 切割结构域 FokⅠ核酸内切酶结合而成。CRISPR-Cas 系统是目前使用最广泛的基因编辑工具。CRISPR（clustered regulatory interspaced short palindromic repeat）即成簇的、规律间隔的短回文重复序列，是基因组中一个含有多个短重复序列的位点，这种位点在细菌和古细菌胞内起到了一种获得性免疫的作用。CRISPR-Cas 系统主要依赖 crRNA 和 tracrRNA 来对外源性 DNA 进行序列特异性识别并介导 Cas 蛋白对特异位点的切割。由于 CRISPR-Cas9 系统设计的简单和灵活性，仅需要设计一个特异的 17～20nt 的 sgRNA 加上通用的 Cas9 核酸酶就可以实现对特异位点的切割，使其比需要复杂设计的 TALEN 和 ZFN 技术有着更广泛的应用。

基因编辑后的 HSC 可治疗多种疾病，包括先天性或遗传性血液系统疾病、免疫相关疾病和代谢类疾病等（图 2-10）。人自体 CD34$^+$ 造血干、祖细胞可从患者的骨髓或者动员的外周血中获得，然后通过体外培养，在细胞增殖刺激因子作用下实现预扩增后，将 ZFN、TALEN 或者 CRISPR-Cas9 等核酸编辑工具导入 CD34$^+$ 细胞来纠正或敲除与各种疾病相关的特定基因，包括艾滋病、镰状细胞贫血、X-连锁重症联合免疫缺陷和 X-连锁慢性肉芽肿等。然后将基因编辑的造血干、祖细胞回输到患者体内，为使基因编辑的细胞更好地植入，患者一般要经过预处理。为了使基因编辑的细胞具有更好的临床应用价值，研究人员必须最大限度地提高基因编辑的特异性及减少脱靶效率，同时继续优化将这些基因编辑系统高效导入细胞的方法。研究人员还必须关注一系列重大问题，包括基因编辑对患者安全的潜在威胁、基因编辑细胞同源重组效率低和移植后突变率降低等。到目前为止，研究人员利用 TALEN、ZFN 和 CRISPR-Cas9 等基因编辑工具在多种疾病治疗中进行了大量的研究。

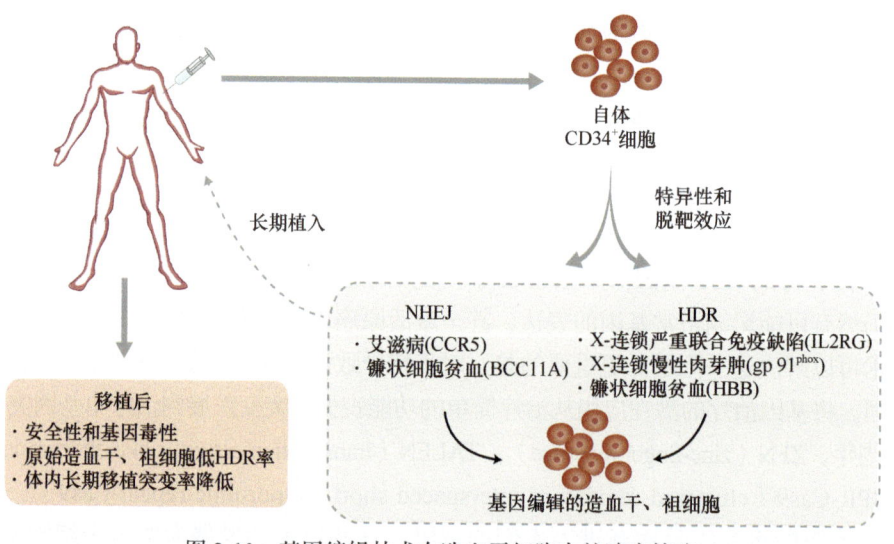

图 2-10 基因编辑技术在造血干细胞中的治疗策略

（胡晓霞　王健民　张健萍　张孝兵　张　宇　高瀛岱　王金勇　程　涛）

参 考 文 献

陈晨，郝莎，程涛．2015.造血干细胞异质性．中华血液学杂志，36（10）：878-882．

程涛，胡晓霞．2008.造血干细胞移植相关的若干基础细胞生物学问题．国际输血及血液学杂志，31（4）：297-300．

董芳，郝莎，程辉，等．2016.造血干细胞生理调控及其分子基础研究进展．生理学报，68（4）：423-434．

顾欣，袁卫平，程涛．2013.内皮细胞微环境对造血干细胞调控的研究现状．中华血液学杂志，34（11）：980-983．

郝莎，王娅婕，董芳，等．2015.造血干细胞与免疫系统的相互作用．中华血液学杂志，36（12）：1043-1048．

胡晓霞，王健民，程涛．2008.肿瘤与白血病干细胞——一个新的研究热点．中华血液学杂志，29（06）：426-428．

黄晓军．2014.造血干细胞移植．北京：人民卫生出版社．

施均，郑以州．2015.再生障碍性贫血伴克隆性造血再认识．中华血液学杂志，36（11）：897-898．

王晓芳，董芳，王娅婕，等．2015.组蛋白甲基转移酶SETD2研究进展．中国细胞生物学学报，37（4）：565-570．

王娅婕，郝莎，袁卫平，等．2013.诱导性多能干细胞免疫原性的发生机制与干预对策．中国细胞生物学学报，35（4）：410-416．

张英驰，程涛，袁卫平．2013.PI3K/AKT/mTOR信号通路在造血干细胞中作用的研究进展．中国实验血液学杂志，（01）245-249．

张之南，郝玉书，赵永强，等．2011.血液病学．第2版．北京：人民卫生出版社．

周全全，程涛．2012.新一代测序技术对白血病基因组研究的推动及面临的挑战．中华血液学杂志，33（02）：154-156．

Akashi K，Traver D，Miyamoto T，et al. 2000.A clonogenic common myeloid progenitor that gives rise to all myeloid lineages. Nature，404（6774）：193-197.

Apperley J，Carreras E，Gluckman E，et al. 2012 .The EBMT Handbook. 6th ed. Paris：European School of Haematology.

Arber DA，Orazi A，Hasserjian R，et al. 2016.The 2016 revision to the World Health Organization classification of myeloid neoplasms and acute leukemia. Blood，127（20）：2391.

Batta K，Florkowska M，Kouskoff V，et al. 2014.Direct reprogramming of murine fibroblasts to hematopoietic progenitor cells. Cell Reports，9（5）：1871-1884.

Boitano AE，Wang J，Romeo R，et al. 2010.Arylhydrocarbon receptor antagonists promote the expansion of human hematopoietic stem cells. Science，329（5997）：1345-1348.

Boyer M，Cheng T. 2008. The CDK inhibitors：potential targets for therapeutic stem cell manipulations? Gene Ther，15(2)：117-125.

Celso CL，Scadden DT. 2011.The haematopoietic stem cell niche at a glance. Journal of Cell Science，124(21)：3529-3532.

Cheng H，Cheng T. 2016. Waterloo：when normal blood cells meet leukemia. Curr Opin Hematol，23(4)：304-310.

Cheng T. 2008. Toward "SMART" stem cells. Gene Ther，15（2）：67-73.

DeZern AE，Brodsky RA. 2015.Paroxysmal nocturnal hemoglobinuria：a complementary-mediated hemolytic anemia. Hematol Oncol Clin North Am，29（3）：479-494.

Dick JE. 2005.Acute myeloid leukemia stem cells. Ann N Y Acad Sci, 1044: 1-5.

Ding L, Saunders TL, Enikolopov G, et al. 2012.Endothelial and perivascular cells maintain haematopoietic stem cells. Nature, 481 (7382): 457-462.

Doulatov S, Vo LT, Chou SS, et al. 2013.Induction of multipotential hematopoietic progenitors from human pluripotent stem cells via respecification of lineage-restricted precursors. Cell Stem Cell, 13 (4): 459-470.

Dunwoodie SL. 2009. The role of hypoxia in development of the mammalian embryo. Dev Cell, 17 (6): 755-773.

Dykstra B, Kent D, Bowie M, et al. 2007.Long-term propagation of distinct hematopoietic differentiation programs in vivo. Cell Stem Cell, 1 (2): 218-229.

Eliasson P, Jonsson JI. 2010. The hematopoietic stem cell niche: low in oxygen but a nice place to be. J Cell Physiol, 222 (1): 17-22.

Fares I, Chagraoui J, Gareau Y, et al. 2014. Cord blood expansion: Pyrimidoindole derivatives are agonists of human hematopoietic stem cell self-renewal. Science, 345 (6203): 1509-1512.

Florian MC, Dörr K, Niebel A, et al. 2012.Cdc42 activity regulates hematopoietic stem cell aging and rejuvenation. Cell Stem Cell, 10 (5): 520-530.

Forman SJ, Negrin RS, Antin JH, et al. 2016. Thomas' Hematopoietic Cell Transplantation. New York: Wiley-Blackwell.

Gentles AJ, Plevritis SK, Majeti R, et al. 2010. Association of a leukemic stem cell gene expression signature with clinical outcomes in acute myeloid leukemia. JAMA, 304 (24): 2706-2715.

Greenbaum A, Hsu YM, Day RB, et al. 2013. CXCL12 in early mesenchymal progenitors is required for haematopoietic stem-cell maintenance. Nature, 495 (7440): 227-230.

Hao S, Chen C, Cheng T. 2016. Cell cycle regulation of hematopoietic stem or progenitor cells. Int J Hematol, 103 (5): 487-497.

Hochachka PW, Buck LT, Doll CJ, et al. 1996. Unifying theory of hypoxia tolerance: molecular/metabolic defense and rescue mechanisms for surviving oxygen lack. Proc Natl Acad Sci USA, 93 (18): 9493-9498.

Hoggatt J, Kfoury Y, Scadden DT. 2016.Hematopoietic Stem Cell Niche in Health and Disease. Annual review of pathology. 11: 555-581.

Hoggatt J, Scadden DT. 2012. The stem cell niche: tissue physiology at a single cell level. J Clin Invest, 122 (9): 3029-3034.

Ieda M, Fu JD, Delgado-Olguin P, et al. 2010.Direct reprogramming of fibroblasts into functional cardiomyocytes by defined factors. Cell, 142 (3): 375-386.

Itkin T, Gur-Cohen S, Spencer JA, et al. 2016. Distinct bone marrow blood vessels differentially regulate haematopoiesis. Nature, 532 (7599): 323-328.

Iwasaki H, Akashi K. 2007, Myeloid lineage commitment from the hematopoietic stem cell. Immunity, 26(6): 726-740.

Ju Z, Zhang J, Gao Y, et al. 2011. Telomere dysfunction and cell cycle checkpoints in hematopoietic stem cell aging. Int J Hematol, 94 (1): 33-43. Epub 2011 Jun 14.

Jang YY, Sharkis SJ. 2007. A low level of reactive oxygen species selects for primitive hematopoietic stem cells that may reside in the low-oxygenic niche. Blood, 110 (8): 3056-3063.

Kocabas F, Xie L, Xie JJ, et al. 2015.Hypoxic metabolism in human hematopoietic stem cells. Cell Biosci, 5: 39.

Köhler A, Schmithorst V, Filippi MD, et al. 2009.Altered cellular dynamics and endosteal location of aged early hematopoietic progenitor cells revealed by time-lapse intravital imaging in long bones. Blood, 114(2): 290-298.

Krause DS, Scadden DT. 2012. Deconstructing the complexity of a microenvironmental niche. Cell, 149 (1):

16-17.

Kuranda K, Vargaftig J, de la Rochere P, et al. 2011. Age-related changes in human hematopoietic stem/progenitor cells. Aging Cell, 10（3）: 542-546.

Lee JY, Nakada D, Yilmaz OH, et al. 2010. mTOR activation induces tumor suppressors that inhibit leukemogenesis and deplete hematopoietic stem cells after Pten deletion. Cell Stem Cell, 7（5）: 593-605.

Li ZR, Qian PX, Shao WQ, et al. 2018. Suppression of m^{6}A reader Ythdf2 promotes hematopoietic stem cell expansion. Cell Research, 28: 904-917.

Liang Y, Van Zant G, Szilvassy SJ. 2005. Effects of aging on the homing and engraftment of murine hematopoietic stem and progenitor cells. Blood, 106（4）: 1479-1487.

Lo Celso C, Fleming HE, Wu JW, et al. 2009. Live-animal tracking of individual haematopoietic stem/progenitor cells in their niche. Nature, 457（7225）: 92-96.

Lymperi S, Ferraro F, Scadden DT. 2010. The HSC niche concept has turned 31. Has our knowledge matured? Ann N Y Acad Sci, 1192（1）: 12-18.

Mohyeldin A, Garzón-Muvdi T, Quiñones-Hinojosa A. 2010. Oxygen in stem cell biology: a critical component of the stem cell niche. Cell Stem Cell, 7（2）: 150-161.

Morrison SJ, Scadden DT. 2014. The bone marrow niche for haematopoietic stem cells. Nature, 505（7483）: 327-334.

Naldini L. 2015. Gene therapy returns to centre stage. Nature, 526: 351-360.

Notta F, Zandi S, Takayama N, et al. 2016. Distinct routes of lineage development reshape the human blood hierarchy across ontogeny. Science, 351（6269）: aab2116.

Orkin SH, Zon LI. 2008. Hematopoiesis: an evolving paradigm for stem cell biology. Cell, 132（4）: 631-644.

Pereira CF, Chang B, Qiu J, et al. 2013. Induction of a hemogenic program in mouse fibroblasts. Cell Stem Cell, 13（2）: 205-218.

Pineault N, Abu-Khader A. 2015. Advances in Umbilical Cord Blood Stem Cell Expansion and Clinical Translation. Experimental Hematology, 43（7）: 498-513.

Pinho S, Lacombe J, Hanoun M, et al. 2013. PDGFRα and CD51 mark human nestin+ sphere-forming mesenchymal stem cells capable of hematopoietic progenitor cell expansion. J Exp Med, 210（7）: 1351-1367.

Purton LE, Scadden DT. 2006. Osteoclasts eat stem cells out of house and home. Nature Medicine, 12（6）: 610-611.

Riddell J, Gazit R, Garrison BS, et al. 2014. Reprogramming committed murine blood cells to induced hematopoietic stem cells with defined factors. Cell, 157（3）: 549-564.

Rossi DJ, Jamieson CHM, Weissman IL. 2008. Stems cells and the pathways to aging and cancer. Cell, 132（4）: 681-696.

Sandler VM, Lis R, Liu Y, et al. 2014. Reprogramming human endothelial cells to haematopoietic cells requires vascular induction. Nature, 511（7509）: 312-318.

Sanjuan-Pla A, Macaulay IC, Jensen CT, et al. 2013. Platelet-biased stem cells reside at the apex of the haematopoietic stem-cell hierarchy. Nature, 502（7470）: 232-236.

Schambach A, Baum C. 2008. Clinical application of lentiviral vectors—concepts and practice. Curr Gene Ther, 8（6）: 474-482.

Signer RA, Magee JA, Salic A, et al. 2014. Haematopoietic stem cells require a highly regulated protein synthesis rate. Nature, 509（7498）: 49-54.

Skoda RC, Duek A, Grisouard J. 2015. Pathogenesis of myeloproliferative neoplasms. Exp Hematol, 43（8）:

599-608.

Son EY, Ichida JK, Wainger BJ, et al. 2011. Conversion of mouse and human fibroblasts into functional spinal motor neurons. Cell Stem Cell, 9（3）: 205-218.

Spangrude GJ, Heimfeld S, Weissman IL. 1988. Purification and characterization of mouse hematopoietic stem cells. Science, 241（4861）: 58-62.

Steensma DP, Bejar R, Jaiswal S, et al. 2015. Clonal hematopoiesis of indeterminate potential and its distinction from myelodysplastic syndromes. Blood, 126（1）: 9-16.

Takahashi K, Yamanaka S. 2016. Induction of pluripotent stem cells from mouse embryonic and adult fibroblast cultures by defined factors. Cell, 126（4）: 663-676.

Takubo K, Goda N, Yamada W, et al. 2010. Regulation of the HIF-1alpha level is essential for hematopoietic stem cells. Cell Stem Cell, 7（3）: 391-402.

Takubo K, Nagamatsa G, Kobayashi C, et al. 2013. Regulation of glycolysis by Pdk functions as a metabolic checkpoint for cell cycle quiescence in hematopoietic stem cells. Cell Stem Cell, 12（1）: 49-61.

Till JE, Mc CE. 1961. A direct measurement of the radiation sensitivity of normal mouse bone marrow cells. Radiat Res, 14: 213-222.

Wang L, Cheng T, Zheng G. 2013. The impact of tumor microenvironments on stem cells. Transl Cancer Res, 2（5）: 422-428.

Wang YH, Israelsen W, Lee D, et al. 2014. Cell-state-specific metabolic dependency in hematopoiesis and leukemogenesis. Cell, 158（6）: 1309-1323.

Weiskopf D, Weinberger B, Grubeck-Loebenstein B. 2009. The aging of the immune system. Transplant International, 22（11）: 1041-1050.

Westerterp M, Gourion-Arsiquaud S, Murphy AJ, et al. 2012. Regulation of hematopoietic stem and progenitor cell mobilization by cholesterol efflux pathways. Cell Stem Cell, 11（2）: 195-206.

Xing Z, Ryan MA, Daria D, et al. 2006. Increased hematopoietic stem cell mobilization in aged mice. Blood, 108（7）: 2190-2197.

Yamamoto R, Morita Y, Ooehara J, et al. 2013. Clonal analysis unveils self-renewing lineage-restricted progenitors generated directly from hematopoietic stem cells. Cell, 154（5）: 1112-1126.

Yu KR, Natanson H, Dunbar CE. 2016. Gene editing of human hematopoietic stem and progenitor cells: promise and potential hurdles. Hum Gene Ther 27（10）.

Yu VW, Lymperi S, Ferraro F, et al. 2015. Transcriptome comparison of distinct osteolineage subsets in the hematopoietic stem cell niche using a triple fluorescent transgenic mouse model. Genom Data, 5: 318-319.

Yvan-Charvet L, Pagler T, Gautier EL, et al. 2010. ATP-binding cassette transporters and HDL suppress hematopoietic stem cell proliferation. Science, 328（5986）: 1689-1693.

Zhang CC, Lodish HF. 2008. Cytokines regulating hematopoietic stem cell function. Current Opinion in Hematology, 15（4）: 307.

第三章 红细胞

第一节 红细胞发育

一、来源与发育

（一）胚胎期红系发育

红细胞是哺乳动物胚胎发育过程中最早产生的造血细胞。胚胎期的红系造血对于哺乳动物的妊娠过程及个体出生后的生命活动具有重要意义。胚胎期的红系造血发生是一系列连续的生物学事件，它起始于卵黄囊，随后又转到胚内位点。胚胎期红系造血功能主要体现在通过快速生产大量红细胞以支持胚胎与胎儿的正常发育。本节将重点介绍胚胎期红系造血的来源与发育问题。

1. 卵黄囊中原始红细胞的产生 在哺乳动物胚胎原肠胚形成期间，单一上皮细胞层转化为胚胎的外胚层、中胚层和内胚层等三个胚层，初步建立了动物个体发育的最基本结构。以小鼠为例，原肠胚形成始于胚胎期第 6.5 天（embryonic day 6.5，E6.5），此时的表面外胚层细胞开始进行上皮－间质转化，并通过胚胎原条迁徙、运动至胚胎的胚外区，形成早期卵黄囊的中胚层。最早在 E7.5，可在卵黄囊检测到来源于中胚层祖细胞产生的原始红细胞（primitive erythrocytes，EryP），这个区域也因此被称为"血岛"。

EryP 在胚胎卵黄囊中的出现标志着哺乳动物造血的开始。EryP 作为一种特定的红系谱系细胞类型，是胚胎中形态上最早可以识别的造血细胞，形态上 EryP 与低等的非哺乳脊椎动物有核的红细胞非常相似。区别于胎肝与骨髓中的定向红细胞，EryP 体积明显偏大、有核，并主要表达胚胎型珠蛋白。EryP 的发育阶段非常短暂，其祖细胞数量在 E8.25 的卵黄囊达到峰值，但很快在 E9.0 的卵黄囊就已经无法检测到。在功能上，EryP 不仅可以促进氧气与二氧化碳的输送，而且还可以促进血管重塑，对整个胚胎期的红系造血发育具有重要作用。EryP 功能上的重要性还体现其在脊椎动物中具有较强的保守性，原始红系造血的失败将直接导致胚胎死亡。

人们习惯于把由胚胎卵黄囊产生 EryP 的造血过程称为原始造血，该过程涉及祖细胞的层级结构。原始红系祖细胞被认为是具有双向分化潜能的巨核-红系祖细胞，该祖细胞可以进一步分化产生具有单一分化潜能的 EryP 祖细胞与巨核祖细胞。在小鼠中，红系祖细胞仅存在于卵黄囊中，而不在胚体中（E7.25 和 E9.0）。随着胚胎心跳的开始，这些体积大且有核的原始红细胞开始进入血液循环，并逐步在血管内发育成熟，从原成红细胞发育为正色红细胞再到网织红细胞，最终分化发育产生的红细胞可以一直持续到妊娠期结束，甚至可以持续到出生后的一段时间。EryP 发育过程中，其表型主要表现为细胞直径的减小（E10.5～11.5）、细胞核的浓缩（E10.5）、细胞黏附蛋白的表达（E12.5～14.5）及随后的脱核等，该过程中血红蛋白的表达是逐步累积增加的。此外，EryP的成熟还体现在细胞表面标志物CD71表达水平的逐步下降与Ter-119表达的逐步上调。现在人们已经很清楚地了解到，哺乳动物的EryP也会经历脱核过程，并以脱核的形式进行循环。

由于卵黄囊血岛内EryP与周围的血管内皮细胞是紧密关联的，因此有人认为这两种细胞来源于共同的祖细胞即"成血管细胞"。胚胎干细胞来源的拟胚体中的胚细胞集落形成细胞（BL-CFC）显示了成血管细胞的特征，被认为是成血管细胞的体外对应细胞。然而，BL-CFC除了可以产生造血细胞与内皮细胞外，还可以产生间质细胞及肌肉细胞等。因此，BL-CFC可能不是严格意义上的具有双向分化潜能类似于成血管细胞的祖细胞，而是一种多分化潜能祖细胞。

哺乳动物早期胚胎红系发育机制的研究大都来自于小鼠。但是，通过对12例人类胚胎卵黄囊（17～50天）的研究，科研人员鉴定了人类胚胎期卵黄囊红系造血发育的过程。研究发现，卵黄囊血岛最早形成于人类胚胎期第17天。在胚胎发育第3周，在卵黄囊血岛中已经有体积较大的原始有核红细胞生成。胚胎发育第4周，卵黄囊中胚层已经很明显，血管的网络已经形成，大量的体积特别大（直径12～13μm）的原始有核红细胞已经存在于该网络。在胚胎发育的第4周末，这些红细胞是仅有的可循环的血液细胞。在胚胎发育的第5周，胎肝开始形成，并在胎肝中鉴定了与卵黄囊特征一致的原始有核红细胞。在胚胎发育的第7周末，原始有核红细胞是卵黄囊壁和胚体血液循环中的主要细胞。

2. 胎肝与骨髓中定向红细胞的产生　在胎肝进行造血干细胞（hematopoietic stem cell，HSC）终极造血之前，胚胎期的血液循环主要被大量体积大且有核的EryP所占据。但是，这些EryP在数量上很快就被胎肝中快速产生的定向红细胞（definitive erythrocyte，EryD）所超越。长期以来，人们一直认为所有的EryD都来源于定位在胎肝的HSC，但实际上，在HSC定位于胎肝之前，于E8.25开始在卵黄囊发生的红系-髓系祖细胞（EMP）已经开始迁移并定位于胎肝（E10.5），并同步进行红系与髓系造血，这也是第一波定向造血，也称短暂的定向造血。从E9.5卵黄囊分离的祖细胞发育生成的EryD与E11.5早期胎肝的EryD具有相同的珠蛋白表达模式，也表明了胎肝中最早的EryD来源于卵黄囊中的EMP。HSC的长期重建潜能是其最核心的功能特征，但小鼠胎肝细胞直到E11～12才具有此功能，再次证明了胎肝中最早的EryD并非来自定位于胎肝的HSC。

始于胚胎期卵黄囊的第一波定向造血，是连接卵黄囊原始造血与HSC定位于胎肝的纽带，它与原始造血终将被定位于胎肝的HSC所引发的第二波定向造血所取代。胎肝为HSC提供了扩增与分化的微环境，胎肝中的EryD需经由各个层级的祖细胞进行分化生成。在E12.5～16.5，HSC定位于胎肝并开始持续扩增，定向红系祖细胞数量上呈指数型增长，产生大量的特异性表达成人型珠蛋白的定向红系前体细胞。骨髓造血方面，长期以来人们一直认为，在妊娠结束前不久HSC才开始迁移至骨髓并进行造血。在骨髓微环境中，大多数HSC处于静止状态，并产生包括红细胞在内的所有血液谱系细胞。

人类的红系造血发育与小鼠有很多相似之处。人类HSC也被发现存在于AGM区域、大血管、胎盘及卵黄囊等。在妊娠期5周左右，HSC的活性已经开始出现在AGM区域，尽管此时 HSC 的数量还很少，但却具有很强的自我更新能力。将纯化的人胎盘 CD34$^+$ 细胞移植到照射处理的 NOD/SCID 小鼠后，已经可以重建包括红细胞在内的多谱系血液细胞。

3. 胚胎期红系造血位点的变化 胚胎期红系造血发育经历了三个连续的波段，并产生三种特定的胚胎期红系谱系细胞类型，分别是卵黄囊来源的 EryP，卵黄囊来源的 EryD，以及胎肝中 HSC 来源的 EryD。如前所述，第一波红系造血出现在胚胎卵黄囊，主要产生 EryP。在小鼠 E7.25～8.75 及人类妊娠期 3～4 周内均可检测到 EryP 祖细胞的存在。当 EryP 进入血液循环后，祖细胞功能即开始消失，细胞开始分化。直到妊娠中期，这些巨型的成熟中的 EryP 仍然保持着细胞核，与进入血管前即已完成终末分化，并在血管外完成脱核的终极红细胞明显不同，但最终 EryP 仍会完成脱核过程。第二波红系造血始于小鼠（E8.25）及人类（4 周左右）胚胎的卵黄囊中，产生的 EryD 主要包括红系与髓系谱系细胞。在人类胚胎中，可在第 4 周的卵黄囊及 5～6 周的胎肝中检测到 EryD 祖细胞。在人与小鼠胚胎发育过程中，卵黄囊中的原始与定向红系造血存在部分时间上的重叠。此阶段的 EryD 产生于卵黄囊的多潜能祖细胞，而不是 HSC，这些祖细胞植入胎肝后再进一步分化为红系与髓系等血液谱系细胞。第三波红系造血更加复杂，这波造血起始于胚胎内多个位点产生的 HSC。但是，这些 HSC 并不在这些位点进行分化，而是植入发育中的胎肝、骨髓等分化发育最终产生定向红细胞。

4. 胚胎期 EryP 与 EryD 在发育特征上的差异 胚胎期原始与定向红细胞均是由原肠胚形成过程中的中胚层来源的特定红系谱系细胞。但 EryP 仅形成于卵黄囊，而 EryD 的祖细胞却可存在于卵黄囊与胎肝。经过妊娠中期后，成熟中的 EryP 与 EryD 同时存在于血液循环中，但这两种红系谱系细胞在一些重要特性上存在显著差异。比如，EryP 要比胎肝 EryD 大得多、两种细胞中珠蛋白基因的表达模式显著不同，并且两者在携氧与应对低氧胁迫方面的能力也存在差异。此外，两种细胞在依赖特定细胞因子、红系特异转录因子及下游调节通路方面也存在显著差异。以珠蛋白基因表达模式为例，在 EryP 发育过程中，尽管在珠蛋白基因座上显示了"成熟"的基因转换模式，按顺序依次完成从胚胎型向成年型珠蛋白基因表达的转换。但是，在 EryP 整个发育过程中，胚胎型珠蛋白基因始终是高表达的转录本，即使在发育后期也依然如此，而此时的成年型珠蛋白基因的表达仍然很低，显示了 EryP 作为原始红细胞的特征。

通过对哺乳动物胚胎期红细胞来源与发育的研究，有望为人类干细胞或祖细胞定向分化的机制研究、临床应用研究，以及高效地生成功能性的纯红细胞用于患者的输血治疗等提供重要理论参考。

（二）成年期红系分化

造血（hemopoiesis）是指各类血细胞分化和成熟的过程。根据造血细胞的功能和形态特征，一般把造血过程分为造血干细胞（HSC）、造血祖细胞（HPS）和形态可辨的前体细胞三个阶段。红系分化是造血分化的一个分支，是指多潜能 HSC 在造血微环境中分化为成熟红细胞的全过程。整个分化过程伴随着一系列独特的变化，包括细胞体积减小、血红蛋白类型转换与合成增加、染色质固缩、脱核等。通过这些生理变化形成成熟的红细胞，具备携氧功能。

1. 成年期骨髓造血 在正常成人体内，红细胞的产生几乎完全来源于骨髓中的 HSC。HSC 具有很强的增殖潜能，能进行自我复制和多向分化。在成年期红系分化过程中，骨髓中的 HSC 在造血刺激因素的作用下迅速增殖分化形成各系 HPC，巨核-红系双向祖细胞（MEP）是最为重要的 HPC 之一，具有向巨核系和红系分化的双向分化特性，在红细胞生成素（EPO）的作用下，MEP 能分化形成红系祖细胞，继而进入终末红系分化阶段，最终形成成熟红细胞。

2. 成年期红系分化影响因素 红系分化过程受到诸多因素的调控，其中红系阶段特异性基因的正常有序表达是 HSC 分化形成正常成熟红细胞的决定性因素，这些基因突变或表达异常均会造成红系分化紊乱，导致疾病的发生。例如红系特异性转录因子 *Gata-1* 的缺失会导致红系分化阻滞于前体红细胞期，无法形成正常成熟红细胞；*Gata-1* 基因敲除小鼠胚胎也会在 E10.5 和 E11.5 因严重贫血而死亡。EPO 是主要由肾脏产生的一种糖蛋白激素，是成熟红细胞产生的必要调节因子，能改善红细胞膜脂流动性和蛋白构象，促进膜的 Na^+-K^+-ATP 酶的活力，维持膜内外正常的渗透压。通过与其相应的细胞膜表面受体（EPOR）相互作用影响 Ras/Raf/MEK/ERK、JAK2/STAT5 和 PI3K 信号通路，调控红系祖细胞的生存、生长和分化。在小鼠脾脏中的红系祖细胞内，EPO/EPOR 能通过促进促凋亡分子 Bim 的磷酸化和蛋白酶体降解而维持红系祖细胞生存。另外，铁、叶酸、维生素 B_{12}、维生素 B_6、维生素 B_2、维生素 C、维生素 E，以及微量元素铜、锰、钴和锌等营养物质的充分供应也是机体红系分化正常进行的必要保障，营养物质的缺失和过量都将导致机体出现不同程度、不同类型的贫血。

（三）红系分化阶段

不论是胚胎期还是成年期，骨髓造血中红系分化的基本过程均大致可分为红系分化早期阶段、红系分化终末阶段和网织红细胞成熟三个阶段。红系分化起始于造血 HSC 分化为红系祖细胞，该阶段包括早期红系祖细胞集落形成单位（burst forming unit-erythroid，BFU-E）和晚期红系祖细胞集落形成单位（colony forming unit-erythroid，CFU-E），继而进入红系终末分化阶段，经历原始红细胞（proerythroblast，Pro-E）、早幼红细胞（basophilic erythroblast，Baso-E）、中幼红细胞（polychromatic erythroblast，Poly-E）、晚幼红细胞（orthochromatic erythroblast，Ortho-E）4 个时期，然后脱核形成网织红细胞，进入外周血后再进一步分化形成成熟红细胞。

1. 红系分化早期阶段 HSC 分化依次经历 BFU-E、CFU-E，为红系分化早期阶段，因此 BFU-E 是较 CFU-E 更不成熟的红系祖细胞，在高浓度 EPO 及其他造血因子作用下，BFU-E 在体外培养 14～16 天会生成 30 000～40 000 个红系细胞组成的集落，故因此而得名。BFU-E 祖细胞染色质细致，核仁大，胞质嗜碱且量极少，可有伪足。BFU-E 细胞数量为（5～10）/10^5 有核细胞，与 CFU-E 不同的是在外周血中亦存在极少量的 BFU-E 细胞，占 0.02%～0.05%。BFU-E 进一步分化进入 CFU-E 阶段，CFU-E 具有增殖、分化成红细胞集落的能力，为成熟的祖细胞，在各种细胞因子的作用下能进一步分化为原始红细胞。骨髓中红细胞生成的早期阶段与卵黄囊血岛造血过程基本一致，均是由 HSC 经历 BFU-E 和 CFU-E 分化至原始红细胞阶段，但是与卵黄囊血岛造血生成的原始红细胞直接进入机体循环系统不同，在骨髓中原始红细胞将进一步进入红系分化终末阶段。

2. 红系分化终末阶段　在终末红系分化过程中，原始红细胞通过连续数次有丝分裂依次形成早幼红细胞、中幼红细胞和晚幼红细胞。原始红细胞胞体直径 15～20μm，呈圆形或椭圆形，边缘常有钝角状或瘤状突起。胞核呈圆形，居中或稍偏于一旁，约占细胞直径的 4/5，核染色质呈颗粒状，核仁 1～2 个，胞质少，染色呈深蓝色，在核周围常形成淡染区。早幼红细胞胞体直径 10～18μm，呈圆形或椭圆形，胞核呈圆形或椭圆形，占细胞 2/3 以上，核染色质可浓集成粗密的小块，核仁模糊或消失，胞质量多，染色呈不透明蓝或深蓝色，仍可见瘤状突起及核周淡染区。中幼红细胞胞体直径 8～15μm，呈圆形，胞核呈圆形或椭圆形，约占细胞的 1/2，核染色质凝聚成索条状或块状，其中有明显的空隙，核仁消失，胞质内血红蛋白形成逐渐增多，可呈嗜多色性。晚幼红细胞胞体直径 7～10μm，呈圆形，胞核呈圆形，居中或偏位，占细胞 1/2 以下，核染色质聚集成数个大块或凝缩成紫黑色团块状，胞质量较多，染色呈浅红色。晚幼红细胞不再分裂，细胞内血红蛋白的含量已达到正常水平，脱核后形成网织红细胞，在体内巨噬细胞可以吞噬晚幼红细胞脱出的胞核，并为红细胞的分化提供铁质等营养物。

3. 网织红细胞成熟阶段　网织红细胞由晚幼红细胞脱核而来，直径 8～9μm，胞质内仍含嗜碱物质，网织红细胞需要再经过成熟阶段才分化形成成熟红细胞。网织红细胞在骨髓中停留 2 天左右，在此期间网织红细胞内的几乎所有细胞器均被清除，细胞膜和细胞骨架发生重构，细胞膜表面积减少，体积变小，形成两面中央凹的圆饼状成熟红细胞。正常成熟红细胞平均直径 7.2μm，形态呈双面微凹之圆盘状，中央较薄，边缘较厚，染色呈淡红略带紫色，中央部分淡染，无核。成熟红细胞随即穿过机体髓血屏障进入外周血，发挥其携氧功能。近期以高纯度的网织红细胞和成熟红细胞为实验材料的研究，系统阐明了从网织红细胞到成熟红细胞分化过程中 30 多种红细胞膜蛋白的动态变化表达情况，为后续开展成熟红细胞的结构和功能研究提供了重要参考。

4. 红系分化各阶段细胞的分离、纯化和鉴定方法　红系分化受到多因素的调控，因此精准发现不同阶段差异性基因的表达为后续调控研究提供信息非常重要。以前由于方法策略上的局限，如区分 BFU 和 CFU 仅仅是根据集落形态，分离红系祖细胞和终末各阶段细胞根据 TER119、CD71 等分化标志物，导致一直以来信息的获得和研究的开展都是基于红系分化过程中不均一的细胞群体，纯度不高。这严重妨碍了信息的准确获得，因此建立分析和分选红系分化各阶段细胞的新方法很有必要。近几年已有研究者成功创立了人红系分化早期和终末各阶段细胞分离纯化的新方法。

在人红系分化早期祖细胞阶段，既往区分 BFU 和 CFU 只能根据集落形态的差异。近来通过分子标志物组合筛选结合形态鉴定，确定了人 BFU-E 的细胞表面标志分子组合为 $CD45^+GPA^-IL\text{-}3R^-CD34^+CD36^-CD71^{low}$，而人 CFU-E 的细胞表面标志为 $CD45^+GPA^-IL\text{-}3R^-CD34^-CD36^+CD71^{hi}$，根据此方法分离鉴定的 BFU 和 CFU 细胞纯度达 85% 以上。GPA 是红系细胞的一个表面标志物，可区分红系祖细胞和红系终末期细胞，但是由于单独使用 GPA 并不能区分红系终末各个阶段细胞。近来研究者建立了通过联合应用 GPA、带 3 蛋

白和 α_4- 整合素分析人红系终末分化各期细胞的新方法，可利用流式细胞术高纯度分选不同阶段人红系终末细胞。同时，建立了体内定量分析正常人红系终末各阶段细胞比例为 1 : 2 : 4 : 8 : 16 的方法（图 3-1）。

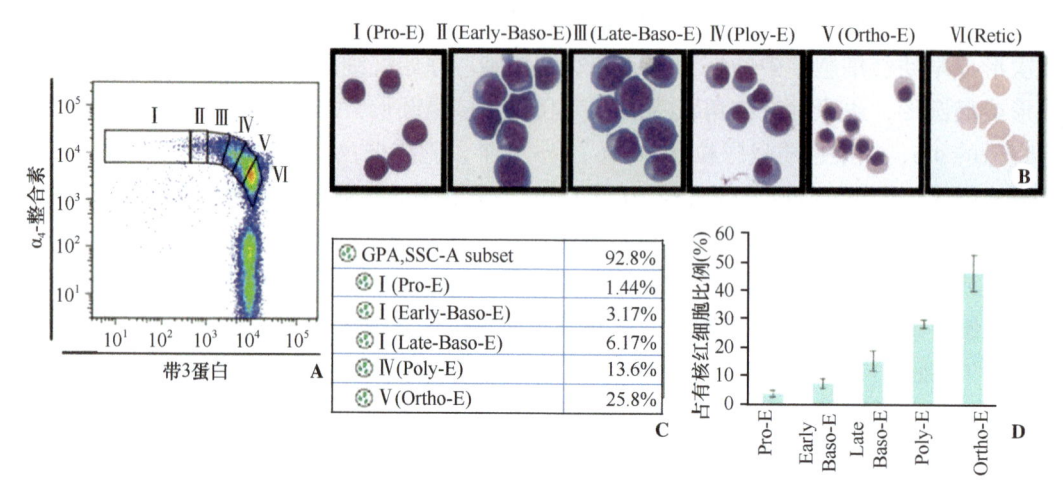

图 3-1 人红系终末分化流式细胞仪分析、分选和细胞甩片染色示意图

注：Pro-E. 原始红细胞；Early-Baso-E. 早期早幼红细胞；Late-Baso-E. 晚期早幼红细胞；Poly-E. 中幼红细胞；Ortho-E. 晚幼红细胞；Retic. 网织红细胞

同样，在小鼠红系分化的研究中，研究者也建立了红系早期和终末期各期细胞分离纯化的方法。小鼠 E14.5 和 E15.5 胚肝红系祖细胞的高纯度分离主要是通过小鼠 Ter119、B220、Mac-1、CD3、Gr-1、Sca-1、CD16/CD32、CD41 和 CD34 的生物素偶联抗体对小鼠胚肝细胞进行阴性筛选，然后用 APC-CD117（c-Kit）抗体对上述阴性细胞群进行染色，在 c-Kit$^+$ 细胞群中再以 CD71 的表达量来分离 BFU-E（c-Kit$^+$/CD71$^{10\%low}$）和 CFU-E（c-Kit$^+$/CD71$^{20\%high}$）。通过该方法分离得到的 BFU-E 与 CFU-E 纯度可达 90%。后续基于体外诱导培养的小鼠红系细胞开展的研究中，发现随分化进程 CD44 表达明显呈阶段性下降，依此建立了利用 TER119、CD44、FSC（细胞大小）三标志结合流式细胞技术从小鼠骨髓中分选获得高纯度的红系终末分化不同阶段细胞的方法，其纯度达到 90% 以上；并且以此为基础建立了小鼠体内红系各阶段细胞（Pro : Baso : Poly : Ortho 为 1 : 2 : 4 : 8）定量分析的新方法（图 3-2）。这些方法为在小鼠模型中开展红系分化和红系紊乱性疾病研究提供了重要手段。

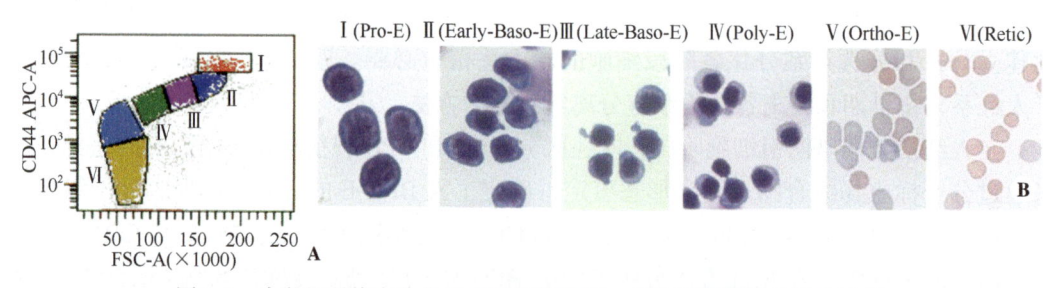

图 3-2 小鼠红系终末分化流式细胞仪分析、分选和细胞甩片染色示意

注：Pro-E. 原始红细胞；Early-Baso-E. 早期早幼红细胞；Late-Baso-E. 晚期早幼红细胞；Poly-E. 中幼红细胞；Ortho-E. 晚幼红细胞；Retic. 网织红细胞

进一步利用上述新方法获得纯化的红系各期细胞，通过 RNA-seq 和生物信息学分析，研究者建立了人和小鼠红系终末分化不同阶段基因的动态变化转录谱，阐明了红系终末分化阶段潜在的分子调控网络。这些新进展对血液学基础和临床研究将提供极大的帮助。

（四）微环境（红系造血岛）

多能造血干细胞的生长发育依赖于骨髓中特定的造血微环境——造血干细胞龛（HSC niche）。造血干细胞龛由骨髓中邻近造血干细胞的支持细胞和细胞外基质构成，是可参与造血干细胞的维持、自我更新和定向分化的一种组织结构，对整个造血分化至关重要。在红系发育过程中，HSC 首先在造血干细胞龛内增殖、分化形成红系祖细胞，然后与其他不同分化阶段的红系细胞一起围绕一个巨噬细胞共同形成红系造血岛，以造血岛的形式进一步增殖、分化，最后脱核形成网织红细胞，网织红细胞离开红系造血岛后穿过血窦内皮细胞间隙进入外周血中进一步分化形成成熟红细胞。在此过程中，红系前体细胞与巨噬细胞、红系前体细胞之间通过黏附因子、细胞因子和细胞外基质等相互作用调控血岛形成与红系分化进程。

1. 红系造血岛 20 世纪 50 年代法国血液学家 Bessis 根据骨髓透射电镜照片首次发现红系分化过程中，不同分化阶段的红系细胞围绕一个中心巨噬细胞组成特定的细胞造血团体，就像是存在于造血干细胞龛汪洋中的一个个小岛，因此称之为红系造血岛。该结构的典型特征表现为处于红系分化各个阶段的细胞环绕贴附于中心巨噬细胞边缘，中心巨噬细胞可作为滋养细胞，为成红细胞合成血红蛋白提供铁离子，同时也负责吞噬并清除有核红细胞进一步分化所排出的细胞核。分化后期的晚幼红细胞在脱核期离开血岛并与血窦内皮细胞接触，将细胞核排出后成为网织红细胞，网织红细胞穿过血窦内皮细胞间隙进入外周血进一步分化为成熟红细胞。

在每个血岛中的红系前体细胞数量及各种红系前体细胞所占比例不尽相同，具有种间差异。比如在小鼠骨髓中，每个血岛中的红系细胞数为 10 个左右，而在人骨髓的血岛中红系细胞少则 5 个，多则可达 30 个。血岛对于红系分化的调节具有双向性，既可以正向调节促进红细胞的增殖分化，也可以负向调节抑制红细胞的增殖分化。而体内红细胞的稳态需要该正、负双向调节所形成的平衡，包括细胞-细胞间的相互作用、黏附分子、细胞因子及血岛细胞外基质等诸多因素的调节。

2. 血岛中的细胞间相互作用 中心巨噬细胞将红细胞锚定在血岛中，组成红系增殖与分化的微环境，在红系发生过程中发挥关键作用。中心巨噬细胞负责合成转铁蛋白并分泌到细胞外被红系前体细胞摄取，转铁蛋白再经过酸化和蛋白水解后释放出铁离子用于血红蛋白的合成。同时中心巨噬细胞还负责吞噬红系终末分化过程中排出的细胞核。巨噬细胞分化异常可能破坏血岛微环境。研究发现巨噬细胞骨架相关蛋白 palladin 参与了巨噬细胞与红系前体细胞之间的相互作用，靶向敲除 palladin 导致胚胎严重贫血，细胞凋亡增加，其主要原因是 palladin 的缺失导致巨噬细胞无法与红系细胞一起形成血岛结构，致使红系终末分化受阻。另外，红系前体细胞间的相互作用同样对血岛中细胞增殖与分化产生重要影响，如红系转录因子 GATA-1 的表达就受血岛中红系前体细胞间相互作用的调节。

3. 黏附分子 在红系分化过程中,构成血岛的未成熟红细胞均会表达多种黏附分子,介导红系细胞之间、红系细胞与巨噬细胞之间及与细胞外基质之间的黏附和相互作用。Emp(erythroblast macrophage protein)是第一个被发现的血岛细胞间的黏附分子,它能够形成巨噬细胞/红系细胞间或红系细胞之间的同嗜性粘着。抗Emp的培养条件可明显抑制红系细胞增殖、成熟和脱核,促进细胞凋亡。Emp通常定位在成熟巨噬细胞表面,所以只有成熟的巨噬细胞才会与红系细胞结合。在Emp缺失的小鼠胚胎中会发生严重贫血,且胚胎于第19.5天围生期死亡。$α_4β_1$-整合素与血管内皮细胞黏附分子-1(vascular cell adhesion molecule-1,VCAM-1)是介导红系细胞血岛中细胞间相互作用的一对受体与配体。$α_4β_1$-整合素位于红系细胞表面,而VCAM-1则位于巨噬细胞表面。它们之间的黏附可以维持红系前体细胞血岛的完整性。在体内,红系前体细胞只有与巨噬细胞发生黏附后,才能进入脱核阶段。血岛中的另一对黏附分子是红细胞表面的细胞间黏附分子-4(intercellular adhesion molecule-4,ICAM-4)和巨噬细胞表面的$α_v$-整合素。ICAM-4/$α_v$-整合素之间的黏附同样在血岛的形成过程中扮演重要角色。在红系细胞分化末期ICAM-4的分泌型异构体ICAM-4S表达上调,而ICAM-4S则可竞争结合巨噬细胞上的$α_v$-整合素配体从而抑制ICAM-4与$α_v$-整合素的结合,最终促使网织红细胞与中心巨噬细胞的分离并进入血液循环。

4. 血岛中的细胞因子 巨噬细胞分泌的一些细胞因子也可以正向调节血岛中红系细胞的发生,如胰岛素样生长因子-1(insulin-like growth factor-1,IGF-1)能促进晚期肾炎和红细胞增多症患者BFU-E和CFU-E的生长。另外,红系前体细胞分泌的可溶性细胞因子在造血微环境中也具有一定的功能,如血管内皮生长因子-A(vascular endothelial growth factor-A,VEGF-A)和胎盘生长因子,它们可以通过旁分泌方式介导巨噬细胞和红系细胞间的相互作用,从而调节血岛的形成。当机体发生慢性炎症时会诱导中心巨噬细胞直接分泌某些炎症因子,导致血岛微环境中一些炎症因子的局部浓度非常高,从而抑制红细胞的生成。例如,TNF-α可以通过caspase降解转录因子GATA-1,促进细胞凋亡,抑制增殖,导致红系分化受阻。

5. 血岛的细胞外基质 除了黏附因子和细胞因子外,细胞外基质如纤粘连蛋白(fibronectin,FN)和层粘连蛋白(laminin,LN)等也参与调控血岛红系细胞发育和网织红细胞的终末分化。FN通过与红系细胞表面整合素结合进而调控包括红系细胞的增殖、分化、黏附和迁移。在红系细胞分化晚期,其表面与FN相互作用的整合素的表达量开始下调,使得其与FN的黏附作用明显减少,当分化到网织红细胞时则与其彻底失去黏附作用。另外,FN也可通过Bcl-xL通路抑制红系细胞的凋亡来促进成红细胞增殖。此外,在红系终末分化的晚期,红系细胞表面的Lutheran(Lu)糖蛋白能作为受体结合定位于骨髓血窦基膜上的LN,Lu糖蛋白仅在人红系终末分化时表达,因而Lu与LN之间相互作用可能有助于网织红细胞向血窦的移动。

二、调控通路

(一) 转录调控

转录调控在红系发育中发挥着关键作用，以红系发育中关键转录因子为例，下文简要介绍红系发育过程中转录水平的调控。

1. GATA-1 与 GATA-2　GATA-1 是一个珠蛋白基因开关和红细胞成熟所必需的红系特异的转录因子，属 GATA 锌指蛋白转录因子家族。GATA-1 结合位点可以在珠蛋白基因启动子区及 LCR 的 5′端 HS1-5 的高敏位点核心序列处找到，其结合序列所处的位置及其同其他蛋白间的相互作用不同决定其作为活化子还是作为基因表达的抑制子。当其与 γ-珠蛋白基因启动子或者 5′端 HS1-5 结合时，该蛋白是作为一个活化子。尽管 GATA-1 可以激活 ε-珠蛋白基因表达，但是当普遍表达的转录因子 YY1 与 GATA-1 同时出现时，GATA-1 就会结合到基因的沉默子上而成为抑制子。另外，GATA-1 形成同源二聚体并且可以同其他诸如 SP1、EKLF 等转录因子相互作用并进一步参与 GATA 因子相互作用的复杂网络。

在 GATA-1 与 GATA-2 之间存在一定程度的功能交叠和共调节。GATA-2 基因表达障碍可导致造血链系的部分缺陷，表现为各类血细胞前体的减少，而 GATA-1 缺陷则严重影响红系祖细胞向成熟红细胞的转变，完全阻断了红细胞的生成。

GATA-2 对于胚胎期造血过程是必需的，而且在包括其他如内皮细胞等在内的多种组织中表达。在早期的造血祖细胞内 GATA-2 呈优势表达，但随后的发育过程中则是 GATA-1 表达占优。GATA-2 功能的丧失会因多能造血干细胞缺乏而导致致死性的胚胎贫血。研究者使用 GATA-2 反转录病毒转入原始造血细胞得到了持续高水平的 GATA-2 表达，而这导致了细胞的扩增与分化的停止。GATA-2 对于红细胞的分化显示出了剂量依赖性效应，也就是说 GATA-2 表达的下调对于红细胞分化的进程十分重要。

FOG 是通过酵母双杂系统分离确认的与 GATA-1 直接作用的蛋白，具有 9 个锌指结构，并且可以通过其中第 6 个锌指与 GATA-1 相结合，但是它并不结合 DNA。此蛋白在胚胎发育过程中的红系和巨核系细胞内与 GATA-1 共同表达，携带有 FOG 突变的小鼠往往会因为红系和巨核系造血受阻引起的严重贫血而在胚胎发育过程中死亡（E10.5～12.5）。对于 FOG 缺陷的细胞系和小鼠的分析表明其原始及定向的红系造血也存在缺陷。

PU.1 也可与 GATA-1 通过蛋白间相互作用来抑制彼此的活性及功能，其对于淋巴细胞、粒/单核细胞系的发育是必需的。PU.1 通过结合 GATA-1 C 端的锌指结构阻止 GATA-1 与 DNA 的结合，亦可通过募集视网膜母细胞瘤蛋白抑制 GATA-1 活性，从而阻止红系分化。

SCL (TAL-1) 是红细胞发育中必需的 GATA-1 的靶基因，可以和 GATA-1 在激活位点组成复合物。SCL$^{-/-}$ 的小鼠在胚胎发育第 9.5 天死亡。在缺失 SCL 的情况下，巨核细胞和红细胞的分化严重受阻。在正常红系分化中，SCL 与 GATA-1、Lmo2、Ldb1 和 E2A 共同激活 GATA 结合位点。

2. NF-E2　NF-E2 最初是被作为一个识别 LCR 的 5′端 HS2 内的 AP-1 样模体的红系特异性 DNA-结合蛋白，是由碱性亮氨酸拉链蛋白组成的异源二聚体，包括一个 45kDa 的亚单位（p45 NF-E2）和一个小的 18kDa 的亚单位（p18 小 maf 蛋白），p45 和 p18 亚单位都被认为是造血细胞谱系特异性的。p45 NF-E2 含一个碱性的 DNA 结合区及一个相邻的亮氨酸拉链区，对于二聚体的形成是非常重要的。p18 是重链活化因子 maf 家族的一个成员，决定 NF-E2 的识别特异性。全部已知的小的 maf 家族蛋白均能与 p45 形成异源二聚体，但只有 p18-p45 复合物与 NF-E2 识别位点的结合亲和力最高。但基因敲除研究证明 p18 对于小鼠发育并非必不可少，说明其他小的 maf 家族蛋白能够替代 p18。

目前的功能研究已经明确了 β-珠蛋白 LCR 内的 NF-E2 结合位点和 MARE 对于转录激活十分重要，而且是 LCR 内的高敏位点形成所必需的。体外分析显示，NF-E2 结合位点对于染色质重塑活性十分重要，而且是 ε-珠蛋白基因表达和微型染色体中 5′ 端 HS2 构成所必需的。敲除了 p45 亚单位基因的杂合子小鼠尽管珠蛋白基因表达正常，但出生后极短时间内就死于血小板减少症，说明有其他的蛋白取代了 p45 的功能激活了珠蛋白的表达。

3. EKLF EKLF 为一个锌指转录因子，能以很高的亲和力识别成人 β-珠蛋白基因启动子区的 CACCC 盒激活 β-珠蛋白基因表达，CACCC 盒的点突变将大大降低对 EKLF 的亲和力。*EKLF* 敲除的小鼠在胚胎形成的早期可以有正常的珠蛋白表达模式，仅 γ-珠蛋白的产生有轻度增加，但是却在胎儿期的永久性红系造血过程中死于 β-地中海贫血。由于对结合模体的严格要求，EKLF 选择性地结合于 β-珠蛋白基因启动子上，而与 γ-珠蛋白基因启动子由于不完全匹配而亲和力低，结合到成人 β-珠蛋白基因 CACCCC 盒的亲和力较 γ-珠蛋白基因启动子高 8 倍，对于 β-珠蛋白基因的活化能力远远高于对于 γ-珠蛋白基因的活化能力，暗示了 EKLF 作为 γ→β-珠蛋白基因开关重要因子的可能性。另外，EKLF 对于 β-珠蛋白基因位点的染色质结构也有一定的作用，EKLF 的缺失可导致 β-珠蛋白基因启动子区 HS 形成的完全丧失及 LCR 5′ 端 HS3 的 DNase Ⅰ 敏感性降低，EKLF 同时还可以刺激 5′ 端 HS3 的形成。其可能与其他转录调节蛋白相互作用帮助形成有利于 β-珠蛋白基因表达的特定活跃染色质结构，细胞内实验证明其能够与 CBP 和 p300 相互作用，参与转录因子和组蛋白的乙酰化。

EKLF 曾经被认为以发育阶段特异性表达的方式行使功能，但随后在哺乳动物胚胎红细胞中检测到 EKLF 的表达，但这并不妨碍其功能活力以发育阶段特异的方式控制，有实验证实其存在乙酰化修饰和从胞质到胞核的定位转移是其参与激活 β-珠蛋白的关键。

除上述调控红系分化的重要转录因子外，FKLF、NF-E4、Lmo2 和 MYB 等也在珠蛋白基因调控及红细胞增殖分化成熟中发挥重要作用。

（二）表观遗传调控

红细胞生成的表观遗传学研究主要包括以下几个方面：DNA 甲基化、组蛋白修饰及组蛋白变体、染色质重塑复合物、非编码 RNA。

表观遗传学调控在红系链系命运决定、珠蛋白基因时空特异性表达、红系特定转录因子调控、红细胞脱核过程都发挥着重要作用。下文将从 3 个方面介绍表观遗传学调控在红系分化过程中的角色和意义。

1. DNA 甲基化修饰 在真核基因表达调控中，CpG 二核苷酸位点的胞嘧啶甲基化是最为常见的表观遗传学修饰。DNA甲基化通常通过直接干扰转录，或结合甲基胞嘧啶结合蛋白（methyl cytosine-binding protein，MCBP）再招募共抑制因子复合物，从而抑制转录。

有证据显示，珠蛋白基因启动子区虽然没有显著的CpG岛，但DNA甲基化广泛参与珠蛋白基因的时空特异性表达。在个体不同发育阶段，珠蛋白基因启动子区域CpG位点的甲基化水平与其转录活性呈显著负相关。在人个体发育的胎儿阶段，胎儿期γ-珠蛋白显著高表达，其启动子区域呈低甲基化水平；而在成体的骨髓细胞中，成体β-珠蛋白基因显著高表达，其启动子呈低甲基化水平，而此阶段沉默的γ-珠蛋白启动子区则呈显著的高甲基化水平。在小鼠的原始红细胞中，胚胎期珠蛋白基因启动子区域的少量CpG以及与之相互作用的LCR区域HS2位点的CpG是低甲基化的，同时成年期βmin、βmaj-珠蛋白基因启动子区域及基因编码区域都是高度甲基化的；而在小鼠成体红细胞中则与之相反。表明在发育过程中，DNA甲基化参与珠蛋白基因沉默，且DNA去甲基化在珠蛋白基因在不同发育阶段的转换中发挥重要的调控作用。

2. 组蛋白修饰 组蛋白的氨基酸残基存在多种共价修饰，包括乙酰化、甲基化、磷酸化等。其中，赖氨酸残基上的乙酰化修饰及甲基化修饰因其对于转录有显著的调控作用而成为此领域的研究热点。赖氨酸残基的乙酰化修饰被认为可以中和赖氨酸的正电荷，使得组蛋白与DNA的结合变得松散从而激活转录；而赖氨酸残基不同程度的甲基化可以招募不同蛋白复合物从而发挥转录激活或转录抑制的调控作用。通常，组蛋白H3第4位赖氨酸残基（H3K4）及组蛋白H3第36位赖氨酸残基（H3K36）的甲基化，以及组蛋白H3的乙酰化与转录激活相关；组蛋白H3第9位（H3K9）、第27位（H3K27）赖氨酸残基，以及组蛋白H4第20位赖氨酸残基（H4K20）的三甲基化状态与转录抑制有关，往往标志着异染色质及常染色质区域转录沉默的基因。在红系发育中，组蛋白修饰的调控作用主要体现在以下几个方面：

（1）组蛋白修饰调控红系基因转录：在干细胞中的研究发现，标志着转录激活的组蛋白修饰——组蛋白H3第4位赖氨酸残基的3甲基化（H3K4me3）与标志着转录抑制的组蛋白修饰——组蛋白H3第27位赖氨酸残基的3甲基化（H3K27me3）常常同时出现在编码关键发育转录因子的转录起始位点附近，使相应基因处于一种转录"准备状态"，便于在相应生理过程中迅速对其进行调控。研究者们把这种区域定义为"bivalent domain"。这种bivalent domain也出现在具有红细胞分化潜能的人原始造血干、祖细胞（CD133$^+$）中。CD133$^+$细胞中约有2910个基因的启动子区域含有这种bivalent domain，其中包括大量的红系分化和发育相关基因，说明这些基因处于准备被激活表达的"准备状态"，约有19%的基因会随着红系分化过程丢失抑制转录的H3K27me3修饰。除了H3K4me3与H3K27me3会使分化相关基因处于"准备状态"，富集H3K4me2修饰但缺少H3K4me3修饰也可使红系分化相关基因处于"准备状态"，在进入分化程序后这些红系分化基因快速而大量表达。因此，各种组蛋白修饰的变化调控着红系分化过程中大量基因的表达。

（2）组蛋白修饰调控珠蛋白基因表达：组蛋白修饰广泛参与珠蛋白基因在不同发育时期的表达转换。小鼠原始红细胞中存在一个从LCR区延伸至εy与βh1-珠蛋白基因的含有组蛋白 H3、H4 乙酰化及 H3K4me2 修饰的区域，但这个区域的组蛋白修饰在 βh1-珠蛋白基因表达转换为 εy- 珠蛋白基因的过程中并没有显著变化。而在 βmaj 与 βmin- 珠蛋白基因上低丰度的组蛋白乙酰化修饰则会随着原始红细胞成熟的过程大幅度上升，参与珠蛋白基因的阶段性转录激活。另外，在胎肝中，主要表达成体 βmaj 与 βmin- 珠蛋白基因的成熟红细胞中 LCR 区及活跃转录的珠蛋白基因上存在小的、不连续的组蛋白乙酰化修饰和 H3K4me2 修饰。

在人珠蛋白基因区域，有 20kb 左右富集组蛋白 H3、H4 乙酰化修饰及 H3K4me2/me3 修饰的区域，参与珠蛋白基因的时空特异性表达调控。在主要表达胎儿 γ- 珠蛋白基因的 K562 细胞中发现，这个富含组蛋白 H3、H4 乙酰化及 H3K4me2 修饰的区域从 LCR 区一直延伸至覆盖了胚胎与胎儿珠蛋白基因区域；在 K562 中低水平表达的胚胎 ε- 珠蛋白基因上，这种修饰丰度较低；在沉默的成人 β- 珠蛋白基因区域，则极少见到 H3 乙酰化修饰，反之则存在标志转录抑制的 H3K9 甲基化修饰。且在 K562 细胞、HEL 细胞诱导分化过程中，活跃表达的珠蛋白基因的转录区域富含标志着活跃转录的 H3K4me3 及 H3K36me3 修饰，同时也存在着标志着转录抑制的 H3K9me3 修饰。意味着组蛋白修饰对于人 β- 珠蛋白基因转录的调控是一个复杂而精细的过程，需要多种不同功能的修饰协同作用。

（3）组蛋白修饰与红系转录因子的相互作用：GATA-1、NF-E2 和 EKLF 是红系分化中特定的转录因子，在红系分化和珠蛋白基因表达调控中发挥着非常重要的作用。研究表明，GATA-1 与 NF-E2 会导致珠蛋白基因上的组蛋白乙酰化及 H3K4me2/me3 修饰增加；GATA-1 与 NF-E2 在招募组蛋白乙酰化转移酶 HAT CBP 及 MLL 组蛋白甲基化转移酶至 LCR 区域过程中具有重要作用。另外，红系转录因子的表达也受到组蛋白修饰的严密调控。研究表明，H3K79 的甲基化酶 Dot1 的丢失会导致 PU.1 与 GATA-2 比例的变化，而两者的表达比例则决定着造血链系分化命运。

（4）组蛋白修饰在红细胞脱核中的作用：红细胞脱核过程是一个非常复杂的生物学过程，含有多种分子机制和信号通路的调控，其中包括肌动蛋白多聚化、囊泡运输、胞质分裂及组蛋白去乙酰化等。由于组蛋白去乙酰化会使相应赖氨酸残基带正电荷，使组蛋白与 DNA 结合得更为紧密，从而使染色质结构变得致密，协助脱核过程，因此组蛋白去乙酰化在红细胞脱核中具有至关重要的作用。在红系分化末期，一些组蛋白乙酰化修饰包括 H3K9Ac、H4K5Ac、H4K8Ac 及 H4K12Ac 水平会大幅度降低，同时组蛋白乙酰转移酶 GCN5 表达也显著下降。另外，使用组蛋白去乙酰化酶抑制剂可以终止体外培养的红细胞的脱核进程。

3. 非编码 RNA

（1）microRNA（miRNA）：miRNA 是一类小的具有调控功能的非编码 RNA，可以通过序列互补并募集沉默复合物（RISC）引发 mRNA 降解或抑制翻译起始，下调目标基因的表达。miRNA 在红系链系命运决定、红系祖细胞增殖、末端红系分化及红细胞脱核过程中均具有重要的调控作用。

miR-150 通过靶向重要转录因子 MYB 参与红系－巨核系链系选择，在红系－巨核系共同前体细胞（MEP）中过表达 miR-150 可诱导其向巨核系分化而抑制其向红系分化。miR-221 和 miR-222 通过靶向 KIT 影响 CD34[+] 造血干、祖细胞的增殖并促进其向红系前体细胞分化。miR-223 在造血干、祖细胞向红系分化过程中显著下降,通过下调红系分化重要转录因子 LMO2 抑制红系分化过程。而 miR-144/451 基因簇则是红细胞末端分化所必需的,miR-144 和 miR-451 受红系特异转录因子 GATA-1 激活,在红系分化过程中显著上升。miR-144/451 基因簇敲除的小鼠在后期成红细胞成熟过程中呈现细胞自发性损伤,产生红系增生、脾大及温和型贫血症等症状。miR-191 的下降则对于红细胞脱核非常重要,红细胞染色质浓缩及脱核过程所需的重要蛋白 Riok3 与 Mxi1 是 miR-191 的直接靶点。在小鼠胎肝红系祖细胞中过表达 miR-191 会阻滞红细胞脱核过程,但对红系分化和红系祖细胞的增殖则没有明显影响。过表达 miR-191 及敲低 *Riok3/Mxi1* 均可以影响组蛋白乙酰转移酶 Gcn5 在红细胞脱核过程中的正常下调。

(2)长非编码 RNA(long non-coding RNA,lncRNA):lncRNA 数量巨大,种类繁多,调控方式多样。已有研究显示 lncRNA 在胚胎发育、干细胞多能性维持及分化、肿瘤发生发展等很多生物学过程中均有重要的调节作用。但目前有为数不多的 lncRNA 在红系发育中的重要功能被发现。如维持造血干细胞静息状态的 H19,调控红细胞成熟的 lncRNA-EC7 和 lncRNA-EPS,参与调控粒系分化的 HOTAIRM1,在树突细胞分化及发育成熟过程中具关键作用的 Lnc-DC 等。其中,lncRNA-EPS 对红系末端分化有重要的调控作用,lncRNA-EPS 可抑制促凋亡基因 Pycard 的表达,在成红细胞中过表达 lncRNA-EPS 可以保护成红细胞在红细胞生成素丧失的情况下不发生细胞凋亡。lncRNA-EC7 则通过远距离的染色质相互作用,与重要红细胞表面蛋白基因带 3 蛋白启动子区结合诱导其表达,调控红细胞分化及脱核成熟。

(三)信号转导

1. 红细胞生成素(erythropoietin,EPO) EPO 被公认为是调控红系发生的主要因子,关于它在红系增殖、分化及凋亡和激活红系特异基因中的研究非常多。CFU-E 的增殖及分化高度依赖 EPO,但晚期红细胞分化阶段并不那么依赖 EPO。与这一现象相一致的是,在红系祖细胞向终末增殖和分化的过程时,EPO 受体逐渐减少。

EPO 与存在于红系祖细胞表面的 EPO 受体结合时会激活许多细胞内信号通路,包括信号转导分子 STAT5、PI3K/Akt 和 Shc/Ras/MAPK 信号通路。当 STAT5、PI3K/Akt 信号通路被阻断时会引起早期红系祖细胞凋亡从而使得产生的红细胞变少。但封闭 Ras/MAPK 通路仅对红系分化的终末阶段产生部分影响。

STAT5 信号通路主要通过调控早期红系干、祖细胞的增殖发挥调控红细胞产生的作用。尽管许多成年 *Stat5a*$^{-/-}$、*Stat5b*$^{-/-}$ 小鼠有着正常或者近乎正常的血细胞比容,但是这类小鼠既不能在应激时快速产生红细胞,也不能在血液中产生高浓度的 EPO。在胚胎发育期,STAT5 对于快速产生红细胞是必需的,*Stat5* 敲除的胚胎会出现严重贫血,同时红系祖细胞大量凋亡,数量显著减少。JAK2 也可与 STAT5 相互作用并结合到 Id1 增强子区进而激活 Id1 表达,刺激红系前体细胞的增殖,Id1 的表达水平与处于持续活性状态的 *JAK2* 突变体显著正相关。STAT5a 还可直接调控转铁蛋白受体的转录,从而参与铁代谢。*Stat5* 在 HSC 中的特异敲除,可导致小鼠着色不足性贫血,有核红细胞中转铁蛋白受体表达显著下降。

2. 纤粘连蛋白(fibronectin,FN) 细胞外基质蛋白中的纤粘连蛋白也在红系发生过程中扮演了重要的角色,纤粘连蛋白主要在红系分化后期发挥重要作用。红系祖细胞主要表达整合素 α_4、α_5 和 β_1,纤粘连蛋白片段会募集整合素 $\alpha_4\beta_1$ 参与红细胞终末期增殖及红细胞脱核。在纤粘连蛋白缺失的情况下,仅有部分培养的红系前体细胞会发生脱核,因此会产生更多的网织红细胞。

同时,应激性红系分化除了受组织缺氧的影响外,还受到干细胞因子、糖皮质激素、骨形态发生蛋白和 Hedgehog 等信号通路的调控。

3. 干细胞因子（stem cell factor,SCF） SCF 存在两种形式：可溶和膜结合形式。SCF 与 Kit 结合可激活 PI3K 信号通路,促进红系前体细胞的增殖。同时通过诱导 Myc 表达,抑制 BFU-E 分化及红系终末期的成熟。胎儿造血过程中,胎肝中高水平的 SCF 不仅支持造血干细胞增殖,同时也支持 BFU-E 的自我更新。而 PI3K 信号通路的抑制会降低体内 BFU-E 和 CFU-E 的数量,以及有核红细胞的增殖。

4. 糖皮质激素（glucocorticoid,GC） 应激红系分化时,肾上腺分泌的糖皮质激素会显著增多。糖皮质激素的类似物泼尼松在治疗先天再生障碍性贫血中早有记录,尽管严重的副作用限制了其使用。糖皮质激素通过诱导 Myb、Kit、Lmo2 的表达,同时抑制 Gata-1 基因的表达,促进应激性红系生成。在糖皮质激素刺激 BFU-E 细胞 4 小时后即可检测到 Kit mRNA 转录水平的显著提高。而 GC 受体的二聚化是其发挥作用所必需的,体内有核红细胞数量会由于 GC 受体突变破坏二聚体形成而大量下降。

缺乏糖皮质激素受体的小鼠可以进行正常的红系分化,然而它们的应激红系分化潜能却受到破坏,具有糖皮质激素受体缺陷或者丢失的小鼠不能对严重烧伤或溶血产生及时应答,不能有效激活应激造血。在应激性红系发生中,提高 GC 含量可以维持早期红系祖细胞的自我更新,增加 CFU-E 的数量,还可以刺激红系的终末分化,结果是既可以促进红细胞的快速产生,也可以维持红细胞的长期生成。

5. 骨形态发生蛋白 -4（bone morphogenetic protein 4,BMP4） BMP4 对于应激性红系发生是非常重要的。在应激红系分化过程中,脾基质细胞因缺氧会诱导表达 BMP4,BMP4 则可激活转录因子 Smad5、SCL 和 GATA-2 表达,这些转录因子均可促进 BFU-E 的增殖和自我更新。Flexed-tail 型小鼠中表达显性负突变型 Smad5,其会抑制 BMP4 信号通路,因而会引发小鼠初生贫血,但在出生 2 周后缓解。表明虽然 Smad5 介导的 BMP4 信号通路不是成体和胎肝造血所必需的,但对于应激造血却是必需的。

（四）代谢

红细胞是血液中最主要的功能细胞,红系发育过程经历了原始红细胞、早幼红细胞、中幼红细胞、晚幼红细胞、网状红细胞和成熟红细胞阶段。

成熟红细胞除质膜和胞质外,无其他细胞器,丧失了合成核酸和蛋白质的能力,不能进行有氧氧化,主要依赖无氧酵解和磷酸戊糖旁路供能。葡萄糖是成熟红细胞的主要能量物质。本节主要从糖、脂、血红蛋白三个方面介绍红细胞的代谢。

1. 糖代谢 血液循环中的红细胞每天大约从血浆摄取 30g 葡萄糖,其中 90%~95% 经糖酵解通路和 2,3- 二磷酸甘油酸旁路进行代谢,5%~10% 通过磷酸戊糖途径进行代谢。

（1）糖酵解和 2,3- 二磷酸甘油酸（2,3-BPG）旁路：红细胞中存在催化糖酵解所需要的所有酶和中间代谢物，糖酵解的基本反应和其他组织相同。糖酵解是红细胞获得能量的唯一途径，1mol 葡萄糖经酵解生成 2mol 乳酸的过程中，产生 2mol ATP 和 2mol NADH⁺，通过这一途径可使红细胞内 ATP 的浓度维持在 $1.85×10^3$ mol/L 水平（图 3-3）。

红细胞内的糖酵解途径还存在侧支循环 2,3-二磷酸甘油酸（2,3-BPG）旁路。2,3-二磷酸甘油酸旁路的分支点是 1,3-二磷酸甘油酸（1,3-BPG）。正常情况下，2,3-BPG

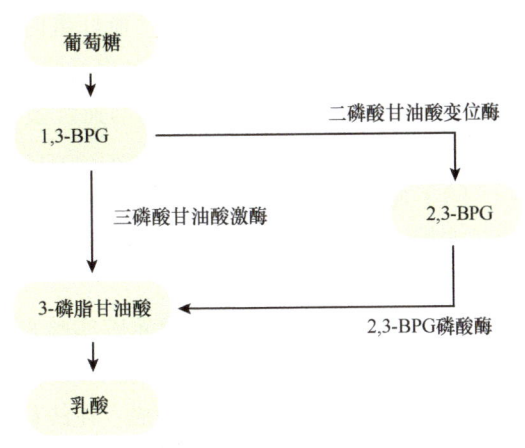

图 3-3　2,3-BPG 旁路

对二磷酸甘油酸变位酶的负反馈作用大于对 3-磷酸甘油酸激酶的抑制作用，所以 2,3-BPG 旁路仅占糖酵解的 15%～50%，但是由于 2,3-BPG 磷酸酶的活性较低，2,3-BPG 的生成大于分解，造成红细胞内 2,3-BPG 升高。红细胞内 2,3-BPG 虽然也能供能，但主要功能是调节血红蛋白的运氧功能。

（2）磷酸戊糖途径：红细胞内磷酸戊糖途径的代谢过程与其他细胞相同，主要功能是产生 NADPH⁺。

（3）红细胞内糖代谢的生理意义

1）红细胞中的 ATP 维持红细胞膜上钠钾泵（Na⁺-K⁺-ATP 酶）和钙泵（Ca^{2+}-ATP 酶）的运行，红细胞膜的脂质更新也需要消耗 ATP。少量 ATP 用于谷胱甘肽、NAD⁺的生物合成。ATP 还可以用于葡萄糖的活化，启动糖酵解过程。

2）人体能通过改变红细胞内 2,3-BPG 的浓度来调节对组织的供氧。2,3-BPG 是调节血红蛋白（Hb）运氧功能的重要因素，它是一个电负性很高的分子，可与血红蛋白结合，降低血红蛋白与 O_2 的亲和力。当血液流过 PO_2 较低的组织时，红细胞中 2,3-BPG 的存在则显著增加 O_2 的释放，以供组织需要。在 PO_2 相同条件下，随 2,3-BPG 浓度增大，HbO_2 释放的 O_2 增多。

3）NADH 和 NADPH 是红细胞内重要的还原当量，它们具有对抗氧化剂，保护细胞膜蛋白、血红蛋白和酶蛋白的巯基等不被氧化，从而维持红细胞的正常功能。磷酸戊糖途径是红细胞产生 NADPH 的唯一途径。红细胞中的 NADPH 能维持细胞内还原型谷胱甘肽（GSH）的含量，使红细胞免遭外源性和内源性氧化剂的损害。

由于氧化作用，红细胞内经常产生少量的高铁血红蛋白（MHb），MHb 中的铁为三价，不能携氧。但红细胞内有 NADH-高铁血红蛋白还原酶和 NADPH-高铁血红蛋白还原酶，催化 MHb 还原成 Hb。另外，GSH 和维生素 C 也能直接还原 MHb。在上述高铁血红蛋白还原系统中，以 NADH-高铁血红蛋白还原酶最重要。由于有 MHb 还原系统的存在，使红细胞内 MHb 只占 Hb 总量的 1%～2%。

2. 脂代谢　成熟红细胞的脂类几乎都存在于细胞膜。成熟的红细胞已不能从头合成脂肪酸，但膜脂的不断更新却是红细胞生存的必要条件。红细胞通过主动掺入和被动交换不断地与血浆进行脂质交换，维持其正常的脂类组成、结构和功能。

3. 血红蛋白的合成与调节 血红蛋白是红细胞中最主要的成分，由珠蛋白和血红素组成。血红素不但是 Hb 的辅基，也是肌红蛋白、细胞色素、过氧化物酶等的辅基。血红素可在体内多种细胞内合成，参与血红蛋白组成的血红素主要在骨髓的幼红细胞和网织红细胞中合成。

（1）血红素的生物合成：合成血红素的基本原料是甘氨酸、琥珀酰辅酶 A 和 Fe^{2+}。合成的始末和终末阶段均在线粒体内进行，而中间阶段在胞质内进行。血红素的生物合成可受多种因素的调节。

1）合成过程：放射性核素示踪实验表明，血红素合成的原料是琥珀酰辅酶 A、甘氨酸和 Fe^{2+} 等简单小分子化合物。血红素的生物合成可分为四个步骤。

A. δ-氨基-γ-酮戊酸的合成：在线粒体内，由琥珀酰辅酶 A 与甘氨酸缩合生成 δ-氨基-γ-酮戊酸（ALA）。催化此反应的酶是 ALA 合酶，其辅酶是磷酸吡哆醛。此酶是血红素合成的限速酶，受血红素的反馈调节。

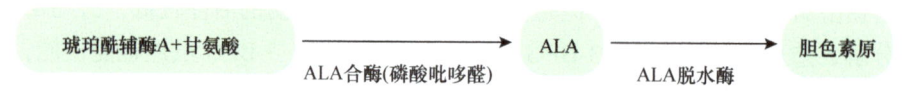

琥珀酰辅酶A+甘氨酸 →（ALA合酶(磷酸吡哆醛)）→ ALA →（ALA脱水酶）→ 胆色素原

B. 胆色素原的合成：ALA 生成后从线粒体进入胞液，在 ALA 脱水酶催化下，2分子 ALA 脱水缩合生成 1 分子胆色素原。ALA 脱水酶含有巯基，对铅等重金属的抑制作用十分敏感。

C. 尿卟啉原与粪卟啉原的合成：在胞液中，由尿卟啉原Ⅰ同合酶（UPGⅠcosynthase，又称胆色素原脱氨酶）催化，使 4 分子胆色素原脱氨缩合生成 1 分子线状四吡咯，后者再由 UPG Ⅲ 同合酶催化生成尿卟啉原Ⅲ（UPG Ⅲ）。在正常生理情况下，UPG Ⅲ 的合成是主要途径，UPG Ⅰ 极少（Ⅲ：Ⅰ 为 10 000：1）。在某些病理情况下，UPG Ⅲ 合成受阻，生成较多的 UPG Ⅰ。UPG Ⅲ 进一步经尿卟啉原Ⅲ脱羧酶催化，生成粪卟啉原Ⅲ（CPG Ⅲ）。

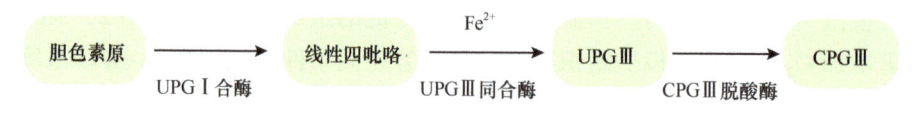

胆色素原 →（UPGⅠ合酶）→ 线性四吡咯 →（Fe^{2+} UPGⅢ同合酶）→ UPGⅢ →（CPGⅢ脱羧酶）→ CPGⅢ

D. 血红素的生成：胞液中生成的粪卟啉原Ⅲ再进入线粒体，经粪卟啉原Ⅲ氧化脱羧酶作用，使其 2，4 位两个丙酸基（P）氧化脱羧变成乙烯基（V），从而生成原卟啉原Ⅸ，再由原卟啉原Ⅸ氧化酶催化，使其四个连接吡咯环的甲烯基氧化成甲炔基，则成为原卟啉Ⅸ。通过亚铁螯合酶又称血红素合成酶的催化，原卟啉Ⅸ和 Fe^{2+} 结合，生成血红素。铅等重金属对亚铁螯合酶也有抑制作用。

CPGⅢ →（UPGⅠ合酶）→ 原卟啉Ⅸ →（Fe^{2+} 亚铁螯合酶）→ 血红素

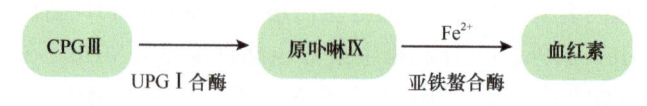

血红素生成后从线粒体转运到胞液，在骨髓的有核红细胞及网织红细胞中，与珠蛋白结合成血红蛋白。血红素合成的特点：体内大多数组织均具有合成血红素的能力，但合成的主要部位是骨髓与肝，成熟红细胞不含线粒体，故不能合成血红素；血红素合成的起始和最终过程均在线粒体中进行，而其他中间步骤则在胞液中进行。这种定位对终

产物血红素的反馈调节作用具有重要意义。

2）血红素合成的调节：血红素的合成受多种因素的调节，其中最主要的调节步骤是ALA的合成。

A. ALA合酶是血红素合成体系的限速酶，受血红素的反馈抑制。由于磷酸吡哆醛是该酶的辅基，维生素B_6缺乏将影响血红素的合成。ALA合酶本身的代谢较快，半衰期约为1小时。正常情况下，血红素合成后迅速与珠蛋白结合成血红蛋白，以免有过多的血红素堆积；血红素结合成血红蛋白后，对ALA合酶不再有反馈抑制作用。如果血红素的合成速度大于珠蛋白的合成速度，过多的血红素可以氧化成高铁血红素，后者对ALA合酶也具有强烈抑制作用。此外，血红素在体内可与阻遏蛋白结合后激活阻遏蛋白，从而抑制ALA合酶的合成。

B. ALA脱水酶与亚铁螯合酶对重金属的抑制均非常敏感，因此血红素合成的抑制是铅中毒的重要体征。此外，亚铁螯合酶还需要还原剂（如谷胱甘肽）的协同作用，任何还原条件的中断也会抑制血红素的合成。

C. EPO是红细胞生成的主要调节剂。EPO是一种由166个氨基酸残基组成的糖蛋白，分子量34kDa，主要在肾脏合成。缺氧时，EPO分泌增加，释放入血，运至骨髓，促进原始红细胞增殖和分化，加速有核红细胞的成熟及血红素和血红蛋白的合成。慢性肾炎、肾功能不良者常见的贫血与EPO合成降低有关。临床上也用EPO治疗多种因素引起的红细胞减少症。

铁卟啉合成代谢异常而导致卟啉或其中间代谢物排出增多，称为卟啉症。卟啉症有先天性和后天性两大类。先天性卟啉症是由某种血红素合成酶系的遗传性缺陷所致；后天性卟啉症则主要指铅中毒或某些药物中毒引起的铁卟啉合成障碍，例如铅等重金属中毒，除抑制前面提及的两种酶外，还能抑制尿卟啉合成酶。

（2）血红蛋白的合成：血红蛋白中珠蛋白的合成与一般蛋白质相同。珠蛋白的合成受血红素的调控。血红素的氧化产物高铁血红素能促进血红蛋白的合成。cAMP激活蛋白激酶A后，蛋白激酶A能使无活性的eIF-2激酶磷酸化。后者再催化eIF-2激酶磷酸化而使之失活。高铁血红素有抑制cAMP激活蛋白激酶A的作用，从而使eIF-2保持去磷酸化的活性状态，有利于珠蛋白及血红蛋白的合成。

血红蛋白合成异常可导致红细胞变形成镰刀状而极易破碎，造成贫血，称为镰状细胞贫血。患者血红蛋白β亚基的第6位氨基酸由正常的谷氨酸变为缬氨酸，即酸性氨基酸被中性氨基酸代替，原是水溶性的血红蛋白就聚集成丝，相互黏着，红细胞变形为镰刀状而致病。

（方向东　刘　静　余　佳　安秀丽　陈鲤翔）

第二节　红细胞的结构与功能

红细胞是血液中数量最多的细胞，也是人体含量最丰富的细胞，约占人体细胞总数的1/4。在其120天的寿命周期内，红细胞穿梭循环于全身的组织器官来行使其重要生理功能——输送氧气。红细胞这一生理功能的实施有两个重要的物质基础。首先，红细胞具有独特的细胞膜和膜骨架结构,不但能够维持红细胞独特的双面凹陷的圆盘形状,使其能够最大限度地从周围环境中摄取氧气,而且赋予了红细胞膜强大的柔韧性和变形能力,使直径 7～8μm 的红细胞能够承受不断的挤压变形以通过直径远小于自身的毛细血管（2～3μm）及狭窄至 1μm 的脾窦,在循环中抵抗血管壁的切应力及心脏内的瓣膜涡流冲击仍然能保持完整,并能耐受脾脏内的低氧、低 pH,为红细胞行使运输氧和 CO_2 的生理功能提供了保障。同时,红细胞内含有丰富的血红蛋白,这种红细胞特有的蛋白能够在肺部与氧结合形成氧合血红蛋白,是实现红细胞携氧功能的物质基础。本节将对红细胞膜的结构与功能进行介绍。

红细胞膜的结构与功能

红细胞膜（red cell membrane）是指红细胞的最外层,是由脂质、蛋白质和糖类组成的生物膜。如前所述,红细胞膜特有的柔韧性和可逆的变形能力是输送氧的前提和保障。不仅如此,红细胞膜还具有维持红细胞渗透压平衡,保持红细胞内环境稳定的功能,同时其通过碳酸氢根和氯离子的交换参与 CO_2 从各组织器官到肺部的运输。而且,在红细胞发育过程中,红细胞膜还能在胞外微环境中的红细胞生成素（EPO）刺激下,通过细胞膜上的转铁蛋白受体向每个红细胞输入 10 亿个左右铁原子以保障血红蛋白的合成。由此可见,红细胞膜正常的结构和功能是红细胞进行生命活动、行使生理功能的重要基础。

（一）红细胞脂质双层膜

红细胞脂质双层膜中的脂类主要由含量相当的胆固醇与磷脂组成,另有少量游离脂肪酸和糖脂。其中,磷脂的组成成分包括约 30% 的卵磷脂、25% 的鞘磷脂、28% 的磷脂酰乙醇胺和 14% 的磷脂酰丝氨酸,其他磷脂如磷脂酸、磷脂酰肌醇等占 2%～3%。

红细胞的脂质双层膜具有生物膜的两个典型特征,不对称性和流动性。其中,磷脂的不对称性分布是红细胞膜最重要的特征,具体表现为卵磷脂和鞘磷脂主要分布在脂质双层膜的外层,而大部分的磷脂酰乙醇胺和全部的磷脂酰丝氨酸、磷脂酰肌醇位于内层。这种磷脂的不对称性分布与红细胞膜的功能特点密切相关,分布在内层的磷脂酰丝氨酸和磷脂酰肌醇可以分别与骨架蛋白中的血影蛋白和 4.1R 蛋白作用,从而将骨架结构锚定在脂质双层膜上。最近的研究表明,血影蛋白与磷脂酰丝氨酸的结合可以增强膜的机械稳定性,而磷脂酰肌醇与 4.1R 蛋白的结合可以调节其与带 3 蛋白和血型糖蛋白 C 的相互作用。此外,磷脂酰丝氨酸外翻所导致的脂质不对称性的破坏可引发巨噬细胞对这种异常红细胞的识别和吞噬。

（二）红细胞跨膜蛋白

红细胞膜是一种多成分的复杂结构,每个红细胞有超过 50 种跨膜蛋白通过疏水相互作用与脂质双层膜紧密连接在一起,其中包括大约 29 种血型抗原。这些跨膜蛋白的丰度不一，在每个红细胞膜上的拷贝数从几百到上百万不等，其功能也多种多样，比如参与离子、水、氨基的转运，作为黏附分子参与红细胞与上皮细胞等其他细胞的相互作用，参与细胞信号转导等，并且很可能还有其他尚未阐明的功能。

带 3 蛋白和血型糖蛋白家族（glycophorin，GP）是红细胞膜中含量最丰富、研究得最多的跨膜蛋白。其中带 3 蛋白是红细胞的主要跨膜蛋白，属阴离子交换蛋白家族成员，约占总膜蛋白的 25%，每个红细胞含有约 10^6 个拷贝的带 3 蛋白。除了参与阴离子的跨膜转运，带 3 蛋白的另一重要功能是调节脂质双层膜和细胞膜骨架蛋白之间的连接。血型糖蛋白属跨膜唾液酸糖蛋白家族，包括血型糖蛋白 A（glycophorin A，GPA）、血型糖蛋白 B（glycophorin B，GPB）、血型糖蛋白 C（glycophorin C，GPC）和血型糖蛋白 D（glycophorin D，GPD），约占红细胞总膜蛋白的 2%。

此外，红细胞跨膜蛋白还有 Rh 抗原（RhCE，RhD）、Rh 相关糖蛋白（Rh-associated glycoprotein，RhAG）、CD47、Duffy 及 Kell 等，在此一并汇总于表 3-1 中。

表 3-1　红细胞跨膜蛋白

蛋白	拷贝数/细胞	分子量（kDa）	全长氨基酸数	胞内区氨基酸数	登记号	跨膜次数	功能
带 3 蛋白	1 000 000	95～105	911	402（N 端）33（C 端）	M27819	14	离子转运
GPA	500 000～900 000	43	131	39（C 端）	BC005319	1	糖萼
RhAG	150 000	54～100	409	3（N 端）25（C 端）	X64594	12	CO_2 和 NH_4^+ 转运
RhCE	150 000	30～32	417	3（N 端）29（C 端）	X54534	12	CO_2 和 NH_4^+ 转运
RhD	150 000	30～32	417	3（N 端）29（C 端）	X63094	12	CO_2 和 NH_4^+ 转运
GPC GPD	135 000～500 000	40 30	128 107	47（C 端）47（C 端）	NM00211	1	结构蛋白
CD47	20 000～50 000	47～52	305 323	16（C 端）	BC010016	5	自身识别标志
Duffy	14 000	35～45	336	28（C 端）	BC017817	7	细胞因子受体
Kell	3 500～17 000	93	732	47（N 端）	M64934	1	内皮素转化酶
XK	5 000	37	444	4（N 端）71（C 端）	Z32684	10	转运通道
In（CD44）	2～5 000	80	361	72（C 端）	BC067348	1	黏附分子
LW	4 000	37～43	270	13（C 端）	L27670	1	黏附分子
Lu	1 500～4 000	85	597	59（C 端）	X83425	1	黏附分子

（三）红细胞膜骨架蛋白

红细胞膜骨架蛋白包括α/β血影蛋白、肌动蛋白、锚蛋白、4.1R蛋白、内收蛋白、束蛋白、原肌球蛋白和原肌球调节蛋白。

血影蛋白是一种长纤维蛋白，占总膜蛋白的25%~30%，在每个红细胞中约有20万个拷贝。α血影蛋白和β血影蛋白分别由不同的基因编码，它们构成的四聚体是血影蛋白在红细胞膜骨架中的主要存在形式。首先，α血影蛋白与β血影蛋白通过α亚基C端20~21位与β亚基N端1~2位的横向相互作用形成反向平行的长度约100nm的异二聚体；然后，一个异二聚体中的α亚基N端的单一螺旋与另一个异二聚体的β亚基C端双螺旋横向连接，以头对头的方式构成了长度约200nm的血影蛋白四聚体，此即膜骨架网络的主要结构成分。在完整的红细胞膜中，血影蛋白二聚体与二聚体之间的相互作用是受动态调节的，其亲和力的丢失会降低红细胞膜的稳定性。

肌动蛋白单体分子量为42kDa，是肌肉收缩和细胞运动的重要蛋白质，在每个红细胞含有40万~50万个肌动蛋白单体。肌动蛋白的多聚体形成微丝，又称肌动蛋白纤维。红细胞膜中的微丝由14~16个肌动蛋白单体构成，其长度受到原肌球蛋白的严格调控。

4.1R蛋白是4.1蛋白家族中第一个被分离鉴定出来的成员，由于其主要存在于红细胞中而得名。4.1蛋白家族成员均含有膜结合结构域（FERM）、血影蛋白-肌动蛋白结合结构域（SABD）和C端结构域（CTD）3个高度保守的结构域，在维持细胞正常形态和细胞黏附、迁移、分裂及细胞间信号转导中发挥重要的作用。由于mRNA前体复合物的选择性剪接，4.1R蛋白存在多种亚型，但在成熟红细胞中只有分子量为80kDa的亚型。大量研究证明，4.1R蛋白对红细胞膜形态和机械稳定性的维持起着关键性作用。

锚蛋白是在研究血影蛋白的膜附着位点时发现的，属于不对称的极性蛋白质，分子量为206kDa，由1881个氨基酸残基组成。

其他膜骨架蛋白如内收蛋白、束蛋白、原肌球蛋白等汇总于表3-2。

表3-2 红细胞膜骨架蛋白

蛋白	拷贝数/细胞	分子量（kDa）	全长氨基酸数	登记号	相关膜蛋白	功能
肌动蛋白	400 000~500 000	43	375	NM_001101.3	血影蛋白 4.1R蛋白 内收蛋白	与血影蛋白连接组成二维网状结构
血影蛋白	200 000	α 260 β 240	2 429 2 137	NM_003126.2 NM_000347.4	锚蛋白 4.1R蛋白 肌动蛋白 内收蛋白 原肌球蛋白	红细胞膜骨架主要组成成分
4.1R蛋白	200 000	80	623	NM_004437.2	GPC/GPD 血影蛋白、肌动蛋白 Rh、Xk、Duffy 带3蛋白	1）增强血影蛋白和相互作用 2）4.1R大分子复合物的关键蛋白

续表

蛋白	拷贝数/细胞	分子量（kDa）	全长氨基酸数	登记号	相关膜蛋白	功能
4.2蛋白	200 000	72	721	NM_000119	带3蛋白 CD47	参与组成并稳定锚蛋白带3-4.2复合物
p55	400 000	55	466	NM_002436	4.1R蛋白 GPC/GPD	与4.1R蛋白和GPC/GPD组成复合物
锚蛋白	100 000	206	1 881	NM_000037.3	带3蛋白 血影蛋白 Rh	在红细胞膜表面为血影蛋白提供锚定点
原肌球蛋白	70 000～80 000	29 27	284	NM_000366.5 NM_003289.3	肌动蛋白 原肌球调节蛋白	1）稳定肌动蛋白结构并决定肌动蛋白长度 2）调控血影蛋白与肌动蛋白相互作用
内收蛋白	30 000	α 103 β 97	737 726	NM_001119.3 NM_001617	肌动蛋白 血影蛋白（弱）	1）促进血影蛋白与肌动蛋白连接 2）结合血影蛋白与肌动蛋白复合物 3）结合钙调蛋白
束蛋白（4.9蛋白）	30 000	α 48 β 52	406	NM_001114135	肌动蛋白	结合到肌动蛋白纤维组成肌动蛋白纤维束
原肌球调节蛋白	30 000	43	359	NM_003275	原肌球蛋白	稳定并参与调节原肌球蛋白和肌动蛋白连接

（四）红细胞膜骨架结构

红细胞膜骨架指红细胞质膜内侧由膜蛋白和骨架蛋白组成的网络结构，它参与维持细胞质膜形状，赋予红细胞强大的柔韧性和变形能力以完成其生理功能。红细胞膜骨架结构主要是通过跨膜蛋白和骨架蛋白的相互作用将膜骨架网络锚定到脂质双层膜上而形成的，两个大分子复合体血影蛋白-锚蛋白-带3蛋白复合体和血影蛋白-肌动蛋白-4.1R蛋白复合体在其中发挥着关键作用。图3-4为两个重要蛋白复合体作用模式。

如前所述，两个血影蛋白异二聚体以头对头的方式构成了膜骨架网络的主要结构成分——血影蛋白四聚体。血影蛋白-锚蛋白-带3蛋白复合体位于血影蛋白四聚体中心，即两个血影蛋白异二聚体的结合位点附近。跨膜蛋白、带3蛋白和RhAG通过其胞内结构域与连接于血影蛋白四聚体中心的锚蛋白结合在一起，形成血影蛋白-锚蛋白-带3蛋白复合体，由此将脂质双层膜和膜下的骨架结构连接起来。研究显示，有更多的跨膜蛋白和骨架蛋白参与形成这一连接复合体。其中膜骨架蛋白4.2同时具有带3蛋白和锚蛋白的结合位点，对于增强它们之间的连接、维持该大分子复合物的稳定性具有重要作用。同时，跨膜蛋白GPA、Rh和RhAG都直接结合于带3蛋白上，而CD47和LW则通过与Rh/RhAG的连接参与该复合体的形成。

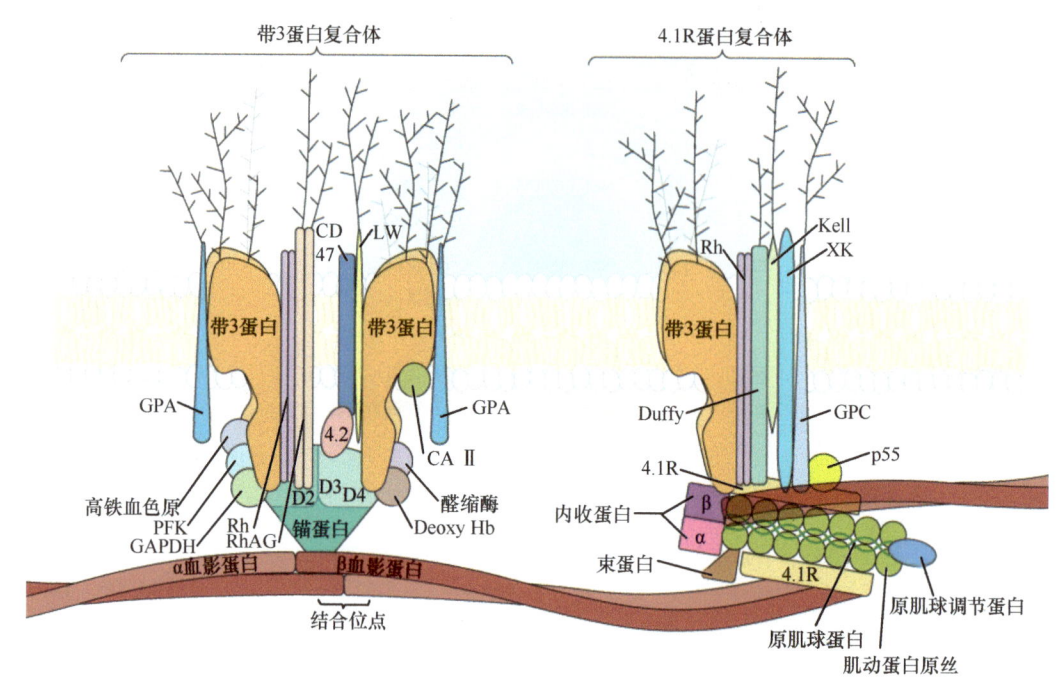

图 3-4 红细胞膜骨架结构模式

另一个重要的大分子复合体位于血影蛋白四聚体的结合部位，血影蛋白形成四聚体的同时，通过其异二聚体的尾部与肌动蛋白和 4.1R 蛋白连接形成血影蛋白-肌动蛋白-4.1R 蛋白复合体。肌动蛋白与血影蛋白 N 端的连接比较弱，4.1R 蛋白可通过其血影蛋白-肌动蛋白结合结构域与血影蛋白-肌动蛋白的结合进而显著增强这种连接，并通过其 N 端的膜结合结构域与血型糖蛋白 C 相互作用将脂质双层膜和膜下的骨架结构连接起来。最近的研究显示，带 3 蛋白也可通过与 4.1R 蛋白结合参与此蛋白复合体的形成。此外，Rh、Kell 和 XK 也具有 4.1R 蛋白的结合位点，但是拷贝数较低，并不一定出现在所有的连接复合体中。同时，该连接复合体还包括内收蛋白、束蛋白、原肌球蛋白和原肌球调节蛋白等。其中原肌球蛋白严格调控着肌动蛋白纤维的长度，和束蛋白一起维持肌动蛋白的稳定性，而内收蛋白则能够促进血影蛋白和肌动蛋白之间的相互作用。目前，血影蛋白-肌动蛋白-4.1R 蛋白复合体对红细胞膜骨架完整性和稳定性的作用已被充分证实。

上述大分子复合体介导的膜骨架蛋白之间的横向连接和跨膜蛋白与骨架蛋白间的纵向连接在调节脂双层膜和细胞膜骨架之间的聚合中发挥了关键作用，是维持红细胞膜结构完整性和机械稳定性的重要因素，与红细胞膜特有的柔韧性和可逆的变形能力密切相关。这些连接的缺失会导致脂质的丢失和红细胞膜表面积的减少，从而影响红细胞在外周循环中至关重要的变形能力。在多种遗传性红细胞膜相关疾病中进行的研究显示，跨膜蛋白及骨架蛋白的突变会降低膜骨架结构的聚合或稳定性，引起膜表面积缺失，降低细胞存活率，导致溶血的发生。

（安秀丽　陈鲤翔）

第三节 贫血性疾病

一、红细胞破坏过多引起的贫血

(一)膜蛋白缺失引起的贫血

红细胞膜骨架的缺陷(red cell membrane skeleton defects),特别是红细胞膜表面蛋白的缺失,会导致一系列溶血性贫血的发生,该类疾病多伴有红细胞的特异形态学异常。此类疾病包括遗传性球形红细胞增多症、遗传性椭圆形红细胞增多症和遗传性口形红细胞增多症等。本节主要讨论由红细胞膜蛋白缺失导致的内因性红细胞异常所引起的溶血性贫血。

1. 遗传性球形红细胞增多症

(1)概述:遗传性球形红细胞增多症(hereditary spherocytosis,HS)是一种常见的遗传性溶血性贫血。1871年,Vanlair等首先描述球形红细胞症;1907年,Chauffard发现该病的主要特征是网织红细胞增多和红细胞渗透脆性增加。可见于各种人群,但高发于北欧人群,发病率约为1/3000。HS患者共同的发病特征为细胞膜面积的缺失和细胞形状的改变:从盘状到裂口形再到球形。红细胞膜表面积减小后,不能有效地穿过脾脏而被阻滞和清除。所以HS的严重性与膜表面积减小的程度有直接关系。因为脾脏阻滞清除球形红细胞是本病红细胞寿命缩短的主要原因,所以行脾脏切除手术可以缓解贫血的严重程度。

(2)发病的分子机制:HS膜缺失的机制是几种蛋白的缺陷,从而导致细胞骨架不能正常地锚定在细胞膜上(见表3-1)。连接细胞骨架和脂质双层的跨膜蛋白(带3蛋白或RhAG)、锚定蛋白(蛋白4.2)、血影蛋白的缺乏引起锚定功能的受损,继而引起膜结合能力的降低,最终导致膜表面的缺失。垂直连接细胞骨架和膜的蛋白受损会导致HS(图3-5)。

锚定蛋白缺陷是北欧人群中最常见的HS病因,占50%~60%,而在日本HS患者中仅5%~10%是因此引起。锚定蛋白突变可导致显性和隐性HS,突变患者有明显的球形红细胞贫血,临床症状根据膜缺失的程度从轻度到重度均有。因为锚定蛋白连接β血影蛋白和带3蛋白,即使血影蛋白合成正常,锚定蛋白的缺陷也会影响到血影蛋白的装配进而引发相关疾病。20%的HS患者是由于血影蛋白缺陷相关基因*SPTA1*和*SPTB*突变引起的。有β血影蛋白缺陷的患者可表现出轻度和中重度症状,而有α血影

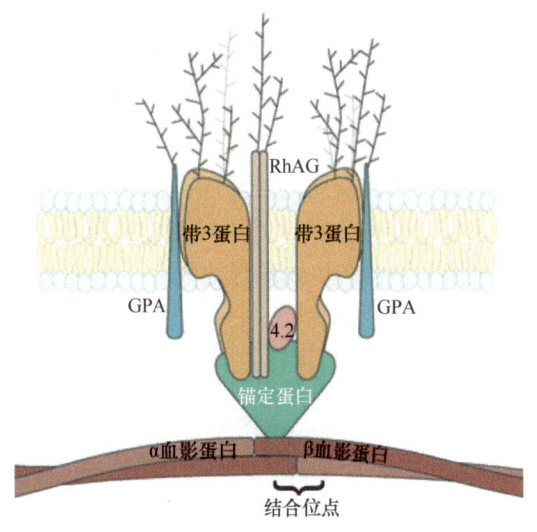

图3-5 HS中骨架蛋白的垂直连接
图中的蛋白发生突变后会导致HS的发生

蛋白缺陷的患者则表现出重度症状。15%～20%的 HS 患者是由于带 3 蛋白基因缺陷引起（带 3 蛋白基因突变属于显性遗传），伴随有轻度和中度贫血，也有少量患者表现出重度症状。在外周血涂片中除了可见到球形红细胞，还可见到蘑菇形、钳形红细胞。*EPB42* 纯合性突变引起的隐性 HS 常见于日本人群，但是在其他人群中很少见，低于 5%。这些患者伴随有 4.2 蛋白功能的全部缺失。在外周血涂片中，卵形和裂口形红细胞较球形红细胞更常见。Rh 缺失、RhAG 表达的缺失和下调与轻度和中度溶血性贫血相关，在外周血涂片中可见到裂口形和球形红细胞的存在。不到 1% 的 HS 患者是由于 Rh 缺陷引起的。10% 的 HS 患者致病机制不明。

2. 遗传性椭圆形红细胞增多症

（1）概述：遗传性椭圆形红细胞增多症（hereditary elliptocytosis，HE）是一种相对比较常见的异质性疾病，主要特点是外周血涂片中红细胞表现为椭圆形。HE 在世界范围都有分布，但是在疟疾流行区更常见，比如在西非发病率高达 2%。HE 属于常染色体显性遗传。绝大部分 HE 患者无临床症状，将近 10% 的患者表现出中度或重度贫血，甚至有胎儿水肿或生命危险。通常携带有杂合突变的患者无临床表现，携带有纯合突变或复合杂合突变者表现出轻度或重度贫血。重度贫血的 HE 患者红细胞的特点除了表现出椭圆形外还有异形性或者红细胞碎片。

所有类型的 HE 共同的特点是不稳定的膜结构，其导致外周血红细胞从盘状逐渐变为椭圆形，严重时会出现膜破碎、膜表面减少和异常形状（图 3-6）。红细胞膜破碎后面积减少，会被脾脏隔离清除。HE 的严重性与膜稳定性的程度有着直接关系。因为脾脏隔离清除红细胞是缩短破碎红细胞在外周血寿命的主要原因，所以行脾脏切除手术可以缓解贫血的严重程度。

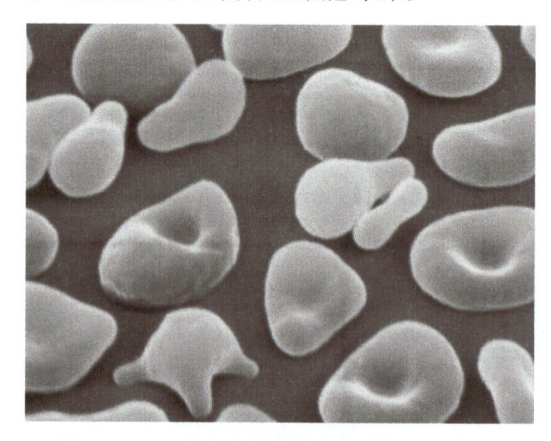

图 3-6　HE 疾病中异常的红细胞形态，伴有严重贫血

（2）发病的分子机制：HE 中膜稳定性降低的机制是血影蛋白二聚体交互缺陷或者血影蛋白-肌动蛋白-4.1R 蛋白复合体缺陷引起膜骨架的横向连接减弱（图 3-7）。α 血影蛋白、β 血影蛋白和 4.1R 蛋白缺陷引起横向亲和力减弱，导致膜机械稳定性降低（表 3-3）。因此，HE 是由于参与膜骨架网络横向连接的蛋白产生缺陷导致的。

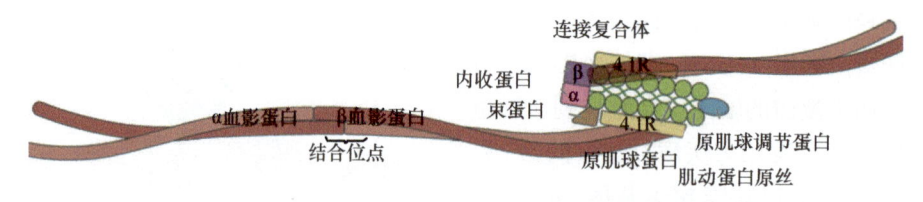

图 3-7　HE 中骨架蛋白的横向连接，蛋白突变会导致该连接变弱，进而引起 HE

表 3-3　遗传性红细胞疾病中的突变

疾病	缺陷蛋白	比例（%）
遗传性球形红细胞增多症	锚定蛋白	50～60
	血影蛋白	20
	带 3 蛋白	15～20
	4.2 蛋白	<5
	Rh 复合体	<1
	其他突变	10
遗传性椭圆形红细胞增多症	α 血影蛋白	65
	β 血影蛋白	30
	4.1 蛋白	5

约 65% 的 HE 患者是由于 α 血影蛋白突变引起。参与血影蛋白二聚体交互的氨基端区域的错义突变是最常见的，也发现了其他不直接参与血影蛋白自联的区域产生突变与该病有关。在非裔美国人中最常见的突变是 Arg28His，携带有该纯合性突变会表现出严重的溶血性贫血。30% 的 HE 患者是由于 β 血影蛋白突变引起。β 血影蛋白 C 端的点突变或者缩短会影响血影蛋白的自联。该区域的杂合性突变会表现出不同的临床严重性，然而纯突变缺失是致命或者接近致命的。HE 的严重性与突变导致的血影蛋白自联损伤程度呈正相关。5% 的 HE 患者是由于 4.1R 的数量或质量缺陷引起。4.1R 蛋白缺陷减弱血影蛋白-肌动蛋白的连接，引起膜稳定性下降。

遗传性热不稳定性异形红细胞增多症（HPP）表现为红细胞热敏感性增加、红细胞形状与严重灼伤时相似，而被认为是与 HE 不同的一种疾病类型。但是，最近的分子研究清楚揭示 HPP 是由于血影蛋白上纯合或复合杂合性突变引起严重的自联障碍而导致，被认为是 HE 的一种亚型。

3. 遗传性口形红细胞增多症

（1）概述：遗传性口形红细胞增多症（hereditary stomatocytosis, HS）的主要特征为红细胞膜的阳离子渗透性增高、中度贫血和出现红细胞伴狭口样中央苍白区。HS 是一种常染色体显性遗传性疾病。

（2）发病的分子机制：该病主要的膜结构变化是 Na^+-K^+-$2Cl^-$ 共转运蛋白和带 3 蛋白等膜表面离子转运蛋白异常。红细胞膜表面蛋白的关键作用主要体现在：调节红细胞体积动态平衡、调节膜的变形能力和维持膜的完整性。维持正常的细胞膜表面积以达到细胞功能最佳化的条件，与维持正常细胞体积的条件是类似的。很多膜蛋白在维持红细胞内阳离子动态平衡中扮演了重要角色，并借此维持细胞内水的含量。这些蛋白包括：①受梯度驱动与被动运输相关的 Na^+-K^+-$2Cl^-$ 共转运蛋白、Na^+-Cl^- 共转运蛋白、带 3 阴离子交换蛋白、Na^+-K^+ 共转运蛋白；②主动运输的 Na^+-K^+-ATP 酶和 Ca^{2+}-ATP 酶。除此，SK1-Gardos 通道和 AQP1 水通道在维持细胞体积方面也发挥了作用。上述离子转运蛋白表达异常将会导致红细胞丧失调节自身体积的能力，进而损伤自身功能并缩短寿命。

许多血红蛋白疾病诸如镰状细胞贫血、Hb CC 病和地中海贫血在很长时间被认为是红细胞体积调节能力丧失。有趣的是，α- 地中海贫血表现出细胞体积增加，而 β- 地中海贫血表现出细胞脱水。虽然 SK1-Gardos 通道和 Na^+-K^+ 共转运蛋白被认为与镰状细胞脱水有关，但研究证明血红蛋白疾病中体积调节障碍的分子机制还远远不能解释该类疾病的发病机制。

（3）临床表现：根据遗传性红细胞膜疾病伴随膜转运功能缺陷，可以把遗传性口形红细胞增多症分为两种。一种是脱水型（dehydrated hereditary stomatocytosis，DHS），另一种是过水型（overhydrated hereditary stomatocytosis，OHS）。DHS 是常染色体显性遗传病，单独或伴有其他临床症状，如假性高钾血症、围生期体液流出。单一 DHS 发病与交界性大红细胞症代偿性贫血、轻微或中度脾大有关。外周血涂片显示裂口形红细胞增多症通常低于 10%。DHS 不同的特点是细胞脱水伴有红细胞平均血红蛋白浓度（MCHC）增加和渗透阻力降低。OHS 与 Frank 大红细胞症导致的非代偿性溶血性贫血和网织红细胞增多症密切相关。OHS 也是常染色体显性遗传病，区别于 DHS 的主要形态特点在于其外周血涂片中出现大量裂口形红细胞。此外，其与 DHS 不同之处还表现为红细胞水含量增加且伴随平均红细胞体积增加、MCHC 降低和渗透脆性增加。

（4）诊断和治疗：遗传性口形红细胞增多症是一种很少见的遗传性溶血性贫血。各病例的溶血程度很不一致，从极轻到极重，甚至威胁生命。对于这种疾病目前还没有很好的治疗方法。

对于 HS 与 HE 患者，脾切除是治疗中度或重度贫血最好的方法。但对于遗传性口形红细胞增多症并不适合，因为膜离子转运蛋白缺陷患者脾脏切除后容易发生静脉栓塞并发症。但是目前对于这一并发症的发生机制还不是很清楚。与我们对 HS、HE 和遗传性卵形红细胞增多症分子机制的了解相比，对 DHS 和 OHS 的分子机制的了解较为缺乏。

近 30 年，通过生化、生物物理和分子生物学手段对正常人群与患遗传性红细胞膜疾病的人群进行的大量研究，极大地促进了对于维持红细胞膜正常功能和各种异常功能结构基础的了解。目前，我们对于遗传性红细胞膜结构缺陷疾病，如遗传性球形红细胞增多症、椭圆形红细胞增多症和卵形红细胞增多症等疾病发生的分子机制的了解已较为深入。现已证明，遗传性球形红细胞增多症和椭圆形红细胞增多症是多种基因突变导致，而卵形红细胞增多症是由单一基因缺陷导致。上述基因突变能够引起细胞骨架与脂双层的垂直连接受损及细胞骨架蛋白之间的横向连接减弱，前者会在遗传性球形红细胞增多症中诱发膜面积缺失，而细胞骨架蛋白之间的横向连接减弱会导致遗传性椭圆形红细胞增多症的膜破碎及表面积缺失。对于 DHS 与 OHS 的发病机制，目前虽已有一定的了解，但仍不完全清楚。

（二）酶缺乏引起的贫血

维持红细胞的代谢活性和稳定性需要多种酶的参与。例如，三磷酸腺苷酶（ATPase）依赖阳离子泵的存在才能维持红细胞的结构和功能的完整性。红细胞中酶的缺乏，如 6-磷酸葡萄糖脱氢酶和丙酮酸激酶的缺乏能够导致遗传性的溶血性贫血。

1. 6- 磷酸葡萄糖脱氢酶缺乏

（1）概述：6-磷酸葡萄糖脱氢酶（G-6-PD）缺乏导致的急性溶血最早报道于20世纪初意大利南部地区，由进食蚕豆引发。其后 Carson 于1956年首次明确报道该类疾病是由于红细胞中 G-6-PD 缺失引起的。

G-6-PD 缺失导致的急性溶血发病范围较广，是遗传性红细胞酶缺陷所致溶血性贫血中最常见的一类。全球范围内，东半球的热带和亚热带地区为高发区。而在我国，华南和西南地区为高发区。G-6-PD 缺乏导致的溶血性贫血主要为 X 染色体不完全显性遗传，男性患者由于只有1条 X 染色体，G-6-PD 缺失导致溶血的概率普遍高于女性。有研究发现，G-6-PD 缺失高发与疟原虫感染密切相关。G-6-PD 缺陷能够使得红细胞具备对疟原虫感染的抗性，但该抗性产生的具体机制尚不明确。

（2）发病机制：G-6-PD 是磷酸戊糖通路中的第1个限速酶。其在红细胞中的功能主要是生成潜在的抗氧化分子 NADPH，以维持谷胱甘肽还原状态。G-6-PD 缺乏会引起还原型 NADPH 生成不足，红细胞不能维持还原状态而受氧化性损伤，进而导致细胞破裂溶血。多数遗传性 G-6-PD 缺失患者平时无明显临床表现。但是在氧化应激状态下，如服用氧化性药物时，正常红细胞磷酸戊糖通路代谢活性应激性升高，产生大量 NADPH 以保护红细胞，此时 G-6-PD 缺失患者由于酶活力低下不能快速生成足量 NADPH，导致 GSH 生成减少，患者红细胞内 GSH 被过氧化物迅速耗竭，过量 H_2O_2 和游离氧自由基可将血红蛋白、酶和膜蛋白的巯基氧化，导致酶失活、血红蛋白变性为氧化型谷胱甘肽交联血红蛋白和高铁血红蛋白，并与变性的膜磷脂和膜蛋白形成不可逆变性珠蛋白小体，变形能力明显下降，易被巨噬细胞系统识别并吞噬。此外，膜氧化损伤不仅导致红细胞变形能力下降，还能够促使带3蛋白降解，形成衰老抗原，为自身抗体所识别后被巨噬细胞系统吞噬。患者表现为血管外慢性溶血和血管内急性溶血。

（3）临床表现：世界卫生组织（WHO）根据酶活性缺乏程度及溶血的严重程度将 G-6-PD 缺乏症患者分为5类，分别是酶活性严重缺乏且有慢性溶血性贫血型、酶活性严重缺乏但仅有间断性溶血发作型、酶活性中度缺乏且可由感染或药物诱发溶血型、酶活性中度缺乏且无溶血发作型、酶活性高于正常型。G-6-PD 缺乏症临床表现为不同类型的溶血性贫血，主要为四种：急性溶血性贫血、先天性非球形红细胞性溶血性贫血、新生儿高胆红素血症和蚕豆病。G-6-PD 缺失导致急性溶血性贫血的患者多数平素无临床表现，但当服用氧化剂类药物或继发感染时，诱发红细胞衰老进程加快，临床表现出急性溶血症状，并伴有网织红细胞明显上升，上述症状可于1周内自发缓解。某些 G-6-PD 缺乏症导致先天性非球形红细胞性溶血性贫血症患者表现为长期慢性溶血。该类患者发病通常开始于婴儿期，表现为不接触外界诱因即可出现轻至中度溶血，而当接触氧化剂类药物或继发感染时溶血加重。G-6-PD 缺乏时常表现为新生儿高胆红素血症，但具体发病机制尚不清楚，可能与谷胱甘肽酶和过氧化氢酶活性不足有关。该类疾病一般于出生后2～4天出现黄疸，出现程度不一的贫血症状。此外，还有一类 G-6-PD 缺乏导致的急性溶血性贫血是由于进食蚕豆引起的。蚕豆对少数 G-6-PD 缺乏患者有致溶血作用，例如 G-6-PD 地中海型患者。该类疾病发病机制较为复杂，蚕豆并不对所有 G-6-PD 缺乏患者都有致病作用，并且就同一患者也并非每次进食蚕豆都会发病，而发病程度与进食蚕豆数量无明显相关性，推测蚕豆中卡巴胺和多巴异脲脒能够抑制 G-6-PD 缺乏的红细胞内 GSH 的生成进而诱发急性溶血，但是具体机制尚待阐明。

2. 丙酮酸激酶缺乏

（1）概述：丙酮酸激酶（pyruvate kinase，PK）缺乏症导致先天性非球形红细胞溶血性贫血（congenital non-spherocytic hemolytic anemia，CNSHA），最早于 1961 年由 Valentine 报道。该类疾病在糖酵解酶缺乏症中是发现最早、最常见、研究最为深入的遗传性红细胞酶缺乏疾病。据国际血液学标准化委员会（International Committee for Standardization in Haematology，ICSH）统计，总的 PK 缺乏症发病率在遗传性红细胞酶中位居第二，但是在日本，PK 缺乏症位居遗传性红细胞酶缺失疾病第一，多于 G-6-PD 缺乏症。

（2）发病的分子机制：红细胞 PK 缺乏症为常染色体隐性遗传病，两个等位基因均有突变的纯合子表现出溶血性贫血和脾大的症状；而杂合子时常无明显临床表现，但是如果合并存在另外一种红细胞的遗传缺陷如血红蛋白病或红细胞膜病，则该患者为复合型双杂合子，可有明显溶血症状。PK 缺乏症也存在遗传学多态性。PK 缺乏症相关的基因突变位点和频率在不同人种和不同地区差别很大。

糖酵解途径是成熟红细胞中提供能量的主要方式。PK 是参与催化葡萄糖经糖酵解途径转化生成 ATP 的关键酶之一，也是重要的限速酶，所以 PK 活性对维持红细胞正常功能起到至关重要的作用。此外，当 PK 催化底物磷酸烯醇丙酮酸（PEP）与二磷酸腺苷（ADP）发生反应时，可生成 ATP 和丙酮酸。PK 催化反应的底物 PEP 和产物丙酮酸还参与一系列能量代谢途径和生物合成途径。所以，PK 的参与不仅对糖酵解途径的正常进行极为重要，其在成熟红细胞的细胞代谢中也不可或缺。

PK 缺乏导致 CNSHA 发生的机制主要有以下三个方面：

1）能量耗竭：由于 PK 通过催化糖酵解途径参与 ATP 生成，所以 PK 缺乏导致溶血发生的最主要原因是 ATP 生成不足，最终导致 ATP 耗竭，致使成熟红细胞不能行使正常功能。在网织红细胞中，PK 缺乏时细胞通过线粒体氧化磷酸化来代偿 ATP 生成不足，以维持细胞内正常 ATP 水平。由于网织红细胞黏着性高于成熟红细胞，易滞留于脾，而脾脏微环境不利于网织红细胞进行氧化磷酸化，会进一步加重 ATP 耗竭，使得网织红细胞形成小棘球形细胞，进而被巨噬细胞识别并吞噬，导致溶血发生，并表现出脾选择性破坏网织红细胞的特点。

2）中间产物蓄积：PK 缺乏时成熟红细胞内 ATP 生成减少，PEP 不能转化生成丙酮酸，使得糖酵解途径产生的 2，3- 二磷酸甘油酸等中间产物发生蓄积，而蓄积的中间产物会抑制糖酵解下游途径，同时，通过抑制糖酵解起始限速酶——己糖激酶的活性又进一步抑制了糖酵解途径。并且，蓄积的中间产物还能够抑制磷酸戊糖旁路途径的活性。总之，PK 缺乏导致的中间产物蓄积会进一步抑制糖酵解途径和磷酸戊糖旁路，导致红细胞代谢活性下降，加重溶血。

3）无效造血：已有研究发现，成熟红细胞 PK 活性与红系前体细胞凋亡数量呈负相关，PK 缺乏可导致细胞代谢异常，影响红细胞分化发育，导致骨髓中无效红系生成。

（3）临床表现：PK 缺乏症主要临床表现为慢性溶血性贫血，贫血程度差异很大，轻者因代偿较好不表现贫血或仅轻微贫血，重度贫血者需进行输血、换血或脾切除才能维持生命。PK 缺乏导致的贫血的临床症状差异与不同 PK 突变类型密切相关，此外还受到 PK 翻译后修饰方式及遗传背景等其他多种复杂因素影响。纯合子患者于新生儿期即表现为贫血和黄疸，生长发育缓慢，肝脾明显大，须反复输血以缓解症状并维持生命。杂合缺失患者多数表现出轻度溶血和贫血，肝脾不大或仅轻度大，但在继发感染等应激条件下贫血和溶血症状加重。当发生持续溶血时常伴有胆结石和轻度骨骼改变等临床表现。

（4）诊断和治疗：PK 活性检测是 PK 缺乏症确诊的特异指标，临床对贫血症状的判别、家族史的询问等可辅助诊断。此外，部分 PK 缺乏症患者易被误诊为遗传性球形红细胞增多症，应做家系分析以进行鉴别诊断。

PK 缺乏症尚无有效对因疗法，以支持疗法对症处理为主。对于严重贫血者可进行输血治疗，但应注意反复输血导致的同种免疫性溶血和铁过载，以避免病情加重。此外，以 ATP 制剂、膜稳定剂、铁螯合剂、抗血栓药物和叶酸等药物治疗，可缓解部分患者症状。

（三）血红蛋白病

血红蛋白（hemoglobin，Hb）位于红细胞内，是人体内氧气的运输载体。其四级结构为四条珠蛋白链组成的四聚体，包含两个 α 亚基和两个 β 亚基。每个亚基分别携带 1 分子血红素。

由于血红蛋白仅由珠蛋白和血红素组成，珠蛋白基因发生异常即可导致血红蛋白异常，引发血红蛋白病。血红蛋白病是人类最常见的单基因遗传病之一。根据 WHO 的统计，全世界血红蛋白病致基因的携带者比例在 5% 以上，每年有超过 33 万个患有血红蛋白病的患儿出生，引发了严重的公共健康问题。

1. 镰状细胞贫血

（1）概述：镰状细胞贫血（SCD）是世界上影响最广泛的单基因突变遗传性疾病之一，约占据世界人口的 1.92%，主要分布在非洲、地中海、中东、加勒比海地区。此外，印度人后裔及美国中部和南部地区的非洲人后裔也是该病的高发人群。在我国，该病高发于云南、贵州、广东、广西和新疆等地。SCD 于 1910 年首次由美国医生 James Herrick 发现并描述为红细胞呈"特异、镰刀形结构"。1949 年 Pauling 等揭示 SCD 是由于血红蛋白结构异常引起的分子疾病。1956 年 Ingram 等发现血红蛋白 β- 珠蛋白肽链中谷氨酸突变为缬氨酸是该病发生的分子机制。此后随着分子生物学的飞速发展，人们对于该病的发病机制、临床症状和治疗有了更深刻的认识。

（2）发病及调控的分子机制：SCD 是由于血红蛋白 β- 珠蛋白基因的 N 末端第 17 位碱基 T 被 A 取代，导致极性亲水谷氨酸（CTT）被非极性疏水缬氨酸（CAT）所取代，该突变使血红蛋白的溶解度下降。在氧张力低（血红蛋白脱氧）的情况下，含有突变的 β- 珠蛋白肽链（$β^s$）相互聚合形成凝胶管状多聚体，致使红细胞由双凹圆盘状扭曲变成镰刀状结构（镰变）。镰变后红细胞脆性增加、变形能力减弱，不易通过毛细血管，从而阻塞微循环，引起局部组织缺氧、缺血，最终导致组织器官损伤坏死。

杂合子 $\beta^s:\beta$（HbS：HbA）一般无临床症状，被称为镰刀形细胞性状（SCD trait），只有在高海拔（3000m 以上）或极度缺氧条件下该基因型才具有镰状细胞特征。但是杂合子（$\beta^s:\beta$）有高度的抗疟力。纯合子 $\beta^s:\beta^s$（HbSS）无正常的 HbA，病情严重。除了纯合子 $\beta^s:\beta^s$（HbSS）以外，SCD 致病基因型主要还有：β^s：HbC 杂合型（HbSC），HbC 指血红蛋白第 6 位密码子由谷氨酸突变为赖氨酸；$\beta^s:\beta^0$ 或者 $\beta^s:\beta^+$ 杂合子，也就是镰状细胞贫血和地中海贫血的杂合子基因型。

2008 年，利用全基因组关联性研究（genome-wide association study，GWAS）发现 3 个与 SCD 有关的 SNP，其中有 2 个是已知的：位于 γ-珠蛋白上游的 *XmnI* 位点、位于 *HBS1L* 和 *MYB* 基因之间的位点（*HBS1L-MYB*）；而第 3 个新发现的 SNP 位于 *BCL11A* 基因上。在体外诱导分化成人红细胞中敲减 *BCL11A*、在小鼠生殖细胞敲除 *BCL11A*（或者在红细胞中条件性敲除 *BCL11A*）后 HbF 的表达都显著提高，说明 *BCL11A* 是胎儿期珠蛋白的抑制因子，*BCL11A* 也是一个治疗 SCD 的潜在靶点。最近在红细胞中发现了 *BCL11A* 红系特异的增强子序列，利用 CRISPR/Cas9 在红细胞中敲除该增强子序列显著诱导了 HbF 表达，为 SCD 细胞治疗奠定了坚实基础。

SCD 患者出生后半年内血红蛋白主要是 HbF，所以没有明显表现。随后，由于 HbF 逐渐转变为 HbS，患者开始出现症状和体征。主要表现为慢性溶血性贫血，平时为轻度贫血，并伴有巩膜轻度黄染、肝轻中度大，婴幼儿可见脾大。此外，由于毛细血管内形成微血栓，可引起疼痛危象。婴幼儿患者中多见指、趾、手和足肿痛，儿童和成人则多出现四肢肌肉痛、大关节疼痛和腰背痛，亦有部分出现剧烈腹痛、头痛、昏迷甚至肢体瘫痪等。由于婴幼儿期即开始发病，SCD 患者多有生长缓慢和营养不良，易发生感染。长期患病者出现慢性器官损害，表现为瘦弱、易疲劳，并易感染多种疾病。SCD 患者病情突然加重时会出现"镰状细胞危象"，表现出严重的临床症状，甚至死亡。感染、代谢性酸中毒和低氧条件等可能是诱因，但有时难以确定明显的诱因。

SCD 目前尚无有效治疗方法，多予对症治疗减轻症状与痛苦。近年来随着医学生物学研究手段和方法的进步，陆续出现了多种 SCD 治疗方法，简述如下：

异体造血干细胞移植（HSCT）是唯一可以根治 SCD 的临床治疗手段，移植成功率高达 85%～90%，进行 HSCT 的患者可以实现无病生存。但是，由于大部分患者难以找到与其 HLA 配型符合的骨髓供体，且 HSCT 有可能引起如移植物抗宿主疾病、感染和免疫排斥引起的不孕或内分泌疾病等副作用，常谨慎应用于病情较严重的患者。

输血治疗在 SCD 治疗中起到关键作用，对预防 SCD 引发的原发性卒中及提高急性胸部综合征氧合指数有积极的治疗意义，但是长期输血治疗有可能导致发生铁过载、异源免疫反应、输血感染、血栓和败血症等副作用，所以目前输血治疗主要用于肾衰竭、有卒中可能或者对羟基脲不敏感的 SCD 患者。

当前，唯一获得 FDA 批准用于治疗 SCD 的临床用药是羟基脲（hydroxyurea，HU）。使用羟基脲可有效降低栓塞发生率，减少急性疼痛发作和急性胸部综合征，降低输血依赖，提高生存率，但其作用机制未明。

SCD 是单基因点突变引起的疾病，基因治疗是治愈该类疾病的理想手段。它以患者自身的 HSC 或者诱导多能干细胞（iPSC）为靶细胞，通过纠正 β-珠蛋白基因的点突变或者导入正常的β-珠蛋白基因，再将基因修饰后的造血干细胞或者从iPSC诱导分化的造血干细胞回输入患者体内。在SCD患者的iPSC中利用同源重组、TALEN或CRISPR/cas9体系，都实现了β-珠蛋白基因的定点编辑，纠正了SCD β-珠蛋白点突变，为进行SCD基因治疗奠定了基础。

以表观遗传修饰酶为靶点来诱导γ-珠蛋白基因表达也是治疗SCD的一个研究热点。TR2/TR4和表观遗传修饰酶DNMT1、HDAC及LSD1等形成抑制蛋白复合物。同时在解析BCL11A抑制蛋白复合物时也发现了这些表观遗传修饰酶。所以改变表观遗传修饰酶可以改变染色体结构或去除γ-珠蛋白抑制蛋白复合物的抑制功能，从而诱导γ-珠蛋白的表达，减轻SCD症状。

LSD1是DRED蛋白复合物的核心成员，利用LSD1抑制剂，临床抗抑郁药反苯环丙胺（tranylcypromine，TCP）处理成人红细胞和β-类珠蛋白转基因小鼠发现，抑制LSD1能高效诱导HbF的表达。随后的研究发现，使用更加特异的LSD1抑制剂RN-1，不但显著改善了SCD小鼠的病症而且还在猕猴的红细胞中诱导HbF的表达。此外，成人红细胞中胎儿型γ-珠蛋白基因启动子区域高度甲基化修饰，改变γ-珠蛋白基因启动子区域的甲基化修饰状态有望在成人红细胞中重新激活γ-珠蛋白基因。抑制DNMT1能诱导YAC β-类珠蛋白转基因小鼠及狒狒骨髓红细胞中γ-珠蛋白基因表达。DNMT1抑制剂5-氮胞苷和地西他滨能降低γ-珠蛋白基因的甲基化水平诱导γ-珠蛋白基因在SCD患者红细胞中高表达。

γ-珠蛋白基因组蛋白乙酰化状态随着珠蛋白基因发育而发生改变，所以去乙酰化酶（HDAC）抑制剂也是治疗SCD的潜在靶点，利用其小分子抑制剂或敲减HDAC的表达都能诱导γ-珠蛋白基因的表达。组蛋白去乙酰化酶抑制剂丁酸盐（butyrate）具有诱导γ-珠蛋白基因表达的潜能，是治疗SCD的潜在药物。除了赖氨酸特异的组蛋白去甲基化酶LSD1以外，最近的研究表明抑制组蛋白甲基化转移酶（EHMT1和EHMT2）也能诱导γ-珠蛋白基因的表达，其抑制剂UNC0638也是治疗SCD的潜在新药。

2. 其他血红蛋白病 根据珠蛋白基因上发生的变异类型引发的不同情况，血红蛋白病可分为三大类型：①血红蛋白结构变异（hemoglobin structural variants），指生成Hb的各亚单位的基因发生变异而生成的结构上与正常Hb不同的变异。典型例子如Hb S、Hb C和Hb E等。②地中海贫血（Thalassemia），指珠蛋白基因发生的突变导致多肽链的合成量减少，并使α链和β链的相对数量失衡。③遗传性胎儿血红蛋白持续症（hereditary persistence of fetal hemoglobin，HPFH），指珠蛋白基因的缺陷使胎儿期γ-珠蛋白基因在成人期重新开放并持续表达，一般症状较轻，属良性血红蛋白病。

血红蛋白结构变异一般由珠蛋白基因的序列发生错义突变所致。已经确定的异常血红蛋白近1300种，涉及α、β、γ和ζ-珠蛋白基因。大部分血红蛋白结构变异均属于中性变异，对个体的表型无影响，只有少数类型会产生临床表型。根据变异所造成的临床后果，此类结构变异大约可分为3种类型：①引发溶血性贫血的异常血红蛋白，以β-珠蛋白基因6位GAG＞GTG突变引起的HbS（镰状细胞贫血）为代表。②地中海贫血样表型的异常血红蛋白，以Hb E为代表。其发生机制是β-珠蛋白基因第26位谷氨酸变异为赖氨酸（GAG＞AAG，Glu6Lys），产生不稳定的异常转录本，引起血红蛋白量不足。临床表型与β-地中海贫血类似。③其他有临床表型的异常血红蛋白，如 Hb M，其发生机制是血红素铁原子结合的组氨酸被替代，使血红素丧失了与氧气结合的能力，临床表现为发绀现象。

与异常血红蛋白变异主要导致血红蛋白结构变化不同，地中海贫血主要影响血红蛋白的合成量。地中海贫血是一组由于先天性基因缺陷使珠蛋白链合成不足而导致的血红蛋白病。其血液学特征表现为小细胞低色素性贫血。

遗传性胎儿血红蛋白持续症（HPFH）是指成人红细胞内胎儿血红蛋白（Hb F）持续过量存在，但血液学表征正常的良性血红蛋白病。其携带者一般无临床症状，其分子病理学基础主要是β-珠蛋白基因簇上的遗传缺陷，可分为缺失型和非缺失型两种。缺失型 HPFH 由β-珠蛋白基因簇上的大片段缺失所致，而非缺失型则与γ-珠蛋白基因启动子区的点突变或基因内的多态性相关。

（四）抗体介导的红细胞破坏

在获得性免疫性溶血中，抗体介导的红细胞破坏是最主要的破坏因素。抗体可能是自身抗体也可能是同种异型抗体，它们可以直接作用于自身红细胞抗原或者外来红细胞抗原，引起抗原抗体反应，从而导致红细胞破坏。抗体介导的免疫性溶血主要分为以下两类：自身免疫性溶血性贫血和血型不合输血引起的溶血。

1. 自身免疫性溶血性贫血

自身免疫性溶血性贫血（autoimmune hemolytic anemia，AIHA）系体内免疫功能调节紊乱，产生自身抗体和/或补体吸附于红细胞表面，通过抗原抗体反应加速红细胞破坏而引起的一种溶血性贫血。自身免疫性溶血性贫血可根据抗体血清学特点分为温抗体型、冷抗体型和兼有温冷抗体型。

（1）温抗体型自身免疫性溶血性贫血：温反应性抗体是指在37℃时抗体与红细胞膜的结合活性最强，这类抗体多为多克隆抗体 IgG 和/或补体 C3 型，其靶抗原主要为 Rh 抗原。

临床表现：温抗体型自身免疫性溶血性贫血多数起病缓慢，临床表现为头晕、乏力等贫血症状，半数患者有脾大，1/3 的患者有黄疸及肝大。原发性温抗体型自身免疫性溶血性贫血多见于女性，继发者常伴有原发疾病的临床表现，若同时伴有免疫性血小板减少性紫癜，称为 Evans 综合征。继发性温抗体型自身免疫性溶血性贫血常见的病因有：风湿性疾病，如系统性红斑狼疮、类风湿关节炎；淋巴增殖性疾病，如淋巴瘤、慢性淋巴细胞白血病等；感染性疾病，如麻疹病毒、EB 病毒、巨细胞病毒等感染；肿瘤性疾病，如白血病、胸腺瘤、结肠癌等；其他疾病，如 MDS、炎症性肠病、甲状腺疾病等。

（2）冷抗体型自身免疫性溶血性贫血：冷反应性抗体主要指抗体在冷的条件下（0~5℃）与相应抗原结合活性最强，抗体为冷凝集素（IgM）或冷热溶血素（IgG）。冷反应性抗体在体外主要作为凝集素和细胞裂解酶发挥作用，而具体的作用主要依赖于温度范围。

临床表现：患者的临床表现主要取决于抗体在37℃或接近37℃时与红细胞结合能力

的强弱，而不是取决于在4℃时抗体的效价。对于IgM来说，在4℃与自身抗体结合是比较常见的发现，只要在超过31℃不与自身抗体结合就不会引起临床溶血现象。原发性冷抗体型自身免疫性溶血性贫血占原发性冷抗体型自身免疫性溶血性贫血的15%，常见于老人。继发性冷抗体型自身免疫性溶血性贫血常见的病因有：B细胞淋巴瘤，华氏巨球蛋白血症，慢性淋巴细胞白血病，某些感染性疾病如支原体肺炎，传染性单核细胞增多症等。临床表现主要为冷凝集素综合征及阵发性寒冷性血红蛋白尿，多在患者暴露于寒冷环境之后出现。

（3）兼有温冷抗体型自身免疫性溶血性贫血：自身抗体为IgG温抗体和冷凝集素同时存在。

2. 血型不合输血引起的溶血　血型不合输血引起的溶血主要由ABO血型不合引起，少数为Rh血型不合引起。人的血型由红细胞表面的血型抗原决定，最常用的血型系统为ABO血型系统。含有A型抗原的人血清中含有抗B抗体，因此只能接受A型及O型血，而B型血的人只能接受B型及O型血，AB型血的人由于血清中既无抗A抗体，也无抗B抗体，因此被称为"万能受血者"；相反，O型血的人只能接受同血型，被称为"万能献血者"。事实上，输血前在血型鉴定的基础上尚需进行交叉配血试验进一步确定受血者和供血者不发生抗原抗体反应才能避免输血引起的溶血。

Rh血型系统是仅次于ABO血型系统的一个重要的血型系统，对于汉族人来说，99.5%以上为Rh$^+$。与天然ABO血型抗体不同，Rh血型抗体为免疫抗体，其抗体类型主要为IgG类，其分子小，可以通过胎盘。Rh$^-$的人第一次输注Rh$^+$的红细胞后，机体会针对外来红细胞上的D抗原产生抗体，当第二次输注Rh$^+$红细胞后便会产生溶血反应。值得一提的是，由于母子间Rh血型不合引起的新生儿黄疸，也类似于血型不合引起的溶血。当Rh$^-$的母亲怀Rh$^+$的胎儿，分娩时会有大量的Rh$^+$红细胞进入母亲体内，刺激母体产生大量抗Rh$^+$红细胞的抗体，但是抗体的产生是缓慢增加的，因此第一次妊娠不会产生严重的溶血反应。但是如果Rh$^-$母亲再次妊娠Rh$^+$胎儿，母体内的抗体便会大量进入胎儿体内，引起严重的溶血，可导致新生儿黄疸甚至死胎。血型不合输血引起的溶血多为急性血管内溶血，溶血发生的时间及症状的强弱取决于抗体的效价及输入的血量。

3. 抗体介导的红细胞破坏的机制　在体内，主要有以下两个机制引起致敏红细胞的破坏：一个是细胞介导的免疫破坏，这种破坏主要发生在血管外；另一个主要是补体介导的血管内溶血。

（1）细胞介导的致敏红细胞的破坏：人类巨噬细胞和单核细胞表面具有可以识别IgG Fc片段的受体（FcR）及可识别活化C3的受体，中性粒细胞和淋巴细胞也有这样的受体存在。致敏的红细胞通过抗体的Fc片段与这些细胞上的FcR结合，或是通过吸附的C3与这些细胞上的C3受体结合，进一步通过调理吞噬作用及抗体依赖的细胞介导的细胞毒作用（ADCC）对致敏红细胞进行破坏，这种类型的溶血主要发生在肝脏和脾脏，因此主要介导血管外溶血。

（2）补体介导的血管内溶血：IgM或IgG类自身抗体与红细胞上的抗原特异性结合后，形成抗原抗体复合物，通过经典途径激活补体系统，最后形成膜攻击复合物，直接引起细胞膜损伤，导致红细胞溶解死亡。这种类型的红细胞破坏主要发生在血管内，引起血管内溶血。天然的血型抗体为 IgM 类抗体，该抗体为五聚体，被称为巨球蛋白，具有最强的激活补体的能力，因此血型不合输血引起的血管内溶血的发生往往迅速而剧烈。

（五）阵发性睡眠性血红蛋白尿症

1. 概述 阵发性睡眠性血红蛋白尿症（paroxysmal nocturnal hemoglobinuria，PNH）是一种获得性、克隆性造血干细胞疾病。1882 年德国医生 Strubing 首次报道了 PNH。随后，Marchiafava、Nazari 和 Micheli 分别对 PNH 的临床表现进行了系统的描述，所以 PNH 也被称为 Marchiafava-Micheli 综合征。PNH 在欧美较少，多报道于亚洲。而在我国以华北和东北地区多见，南方地区发病率低于北方地区。

2. 发病机制 PNH 是一种后天获得性疾病，患者造血干细胞中定位于 22 号染色体上的编码糖苷磷脂酰肌醇（GPI）锚链蛋白的基因 *PIG-A* 发生突变，导致 GPI 锚定的膜表面蛋白减少或者缺失，而抑制补体活化的调节蛋白（如 CD55 和 CD59 等）表达缺失可导致细胞对补体超敏，易被活化补体攻击和破坏。当突变造血干细胞继续增殖和分化，形成一定数量 PNH 缺陷血细胞群后即可引起溶血等临床表现。

PIG-A 基因编码由 484 个氨基酸组成的蛋白 α-1，6-*N*- 乙酰氨基葡萄糖转移酶的一个亚基，该酶参与 GPI 锚链蛋白的合成过程。PNH 的 *PIG-A* 基因突变是异质性的，突变位点各不相同。目前，已经报道的 *PIG-A* 基因突变有 100 多种，随机发生于整个编码区，没有突变丛集区或高频突变。然而，近年来的研究发现，*PIG-A* 基因突变在正常人血细胞中偶尔也可检测到，但只有 PNH 患者体内的 PNH 造血干细胞表现出生长优势，克隆性增殖，并最终导致 PNH 发生。因此，单纯 *PIG-A* 基因突变并不足以致 PNH 克隆增殖。有研究者推测，PNH 患者体内存在由 T 细胞介导的自身免疫反应，使自身免疫系统选择性地攻击正常造血干细胞，而 PNH 克隆因缺乏 GPI 锚链蛋白可逃避该免疫攻击，从而获得生长优势。两因素协同作用才导致 PNH 发生，这也被称为 PNH 的双因素发病学说。

PIG-A 基因突变和免疫机制介导的骨髓损伤对 PNH 克隆扩增是必需的，但仅有二者并不足以致 PNH 发生。PNH 克隆在体内获得生存及增殖优势可能与二次基因突变有关。到目前为止，研究发现主要有 *HMGA2* 基因突变、次黄嘌呤鸟嘌呤磷酸核糖基转移酶（*HPRT*）基因突变，以及抗凋亡基因（*EGR-1*、*TAXREB107*）、*WT1* 基因、*HLA-DR* 的表达异常与 PNH 克隆的增殖优势相关。人类 *HMGA2* 基因参与调节大量靶基因的转录，该基因在胚胎发生过程中高表达，正常成熟组织中无表达或微量表达。*HMGA2* 可通过负性调节 ERCC1 启动子抑制核苷酸的切除修复途径，抑制 DNA 损伤的修复，导致基因不稳定。该基因被认为是发生染色体重排的高频靶点之一。*HMGA2* 基因的异位表达和 *PIG-A* 基因突变可能共同参与了 PNH 克隆增殖，即 PNH 患者可能存在二次基因突变现象。*HPRT* 基因编码次黄嘌呤鸟嘌呤磷酸核糖基转移酶，参与体内嘌呤核苷酸的补救合成途径。*EGR-1* 基因参与调节细胞的增殖、分化及多能造血干细胞的自我更新。*WT1* 基因编码一种转录因子，可以激活或者抑制靶基因的转录调控，参与多种细胞包括造血干细胞的生长、分化及凋亡过程。有研究发现，PNH 患者中 *EGR-1* 和 *WT1* 基因表达水平高于正常人，且 PNH 患者 GPI 缺陷细胞（CD59⁻ 细胞）*EGR-1* 基因和 *WT1* 基因表达水平均显著高于同一 PNH 患者的 CD59⁺ 细胞及正常对照组，且上述两种基因的相对表达量与 CD59⁻ 细胞

数量呈显著正相关，即 *EGR-1* 基因和 *WT1* 基因的表达与 PNH 克隆增殖相关。由此证实除 *PIG-A* 基因突变之外，PNH 患者 *EGR-1* 基因及 *WT1* 基因的过度表达对 PNH 克隆取得增殖优势也可能起到促进作用。

凋亡机制在 PNH 克隆增殖中的作用也是 PNH 发病机制研究的热点之一。目前，关于 PNH 克隆是否具有抗凋亡优势还存在分歧。有研究发现，在体外无 Fas 抗体及配体诱导的条件下培养，PNH 患者粒细胞的凋亡率明显低于正常对照者，且 PNH 克隆也具有抵抗 TNF-α 和 IFN-γ 等的凋亡诱导作用。

近来有研究通过将分选后的 PNH 患者 GPI⁺CD34⁺ 细胞和 GPI⁻CD34⁺ 细胞及正常对照组 CD34⁺ 细胞进行培养，然后测定其凋亡率和 Fas 的表达，发现 PNH 患者 GPI⁺CD34⁺ 细胞的凋亡率和 Fas 的表达明显高于 GPI⁻CD34⁺ 细胞，而 PNH 患者 GPI⁻CD34⁺ 细胞与正常对照组 CD34⁺ 细胞都为相似的低水平凋亡率。上述实验结果提示，PNH 克隆的扩增优势可能是由于 PNH 患者的 GPI⁺CD34⁺ 细胞对凋亡高度敏感而产生机体对 PNH 克隆的选择。最近又有研究发现一些抗凋亡基因（*human A1*、*Hhr23B*、*Mcl-1*、*RhoA*）在 PNH 患者有显著的高表达，但这些基因是否降低 PNH 克隆的凋亡率，目前尚无相关研究。

综上所述，*PIG-A* 基因突变导致 GPI- 锚连蛋白缺失而引起的血管内溶血机制已十分明了，但何种机制导致 PNH 克隆的增殖优势目前仍未阐明。目前为止，PNH 尚无有效治疗方法，新近报道的单克隆抗体依库珠单抗通过抑制补体终末阶段的级联放大反应，可有效控制 PNH 的溶血及其他症状，但此抗体仅是抑制了补体活化形成穿膜复合物对 PNH 红细胞的破坏，并不能根治 PNH。通过对 PNH 克隆增殖发病机制的深入研究，可能会找到消减 PNH 克隆的治疗方法。

（六）疟原虫感染与贫血

1. 概述 人体内血循环中成熟红细胞总数保持恒定，当有疟原虫等寄生虫入侵时红细胞寿命较正常情况下显著缩短，即发生溶血。若溶血超过骨髓代偿能力时表现为贫血。由寄生虫感染导致的溶血性贫血，在溶血性疾病的分类中属于红细胞外溶血因素所致。某些病原体感染除可引起溶血性贫血外，有时尚可引起其他类型的贫血，如再生障碍性贫血、纯红细胞再生障碍性贫血和慢性病性贫血等。

疟疾发病分布非常广泛，常见于热带、亚热带及部分温带地区，在所有热带病中，疟疾发病率最高。引起人类疟疾的疟原虫有四种，分别是恶性疟原虫（*Plasmodium falciparum*）、间日疟原虫（*Plasmodium vivax*）、三日疟原虫（*Plasmodium malariae*）和卵圆形疟原虫（*Plasmodium ovale*）。我国以前两种最为常见，后两种则较为少见。疟原虫有按蚊和人两种宿主，可在按蚊体内进行有性生殖，在人体内进行无性生殖，通过携带疟原虫的按蚊叮咬人而传播疾病。生活史主要分为三个时期，两个时期发生在肝细胞中，而红细胞内期发生在红细胞内。

2. 发病机制 疟原虫裂殖子所携带的配体能够特异地识别红细胞的受体，使其附着于红细胞膜表面，裂殖子释放的蛋白酶、磷脂酶会使红细胞的膜结构发生改变，包括红细胞膜内陷，膜骨架组分的磷酸化、膜的变形性降低，红细胞膜在环绕裂殖子处凹入形成空泡，裂殖子被包裹其中则完成入侵。在红细胞内，疟原虫有三个发育阶段，首先是滋养体阶段，在红细胞内摄食、生长和发育；然后滋养体发育成熟，形成裂殖体；最后经过裂体增殖，部分裂殖子发育成配子体。红细胞破裂后，裂殖子释放出来，部分被巨噬细胞吞噬，其余再感染正常红细胞，重复其裂体增殖过程。

疟原虫裂殖子进入红细胞的过程是由受体介导完成的。疟原虫必须经过识别并结合红细胞受体及激活等一系列复杂的步骤，才能够侵袭进入红细胞。疟原虫侵袭过程中有两类蛋白起主要作用，如疟原虫裂殖子表面蛋白（MSP），其主要参与蛋白质相互作用的介导，与入侵抗体的生成和宿主的保护性免疫应答有关；另一类是裂殖子细胞器蛋白（AOP）、恶性疟原虫网织红细胞结合样蛋白（PfRBLP）和红细胞结合抗原（EBA），如恶性疟原虫的EBA-175与红细胞表面的GPA结合，参与裂殖子表面的紧密连接。

疟原虫侵入红细胞后，在红细胞胞质内形成新的膜结构，大多数疟原虫蛋白质缔合在胞质内和膜骨架上，这些膜缔合蛋白与红细胞膜相关，如恶性疟原虫红细胞膜蛋白PfEMP1、PfEMP2和PfEMP3。PfEMP1属于多功能配体，能够与宿主的多种受体相互作用；PfEMP2和PfEMP3则是与红细胞细胞骨架的特异蛋白发生作用，PfEMP3主要存在于感染成熟疟原虫的红细胞中，PfEMP3和条带4.1同源的组氨酸富集蛋白1（HRP1）的一个肽段结合至血影蛋白和肌纤蛋白上。此外，还有多种疟原虫抗原如携环状体的感染红细胞表面抗原（RESA）、成熟疟原虫感染红细胞表面抗原（MESA）、恶性疟原虫抗原155（Pf155）和恶性疟原虫抗原332（Pf332）等。Pf155是与红细胞细胞骨架的特异蛋白发生作用，主要是血影蛋白；而Pf332由红细胞内期恶性疟原虫分泌并运输到受感染的红细胞表面，在裂殖子侵入红细胞的过程中起到重要的辅助作用。

裂殖子进入红细胞之后，随着其发育会引起红细胞结构和功能的改变，最主要的原因是疟原虫诱发红细胞的膜修饰，使红细胞部分表达膜蛋白的基因变异或缺失，进而诱发贫血，如遗传性椭圆形红细胞贫血（HE）、α或β-地中海贫血和溶血性贫血。疟原虫感染导致贫血的原因并不是单一的，而是多种因素相互作用的结果。

（1）疟原虫寄生于红细胞内，反复进行裂殖体增殖，并且繁殖速度快，数量较多，改变了红细胞膜的结构和功能，引起红细胞渗透脆性增加，存活时间缩短，导致大量红细胞被破坏。

（2）感染疟原虫后，脾大、脾功能亢进，吞噬细胞增多，不仅吞噬被疟原虫感染的红细胞，而且吞噬正常的红细胞。

（3）疟原虫寄生于红细胞内，使红细胞隐蔽的抗原暴露并释放抗原物质，刺激机体产生自身抗体（IgM），红细胞受抗体作用而被破坏；另外，产生的特异性抗体会形成抗原-抗体复合物，补体会与红细胞膜上的免疫复合物结合，引起红细胞膜发生变化而具有自身免疫原性，进而使红细胞溶解或者其吸附在红细胞表面，被巨噬细胞吞噬。

（4）感染疟原虫后，骨髓的造血功能会受到抑制，血细胞的生成减少。

二、红细胞生成减少引起的贫血

（一）干细胞功能障碍引起的红细胞生成减少

1. 先天性纯红细胞再生障碍 纯红细胞再生障碍（pure red cell aplasia，PRCA）是一种以贫血、网织红细胞减少、骨髓幼红细胞显著减少或缺如为特征的综合征。该病于1922年由Kaznelson首次定义，主要包括先天性PRCA和获得性PRCA。

（1）概述：先天性纯红细胞再生障碍性贫血（Diamond-Blackfan anemia，DBA）是一种罕见的、以单纯红系造血衰竭为特点的先天性骨髓衰竭综合征（inherited bone marrow failure syndrome，IBMFS）。该病于1936年由Josephs首次报道，并于1938年由Diamond和Blackfan共同阐明并定义为一种新的疾病。

（2）发病机制：DBA是以红系祖细胞增殖、分化缺陷为主要表现的多系统疾病。红细胞的发育主要经历早期红系发育、晚期红系分化及网织红细胞脱核三个阶段。1978年，Nathan等研究发现DBA患者早期红系发育的CFU-E阶段细胞明显减少。后期发现，DBA患者的红系祖细胞对红细胞生成素（EPO）反应性低，提示DBA患者不仅红系祖细胞增殖障碍，其分化能力也存在缺陷。2015年，Deena Iskander等利用流式细胞术精确分离了正常人及DBA患者的红系祖细胞。通过体外集落形成实验证明，DBA患者的BFU-E及CFU-E阶段的红系祖细胞数量明显减少，同时红系集落形成能力减弱。此外，部分DBA患者可伴有躯体畸形及肿瘤高风险性，提示DBA是一种可累及全身的多系统疾病。1999年，Natalia等在DBA患儿中首次发现了编码核糖体蛋白S19（RPS19）的基因存在突变。目前约65%的DBA患者可检出以RPS19为代表的20余种核糖体蛋白基因突变或片段缺失。核糖体蛋白基因突变可导致核糖体蛋白单倍型不足、核糖体功能异常。由核糖体蛋白参与的P53的HDM2（human double minute）途径的泛素化降解途径受抑制，P53蛋白异常增多。过多的P53蛋白可通过增加TNF-α，激活P38 MAPK通路，降低GATA-1表达等多种方式引起早期红系祖细胞的凋亡。然而，在RPS19缺陷的DBA动物模型中敲降p53后，贫血表型并未得到完全纠正。提示P53非依赖途径参与DBA的发病。近期研究发现，X连锁的DBA患者中可检测到转录因子GATA-1的突变。这一突变发生在GATA-1剪接位点，可影响完整形式的GATA-1蛋白产生，进而影响红系祖细胞的增殖分化。此外，TGF-β、mTOR信号通路等多种信号通路被证实也参与DBA的发病。

DBA是一种罕见病，发病率在欧美国家为$(5\sim7)/10^6$，日本为$12/10^6$，男女发病率无差别。临床表现呈高度异质性，面色苍白为主要表现。约90%的患儿1岁以内起病。30%～50%的患者可合并躯体畸形。头面部、上肢及手指、泌尿生殖系统及心血管系统为畸形好发部位。此外，DBA患者易并发多种恶性肿瘤，北美DBA队列研究显示，DBA患者46岁时罹患各种血液及实体肿瘤的比例为20%。其中，骨髓增生异常综合征、急性髓系白血病和结肠癌是最常见的三种恶性疾病。DBA患者血细胞分析可表现为中重度大细胞性贫血，白细胞和血小板数基本正常。部分患者可伴有白细胞或小板减少，甚至全血细胞减少。

DBA的鉴别诊断需注意排除获得性纯红细胞再生障碍，尤其是儿童中较为常见的儿童一过性幼红细胞减少症（transient erythroblastopenia of childhood，TEC）。DBA属IBMFS的一种，需要与范科尼贫血（Fanconi anemia，FA）、斯格瓦曼综合征（Shwachman-Diamond syndrome，SDS）等其他IBMFS相鉴别。此外，Pearson综合征（Pearson marrow pancreas syndrome，PS），一种由线粒体基因缺失引起的以早发贫血及胰腺功能缺陷为主要特点的先天性疾病，也易误诊为DBA。除了eADA、染色体断裂实验等常规实验室检查，DBA 相关的基因突变检测在鉴别诊断中的意义逐步提高，在某些疾病的诊断中，甚至成为确诊疾病的唯一方法。

DBA 的治疗应以维持生长发育所需的血红蛋白水平（80～100 g/L 或以上）为目的。不建议为使血红蛋白达到正常水平而应用过多、过量的治疗。糖皮质激素（corticosteroid，CS）是 DBA 治疗首选药物，80% 以上的患者对 CS 治疗有反应。单用泼尼松无效的患者可应用泼尼松联合环孢素 A（cyclosporin A，CsA）治疗。

2007 年，Pospisilova 等报道了应用 L-异亮氨酸后血红蛋白明显升高的 DBA 患者。此后，在斑马鱼及人 CD34$^+$ 细胞 DBA 模型中的研究证实，L-异亮氨酸可通过激活 mTOR 通路促进红细胞生成。此外，近期在 DBA 斑马鱼模型中发现，作用于 TGF-β 通路的新药 Sotatercept 可显著提高血红蛋白含量。L-异亮氨酸及 Sotatercept 有望成为 DBA 临床治疗的新选择。

悬浮红细胞输注是 1 岁以内 DBA 患儿及 CS 无效或不能耐受的 DBA 患者的主要治疗措施。allo-HSCT 是目前可治愈 DBA 造血衰竭的唯一手段。因此，推荐长期输血依赖的患儿可于 3～9 岁选择 allo-HSCT。此外，近年来有报道以 DBA 患者的体细胞重编程诱导为 iPSC，修复突变基因后移植回患者体内，使其发挥造血干细胞功能，为 DBA 治疗提供了新思路。

2. 获得性纯红细胞再生障碍

（1）概述：获得性纯红细胞再生障碍（pure red cell aplasia，PRCA）包括原发性 PRCA 及继发性 PRCA 等多种疾病。部分原发性 PRCA 病因及机制不明，但多数免疫抑制治疗有效。PRCA 可继发于多种实体瘤及血液系统肿瘤、自身免疫性疾病等。

（2）发病机制：免疫因素是导致红系造血缺陷的主要机制。细胞及体液免疫成分可通过识别幼红细胞表面抗原、红细胞生成素及其受体等途径抑制红系造血。微小病毒 B19 可直接识别幼红细胞表面抗原，并在细胞内复制，直接损伤幼红细胞或抑制其增殖分化。免疫功能正常的人感染微小病毒 B19 后可产生抗体，贫血呈一过性而表现不明显。如遇器官移植等免疫功能抑制的患者，可出现持续性 PRCA。

原发性 PRCA 常以贫血症状和体征如面色苍白、乏力等为唯一表现。而继发性 PRCA 则以基础疾病相应的症状、体征为主要表现。儿童 TEC 可呈急性、自限性。而成人则以慢性持续性贫血多见。获得性 PRCA 患者多为正细胞正色素性贫血，网织红细胞绝对值减少，而白细胞、血小板基本正常。骨髓形态学分析可见三系形态正常，骨髓红系各阶段细胞均减少。

PRCA 的诊断标准可参见 2015 年版《获得性纯红细胞再生障碍诊断与治疗中国专家共识》。由于各种类型的 PRCA 在转归及治疗选择上存在差异，确诊 PRCA 后仍需仔细鉴别，查找基础疾病及可能诱因。儿童患者需着重鉴别 DBA 与 TEC 以及急性淋巴细胞白血病前期。成人患者则主要需查找实体肿瘤及血液系统恶性疾病，尤其是较为常见的胸腺瘤、大颗粒淋巴细胞白血病等基础疾病。此外，患者既往史、家族史及用药史的采集与系统的体格检查也对疾病的鉴别诊断有很大帮助。

既往研究显示，10%～12% 的获得性 PRCA 具有自限性。因此，发病最初的 1 个月可输注悬浮红细胞支持治疗，尤其对于拟诊为原发性 PRCA 的患者。同时，输血也是获得性 PRCA 治疗期间的重要支持治疗手段。获得性 PRCA 长期应用免疫抑制剂，容易合并感染，尤其是真菌及机会致病菌感染。应注意根据细菌学证据及药敏结果选择有效的抗生素进行预防及治疗。例如，磺胺类药物可用于预防肺孢子菌肺炎。

对于继发性 PRCA，应首先治疗基础疾病。例如停用可疑药物、治疗恶性肿瘤、控制自身免疫性疾病等。免疫抑制治疗是获得性 PRCA 的主要治疗手段。常用药物有糖皮质激素、环孢素 A、细胞毒免疫抑制剂如环磷酰胺及抗人胸腺/淋巴细胞球蛋白（anti-thymocyte/lymphocyte globulin，ATG/ALG）等。

（二）红系发育障碍引起的红细胞减少

1. 地中海贫血

（1）概述：地中海贫血（Thalassemia）临床又称为珠蛋白生成障碍性贫血。遗传方式为常染色体显性遗传，发病原因为组成血红蛋白的 α 和 β- 珠蛋白链的比例失衡（正常 α : β=1 : 1），导致血红蛋白合成不足，引发溶血性贫血。地中海贫血主要分布在近赤道的热带和亚热带地区。我国也是地中海贫血高发区，主要分布于长江以南广大地域，尤以广西、广东和海南为最。

（2）发病机制：珠蛋白基因在染色体上以基因簇形式存在。α- 珠蛋白基因簇位于染色体 16p13.3 位点，β- 珠蛋白基因簇位于染色体 11p15.5 位点。两个基因簇的结构组成如图 3-8 所示。α- 珠蛋白由 α1 和 α2 基因表达。正常情况下，α2 功能较强，约占 α 总量的 2/3，α1 基因占 1/3。α- 地中海贫血主要涉及两个 α- 珠蛋白基因的缺失突变。β- 珠蛋白链由 β 基因表达，β- 地中海贫血主要由 β 基因的点突变导致。

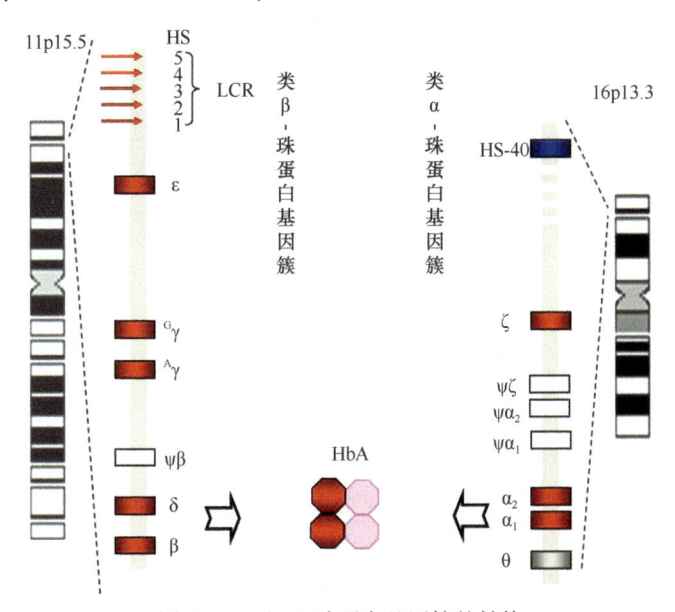

图 3-8　α 和 β- 珠蛋白基因簇的结构

α- 地中海贫血突变可分为缺失型和非缺失型两类。缺失型按照缺少的 α 基因数目分为 α⁺- 地中海贫血（缺失一个 α 基因，–α/）和 α⁰- 地中海贫血（两个 α 基因都缺失，– –/）。

非缺失型指在 α1 或 α2 基因发生点突变或少数几个碱基的缺失（$α^Tα$ 或 $αα^T$）。α- 地中海贫血主要分布在东南亚、地中海地区、阿拉伯地区、印度和非洲，且基因突变谱具有明显的地区或民族特征。

α- 地中海贫血表型的严重程度与失去功能的 α 基因的拷贝数直接相关。正常人体二倍体细胞含 4 个有功能的 α- 珠蛋白基因（基因型 αα/αα）。1 个 α 基因丧失功能（基因型为 $-α/αα$ 或 $αα^T/αα$ 或 $α^Tα/αα$），临床上表现为静止型 α- 地中海贫血，通常无表型，仅可通过基因诊断发现（但若为 $α^{CS}α/αα$ 或 $α^{QS}α/αα$ 时，可有小细胞低色素的血液学表现）。2 个 α 基因丧失功能（基因型为 $--/αα$ 或 $-α/-α$ 或 $-α/αα^T$ 或 $α^Tα/α^Tα$），临床上表现为 α- 地中海贫血特征，也称轻型 α- 地中海贫血，血液学检查有小细胞低色素特征。3 个 α 基因丧失功能（基因型为 $--/-α$ 或 $--/α^Tα$），临床上表现为 HbH 病，患者有中度贫血，合并黄疸、肝脾大等，偶尔需要输血治疗。某些基因型为 $α^Tα/α^Tα$ 的病例（如 $α^{CS}α/α^{CS}α$、$α^{QS}α/α^{QS}α$ 和 $α^{CS}α/α^{QS}α$）也可表现为 3 个基因缺陷的效应，产生 HbH 病。通常，非缺失型 HbH 病（$--/α^Tα$）比缺失型 HbH 病（$--/-α$）的临床表现更为严重。4 个 α 基因丧失功能（基因型为 $--/--$），临床上表现为 Hb Bart 胎儿水肿综合征。此病为致死性疾病，患儿在宫内时即会因缺氧死亡。亦有少量案例报道少部分的（$--/α^Tα$）也可表现为 Hb Bart 胎儿水肿综合征。总体看，根据有功能的 α- 珠蛋白基因的数目可以预测 α- 地中海贫血的临床表型（图 3-9）。

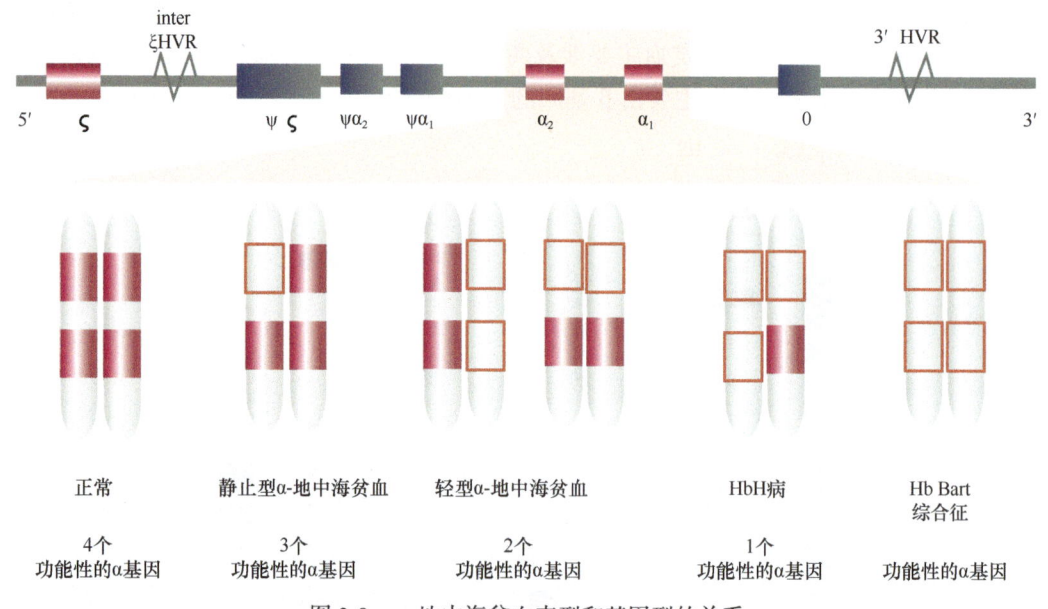

图 3-9　α- 地中海贫血表型和基因型的关系

β- 地中海贫血突变也可分为缺失型和非缺失型两类。β- 地中海贫血突变具有高度的遗传异质性，不同种族人群拥有自己独特的基因突变谱。从基因突变的遗传后果看，β- 地中海贫血突变可大致分为 $β^0$ 和 $β^+$ 两种主要类型，$β^0$ 无 β- 珠蛋白产生，$β^+$ 有低于正常水平的 β- 珠蛋白产生。β- 地中海贫血的表型取决于 β 基因突变的组合（表 3-4）。正常人体二倍体细胞含 2 个正常的 β- 珠蛋白基因（基因型 $β^N/β^N$）。β- 地中海贫血的杂合子（β^0/β^N、β^+/β^N）通常表现为轻型β-地中海贫血，血液学检查为小细胞低色素型贫血。β^+突变纯合子（β^+/β^+）则多表现为中间型β-地中海贫血，患者有中度贫血，偶尔需要输血治疗。β^0突变纯合子（β^0/β^0）一般都表现为重型地中海贫血，患者有严重贫血，需定期输血维持生命。而基因型为β^0/β^+的个体则可能表现为中间型，也可能表现为重型。从基因型和表型的对应关系看，中间型β-地中海贫血的分子机制最为复杂，β^0/β^N或β^+/β^N合并α三联体（或四联体、五联体）、异常血红蛋白突变（如HbE）、HPFH或δβ-地中海贫血，均可造成β/α链的相对比例明显下降，导致中间型地中海贫血。如果β^0/β^+或β^0/β^0合并α-地中海贫血或其他因素引起γ蛋白表达代偿性增高，由于减轻了β/α链比例失衡，也可表现为中间型地中海贫血。另外，显性β突变杂合子（β^D/β^N）通常也表现为中间型地中海贫血。

表3-4　β-地中海贫血表型和基因型的关系

表型	基因型	临床严重性
轻型	β^0/β^N, β^+/β^N	小细胞低色素 无症状或Hb值临界值
中间型	β^+/β^+, β^0/β^+ β^0/β^0, β^+/β^+, β^0/β^+合并α-地中海贫血突变 β突变合并HPFH或ζβ突变 β^D/β^N（显性突变） β^0/β^N, β^+/β^N合并α基因多拷贝	发病年龄相对较迟 中度贫血 非输血依赖 输血可改善生存状况 临床表型多异性
重型	β^0/β^0, β^+/β^+, β^0/β^+	发病年龄相对早 重度贫血 输血依赖

β-地中海贫血的生化缺陷是β-珠蛋白不足导致α-珠蛋白链过剩沉积于红细胞膜上引发损伤和后续一系列病理改变，所以β/α链比例失衡程度直接与β-地中海贫血的表型严重度相关。任何影响α与非α蛋白链比例的因素都将影响β-地中海贫血的表型，降低该比例的因素将减轻症状，升高该比例的因素则将加重症状。

目前已阐明的此类遗传修饰因素包括：①α-珠蛋白基因型，即合并α-地中海贫血突变和α三联体或四联体。α-地中海贫血突变导致α-珠蛋白合成减少，合并α-地中海贫血突变可以使β-地中海贫血患者的α/非α-珠蛋白肽链比例趋于平衡，从而减轻贫血表型。如β^0/β^0基因型个体复合α-地中海贫血缺失突变，将由重型表型减弱为中间型。相反，β-地中海贫血杂合子合并α-珠蛋白基因三联体或四联体，则会加剧α/非α-珠蛋白肽链比例失衡，使患者由临床无症状变为中间型地中海贫血表型。例如，基因型为$\beta^{CD41-42}/\beta^N$的杂合子，其Hb含量一般在100g/L以上，如果合并α三联体（基因型αα/ααα），则该个体的Hb含量降至90g/L左右。②调控体内HbF水平的因素。包含位于β-珠蛋白基因簇上的序列变异和调节γ-基因表达的调节红系发育的转录因子和其他染色质相关因子。前者是与11号染色体β-珠蛋白基因簇连锁的事件，后者是不与β-基因座位连锁的其他基因座位（数量、性状位点）的变异。修饰因素与β-地中海贫血表型的关系总结如图3-10。

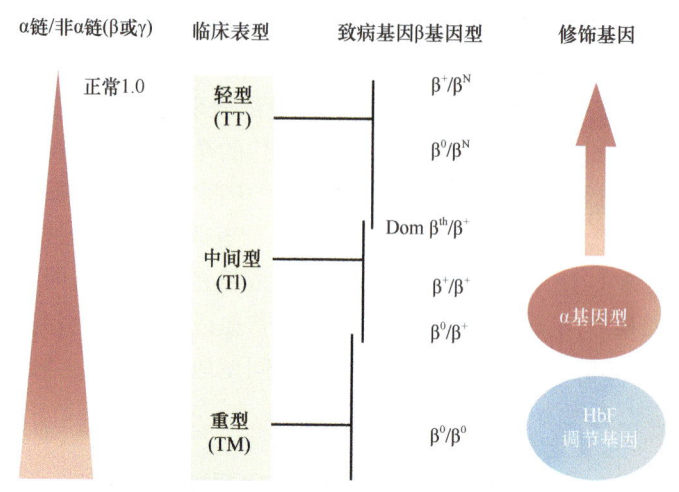

图 3-10 修饰因素与 β- 地中海贫血表型的关系

目前发现的参与红系发育中 γ- 珠蛋白基因与 β- 珠蛋白基因转换的调节途径（图 3-11）中的主要基因已经被证实为 β- 地中海贫血临床表型的重要遗传修饰因素，其中 *BCL11A*、*KLF1* 和 *MYB* 是关键基因。*BCL11A* 基因可以抑制 γ- 珠蛋白基因的转录。HBS1L-MYB 区域的多态性对 HbF 水平的遗传贡献率约 19%，且 *HBS1L-MYB* 基因间区的突变与 *BCL11A* 位点上的突变对 HbF 的升高具有累加效应。

KLF1 基因是重要的红系发育特异性转录因子，也是 γ- 珠蛋白转换 β- 珠蛋白基因开关的一个关键的调节因子。*KLF1* 可结合 *BCL11A*，使 *BCL11A* 抑制 γ 基因的功能减弱，从而激活 γ 基因表达，也可以直接结合在 β 基因的启动子上使其开放，从而构成了 HbF/HbA 表达转换的基本调节通路。*KLF1* 关键功能域上突变的双重杂合子可引起先天性红细胞生成障碍性贫血（图 3-12），但大多数 *KLF1* 单等位基因突变在非地中海贫血人群中产生的是良性表型，包括 MCV 和 MCH 的降低，以及 HbF 和 HbA2 的升高。

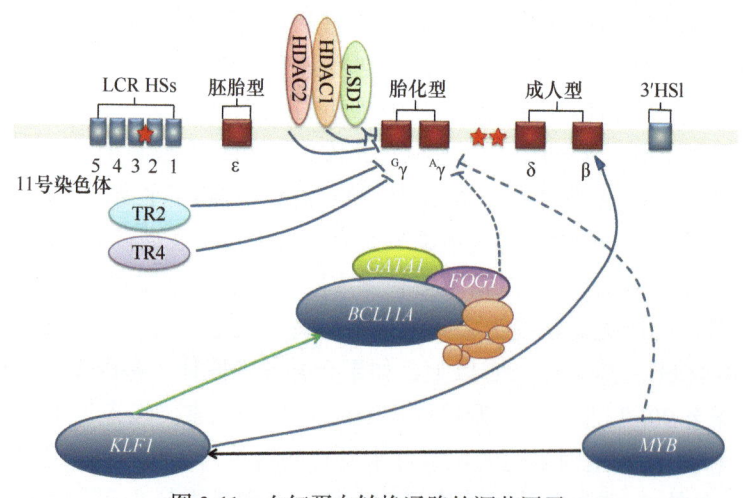

图 3-11 血红蛋白转换通路的调节因子

地中海贫血临床表型的严重程度与珠蛋白肽链比例失衡程度直接相关。根据这一特性，α 和 β-地中海贫血可分为三个临床类型（图 3-13），其临床表型也反映出从轻（无症状携带者）到重（致死性贫血）的变化。α 或 β- 地中海贫血特征即通常意义的 α 或 β- 地中海贫血携带者，血液学指标正常或呈小细胞低色素。HbH 病和中间型 β- 地中海贫血为临床上有疾病表型的贫血，一般血红蛋白值为 60～100g/L。Hb Bart 水肿胎儿在宫内即会因缺氧死亡；而重型 β- 地中海贫血患儿出生时无症状，但 3～6 个月后开始严重贫血，如不系统输血治疗患儿将于 5 岁前死亡。

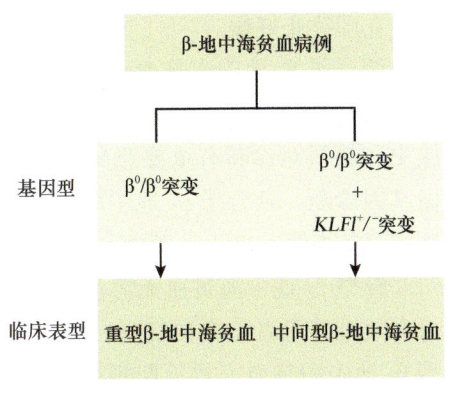

图 3-12　合并 *KLF1* 突变减轻 β- 地中海贫血的临床表型

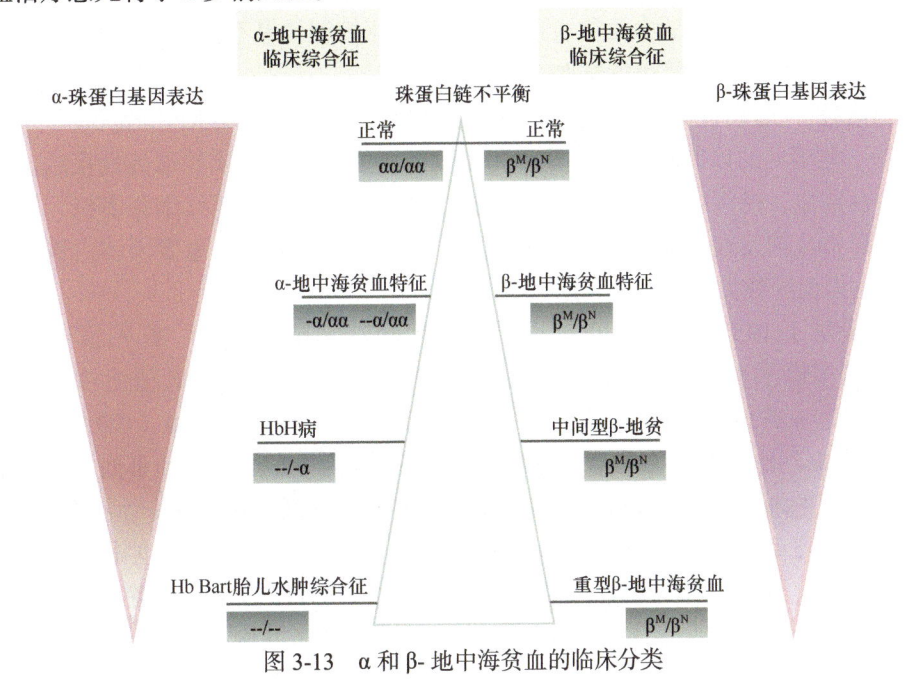

图 3-13　α 和 β- 地中海贫血的临床分类

α- 地中海贫血的确诊主要根据临床表现、血象及 Hb 分析、红细胞包涵体检查进行，可以诊断 HbH 病和 Hb Bart 胎儿水肿综合征。但诊断静止型携带者及 α- 地中海贫血特征时，需联合应用 DNA 限制性内切酶图谱、PCR 技术、寡聚核苷酸探针、斑点杂交、DNA 测序等基因诊断技术进行。如条件许可，HbH 及 Hb Bart 患者也应进行上述基因诊断技术进一步确诊。

静止型携带者和 α- 地中海贫血特征无需治疗，HbH 患者有急性溶血症状、贫血严重时可予输血支持治疗。贫血症状不严重时无需治疗，贫血严重且经常发生感染或溶血加重者可考虑脾切除术或脾动脉栓塞治疗，疗效良好。Hb Bart 胎儿水肿综合征多于出生前即已死亡，目前无治疗办法，需注意预防。对家族史中母亲有死胎史或发生过水肿婴儿者，再次怀孕后须做产前检查，取胎儿绒毛、羊水及胎儿脐带血进行基因诊断，检出 Hb Bart

者应立即终止妊娠。

纯合子 β- 地中海贫血可依据其典型的临床和血液学表现进行确诊。对于进行性严重贫血的幼儿，有脾大、红细胞渗透性降低、HbF 显著升高等表现时，基本可以确诊。家族史和籍贯对诊断有重要意义，必要时需做颅骨 X 线检查及血红蛋白分析，疑似病例需做基因诊断。杂合子 β- 地中海贫血需与缺铁性贫血、巨幼细胞贫血鉴别诊断，纯合子 β- 地中海贫血需与新生儿黄疸、再生障碍性贫血鉴别诊断。

轻型 β- 地中海贫血无需治疗，中间型和重型 β- 地中海贫血需以多种措施治疗。输血可有效维持患者正常血红蛋白水平，中间型 β- 地中海贫血大多数无需长期输血，只有重型 β- 地中海贫血需要长期规律输血。长期反复输血造成铁过载时，应给予铁螯合剂进行去铁治疗。对巨脾和脾功能亢进者可行脾切除术以减轻溶血。对中间型 β- 地中海贫血可给予羟基脲、5-Aza 等 γ- 珠蛋白基因活化剂进行治疗，可增加 HbF 合成，改善贫血症状，但对重型 β- 地中海贫血效果较差。allo-HSCT 是目前能够根治重型 β- 地中海贫血的唯一方法。总体而言，重型 β- 地中海贫血预后较差，临床控制效果不理想，需重视预防控制。

2. 先天性红细胞生成障碍性贫血

（1）概述：先天性红细胞生成障碍性贫血（congenital dyserythropoietic anemia, CDA）是一类罕见的以红细胞生成异常和无效造血为特征的异质性遗传性疾病，表现为慢性难治性贫血，持续或间断性黄疸，骨髓红系增生活跃，有核红细胞多核、核碎裂或其他形态异常及继发性组织铁沉积过多。由于红细胞长期破坏，患者因体内铁超载多并发血色病，出现肝脾大，导致生存期缩短。

CDA 最早于 1951 年由 Wolff 等以"家族性幼红细胞多核症"首先报道，1966 年 Crookston 等报道了 1 例具有遗传倾向的贫血病例，由于其不同于其他遗传性贫血的特征而将其作为一类独立疾病，命名为先天性红细胞生成异常性贫血（CDA）。1968 年 Heimpel 等根据幼红细胞形态和血清学特征将 CDA 分为 Ⅰ型、Ⅱ型和Ⅲ型。其后随着对 CDA 病例报道的增加，逐渐发现了 CDA-Ⅱ型的多种变异型，分别将其命名 CDA-Ⅳ型、Ⅴ型、Ⅵ型和Ⅶ型。CDA 中Ⅰ、Ⅱ、Ⅲ和Ⅳ型最为常见，病理机制也比较清楚。截止到 2011 年 12 月，德国 CDA 数据库共记录 614 个家庭中 712 例患者，意大利数据库登记 138 个家庭中 206 例患者。目前国外报道了 144 个家族中 170 例 CDA-Ⅰ型和 356 个家族中 454 例 CDA-Ⅱ型，发病主要集中在欧洲和地中海地区，少数单发病例来自美国、印度、日本和中国。

（2）发病机制：CDA 是一种常染色体遗传性疾病。CDA-Ⅰ型为常染色体隐性遗传，致病基因定位于染色体 15q15.1—q15.3，长约 15kb，命名为 *CDAN-1* 基因，编码 codanin-1 蛋白。该基因包括 28 个外显子，90% 的突变点分布于第 6～28 外显子，也有少数患者有启动子或其他位点突变，目前已发现约 30 个不同的突变位点。*CDAN-1* 基因编码的 codanin-1 蛋白主要位于细胞分裂间期的异染色质，其表达受转录因子 E2F1 调控。codanin-1 对异染色质蛋白 1（heterochromatin protein 1，HP1）在细胞通路中的作用有着重要影响；此外，codanin-1 蛋白还可与抗沉默因子 1（anti-silence factor 1，ASF1）结合，在核染色质装配过程中起到重要作用。尽管 codanin-1 缺陷导致双核幼红细胞、核间桥等细胞形态学异常及红系无效造血的确切机制尚不清楚，但 codanin-1 异常在红系分化发育过程中起着重要作用已被广泛认可。

CDA-Ⅱ型也呈常染色体隐性遗传，是目前所知 CDA 中最常见、研究也最为深入的类型，其致病基因为 SEC23B，定位于染色体 20q11.2，编码 SEC23B 蛋白，已检测到与发病相关的不同复合型杂合子或纯合子突变。SEC23B 可与细胞衣壳蛋白（COPⅡ）形成复合物，在内质网到高尔基复合体的分泌蛋白顺行性转运过程中起重要作用。研究证明 SEC23B 基因突变与 CDA-Ⅱ多种红系生成异常症状发生有着密切关系。SEC23B 突变将阻碍内质网至高尔基体的物质转运，可引起糖基化异常及内质网囊泡降解异常，进而导致红系生成异常；此外，SEC23B 突变还能够引起红系发育过程中细胞分裂异常，导致多核前体红细胞生成。此外，codanin-1 与 SEC23B 蛋白的部分共区域现象在 CDA-Ⅰ型和 CDA-Ⅱ型的有核红细胞中均可检测到，这提示 CDA-Ⅰ型与 CDA-Ⅱ型细胞内信号转导通路可能存在一定联系。

CDA-Ⅲ型是一种少见类型，多为常染色体显性遗传，致病基因为驱动蛋白家族成员 23（kinesin family member 23，KIF23），位于染色体 15q23，编码有丝分裂驱动蛋白样蛋白 1（mitotic kinesin-like protein 1，MKLP1）。Liljeholm 等发现，KIF23 基因可影响对完成胞质分裂起关键作用的 MKLP1 的功能。MKLP1 与二磷酸腺苷核糖化因子 6（ADP-ribosylation factor 6，ARF6）相互作用形成复合体，在胞质分裂过程中起着非常重要的作用。其主要通过连接微管束和细胞膜在有丝分裂的凹陷平面起作用，敲除 ARF6 将导致双核或多核前体红细胞的形成，这也是 CDA-Ⅲ型红系的主要形态学特点。

此外，少数 CDA 患者的临床表现并不符合经典 CDA 类型的骨髓形态学，Wickramasinghe 等将其归类为新增变异型，这提示 CDA 的临床表现具有多样性，其致病基因与发病机制很可能也具有多样性。近年已有研究发现与 CDA 表型相关的新致病基因（如 GATA-1 与 KLF1 等），以及 CDA 作为更广泛的临床综合征的一部分的相关突变基因。GATA-1 蛋白 205 位特定突变 Val205Met 能够引起其 N 端高度保守区域的 C4 型锌指结构改变，影响 GATA-1 与 FOG 蛋白相互作用，最终导致红系生成异常，而 GATA-1 其他位点突变与 CDA 的红系生成异常无关。KLF1 的 G937A 突变，可导致在进化中高度保守的谷氨酸 325 被赖氨酸替代，此现象最早于 1991 年由 Wickramasinghe 报道，现已在 5 个以上的 CDA 患者中发现，被归类为 CDA 特殊类型。已有文献研究证实，在这些患者中存在其他类型的红细胞异常，如胚胎 e 蛋白链，高表达的胎儿蛋白（占其他类型的红细胞异常的 40%），红系 CD44 和水通道蛋白的缺失等。

CDA-Ⅰ型患者在出生至中年的任何时期均可发病，但多数在新生儿或幼儿阶段即有典型的临床表现。对以色列贝多因族群的回顾性研究发现，CDA-Ⅰ患者中新生儿占 64%，其中 27% 出生时体重小于孕龄，65% 有肝脾大，53% 有早期黄疸，15% 有持续性的肺动脉高压，13% 有高胆红素血症和转氨酶增高，13% 有一过性的血小板减少。所有病例均表现出贫血，其中 80% 的患者在出生后第 1 个月就需要输血。CDA-Ⅰ型一般表现为轻至中度贫血，只有在合并感染或怀孕导致血红蛋白严重下降时才需要输血支持。骨髓的红系异常增生会导致铁超负荷，血清胆红素含量显著升高，导致高胆红素血症和胆结石形成。部分 CDA-Ⅰ病例伴有先天性异常，包括皮肤色素沉着、足并趾、多指、骨发育异常、鸡胸、先天性睑下垂、马德隆畸形、耳聋和视网膜血管翳畸形等。

CDA-Ⅱ型的病例相对常见，部分病例有近亲婚配家族史，临床表现为无贫血或轻度至重度贫血、黄疸和肝脾大。约10%的患者在新生儿和婴幼儿阶段依赖输血，但大多数儿童期后不依赖输血支持，65%的病例出现脾大，部分患者会迅速发生胆结石。大多数患者20岁前发生严重铁过载，部分患者因此导致肝硬化、糖尿病和心脏病；其血清铁蛋白可进展性增加，进展程度存在个体差异，约20%的患者出现继发性肝硬化。

CDA-Ⅲ型是三个亚型中最少见的一类，临床表现不一。主要的病例报道来自美国和瑞典的两个家族。瑞典的家族病例共包括31例患者，这些患者的血红蛋白正常，不存在铁过载。其中6例有黄斑变性和血管样条纹导致的视觉障碍，另外部分患者患有意义未明的单克隆丙种球蛋白血症和骨髓瘤。而散发的病例则具有临床异质性，如肝脾大、铁超负荷、肝硬化、智力发育迟滞、先天愚型面容、髓外造血、淋巴组织增生异常和房间隔缺损等。

CDA诊断的相关检查方法包括外周血细胞分析、铁代谢和肝功能生化、酸性溶血实验、红细胞膜电泳等检查和骨髓血细胞形态分析。血细胞分析能反映患者贫血程度、网织红比例和红细胞体积等多种参数；铁代谢和肝功能检查能反映血红蛋白代谢和黄疸程度。酸溶血和红细胞膜电泳能特异性诊断和鉴别CDA-Ⅱ型。光镜和电镜结合分析红细胞形态是诊断和鉴别诊断CDA的重要手段，所有CDA患者共同表现为前体红细胞的广泛破坏、溶解和高度代偿性增生，但不同亚型各有特点。CDA-Ⅰ型在光镜下可见有核红细胞间的染色质联丝（核间桥），电镜下染色质异常凝集成瑞士奶酪样结构，核孔增宽与胞质相通；CDA-Ⅱ型在光镜下可见大量双核和多核红细胞，电镜下有核红细胞及成熟红细胞膜下有缝隙，呈双层膜样结构；Ⅲ型骨髓含大量多核巨幼红细胞；Ⅳ型光镜形态与Ⅱ型相似，但未见电镜下双层膜样结构，Ham试验阴性也有助于鉴别两者。此外，现已陆续发现不同于以上类型的CDA，将其归类为CDA-Ⅳ、Ⅴ、Ⅵ和Ⅶ型。

目前还没有有效治疗CDA的手段，多采用输血及去铁等对症支持治疗。多数患者不依赖输血支持治疗，但当发生并发症或怀孕时，应考虑予以输血支持。重症患者需反复输血，或行脾切除术以减少输血次数，合并胆结石的患者需做胆囊切除术。可适量补充叶酸以防止因为重度红系异常增生所导致的叶酸缺乏。对少数因输血而导致铁过载的患者，多采取去铁治疗，如皮下注射去铁胺。CDA-Ⅰ型女性患者怀孕是高风险的，在孕期应仔细看护以提高婴儿的出生率。CDA-Ⅰ型患者补充铁剂、维生素及激素治疗并无太明显的疗效。

研究发现，EB病毒感染导致的CDA-Ⅰ型患者的B细胞生成IFN-α的水平明显降低，提示CDA-Ⅰ型患者有IFN-α生成障碍。采用重组IFN-α2a、α2b和PEG-IFN-α2b治疗能够显著改善CDA-Ⅰ型患者症状，不仅可提高血红蛋白浓度，还能够减轻铁过载。早期有报道使用静脉放血治疗CDA-Ⅱ型患者，患者耐受性较好，血清胆红素水平有明显的下降，而血红蛋白水平未受影响。部分CDA-Ⅱ型患者在脾切除术后血红蛋白会增加。Heimpel等发现，患者的Hb水平在脾切除术后均有提高，血清胆红素水平则下降。当贫血影响患者的日常生活时推荐行脾切除术，可以使输血依赖的患者脱离输血，但是不能阻止进一步的铁过载。已经有报道，在一些严重的CDA病例中应用HLA相合的allo-HSCT进行治疗。

3. 骨髓增生异常综合征

(1) 概述：骨髓增生异常综合征 (myelodysplastic syndrome, MDS) 是一组异质性后天性克隆性疾病，其基本病变是克隆性造血干、祖细胞发育异常，导致无效造血及恶性转化风险增高。MDS 主要表现为红系、粒系和巨核细胞系中一系或多系发育异常，无效造血导致难治性贫血或全血细胞减少及演变为急性髓系白血病 (AML) 风险增高。2008 年 WHO 血液肿瘤分类系统将 MDS 列为五类主要髓系肿瘤之一。20 世纪 90 年代以来，MDS 发病率呈显著上升趋势，尤其在 70 岁以上人群中，其年发病率从 (2～12)/10 万上升至 (30～50)/10 万，远高于急性髓系白血病 (AML) 和骨髓增殖性肿瘤 (MPN)。

早在 1900 年 Von Leube 就认识到急性粒细胞白血病发生前存在难治性血细胞减少期，1938 年 Rhoades 和 Barker 等报道了 60 例难治性贫血病例；其后 Hamilton-Paterson 建议用"白血病前贫血"这一术语来描述 AML 发生前的难治性贫血，1953 年 Block 等用"白血病前期 (preleukemia)"报道了一系或多系难治性血细胞减少的病例。此后许多学者相继提出了各种名称来定义这一病症，直至 1982 年 FAB 协作组织推荐使用骨髓增生异常综合征 (MDS) 诊断术语，提出了确诊 MDS 的形态学特点及分型诊断标准，将 MDS 分为 5 型：难治性贫血 (refractory anemia, RA)、难治性贫血伴环状铁粒幼细胞增多 (refractory anemia with ringed sideroblast, RARS)、难治性贫血伴原始细胞增多 (refractory anemia with excess of blasts, RAEB)、难治性贫血伴原始细胞增多转变型 (refractory anemia with excess of blasts in transformation, RAEB-T)、慢性粒 - 单核细胞白血病 (chronic myelomonocytic leukemia, CMML)。1997 年，世界卫生组织 (WHO) 依据细胞形态学、细胞遗传学、分子生物学和分子免疫学进展在 FAB 分型的基础上作出了修正：将 AML 的诊断标准从外周血或骨髓原始细胞下调到 20%；取消了 RAEB-T 亚型；重新修订了 RA 和 RAS 的定义；将 CMML 归入 MDS/MPD 中；增加了难治性的血细胞减少伴多系病态造血 (refractory cytopenia with multi lineage dysplasia, RCMD)；将 RAEB 分为两个亚型：RAEB-1 (骨髓原始细胞占 5%～9%) 和 RAEB-2 (骨髓原始细胞占 10%～19%)；增加了 5q⁻ 综合征。这些标准的制定及对 MDS 和 AML 定义的修正，结束了过去关于 MDS 认识的混乱，为在世界范围内深入研究 MDS 提出了统一的概念和依据，发挥了重要的作用。

(2) 发病机制：髓系细胞发育异常能够导致以成熟效应细胞缺乏或增多为特征的血液病。AML 和 MDS 都归属于由髓系细胞起源的恶性血液病。当髓系干细胞的发育因遗传性变异而受阻时，即可诱导 MDS 向 AML 转化。所以研究由干细胞起源的髓系细胞恶性血液病的病因与致病物质，有必要将 AML 和 MDS 结合起来。对 AML 和 MDS 的流行病学调查表明，与 MDS 发病相关的危险因素包括遗传因素 (如可遗传的细胞遗传学改变)、电离辐射 (可导致 DNA 链断裂，进而诱发染色体易位和缺失)、药物因素 (如烷化剂等可引起染色体缺失)、化学因素 (接触苯等物质可发生染色体易位和异常) 和食品因素 (由食物衍生的酚和醌等可致 MDS 发病危险性升高) 等。MDS 高发于老年人，随年龄增长发病率显著升高，中位发病年龄在 65～70 岁，统计结果显示 50 岁以下患者仅占不到 10%。最近 Fenaux 等报道由上述致病因素诱发的骨髓微环境改变和造血干细胞异常，是 MDS 发病的重要机制。

1）骨髓微环境异常与 MDS

A. 造血调节障碍：大量研究证明，在正常和克隆性造血干细胞（HSC）发育调控中，骨髓微环境起到重要的作用。MDS 发病时不仅造血细胞结构发生异常改变，而且还表现出分化与增殖异常。MDS 发病时骨髓基质微环境紊乱，增强了造血细胞的凋亡，包括 G-CSF、GM-CSF、SCF、IL-3 和 EPO 等在内的正向调控分子生成不足，而骨髓内负向调控因子表达上调，并伴有血管生成作用增强。临床研究发现，应用 G-CSF 和 EPO 治疗后，能够提高 MDS 外周血中中性粒细胞数量和血红蛋白浓度。因此，不同造血正向调控因子生成障碍和造血前体细胞对该类因子反应性降低，均可用于评估 MDS 造血紊乱程度。

MDS 发病骨髓基质微环境的紊乱，往往与 TNF-α、TGF-β、IL-α、IL-β、IL-γ、VEGF、IL-3 和 TRAIL 等骨髓内造血负向调控因子和炎性细胞因子水平升高相关。上述负向调控因子能够在 MDS 发病时诱导骨髓抑制和造血细胞凋亡。TNF-α 能够增强线粒体呼吸链反应生成的氧泄漏，可诱发 DNA 氧化损伤。HSC 受 TNF-α 或 IL-γ 作用时其表面受体 Fas（CD95）表达上调，进而激活凋亡信号通路。TGF-β 主要由单核细胞、中性粒细胞、骨髓基质细胞、淋巴细胞和血小板分泌产生，经体外实验验证能够在造血干、祖细胞水平抑制增殖。上述调控因子及巨噬细胞炎性蛋白 1α（MIP-1α）、IL-8 和血小板因子-4（CXCL4），均属于正常早期造血干细胞的负向调控因子，但是对白血病干、祖细胞没有显著影响。现已证明，MDS 患者的骨髓基质细胞支持 HSC 增殖、发育和分化的能力明显降低，与其共培养的 HSC 不仅出现明显的凋亡现象，而且 Fas/CD95 的表达显著升高。上述研究充分证明，MDS 患者骨髓基质微环境的异常改变是诱发 MDS 骨髓异常造血的重要因素。

B. 血管生成作用增强与 MDS：新生血管对实体瘤和血液肿瘤的生长有着重要的促进作用。Pruneri 等发现 MDS 骨髓血管生成增加，并且随着疾病进展，微血管密度显著增加，在 CMML 和 AML 中最高，而在 RA 中最低，但是仍然高于正常。Keith 等发现，在 MDS 转化为白血病的过程中，各种促血管生成因子的水平明显增高，包括 VEGF、碱性成纤维细胞生长因子（bFGF）、TNF-α 及相应的受体等。当前的研究认为，由于细胞因子和生长因子的分泌同时调节 MDS 骨髓中的血管新生，导致血管形成和恶性克隆增加，骨髓微血管密度（MVD）也增高。现已证明，血管新生在 MDS 发病过程中起重要作用，骨髓新血管生成程度与 MDS 发病进展密切相关。推测由于 MDS 骨髓增生异常活跃，必须增加血液供应来支持其细胞增殖。

血管内皮生长因子（VEGF）是一种主要的促血管生成因子，其与 VEGF 受体（VEGFR）结合后能够刺激新生血管形成。已有研究表明，MDS 患者血清中 VEGF 水平显著升高，且与 MDS 的发生、发展和预后相关。此外，MDS 造血细胞，尤其是巨核细胞高表达 VEGF，可使骨髓基质细胞血管密度增加，参与 MDS 的进展及向白血病转化。Bellamy 等的研究表明，MDS 患者的原始细胞和幼稚粒细胞中表达 VEGF 及其受体，且在异常定位的幼稚髓系前体细胞也有高表达，这提示 MDS 通过病理性自分泌 VEGF 能够改变骨髓微环境，进而促进造血干细胞自我更新并向白血病细胞转化。

C. 免疫功能异常与 MDS：研究证明，免疫功能异常导致的骨髓微环境改变是 MDS 发病的重要机制之一。MDS 患者骨髓微环境中免疫调节异常主要与自然杀伤细胞（NK）、T 细胞及髓源性抑制细胞（MDSC）的功能和调节异常密切相关。Carlsten 等发现 MDS 患者骨髓中 NK 细胞表面受体 DNAM 辅助分子 1（DNAM-1）和 NGK2D 表达下调，下调程度与原始细胞增多成反比。在骨髓微环境中，DNAM-1 在 NK 细胞的细胞毒作用的调控中起到关键作用，其表达下调会引起 NK 细胞的细胞毒作用降低。在原始细胞比例达 5% 的患者中，DNAM-1 表达缺失更为明显，推测这可能是此类患者功能性细胞毒性 NK 细胞缺失导致克隆扩增的主要因素。此外，研究发现 MDS 患者外周血中 NK 细胞 DNAM-1、NKG2D、NCR 等表面受体的表达没有显著下调，证明 MDS 发病相关的 NK 细胞异常主要发生在骨髓。并且在体外实验中发现，分离得到的 MDS 患者骨髓 NK 细胞基本不能杀伤自身原始细胞。上述研究证明，NK 细胞功能异常可能导致骨髓微环境免疫紊乱，进而导致 MDS 发病。

大量研究证明，T 细胞异常与 MDS 发病密切相关。MDS 患者，尤其是低危组，由 T 细胞异常引起的免疫功能亢进能够导致造血细胞凋亡增加，进而引发难治性血细胞减少，免疫抑制治疗能够改善部分患者的血细胞计数。但亦有部分患者存在免疫监视缺陷，导致免疫功能低下，针对此类患者给予免疫抑制治疗（IST）效果差，甚至出现疾病进展。免疫功能亢进是因为 MDS 发生染色体结构变化和基因突变，导致新的抗原生成或抗原过表达，如 WT1 及 TIM3。此类抗原的生成或过表达可诱发 T 细胞活化。活化的 T 细胞分泌细胞因子 TNF-α 和 IFN-γ，这二者通过上调造血细胞表达 Fas 受体，激活凋亡途径。在 MDS 的早期阶段，TNF-α 和 IFN-γ 在骨髓中显著增高，导致细胞大量凋亡。另外，TNF-α 相关凋亡诱导配体（TRAIL）和 FAS 相关死亡区样 IL-1β 转化酶抑制蛋白（FLIP）也参与了 MDS 的凋亡调控，在 MDS 早期促进凋亡，而在晚期的进展阶段则抑制凋亡。研究业已证明，发病晚期或高危型 MDS 患者骨髓中调节性 T 细胞（Treg）增殖显著高于健康人或低危型 MDS 患者。骨髓中 Treg 细胞的比例和数量与 MDS 进展程度密切相关。Treg 是抑制免疫反应的重要细胞，在 MDS 患者发病早期 Treg 功能不良，引导细胞归巢骨髓的 CXCR4 表达下降，使得 Treg 不能有效归巢至骨髓去调节免疫反应。在 MDS 发病晚期，Treg 细胞数量明显上升，其介导免疫抑制作用增强，进而加剧了 MDS 恶性克隆的形成和扩增。

MDSC 是一类来源于骨髓祖细胞和未成熟髓细胞的具有免疫负调控功能的细胞，与 MDS 恶性程度密切相关。在 MDS 患者骨髓中 MDSC 数量明显升高，并且能够上调免疫抑制分子 IL-10 和 TGF-β 分泌，诱导免疫抑制细胞 Treg 扩增，进而导致 MDS 恶性克隆免疫逃逸，造成 MDS 病情进展。

D. 铁过载相关氧化应激异常与 MDS：MDS 发病时存在获得性的髓内微环境损伤，主要与铁过载所致的氧化应激反应异常相关。氧化应激的原因主要有两个方面，红系细胞的铁代谢异常和红细胞输注引起的铁过载。对输血性铁沉积症的研究表明，铁过载对肝脏、心脏和骨髓功能具有明显的毒性作用。血浆铁水平超过转铁蛋白结合力时，患者非转铁蛋白结合铁（NTBI）增加，进而形成髓内活性氧簇和羟自由基，最终导致 MDS 发病相关的骨髓氧化损伤和功能障碍。MDS 患者骨髓中 CD34$^+$ 细胞中存在被氧化的嘧啶核苷酸，而在 CD34$^-$ MDS 细胞及健康人 CD34$^+$ 细胞中未检出。有研究推测，细胞内氧化应激产物在 MDS 无效造血机制中发挥重要作用。MDS/AML 患者中性粒细胞内抗氧化酶表达明显增高，而 CD34$^+$ 造血祖细胞中表达显著低下，说明 MDS 患者 CD34$^+$ 祖细胞处于异常氧化应激环境中，只有经高氧化应激环境选择后抗氧化防御增强的细胞才能得以继续分化成熟。此外，MDS 白血病患者骨髓内由干细胞分化的 CD34⁻ 细胞中存在高水平氧化性 DNA 损伤，认为氧化应激现象导致了基因不稳定性和低危 MDS 患者的疾病进展。铁过载诱导氧化应激产物过度聚集可致细胞损伤，氧化应激水平长期升高可导致 DNA 损伤和衰老机制的非正常激活，诱导造血干细胞的衰老和凋亡，可能是 MDS 患者造血祖细胞过度凋亡的重要因素。尤其对于红系细胞而言，主要影响红系祖细胞的分化和破坏成熟红细胞的超微结构。此外，MDS 患者自身线粒体功能异常可进一步加重铁过载相关的氧化应激所导致的线粒体功能异常。线粒体 DNA（mtDNA）对氧化损伤特别敏感，氧化应激异常导致的 mtDNA 累积性损害，可进一步损伤细胞呼吸链亚单位合成和呼吸功能障碍，表现为 MDS 患者造血干、祖细胞功能异常。

2）造血干细胞异常与 MDS

A. 造血干细胞凋亡与 MDS：骨髓造血功能紊乱导致的无效造血是 MDS 患者的共同特征，且常伴有不同程度的造血前体细胞及其子代细胞的凋亡增强。凋亡增强在 MDS 发病早期最为明显，晚期 MDS 或转变为 AML 后，凋亡程度明显下降。MDS 骨髓活检的组织学研究证明，红系和髓系前体细胞在形态学上均显示凋亡明显增强。骨髓细胞动力学和凋亡的分析显示，MDS 患者的细胞增殖升高与凋亡增强同时存在。

部分 MDS 患者的骨髓细胞内 caspase 蛋白家族成员（caspase-1、caspase-3、caspase-9）表达明显上调，与原始细胞计数和 Bcl-2 阳性细胞数呈负相关。早期 MDS 患者 CFU-E 数量明显降低，且与骨髓细胞内 caspase-3 表达程度密切相关。在 RARS 型 MDS 患者红系祖细胞中可观察到线粒体自发释放细胞色素 c，进而发生 caspase-9 并激活凋亡进程。这表明 caspase 的连续激活，以及凋亡相关线粒体通路的活化，是 MDS 患者骨髓细胞发生凋亡的重要机制。

此外，MDS 患者造血细胞凋亡的增强，与细胞内促凋亡/抗凋亡蛋白比例（c-Myc/Bcl-2）有着密切关系。MDS 患者的 CD34⁺ 细胞内 c-Myc/Bcl-2 的比例明显高于健康人，而当病情进展时，此比例发生逆转。MDS 患者骨髓活检结果显示早期髓系前体细胞内 Bcl-2 表达与病情相关，后期和病情进展时表达明显上调。由此可见，抗凋亡信号与促凋亡信号通路的平衡在 MDS 发病和恶性转变中起到重要作用。

B. 染色体异常与 MDS：研究证明染色体基因组区异常导致的对损伤易感在 MDS 发病中起到重要作用。原发性 MDS 患者在确诊时非随机细胞遗传学异常发生率为 40%～60%，且随着病程的进展可高达 80%。染色体异常是造血干、祖细胞异常的直接证据。染色体异常在早期 MDS 发生率相对较低（15%～30%），而且多为单一异常；在晚期 MDS 发生率升高，为 45%～60%，而且复杂性异常（≥3）明显增加。在某些患者中，随着病情发展可观察到异常克隆增大或出现新的异常，反映出病程演变是一个多步骤的顺序过程。MDS 发病后期临床进展迅速，骨髓原始细胞数明显增加，染色体核型异常比例进一步升高。尽管 MDS 发病时染色体异常表现为结构和数量两方面的改变，但是与 AML 相比，MDS 最常合并的原发性核型异常是染色体缺失。迄今报告的 MDS 染色体异常主要有 17p 异常、11q23 异常、-Y、-7、+8、5q⁻、7q⁻、12p⁻ 和 20q⁻。但上述染色体异常核型不是 MDS 特异的，在 AML 和其他髓系恶性疾病中也有发生。近来有研究发现，高频率的第 3 号染色体倒位 [inv（3）] 在 MDS 患者中所占百分比明显高于其他血液病患者，推断该类罕见基因突变 [inv（3）] 与 MDS 相关，极有可能为本病发生发展的危险因素。MDS 患者的染色体异常也定位了特定基因组损伤部位，提示该部位基因的激活或失活在 MDS 发病或病情演进中有重要作用。例如，在多数 MDS 患者中发现伴嗜酸性粒细胞增多和 5q33—q55 细胞遗传学异常，常伴有血小板衍生生长因子 -β 基因重排。上述研究表明，髓系克隆性血液病的表型存在明显的异质性。

C. 基因突变与 MDS：MDS 的发生和演变是一个多步骤、多基因的病理过程，基因突变、基因表达调控异常及表观遗传学改变在 MDS 发病机制中起着关键性作用。随着单核苷酸多态性微阵列分析（SNP array）和高通量测序技术（NGS sequencing）的应用，已发现多个 MDS 发病相关的重现性基因异常，为 MDS 发病机制研究提供了重要信息（表 3-5）。

表 3-5　MDS 相关基因突变

基因	突变率（%）	基因功能	预后
SF3B1	15～30	剪接因子	预后良好
TET2	15～25	DNA 去甲基化	中性
ASXL1	10～20	组蛋白修饰	预后不良
RUNX1	5～15	转录因子	预后不良
TP53	5～10	转录因子	预后不良
DNMT3A	5～10	DNA 甲基化	预后不良
N-Ras，K-Ras	5-10	信号转导	预后不良（低危）
SRSF2	5～10	剪接因子	预后不良
U2AF1	5～10	剪接因子	预后不良（低危）
BCOR-L1	5～6	转录抑制因子	预后不良
ZRSR2	5	剪接因子	中性
EZH2	3～7	组蛋白修饰	预后不良
ETV6	3	转录因子	预后不良
JAK2	3～4	信号转导	预后良好
IDH1，IDH2	4～5	DNA 去甲基化 组蛋白修饰	预后不良
UTX	1～2	组蛋白修饰	预后不良

资料来源：Lancet. 2014. 383：2239-2252。

Ras 原癌基因家族成员编码三磷酸鸟嘌呤核苷蛋白，其功能是调节细胞生长、分化和凋亡过程中不同信号通路的分子开关。不同亚型的 MDS 患者中 Ras 的突变率介于 3%～33%，特别是在 CMLL 亚型中最为常见。大量研究发现，Ras 基因突变与 MDS 预后密切相关，发生 Ras 突变的 MDS 患者预后较差，且易发展成 AML。Fms 原癌基因编码酪氨酸激酶受体。Fms 基因编码定位于巨噬细胞表面的集落刺激因子 1（CSF-1）受体，其与配体结合通过一系列寡聚化及转磷酸化作用激活受体激酶，促进细胞的生长、增殖和分化。突变后的 Fms 基因表达产物具有非配体依赖性的酪氨酸激酶活性，与骨髓恶性肿瘤转变倾向有关。研究发现 20% 左右的 MDS 患者有 Fms 基因突变。

p53 是一种抑癌基因，其编码的 P53 蛋白能通过激活不同保护性途径，如诱导细胞凋亡、细胞周期阻滞和 DNA 修复等，对细胞应激产生反应。原发性 MDS 患者的 *p53* 基因突变的发生率介于 5%～20%。发生 *p53* 基因突变的病例不仅对化疗反应性差，而且向 AML 进展快，生存期缩短。MDS 患者中的 *p53* 突变与 5 号染色体异常紧密相关，具有 *p53* 突变的患者中 90% 都有单一的 5q$^-$ 或 -5/5q$^-$ 异常。*WT1* 基因是抑癌基因之一，其编码锌指蛋白转录因子。现已证明，*WT1* 表达上调主要见于高危组 MDS 患者，且 *WT1* 表达水平与病情进展密切相关。

RUNX1 编码异二聚体转录因子，其为人类核心结合因子（CBF）2 个构成亚基之一。RUNX1 蛋白包含一个进化高度保守的 N 端区域（Runt 区），负责 CBFβ 亚基的异源二聚化及与 DNA 结合，其 C 端的反式激活因子区域招募其他联合作用的转录因子。在 10%～20% 的 MDS 患者中可检出 *RUNX1* 突变，其突变常为单等位基因型，发生于 RUNX1 蛋白的 C 端，可导致基因的单倍剂量不足。*RUNX1* 突变常发生于治疗相关的 MDS 和高危 MDS 患者中，与 -7/7q$^-$ 相关，并提示预后不良。

近来研究证明由剪接突变引起剪接体功能障碍已成为 MDS 转化为白血病的重要途径之一。剪接体复合物蛋白编码基因突变与 MDS 的发病机制密切相关，其中影响剪接最频繁的突变基因为 *U2AF1*、*ZRSR2*、*SRSF2* 及 *SF3B1*。Papaemmanuil 等报道，在低危型 MDS 检测到剪接因子 *SF3B1* 基因的突变，其突变率在有环形铁粒幼红细胞的 MDS 患者中大于 70%，并且 *SF3B1* 的单倍剂量不足在 MDS 发病中也起到一定作用。另一种剪接体基因 *PRPF8* 与 *SF3B1* 的基因功能相似，其突变与环形铁粒幼红细胞的出现密切相关，说明 *SF3B1* 和 *PRPF8* 可能调控相同的信号通路。MDS 患者 *PRPF8* 异常时，原始细胞中的 RNA 序列表现出许多基因转录异常的剪接，包括参与造血和线粒体中铁代谢途径相关的基因，但是 *PRPF8* 的缺失会导致 MDS 患者病情加重。

SF3B1、*SRSF2*、*U2AF1* 基因的突变形式为错义、无义和移码突变。大多数剪接体基因突变的本质是基因功能获得性或改变性突变并导致新表型的出现。在 MDS 中剪接体基因的突变与临床类型相关，如大多数发生 *SF3B1* 突变的 MDS 患者是 RARS、RCMD 和 RS；*SRSF2* 和 *ZRSR2* 突变均可引起中性粒细胞减少；*SRSF2* 突变还可以引起血小板减少，并且与慢性粒细胞白血病的发生密切相关。此外，MDS 中剪接体基因突变与表观遗传修饰突变同时出现，*SRSF2* 和 *ZRSR2* 突变的同时携带 DNA 甲基化修饰突变；*SF3B1* 突变与甲基化转移酶 *DNMT3A* 突变同时出现。

D. 表观遗传修饰改变：表观遗传学改变是机体外部环境不断作用于机体内部遗传物质的结果，是连接机体的基因型和表现型的桥梁。在全基因组范围内的表观基因学信息的总和称为表观基因组，它是比基因组更高层面上的生命信息。例如，在表观基因中的 H3K4me1、H3K4me3、H3K36me3 和 H3K/H4Kace 使染色质开放、基因转录活化；H3K9me2、H3K9me3 和 H3K27me3 使染色质闭锁、基因转录受抑制。其中 H3K4me1、H3K4me3、H3K27me3 的"双价修饰"是维持干细胞特性的关键表观遗传学标志，最近又发现 H3K27me3 与 H3K27ace 间的转换是决定干细胞特性和命运的关键标志。因此，表观遗传学机制被看做认识人类复杂性状和复杂疾病病因的总纲。

已有多项研究报道，MDS 及其转化的 AML 具有独特的表观遗传学改变态势（例如

DNA 甲基化），并认为畸态的 DNA 甲基化是向 AML 转化的重要事件。近年来的研究在大量 MDS 患者中发现多种基因突变均能通过表观遗传学机制而影响下游基因的转录活性。参与 DNA 甲基化的调节基因（*DNMT3a*、*TET2* 和 *IDH1/2*）和组蛋白功能修饰基因（*EZH2*、*ASXL1* 和 *UTX*）的突变在 MDS 中最为常见。在 MDS 和骨髓增殖性肿瘤（MPN）患者中，*TET2* 基因在 MDS 中突变率最高，其突变后可能阻碍 DNA 去甲基化过程，从而因过度甲基化导致髓系肿瘤的发生。*IDH1/2* 可通过代谢产生的 α-酮戊二酸调节 TET2 的活性，其突变发生在 5%～10% 的 MDS 患者中，治疗效果较差。*IDH1/2* 和 *TET2* 的突变互相排斥，且 *IDH* 突变可抑制 *TET2* 的催化活性；并且 *IDH2* 的突变和 *TET2* 表达的减少会破坏造血干细胞的分化能力，导致原始细胞增多，说明 *IDH2* 和 *TET2* 异常是疾病发生的早期事件。DNMT3a 不但使基因启动子区域高甲基化，而且与 HMT、HDAC 和 DNMT3L 共同组成复合物，形成 H3K9me3 和组蛋白去乙酰化而使基因沉默。*EZH2* 基因编码的蛋白是染色质构型的修饰蛋白，与 SUZ12 和 EED 同是 PRC2（polycomb repressive complex 2）的组成部分，能使组蛋白 H3 甲基化成 H3K27me1、2、3 而抑制基因转录，且往往与其他许多基因（如 *TET2*、*ASXL1*、*CBL*、*CEBPA*、*RUNX1*、*FLT3* 和 *NRAS*）的突变相关，预示 MDS 预后不良。而 UTX 是 H3K27me3 的去甲基化酶，在许多肿瘤中突变或表达降低。Bim1 是已知的预测 MDS 向 AML 恶性转化的不良分子指标，它作为多梳蛋白家族（PcG）的重要成员，是构成 PRC1 蛋白的主要成分，对于将髓系祖细胞基因表达重编程，使之转化为 LSC，并保持其自我更新能力发挥着关键作用。它与 *HOX* 基因协同作用抑制 p16^{INK4}/Arf 的功能，维持 HSC 或 LSC 细胞的干性。

总之，上述各种由关键基因突变导致的表观修饰异常改变能够逐步影响正常造血干、祖细胞的基因表达态势，使其向 MDS 异常干细胞转化，并最终转化成为 LSC。

MDS 的确切发病率尚不明晰，其发病率随年龄增长而增加。MDS 半数以上起病隐匿，常有乏力、虚弱、运动耐力下降、心绞痛、头晕、不适感等，均与贫血有关。贫血约占 MDS 病例的 60%，出血约占 20%，感染约占 39%，低中度发热占 10%～15%。感染以呼吸道及皮肤感染为常见，感染约发生除了因为中性粒细胞减少外，还与中性粒细胞的趋化性及杀伤能力受损有关。肝大占 10%～40%，脾大占 5%～30%，淋巴结肿大约占 1/3。25% 的 CMML 表现为脾脏巨大，并常伴肝大、淋巴结肿大及皮肤结节性白血病细胞浸润，单核细胞数量高，进展期还可出现胸水、心包积液及腹水，但抗白血病治疗后常能恢复。MDS 病例少见体重减轻，也很少有胸骨压痛。部分病例出现髓外病变，如多发于皮肤、淋巴结等部位的粒细胞肉瘤等，约半数病例出现在转化成 AML 前数月，以 CMML 居多。部分 MDS 患者病程中可并发自身免疫疾病。另有报道部分 MDS 病例合并结缔组织病，但与 MDS 发病的关系尚不明确。MDS 患者少见皮肤表现，但当急性发热性中性粒细胞增多性皮肤病和粒细胞肉瘤在 MDS 病程中出现时，常提示向急性白血病转化。MDS 患者亦有免疫系统异常，主要为淋巴细胞减少和 NK 细胞数量下降，免疫球蛋白的生成减少。自身抗体、抗血小板抗体、红细胞自身抗体和抗球蛋白试验阳性也可见于各种 MDS 病例，但同时伴有淋巴系统肿瘤或浆细胞肿瘤罕见。

骨髓涂片中红细胞系、中性粒细胞系或巨核细胞系中发育异常的细胞比例 ≥ 10% 是 MDS 的确定诊断标准之一，WHO 2008 诊断标准对血细胞发育异常的形态学特征进行了具体描述，但由于不同的形态学分析者对原始粒细胞和有核红细胞巨幼样变掌握的标准不同，诊断一致率不足 80%。为了进一步规范粒细胞发育异常的形态学诊断，最近国际 MDS 形态学工作组对粒细胞发育异常定义做了以下主要修订：将"小或异常大的中性粒细胞"改为"巨大分叶核中性粒细胞"，且应至少达正常分叶核中性粒细胞大小的 2 倍；将"胞质颗粒减少或无颗粒"定义为"胞质颗粒至少减少至正常细胞的 2/3"；定义"胞核棒槌小体（4 个以上，非性染色体相关的）"、"异常染色质凝集（大块状，有清亮区分隔）"和"非假性 Pelger 样核异常的其他核发育异常"。

全基因组或靶向基因测序研究揭示 MDS 的受累基因约 60 个，2015 年版 NCCN 指南已将基因突变检测作为 MDS 的推荐诊断方法。近年来通过骨髓细胞流式细胞术检查进行 MDS 诊断也有了长足的进展，新近相继提出了 2 个积分系统：Ogata MFC-score 和 the RED-score，联合这 2 个积分系统对 MDS 诊断的敏感性和特异性分别为 87.9% 和 88.9%。

MDS 的治疗需按患者临床特点、不同预后亚组、年龄和体能选择适当的治疗方案。有关 MDS 的分类和预后积分系统近年来取得了一定的进展，从而使药物治疗与方案设计获得了一定的改善。按 MDS 国际预后积分系统（IPSS）的分类，可将 MDS 划分成 4 种不同亚型，即低危、中危 -1（INT-1）、中危 -2（INT-2）和高危型。新的预后积分系统——IPSS-R，是由 IPSS 演变而来的，通过权衡各风险因子对疾病风险的影响来评分。IPSS-R 给予细胞遗传学更高的权重。该积分系统计算起来相对复杂，但对 MDS 患者有了更加细化的风险分层。WHO 预后积分系统（WPSS）将红细胞输注依赖性亦作为低危亚型的一种负性预后因子，认为这可能与铁过载的影响有关，或与输血需求增高而加剧了骨髓功能障碍有关。与原发性 MDS 相比，治疗相关性 MDS 普遍预后较差，可能与后者的预后不良型细胞遗传学异常发生率较高有关。

目前有 5 种药物陆续经美国 FDA 批准上市，用于治疗 MDS，分别是 5- 氮（杂）胞苷（5-AZGR）、5- 氮 -2′- 脱氧胞苷（地西泰平）、来利度胺、治疗铁过载的"地拉罗司"和 2013 年获批的 Telintra（ezatiostat HCl）。

低危 MDS 是指 IPSS 的低危和 INT-1 型患者。治疗的目的主要是改善血细胞减少症。来那度胺是沙利度胺类似物，是一种血管生成抑制剂和免疫调节剂，在 5q$^-$ 染色体异常的低危 MDS 患者中有较好疗效。在非 5q$^-$ 的 MDS 患者中，应用 ESA（红细胞生成素刺激因子）治疗贫血，大多数在 8～12 周开始起效，中位有效持续时间约 2 年。来那度胺也可用于治疗不伴 5q$^-$ 的较低危 MDS 患者，研究显示 26% 的患者脱离输血，脱离输血的中位持续时间为 41 周。血小板受体激动剂（romiplostin）亦可用于治疗 MDS 相关血小板减少。

在较高危 MDS 中，去甲基化药物（HMA）氮杂胞苷和地西他滨为标准治疗。现已证实 HMA 治疗可延缓 MDS 进展为 AML，并能改善中位无进展生存期。而 HSCT 仍然是唯一可治愈 MDS 的方案，更多地使用可替代的移植物来源（例如半相合供体），在年龄大的或病情较重的患者中使用非清髓性或降低强度的预处理方案，都可能会提高 HSCT 的适用性。

以输血为主的支持治疗是改善贫血的主要措施，也是 MDS 的基础治疗。美国国家综合癌症网络（NCCN）《MDS治疗指南》等权威指南均强调，对具有贫血症状的MDS患者进行任何治疗，均需要将输血作为辅助治疗手段。但输血和MDS本身继发的铁过载会导致多器官损伤并影响患者的生存期。地拉罗司治疗不仅能够有效清除体内蓄积的铁，还能够改善患者的造血功能和生存期。Telintra是一种新型谷胱甘肽S-转移酶P1-1（glutathione S-transferase P1-1，GSTP1-1）抑制剂，能够可逆性抑制GSTP1-1，激活Jun激酶（JNK），该酶是血液前体细胞生长及分化的关键调节子。目前Telintra主要用于治疗具有中性粒细胞减少、血小板减少等表征的低危型MDS。

在标准方案治疗下，有些分子遗传学改变可预示疗效。目前已发现多种获得性体细胞突变对MDS的治疗和预后都具有一定的提示意义。*SF3B1*突变在较低危MDS中常见，是预后良好的指标；*TET2*和*DNMT3a*可能预示去甲基化治疗有效；*TP53*与去甲基化治疗无效或总生存期短有关；一些单独的突变可能预示预后不良，且独立于IPSS积分水平；而多重突变也与预后不良有关。突变对危险分层有重要意义，不过还有待于将来进一步证实。

（三）营养性贫血

营养性贫血是指因机体造血所需的营养物质，如铁、叶酸、维生素B_{12}等相对或绝对减少而导致的贫血，主要包括铁缺乏导致的缺铁性贫血和叶酸及维生素B_{12}缺乏性的巨幼细胞贫血。

1. 缺铁性贫血

（1）概述：铁缺乏症是指机体对铁的需求与供给失衡，导致体内储存铁被耗竭（iron depletion，ID），继之红细胞内铁缺乏（iron deficient erythropoiesis，IDE）并最终进展至缺铁性贫血（iron deficient anemia，IDA）。因此，缺铁性贫血是机体铁缺乏的最末阶段，血红蛋白合成减少引起的小细胞低色素贫血。其病理生理特点是骨髓、肝、脾及其他单核/巨噬细胞组织器官中储存铁减少，血清铁蛋白浓度、血清铁和血清转铁蛋白饱和度降低，外周血呈小细胞低色素性贫血。缺铁性贫血是世界范围内最多见的营养性贫血。由于经济情况和营养卫生状况差异，发展中国家的缺铁性贫血发病率显著高于发达国家。IDA可发生于各年龄段，但婴幼儿、儿童和育龄女性、妊娠女性是高发人群。

（2）发病机制：铁是机体内必需的微量元素，在体内除主要参与血红蛋白的合成及氧的运输外，还参与其他一些生物化学过程，包括线粒体的电子传递、儿茶酚胺代谢及DNA合成等。此外，约半数参加三羧酸循环的酶和辅酶均含有铁或需铁存在。机体在正常生理状态下，铁的吸收和代谢保持动态平衡，而且机体有一定量的铁以铁蛋白和含铁血黄素的形式存储在肝、脾和骨髓的单核/巨噬细胞内。因此，短暂性铁缺乏和铁丢失增加不会造成缺铁性贫血。但是在机体出现异常时，如铁摄入量不足、铁吸收障碍和铁丢失量过多时，易导致IDA。

经小肠吸收的食物铁或衰老红细胞破坏释放的铁，经转铁蛋白运送至幼红细胞及储铁组织，在线粒体内与原卟啉结合形成血红素，后者再与珠蛋白结合形成血红蛋白。当儿童处于生长期或婴幼儿处于哺乳期时需铁量较高，如不能及时补充含铁量较高的膳食，则易造成铁缺乏。此外，青少年儿童由于偏食等不良饮食习惯易造成铁缺乏；

处于妊娠期和哺乳期的女性需铁量增加，但胃肠系统功能紊乱，摄入铁量不足，也易引起铁缺乏。

对于胃肠功能紊乱者，如因胃大部分切除造成胃肠道解剖结构改变而引起的铁吸收障碍，以及长期严重腹泻、慢性肠炎和克罗恩病等造成的铁吸收障碍，往往易发生铁缺乏并导致IDA，且往往伴有其他营养性贫血。

虽然正常生理状态下短暂性铁丢失不会导致严重铁缺乏，但是当发生慢性长期铁丢失且未根治时，易造成IDA。慢性胃肠道失血是成年男性发生IDA的主要诱因，而经期血量过多则是女性经期IDA的主要诱因。此外，由原发性肺含铁血黄素沉着症和肺出血-肾炎综合征引起的咯血和肺泡出血，也会造成长期慢性铁丢失，导致IDA。而阵发性睡眠性血红蛋白尿及遗传性出血性毛细血管扩张症等疾病也会导致IDA。

IDA患者临床可见发生缺铁引起的原发性疾病、贫血症状及组织细胞中含铁酶活性降低引起的代谢紊乱表现。铁缺乏时还会导致多种组织细胞中含铁酶和铁依赖性酶活性下降，可引起一系列非血液学改变，主要表现为：儿童生长发育迟缓或行为异常、烦躁易怒、注意力不集中等。异食癖是IDA的特殊表现，也可能是铁缺乏的诱因，患者常控制不住地进食非食物性物质，如冰、黏土、淀粉等，予以铁剂治疗后症状可消失。

目前IDA的诊断主要依据血液中的分子标志物，其中血浆可溶性转铁蛋白受体（sTfR）的测定，能够敏感而准确地反映铁缺乏。血液中用来衡量贫血的主要指标有血红蛋白含量、血细胞比容、红细胞计数、血清铁蛋白浓度、血清铁和总铁结合力、血清转铁蛋白饱和度（TfS）、可溶性转铁蛋白受体（sTfR）和可溶性转铁蛋白受体与铁蛋白比率（sTfR-F index）等。此外，虽然小细胞低色素性贫血是缺铁性贫血的形态学表现，但该形态也可见于其他疾病，如铁粒幼细胞性贫血、地中海贫血、慢性病贫血、先天性转铁蛋白缺乏症等，在诊断时需注意鉴别。

IDA的治疗以针对铁缺乏病因治疗和补充铁剂为主，只有在发生重度贫血的情况下，给予输血支持治疗。在IDA治疗中，应尽可能去除导致缺铁的病因，比如改变偏食习惯或补充含铁较多的膳食等。单纯的铁剂补充只能使血象恢复，不能彻底治疗贫血。铁剂的补充以口服硫酸亚铁和葡萄糖亚铁为主。而当患者对口服铁剂不能耐受，不能吸收或失血速度快须及时补充者，可改用铁剂注射治疗，但须注意铁剂注射毒性反应较大，需密切观察。

2. 巨幼细胞贫血

（1）概述：巨幼细胞贫血（megaloblastic anemia，MA）主要系体内缺乏维生素B_{12}或叶酸引起的DNA合成障碍所致的贫血，亦可因遗传性或药物等获得性DNA合成障碍引起。其特点是细胞核发育障碍、细胞分裂减慢、细胞核与胞质的发育及成熟不同步。细胞体积增大，发生形态和功能均异常的巨幼改变。外周血呈大细胞性贫血，骨髓中红系、粒系和巨核系细胞均可发生巨幼变，分化成熟异常，在骨髓中过早死亡，导致无效造血和全血细胞减少。除造血细胞外，在更新较快的细胞中，如胃肠道上皮细胞中也存在类似的改变，故在临床上也常伴发胃肠道症状。维生素B_{12}还参与神经组织的代谢，缺乏时亦可造成神经髓鞘合成障碍，从而导致脱髓鞘病变、轴突变性，最后可导致神经元死亡，表现出神经系统症状。国内由叶酸缺乏所致的巨幼细胞贫血散发于各地，多与膳食质量不佳、偏食或烹调时间过长有关。维生素 B_{12} 的缺乏可见于素食者，发达国家恶性贫血为维生素 B_{12} 缺乏的主要疾病。

（2）发病机制：叶酸由蝶啶、对氨基苯甲酸及 L-谷氨酸组成，属 B 族维生素，富含于新鲜水果、蔬菜、肉类食品中。食物中多聚谷氨酸型叶酸经肠黏膜细胞产生的解聚酶作用，转变为单谷氨酸或双谷氨酸型叶酸后进入小肠黏膜上皮细胞，再经叶酸还原酶催化还原为二氢叶酸（FH_2）和四氢叶酸（FH_4），后者再转变为有生理活性的 N_5-甲基四氢叶酸（N_5-FH_4）。血浆中 N_5-FH_4 与白蛋白结合后转运到组织细胞，经叶酸受体介导进入细胞，在维生素 B_{12} 依赖性甲硫氨酸合成酶的作用下转变为 FH_4，一方面为 DNA 合成提供一碳基团如甲基、甲烯基和甲酰基等；另一方面，FH_4 经多聚谷氨酸叶酸合成酶的作用再转变为多聚谷氨酸型叶酸，在细胞内起到辅酶作用。N_5-FH_4 脱去甲基后与多个谷氨酸聚合形成多聚谷氨酸型 FH_4，再转变为 N_5,N_{10}-甲烯基 FH_4，供应甲基参与 DNA 合成。

维生素 B_{12} 由咕啉环、钴原子和一个核苷酸组成，亦属于水溶性 B 族维生素。维生素 B_{12} 主要来源于动物肝、肾、肉、鱼、蛋及乳类食品，在人体内以甲基钴胺素形式存在于血浆，以 5-脱氧腺苷钴胺素形式存于肝及其他组织。食物中的维生素 B_{12} 与蛋白结合，经胃酸和胃蛋白酶消化，与蛋白分离，再与胃黏膜壁细胞合成的 R 蛋白结合形成复合物（R-B_{12}）。R-B_{12} 进入十二指肠经胰蛋白酶作用，R 蛋白被降解。两分子维生素 B_{12} 又与同样来自胃黏膜上皮细胞的内因子（intrinsic factor，IF）结合形成 IF-B_{12} 复合物。IF 保护维生素 B_{12} 不受胃肠道消化酶破坏，到达回肠末端与该处肠黏膜上皮细胞刷状缘的 IF-B_{12} 受体结合并进入肠上皮细胞，继而经门静脉入肝。

血浆中有 3 种维生素 B_{12} 结合蛋白：钴胺素传递蛋白Ⅰ（TCⅠ）、钴胺素传递蛋白Ⅱ（TCⅡ）、钴胺素传递蛋白Ⅲ（TCⅢ）。TCⅠ和 TCⅢ结合绝大部分维生素 B_{12}，供贮存维生素 B_{12} 用。TCⅡ结合甲基钴胺素运送到各处组织细胞，与细胞表面 TCⅡ-B_{12} 复合物的受体结合并进入细胞内。在细胞内 TCⅡ被降解，还原成甲基钴胺素或 5-脱氧腺苷钴胺素。甲基钴胺素是甲硫氨酸合成酶的辅酶，高半胱氨酸在此酶作用下，接受 N_5-FH_4 的甲基形成甲硫氨酸。甲硫氨酸活化后形成 S-腺苷甲硫氨酸（S-adenosylmethionine，SAM）。SAM 是细胞内重要的甲基供体之一。5-脱氧腺苷钴胺素是 L-甲基丙二酰-CoA 变位酶的辅酶，它催化 L-甲基丙二酰-CoA 形成琥珀酰-CoA 后进入三羧酸循环。

叶酸的各种活性形式，包括 N_5-甲基 FH_4 和 N_5, N_{10}-甲烯基 FH_4 作为辅酶为 DNA 合成提供一碳基团。胸苷酸合成酶催化 dUMP 甲基化形成 dTMP，继而形成 dTTP。叶酸缺乏时，dUMP 向 dTMP 转化受阻，dTTP 被 dUTP 取代。机体为修复异常 DNA 而启动新 DNA 片段合成。由于叶酸缺乏，新生成的 DNA 片段中 dTTP 仍为 dUTP 取代，此类异常 DNA 被识别后再次启动 DNA 修复，如此循环往复，造成 DNA 复制的起点多，新合成的小片段不能连接成子链，形成多处单链 DNA，在重新螺旋化时易受机械损伤及破坏，进而导致染色体断裂、染色质疏松和断裂等异常改变。细胞核发育停滞，但细胞质正常发育成熟，造成细胞体积增大，形成细胞体积变大的巨幼型改变。骨髓中红系、粒系和巨核系细胞均可发生巨幼变，分化成熟异常，在骨髓中过早死亡，导致无效造血和全血细胞减少。DNA 合成障碍也累及黏膜上皮组织，影响口腔和胃肠道功能。维生素 B_{12} 缺乏导致甲硫氨酸合成酶催化高半胱氨酸转变为甲硫氨酸障碍，因为该反应由 N_5-FH_4 提供甲基。因此，N_5-FH_4 转化为甲基 FH_4 障碍，继而引起 N_5，N_{10}-甲烯基 FH_4 合成减少。后者是 dUMP 形成 dTTP 的甲基供体，故 dTTP 合成和 DNA 合成障碍。维生素 B_{12} 缺乏还可引起神经精神异常。其机制与两个维生素 B_{12} 依赖性酶（L-甲基丙二酰-CoA 变位酶和甲硫氨酸合成酶）的催化反应发生障碍有关。前者催化反应障碍导致神经髓鞘合成障碍，并有奇数碳链脂肪酸或支链脂肪酸掺入髓鞘中；后者催化反应障碍引起神经细胞甲基化反应受损。

叶酸缺乏性巨幼细胞贫血发生时，骨髓红系造血祖细胞形成 BFU-E、CFU-E 及 CFU-MK 的数量较正常情况下明显增多，而这些造血祖细胞在分化发育到晚期的过程中大部分遭到破坏，出现严重的无效造血现象。叶酸缺乏型的巨幼变细胞的染色质异常改变，能够导致细胞增殖受阻，而当发生广泛的 DNA 断裂时，则会触发凋亡机制，导致细胞凋亡。上述增殖受阻和凋亡增加与贫血的发生亦有密切联系。

MA 起病缓慢，特别是维生素 B_{12} 缺乏者，常需数月。而叶酸由于体内贮存少，缺乏时发病较快。临床表现为中至重度贫血。除一般贫血症状，如为乏力、头晕、活动后气短和心悸外，严重贫血者可出现轻度黄疸。重者全血细胞减少，反复感染和出血。维生素 B_{12} 缺乏特别是恶性贫血的患者中，常见神经系统症状，主要因脊髓后索、侧索和周围神经受损所致。表现为乏力、手足对称性麻木、感觉障碍、下肢步态不稳、行走困难。幼儿和老年患者常表现为脑神经受损的精神异常、无欲、抑郁、嗜睡和精神错乱。叶酸缺乏者有易怒、妄想等精神症状，机制未明。维生素 B_{12} 缺乏者有抑郁、失眠、记忆力下降、谵妄、幻觉、妄想甚至精神错乱、人格改变等。

上述三种症状在 MA 患者中可同时存在，也可单独发生。同时存在时其严重程度也可不一致。

MA 的诊断可根据病史及临床表现，如外周血呈大细胞性贫血、大多数红细胞呈大卵圆形，中性粒细胞核分叶过多时，考虑有 MA 的可能，如骨髓细胞呈现典型的巨幼型改变即可确定诊断为 MA。为进一步明确是叶酸缺乏还是维生素 B_{12} 缺乏，需检测血清及红细胞中含量。

当有造血系统肿瘤性疾病，如急性非淋巴细胞白血病 M6 型、红血病、骨髓增生异常综合征时，骨髓均可见幼红细胞巨幼样改变等病态造血现象，但叶酸、维生素 B_{12} 水平不低，且补充无效。或当有红细胞自身抗体的疾病，如温抗体型自身免疫性溶血性贫血、Evans 综合征等发生时，因不同阶段的红细胞有抗体附着，MCV 变大，又有间接胆红素增高，少数患者尚合并内因子抗体，故极易与单纯叶酸、维生素 B_{12} 缺乏引起的 MA 混淆，需注意鉴别诊断。

针对有原发病（如胃肠道疾病、自身免疫病等）的 MA 患者的治疗，应积极治疗原发病；用药后继发的 MA，应酌情停药。针对叶酸缺乏型 MA 患者，须补充叶酸，以口服叶酸为主；如同时有维生素 B_{12} 缺乏，则需同时注射维生素 B_{12}，否则可加重神经系统损伤。

（陈鲤翔　竺晓凡　徐湘民　吕　湘　石莉红　安秀丽）

第四节 红细胞增多症

红细胞增多症（polycythemia）是指单位体积的外周血中红细胞数量、血红蛋白和红细胞容量高于正常。红细胞增多症是一组症状，依其病因可分为真性红细胞增多症和继发性红细胞增多症。

一、真性红细胞增多症

（一）概述

真性红细胞增多症（polycythemia vera，PV）是一种起源于骨髓造血干细胞的克隆性增殖性疾病。尽管病理上常常表现为骨髓红系、粒系和巨核系三系增生，但是其临床上多表现为红细胞数量及容量显著增多，伴中性粒细胞及血小板增多为特征，常伴脾大。PV 发病隐匿，进展缓慢，晚期可发生恶性转化。

1892 年 Vaquez 等首次报道 PV，其后 Osler 等于 1903 年对 PV 的临床及实验室检查特点进行了较为详细的描述。1904 年 Turk 等首次提出 PV 早期即同时发生粒系和巨核系增生，1951 年 Dameshek 等依据临床病理学特征将 PV、原发性血小板增多症、原发性骨髓纤维化和慢性髓细胞白血病划归为慢性骨髓增殖性疾病。PV 的发病率为（0.5～1.0）/10 万，发病没有明显的国家和地区差异。可发生于各年龄段，但以中老年患者居多，随年龄增长发病率呈明显上升趋势。男性发病率略高于女性。

（二）发病分子机制

PV 的发病机制尚不完全清楚，但目前较一致的意见认为 PV 是一种克隆起源的造血干细胞疾病。健康人红细胞表达 A 型和 B 型两种 G-6-PD 同工酶，而 PV 患者的红细胞、粒细胞和血小板只表达 X 染色体编码的 A 型 G-6-PD，但其皮肤、淋巴细胞和骨髓成纤维细胞则正常表达两种 G-6-PD 同工酶，证明 PV 是来源于单个造血祖细胞的克隆性转化。利用 X 染色体的限制性片段长度多态性分析，证明 PV 患者的红细胞、粒细胞、单核细胞和血小板呈单克隆性 X 染色体失活；且 PV 患者临床常表现为红系、粒系和巨核系三系同时增生，随病情进展可转化为急性或慢性髓细胞白血病、原发性血小板增多症，严重者可转为急性或慢性淋巴细胞白血病，证明 PV 的病变发生在造血干细胞阶段。

在正常生理条件下，红细胞生成、分化、成熟受 EPO 的调控，EPO 与红系祖细胞上的 EPOR 结合后，激活下游信号通路，调节红系祖细胞的增殖和分化，使红细胞数量维持在一个动态平衡状态。缺氧或贫血条件可刺激 EPO 生成，在缺氧或贫血被纠正后，EPO 生成量即趋于正常。PV 虽是红细胞绝对值增多的疾病，但大量临床研究表明，PV 患者血清 EPO 水平并不增高，甚至低于正常。在体外培养体系中，PV 患者来源的 BFU-E 和 CFU-E 在没有外源性 EPO 存在的情况下依然能够形成红细胞集落，这种集落被称为自发的、不依赖于 EPO 的或内源性红细胞集落（endogenous erythroid colony，EEC）。EEC 是 PV 的重要标志，也是区分 PV 和继发性红细胞增多症的重要手段。进一步研究发现，PV 患者和健康人的 EPOR 表达及其与 EPO 的亲和力没有显著差异，且在 PV 患者中并未发现 EPOR 突变，而以 EPOR 抗体阻断也不能影响 EEC 形成，充分证明 PV 来源的红系祖细胞对 EPO 的体外异常应答并非依赖于 EPO/EPOR 通路。

多个研究组通过对 PV 患者 EPO/EPOR 信号通路下游分子的深入研究，相继发现 PV 患者中存在特异性的酪氨酸激酶 Janus 激酶 2（JAK2）突变，这是迄今为止 PV 发病机制研究中里程碑式的进展。JAK2 可以通过介导 EPO、血小板生成素、粒细胞-巨噬细胞集落刺激因子、IL-3、生长因子等多种细胞因子的信号转导，参与调控造血系统发育。2005 年 James 等发现 PV 患者的 *JAK2* 基因中存在一个高频点突变——*JAK2* V617F，即 *JAK2* 基因 14 号外显子的第 1849 位碱基由 G 突变为 T，导致位于 JH2 假激酶区的第 617 位缬氨酸为苯丙氨酸取代（V617F）。随后多个研究小组也陆续证实该发现。由于 JH2 区负性调节激酶区（JH1）的活性，当缬氨酸为分子量相对较大的苯丙氨酸取代后，JH2 空间结构不稳定，不能维持 JH2 结构域的正常折叠，失去对 JH1 的阻断和抑制作用，导致 JAK2 的持续活化。此时，在没有 EPO 或含量极低的情况下，突变的 JAK2 依旧可与受体结合，募集并磷酸化 STAT5 及下游其他激酶，活性明显增强，通过影响 Bcl-xL、EPOR 和 MPL 等促进细胞增殖并抑制凋亡。

对 PV 的大队列研究表明，约 40% 的患者存在染色体核型异常。多项研究表明在 PV 初诊时，核型异常的发生率为 15%～25%，常见的染色体核型异常有 del（20）、+8、+9，另外还有 dup（1q）、del（13q）、del（5q）等。+8 在异常核型中的比例为 20%，常单独出现，有时伴有 +9。+9 在异常核型中的比例为 16%～20%，有报道认为 +9 预示着 PV 急变概率的增加，尤其当 +9 和 dup（1q）同时存在时。随着并发症的出现及疾病的进展，异常核型的发生率增加，且有新的异常核型出现，在髓样化生期可有 70%～90% 的异常核型出现，而在转化为急性白血病时异常核型的发生率可达 90%～100%。Kralovies 等用荧光原位杂交及比较基因组杂交等方法发现 PV 患者存在染色体 9p 异常，用重组基因筛选法分析肝细胞中基因杂合体缺失（LOH）时发现，PV 患者染色体异常中 9pLOH 大约占 33%，这是迄今为止发现的最常见的 PV 染色体异常之一。但是至今仍未发现像 Ph 染色体之于慢性粒细胞白血病那样的 PV 特异性染色体异常。

PV 起病隐匿，大多数病例不能说明确切发病时间，无症状期可达数月至数年，常在血常规检查时发现。部分病例在出现血栓和出血症状后，经进一步检查方能确诊。PV 发病初期表现出的症状常为血液循环障碍和神经系统病变。神经系统症状主要是因红细胞数量增加、全血容量增多和血黏度升高而导致的血管扩张、血液流速缓慢和组织缺氧引起的。而由于血管扩张和充血、血管内膜损伤、组织缺氧及血小板异常，可表现有不同部位的出血，以皮肤瘀斑及牙龈出血为主，偶见咯血、呕血、便血和月经过多等，一般情况下出血量不大，手术后常渗血不止。此外，由于 PV 患者高血容量和高黏滞血症导致静脉血栓和血栓性静脉炎，约有 40% 发生血栓，可发生于周围动脉、脑动脉和冠状动脉，引起偏瘫和心肌梗死等严重后果。由于 PV 常伴发颗粒细胞和嗜碱性粒细胞增加，可导致体内组胺水平升高，引起消化性溃疡和皮肤瘙痒。由于骨髓细胞过度增殖引起的核酸代谢过高，可致血液尿酸水平升高，由此引起的尿路结石、肾绞痛和痛风性关节炎偶见报道。

1986 年国际 PV 研究组（PVSG）制定的诊断标准因其简便易行，且假阳性率低于 0.5%，较为可靠,成为目前应用最为广泛且时间最长的标准。该标准制定的条件分为 A、B 两类,主要依据红细胞容量、动脉血氧饱和度、脾大与否、血小板计数、白细胞计数、中性粒细胞碱性磷酸酶积分、血清维生素 B_{12} 等指标进行诊断。近年来,PV 发病机制的研究取得了长足的进展,发现 PV 患者血清 EPO 水平显著下降、体外培养能够形成 EEC 且出现细胞克隆性遗传学标志。在此基础上,为进一步明确 PV 的鉴别诊断,排除继发性和相对性红细胞增多症,WHO 于 2001 年提出了修订的 PV 诊断标准。此标准进一步细化了红细胞容量指标,并补充了骨髓细胞克隆性遗传学标志、EEC 形成和血清 EPO 水平等指标。近期研究发现,PV 患者中 *JAK2* V617F 突变率较高,应用等位基因特异 PCR 等技术观察其阳性率最高可达 97%,且有体外及动物实验充分证实该突变与 EEC 等密切相关,所以 *JAK2* 突变对 PV 有重要的诊断价值。

除了少数 allo-HSCT 移植报道,目前尚无治疗方案可根除异常克隆。因此,PV 的治疗以抑制骨髓红系细胞异常凋亡、降低血容量、减少血黏度、消除红细胞增多所致的各种症状和体征、减少血栓性栓塞及出血性并发症、提高生活质量并延长生存期为主要目的。主要治疗手段包括静脉放血、^{32}P、化学治疗、靶向治疗及多方案综合治疗。

静脉放血能够迅速降低红细胞数量、血细胞比容和血容量,快速改善症状。该方法简便、安全,疗效明确,适用于 PV 轻症患者和作为辅助治疗手段。能缓解与血容量及高黏滞度有关的症状,但不能改善肝脾大、皮肤瘙痒及痛风的症状,不能控制白细胞和血小板数量,仍可形成血栓,反复放血可引起缺铁,但禁用铁剂。

^{32}P 为放射性核素,能释放 β 射线,是一种选择性内照射方法,可选择性集中在骨髓分裂活跃的细胞中,抑制核分裂,达到抑制骨髓异常造血的目的。适用于症状明显、化学治疗无效、不愿意定期服药者,发病年龄在 70 岁以上或有出血和血栓形成者,可采取静脉放血和 ^{32}P 联合治疗方案。

化学治疗可有效抑制骨髓造血功能,达到控制三系血细胞过多生成的目的。常用化疗药物包括羟基脲、烷化剂和三尖杉酯碱类药物。该方法适用于血小板计数高、脾脏显著大、严重皮肤瘙痒、不宜放血治疗或需大量放血才能控制病程者。近年来有报道用基因重组干扰素治疗,皮肤瘙痒和脾大症状改善明显,在个别病例中甚至可抑制真性红细胞增多症的异常克隆。近年来国内外均有报道以针对 *JAK2* V617F 突变的靶向药物用于治疗 PV。以鲁索利替尼治疗 PV 的 II 期临床试验显示该药可以降低外周血白细胞计数、血小板计数和血细胞比容,缩小脾体积,并能降低 *JAK2* V617F 的负荷。埃洛替尼可有效抑制 *JAK2* V617F 突变阳性 PV 患者骨髓造血祖细胞在体外培养体系中的增殖、分化。

PV 晚期合并骨髓纤维化,患者常有巨脾、贫血、白细胞和血小板减少,处理十分困难。脾区放疗已证实无效。脾切除可取得暂时的缓解。重度贫血者常需定期输血,也可使用雄激素。缺铁时补充铁剂因可在短期内迅速增加红细胞而加重病情,故应慎重补铁。

二、继发性红细胞增多症

继发性红细胞增多症是因继发于其他疾病,引起的 EPO 分泌增加而导致的红细胞增多。其区分于 PV 的主要特点在于无 *JAK2* V617F 突变且血清 EPO 水平正常或升高。继发性红细胞增多症是非克隆性原因引起的红细胞增多，由于发病机制不同又可将其细分为以下三种。

（一）高原性红细胞增多症

1. 概述 Viault 等 1890 年首次报道了高原旅居者的红细胞增多。在海拔 4392m 的秘鲁安第斯山脉的矿工红细胞可达 8.0×10^{12}/L，而其本人在低海拔地带血象正常，在安第斯山脉高原时红细胞数显著增多；且在喜马拉雅山脉进行考察的队员的红细胞较在海平面时平均高 49%。

高原性红细胞增多症是以红细胞数量增多为特征的慢性高山病（chronic mountain sickness），由 Monge 于 1925 年首次命名。健康人由低海拔地带进入高海拔地带后，即可发生急性高山病，表现为乏力、头晕、头痛、缺氧、呕吐和失眠等症状，经过 4～8 天后即可逐渐适应，其后经长时间适应，红细胞数量逐渐增多，动脉血压下降，发生肺小泡通气不良，发展成为慢性高山病。高原性红细胞增多症是指在高原地带时红细胞数量和血细胞比容较同地区正常人群高的一种疾病。一般发生在海拔 3000m 以上的高原地区，患者血红蛋白 > 200g/L，红细胞数量 > 6.5×10^{12}/L，血细胞比容 > 65%。海拔 3500m 以上时，随海拔升高，高原性红细胞增多症发病率相应升高。高原地区人群发病率为 3.85%，世居人群为 1.07%，男性发病率显著高于女性，可发生于各年龄段。

2. 发病机制 高原性红细胞增多症的发病机制尚不清楚，推测在初次到高原地带时发生的红细胞增多是由于脾脏收缩将储存的红细胞释放至外周血引发的。移居高原地带后发生的红细胞增多与高原地区氧分压降低，氧气含量明显低于低海拔地带有关。在低氧环境中，红细胞的结构和生理功能相应发生变化。红细胞 2,3- 二磷酸甘油酸水平增加，可使动脉血氧饱和度降低，有利于向组织供氧；血浆及尿中 EPO 水平上升，促进网织红细胞生成，红细胞容量和血容量增加；骨髓中红细胞代偿性生成增加，以增加向组织供氧能力，维持机体正常生理功能。

但当红细胞增多超过一定程度时，可引起血容量增加、血浆容量相对减少、血液黏度增加、血液流速减慢，进而使得血液氧合作用减少，组织缺氧，心脏负担增加，发生病理性转变。慢性缺氧条件下，动脉血氧饱和度下降，又可刺激 EPO 水平应激性上调，诱使红细胞过度增生，上调红细胞内 2,3- 二磷酸甘油酸水平，使肺部摄氧困难，动脉血氧饱和度进一步下降，形成恶性循环，终致发病。

高原性红细胞增多症起病缓慢，患者常出现头痛、头晕、乏力，伴发心悸、气短、胸闷、失眠等，偶有少量鼻、牙龈出血。皮肤及黏膜呈红紫色，面颊有毛细血管扩张，血压升高，肝、脾正常。血红蛋白、红细胞数、血细胞比容均高于正常，网织红细胞增多。骨髓增生活跃，红系过度增生。红细胞内 2,3- 二磷酸甘油酸水平上升，血清 EPO 水平上升。

高原性红细胞增多症仅在高原地带（海拔高度 3000m 以上）发病，临床上有头痛、乏力、头晕等症状，实验室检查中血红蛋白 > 200g/L，红细胞数 > 6.5×10^{12}/L，血细胞比容 > 65%，排除真性红细胞增多症和其他心肺疾病等诱发因素，即可确诊。

本病症状在移居低海拔地带后即可全部消失，血象恢复正常。有报道用静脉放血治疗，可减轻症状，但无法治愈。也有报道以己烯雌酚治疗，因其可阻断 EPO/EPOR 通路激活，抑制红细胞生成和成熟。

（二）慢性心肺疾病引起的继发性红细胞增多

慢性心肺疾病如慢性阻塞性肺病、弥漫性肺浸润、多发性肺栓塞、慢性肺源性心脏病等患者由于循环血液通过肺部时氧化不充分，常继发红细胞增多症。肺换气不良综合征患者由于呼吸中枢影响周围肺泡通气不良，常有嗜睡、抽搐、发绀、周期性呼吸不良，50%以上的病例出现红细胞增多，其红细胞平均体积增加，红细胞平均血红蛋白浓度降低。

先天性心脏病，如肺动脉狭窄、大血管完全移位、法洛四联症等患者常出现继发性红细胞增多症。其发病是由于血液循环受阻，动脉血氧饱和度降低，氧张力降低，EPO生成应激性增加，进而刺激红细胞代偿性增多。患者表现为明显发绀、心肺功能紊乱，偶有脾大。红细胞容量及全血容量增加，总血浆容量减少。

由慢性心肺疾病引起的继发性红细胞增多，在原发病治愈后，相应的症状即消失。

（三）肿瘤引起的继发性红细胞增多

肿瘤可导致EPO生成异常，引起继发性红细胞增多。肿瘤组织EPO的mRNA表达显著上升，而在手术切除肿瘤组织后EPO水平相应下降，证实肿瘤与EPO异常生成有密切关系。有报道在肾上腺样瘤、肝癌、小脑成血管细胞瘤、肾癌、肾囊肿和子宫肌瘤中常伴发红细胞增多症，而在嗜铬细胞瘤、胃癌、肺癌、前列腺癌、卵巢癌、乳腺癌等肿瘤中也有报道伴发红细胞增多。

肾脏肿瘤及肾脏疾病引起的继发性红细胞增多较为多见。大多数研究认为肾脏肿瘤或囊肿可合成EPO或其前体，肿瘤组织附近正常组织由于受到赘生物挤压导致缺氧，EPO生成应激性上调，导致红细胞生成增加。在动物实验中也证实肾实质加压后可引起红细胞增多症。

由肿瘤引起的继发性红细胞增多症，在肿瘤切除后，相应症状即消失。

（安秀丽　陈鲤翔）

第五节　红细胞的治疗价值

一、红细胞输注

自1817年英国妇产科医生James Blundell首次利用输血成功抢救严重大出血的产妇后，输血已经成为临床医疗的重要手段。其后由于消毒法、抗凝剂的应用与输血器械的改进，特别是1990年奥地利Landsteiner发现了人类红细胞ABO血型后，安全输血得到了重要的保证。2个世纪以来，输血领域发生了翻天覆地的变化。从20世纪70年代起，由于基础医学和新技术的快速发展与广泛应用，临床输血也取得了重大进步，由成分输血逐步替代了全血输注，由替代输血发展为治疗性输血。进入20世纪90年代后，发达国家的成分输血比例已占临床用血的95%以上。

红细胞输注是成分输血的重要方式，通过增加循环红细胞来提高携氧能力并改善机体供氧，是常见的医学干预手段之一。下文将简要介绍红细胞输注的指南推荐及常见红细胞制品。

（一）红细胞输注指南推荐

目前，最佳红细胞输注血红蛋白浓度（Hb）的阈值仍未明确。尽管近年来已有多项指南陆续推出，但由于缺乏高质量循证证据，各国输注实践仍存在一定差异。美国血库协会（AABB）基于近年来关于红细胞输注的临床实验结果，于2016年对指南做出修正，建议遵循限制性输血策略，对住院血流动力学稳定的成人（包括危重症患者）：当Hb浓度≤70 g/L时，应考虑输注红细胞；对于骨科和心脏手术后及存在心血管疾病的患者，当Hb浓度≤80 g/L或出现贫血症状（如胸痛、直立性低血压或心动过速且对液体复苏无效或充血性心力衰竭）时，可考虑输注红细胞。AABB建议医生在制订输血计划时，除了考虑Hb浓度外，还应充分评估患者的整体状况（包括血红蛋白下降速率、血管内容量状态、呼吸窘迫程度、运动耐量、心源性胸痛和心动过速等）及其他可选择的治疗措施。AABB制定的指南更具有权威性，目前临床红细胞输注策略也多遵循AABB指南。我国输血实践主要遵循2000年卫生部颁布的《临床输血技术规范》。

（二）红细胞制品

1. 浓缩红细胞（concentrated red blood cell） 全血经离心去除血浆后剩余部分即为浓缩红细胞。浓缩红细胞制品中含有全血中的几乎全部红细胞，血浆可去除1/3～1/2甚至以上，血细胞比容为65%～80%。浓缩红细胞具有与全血同样的运氧能力的红细胞，而容量仅为全血的1/2或2/3，可避免或减少由血浆引起的发热和过敏反应，减少了血浆中钠、钾、氨、枸橼酸盐和乳酸等的含量，适用于各类贫血，特别是合并心、肝、肾疾病者。

2. 悬浮红细胞（suspended red blood cell） 也称红细胞悬液或添加剂红细胞，是目前临床上应用最多的一种红细胞制剂。全血经离心去除90%以上血浆后，再加入代血浆（羟乙基淀粉和葡萄糖）或晶体盐保存液（如氯化钠、腺嘌呤和葡萄糖等）红细胞添加液，制备成悬浮红细胞。它具有补充红细胞和扩充血容量的双重功能，并且能够降低红细胞黏稠度使得输注更为顺利。它的临床适应证和输注剂量与浓缩红细胞相同。

3. 少白细胞红细胞（leukocyte-reduced red blood cell） 由于多数输血发热反应是因为患者反复多次输血或妊娠使体内产生白细胞抗体，后者可使献血者血液中的白细胞凝集而发生严重的发热反应，其严重程度与输入的白细胞数和受血者体内抗体效价有关。采用不同速度离心法或特制的白细胞过滤器，按照不同需要去除白细胞，可制成少白细胞的红细胞制品。少白细胞红细胞制品中去除了绝大部分的白细胞，从而降低了由白细胞引起的免疫性输血反应和疾病传播。少白细胞红细胞制剂适用于各类需要红细胞输注的患者，尤其是已有白细胞抗体、骨髓移植和器官移植的患者。

4. 洗涤红细胞（washed red blood cell） 洗涤红细胞是在少白细胞红细胞的基础上以无菌生理盐水反复洗涤3遍以上制备而成的。经过洗涤的红细胞去除了80%以上的白细胞和 98% 以上的血浆蛋白，也去除了细胞碎屑、代谢产物、抗凝剂、乳酸盐、钾、氨和微聚物。由于去除了大部分的不必要组分，可明显减少输血反应。洗涤红细胞制剂可用于各类需要红细胞输注的患者，最常用于对血浆蛋白有严重过敏反应的患者，也适用于自身免疫性溶血贫血患者、阵发性睡眠型血红蛋白尿患者、高钾血症及肝肾功能障碍者等。由于该类制剂内基本不含抗 A 和抗 B 抗体，输注前可只做主侧配血。

5. 冷冻解冻去甘油红细胞（frozen thawed deglycerolized red blood cell） 为了长期保存红细胞，特别是稀有血型和自身血液的保存，可将红细胞进行冷冻保存。红细胞在加入甘油保护剂后在 -80℃或 -196℃ 低温条件下保存，最长保存期可达 10 年。使用前将冻存的红细胞在 37℃水浴中解冻，然后洗涤除去甘油，再用生理盐水重悬后即可用于输注。

6. 年轻红细胞（young red blood cell） 年轻红细胞是指网织红细胞及网织红细胞与成熟红细胞之间的红细胞。这类细胞体积较大，比重较小，在体内存活时间长。正常的成熟红细胞的半存活期一般为（34.8±5.4）天，而年轻红细胞的半存活期则为（45.2±8.2）天，所以应用年轻红细胞可明显延长输血间隔时间，减少输血次数和输血量。此外，由于红细胞在体内代谢破坏后会释放铁，长期反复输血会引起机体内铁蓄积，导致含铁血黄素沉着症及输血性血色病，而年轻红细胞的输注能有效降低铁蓄积，避免铁蓄积相关疾病的发生。年轻红细胞输注常用于重型地中海贫血或需长期输注红细胞的患者。

二、体外生成红细胞及其应用

虽然输血已是今天临床治疗中不可或缺的手段，血液供应的充足性和安全性仍是全球性重大问题。据 WHO 统计，每年全世界输血达 8500 万次以上，但目前血液制品主要来源于志愿者外周血捐献。在很多国家和地区，特别是在发展中国家，出现需求者和志愿捐献者之间严重的不平衡。另外，由志愿者捐献的血液制品存在着一些不安全因素，其中以通过血液途径传播的病原微生物及其代谢产物的污染最常见，需要花费大量的人力、物力进行检测和质量控制。

研究者尝试着利用脐带血、外周血、骨髓等来源的成体造血干细胞通过体外诱导分化产生各种功能性血细胞，包括红细胞。Douay 的研究团队通过体外诱导分化的方法，成功地将人脐带血 CD34$^+$ 造血干、祖细胞定向分化进而产生大量的成熟红细胞。这些人成体造血干细胞来源的红细胞可以在活体内存留并具有携氧释氧功能。然而由于供者的差异及成体造血干细胞体外增殖能力的限制，这种方法诱导产生的红细胞在扩增量上仍不能完全满足临床输血用量的需求。

（一）人类多能干细胞向功能成熟红细胞的体外诱导分化

人类多能干细胞（human pluripotent stem cell，hPSC）具有无限增殖的特性，主要包括人类胚胎干细胞（human embryonic stem cell，hESC）和诱导多能干细胞（induced pluripotent stem cell，iPSC），理论上可作为血细胞的无限潜在细胞来源。因两者均具有自我更新和体外无限增殖及多分化潜能的干细胞的共同特征，人类多能干细胞系的建立，有望开发新的细胞替代治疗而广泛应用于临床。将 hPSC 诱导分化为红细胞是该研究领域的热点之一并受到广泛的关注，必将极大地推动干细胞在输血医学研究领域的进程。

然而，体外诱导产生造血细胞的方法仍存在很多技术层面的问题。目前 hPSC 向成熟血细胞的体外诱导分化体系大致可分为两个阶段。首先是通过定向诱导分化的方法产生中胚层来源的造血－内皮祖细胞，包括成血血管干细胞和生血内皮细胞。这些较为原始的成血成内皮祖细胞进一步通过一系列特定的内皮－造血转化过程（endothelial hematopoietic transition，EHT）生成多能造血干、祖细胞（multipotential hematopoietic stem/progenitor cell，HSPC），在特定的诱导因子作用下，将 hPSC 来源的 HSPC 进一步定向诱导分化为某特定谱系的成熟血液细胞，如成熟红细胞。方法学上，体外由 hPSC 诱导产生 HSPC 的方法主要有形成拟胚体或与造血微环境基质细胞共培养，后者主要来源于初期造血发生组织的微环境如大动脉－性腺－中肾区域、胎肝、新生儿骨髓等。与形成 EB 结构相比，将 hPSC 与取自胎儿／新生儿造血微环境（又称造血龛）的基质细胞共培养产生造血细胞是一种更精确而有效的方法。通过这些诱导分化方法，可以在体外培养中从 hPSC 获得几乎所有的成熟血细胞，但产量和功能上仍和活体造血来源的血细胞有很大的差异。

世界上已有多个先进实验室建立了将 hPSC 诱导分化为红细胞的方法。Lu 等 2008 年报道了先将 hESC 形成 3.5 天 EB，然后添加 10 余种细胞因子来大量扩增血液血管祖细胞，再向红系细胞定向分化并扩增，最后与基质细胞（OP-9）共培养促进红细胞进一步成熟脱核的方法。在这种分化培养体系中经过 21 天，hESC 得到的红细胞可以扩增（2.2～4.2）×10^3 倍。与 OP-9 共培养 7 天后有 30%～65% 的细胞脱核率。但总体来说，该方法获得的红细胞成熟度较低，表达 β- 珠蛋白的细胞比例仅约 16%。2010 年，Lapillonne 等报道了将 hiPSC 细胞培养形成 EB，再定向分化为红细胞的方法。另外有报道通过建立永生化红系祖细胞株的方法进而诱导分化为成熟红细胞。这些研究结果使利用 hPSC 诱导分化为红细胞并最终应用于输血治疗成为可能。但目前这些方法产生的红细胞无论在产量和成熟度上都远未达到临床应用水平。在应用于临床前，还有诸多科学和应用问题亟待解决，包括红细胞分化的机制不明，体外培养过程中脱核困难，培养方法分化成本高，扩增效率低，异源培养体系，以及活体移植模型的缺乏等。

（二）hPSC 来源的红细胞的成熟度

一个经典的判断红细胞成熟程度的标准是血红蛋白的组成比例。成体型红细胞表达成体型 α 和 β- 珠蛋白。由于所使用的实验方法不同，hPSC 产生的红细胞成熟程度在各实验室之间存在着很大的偏差。EB 方法产生类似于胚胎早期发育微环境的囊样结构，更接近于卵黄囊的原始造血，因而生成的红细胞具有很强的胚胎造血特性，表达很低的 β- 珠蛋白。而相比之下，通过与成体造血发生微环境基质细胞共培养可以产生较为成熟的红细胞。

有研究报道了将 hESC 与妊娠中期小鼠胎肝基质细胞（mouse fetal liver stromal cell，mFLSC）共培养诱导分化造血细胞的高效方法。将共培养 15 天的血液祖细胞，集落培养

12天以后，进一步在克隆水平追踪随机挑出的BFU-E集落再悬浮培养6天，发现表达成体型血红蛋白β-珠蛋白的细胞比例达到99.8%±0.6%。这些hPSC诱导分化产生的红细胞具有与成人外周血和脐带血红细胞相似的氧解离曲线。我们的研究结果第一次证明了hESC在体外向成熟红细胞分化的过程是一个逐渐成熟的过程，只要提供合适的培养微环境（比如和成体造血发生区域的基质细胞共培养），hESC可以与成体造血一样得到功能成熟的定向红细胞。

（三）hPSC产生的红细胞的应用前景

成熟红细胞因为无核，携带着最小量的遗传物质。hPSC体外诱导分化产生的成熟红细胞因为不存在病原微生物等任何危险因素，因而具有极好的应用前景，有望作为最早的干细胞衍生的细胞治疗产品之一应用于临床输血替代治疗。另一方面，通过基因操作手段，可以对人hPSC进行基因修饰，产生特定表型（例如万能血型或稀有血型）的红细胞，这将大大拓展体外分化来源红细胞的临床应用。通过建立红细胞相关疾病的hiPSC模型，这些体外诱导分化模式也可用于阐明各种遗传性红细胞异常疾病（如Diamond-Blackman贫血、范科尼贫血及血红蛋白异常疾病等）的发病机制，以期开展个体化精准治疗。目前，已经有多株地中海贫血和镰状细胞贫血的hiPSC细胞株建立并应用于治疗研究。在不远的将来，hPSC产生的成熟红细胞必将替代目前的输血治疗模式而广泛地造福于人类。

（陈鲤翔　安秀丽　马　峰）

参 考 文 献

达万明，裴雪涛. 2003. 现代血液病学. 北京：人民军医出版社.

邓家栋，杨崇礼，杨天楹，等. 2001. 临床血液学. 上海：上海科学技术出版社.

贾弘禔. 2010. 生物化学. 第2版. 北京：人民卫生出版社.

浦权. 2009. 实用血液病学. 北京：科学出版社.

郁知非. 1989. 现代血液病学. 杭州：浙江人民出版社.

查锡良. 2008. 生物化学. 第7版. 北京：人民卫生出版社.

张之南，郝玉书，赵永强，等. 2011. 血液病学. 第2版. 北京：人民卫生出版社.

Ades L, Itzykson R, Fenaux P. 2014. Myelodysplastic syndromes. Lancet, 383（9936）：2239-2251.

Alvarez-Dominguez JR, Hu W, Yuan B, et al. 2014. Global discovery of erythroid long noncoding RNAs reveals novel regulators of red cell maturation. Blood, 123（4）：570-581.

An X, Narla M. 2008. Disorders of red cell membrane. Br J Haematol, 141（3）：367-375.

An X, Schulz VP, Li J, et al. 2014. Global transcriptome analyses of human and murine terminal erythroid differentiation. Blood, 123：3466-3477.

Arnold SJ, Robertson EJ. 2009. Making a commitment: cell lineage allocation and axis patterning in the early mouse embryo. Nat Rev Mol Cell Bio, 10（2）：91-103.

Barminko J, Reinholt B, Baron MH. 2016. Development and differentiation of the erythroid lineage in mammals. Dev Comp Immunol, 58：18-29.

Baron MH, Isern J, Fraser ST. 2012. The embryonic origins of erythropoiesis in mammals. Blood, 119（21）：

4828-4837.

Berentsen S, Beiske K, Tjonnfjord G. 2007. Primary chronic cold agglutinin disease: an update on pathogenesis, clinical features and therapy. Hematology, 12: 361-370.

Chasis JA, Mohandas N. 2008. Erythroblastic islands: niches for erythropoiesis. Blood, 112 (3): 470-478.

Cumano A, Godin I. 2007. Ontogeny of the hematopoietic system. Annu Rev Immunol, 25: 745-785.

Dacie SJ. 2001. The immune haemolytic anaemias: a century of exciting progress in understanding. Br J Haematol, 114: 770-785.

Discher DE. 2000. New insights into erythrocyte membrane organization and microelasticity. Curr Opin Hematol, 7: 117-122.

Fiorelli CG. 2008. Glucose-6-phosphate dehydrogenase deficiency. Lancet, 371: 64-74.

Greenberg PL, Tuechler H, Schanz J, et al. 2012. Revised international prognostic scoring system for myelodysplastic syndromes. Blood, 120: 2454-2465.

Haferlach T. 2012. Molecular genetics in myelodysplastic syndromes. Leuk Res, 36 (12): 1459-1462.

Harrison PR. 1976. Analysis of erythropoeisis at the molecular level. Nature, 262: 353-356.

Heimpel H. 2004. Congenital dyserythropoietic anemias: epidemiology, clinical significance, and progress in understanding their pathogenesis. Ann Hematol, 83 (10): 613-621.

Hess G, Ross P, Gamm H, et al. 1994. Molecular analysis of the erythropoietin receptor system in patients with polycythaemia vera. Br J Haematol, 88: 794-802.

Higgs DR, Engel JD, Stamatoyannopoulos G. 2012. Thalassaemia. Lancet, 379 (9813): 373-383.

Hu J, Liu J, Xue F, et al. 2013. Isolation and functional characterization of human erythroblasts at distinct stages: implications for understanding of normal and disordered erythropoiesis in vivo. Blood, 121: 3246-3253.

Hu W, Alvarez-Dominguez JR, Lodish HF. 2012. Regulation of mammalian cell differentiation by long non-coding RNAs. EMBO Rep, 13 (11): 971-983.

Iolascon A, Esposito MR, Russol R. 2012. Clinical aspects and pathogenesis of congenital dyserythropoietic anemias: from morphology to molecular approach.Haematologica, 97: 1786-1794.

Lettre G. 2012. The search for genetic modifiers of disease severity in the β-hemoglobinopathies. Cold Spring Harb Perspect Med, 2 (10): a015032.

Levine RL, Gilliland GD. 2008. Myeloproliferative disorders. Blood, 112: 2190-2198.

Li J, Hale J, Bhagia P, et al. 2014. Isolation and transcriptome analyses of human erythroid progenitors: BFU-E and CFU-E. Blood, 124: 3636-3645.

Liu J, Guo X, Mohandas N, et al. 2010. Membrane remodeling during reticulocyte maturation. Blood, 115: 2021-2027.

Liu J, Zhang J, Ginzburg Y, et al. 2013. Quantitative analysis of murine terminal erythroid differentiation in vivo: novel method to study normal and disordered erythropoiesis. Blood, 121: e43-49.

Ma F, Ebihara Y, Umeda K, et al. 2008. Generation of functional erythrocytes from human embryonic stem cell-derived definitive hematopoiesis. Proc Natl Acad Sci USA, 105 (35): 13087-13092.

Mason PJ, Bautista JM, Gilsanz F. 2007. G6PD deficiency: the genotype-phenotype association. Blood Reviews. 21: 267-283.

Mohandas N, Gallagher PG. 2008. Red cell membrane: past, present, and future. Blood, 112: 3939-3948.

Morrison SJ, Scadden DT. 2014. The bone marrow niche for haematopoietic stem cells. Nature, 505: 327-334.

Papaemmanuil E, Gerstung M, Malcovati L, et al. 2013. Clinical and biological implications of driver mutations in myelodysplastic syndromes. Blood, 122 (22): 3616-3627.

Patnaik MM, Tefferi A. 2009. The complete evaluation of erythrocytosis: congenital and acquired.Leukemia, 23: 834-844.

Petz L, Garratty G. 2004. Immune Hemolytic Anemias. Philadelphia: Churchill Livingstone.

Rees DC, Williams TN, Gladwin MT. 2010. Sickle-cell disease. Lancet, 376 (9757): 2018-2031.

Sankaran VG, Orkin SH. 2013. The switch from fetal to adult hemoglobin. Cold Spring Harb Perspect Med, 3 (1): a011643.

Shi L, Cui S, Engel JD, et al. 2013. Lysine-specific demethylase 1 is a therapeutic target for fetal hemoglobin induction. Nat Med, 19 (3): 291-294.

Slukvin II. 2013. Hematopoietic specification from human pluripotent stem cells: current advances and challenges toward de novo generation of hematopoietic stem cells. Blood, 122: 4035-4046.

Spivak L. 2002. Polycythemia vera: myths, mechanisms, and management. Blood, 100: 4272-4290.

Thein SL. 2013. The molecular basis of β-thalassemia. Cold Spring Harb Perspect Med, 3 (5): a011700.

Walensky LD, Narla M, Lux SE. 2003. Blood: Principles and Practice of Hematology. Philadelphia: Lippincott Williams & Wilkins.

第四章 巨核细胞与血小板

第一节 巨核细胞分化

巨核细胞（megakaryocyte）是由骨髓中造血干细胞分化而来并能生成与释放血小板到血液循环中的高度分化的前体细胞。其细胞数量少，是唯一一种进行核内染色体复制而不进行细胞质分裂的哺乳动物细胞，其染色体数目成倍增加，形成多倍体细胞。按照巨核细胞分化成熟过程中的表型与生理学特征，可将其划分为巨核/红系祖细胞、巨核系祖细胞、原始巨核细胞、幼巨核细胞、颗粒型巨核细胞、产板型巨核细胞等类型。在进入原始巨核细胞后，巨核细胞逐渐丧失了分裂能力，但仍能进行DNA复制，发育为具有多个细胞核的多倍体成熟巨核细胞，接着多倍体成熟巨核细胞便进入快速的细胞质膨胀阶段，这个阶段以膜系统的精细分界（demarcation membrane system，DMS）形成，以及血小板生成的相关蛋白大量表达和颗粒的积累为主要特点。在巨核细胞发育的最后阶段，巨核细胞胞质发生大规模的重组，形成珠状的细胞质扩展，称为前血小板。然后巨核细胞将前血小板释放进入血液并在血液循环中进一步成熟。自20世纪以来，由于巨核细胞和血小板在止血与血栓过程中的关键作用，大量科研人员对巨核细胞发育和血小板生成的机制开展了深入的研究，逐渐形成了巨核细胞发育与血小板生成的基本理论。而对巨核细胞的发育机制和血小板形成机制的进一步研究，将完善血小板生成的前血小板理论，并丰富血小板形成的细胞调控机制，提高我们对巨核细胞发育和血小板形成相关人类疾病的认识。

一、巨核细胞的生成与分布

巨核细胞的发育是一个复杂、多因素调控的生物学过程。主要包括造血干细胞分化成巨核细胞，再由成熟的巨核细胞释出血小板。一般认为骨髓是巨核细胞生成的主要部位，然而巨核细胞在骨髓的造血细胞中比例比较小，仅占骨髓有核细胞总数的0.05%。同时，除骨髓外，外周血、肝脏和脾脏也含有数量不等的巨核细胞及其祖细胞。在脐带血和胎肝中，巨核细胞祖细胞特别是早期的祖细胞含量较为丰富。除此之外，肺也含一定数量的巨核细胞，主要是成熟巨核细胞。所有这些组织的体外培养，均能出现巨核细胞集落的形成。

二、巨核细胞造血程序

哺乳动物和人类的造血过程通常发生在血管外血窦间隙和骨髓，血窦内皮可以看做造血基质细胞，可产生各种血细胞生长因子，刺激造血干细胞的增殖和分化，最终形成各种血液细胞。在哺乳动物发育过程中，干细胞相继聚集于胎卵黄囊、胎肝和脾脏，在成人体内，造血干细胞主要存在于骨髓。如同血液中其他细胞一样，巨核细胞也主要由造血干细胞发育而来。在造血发育过程中，根据巨核细胞增殖分化能力、细胞形态特征及成熟程度，可将巨核细胞发育过程分为：巨核细胞祖细胞阶段、增殖阶段、成熟分化阶段、前血小板-血小板产生阶段。在这整个过程中，需要多种细胞因子的联合调节，进而维持造血系统的平衡。

1. 巨核细胞祖细胞　在现有的研究技术中，半固态培养模型是分析造血生长因子对骨髓细胞影响的主要方法。目前研究发现，多能干细胞在干细胞因子（stem cell factor，SCF）、巨核细胞集落刺激因子（megakaryocyte colony stimulating factor，MK-CSF）、白介素-3、血小板生成素等细胞因子及基质细胞作用下分化为巨核细胞集落形成单位（colony-forming units megakaryocyte，CFU-MK）。其中要经过几种类型的祖细胞：高增殖潜能混合巨核细胞集落形成单位（high proliferative-potential mixed colony-forming units megakaryocyte, HPP-mCFU-MK）、巨核细胞-红细胞集落形成单位（bursting forming units megakaryocyte and erythrocyte，BFU-MKE）、爆式巨核细胞集落形成单位（bursting forming units megakaryocyte，BFU-MK）。HPP-mCFU-MK 阶段的细胞为具有高增殖潜能的、最原始的巨核系祖细胞，能生成含大量巨核细胞的混合细胞集落，每个集落约含 5 万个细胞，集落的直径可达 0.5~3mm，可以直接肉眼观察。此阶段的细胞不表达特异性抗原。BFU-MK 相对于 HPP-mCFU-MK 是较成熟的巨核祖细胞，但仍然是原始的巨核细胞，小鼠和人分别 12 天和 21 天可形成由 50 个以上 BFU-MK 细胞组成的集落，具有较强的增殖能力，能生成较大的集落，但是它们在骨髓和血液中发现的频率很低，免疫表型为 $CD34^+$、$HLA\text{-}DR^-$。BFU-MK 及 CFU-MK 均为单纯的 MK 集落形成单位，但 CFU-MK 更为成熟，分化率较低，小鼠 CFU-MK 的最佳生长时间为 5 天，人的为 12 天，可产生由 3~50 个细胞组成的集落。与 BFU-MK 相比，CFU-MK 增殖能力较弱，故生成的集落小，是体外最易观察到的巨核细胞集落。并且它在骨髓中所占比例大，占巨核细胞系祖细胞总数的 90% 以上，免疫标志为 $CD34^+$、$CD41^+$、$HLA\text{-}DR^+$。

定向巨核细胞祖细胞来源于多能造血祖细胞。所有的造血祖细胞在细胞膜上均表达 CD34 和 CD41，并且通过表达 CD61（整合素 β_3，GP Ⅲ a）和提高 CD41（整合素 $\alpha_{Ⅱb}$，GP Ⅱ b）水平来指示分化成为巨核细胞系。在骨髓祖细胞（克隆形成单位-粒细胞-红系-巨噬细胞-巨核细胞/混合集落形成单位/多向祖细胞）中，有大量证据表明，双潜能性祖细胞在多能干细胞和特定的双无性克隆祖细胞（可以产生巨核细胞和形成红细胞）中起到媒介作用，其能够发育成巨核细胞系的二倍体前体细胞。然后，根据功能分化成两个克隆系，其中的巨核细胞爆式形成单位细胞是来自混合系双潜能红/巨核细胞，它的形态并不像成熟的巨核细胞，而更像一个小淋巴细胞。同时，高增殖能力可以使其产生较大巨核细胞集落。在合适的培养环境下，巨核细胞爆式形成单位可以在 1 周内发育成 40~500 个巨核细胞；集落形成细胞是一个更加成熟的巨核细胞前体，它可以产生包含 3~50 个在增殖潜能方面有差异的巨核细胞集落。在骨髓中，巨核细胞祖细胞可以通过免疫过氧化物酶和乙酰胆碱酯酶分辨出来。尽管人类巨核细胞集落形成单位细胞和爆式形成细胞都表达 CD34 抗原，但只有集落形成单位细胞表达人类白细胞 DR 抗原

（HLA-DR）。

在髓系祖细胞、粒细胞、红细胞、巨噬细胞及巨核细胞集落形成单位中，有共同的中间细胞可以分化成巨核细胞、嗜碱性粒细胞和红细胞系。巨核细胞集落形成单位和巨核细胞爆式形成单位都表达 CD34、CD33 和 CD41。其中，CD41（GP Ⅱ b）是巨核细胞系表面抗原。在骨髓中，原始巨核细胞是第一个可在形态上辨认的巨核细胞前体，直径 15～30μm，细胞核/质比最高。成巨核细胞直径 15～50μm，有很大的椭圆形细胞核和没有颗粒的嗜碱性细胞质。巨核细胞是骨髓中最大的造血细胞，直径达 150μm，有高度分叶的细胞核，细胞质能被碱性着色。在巨核细胞发育过程中，特定的细胞因子在各个阶段发挥着关键的调节作用，其中白介素-3（IL-3）在巨核细胞发育的早期阶段单独起作用，一直到多倍体化前的幼稚巨核细胞阶段。血小板生成素（TPO）是血小板生成的主要调节因子，它影响着巨核细胞发育的各个阶段。白介素-6（IL-6）、白介素-11（IL-11）及干细胞因子（SCF，c-kit）等也参与巨核细胞发育的特定阶段，但只有与 TPO 或 IL-3 一起时才发挥调控作用。

巨核细胞发育的不同阶段主要根据形态学特征、组织化学染色和生化标记来进行划分。原始巨核细胞是可以辨认出来的第一个巨核细胞前体。成巨核细胞，或者称为巨核细胞阶段Ⅰ，是有明显形态结构的更为成熟的巨核细胞，呈肾形，有两组染色体，直径 10～50μm，尽管在这一阶段细胞质中缺乏颗粒，但由于大量核糖体的存在，用 Romanowsky 染色仍呈现强烈的嗜碱性。此外，成巨核细胞会出现质膜出泡的现象，它有很高的核/质比，呈乙酰胆碱酯酶阳性。幼稚巨核细胞，或称为巨核细胞阶段Ⅱ，则拥有多色的细胞质，直径 20～80μm。与成巨核细胞相比，细胞质嗜碱性更低，但此阶段的细胞包含成熟颗粒。

2. 巨核细胞增殖 在巨核细胞增殖阶段，巨核细胞祖细胞在一定条件下分裂、生长，直至形成不再具有增殖能力的巨核细胞，也叫做巨核细胞过渡细胞阶段，这种过渡细胞是连接巨核系祖细胞与形态学上可识别的巨核细胞间的细胞，此时的细胞停留在不成熟的二倍体状态，在体外适当的细胞因子刺激下可进一步成熟、分化、发育成可辨认的巨核细胞。虽然这些过渡细胞在形态上无巨核细胞状态，但随着逐渐成熟能表现出血小板特异的形态学特征：细胞小而圆，核呈锯齿形。此外，这种过渡细胞存在三种免疫表型：$CD34^+CD41^-$、$CD34^+CD41^+$、$CD34^-CD41^+$。研究表明，人体巨核细胞 DNA 倍增的时间为 18～20 小时，小鼠巨核细胞的 DNA 倍增时间为 9～10 小时，其中 G_1 期不到 1 小时，S 期为 6～7 小时，G_2 期约为 30 分钟，M 期约为 45 分钟。在相同的条件下，对正常人和患者的骨髓巨核细胞数量、大小和形状进行观察比较，可作为观测巨核细胞相关疾病的一项重要指标，此外，巨核细胞祖细胞增殖的体外分析也是筛选研究巨核细胞发育调节因子的常用方法。

3. 巨核细胞的成熟和分化 巨核细胞成熟是指丧失了增殖能力，但形态学上尚不能识别的巨核细胞逐渐分化为形态可识别的巨核细胞。巨核细胞的成熟过程，包括胞核的多倍体化、胞质和界膜系统的发育与细胞器的成熟。此阶段的巨核细胞形态学上可进行识别，无自我更新能力且不能增殖，是一个连续的过程，主要特征有：胞体大、胞质丰富、核分叶并有逐渐退化迹象、表达 PF4 和 CD41。根据经典的形态学标准，此阶段的巨核细胞可以划分为原始巨核细胞、幼巨核细胞、颗粒型巨核细胞、产板型巨核细胞。最终，成熟的产板型巨核细胞继续发育产生前血小板,然后巨核细胞胞质突起伸入骨髓的血窦腔内,由界膜系统分割胞质而释放出血小板。也有研究认为,巨核细胞可直接进入血窦腔中,并随血流到达血管,在此进一步分化、成熟,产生血小板。因此,分化、成熟是形成多倍体巨核细胞的重要阶段,也是决定血小板功能的关键时期。

(张 擎)

第二节 巨核细胞的特殊结构与组成

一、核内有丝分裂和多倍体形成

巨核细胞通过反复的 DNA 复制而不进行细胞分裂来进行核内有丝分裂,进而形成多倍体,这对血小板生成是必需的。在增殖的最后阶段,单核的巨核细胞前体退出二倍体状态,分化并进行核内有丝分裂,最后导致一个细胞包含多个二倍体染色体(如 $4n$、$16n$、$32n$、$64n$),尽管核内有丝分裂可进行 2~6 次,但大多数巨核细胞只进行 3 次,使 DNA 达到 $16n$。巨核细胞多倍体化会导致功能基因的扩增,使细胞扩大的同时蛋白质合成增多。最初人们认为多倍体化是由 DNA 复制后不进行有丝分裂造成的,但是研究表明,多倍体化不是由于缺乏完整的有丝分裂周期,而是过早地结束了有丝分裂。巨核细胞经历了较短的 G_1 期,6~7 小时的 S 期以完成 DNA 合成,接续 G_2 期,随后进行核内有丝分裂,不进行胞质分裂。在巨核细胞多倍体化期间,核膜破裂形成了不正常的球状纺锤体。每个纺锤体连着染色体,而染色体沿纺锤体极等距对齐(有丝分裂中期),然后姐妹染色体分离,开始向它们各自的极点移动。但是在分裂后期,纺锤体极点无法正常分开,导致染色单体没有移向两极。随后,核膜围绕着整套姐妹染色单体进行重新组装,形成了一个扩大的,但是有分裂叶、含有多倍染色体的核。最后,细胞跳过有丝分裂末期和胞质分裂再次进入 G_1 期。

在大部分细胞类型中,检验点和反馈控制能够保证 DNA 复制和细胞分裂的紧密耦合。但是巨核细胞似乎是这一规则的例外,它们设法摆脱了这一过程的控制。有假设认为,核内有丝分裂是有丝分裂促进因子(MPF)活跃性降低的结果。MPF 由细胞周期蛋白依赖性激酶 Cdc2 和细胞周期蛋白 B 组成,有激酶活性,是细胞进入有丝分裂所必需的。在大多数类型的细胞中,新合成的细胞周期蛋白 B 和 Cdc2 结合在一起形成有活性的 MPF,当有丝分裂接近完成时,细胞周期蛋白 B 的降解使 MPF 失去活性。例如,抑制出芽酵母和裂殖酵母的细胞周期蛋白 B 或 Cdc2,会导致它们进行多一轮的没有有丝分裂的 DNA 复制。另外,人类白血病细胞研究表明,这些细胞在多倍体化过程中含有无活性的 Cdc2,用佛波酯处理的 Meg T 细胞在核内有丝分裂期间并没有细胞周期蛋白 B 的存在。但是,很难从这些细胞株中推断出 MPF 的活动在促进核内有丝分裂中扮演的角色,因为这些细胞株的核内有丝分裂能力有所减弱。然而,用正常培养的巨核细胞实验表明,拥有正常功能性有丝分裂激酶活性的周期蛋白 B 和 Cdc2 的巨核细胞能进行核内有丝分裂,提示核内有丝分裂是通过信号通路来调节而不是 MPF。时差成像显微镜对动态巨核细胞的观察表明有丝分裂的核分裂,即从 $2n$ 到 $4n$ 的过程,是由于后期的正常卵裂沟内折引起的胞质分裂无法进行。这些核内有丝分裂的巨核细胞形成明显完整的中央区，包含了重要蛋白如 MKLP1 和 MKLP2（有丝分裂驱动蛋白）、MgRacGAP、微管蛋白、生存蛋白、Aurora B、INCENP 和 PRC1（调节胞质分裂的蛋白 1）。特别是在用血小板生成素处理的巨核细胞中，核内有丝分裂期间有多个有丝分裂纺锤体极形成。通过抗微管蛋白的抗体进行激光共聚焦显微观察可发现有丝分裂纺锤体极的相互连接，在这个处于有丝分裂中期的巨核细胞中，有多个通过微管相互连接的纺锤体极，从各个星状体向外辐射的纺锤体微管形成不正常的结构。由于经过重复的 DNA 复制但在有丝分裂后期没有形成赤道板，无法进行相应的细胞分裂，因此形成了多倍体巨核细胞。

二、巨核细胞细胞质的成熟

在核内有丝分裂过程完成后，巨核细胞便进入一个成熟阶段。在这个阶段，细胞质中快速合成有关血小板特定的蛋白质、细胞器、细胞膜系统，最后被细分"装载"进血小板。此外，在成熟阶段中巨核细胞细胞质获得了特有的超微结构特征，包括 DMS 的发育、致密管状系统的装配及颗粒的形成。

1. 膜系统的划分　成熟巨核细胞的一个最显著特点是拥有由扁平囊泡和细管组成的膜通道网络系统 DMS。最早由 Kautz 和 De Marsh 提出巨核细胞细胞质中由膜圈出"血小板区域"的次级组织，随后 Yamada 对这些膜做出了更为详细的描述。在幼稚巨核细胞中可以检测到 DMS 的存在，成熟的巨核细胞中则变得更明显，广泛弥漫在巨核细胞的胞质中。DMS 与细胞内环境存在一定联系，可以被细胞外示踪剂如钌红、镧盐和单宁酸分类。这种精细平整膜系统的功能经历了多年的讨论。起初有假设认为它在血小板形成中扮演中心角色，因为它可以将巨核细胞胞质划定成预设的"血小板区域"。但是，近来的研究更倾向于认为 DMS 主要的功能是作为前血小板形成与延伸的膜储备，最后演变成成熟血小板的开放管道系统，作为颗粒内容物分泌的运输管道。然而，反刍亚目牛科动物的巨核细胞有界限明显的 DMS，产生的血小板却没有开放管道系统，这似乎提示开放管道系统未必是 DMS 的残迹。

2. 致密的管状系统　DMS 是由细窄管道贯穿整个细胞质形成的网络，通常认为其来源于巨核细胞质膜管状内陷，并作为前血小板形成的膜储备，是细分巨核细胞胞质成为"血小板域"的关键机制。而致密的管状系统不会被细胞外示踪剂染色，提示其为一个闭合系统，不会与细胞外环境发生联系。此外，巨核细胞的这个致密管状系统是血小板内前列腺素合成的场所。在人体中，血小板颗粒缺陷引起轻度到重度血液疾病，比如 Hermansky-Pudlak 综合征（致密颗粒缺陷）、灰色血小板综合征及魁北克血小板紊乱（α 颗粒蛋白的异常水解）。

3. 颗粒　巨核细胞的成熟过程伴随着各种各样分泌颗粒的生成。其中最丰富的是 α 颗粒，它包含了许多在血管修护过程中血小板黏附所必需的蛋白质。这些颗粒直径通常在 200～500nm，是一个有深色中央核心的球形结构。它们在巨核细胞的早期阶段出现，来源于反面高尔基体网络，在那里出囊泡时，其特征性的深色核心变得清晰可见。α 颗粒主要通过内源性蛋白合成、吸取或受体介导的胞吞或胞饮的血浆蛋白来获得其内含物。

在胞吞蛋白成分如纤维蛋白原之前，α颗粒就能在巨核细胞中获得内源性合成的蛋白质，如血小板因子4、β-血小板球蛋白和血管假性血友病因子（von Willebrand factor，vWF）等。另外，α颗粒中的内源性蛋白主要分布于近核的高尔基体区域，但胞吞的蛋白质主要位于细胞膜的周围区域。国内外大量研究表明，结合和传递纤维蛋白原到α颗粒是由整合素$α_{IIb}β_3$介导的，许多对血小板功能至关重要的膜蛋白也被"包装"进了α颗粒，包括整合素$α_{IIb}β_3$、P-选择素（CD62P）及CD63。尽管对巨核细胞和血小板内的蛋白动态轨迹鲜有了解，但利用超薄冷冻切片和免疫电镜技术，发现多泡体似乎是血小板α颗粒形成的重要中间状态。多泡体在培养的巨核细胞中很明显，但在骨髓巨核细胞中数量很少。在巨核细胞发育过程中，这些大的多泡体经历一个渐变的过程，由包含20～70nm内囊泡的颗粒变为主要包含致密物质的颗粒。多泡体包含分泌蛋白vWF和β-血小板球蛋白、膜蛋白P-选择素和溶酶体膜蛋白CD63，提示多泡体是α颗粒的前体细胞器。大小约250nm的致密颗粒（或致密体），其高电子密度核心在电子显微镜下能够分辨出来，包含了在血小板激活时释放的止血活性物质，包括血清素儿茶酚胺、ADP、ATP和钙。免疫显微技术的研究也表明多泡体是致密颗粒成熟的中间阶段，是α颗粒和致密颗粒的分拣与划分阶段。

（张 擎）

第三节 血小板的形成

血小板来源于巨核细胞，每个巨核细胞可产生2000～5000个血小板，其大小、密度及对一些激动剂的反应略有不同，具有明显的异质性。大部分研究者认为，无论在体内还是体外，为了聚集和释放血小板，巨核细胞都要经历将细胞质转变为大量前血小板阶段。这个阶段需要经过很长的细胞质扩展过程，形成两个或两个以上、比细胞体直径长两倍的细胞质伸展状态的前血小板。这些前血小板包含血小板特有的细胞器和膜系统及胞质蛋白。每一个前血小板始于以微管为动力驱动的圆形突触的形成，并随着时间延长，这些突触不停地伸展变薄，最终形成血小板。随着新生血小板的成熟，巨核细胞内容物颗粒和细胞器汇合为颗粒流，从胞体流向前血小板顶端输送，一旦血小板被它的细胞内物质填充满，一个长度约为100μm的单根微管将它包围成一个环形，然后释放出血小板。

一、血小板产生的机制概述

目前，血小板来自巨核细胞的观点已经得到了广泛的认可，但是血小板从前体细胞生成和释放的机制还存在争议，其中血小板生成的主要机制模型包括：①血小板出芽；②细胞质通过DMS分裂；③前血小板形成。首先在血小板出芽模型中，血小板由巨核细胞表面突出的囊泡脱离而来。而DMS分裂模型认为，DMS系统预先在巨核细胞质内决定了血小板大小的血小板域，当细胞质沿着这些DMS断裂线分裂时血小板形成。前血小板形成模型提出，血小板是通过前血小板中间结构形成的，前血小板是长的细胞质延伸，由血小板大小的珠状结构通过细胞质链连接起来。在这个模型中，DMS 主要作为前血小板延伸的膜储存库存在。过去的研究曾试图区分这些血小板生源论，但均存在较大的困难，因为这需要从骨髓内获得巨核细胞，而巨核细胞在骨髓中相对罕见，此外还缺少血小板形成的体外研究体系。但是细胞因子血小板生成素（TPO）通过巨核细胞血小板生成素受体 c-Mpl 促进巨核细胞前体细胞的发育和成熟这一发现，促进了体外培养血小板方法的出现，对认识血小板生源论和研究血小板形成调控机制提供了新的手段。

1. 从巨核细胞表面出芽 通过扫描电子显微镜对巨核细胞表面的血小板大小囊泡的观察，提出了血小板由巨核细胞细胞质外缘脱落这一模型。但是电子显微镜对这些囊泡结构的检测表明并没有包含血小板的细胞器，这与之前提出的血小板出芽的血小板释放机制相矛盾。另外，这些血小板芽可能与成熟巨核细胞在初级阶段前血小板形成时期所延伸出来的伪足相混淆。

2. 细胞质通过分隔膜系统破裂 1957 年 Yamada 首先提出分隔膜系统，并详细描述了巨核细胞细胞质内预先形成的"血小板区"。研究人员通过电子显微镜发现成熟的巨核细胞会充满膜和血小板特定细胞器，并假设这些膜结构能形成一个有明显轮廓，进而发展成血小板的区域，单个血小板的释放通常是巨核细胞胞质沿着这些区域之间的 DMS 断裂线破裂。DMS 模型预测血小板是通过大量的内膜重组过程形成的。这些内膜可能来源于巨核细胞质膜内陷的管状膜，其能相互联系，贯穿整个细胞质构成一个连续的网络，而与邻近小管的融合则是最终包围指定血小板区的细胞质分割膜的形成。然而，因为数个前后相矛盾的发现，使得分割膜系统模型失去了有力的支持。比如，如果血小板在巨核细胞胞质内被 DMS 所划分，那么血小板区域应该呈现出血小板的结构特性，但事实却并非如此。巨核细胞胞质内的血小板领域没有边际微管线，而这是静止血小板的特征性结构。另外，并没有研究直接证明该血小板区域会破碎成为成熟的有功能的血小板。相反，通过微管解聚试剂诱导巨核细胞的 DMS 研究结果提示，这个专门的膜系统可能主要作为前血小板生长所需质膜的膜储存库而发挥功能。有学者认为"分隔膜系统"这个名称有些不当，更应该用"内陷膜系统"来形容这个膜网络。

3. 前血小板形成

（1）前血小板学说：前血小板是一种起源于巨核细胞的由胞质桥连接的血小板大小的突起结构，代表由巨核细胞到血小板转变的中间形态。这个概念最早起源于 1906 年，Wright 认为血小板源自巨核细胞并描述为"巨核细胞的伪足上分离的碟状碎片或片段"。经典的"前血小板学说"认为巨核细胞形成的长伪足状突起能够破碎形成单个血小板。在早期的模型中仍然认为 DMS 是细分巨核细胞胞质成为血小板的界区系统。然而，随后建立了"流动模型"，则假设血小板是专一地来自于互相连接的血小板大小的珠子，沿着前血小板进行杆状连接，并提出 DMS 并不作为界定血小板区域而发挥功能，而是在前血小板形成过程中作为外翻表面膜的储存库。发展中的血小板只有当前血小板形成时才会被质膜所包围，这一观点得到了血小板膜抗原性和血小板膜结构更类似于 DMS 而不是巨核细胞质膜的支持。通过携带磷脂酶 Dg1 同源结构域 Pleckstrin 和绿色荧光蛋白（GFP）融合蛋白的反转录病毒转染巨核细胞，可直接进行 DMS 的影像学观察，表明 DMS 是前血小板和血小板膜的来源。

目前，大量的研究证据支持血小板形成的前血小板理论，包括：①在体内和体外，成熟前血小板产生的血小板在结构上和功能上都与血液中的血小板相似；②在大范围的哺乳动物内，包括小鼠、大鼠、豚鼠、犬、奶牛和人类都存在前血小板；③延伸自骨髓中的巨核细胞，穿过连接血窦的内皮线，在这里释放血小板到血液循环中；④在缺少两个不同造血转录因子的小鼠中，不能产生前血小板，并且呈现出严重的血小板减少症。综合以上发现，确立了前血小板在血小板生成过程中的重要作用。

（2）前血小板形态发生：体外诱导血小板形成的巨核细胞培养体系，为研究巨核细胞形成前血小板的生物学机制提供了重要手段。活细胞显微镜揭示了前血小板形成的时间和形态上的变化。巨核细胞胞质的浓缩几乎将全部细胞内容物转移到了前血小板的延伸和血小板大小的颗粒内，这些结构在最后的阶段表现为由细胞质桥连接的珠状结构。这个发展过程经历了4～10小时，并出现巨核细胞胞质其中一级的侵蚀。在这个过程中，厚的伪足首先形成，随后延长为直径一致的2～4μm的细微管。这些细长的微管，依次经历动态的弯曲和分支过程，沿着生长的方向形成周期性的密度。最终，巨核细胞转变成一个被前血小板突起所包围的裸露核。前血小板碎片在巨核细胞突然收缩时，释放至培养物中，结束了巨核细胞的成熟，随后连接血小板碎片的细胞质破裂，释放单个血小板至血液循环中。

（3）前血小板形成的细胞骨架机制：细胞骨架在维持静息血小板的圆盘状形态中起着重要的作用，同时也在血小板激活时的形状改变中扮演着重要角色。巨核细胞内存在两个细胞骨架多聚蛋白：肌动蛋白和微管蛋白。这两个蛋白可逆地聚合成细胞骨架纤维。大量研究表明，微管蛋白和肌动蛋白微丝在血小板形成过程中起重要作用。"血小板起源论的细胞骨架机制"模型描述了当巨核细胞从不成熟状态过渡到释放血小板的过程中发生的一系列系统事件：①当确定发育为巨核细胞系时，细胞经历了核内有丝分裂并激活转录。②在细胞质成熟和膨胀期间，巨核细胞合成了细胞器。③血小板特异性蛋白扩增，形成从中心体辐射的微管束。④前血小板形成之前，中心体拆分，微管移往细胞皮质。⑤前血小板与大的伪足一起开始形成，较大的伪足延长形成有球状末端的前血小板突起；这些末端包含一个围绕自身旋转形成的泪珠状结构微管束。⑥当细胞器单独穿越微管移到前血小板末端时，微管滑动促使前血小板延伸。⑦在前血小板突起的生长和延伸时，肌动蛋白进行重复的弯曲和分叉，引起前血小板末端的自由放大，最终前血小板沿着自身的边长形成缢痕，从而形成串珠状的结构。⑧整个巨核细胞胞质转变为大量的前血小板，前血小板在快速回缩后从巨核细胞释放出来，由一个小细胞质桥连接的杠铃状的两个血小板大小的颗粒提供了一个过渡阶段。⑨前血小板经历更多的分裂变成单独的血小板。⑩受挤压裸露的细胞核在巨核细胞胞质几乎完全脱落后依然保留，随后经历凋亡。

1）微管为前血小板延长提供动力：前血小板的形成依赖微管的功能，用解聚微管的药物处理巨核细胞，如诺考达唑或者长春新碱，会阻碍前血小板的形成。微管是α/β-微管蛋白二聚体组装而成的中空多聚体，为前血小板伸长提供动力。在前血小板产生期间，巨核细胞内的微管细胞骨架经历复杂的重组。在没有前血小板的不成熟巨核细胞内，微管从细胞的中心螺旋辐射至皮层，当钝的伪足在前血小板产生的初始阶段形成时，这些皮层的微管联合成密集的细胞质膜微管束。当伪足开始延伸时，微管形成厚的线性排列，与血小板延伸伴行。前血小板在巨核细胞体周围时，微管束是前血小板最厚的组成部分，在前血小板末端时变薄成 5~10 个微管束。每个前血小板的末梢通常会有血小板尺寸放大，包含微管束在质膜下的成环，以及进入杆状区形成珠状结构。由于微管卷曲与血液中的血小板相似，并且只在前血小板的末期存在，前血小板边界如血小板大小珠状物中并不存在，所以成熟血小板只在前血小板末期形成。

使用绿色荧光蛋白可直观地观察到活巨核细胞中微管动态，绿色荧光蛋白融合微管加尾结合蛋白（EB3-GFP）在巨核细胞中显现出显著的星芒状图形，微管的装配只从中心体辐射并向外生长至细胞皮层，在那里它们反转并与细胞边缘平行移动。但是，当前血小板开始产生时，中心体便停止装配，微管开始巩固进入皮层。通过对表达 EB3-GFP 前血小板的巨核细胞进行荧光延时显微镜观察，发现当前血小板延伸时，微管连续不断地在整个前血小板装配，包括轴、周围和顶端，其聚合的速率（平均 10.2μm/min）大约是前血小板生长速度的 10 倍，这说明微管聚合和前血小板增长过程不是紧密耦合的。EB3-GFP 研究还显示，微管聚合在前血小板的两个方向都进行（如都朝着顶端和细胞体方向），这个发现表明微管束具有混合极性。

尽管微管在前血小板内连续不断地聚合，但聚合本身并不为前血小板伸长提供动力。当微管聚合被药物抑制时，前血小板继续以正常的速率延伸，提示前血小板延长有另外的机制。与此相符合的是前血小板内在的微管滑动机制。细胞质动力蛋白是一个带负极性尾的分子发动机蛋白，它沿着前血小板微管分布，对微管滑动有直接作用，通过拆分动力蛋白激活蛋白复合体抑制动力蛋白，会阻碍前血小板的形成。微管滑动也可以在去垢剂通透化处理的前血小板中再活化。在通透化的包含动力蛋白及其复合体动力蛋白的前血小板中，ATP 可以支持分子马达的酶活性，激活前血小板的延伸。因此，动力蛋白促进微管滑动是促使前血小板伸长的重要环节。

2）依赖肌动蛋白的前血小板分支行为：用延时摄影显微技术对体外培养的巨核细胞的前血小板形成过程进行分析，发现前血小板的末端出现动态的扩增放大，该过程不断地弯曲和分支前血小板轴。末端的放大是前血小板轴弯曲形成一个尖的结，然后向后折叠回到微管束上形成一个环时开始的。这个新的环最后延长，从原来的前血小板的一边分支形成一个新的前血小板。环状结构使前血小板变尖，并确定了初期血小板装配的位点，以及血小板特异性内容物交换的位点。与以微管为基础的延长前血小板发动机模型不同，以肌动蛋白为基础的动力是被用来在末端扩增放大时弯曲前血小板的。用细胞松弛素处理的巨核细胞只能形成长的、无支链的、沿长边有几个膨胀突起的前血小板。尽管已经有大量关于肌动蛋白丝在血小板激活中的特性描述，但肌动蛋白是如何参与这一反应及是什么细胞质信号调节这一弯曲过程目前并不清楚。通过电子显微镜对正在形成前血小板的巨核细胞进行观察研究发现，肌动蛋白丝在整个前血小板内贯穿分布，尤其在膨胀位点和前血小板分支位点大量存在，这可能是由于前血小板弯曲和分支是由肌动蛋白提供动力的。研究表明，人类非肌肉的肌球蛋白重链 A 基因突变会导致一个称为 May-Hegglin 异常的疾病，这个病以伴随巨型血小板的血小板减少症为特点。同时，在形成前血小板的巨核细胞内蛋白激酶 Cα 总是与聚集的肌动蛋白丝联系在一起，并且抑制蛋白激酶 Cα 或整合素信号通路会阻止肌动蛋白丝的聚集和前血小板在巨核细胞内的形成。但是，肌动蛋白丝动态行为在血小板起源说中扮演的角色至今依然未知。

3）前血小板内的细胞器运输：除了在前血小板延长过程中扮演重要的角色外，沿前血小板轴分布的微管还有第二个重要的功能，即进行细胞膜、细胞器、颗粒的运输及在前血小板末端的血小板轨道的装配。单个细胞器从细胞体内运送至前血小板，在那里它们进行双向移动，直到被前血小板末端捕捉。通过免疫荧光技术和电子显微技术研究表明，细胞器是直接与微管联系的，肌动蛋白药物并不会消除细胞器的运动。因此，细胞器的运动是以微管为基础动力的，双向的细胞器运动在某种程度上是由前血小板内微管的双向结构所引起的，如同包被驱动蛋白为珠状，可双向地在前血小板的微管列上移动。只有指导加尾的驱动蛋白位于与细胞器和颗粒相似的模式中时，才可能对沿着微管传送的这些物质进行运输。血小板装配存在细胞器和颗粒运动的双重机制。首先，细胞器和颗粒沿着微管运动；其次，微管自身可以双向滑动与其他运动型纤维丝形成联系，由此间接地沿着前血小板以"背负式运输"样式运输细胞器。

（4）血小板生成过程中的以血影蛋白为基础的膜骨架作用：肌动蛋白微丝和微管在前血小板生成过程中的作用已经得到普遍研究，但是对于膜骨架在前血小板生成中的作用直到最近才被认识。通过快速冷冻高分辨率电子显微镜技术研究发现，前血小板包含了一个致密的以血影蛋白为基础的膜骨架，这个膜骨架在结构上和血液中的血小板的膜骨架很相似。非红色的血影蛋白亚基——α-Ⅱ和β-Ⅱ血影蛋白在巨核细胞、前血小板和血小板的表达中占绝对优势，但同样存在红色的α-Ⅰ和β-Ⅰ亚型。血影蛋白四聚体的装配对于内陷膜系统的产生和前血小板的生成是必要的，因为血影蛋白四聚体破裂会抑制巨核细胞中前两者的进程。另外，通过去垢剂通透化处理形成的血影蛋白破裂会快速动摇前血小板的形态，导致巨大的出泡和肿胀。同样，血影蛋白四聚体会巩固血小板形成过程中从第二到最后一个阶段的杠铃形状。总的来说，血影蛋白在巨核细胞发育过程中，通过参与界膜的形成和维持前血小板的结构而在血小板形成不同的步骤中扮演重要的角色。

（5）血小板的释放：在体内，前血小板延伸进入骨髓血管血窦，在那里它们被释放并进入血液。通过活体荧光显微镜进行小鼠头盖骨髓腔的前血小板生成过程的可视化观察，可以看见黄色荧光蛋白（YFP）标记的巨核细胞伸出前血小板，并释放前血小板到骨髓血窦内。值得注意的是，这些前血小板尺寸通常超过了正常血小板的大小，这提示血小板形态在循环中会继续发生变化。最近有研究报道，认为血小板形成和释放的过程中还存在一个中间状态，并称其为血小板原。血小板原的外表为"巨大的血小板"样，具有转变为前血小板杠铃形并裂变成平盘状血小板的能力。微管装配抑制剂会抑制血小板原转变为杠铃形前血小板。因此，血小板原转变为杠铃形前血小板是由微管提供动力的，这样很容易推测出血小板原裂变反应是血小板尺寸的主要调节过程。一些血小板减少症显示血小板原无法转变为杠铃形前血小板的现象，这可能是由于促使前血小板延伸的微管发动机蛋白功能缺陷导致血小板的释放和微管缠绕障碍。最近研究表明，人类的血小板拥有复制能力和形成新的血小板的能力，这进一步支持了血小板原学说。

二、体内血小板形成的部位

尽管巨核细胞在骨髓中形成，但它们也可以迁移到血液中，提示血小板的形成可能并非完全在骨髓中发生。近年来研究发现，在很多组织包括骨髓、血液还有肺中均可以观察到血小板形成的特定阶段。

1. 骨髓中的血小板生成 体外培养的巨核细胞,可在悬液中形成高度发达的前血小板,这提示骨髓环境并不是血小板形成的必需条件。然而,培养的巨核细胞形成血小板的效率较低,表明由复杂的各类细胞组成的骨髓环境可以通过直接的细胞接触或者分泌的细胞因子来调节巨核细胞产生和释放血小板。扫描电镜技术显示骨髓巨核细胞位于血窦内皮细胞的血管腔外侧,通过无细胞器突出部位锚定在内皮细胞上,把珠状血小板释放到血窦腔内。许多研究观察发现巨核细胞祖细胞迁移到骨髓血管血窦足以诱导巨核细胞成熟,而血小板生成及释放也依赖于巨核细胞与骨髓内皮细胞间特异性黏附分子的直接相互作用。这一过程的关键调控分子包括趋化因子基质细胞衍生因子1(SDF-1)和FGF-4、黏附分子(如晚期的巨核细胞抗原VLA-4和骨髓内皮细胞的VCAM-1)等。

2. 血流中的血小板生成 有大量研究指出血小板成熟最后阶段发生在血液循环中,这一学说得到以下这些主要证据的支持。首先,巨核细胞及属于巨核细胞特征的珠状突起,都可以在血液中发现,这些特征性的巨核细胞碎片占血浆中血小板的5%～20%;从富含血小板的血浆中分离出的这些巨核细胞碎片,明显经历了弯曲和曲折的延长运动,最后破碎形成像血小板链的碟状结构;体外培养的巨核细胞可以产生有功能的血小板,而体外培养产生的血小板明显通过小细胞质桥黏附在一起,这可能是体外培养前血小板缺乏循环中的流动剪切力分割造成的。

3. 肺中的血小板生成 在早期研究中,就已在肺血管中鉴定出巨核细胞,而且巨核细胞在肺部和肺循环中特别丰富,有人预估每小时有250 000个巨核细胞到达肺。另外,在肺静脉中的血小板计数比肺动脉的血小板计数高,表明肺静脉床更有助于血小板形成。在人体中,巨核细胞浓度在肺动脉血中是主动脉血中的10倍。通过重接犬的肺部血管使心脏右边的血首先进入右肺,然后进入左肺,结果发现大部分的巨核细胞在右肺中,提示肺循环对巨核细胞存在过滤作用。尽管已经有了这些发现,但肺巨核细胞对整个血小板产生的贡献还存在争议。近来,有研究人员通过应用双光子活体显微镜技术和巨核细胞特异表达绿色荧光蛋白模式小鼠,直接观察到大量的巨核细胞存在于肺微循环中,在血管内动态释放血小板。在肺部产生的血小板占全身血小板数量的50%,大约每小时有1000万个血小板产生,表明肺具有制造血小板功能。而这些在肺部释放血小板的巨核细胞主要起源于骨髓组织,而且骨髓组织有大量的巨核细胞迁出。因此,肺是血小板生成的重要组织。

三、细胞凋亡与血小板生成

巨核细胞生成血小板的过程表现出一些与细胞凋亡有关的特征,包括细胞骨架的重组、膜的凝结与皱褶。这些相似点促使人们进一步研究细胞凋亡是否是导致前血小板和血小板释放的动力。在衰老的巨核细胞中,细胞凋亡(程序式细胞死亡)是其细胞核损毁的原因。但是,有研究者认为存在一个特殊的细胞凋亡途径导致了血小板装配与释放。与不成熟的巨核细胞不同,成熟巨核细胞内细胞凋亡更显著。大量的凋亡因子,包括原凋亡和抗凋亡因子,都在巨核细胞内得到了鉴定,比如凋亡抑制蛋白Bcl-2和Bcl-xL在早期巨核细胞中表达,当在巨核细胞内过度表达时,会抑制前血小板的形成。Bcl-2不存在于成熟的血液血小板中，而 Bcl-xL 在衰老的巨核细胞中不存在，这与其在成熟巨核细胞凋亡中扮演的角色相符合。前凋亡因子，包括半胱天冬酶（细胞凋亡蛋白酶）和一氧化氮，都在巨核细胞中表达。有研究证据指出，半胱天冬酶（细胞凋亡蛋白酶）在血小板装配中起关键作用。细胞凋亡蛋白酶已经确定是前血小板形成所必需的，细胞凋亡蛋白酶 3 和 9 在成熟巨核细胞中很活跃，而这些细胞凋亡蛋白酶的抑制剂可以阻碍前血小板形成。一氧化氮与巨核细胞细胞系 Meg-01 的血小板大小颗粒的释放存在直接联系，并且可能与 TPO 协同作用以增加血小板的释放。其他在巨核细胞内表达、涉及血小板生成的前凋亡因子还包括 TGF-β 和 SMAD 蛋白。值得注意的是，在成熟巨核细胞和成熟血小板内有明显的凋亡因子积累。例如，细胞凋亡蛋白酶 3 和 9 在末期分化的巨核细胞内比较活跃。但是，只有细胞凋亡蛋白酶 3 在血小板内大量存在，而血小板内无细胞凋亡蛋白酶 9。同样，在巨核细胞内也发现了细胞凋亡蛋白酶 12，但是却不存在于血小板内。这些数据表明，在血小板和巨核细胞内的程序性细胞死亡存在着差分机制，提示在前血小板为基础的血小板装配中，巨核细胞选择性地传递或抑制凋亡因子到初期血小板中。

四、人工生成血小板

　　血液学领域的一个长期研究目标是能够充分理解血小板产生的调控机制，以用于在生物反应器中培养大量的血小板，然后输注给血小板减少症患者。目前已有多个研究团队在体外生成人工血小板研究方面取得了重要突破。早期研究是通过诱导人胚胎干细胞在小鼠骨髓基质细胞系 OP9 分化成成熟巨核细胞来实现的。通过在 OP9 上共同培养人胚胎干细胞与血管内皮生长因子（VEGF），形成一个 14 天为周期的试验方案，这个方案会产生 CD34$^+$ 造血前体细胞并进而产生巨核细胞和血小板，这一方案可以大量产生功能性巨核细胞和血小板。来自胚胎干细胞的血小板在超微结构和形态学特性上与其他来自血液的血小板没有差异，形成的血小板也能对凝血酶反应，形成血小板聚集体和促进体外的血块凝缩。

　　体外诱导多能干细胞生成血小板是另一个研究热点。通过重新编程，四个转录因子 Klf4、Sox2、Oct4 和 c-Myc 是体外诱导多能干细胞的关键。其中，c-Myc 表达的瞬时活化是体外诱导多能干细胞高效产生血小板的关键。诱导多能干细胞产生血小板具有特殊的意义，因为多能干细胞可以来自于患者体内，产生完美的配型，几乎没有机体排斥反应。此外，输注巨核细胞也是一个可能的替代输入血小板的选择。最近的一项研究表明，在小鼠体内输入巨核细胞可以导致血小板数量的相对增加，在体内衍生出的血小板具有正常的大小、表面标志物、循环生命周期和正常的功能，而大部分输入的巨核细胞都定位在肺血管，极有可能通过肺血管释放血小板。

（张　　擎）

第四节　巨核细胞发育与血小板生成的调控

　　巨核细胞的发育过程是由多种物质调控的，包括细胞因子、生长因子、化学因子、胞外基质分子等，它们大部分是由骨髓微环境中的干细胞产生的。巨核细胞分化的调节因子主要包括血小板生成素（TPO）、粒细胞-巨噬细胞集落刺激因子（GM-CSF）、巨核细胞集落刺激因子（MK-CSF）、白介素-3（IL-3）、白介素-6（IL-6）、白介素-11（IL-11）、白血病抑制因子（LIF）、干细胞因子（SCF）、白介素-1（IL-1）、红细胞生成素（EPO）、成纤维细胞生长因子等。不同调节因子在巨核细胞的不同发育阶段发挥作用，祖细胞到不成熟巨核细胞的生长、增殖和分化需要 TPO、IL-3、SCF、GM-CSF、MK-CSF；不成熟巨核细胞到成熟巨核细胞需要 IL-6、TPO、LIF；此外，雌激素也能刺激巨核细胞的分化和血小板的生成。而巨核细胞生成的抑制因子包括：血小板第4因子（PF4）、转化生长因子-β（TGF-β）、干扰素（IFN）、白介素-4（IL-4）、血小板中的α-颗粒和凝血酶等。另外，调控巨核细胞系发育的转录因子包括 GATA1、NF-E2 和 Fli-1 等。转录因子 NF-E2 在巨核细胞成熟和血小板生成中有重要作用。在 NF-E2 缺陷小鼠体内，虽然骨髓中存在巨核细胞，但没有外周血小板的生成，小鼠大多出生后不久就会因严重出血而死亡，但是这种小鼠血清中的 TPO 水平正常。

目前研究结果表明 TPO 是刺激巨核细胞增殖和分化的主要细胞因子，其他已知的细胞因子如 IL-1、IL-3、IL-6、IL-11、GM-CSF 和 SCF 等主要是辅助 TPO 刺激巨核细胞的增殖和分化，而对刺激巨核细胞成熟和产生前血小板的机制及作用还缺乏深入研究。有趣的是，TPO 和其他细胞因子不是体外血小板形成最后阶段（前血小板和血小板形成）所必要的。事实上，在体外培养时，TPO 似乎抑制人类成熟巨核细胞的前血小板形成。

一、巨核细胞造血系统正调控

在巨核系造血的早期阶段，主要由 TPO、IL-1、IL-3、EPO 和 PDGF 调控；而在分化的后期主要有 TPO、IL-6 和 IL-11 参与。同时多个转录因子也参与了巨核细胞的分化过程。GATA1、FOG1 和 Fli-1 主要作为早期至中期巨核细胞生成的调节因子；NF-E2 则主要参与晚期巨核细胞分化和血小板生成的调控。目前对血小板释放的机制还缺乏深入了解。其可能通过引起巨核细胞的凋亡来促进血小板释放。许多造血生长因子参与血小板的生成，它们在血小板生成的各阶段发挥不同的作用，其中包括主要的血小板生长因子如下：

1. 血小板生成素（TPO） TPO 是生理情况下巨核细胞系统的刺激因子，是一类分子量约 32kDa 的糖蛋白，主要由人胚肝和成人肝、肾产生，存在于血小板减少患者和动物的血清、血浆和尿中，以及人类胚肾细胞（HEK）培养液的上清中，作用于巨核祖细胞，刺激巨核细胞集落形成单位（CFU-MK）形成和生长，诱导 $CD34^+$ 细胞向巨核细胞分化，是体内增加外周巨核细胞和血小板数的主要调节因子。给小鼠注射 TPO 可使血小板数量增加4倍，CFU-MK 数也明显增加。TPO 促 CFU-MK 生长呈量效依赖关系，与 SCF 或 IL-11 有协同作用，与 IL-3 或 IL-6 有相加作用。在含有 IL-3 或红细胞生成素的细胞培养体系中，50% 的巨核细胞为 $\leq 16n$，而含 TPO 的细胞培养体系中，30%～50% 的巨核细胞为 $\geq 64n$。说明 TPO 既可刺激巨核祖细胞增殖，也可促进巨核细胞成熟。另有实验表明，如中和 TPO，就会使 CFU-MK 形成减少，说明在 CFU-MK 形成过程中 TPO 是必需的。另外，从遗传上来看，3号染色体长臂可能控制着 TPO 表达，临床观察表明，涉及3号染色体长臂的逆转、插入、移位的患者与巨核细胞过度形成及血小板增多有关。TPO通过与其受体c-Mpl的结合，使c-Mpl形成同源二聚体，从而引发细胞内一系列信号通路的激活，导致巨核细胞的增殖，作用明显大于其他细胞因子。有报道指出TPO和其他细胞因子共同作用能够刺激前血小板的生成，SCF、GM-CSF、IL-3、IL-11、IL-6等细胞因子主要起到辅助TPO刺激巨核细胞增殖、分化和成熟的作用。在基因敲除实验中发现，*TPO*$^{-/-}$和*c-Mpl*$^{-/-}$的小鼠中仍有低水平（10%～15%）的正常血小板，没有明显的凝血障碍，骨髓中也有少量正常巨核细胞存在。这表明TPO/c-Mpl系统并不是唯一的血小板调控因素，可能还有其他的代偿途径。进一步实验发现缺失*c-Mpl*和另一种生长因子（如GM-CSF、IL-3、IL-11、IL-6和LIF）的双基因敲除小鼠并不能使其巨核细胞和血小板进一步减少，表明GM-CSF、IL-3、IL-11、IL-6和LIF在缺乏TPO时并不能单独促进基础血小板生成。

2. 红细胞生成素（EPO） 又称红细胞刺激因子，成人90%的EPO由肾小球基底膜外侧肾小管周围毛细血管内皮细胞产生，可刺激骨髓内红细胞样前体细胞形成红细胞样集落形成单位（CFU-E）和红细胞样爆式形成单位（BFU-E），使红细胞样前体细胞分化为成熟红细胞，刺激巨核细胞增殖。作为红系集落刺激因子的EPO可说是最早发现的造血调节因子，也可称为造血激素。20世纪50年代初就发现贫血动物的血浆注入正常动物可使铁结合率升高。但是，直至1977年才克隆出它的基因。20世纪80年代研制出人重组EPO，在临床上已经能有效地治疗肾性贫血，因为EPO主要由肾脏产生，肝脏也能产生少部分。EPO能够刺激血小板的生成，但1～2周又恢复正常值。高剂量的EPO能够抑制血小板产生，低剂量反而会升高血小板，其确切机制还有待于探讨。EPO对红系前体细胞的增殖和分化是必需的，几乎参与由红系祖细胞至成熟红细胞增殖、分化的全过程，此外，EPO还参与巨核细胞系的增殖、分化调节。

3. 白血球介素3（IL-3） IL-3是主要由激活的T淋巴细胞合成及分泌的小分子糖蛋白，能促进骨髓造血祖细胞增殖和分化，是一类多能集落刺激因子，在造血调控中占有重要地位。细胞培养表明，重组IL-3能促进巨核祖细胞集落形成及增加集落细胞数量，且与IL-3浓度有关。IL-3对巨核细胞生成的早期阶段如BFU-MK、CFU-MK进行的有丝分裂及低倍体祖细胞有调节作用，而对核内分裂的成熟巨核细胞没有作用。对鼠的多能造血干细胞研究也表明，IL-3的作用随细胞发育而下降。灵长类或人注射重组IL-3，3～5天后循环血液中血小板数增加2倍，作用高峰见于用药后1周。若给药时间延长，可造成造血细胞过剩。肿瘤患者化疗后注射8 μg/（kg·d）重组IL-3，共14天，可使血小板恢复。以不同剂量用于遗传性巨核细胞血小板减少症患儿，可使血小板数量改善，而对再生障碍、骨髓造血不良患者的作用尚未确定。

4. 白血球介素6（IL-6） T淋巴细胞、B淋巴细胞、骨髓基质细胞均能产生IL-6。与IL-3不同，IL-6主要作用于生成后期的巨核细胞，影响有丝分裂后的细胞发育，单独应用对祖细胞分裂没有作用。鼠和人的细胞培养实验表明，IL-6单独应用可使巨核细胞增大，促进其生长和成熟，倍体数增加。它对巨核细胞的作用是直接的，人和大鼠巨核细胞上均有IL-6受体。不论正常或血小板减少的动物和人应用IL-6均能促进巨核细胞成熟，表现为细胞增大、倍体数增加、血小板增多。也有实验表明，经IL-6处理的动物血小板对凝血酶、血小板活化因子敏感性增加。IL-6单独应用不增加CUF-MK的集落形成，不增加骨髓巨核细胞数，但与 IL-3 合用有协同作用。也有报道对化疗、放疗引起血小板减少的动物，IL-6 能加速血小板恢复，是否作用于祖细胞阶段尚待讨论。在用作临床治疗上，现对 IL-6 能否作为促进巨核细胞生成和增加血小板的药物已进行一期临床观察，应用剂量为 10 μg/（kg·d），患者耐受良好，血小板可成倍增加。

5. 白细胞介素 11（IL-11） IL-11 是从人骨髓的基质细胞系 Pu-33 克隆出的细胞生长因子，在体外有刺激鼠巨核细胞集落生长的作用。当正常或接受放射照射的小鼠皮下注射重组 IL-11 150 μg/kg 后，可见血小板数增加。通过 RT-PCR 测定发现，IL-11 可能是原巨核细胞自分泌生长因子。IL-11 可作用于从多能造血干细胞到各系造血祖细胞，以及幼稚造血细胞的不同分化阶段，尤其是巨核细胞系。单用 IL-11 对早期造血祖细胞无明显作用，但与 SCF、FLT-3/FIK-2 配体（FL）、IL-3 等细胞因子配伍用即可启动早期造血祖细胞增殖，并形成包括 CFU-Meg 在内的各系造血祖细胞；IL-11 单独使用可促进早期巨核细胞成熟，增大其细胞体积和增加倍体数，与 TPO 和 IL-3 或 SCF 配伍用则可大大加强这种促进作用。分析纯化的不同细胞亚群 IL-11 受体的表达显示，早、晚期的巨核系祖细胞及成熟巨核细胞均有 IL-11 受体的表达，血小板则没有 IL-11 受体，因此 IL-11 不会刺激血小板聚集。动物实验显示 IL-11 可明显加速亚致死剂量射线照射或化学药物处理后动物的造血功能恢复，且具有剂量相关性。血小板恢复的峰值在 IL-11 应用后第 14～21 天。除血小板外，IL-11 对中性粒细胞和网织红细胞等的恢复也有明显促进作用。

二、巨核细胞系统造血的负调控

巨核细胞的生成过程是一个多因子、多系统参与调控的过程，是多种因素协同作用的结果。在体内，有众多细胞因子共同作用，调控巨核细胞的增殖与成熟。同样，也存在负调控机制，将机体内的巨核细胞维持在平衡的水平。

较早的研究表明，巨核细胞和血小板上的 c-Mpl 受体对于调控造血祖细胞分化及防止巨核细胞增多和血小板增多具有重要意义，众所周知，TPO 可以与其受体 c-Mpl 结合并促进巨核细胞的生成和血小板的产生，而巨核细胞和血小板上的 c-Mpl 也似乎起一个"清除"TPO 的作用，可以内化降解 TPO，从而根据机体的需要调控 TPO 刺激造血祖细胞的增殖、分化，防止巨核细胞和血小板过度产生。

目前认为血小板是 CFU-M 增殖、分化的抑制因素。血小板因子 4（PF4）是一个肝素结合蛋白，可以黏附巨核细胞及内皮细胞，激活血小板 α- 颗粒释放，对巨核细胞系有特异的抑制作用。实验发现，PF4 能抑制正常和血小板减少患者中巨核细胞及其祖细胞的生长，尤其是抑制早期巨核细胞的增殖和分化。对巨核细胞增殖的抑制主要是通过抑制 DNA 的合成，将细胞阻滞在 S 期，进而抑制早期巨核细胞及晚期巨核细胞的增殖和成熟，抑制血小板的产生。β- 血小板球蛋白（β-thromboglobulin，β-TG）是血小板 α- 颗粒内含物，是血小板特有的蛋白质。β-TG 及其前体结缔组织活化肽Ⅲ（CTAP-Ⅲ）也有抑制巨核细胞和血小板的作用。有人提出转化生长因子 -β（TGF-β）在高血小板水平的血液中含量升高，可能是巨核细胞系的抑制因子，它的生物活性很广，不仅作用于巨核细胞系，而且对其他细胞系也有抑制作用。TGF-β 可以对造血系统最原始的细胞起作用，抑制其增殖。其中，

TGF-β₁的抑制作用最强，可以与其受体结合，抑制CFU-Meg（巨核细胞集落形成单位）的增殖，还可以抑制巨核细胞核内有丝分裂过程，从而抑制巨核细胞的成熟和血小板生成。另外，辅助骨髓细胞也可通过产生的细胞因子抑制巨核系统造血。重组的α和γ-干扰素对巨核细胞系统有明确的抑制作用。α-干扰素（IFN-α）能抑制多种造血祖细胞，如红系集落形成单位（CFU-E）、CFU-MK等。而有研究表明，IFN-α对巨核细胞的增殖和分化有直接抑制作用。重组的人IL-4在体外实验中对巨核系祖细胞和幼细胞阶段均有抑制作用，是人类巨核细胞系的负调控因子。值得注意的是，血小板反应蛋白-1（thrombospondin-1，TSP-1）大量存在于血小板α-颗粒及细胞外基质中，有多个功能区域，其中，肝素结合位点十分重要。研究表明，TSP-1能通过调节促进造血细胞生长的因子如bFGF、TPO等的活性抑制巨核细胞生成。在巨核细胞上有TSP-1受体，推测TSP-1通过其受体直接抑制巨核细胞生长，同时，TPO对巨核细胞生长的促进作用能够被TSP-1减弱。除了抑制巨核细胞生长之外，TSP-1还可以抑制巨核细胞集落的形成。

三、转录因子

近年来，对巨核细胞的增殖、分化及血小板生成的转录调控的研究亦日益深入。巨核细胞的分化和成熟是一个连续的过程，需要转录因子精确调控相关基因的表达。这些一系列转录因子对维持巨核系、红系细胞的正常生物学功能有不可或缺的作用，比较重要的转录因子有GATA-1/2、NF-E2、SCL/Tal-1、c-Myb、Ets家族及FOG等。特别是巨核细胞发生的早期和中期的调控转录因子如GATA-1，巨核细胞发生的晚期调控因子如NF-E2。

1. GATA-1 锌指结构蛋白GATA-1是一个促进基因表达的重要转录因子，它是巨核细胞成熟所必需的。起初认为GATA-1蛋白是调节红细胞成熟的，因为小鼠中*Gata-1*基因的干扰会导致红细胞生成障碍引起的胚胎死亡。但是，大量研究表明，GATA-1是一个在早期和晚期巨核细胞分化中起重要作用的调控因子。首先，在早期骨髓细胞系416b中，GATA-1的过表达会引起这些巨核细胞分化。现有的巨核细胞系特异性*Gata-1*敲除实验表明，突变*Gata-1*基因座的调控元件，可使小鼠巨核细胞系内GATA-1的选择性缺失，这些基因敲除的小鼠可在红系细胞内表达足够水平的GATA-1，来防止贫血引起的胚胎死亡。在巨核细胞内GATA-1的缺失会引起严重的血小板减少，血小板计数降至正常水平的15%，少数循环中的血小板逐渐变圆，并显著变大。这些小鼠有大量增殖较快的小巨核细胞。GATA-1缺乏的巨核细胞胞质通常包含过多的粗面内质网、很少的血小板特异性颗粒和一个不发达或无序的划界膜系统，这些现象都提示GATA-1的缺失阻碍了巨核细胞的成熟。在血小板生成时，GATA-1随后的作用可能是对核因子-红系（NF-E2）亚基的表达进行调控。对一个伴X染色体异常的红细胞生成障碍性贫血和*GATA-1*突变导致血小板减少症的家庭病例研究发现，GATA-1锌指结构的氨基末端的单个核苷酸的置换抑制了GATA-1与其必要辅助因子（FOG-1）的相互作用。尽管该家庭成员中巨核细胞很丰富，但它们均非常小，显示出一些不正常的特性，包括含有大量的粗面内质网和不发达的划界膜系统（DMS）及缺少颗粒。这些观察结果提示在血小板生成中，FOG-1/GATA-1的相互作用具有重要的调控作用。而在小鼠敲除*Fog*，则导致巨核细胞系特定的消融，提示在巨核细胞发育的早期阶段 FOG 并不依赖 GATA-1。

2. 核因子 E2　核因子 E2（NF-E2）是一个基础的亮氨酸拉链转录因子，是一个由亚基 p45 和更小的亚基 p18 组成的异源二聚体蛋白，可能是巨核细胞成熟和血小板生成的主要调控因子，p45 只在红系和巨核系存在，而 p18 则是无处不在的 Maf 家族蛋白。起初认为 NF-E2 是特异性促进红细胞生成所必需基因表达的转录因子，但是缺少 p45 的小鼠 NF-E2 在红细胞生成中并没有出现缺陷，反而 NF-E2 缺少 p45 的小鼠在出生后不久会因为缺少循环血小板而出血致死。在体外，NF-E2 缺陷的小鼠会产生更多较大的、含颗粒较少、划界膜高度无序并且不能产生前血小板的巨核细胞，这种表型说明 NF-E2 阻碍发生在巨核细胞成熟的后期阶段。缺少亚基 p18 的 NF-E2（称为 mafG）小鼠伴有血小板减少症，并且也表现出不正常的巨核细胞发育。因此，NF-E2 似乎控制着涉及胞质成熟和血小板生成的基因转录，这些基因主要在 GATA-1 作用的下游。通过建立消减 cDNA 文库，发现在 *NF-E2* 敲除的巨核细胞中起下调作用的转录子，如 β1 微管蛋白，这个方法确定了 *NF-E2* 的下游靶基因，并且可以分析它们在巨核细胞分化末期的准确功能。NF-E2 缺失小鼠的巨核细胞同样也缺乏 Rab27b 蛋白，而且负显性结构的 Rab27 表达明显抑制了前血小板的生成。Rab27 的功能性缺失也许可以解释缺失 NF-E2 的巨核细胞与缺少 Rab 异戊二烯化并伴随颗粒减少的巨血小板减少症之间的相关性。

（张　擎）

第五节　血小板活化与血栓形成

血小板的主要生理功能是凝血和止血。血管损伤后，血小板可以黏附到受损血管内皮下暴露的胶原纤维蛋白上，局部产生的凝血酶、血小板来源的血栓烷素 A_2（TXA_2）及从血小板致密颗粒分泌的或受损细胞释放的 ADP 使血小板活化，并募集其他血小板，形成血小板凝块，促进凝血酶产生，并通过凝血酶将纤维蛋白原转化成纤维蛋白，使血小板凝块与其他血细胞缠结形成血栓，发挥止血作用。同时，血小板也在病理性血栓的形成、稳定和消退中发挥作用，参与心脑血管疾病的发病过程。

一、血小板活化与血栓形成

血小板活化的启动及活化的程度，取决于机体循环系统内血小板活化发生的部位和需求。在静脉系统中，血液的低流速和淤积使得损伤部位能够积聚活化的凝血因子和局部产生的凝血酶，从而促进血栓的形成，因此静脉血栓主要是由红细胞构成，只有少量的血小板存在。然而，在高速流动的动脉系统内，凝血因子会受到血流的快速冲刷而使得可溶性的纤维蛋白原不易转变为纤维蛋白，取而代之，动脉血栓中富含大量的血小板和纤维蛋白原。血小板参与形成稳定的血栓通常需要三个基本步骤：起始、伸展和稳定（图4-1）。

1. 起始　血管损伤部位暴露出的血管性血友病因子（vWF）或胶原复合物会吸引血小板向损伤部位迁移，长时间黏附在损伤部位的血小板随即被胶原蛋白活化。在损伤部位黏附的单层血小板结构为随后黏附的血小板起到了一定的支撑作用。

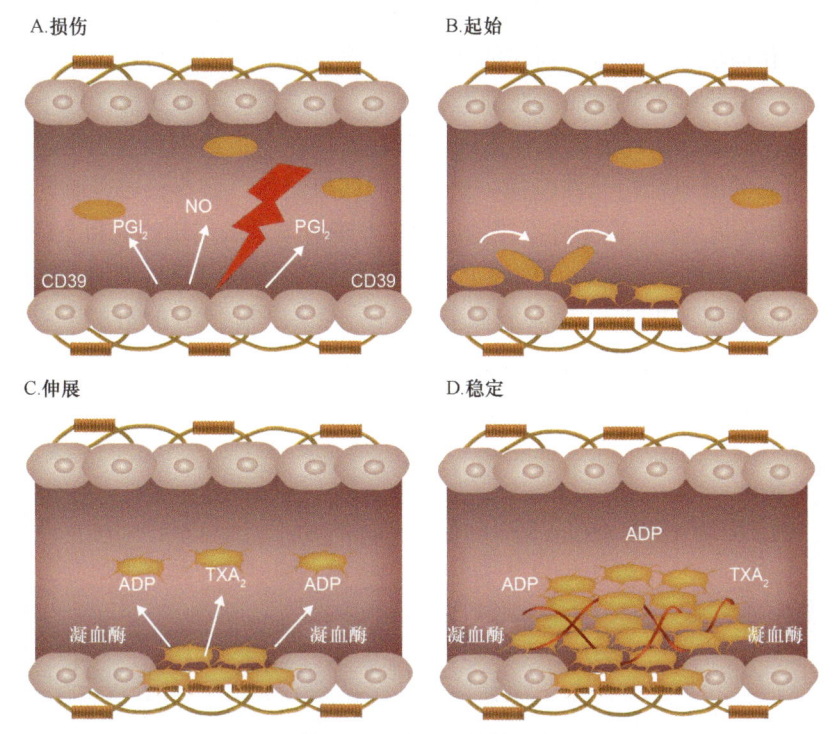

图 4-1 血小板栓子的形成

A. 在正常的血管中,血小板受到来源于内皮细胞的抑制因子,如前列腺素、一氧化氮和 CD39 的作用,处于静息状态。B. 起始,血管受损后,在凝血酶和血管性血友病因子的共同作用下,捕获并活化静息状态的血小板,从而形成一个单层的血小板栓子。C. 伸展,血栓子释放的血栓素 A_2、二磷酸腺苷及其他血小板激动剂与 G 蛋白偶联受体相互作用后,吸引更多的血小板黏附,并发生活化。这些相互吸引的活化的血小板受到纤维蛋白原、纤维蛋白等的作用紧密连接在一起。D. 稳定,在纤维蛋白网的作用下,维持和稳定血小板栓子紧密连接的状态

2. 伸展 指大量血小板与单层血小板接触黏附,随后被活化的过程。血小板分泌的凝血酶、ADP 及血栓素 A_2(TXA$_2$),均在这一步骤中起到重要的作用。活化的血小板通过细胞表面受体与 G 蛋白结合。随后血小板表面的整合素 $\alpha_{IIb}\beta_3$ 细胞内信号激活,为血小板之间相互凝聚提供分子依据。

3. 稳定 指血小板堵塞形成后,进一步放大血小板内信号,帮助稳定血栓并防止血栓过早消退的步骤。例如,通过整合素放大由外向内的细胞信号及相邻血小板表面的配体受体接触依赖性相互作用。最终的结果是活化的血小板嵌入一个结构稳定并且能够承受动脉血流冲击的交联纤维蛋白网。在这一过程中,血小板可帮助白细胞迁移至周围组织,也可分泌一些分子促进宿主防御和促进血管新生。

二、血小板活化的分子机制

血小板活化的信号始于血小板激动剂导致的血小板膜受体的活化。除胶原蛋白外,其他激动剂(如凝血酶、ADP、TXA$_2$ 和肾上腺素)均能通过一个或多个 G 蛋白偶联受体

超家族（GPCR）的成员发挥作用。大多数 GPCR 会与高亲和力的配体结合，激活多个 G 蛋白，从而放大信号。以下将逐一介绍不同血小板激动剂导致血小板活化的信号通路。

1. 胶原活化血小板　在血管损伤的情况下，内皮膜下的胶原与血流接触，增强血小板黏附和活化，因此可正常止血。在静态条件下，胶原蛋白不需要辅助因子的帮助也能够激活血小板，但动脉循环血流条件下，vWF 在支持血小板黏附和活化中起重要作用。血小板活化所需的胶原结构元件包括一个基本的四级结构。血小板可以黏附单体胶原，但要达到最佳血小板活化，需要在纤维状胶原中发现更复杂的结构。人和小鼠血小板表面的胶原受体已鉴定出四种。两种直接绑定胶原蛋白（整合素 $\alpha_2\beta_1$ 和 GP Ⅵ）；另两种通过 vWF（整合素 $\alpha_{Ⅱb}\beta_3$ 和 GP Ⅰbα）结合胶原蛋白（图 4-2）。其中，GP Ⅵ 属于免疫球蛋白超家族，且是血小板的主要胶原蛋白受体。血小板表面的 GP Ⅵ 与 FcRγ 链结合形成复合体。FcRγ 是一个二聚体，一个 FcRγ 链可结合两个 GP Ⅵ 分子并与之形成一个高亲和性复合体。

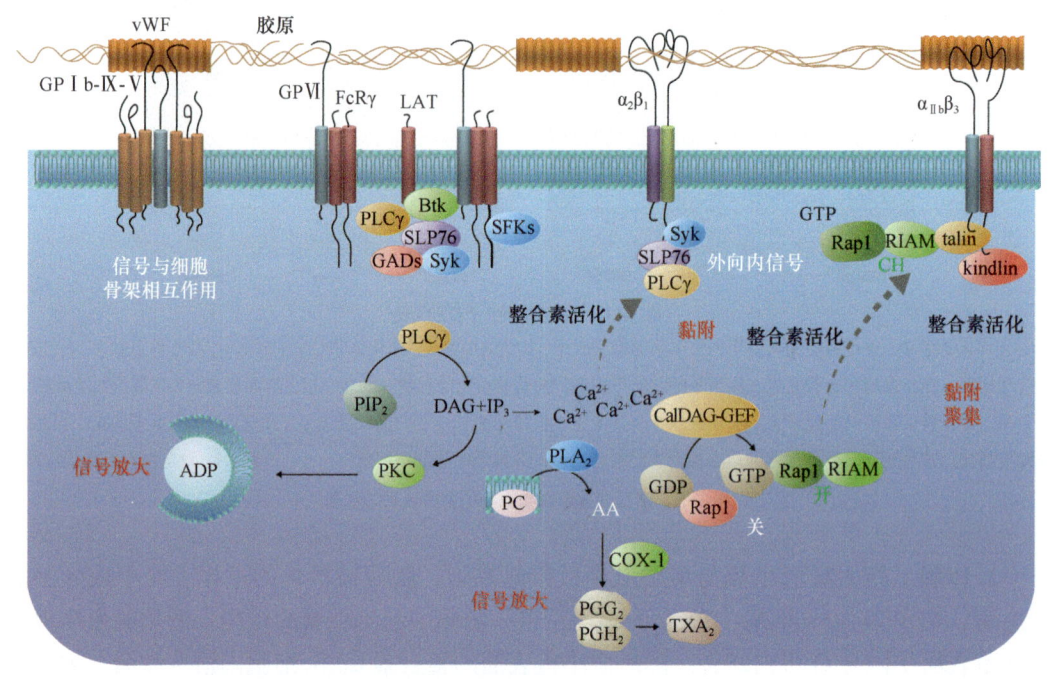

图 4-2　胶原诱导的血小板活化

血小板内多种分子复合物参与胶原诱导的血小板活化，其中包含：①vWF 介导的糖蛋白 Ⅰb- Ⅸ - Ⅴ 复合物及整合素 $\alpha_{Ⅱb}\beta_3$ 与胶原的结合；②整合素 $\alpha_2\beta_1$ 及 GP Ⅵ/FcRγ 链复合物与胶原的直接结合。GP Ⅵ 的簇集导致 FcRγ 胞内段结构域酪氨酸残基磷酸化，继而结合和激活酪氨酸激酶 Syk。Syk 激活后，可磷酸化并激活磷脂酶 C，导致磷酸肌醇水解、ADP 分泌、血栓烷 A_2 释放。缩写：ADP. 二磷酸腺苷；AA. 花生四烯酸；COX-1. 环氧酶 1；GP. 糖蛋白；PG. 前列腺素；PIP_2.4, 5- 二磷酸磷脂酰肌醇；PLC. 磷脂酶 C；TXA_2 血栓烷 A_2；vWF. von Willebrand 因子

小鼠缺乏 GP Ⅵ 或 FcRγ 可引起血小板对胶原的反应性受损，这与敲除或用抗体封闭 GP Ⅵ 的小鼠血小板一样。缺失 FcRγ 链能影响胶原信号通路的原因一部分是因为缺失了一个必要的信号元件，另一部分是因为 GP Ⅵ 需要通过 FcRγ 连接血小板表面。整合素 $\alpha_2\beta_1$ 也与胶原结合，支持并黏附于胶原，以及与胶原结合后作为整合素依赖性信号的来源。与 $\alpha_{Ⅱb}\beta_3$ 类似，整合素 $\alpha_2\beta_1$ 的激活可能需要来自血小板内的信号刺激。整合素 $\alpha_2\beta_1$ 表达

减少的人血小板胶原反应受损,这与在高剪切力下检测到的敲除 β_1 的小鼠血小板的反应是一样的。

胶原或者能使 GP Ⅵ 交联的抗体都能使 FcRγ 链的酪氨酸磷酸化。FcRγ 链上 ITAM 结构域的酪氨酸磷酸化增加 FcRγ 链对包含 SH_2 区域的蛋白的亲和力,导致这些蛋白被募集到 FcRγ 链上。非受体型酪氨酸激酶 Syk 包含两个相邻的 SH_2 区域和一个酪氨酸激酶区域。正常小鼠的血小板中,Syk 与 FcRγ 链物理性相连,在胶原刺激时被磷酸化和活化。整合素 $\alpha_2\beta_1$ 的 β 亚基也有类似 ITAM 结构域,所以 Syk 也可能和这个胶原受体结合。整合素 $\alpha_2\beta_1$ 也能不依赖 GP Ⅵ 对胶原进行信号转导,诱导磷酸化,活化 GP Ⅵ 信号通路中的分子,如 Src、Syk、SLP-76 和 PLCγ$_2$。研究表明,整合素 $\alpha_2\beta_1$ 要参与信号转导必须以活性构象存在。因此,胶原可能通过 GP Ⅵ 诱导整合素 $\alpha_2\beta_1$ 活化,使得两种受体都参与对胶原的完全反应。缺失 GP Ⅵ 或阻断整合素 $\alpha_2\beta_1$ 的血小板中,胶原诱导的 Syk 磷酸化被抑制,证明 GP Ⅵ、整合素 $\alpha_2\beta_1$ 和 Syk 都在血小板对胶原的反应中起作用。

GP Ⅵ 信号通路可使用分离的蛇毒蛋白 convulxin,或者合成的"胶原相关"肽(collagen related peptide,CRP)进行研究,这两种刺激剂只结合 GP Ⅵ,而不与其他胶原受体结合。根据目前的模型,胶原引起 GP Ⅵ 的簇集,这为早期观察到的多聚体胶原四级结构是胶原实现最大作用所必需的提供了机制基础。可溶性胶原的聚合和 GP Ⅵ/FcRγ 复合物的簇集也部分解释了血小板聚集试验中观察到的胶原加入后出现的聚集延迟现象。Src 家族酪氨酸激酶与 GP Ⅵ 富含脯氨酸区域相连,可使 FcRγ 磷酸化。磷酸化后的 ITAM 基序被 Syk 的 SH_2 区域识别,使 Syk 与 GP Ⅵ/FcRγ 链复合物结合而活化 Syk,从而导致 PLCγ$_2$ 磷酸化和活化。缺失 Syk 的小鼠血小板在胶原刺激下不聚集、不分泌。PLCγ$_2$ 与血小板上其他 PLC 亚型一样,能水解 PIP_2 产生 IP_3 和 DAG。IP_3 能打开血小板致密颗粒系统的钙离子通道,增加胞内钙离子浓度,间接触发跨越血小板质膜的钙离子内流。在血流状态下血小板黏附到胶原后发生的胞内钙离子浓度的变化能被实时观测到。DAG 能活化更多的 PKC,调节丝氨酸/苏氨酸磷酸化,从而进一步活化血小板。

总之,胶原蛋白受体支持快速移动的血小板在损伤部位捕获,导致捕获的血小板活化,刺激细胞骨架重排,使盘状血小板变平坦,并且更好地黏附在暴露的血管壁上。vWF 支持这一过程,它增加了每个血小板上胶原蛋白潜在的结合位点的密度,因为 GP Ⅰbα 和整合素 $\alpha_{Ⅱb}\beta_3$ 的拷贝数大大超过 GP Ⅵ 和整合素 $\alpha_2\beta_1$ 的拷贝数。由于支持血小板最佳黏附状态的 vWF 形式是高度多聚,这样 vWF 也增加了每个胶原分子的结合位点的数目。似乎只有 GP Ⅵ 和 GP Ⅰb 能够无需事先血小板活化,而分别结合胶原和 vWF,一旦血小板活化开始,整合素 $\alpha_2\beta_1$ 和 β 也能够分别结合它们各自的配体。

2. ADP 活化血小板 ADP 储存在血小板致密颗粒并且在血小板活化时释放。它也从血管损伤部位的受损细胞中释放,作为自分泌和旁分泌刺激,招募其他血小板和稳定血栓。ADP 是一种特别重要的生理性激活剂,不只是因为其能独立地激活血小板聚集,而且是因为分泌的 ADP 能够有助于其他刺激剂对血小板的全面激活。体外聚集研究显示,所有其他血小板激动剂都一定程度上依赖于释放的 ADP,从而诱发血小板达到最大程度的聚集,尽管这种依赖因激动剂不同而不同,并且是剂量相关的。阻断血小板 ADP 受体

P2Y₁₂ 的药物已被证明是有效的抗血小板药物,尽管 ADP 单独加入时,相对凝血酶是一个不太有效的血小板激动剂。

体外加入 ADP 可引起血小板释放 TXA₂、蛋白质磷酸化、细胞内钙离子浓度增加、血小板形状变化、聚集和分泌,还能抑制 cAMP 的形成。然而,即使用高浓度的 ADP,ADP 仍然是活化 PLC 的一个比较弱的活化剂。然而,它之所以作为血小板激动剂,在于它可激活其他途径。人类和小鼠血小板表达两种不同的 ADP 受体,P2Y₁ 和 P2Y₁₂。这两种受体是嘌呤类 GPCR(图 4-3)的成员。P2Y₁ 受体与 G_q 蛋白偶联。P2Y₁₂ 受体与 G_i 家族成员偶联,而不是 G_z。ADP 最佳活化血小板需要两种受体的活化。小鼠敲除 P2Y₁ 和 P2Y₁₂ 产生的效果与人血小板药理学研究预测一致。P2X₁ 是血小板上第三种嘌呤核苷酸受体,是 P2X 家族的成员,P2X 家族是 ATP 控制的钙离子通道,而不是 G 蛋白偶联受体。血小板致密颗粒包含 ATP 和 ADP,最近的研究表明,P2X₁ 活性是血小板活化的必要条件。P2X₁ 也在巨核细胞上发挥功能。

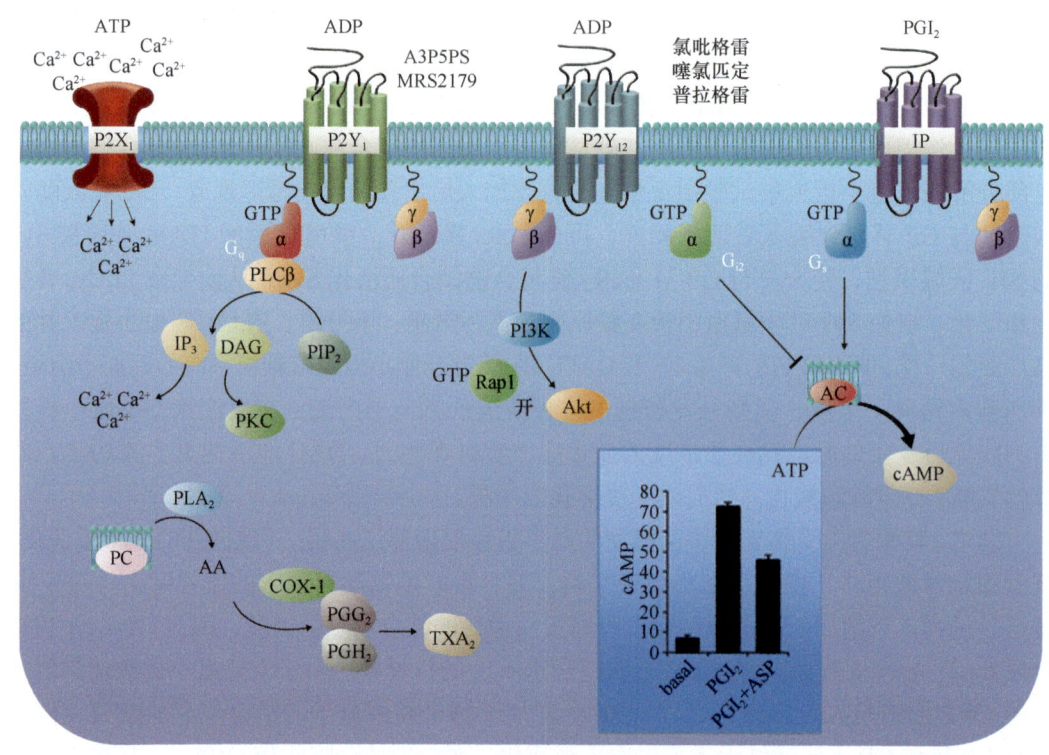

图 4-3 ADP 受体

在血小板内已发现如下腺苷酸激活受体:P2Y₁ 和 P2Y₁₂ 是 ADP 激活的能与 G_q 和 G_i₂G 结合的 G 蛋白偶联受体。P2X₁ 是 ATP 门控的阳离子通道,可导致钙离子内流。缩写:AA. 花生四烯酸;AC. 腺苷酸环化酶;ADP. 二磷酸腺苷;ATP. 三磷酸腺苷;cAMP. 环磷酸腺苷;COX-1. 环氧酶 1;DAG. 二酰甘油;PI3K. 磷脂酰肌醇 -3- 激酶;PLC. 磷脂酶 C;PG. 前列腺素;PIP₂. 4,5- 二磷酸磷脂酰肌醇;PKC. 蛋白激酶 C;TXA₂. 血栓烷 A₂

P2Y₁₂ 分别由两个不同的研究组鉴定出来。血小板 P2Y₁₂ 受体是噻吩吡啶类药物(包括噻氯匹定、氯吡格雷和普拉格雷)的作用靶点。P2Y₁₂ 受体可以和 G_αi 偶联,抑制腺苷酸环化酶的活性,腺苷酸环化酶是一类能产生 cAMP 的酶,cAMP 可以激活 A 型蛋白激酶,

A 型蛋白激酶能抑制一系列的血小板活化。单独 cAMP 的降低好像不能充分激活血小板，并且 ADP 激活血小板需要 P2Y$_1$ 和 P2Y$_{12}$ 受体信号通路的协同作用。如抑制剂研究和由患者缺乏功能 P2Y$_{12}$ 表型预测的一样，P2Y$_{12}$ 敲除小鼠血小板通常不响应于 ADP 发生聚集。P2Y$_{12}$ 敲除血小板保留了 P2Y$_1$ 相关的一些反应，包括形状变化和 PLC 活化，但不能抑制 ADP 引起的 cAMP 形成。G$_i$ 家族成员中能与 P2Y$_{12}$ 结合的主要是 G$_{i2}$，因为 G$_{i2α}$ 敲除的小鼠血小板对 ADP 的反应性明显受损，而缺少 G$_{i3α}$ 或 G$_{zα}$ 却没有这种现象。然而，G$_{i2α}$ 突变的小鼠血小板对 RGS 蛋白介导的抑制作用不敏感，对 ADP 刺激的反应增强。

血小板 P2Y$_1$ 受体，是血小板上另一种 G 蛋白偶联的 ADP 受体。当 P2Y$_1$ 被阻断或敲除时，ADP 仍然能够抑制 cAMP 的形成，但其引起血小板内的钙离子浓度增加，形状变化和聚合的能力大大受损，这与缺乏 G$_q$ 小鼠血小板一样。P2Y$_1$ 敲除小鼠有出血时间小幅度增加，并显示注射 ADP 后能部分抵抗血栓栓塞性死亡，但没有自发性出血的倾向。P2Y$_1$ 敲除小鼠血小板除了 ADP，对其他刺激剂的反应都不受影响，但当 ADP 与血清素（PLC 的弱刺激剂）同时使用时，ADP 还会引起 P2Y$_1$ 敲除血小板的聚集。总体来说，这些结果显示，血小板 P2Y$_1$ 受体偶联到 G$_q$，并负责 PLC 的活化。P2Y$_1$ 受体也能激活 Rac 和 Rac 效应元件，p21 活化激酶（PAK），但不会偶联 G$_i$ 家族成员。

血小板上 ADP 受体的鉴定，针对每个已知受体的拮抗剂的开发，以及编码 P2Y$_1$、P2Y$_{12}$、G$_{qα}$ 和 G$_{i2α}$ 基因的成功敲除，阐明了 ADP 在体内血小板活化和血栓形成中的作用。在人类，P2Y$_{12}$ 的缺失产生出血表型，小鼠的出血表型相对较轻。无论是 P2Y$_1$ 还是 P2Y$_{12}$ 缺失小鼠都有出血时间延长的现象，并且血小板对 ADP，甚至凝血酶和 TXA$_2$ 的反应也受损，特别是对低浓度激动剂的反应。由于凝血酶和 TXA$_2$ 的受体可导致磷脂酶 C 的激活，所以当有凝血酶或 TXA$_2$ 存在时，ADP 主要是激活 G$_{i2}$。G$_{i2α}$ 下游效应元件包括 Src 家族成员及 PI3K 和 Rap-1b。

3. 凝血酶活化血小板　凝血酶在浓度为 0.1nmol/L 时即可活化血小板，因此被认为是最强的血小板激动剂。此外，凝血酶可有效地结合磷脂酶 C，而其对磷酸肌醇的水解能力远胜于其他血小板刺激剂。仅仅几秒钟内，凝血酶就能使血小板胞内钙离子上升达十倍之多，触发下游钙依赖信号通路，包括磷脂酶 A2 的激活。在 G$_{qα}$ 敲除的血小板中，上述信号响应丢失，但血小板仍可发生形态变化。此外，凝血酶可通过直接（G$_i$ 家族介导）或间接（释放的 ADP 介导）途径抑制人血小板内腺苷酸环化酶。

目前已知，血小板对凝血酶刺激的反应主要由隶属于 G 蛋白偶联受体的蛋白酶激活受体家族（PAR）介导。该群蛋白主要包括四种，其中三种（PAR1、PAR3 和 PAR4）可经由凝血酶激活。PAR1 和 PAR4 表达于人类血小板表面，而小鼠血小板则主要表达 PAR3 和 PAR4。凝血酶切割这三种受体 N 末端后，暴露出的位点可形成"悬挂"配体。基于 PAR1 和 PAR4 的"悬挂"配体结构域设计的肽段活化血小板的作用与凝血酶类似。有报道称，*PAR1* 基因缺失的血小板仍能对凝血酶产生响应，进一步研究证实了 PAR3 的存在。*PAR1* 纯合敲除鼠几乎一半发生宫内死亡，但其原因更可能是血管系统而非血小板的异常。在转染细胞中，凝血酶刺激可以激活人 PAR3 介导的信号，但小鼠血小板 PAR3 更主要的功能是促进 PAR4 的切割而非自身产生信号。PAR4 在人与小鼠的血小板均有表达，并被认为是 PAR3 丢失小鼠血小板仍对凝血酶响应的主要因素。与 PAR1 不同，

PAR4 需要更高浓度的凝血酶来使之激活，这一现象有可能的解释是：PAR4 缺少可与凝血酶的阳离子交联位点结合的水蛭素样序列，而后者可以促进受体的切割。在人血小板开展的相关动力学研究也显示，凝血酶信号首先通过 PAR1，而后经由 PAR4 介导发挥作用。

目前已有充分的证据表明，PAR 蛋白家族是介导血小板活化的关键分子。针对 PAR1 和 PAR4 设计的多肽能成功诱导血小板聚集和分泌。另一方面，同时阻断 PAR1 和 PAR4，或敲除小鼠 PAR4 基因则可完全抑制凝血酶对血小板的刺激。由此可见，PAR 家族是凝血酶激活血小板不可或缺的环节，其中 PAR1 和 PAR4 都发挥重要作用，而 PAR3 则帮助 PAR4 的切割（图 4-4）。包括基因敲除小鼠在内的大量研究表明，PAR1 和 PAR4 可与 G_q 和 G_{13} 结合。目前，在凝血酶刺激的血小板中，G_i 依赖的信号通路是否完全由分泌的 ADP 或 PAR 和 G_{i2} 的结合介导尚无定论。但其他细胞的研究结果表明 PAR 可直接与 G_{i2} 偶联，提示上述两种机制可能均存在。一项新近研究发现，即使在 ADP 分泌被抑制的情况下，一种 RGS 抵抗型 G_{i2} 也可使小鼠血小板对凝血酶的反应增强，进一步支持上述观点。同时，PAR1 的抑制剂也已进入临床试验阶段。

除了 PAR 家族以外，其他分子也参与了凝血酶激活血小板的信号转导。长期以来，含有高亲和力凝血酶结合位点（268～287 个氨基酸残基）的 GP I bα 被认为是其中重要的一员。将此结合位点敲除或阻断后，会干扰人血小板 PAR1 的切割，使血小板对凝血酶的反应减弱，尤其在凝血酶浓度较低时。上述发现说明，人血小板中 GP I bα 的结合在某种程度上可能类似于小鼠血小板上 PAR3 的作用，即促进另一个介导主要信号的受体活化。

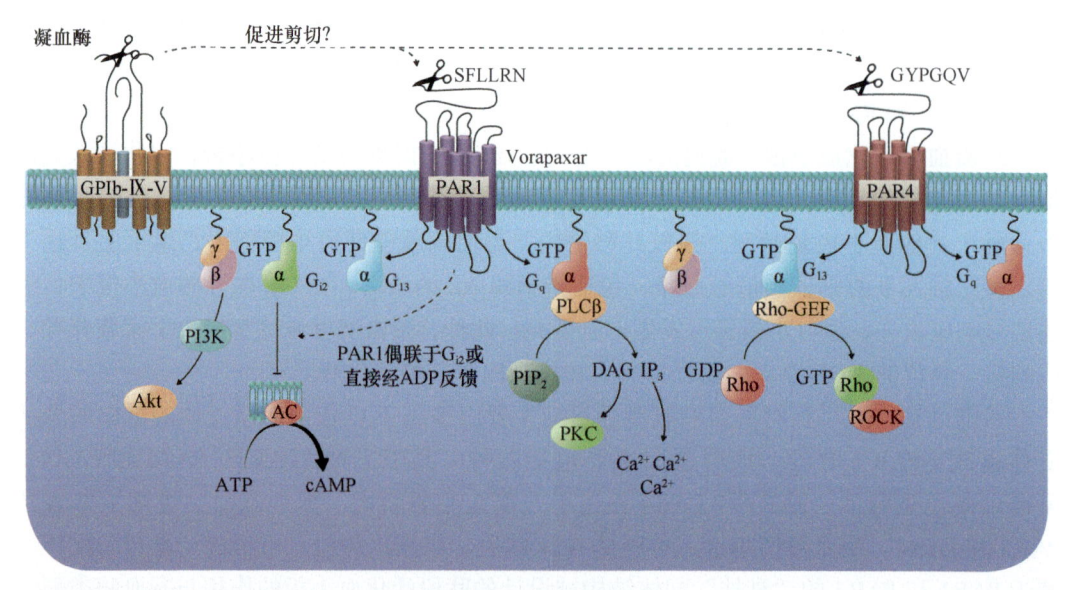

图 4-4 凝血酶受体

血小板对凝血酶的反应由蛋白酶激活受体（PAR）家族介导。人类血小板表达 PAR1 和 PAR4，二者均参与 G_q 和 G_{13} 介导的效应分子通路。PAR1 也能与 G_{i2} 结合，但凝血酶启动的 G_i 依赖性信号可由 $P2Y_{12}$ 介导的分泌型 ADP 进一步增强。凝血酶通过与 GP I b- IX - V 复合物内的 GP I b 结合，促进 PAR1 的切割。PAR1 和 PAR4 也可由凝血酶之外的其他切割酶切割。这些蛋白酶切割 PAR1 的 N 末端，使其配体结合结构域暴露而激活，另一方面，也可封闭上述结构而使其失活

4. 肾上腺素活化血小板 与凝血酶不同，肾上腺素单独作用时，仅仅是一种较弱的血小板刺激。然而，有报道称，在患遗传性出血性疾病的患者家系中，发现了肾上腺素诱导的血小板聚集障碍，以及儿茶酚胺受体拷贝数下降。另一方面，循环儿茶酚胺水平升高时，肾上腺素介导的血小板激活可能具有重要的病理生理意义，例如在遭遇危险时的逃跑反射中。在血小板上，肾上腺素主要通过 α_{2A}-肾上腺素受体发挥作用。在小鼠和人类都发现肾上腺素能增强其他激动剂的作用，引起更强的血小板聚集。这种促进作用通常是由于肾上腺素抑制 cAMP 形成所致，但如下所述，尽管肾上腺素能通过刺激 TXA_2，间接触发磷脂酰肌醇水解，但目前尚未检测到其对于 PLC 有任何直接效应，且肾上腺素并不能导致血小板形变。

综上所述，肾上腺素对血小板的这些作用提示，血小板 α_{2A}-肾上腺素可能与 G_i 家族成员、而非 G_q 或 G_{12} 家族成员结合。相关的基因敲除实验已经验证并拓展了这一观点。正如早先所注意到的，人类和小鼠的血小板表达四种 G_i 家族蛋白，包括 $G_{i1\alpha}$、$G_{i2\alpha}$、$G_{i3\alpha}$ 和 $G_{z\alpha}$。其中 $G_{z\alpha}$ 作为最特殊的一种，具有缓慢水解内源性 GTP 的能力，但在其 N 末端缺乏一个关键的天冬氨酸残基，因此是仅有的不被百日咳毒素攻击的 G_i 蛋白。$G_{z\alpha}$ 同样也是 PKC 和 PAK 的底物。研究人员通过基因敲除，发现 $G_{z\alpha}$ 缺失小鼠的血小板对肾上腺素刺激无反应。此外，G_z 也可能介导了肾上腺素对 Rap-1b 蛋白的激活。因此，小鼠血小板 α_{2A}-肾上腺素受体可能与 G_z 而不是 G_{i2} 或 G_{i3} 结合。最新的研究通过使用抑制剂发现，G_z 依赖性的血小板肾上腺素反应如同 $P2Y_{12}$ 依赖的 $G_{i2\alpha}$ 介导 ADP 反应一样，需要 Src 激酶家族的参与。

5. TXA_2 活化血小板 TXA_2 作为一种花生四烯酸代谢产物，由血小板内阿司匹林敏感的环氧酶-1（COX-1）途径产生。当用稳定的过氧化物/血栓烷类似物如 U46619 刺激体外孵育血小板时，会引起血小板形变、聚集、分泌，磷脂酰肌醇水解，蛋白磷酸化和胞内钙离子增加，而对 cAMP 的形成影响甚微。外源性的花生四烯酸也可使血小板发生类似变化。TXA_2 形成后，可弥散透过血小板质膜，并继续激活其他血小板。如同分泌出的 ADP 一样，TXA_2 能够放大血小板活化的最初刺激，并募集循环中的血小板。这一过程在局部具有高效性，同时又受限于溶解状态 TXA_2 极短的半衰期（约 30 秒），因而能将激活血小板的作用限制在受损的局限区域。

TXA_2 的受体虽然由一个基因编码，但可产生两种剪接体（TPα 和 TPβ），它们的区别在于胞内段的不同。人类血小板同时表达两种受体。生物化学研究显示，血小板 TXA_2 受体与 $G_{q\alpha}$ 和 $G_{13\alpha}$ 结合，激活 G_{12} 蛋白，而 $G_{q\alpha}$ 丢失后，U46619 无法诱导三磷酸肌醇形成和胞质内钙离子上调，但血小板仍可发生形变。将小鼠 $G_{q\alpha}$ 纯合敲除后，U46619 仍可导致其血小板 $G_{12\alpha}/G_{13\alpha}$ 的鸟苷酸交换。而 $G_{13\alpha}$ 丢失后，血栓烷 A_2 无法引起血小板形变。虽然在其他细胞中，TPα 和 TPβ 被发现可以和百日咳毒素敏感的 G_i 蛋白结合，但血小板内 U46619 抑制 cAMP 形成的作用更多是通过分泌的 ADP 介导。过去认为，这些结果说明了血小板 TXA_2 受体结合 G_q 和 $G_{12/13}$ 而非 G_i。但是，最新研究发现具有抗 RGS 蛋白的 $G_{i2\alpha}$ 的转基因小鼠血小板功能反而增强，使这一结论受到质疑。

TXA_2 对于正常血小板功能影响及其生理意义在一系列的基因干预和药物实验中都得到了验证。例如，TP 纯合敲除小鼠的出血时间延长，其血小板在血栓烷刺激下无法聚集，并且对胶原刺激的聚集反应延迟。这些发现提示了血栓烷 A_2 在血小板对胶原反应中的潜在作用。此外，通过对一组 TXA_2 反应性受损的日本患者的基因检测，发现其均携带 TP 胞内段纯合或杂合 R60L 突变。然而，最能支持 TXA_2 信号在人类血小板中作用的证据来自于对抗血小板药物阿司匹林的研究。当给予体外孵育的血小板阿司匹林后，其 TXA_2 生成被完全抑制，花生四烯酸无法激活血小板，而血小板对凝血酶和 ADP 的反应也受损。凝血酶反应减弱主要表现为剂量反应曲线的位移，提示 TXA_2 生成是其激活血小板的重要促进因素，但非必要条件。

三、血小板活化的调节

血小板活化的分子机制反映了一种进化的妥协，也就是竭力达到从鸟类、鱼类和爬行类体内有核血小板，到哺乳动物体内的巨核细胞和循环无核血小板这种更复杂系统的转换。研究者认为这种进化的妥协建立了血小板活化的临界值。如果这个临界值太高，在止血过程就不需要血小板；如果太低，又会增加额外的血小板活化（图4-5）。换而言之，血小板对损伤的最佳应答可以被定义为仅控制失血和止血，而不引起额外的血管栓塞造成其他组织受损。一般来讲，细胞内信号机制驱动血小板活化对损伤的应答，机体的调控机制可去除这一反应，或阻止其启动，通过平衡细胞内信号机制来确定人和其他哺乳动物中血小板活化的临界点。

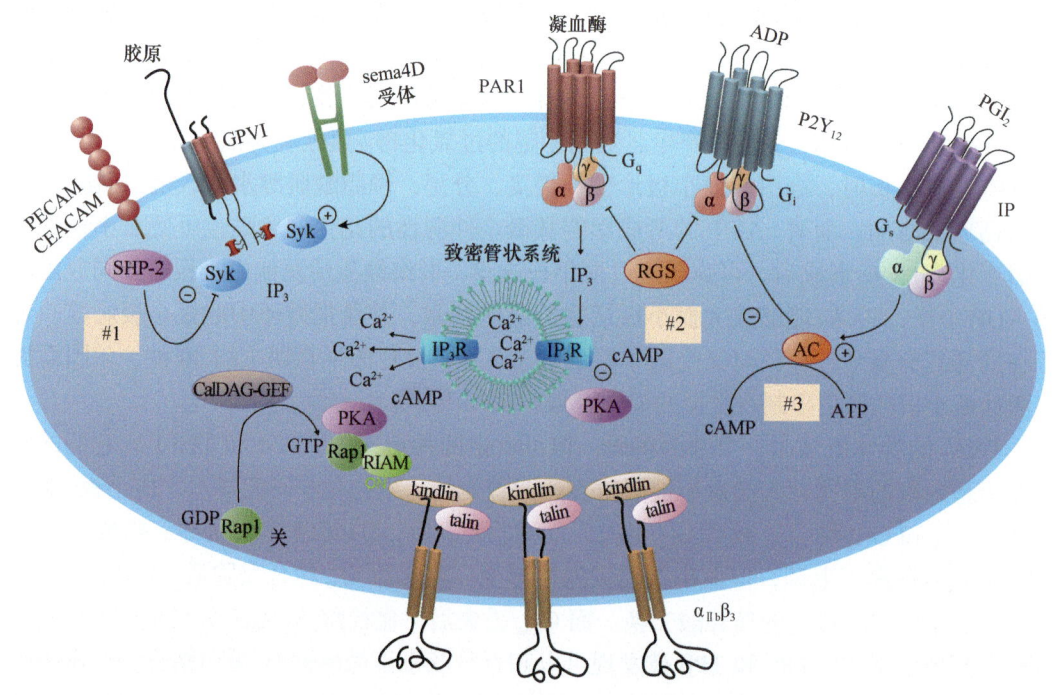

图4-5 血小板活化的信号通路调节示意图

血小板本身的自我调控机制通过体外分离血小板被更为广泛地研究。然而，血小板的正常生理环境通常比任何实验检测环境要复杂。它包含血液内其他的细胞成分，血浆内的可溶性分子及更为重要的血管壁和内皮细胞，该环境在面对损伤、疾病、生物钟节律及衰老时会发生改变。很多通常作为血小板活化的外在调控分子，首先启动的便是血管壁的单层内皮细胞。一个健康的内皮细胞单层结构会提供给人体一个正常的生理屏障，限制血小板活化。同时，它会产生血小板活化的抑制分子，诸如 NO、前列环素（PGI_2），以及表面的 *ecto*-ADPase、CD39，这对水解胞质内 ADP 具有重要作用，否则血小板将对其他刺激剂异常敏感。除这些血小板的外在调控剂外，还有很多胞内的血小板活性调节剂已被广泛研究。典型的几个列举如下，其中包括限制 G 蛋白依赖的信号通路及通过作用于胶原而影响血小板活性的分子（见图 4-5）。

1. G 蛋白依赖性信号通路的调控 大部分参与血小板血栓的激动剂是通过 G 蛋白偶联受体起作用。这些受体的性能使它们特别适合"参与"这个任务。大多数 G 蛋白偶联受体与配体的结合具有高亲和力，并且每个受体理论上可以激活多个 G 蛋白。这使得信号得以放大，即使受体的总数是有限的，但因为能与血小板上大多数 G 蛋白偶联受体结合而放大信号。由于体内存在可以限制 G 蛋白偶联受体活化的机制，因此即使在最初阶段，血小板活化仍能够受到严格调节。主要基于血小板以外的大量细胞研究表明，这些调节机制可能包括受体内化、受体磷酸化、胞质蛋白的结合（如 arrestin 家族成员）。

血小板上 RGS 蛋白的作用才刚刚开始探索。RGS 蛋白在血小板之外的细胞能够激活 G 蛋白亚基，加速 GTP 的水解，从而限制信号传递的强度和持续性。在哺乳动物中 RGS 家族至少有 37 个成员，它们都拥有一个保守的 130kDa 的 RGS 结构域。有多达 10 种 RGS 蛋白被发现在血小板的 RNA 水平上有所表达，但只有 RGS10 和 RGS18 已被证实在蛋白质水平表达。RGS 蛋白在血小板发挥生物学效应。在不影响 G_{i2} 与受体或下游效应分子相互作用能力的情况下，将小鼠 $G_{i2\alpha}$ 亚基 184 位的甘氨酸替换为丝氨酸，使其无法与 RGS 蛋白相互作用，这种替代使血小板功能在体外和体内均增强，甚至是在杂合子状态。在分子水平，$G_{i2\alpha}$（G184S）的改变，导致血小板 G_{i2} 下游 cAMP 水平增加以响应 PGI_2，并且大幅增加基础 Akt 的活化。与此相反，激动剂诱导的 Ca^{2+} 浓度增加和 Rap1 激活未受影响，表明没有 $G_{q\alpha}$ 依赖的信号转导通路的交叉。总之，这些结果表明，除去血小板 RGS 蛋白对 G_{i2} 的抑制，可产生明显的增益功能，认为 RGS 蛋白的正常作用是抑制血小板活化。

2. cAMP 与 PKA cAMP 是我们最为熟知的血小板活化抑制剂。正如前文中所提到的，cAMP 水平升高会抑制血小板信号活化。内皮细胞所释放的调节性分子引起 $G_{s\alpha}$ 介导的 PGI_2 升高，并且通过磷酸二酯酶抑制 cAMP 的水解。血小板体外实验显示，PGI_2 能够使血小板中 cAMP 水平升高 10 倍以上，而即使 cAMP 水平的小幅上升（2 倍或以下）也会使得血小板活化受到抑制。敲除 $G_{i2\alpha}$ 或者 $G_{z\alpha}$ 基因可导致小鼠血小板 cAMP 基础水平升高。cAMP 磷酸二酯酶抑制剂诸如双嘧达莫等可通过升高 cAMP 水平来拮抗血小板活化。相反，PGI_2 受体（IP）表达缺失可引起 cAMP 基础水平下降，增强其对拮抗剂的反应性，并且在动脉损伤模型中促进小鼠血栓形成。尽管有充分的证据表明 cAMP 抑制血小板活化，但其机制未明。cAMP 依赖的 PKA 被认为参与以上调节，但也有其他机制参与的可能。我们叙述了许多能使丝氨酸及苏氨酸残基磷酸化的 PKA 底物，这些底物包括某些 G 蛋白受体、IP_3 受体、GPⅠbβ、血管扩张刺激的磷酸化蛋白（VASP）及 Rap1，但是是单一底物还是多种底物参与了反应，抑或是许多底物磷酸化参与了反应，尚未明确。目前对于这些反应有了很多新的理解，所以在不久的将来，可能会有更多的相关理论问世。

3. 黏附/连接受体导致接触依赖性信号活化 除了血小板活化信号的放大，接触依赖性信号也能协助抑制血栓生成和稳定。最为熟知的例子包括 PECAM1、CEACAM1 及黏附分子 CTX 家族。敲除其中的任何一个基因可以使小鼠获得某种表型，而不是失去表型。血小板内皮细胞黏附分子-1（PECAM1）是一种具有 6 个胞外结构域的 I 型跨膜蛋白，其最末端可在跨膜区形成同种免疫反应。其胞质结构域包括两个免疫受体酪氨酸相关的抑制性基序（ITIM），可连接酪氨酸磷酸酶 SHP-2。PECAM1 依赖的血小板在体内和体外实验中都显示出对胶原的反应性增强，这与 PECAM1 招募 SHP-2 到其底物的模式一致，从而抑制血小板的过度活化和血栓生长。

癌胚抗原相关细胞黏附分子 1（CEACAM1）是表达在血小板表面的第二类 ITIM 家族成员，可与其他 CEACAM 超家族成员形成同嗜性和异嗜性结合。与 PECAM1 相反，相比 SHP-2，CEACAM1 ITIM 更容易与 SHP-1 结合。像 PECAM1 敲除小鼠一样，CEACAM1 敲除小鼠血小板功能增强，表现在体外胶原刺激的血小板活化增强及 $FeCl_3$ 损伤模型中血栓形成加快。因此，至少基于基因敲除的结果显示，CEACAM1 是 GP Ⅵ的负性调节基因。

其他参与血小板与血小板接触相互作用的血小板表面蛋白包括至少两个 CTX 家族成员：内皮细胞特异性黏附分子（ESAM）和连接黏附分子 A（JAM-A）。血小板还表达 JAM-C 和 CD226。每个蛋白质都有两个胞外免疫球蛋白结构域、一个跨膜区和一个不同长度的胞质尾，终止于结合含 PDZ 结构域的蛋白质的位点。在静息血小板，ESAM 与 α-颗粒相关，但在血小板活化过程中，ESAM 定位于血小板之间的连接处。ESAM 敲除血小板在低剂量 GPCR 激动剂刺激下血小板聚集增加，而且与野生型血小板相比，血小板聚集更不容易解聚。相反，在单个血小板实验中与野生型血小板并无差异，包括钙动员、$\alpha_{IIb}\beta_3$ 活化及在固定纤维蛋白原上的铺展。体内实验显示，与野生型小鼠比较，ESAM 敲除小鼠形成更大、更稳定的血栓。总的来说，这些研究表明，ESAM 通过接触依赖嗜同相互作用负性调节血小板功能，但这些研究的机制仍有待确定。JAM-A 敲除小鼠也表现出血小板功能增强。除了形成嗜同相互作用外，JAM-A 和 JAM-C 可结合整合素（分别是 $\alpha_L\beta_2$ 和 $\alpha_M\beta_2$），还可能参与白细胞跨内皮迁移。

（任丽洁 尤 涛 朱 力）

第六节 血小板的非血栓止血功能

血小板不仅仅在止血和血栓形成过程中发挥作用，近年来随着对血小板生物学功能研究的深入，血小板的许多新功能越来越受到关注。这些新功能的发现对临床治疗具有重要的指导意义。

1. 血管新生 血管新生（angiogenesis）是指新血管从已存在的血管上生长出来。血小板在促血管新生方面的作用首先在体外实验中观察到，血小板刺激内皮细胞增殖进而促进毛细血管样结构的形成。Folkman 等用了两种体内方法和四种动物模型，研究证明血小板在体内也可以促进血管生成，其中血小板的黏附功能在体内血管生成方面起了重要作用。肿瘤的生长和迁移需要依靠血管生成来供应营养，血小板可能通过促进血管发生（新血管的形成）来助长肿瘤，所以血小板和肿瘤之间存在紧密联系。血小板包含许多促血管生成和抗血管生成分子，这些分子可能存在于血小板内不同类群的颗粒中。肿瘤内皮细胞的表型和功能不同于健康组织中的内皮细胞，能够刺激局部血小板发生黏附和活化，结果造成血小板分泌更多的促血管生成调节因子，使血小板总体表现出更多的促血管生成的功能，在恶性肿瘤中，这一现象更加显著。血小板中的促血管发生调节蛋白主要有血管内皮生长因子（vascular endothelial growth factor，VEGF）、bFGF、PDGF、TSP-1、内皮他丁、PF4等。Italiano等将富含VEGF的基质胶沉淀植入小鼠皮下，或者由微小皮下肿瘤细胞分泌的微量VEGF也会导致血小板中VEGF的增加，进而导致肿瘤内血管新生。另外发现，肿瘤内的血管很容易发生破裂造成大出血，而血小板能够释放某种保护性分子，发挥血管保护作用，防止血管破裂，维持肿瘤的长期生长。血小板不仅通过血管新生来促进新生肿瘤的生长，而且赋予肿瘤细胞一些物理和机械支持，来抵抗免疫系统的攻击。Palumbo等研究发现，血小板活化有助于肿瘤的扩散和转移，而且肿瘤转移的成功需要依靠血小板或纤维蛋白原与自然杀伤细胞（natural killer cell，NK细胞）的相互作用，减少NK细胞对肿瘤细胞的杀伤作用，保护肿瘤免受NK细胞的攻击。虽然这个保护作用对于新生肿瘤的生长存活没有必要，但是对于肿瘤的扩散或转移是必要的。Palumbo推测在这个过程中，血小板可能释放一种或多种能够消除NK细胞的化学物质，但是这些化学物质的具体"身份"还不明确。既然血小板在肿瘤血管新生方面有重要作用，因此一些抗血管新生的治疗措施可以从血小板方面进行突破，从而达到治疗肿瘤的目的。

2. 动脉导管闭合　动脉导管（ductus arteriosus，DA）是位于肺动脉和大动脉之间的一种胎儿分流血管，出生后迅速关闭。DA闭合失败是造成早产儿发病和死亡的主要原因。最近，Massberg的研究小组发现，血小板在DA闭合中起到重要作用。研究人员使用活体显微镜成像来观察新生小鼠，发现在DA关闭时，血小板会被募集到DA的内腔面。血小板一方面通过促进血栓形成来封闭缩窄的DA，另一方面促进DA内腔面的重塑，从这两个方面来促使DA成功闭合。当血小板的黏附或聚集功能失常时，DA的关闭也会受损。DA关闭失常会导致肺部由左向右的灌流增加，造成肺部血管重塑，甚至引起右心室肥大。另外，科学家通过追溯性临床研究发现，体内血小板数量偏少的人更可能有一个动脉导管仍然未闭合。如果弄清楚了血小板和DA之间的联系，我们将可以引导出一条新途径来治疗对环境极其敏感的早产儿。

3. 关节炎形成　类风湿关节炎（rheumatoid arthritis，RA）是一种常见的急性或慢性结缔组织炎症，是自身免疫反应"攻击"关节内层所造成的炎症。最近，哈佛大学风湿病学家Lee等从血小板容易触发炎症反应的特性中得到灵感，去检查血小板和RA之间的联系。研究人员首先诱导小鼠产生一种RA，然后给一部分小鼠注射一种能够摧毁小鼠95%的血小板的抗体。结果发现血小板缺乏的啮齿动物比对照组动物表现出较弱的关节炎症状，说明血小板在其中起到了一定的作用。然而，当研究团队检测RA患者的关节液后发现有大量的微粒。当血小板流经因与软骨反应而产生了炎症的关节处血管时，就会释放微粒，这些微粒有时被叫做血小板尘埃。这些由活化血小板释放的微粒中充满了炎症分子IL-1。颗粒中的IL-1促进关节处的细胞释放某些分子，能够进一步促进炎症反应。Ware总结说，血小板本身并不引起RA，它们仅仅是加重RA。血小板表面的胶原受体GP Ⅵ是触发微粒释放的关键因素，并且研究人员推测阻断这个受体可能会阻止血小板"卸载"它们的炎症"货物"。这些发现证明了血小板活化诱导产生的微粒在炎症性关节疾病上的作用，这是之前未曾想到的。

4. 淋巴循环与动静脉循环的分离 淋巴管道系统通过将外渗的细胞、蛋白质和来自组织的液体回流到血液循环中，对血液循环起到补充作用。因此，在胚胎发育时期，淋巴循环系统从血液循环中分离出来是必要的，然而淋巴系统如何从血液循环分离，这一机制至今尚不明确。最近研究发现，位于淋巴内皮细胞上的 O- 聚糖类是区别血液和淋巴系统的主要标志，O- 聚糖类主要通过介导podoplanin来发挥作用，podoplanin是表达在淋巴管内皮细胞上的特异性标志物。Uhrin等证明在淋巴系统分离过程中，podoplanin诱导的血小板活化起到关键作用。研究人员发现，在野生型胚胎中，在podoplanin$^{+/+}$淋巴囊和主静脉（the cardinal vein）的分离区域，血小板聚集会增加；而在podoplanin$^{-/-}$的胚胎中却没有出现血小板聚集增加现象。因此podoplanin$^{-/-}$小鼠会发育成一种"非分离"表型，主要特征是，在胚胎发育到13.5天时，血液中充满着淋巴网络，可是这种特征在小鼠出生后会部分消退。另外，通过对孕鼠进行注射乙酰水杨酸、封闭podoplanin的抗体或者将血小板聚集所需的kindlin-3基因失活，结果使小鼠胚胎出现和podoplanin$^{-/-}$小鼠同样的表型。因此，发育中的淋巴囊上的内皮细胞podoplanin和来自主静脉中的循环血小板之间的相互作用，对淋巴系统从血液循环系统中分离至关重要。

5. 败血症 败血症（sepsis）是指致病菌或条件致病菌侵入血液循环，并在血液中生长繁殖，产生毒素而发生的急性全身性感染。最近的研究显示，血小板通过中性粒细胞DNA网识别细菌，从而参与天然免疫过程。Toll样受体（TLR）是一类能够识别微生物所特有的分子模式受体，能够诱导血小板黏附、迁移和毁灭。人和小鼠血小板上均表达TLR，其中TLR4是TLR中一类主要的功能受体。2007年，免疫学家Kubes等研究发现，血小板TLR4能检测到血液中TLR4配体，诱导血小板结合到附着的中性粒细胞上，这导致中性粒细胞强有力的活化，形成中性粒细胞的胞外陷阱（neutrophil extracellar trap，NET）。另外，来自严重败血症患者的血浆也能诱导TLR4依赖的血小板与中性粒细胞相互作用，导致NET的产生。NET在流动条件下仍能保持完整性，并且能诱捕脉管系统内的细菌，在肺或肝脏的小血管网络中，一些中性粒细胞可以坚守内层，形成黏性的丝条来阻止细菌通过，整个事件主要发生在肝窦状隙和肺毛细血管中，因为在这两个部位，NET对细菌诱捕有最大的容量。而血小板TLR4很可能是严重败血症中细菌诱捕机制的一个阈值开关。但是NET在诱捕细菌的同时也会损伤血管内层，引起一些副作用，这可能会伤害肝脏。当诱导缺少血小板或中性粒细胞的啮齿类动物发生血液感染时，发现这些动物的肝脏比正常的对照组损伤要轻。基于这个发现，Kubes等推测，抑制NET释放的药物或许能够减轻败血症引起的器官损伤。

哈佛大学Wagner实验室进行了NET与血液相互作用的进一步研究，发现灌流的血小板与NET结合，电镜观察表明血小板聚集在NET的纤维网架上更易发生活化。用抗凝血在高剪切力和低剪切力条件下观察血小板聚集，呈时间依赖性，血小板在灌流1分钟内开始在NET上聚集，以后9分钟内，聚集持续增加。DNase处理可同时去除NET和血小板，表明血小板附着在NET上。该实验室的进一步研究发现，NET中的组蛋白可与血小板直接作用，并且可诱导血小板活化。

在有败血症并发症的心脏处，血小板也会变得不受控制，结果造成弥散性血管内凝血。有高达一半的败血症死亡是因为发生了这种情况，症状主要包括出血和血管内大面积的血凝块出现。2008年，Marth及其同事解决了一个分子之谜，并且揭示肝脏是如何通过去除血液循环中的血小板来同这种危险的凝血作斗争的。研究显示，一些败血症能引起细菌释放一种神经氨酸酶，这种酶能够删除血小板表面的一些蛋白质。这种修饰可能会使细菌钩住或搭载到血小板上，然后随血小板到达血管损伤处，在那里，细菌能够渗透到周围的组织中去。但是这种变化也会给身体发出信号，告诉机体大量的细菌正在入侵，促使机体采取一定的措施。肝脏细胞上有一种叫做Ashwell-Morell受体的蛋白，Ashwell受体的配体主要有vWF和血小板等，所以Ashwell受体能够结合并消除这些释放改变蛋白的血小板，从而阻止或减少弥散性血管内凝血发生。这个受体属于机体阻止弥散性血管内凝血发生的最后一道防线中的一部分。Marth等在动物身上进行实验，希望在败血症的早期用药物模拟细菌神经氨酸酶，在弥散性血管内凝血开始之前去除血小板，从而达到治疗败血症的目的。

6. 血小板在动脉粥样硬化中的作用　　血小板除了在动脉粥样硬化血栓形成的晚期起着关键作用外，也能促进动脉粥样硬化的早期形成。目前认为动脉粥样硬化是一个受基因和环境因素（比如高脂肪饮食、吸烟或感染）共同影响的慢性炎症过程。正如一些重要的炎性细胞一样，血小板也广泛参与这些炎症反应多层步骤。首先，血小板或者血小板衍生的微粒与白细胞结合形成血小板-白细胞聚集体，这些聚集体使白细胞（如单核细胞、中性粒细胞、淋巴细胞）和血管内皮细胞交联或者在炎症部位使血管内皮细胞分开，从而促进白细胞跨血管内皮细胞迁移。其次，活化的血小板上的CD40L与血管内皮细胞的CD40结合激发炎症反应，从而增强了血管内皮细胞上黏附分子的表达，然后血管内皮细胞上的黏附分子募集单核细胞和中性粒细胞黏附到血管内皮细胞上并促进了跨内皮细胞迁移。血小板CD40L/CD40结合体系在保证免疫反应上具有重要作用，并且也广泛涉及动脉粥样硬化的发病机制。再次，血小板能促进单核细胞的分化和泡沫细胞的形成。CD40L和血小板因子4都能影响单核细胞向巨噬细胞和泡沫细胞的分化。此外，被氧化的LDL覆盖的血小板会吸引巨噬细胞吞噬，从而导致了泡沫细胞的形成。而血小板也能和祖细胞结合从而促进它们分化成泡沫细胞。最后，最近的一项研究表明增加血小板的生成可以加速动脉硬化的形成。因此，血小板通过血小板-白细胞聚集、CD40L/CD40结合体系、泡沫细胞形成及动脉硬化的形成在起始动脉粥样硬化中具有重要作用。

研究表明，Th1样的自身免疫反应在动脉粥样硬化的形成中具有重要作用，而由Th1样的免疫反应转化Th2样的免疫反应能减弱动脉粥样硬化的形成。P-选择素是Th1免疫反应的一个重要调节分子，同时血小板表面的P-选择素很明显和粥样硬化病变的发展有关。最近的研究结果表明，血浆纤维蛋白原能很快调节血小板P-选择素的表达水平，在缺乏纤维蛋白原的小鼠中，血小板 P- 选择素的表达水平比野生型小鼠低 40% ~ 60%。在输注纤维蛋白原后，小鼠和人体血小板能重新合成 P- 选择素，并在几小时内提高 P- 选择素的水平。较高水平的纤维蛋白原是心血管疾病的一个危险因素。目前有必要进一步研究是否高水平的纤维蛋白原不仅影响血栓的形成，也通过上调血小板 P- 选择素的表达水平加速动脉粥样硬化。如果是这样，那么 P- 选择素介导的 Th1 自身免疫反应和血小板与白细胞/祖细胞的相互作用也会相应地增加。因此，血小板可能也通过自身免疫反应的改变促进动脉粥样硬化的形成。其他的影响动脉粥样硬化的主要因素包括饮食，这主要是影响了血小板的活性，从而可能间接影响心血管疾病危险因素。高脂血症中的"坏的脂质"及糖尿病患者中产生的晚期糖基化产物可能增强血小板活性。相反，"好的脂质"比如高密度脂蛋白及其组成成分，以及其他的一些植物性产物（比如花青素）能抑制血小板活性。血小板在动脉粥样硬化中作用的进一步研究可能为预防和控制心血管疾病提供新的思路。

（唐朝君　汪银燕　朱　力）

第七节　血小板增多性疾病——骨髓增殖性肿瘤

一、骨髓增殖性肿瘤概述

1951 年 William Danmeshek 提出骨髓增殖性疾病（myeloproliferative disorder，MPD）概念，该类疾病包括慢性粒细胞白血病（chronic myelogenous leukemia，CML）、真性红细胞增多症（polycythemia vera，PV）、原发性血小板增多症（essential thrombocythemia，ET）和原发性骨髓纤维化（primary myelofibrosis，PMF）。慢性粒细胞白血病首先于 1845 年由英国病理学家 John Hughes Bennett 描述，随后 1879 年德国外科医生 Gustav Heuck 描述了原发性骨髓纤维化和慢性粒细胞白血病形态学上的差别，包括临床症状、骨髓纤维化、骨髓骨化和极度血细胞增殖。1892 年法国内科医生 Louis Henri Vaquez 首次描述真性红细胞增多症，继 1903 年 William Osler 进一步阐述了真性红细胞增多症是一种新的疾病，并区分了相对红细胞增多和继发性红细胞增多。1934 年两位奥地利病理学家 Emil Epstein 和 Alfred Goedel 描述了原发性血小板增多症。直到 1967 ~ 1981 年美国科学家 Philip Fialkow 发现了 X 染色体连锁的 G6PD 多态性，通过一系列研究明确了上述四种 MPD 为造血干细胞克隆性疾病。

1960 年美国科学家 Peter Nowell 和 David Hungerford 发现慢性粒细胞白血病患者具有费城（Ph）染色体（因在美国费城发现而命名），随后 1972 年美国基因专家 Janet Rowley 确定了 Ph 染色体是由于染色体 9q34 与染色体 22q11 易位所致，1985 ~ 1986 年期间确定 BCR/ABL p210 融合蛋白，1990 年建立慢性粒细胞白血病小鼠模型。1996 年英国科学家 Nicholas Lydon 和美国内科医生 Brian Druker 发现伊马替尼（酪氨酸激酶抑制剂）可用于治疗慢性粒细胞白血病。上述重要的发现和治疗进展，将慢性粒细胞白血病与其他的骨髓增殖性肿瘤（myeloproliferative neoplasm，MPN）区分出来，尽管目前世界卫生组织（WHO）MPN 分类中包括慢性粒细胞白血病、肥大细胞增多症和慢性嗜酸性粒细白血病，但经典的 MPN 主要是指真性红细胞增多症、原发性血小板增多症和原发性骨髓纤维化。本节主要讲述真性红细胞增多症、原发性血小板增多症和原发性骨髓纤维化。

二、发病机制和分类

1. MPN 基因突变 根据基因突变在 MPN 发病中的特异性可以把 MPN 基因突变分为特异性基因突变和非特异性基因突变，其中特异性致病基因包括 *JAK2* V617F、*JAK2* 第 12 外显子突变、*CARL*、*MPL* 和 *LNK*；非特异性致病基因突变包括 DNA 甲基化的改变（*TET2*、*IDH1/IDH2*、*DNMT3A*）、组蛋白结构的改变（*ASXL1*、*EZH2*）、剪接的改变（*SF3B1*）、其他基因突变（*CBL*、*IKZF1*）、遗传差异（*JAK2* 单倍型 46/1）（表 4-1）。

表 4-1 MPN 基因突变

基因突变	染色体定位	在疾病中所占的比例（%） PV	ET	PMF
特异性基因突变				
JAK2				
第 14 外显子 *JAK2* V617F	9p24	95	55	60
第 12 外显子突变	9p24	3	少见	少见
CALR 第 9 外显子缺失和插入突变	19p13.2	少见	25	25
MPL 第 10 外显子突变	1p34	3	7	8
LNK 第 2 外显子突变	12q24.12	少见	少见	少见
非特异性基因突变				
TET2 突变	4p24	16	5	17
ASXL1 第 12 外显子突变	20q11.1	7	4	20
IDH1/IDH2 第 4 外显子突变	2q33.3/15q26.1	2	1	4
EZH2 突变	7q35.1	少见	少见	5
DNMT3A 突变	2p23	7	3	7
CBL 第 8/9 外显子突变	11q23.3	少见	少见	4
IKZF1 缺失	7p12	少见	少见	少见
TP53 第 4 到 9 外显子突变	17p13.1	少见	少见	4
SF3B1 第 14 和 15 外显子突变	2q33.1	少见	少见	7
SRSF2 第 2 外显子突变	17q25.1	少见	少见	17
U2AF1 突变	21q22.3	少见	少见	16
SETBP1 第 4 外显子突变	18q21.11	少见	少见	2.5

2. MPN 特异性的基因突变

（1）*JAK2* V617F 突变：在 MPN 患者中 90% 以上的 PV 患者和 50%～60% 的 ET 或

PMF 患者伴有 *JAK2* V617F 突变。*JAK2* 基因位于染色体 9p24，包括 25 个外显子。在 Ph 染色体阴性的 MPN 患者 *JAK2* 基因第 14 号外显子 1849 位核苷酸发生 G→T 突变，导致 JAK2 蛋白激酶样结构域 617 位缬氨酸变为苯丙氨酸。当发生该突变时，JH2 对 JH1 的抑制作用消失，使得 JAK2 蛋白激酶持续激活，导致疾病的发生。研究表明，JAK2-STAT5 是 *JAK2* V617F 突变导致 MPN 发生所必需的。F595 残基位于 JH2 的 αC 螺旋的中央，是 JAK2 V617F 发挥活性必不可少的部分。因此，JAK2 V617F 阳性与高血红蛋白水平、低血小板数量、高白细胞数、诊断后逐渐增加的静脉血栓发生率和高龄相关。除经典 JAK2 V617F 外，JAK2 可以引起表观遗传学的改变，导致疾病发生。JAK2 可以磷酸化组蛋白 H3 的第 41 位酪氨酸（H3Y41），磷酸化的 H3Y41 抑制转录抑制因子异染色质蛋白-1α（HP-1α），从而使 *JAK2* 基因表达增加。另外，JAK2 磷酸化 PRMT5（一种 II 型精氨酸甲基转移酶），可以抑制 PRMT5 的活性，从而阻止红系集落细胞的形成。说明被 JAK2 磷酸化导致自身活性减低的 PRMT5 可能在骨髓增殖性疾病中起到一定的作用。

（2）carlreticulin（*CALR*）基因突变：*CALR* 基因突变的发现填补了 *JAK2/MPL* 突变阴性 ET 和 PMF 分子生物学诊断的空白。CALR 蛋白是一种钙通道结合分子伴侣，是进化上高度保守的多功能蛋白，在体内发挥多种功能如参与免疫反应、调节细胞增殖、凋亡、细胞吞噬和纤维化过程，突变后 C 端氨基酸结构改变可能引起蛋白功能改变。相比于 *JAK2* V617F 突变患者，*CALR* 突变患者较年轻，白细胞数和血红蛋白水平较低而血小板数较高，且无血栓生存率高于 *JAK2* V617F 突变患者。

中国 ET 患者的 *MPL* 基因突变率（1.4%）低于欧美患者，而 *JAK2* V617F 和 *CALR* 基因突变率与欧美患者相当。在所有的 *CALR* 突变类型中，I 型和 II 型是最常见的，其中 I 型（55.6%）多于 II 型（38.4%）。*JAK2* V617F 及 *CALR* 基因突变在正常人中基本不存在，二者的同时发生说明二者之间可能存在某种联系，比如患者本身可能存在发生 ET 的遗传倾向性，或者一个基因突变后引起基因组不稳定导致另一个基因突变。

（3）*MPL* 突变：*MPL* 是血小板生成素受体，位于染色体 1p34，包括 12 个外显子。MPL 是巨核细胞生长和存活的关键因素。*MPL* W515L 突变在 *JAK2* V617F 阴性 MPN 患者可以激活 JAK-STAT 通路。*MPL* W515L 由外显子 10 第 1544 位核苷酸发生 G→T 突变引起，为 *JAK2* V617F 阴性 MPN 患者提供了新的发病机制。在 *JAK2* V617F 阴性 MPN 的小鼠模型中，*MPL* W515L 突变可以引起脾大、白细胞增生、血小板显著增生、髓外造血和骨髓纤维化等骨髓增殖的特征。同 *JAK2* V617F 相似，*MPL* 515 亦是干细胞源性突变，突变同时涉及髓系前体细胞和淋系前体细胞。一项关于 1182 例髓系疾病患者的大型研究显示，*MPL* W515（*MPL* W515L 或 *MPL* W515K）只出现于 ET 患者和骨髓纤维化伴髓样化生患者，突变率分别为 5% 和 1%，PV 患者没有检测到这两种突变。*MPL* 515 突变率虽然很低，但它只存在于 ET 和骨髓纤维化伴髓样化生中，提示 *MPL* 515 突变可能促进巨核系生长而抑制红系增生。

（4）*LNK* 突变：LNK 调节蛋白是 JAK-STAT 信号通路的一个调节因子，TPO 激活后，LNK 牢牢结合 JAK2，抑制下游 STAT 激活，从而对 JAK-STAT 信号通路产生负反馈调节。研究发现，LNK 蛋白 SH2 结构域是其发生抑制功能的关键。*LNK* 突变对 JAK-STAT 的负反馈作用消失，使 JAK-STAT 异常激活，导致 MPN 的发生。而且 *JAK2* V617F 阴性和阳性的 MPN 患者 CD34$^+$ 造血前体细胞 LNK 表达比正常人增高，而用 JAK2 抑制剂后，LNK 水平急剧下降。提示抑制 JAK2 后，LNK 表达受到削弱。证明内源性 LNK 的表达是被 JAK2 激活的。LNK 表达后，再对 JAK-STAT 信号通路进行抑制。MPN 患者 LNK 水平比正常人高，猜测 MPN 患者体内 JAK2-STAT 途径异常激活，从而需要更多的 LNK 进行负调节，而这种负调节仍然不足以抵消全部异常的 JAK2-STAT 途径，从而导致 MPN 的发生。

3. MPN 非特异性的基因突变

（1）DNA 甲基化的改变

1）*TET2*：*TET2* 定位于 4q24，包含 12 个外显子。*TET2* 可以催化 5-甲基胞嘧啶的羟基，使之生成 5-甲基羟化胞嘧啶。对 *TET2* 阳性髓系肿瘤进行了 DNA 甲基化的研究，发现其 DNA 甲基化程度降低。一种可能的解释是 *TET2* 突变导致 *TET2* 活性缺失，使 5-甲基羟化胞嘧啶降低，而 5-甲基羟化胞嘧啶可能介导 DNA 的甲基化，从而使 *TET2* 阳性患者的 DNA 甲基化程度降低，这可能对基因表达产生影响，从而影响疾病的发生。*TET2* 突变在 ET 患者的发病率为 5%，在 ET 的突变包括外显子 4：438 C＞T，Q80X；外显子 12：1044_1048delCTAAT，框移突变；外显子 7：384_delA，框移突变。目前研究认为 *TET2* 突变发生于 *JAK2* V617F 之前，但也有学者认为两者突变顺序存在争议，尚需进一步研究证实。

2）*IDH1/IDH2*：*IDH1* 位于染色体 2q33.3，包括 10 个外显子；*IDH2* 位于染色体 15q26.1，包括 11 个外显子，分别编码异柠檬酸脱氢酶 1 和异柠檬酸脱氢酶 2，催化异柠檬酸变成 α-酮戊二酸。*IDH1/2* 突变首先在神经胶质瘤中被发现。目前发现的 *IDH1* 突变有 R132C、R132H、R132S、R132G 和 R132L，*IDH2* 突变有 R172 和 R140。研究表明 *IDH1/IDH2* 突变在肿瘤性疾病可以将 α-酮戊二酸（αKG）转变成 2-羟戊二酸（2HG），使 αKG 生成减少，2HG 生成增多。而 αKG 是 *TET2* 发挥活性的辅助因子，推测 *IDH1/IDH2* 突变导致 αKG 减少，阻碍了 *TET2* 的功能，使 5-甲基羟化胞嘧啶生成减少。研究发现，*IDH* 突变在 PMF 和急变期 MPN 的发生率较高，在 PV 和 ET 的突变率较低。提示 IDH 突变可能与 PV 和 ET 的急变有关。虽然 *IDH* 在 PV 和 ET 的突变率较低，但是在为数不多的突变中，*IDH2* R140Q 在 ET 和 PV 的发生率相对较高。

3）*DNMT3A*：在细胞 DNA 甲基化途径中，至少存在三种不同的 DNA 甲基化酶，即 DNMT1、DNMT3A 和 DNMT3B。在 AML 和 MDS 患者发现了较高的 *DNMT3A* 突变。测序分析发现大部分 *DNMT3A* 突变是单核苷酸变异，其中最常发生突变的位点是 R882，包括 R882H、R882C、R882S 和 R882P。在 MPN 患者也发现了 *DNMT3* 突变，使 *DNMT3* 失活，抑制了 DNA 甲基化，从而改变基因表达。在 ET 患者发现一种框移缺失突变 P264fs，导致错义突变 N501S。但由于 ET 患者 *DNMT3A* 突变率较低，上述突变的重现性是否可靠，尚需大样本 ET 患者进行验证。

（2）组蛋白结构的改变

1）*ASXL1*：*ASXL1* 位于染色体 20q11.1，包括 12 或 13 个外显子。在 ASXL1 羧基末端有一种结构，称为"植物同源结构域"（PHD），PHD 的功能类似于一种"适读器"，可以读取结合了组蛋白的染色体的信息。所以，一旦 PHD 发生异常，会对 ASXL1 的正常功能造成影响。在 MDS 和 AML 均发现较高的 *ASXL1* 突变。在 MPN 患者，也发现存在 *ASXL1* 突变。综合对 ET、PV 和 PMF 的对比，发现 *ASXL1* 在 PMF（包括 PV 后 MF 和 ET 后 MF）的突变明显高于 PV 和 ET，提示 *ASXL1* 突变可能促进 PV 和 ET 的病情发展。

2）EZH2：EZH2 是组蛋白甲基转移酶聚硫蛋白抑制物复合体 2（PRC2）的一部分，EZH2 是该复合体的催化亚基，它能使组蛋白 H3 的第 27 位赖氨酸（H3K27）甲基化，从而使基因沉默。研究发现，*EZH2* 的突变率在 MDS/MPN 为 12.3%，在 MDS 为 5.8%～23%，在 MPN 为 5.6%。从整体髓系肿瘤来看，涉及 *EZH2* 的突变主要发生在 EZH2 的 SET 结构域，而 SET 结构域具有组蛋白甲基转移酶活性。

（3）剪接的改变：mRNA 的剪接是由剪接体——由五个小核糖核蛋白构成的复合体来完成的，*SF3B1*（剪接因子 3 亚单位 1）是小核糖核蛋白的核心，因此 *SF3B1* 突变会影响 mRNA 的转录。研究表明 *SF3B1* 在 RARS-T 的突变率达 72%，因为存在 *SF3B1* 突变的 RARS 和 RARS-T 患者有血栓事件发生，同样 ET 患者有较高的血栓事件发生率。

（4）其他基因突变

1）*CBL*：CBL 基因位于染色体 11q23.3，包括 16 个外显子。研究显示 *CBL* 突变多见于幼年型粒单核细胞白血病、慢性粒单核细胞白血病和不典型慢性髓系白血病，但 *CBL* 基因在 MPN 中突变率很低，25*CBL* 突变引起 ET 的分子机制和 *CBL* 突变是否会引起 ET 向 PMF 的转化尚需进一步研究。

2）*IKZF1*：IKAROS 家族锌指结构 1（*IKZF1*）位于染色体 7p12，编码转录因子 Ikaros。*IKZF1* 通过改变染色体的重塑，来调节系别特异性基因的表达，具有调节淋巴细胞发育和肿瘤抑制的作用。在大约 84%BCR/ABL 阳性 ALL 中发现 *IKZF1* 缺失。研究表明 *IKZF1* 缺失在慢性期 MPN 的发生率只有 0.2%，在急变期 MPN 的发生率高达 21%，说明 *IKZF1* 缺失与 MPN 向白血病的转化相关。对于 ET 患者，未发现 *IKZF1* 突变，但在一例 ET 后白血病患者发现 *IKZF1* 突变。*IKZF1* 缺失患者都表现出复杂的染色体核型，推测 *IKZF1* 缺失后，使染色体不稳定，从而导致 MPN 向白血病的转化。另一种推测是 Ikaros 参与 JAK-STAT 信号途径，通过激活 JAK-STAT 信号途径导致 JAK2 V617F 依赖性的白血病发生。

（5）遗传差异——*JAK2* 单倍型 46/1：研究发现 JAK2 V617F 阳性 MPN 患者与 *JAK2* 单倍型 46/1 有明显的相关性。在大多数 MPN 患者，JAK2 V617F 出现在 *JAK2* 单倍型 46/1 等位基因上。可能的机制是：① JAK2 V617F 随机发生于任意单倍型上，而单倍型 46/1 通过某种未知的机制与 JAK2 V617F 相互作用导致疾病的发生；② JAK2 V617F 通过某种未知的机制优先出现在单倍型 46/1 上。在 JAK2 V617F 阴性的 ET 和 MF 患者也发现了较高的 *JAK2* 46/1 单倍型。这说明在 BCR/ABL 阴性的 MPN 患者，即使无 JAK2 V617F 突变，即无 JAK-STAT 途径的激活，患者存在的 *JAK2* 46/1 单倍型，可以使患者对 MPN 易感。

总之，目前发现的这些 MPN 基因突变，主要通过引起 JAK-STAT 途径的异常激活、DNA 甲基化的改变、组蛋白结构的改变等导致疾病的发生，同时遗传因素也在 MPN 的发病中起到一定作用。但发现的这些基因改变只能部分解释 MPN 患者的发病机制，仍有一定比例的 MPN 患者尚未发现某些基因表达改变，这部分患者的分子发病机制将可能成为未来研究的重点。

三、临床症状

MPN 发病高峰年龄在 50～70 岁，偶发于儿童。虽然在 30～50 岁的患者中女性比例较高，但总体上并无明显的性别差别。约有 50% 的患者无任何不适症状，其余患者临床主要表现为血管运动性症状（包括头痛、头晕、昏厥、不典型的胸痛、肢体末梢感觉异常、视觉异常、红斑性肢痛病等），血栓栓塞及出血等症状。MPN 患者的主要致死和致残因素包括白血病转化、感染、出血、门静脉高压及血栓。

四、诊　　断

对于出现红细胞、血小板超过正常上限或伴有外周血涂片具有有核红细胞或幼稚粒细胞的高度怀疑 MPN，伴有临床症状或者无临床症状的都可以怀疑 MPN，但需要与继发性红细胞增多或反应性血小板增多相区别。因此，诊断该类患者时一定要排除缺铁性贫血、脾切除、手术后、感染、炎症、溶血、创伤及其他疾病。在遗传性红细胞增多症和继发性红细胞增多症的患者中一定要检查 *JAK2* 基因突变，若不伴有该突变也不能完全排除真性红细胞增多症，需要检测血清 EPO 水平（表 4-2）。

表 4-2　四种 MPN 的诊断标准

	真性红细胞增多症（满足三个主要诊断指标或两个主要诊断指标和一个次要诊断指标）	原发性血小板增多症（满足四个主要诊断指标或者前三个主要指标和一个次要诊断指标）	原发性骨髓纤维化（满足三个主要诊断指标和至少一个次要诊断指标）	前骨髓纤维化（Pre PMF）
主要诊断标准	血红蛋白> 165g/L（男），> 160g/L（女）或红细胞比容> 49%（男），> 48%（女）	血小板计数> 450×10^9/L	骨髓显示巨核系增殖和不典型改变伴随纤维增生 ≥2 级	骨髓显示巨核系增殖和不典型改变伴随纤维增生 ≤1 级骨髓细胞增加伴粒系增殖常伴红系减少
	骨髓高增殖伴三系增殖，伴随多形成熟巨核细胞	骨髓主要是成熟及巨大的巨核细胞增多，不伴显著的粒细胞左移或增加，以及红系增殖，轻度纤维化 1 级	排除 CML、PV、PMF、MDS 及其他髓系肿瘤	排除 CML、PV、PMF、MDS 及其他髓系肿瘤
	JAK2 突变	排除 CML、PV、PMF、MDS 及其他髓系肿瘤	存在 *JAK2*、*CALR* 或 *MPL* 突变或其他克隆性证据或排除反应性纤维化	存在 *JAK2*、*CALR* 或 *MPL* 突变或其他克隆性证据或排除反应性纤维化
		存在 *JAK2*、*CALR* 或 *MPL* 突变		

续表

	真性红细胞增多症（满足三个主要诊断指标或两个主要诊断指标和一个次要诊断指标）	原发性血小板增多症（满足四个主要诊断指标或者前三个主要指标和一个次要诊断指标）	原发性骨髓纤维化（满足三个主要诊断指标和至少一个次要诊断指标）	前骨髓纤维化（Pre PMF）
次要诊断标准	血清 EPO 水平降低	存在其他克隆证据或者排除反应性血小板增多	贫血 白细胞 > 11×10^9/L 显著脾大 血清乳酸脱氢酶增加 幼稚白细胞、红细胞增多	贫血 白细胞 > 11×10^9/L 显著脾大 血清乳酸脱氢酶增加

JAK2 V617F 基因突变是诊断 ET 的很好的克隆指标，在大约 50% 的 ET 或者 PMF 患者中伴有该突变，*CALR* 突变发生在 20%～25% 的 ET 或者 PMF 患者，*MPL* 突变发生在 3%～7% 的 ET 或者 PMF 患者，因此怀疑该类患者时一定要检测上述基因。慢性粒细胞白血病常伴血小板增多需要检测 *BCR/ABL* 融合基因以排除，RARS-T 要通过检测 *SF3B1* 突变以排除。

五、治　疗

MPN 患者的主要致死和致残原因是血栓发生，因此防治血栓是治疗该类疾病的主要目的。

1. 抗血栓治疗　使用阿司匹林治疗的目的是降低 PV 和 ET 患者血栓的发生率，低剂量阿司匹林可以显著降低血栓的发生率而未增加出血风险。目前推荐所有 PV 患者和具有微血管症状的 ET 患者服用低剂量阿司匹林。推荐对于血小板计数 > 1000×10^9/L 的患者，可能存在获得性血管性血友病或者由于血小板内在缺陷导致的出血风险，推荐进行瑞斯托霉素辅因子活性检测，排除上述疾病。

2. 放血疗法　一般来说，开始阶段每 2～4 天静脉放血 400～500 ml，HCT 降至正常或稍高于正常值后延长放血间隔时间，维持红细胞数正常（HCT < 45%）。HCT > 64% 的患者初期放血间隔期应更短，体重低于 50 kg 的患者每次放血量应减少，合并心血管疾病的患者应采用少量多次放血的原则。反复静脉放血治疗可出现铁缺乏的相关症状和体征，但一般不进行补铁治疗。

3. 降细胞治疗　血栓形成的高风险（年龄 > 60 岁和/或有血栓的病史）是 MPN 细胞减少治疗的主要指征。此外，降细胞治疗可在有任何以下特点的患者个案基础上考虑(不论风险)：①血小板极度增多 > 1500×10^9/L；②白细胞逐步增多 > 25×10^9/L；③脾大的症状；④严重的疾病相关的症状；⑤ PV 患者不能耐受放血，特别是在患者心功能受损，不能满足放血要求，或者静脉通道无法建立时。

（1）羟基脲：治疗目标是使血小板计数降至正常范围，并保证白细胞数 > 2×10^9/L。

推荐用药剂量是500mg，每天2次，羟基脲的起始剂量为500mg/d，逐渐增加剂量直至期望值。羟基脲在妊娠时是禁忌的，因此女性患者应该被告知需采取适当的避孕措施。

（2）干扰素α（IFN-α）：IFN-α可以有效降低真性红细胞增多症和原发性血小板增多症患者的红细胞和血小板计数。推荐用药剂量是300万U，一周3次。聚乙二醇干扰素起始剂量为每周45～90mg。剂量应根据个体的疗效和毒性而单独做出调整。许多患者最初出现类似流感的症状，可以通过水化和对乙酰氨基酚预防性用药进行控制。副作用包括自身免疫功能紊乱、流感样症状、抑郁、心脏和眼部疾病。

（3）阿那格雷（anagrelide）：阿那格雷可降低血小板活性、降低血栓发生率且无白血病转化风险。但因其可增加患者动脉血栓发生风险、导致出血及促使疾病进展为骨髓纤维化等副作用，目前仅作为二线药物用于难治性或不能耐受羟基脲患者的治疗。

（4）白消安：白消安是一种烷化剂，白消安的副作用包括色素沉着、持久的全血细胞减少，以及少数肺间质纤维化。老年人短期使用是安全的，但长期使用与提升转化AML的风险可能不具有临床相关性。由于可能存在持续的和延迟的骨髓抑制，白消安的剂量需要仔细考虑。起始剂量2～4mg/d直至目标HCT。白消安可能在某些情况下是合理的选择，比如老年人难治或不能耐受羟基脲的时候。

（5）JAK抑制剂：目前唯一被批准上市的JAK抑制剂是ruxolitinib，它的作用靶点是JAK2和JAK1激酶，三期临床随机对照研究显示可改善骨髓纤维化患者脾大和临床症状（如消瘦、盗汗、乏力等），同时可以延长患者总生存期。同时目前也有多种其他JAK抑制剂正在临床试验阶段，选择性JAK抑制剂正在临床试验阶段，这些药物可以有效地改善PMF生活质量；pacritinib是JAK2/FLT3抑制剂，目前还在临床三期试验阶段，研究显示在血小板显著减少的PMF患者临床试验中显示了良好的缩脾效果，可改善输血依赖。

六、预后

在年龄和性别匹配人群研究显示，ET患者中位生存期为20年、PV患者为14年，而PMF患者为6年，在年龄＜60岁的患者中上述患者中位生存期ET为33年、PV为24年、PMF为15年。影响ET和PV生存的因素为年龄增大、白细胞增多、血栓发生及PV患者中异常的染色体核型。

ET和PV患者20年的白血病转化率分别为5%和10%，骨髓纤维化的转化率高于上述比例。PV患者白血病转化的危险因素为年龄增大、白细胞增多和异常染色体核型，而JAK2 V617F负荷＞50%是PV转为骨髓纤维的高危因素；目前诊断ET的患者中包括部分前骨髓纤维化患者，因此影响该类患者白血病转化和骨髓纤维化的危险因素有前骨髓纤维化状态、年龄增大、血栓史、白细胞增多、贫血及极度血小板增多。

七、展望

随着现代分子生物学的进展，MPN逐渐走向通过基因分子进行精确诊断的一类骨髓增殖性疾病，而且其发病机制也越来越明确，靶向药物也逐渐成为治疗该类疾病的主要药物。在未来，随着人们对精确诊断和精确治疗的研究，基因测序甚至单细胞基因测序技术将越来越广泛地应用于 MPN 的诊断中，为开发该类疾病的靶向药物提供分子基础，相信未来人们将能治愈该类疾病。

（代新岳　张　磊）

第八节　血小板减少性疾病——免疫性血小板减少症

原发免疫性血小板减少症（immune thrombocytopenia，ITP），既往亦被称为特发性血小板减少性紫癜（idopathic thrombocytopenic purpura），是一种原因不明的获得性自身免疫性疾病，也是临床出血性疾病中最常见的一种，约占30%。ITP 的起病较隐匿，许多患者是在常规查体或是手术前检查发现血小板计数减少而就诊的。在成人中，其发病率为（5～10）/10万，多见于60岁以上的老年人，在30～60岁的患者中女性较男性多见。临床主要表现为皮肤、黏膜出血，病情严重者可有内脏出血、颅内出血。

一、发病机制

目前普遍认为，ITP 的发生是由于机体免疫失耐受，从而发生细胞及体液免疫介导的血小板破坏增多及血小板生成不足。

（一）血小板破坏增多

近年来，关于 ITP 发病机制中血小板破坏的分子及细胞学研究进展迅速，主要包括自身抗体介导的血小板清除及细胞毒性 T 细胞介导的血小板溶解。

1. B 细胞相关

（1）抗血小板抗体：关于 ITP 最早发现也是最主要的机制之一为 ITP 患者的体内产生了抗自身血小板抗体，这些自身抗体与体内的自身血小板结合形成抗原抗体复合物。抗血小板抗体的 Fcγ 段可与单核/巨噬细胞表面的 Fcγ 受体（Fcγ receptor，FcγR）结合，诱导抗体包被的血小板被单核/巨噬细胞吞噬破坏。主要的破坏场所在脾脏，其次是肝脏，而在脾脏切除的患者中则主要发生于肝脏和骨髓。

在抗自身血小板抗体中，最常见的是抗 GPⅡb/Ⅲa 抗体，其次是抗 GPⅠb/Ⅸ抗体、抗 GPⅠa/Ⅱa 抗体。抗 GPⅡb/Ⅲa 抗体可以影响血小板聚集；抗 GPⅠb/Ⅸ抗体能够影响血小板向内皮下基质的黏附，进而引起严重出血。有研究发现，抗 GPⅡb/Ⅲa 抗体阳性的患者较抗 GPⅠb 抗体阳性的患者对糖皮质激素及静脉应用丙种球蛋白的疗效好。

FcγR 主要表达于单核/巨噬细胞，FcγR 系统主要分为两大类：活化型和抑制型。前者主要包括 FcγRⅠ、FcγRⅡa 和 FcγRⅢ；后者只包括 FcγRⅡb。研究显示，在 ITP 患者中 FcγRⅡa 和 FcγRⅠ 表达高于正常对照，FcγRⅡb 低于正常；而经大剂量地塞米松治疗后，FcγRⅡa 和 FcγRⅠ 表达降低，FcγRⅡb 表达升高；FcγRⅢ 在 ITP 患者与正常人之间的表达无明显差异。因此推测，FcγR 平衡紊乱在 ITP 发病过程中起着一定作用，并且大剂量地塞米松可以扭转这种紊乱的状态。

（2）Breg 细胞：近年来，新发现的调节性 B 细胞（regulatory B cell，Breg）被证明与 ITP 发病相关。Breg 呈 $CD19^+CD24^+CD38^+$，能够通过产生 IL-10 来发挥外周免疫作用，诱导 Treg 的募集和分化，减弱 $CD4^+T$ 细胞的功能，还可通过 IL-10 依赖与非依赖途径负调节单核细胞细胞因子的产生。有研究发现，在非脾脏切除的慢性 ITP 患者中呈现 Breg 功能受损，伴随有外周 Breg 数量减少及所有 B 细胞内 IL-10 水平降低。

（3）B 细胞活化因子：属于 TNF 家族的 B 细胞活化因子（B cell activating factor belonging to the TNF family，BAFF），对 B 细胞的发育有重要的调节作用。研究发现，在活跃期 ITP 患者的血清中，BAFF 的水平明显高于正常对照。

（4）补体：在某些 ITP 患者中，自身抗体激活的补体途径亦发挥着一定的作用。有学者发现，在部分 ITP 患者中可有血小板相关补体 C3、C4 及 C9 水平的升高。在体外实验中，ITP 血清与正常人血小板共同培养，可发现 C3、C4 结合并导致血小板溶解。

2. 抗原提呈细胞相关 IL-18 和 IL-27 主要由抗原提呈细胞（antigen presenting cell，APC）产生，如巨噬细胞，可以通过刺激干扰素 -γ 的产生来诱导促炎状态。有研究检测活跃期 ITP 患者外周血单个核细胞及脾细胞内 IL-18 的水平，发现均有明显升高。此结果提示 IL-18 引起的促炎作用亦参与了 ITP 的发病。许多研究证实，在活跃期 ITP 患者中 IL-27 配体 CD70 的基因表达量明显升高。

此外，另有研究发现，在小鼠实验中刺激 Toll 样受体（Toll-like receptor，TLR）-7 会降低血小板计数，并且此现象与血清中升高的 BAFF 水平相关。此结果提示，TLR7/BAFF 途径或许对 APC 的激活起作用，并可能通过调节 Th1 极化来增强抗血小板抗体的产生，从而参与 ITP 的发病过程。

3. T 细胞相关 许多研究观察到，部分 ITP 患者的血中并不能检测到血小板抗体。在 ITP 患者中，细胞免疫的异常亦起着不容忽视的作用。

（1）辅助性 T 细胞（Th）：大量研究证明，在 ITP 患者中，Th1/Th2 比例上升，Tc1/Tc2 比例亦升高，Ⅰ型与Ⅱ型细胞比例失调参与了 ITP 的发病，Th1 存在过度活化现象。且 Th1/Th2 比例与 ITP 严重程度相关，Th1/Th2 比例越高，血小板数量越低。此外，Th17 比例亦升高。近年来，一个新的 T 细胞亚群 Th22 亦被定义，且被发现在 ITP 患者中也是明显增加的，其与 Th1、Th17 细胞呈正相关。有学者认为，ITP 患者中促炎 T 细胞失衡或许能增强血小板被单核细胞吞噬，从而引起自身免疫。

（2）细胞毒性 T 细胞（cytotoxic T cell，Tc）：又称 $CD8^+T$ 细胞，体外实验证明，细胞毒性 T 细胞可以溶解外周血中的血小板。有学者认为，其作用机制为通过表达颗粒酶 A 和 B、Apol/Fas 及穿孔素来引起血小板溶解。近年来有研究发现，ITP 患者中 Tc17 的水平升高，并且与 CD4/CD8 比例失调相关。

（3）调节性 T 细胞（regulatory T cell，Treg）：Treg 占所有 $CD4^+T$ 细胞的 5%～10%，呈 $CD4^+CD25^+Foxp3^+$ 表型。Treg 在 T 细胞免疫反应中起负调节作用，通过抑制细胞免疫及体液免疫介导的反应来发挥免疫耐受作用。而在 ITP 患者中，外周 Treg 数量是减少的，且减少的程度与 ITP 的严重程度呈正相关，经治疗后 Treg 水平可上升。此外，在 ITP 患者的骨髓及脾脏中 Treg 的水平亦是减低的。近期一项 ITP 患者脾脏的组织学分析定义了两处容纳增殖期 B 细胞的结构：生发中心和增生性淋巴小结。Treg 水平在这两种结构中均减低，提示 Treg 缺陷参与了产生自身抗体的 B 细胞的活化。Treg 缺陷作用于 ITP 的具体机制尚不完全明确，有学者提出 Treg 数量减少可能是由于发育、增殖、生存或稳定性受损，而 Treg 功能缺陷可能是因为细胞接触依赖的抑制受损或者介导抑制的细胞因子分泌减少，后者主要包括 IL-10、TGF-β 或 IL-35。

除上述以外，CD4/CD8 比例亦是降低的，并且随着疾病缓解此比例可升高。

（4）血小板相关：血小板本身即可作为免疫细胞参与免疫反应，且在 ITP 的发病中起着一定作用。血小板分泌的某些细胞因子，如 CXCL5、CCL5、EGF 和 CD40L，在 ITP 中的表达明显减少，并且这些细胞因子与血小板减少的程度强相关。研究者认为，这些减少的血小板源性细胞因子通过扰乱 Th1/Th2 平衡及影响造血来发挥作用。

（二）血小板生成减少

上述在 ITP 中介导血小板破坏的自身抗体及细胞毒性 T 细胞，可同时造成体内巨核细胞的损伤或者抑制巨核细胞释放血小板的过程，引起巨核细胞数量与质量异常，进而导致血小板生成减少。有研究发现，ITP 患者体内的抗自身血小板抗体可以在体内及体外介导巨核细胞抑制和破坏。$CD8^+T$ 细胞可以抑制衰老巨核细胞在骨髓的凋亡，进而导致血小板生成和释放减少。另有学者认为，巨核细胞在成熟前的清除，尤其是在具有产板能力之前，会导致血小板产生不足，而非导致巨核细胞总数的减少，而这一结果正与实际情况相匹配，即 ITP 患者的骨髓中巨核细胞数量常正常或稍增加，并且血浆 TPO 水平常无明显变化。

二、临床表现

ITP 的发病率和死亡率均较低，很大一部分患者除了血小板数量减少以外往往没有明显的临床症状。对于有症状的患者，常表现为以下几点。

1. 出血 出血是 ITP 患者最典型的症状，主要表现为皮肤和黏膜的出血，如皮肤、口腔、胃肠道等，严重者可以有内脏出血，甚至颅内出血（较少见，多发生于有并发疾病或治疗无效的老年人），女性可有月经量过多。然而患者的出血程度及风险与血小板数量并非呈严格的负相关。部分患者血小板数量极低（PLT $< 20\times10^9$/L），仍未出现出血症状或者仅有轻度出血；而有的患者血小板并未严重减少却可发生明显出血。研究发现，老年 ITP 患者发生严重出血的概率显著高于年轻患者。因此，不能单独将血小板计数作为预判患者出血严重程度的指标，而应综合各种相关因素（如年龄、合并症、用药、出血史等）进行客观的评分来判断患者的出血程度，进而指导临床治疗。

2. 乏力 在 22%～39% 的 ITP 患者中会出现明显的乏力症状。有研究分析显示，在有出血症状的 ITP 患者中，血小板计数 $< 100\times10^9$/L 是乏力的独立危险因素，而在没有出血症状的 ITP 患者中，血小板计数 $< 30\times10^9$/L 是乏力的独立危险因素。此外，Kuter 等发现，对治疗反应较好的 ITP 患者（$> 50\times10^9$/L）其乏力症状有明显改善。然而，乏力的机制尚未明确，有学者考虑与合并的其他疾病有关，此外与之相关的还有日间睡眠情况、情绪、对病情的认识等。

3. 血栓形成　慢性ITP中可发生血栓形成的现象已有诸多报道,有学者认为此现象的发生或许与血小板活化或者存在相关危险因素有关。部分慢性ITP患者体内的抗磷脂抗体或狼疮抗凝物水平升高、感染的存在、脾切除等,均可造成其血栓形成风险增加。有研究发现,在ITP患者中,抗磷脂抗体的检出率较普通人群增高,可达25%～27%。然而,在抗磷脂抗体中,只有狼疮抗凝物的检出与ITP患者血栓形成是呈正相关的。

三、辅 助 检 查

1. 血常规　观察血小板数量,少于$100×10^9$/L即为血小板减少。
2. 血涂片　观察血细胞形态,排除假性血小板减少、遗传性血小板减少、白血病、DIC、TTP等引起的血小板减少。
3. 腹部超声　观察脾脏大小,因ITP患者一般无脾大,对有轻度脾大的患者应进一步检查排除脾亢、自身免疫病等导致的血小板减少。
4. 血小板抗体检测　主要检测方法包括MAIPA及流式微球法。可以鉴别免疫性与非免疫性血小板减少,但无法鉴别原发性ITP与继发性ITP。
5. 血小板生成素(TPO)检测　并非常规检测,常在诊断困难时应用,亦可用于一线及二线治疗失败的ITP患者再评估。在ITP患者中,因主要为免疫性血小板破坏增加,TPO检测常正常或轻度升高,而不典型再障及低增生性MDS等其血清TPO水平常显著升高,有助于鉴别。
6. 骨髓穿刺　观察巨核细胞形态及数量,并可排除其他引起血小板减少的疾病。

四、诊　　断

原发性ITP的诊断缺乏特异性的检查手段,主要依靠排除性诊断。其诊断标准如下:
(1)至少2次以上血常规检查示血小板计数减少(低于$100×10^9$/L),且同时应做血涂片观察血细胞形态无异常,排除其他导致血小板减少的情况。
(2)脾脏一般不增大。
(3)骨髓检查示巨核细胞数量正常或稍增多,并伴有成熟障碍。
(4)全面检查排除继发性血小板减少症。
(5)特殊实验室检查:TPO检测及血小板抗体检测。
(6)出血评分:量化患者的出血情况,并可进行风险评估。

五、分型与分期

根据2016版成人原发免疫性血小板减少症诊治的中国专家共识,ITP主要分为3期(型)。
(1)新诊断的ITP:指确诊后3个月以内的ITP患者。
(2)持续性ITP:指确诊后3～12个月的ITP患者,包括未自发缓解或停止治疗后不能维持完全缓解的ITP患者。

(3) 慢性ITP：为血小板持续减少超过12个月仍未恢复的ITP患者。

此外，还有两型其定义与持续时间无关。难治性ITP应同时符合以下2项条件方可定义：①进行诊断再评估后仍确诊为ITP；②脾切除治疗无效或复发。重症ITP应满足：①血小板计数＜$10×10^9$/L；②就诊时就存在需要治疗的出血症状或者常规治疗过程中发生新的出血需要加用其他生血小板药物的治疗或增加现用治疗药物剂量。

六、治　疗

（一）治疗原则

原发性ITP属于相对良性的疾病，病死率低，目前尚无根治方法。有研究发现，治疗措施不当或过度可明显增加死亡率，研究中半数死亡病例的死亡原因为治疗相关并发症而非疾病本身出血所致。因此，ITP应避免过度治疗，更应注重患者的生活质量。治疗目的并非将血小板数升高至正常，而是提升至相对安全的范围。根据发病机制，目前治疗ITP的主要思路为阻止血小板过度破坏和促进血小板生成，大多是通过调节免疫实现的。

经临床研究发现，血小板计数≥$30×10^9$/L的ITP患者预后良好，发生致死性出血的概率很低，其死亡率与正常人群无明显差异。因此，对于血小板计数≥$30×10^9$/L、无出血表现、出血风险较小的ITP患者可不予治疗，仅给予观察及随访。

而若患者存在出血的危险因素，则应将血小板计数标准提升至$50×10^9$/L。若患者出现出血症状，则无论血小板计数高低都应积极给予治疗。此外，对于严重乏力的患者，若治疗可以改善症状，则亦应积极治疗。

（二）治疗方法

1. 一线治疗

（1）糖皮质激素：糖皮质激素类药物通过抑制T细胞和B细胞免疫活性，同时诱导T细胞、树突状细胞及细胞因子的耐受性而发挥作用。临床常用常规剂量泼尼松或大剂量地塞米松治疗新诊断的ITP。当应用常规剂量泼尼松 [1mg/（kg·d）] 治疗有效后，应将剂量逐渐减少至最小维持剂量（5～10mg/d）进行维持治疗3～6个月。若应用泼尼松治疗4周仍未显效，则表明治疗无效，此时应迅速减量至停用，考虑二线治疗。迅速减量可以减轻糖皮质激素带来的不良反应，如股骨头坏死、血糖升高、骨质疏松等。而地塞米松在治疗ITP时常采用大剂量短时程冲击疗法，常用口服制剂，剂量为40mg/d，应用4天，若无效，可于半个月后重复应用。有研究显示，大剂量地塞米松的有效率可高达85%，且有42%的患者可以达到长期反应。

（2）静脉输注丙种球蛋白：静脉输注丙种球蛋白（itravenous immune globulin, IVIg）起效时间短，有效率较高，应用后近75%的患者可有血小板计数升高，50%的患者甚至可达正常。然而，其有效时间短暂，绝大多数患者在治疗后3～4周即恢复至治疗前水平。

IVIg的作用机制尚不完全明确，有学者认为其可通过诱导单核-吞噬细胞系统中抑制型表型（FcγRⅡb）的产生，或者通过抑制补体介导的细胞损伤、抑制T细胞及B细胞，对循环的功能性抗血小板抗体产生一种直接的抗独特型效应来纠正免疫耐受紊乱。

2. 二线治疗 经糖皮质激素治疗后无效的ITP患者，若血小板计数 > $20×10^9$/L 且无出血或仅轻度出血，可先予观察；若血小板计数 < $20×10^9$/L 或有明显出血，考虑应用二线治疗。

（1）脾切除：脾切除用于治疗ITP已有近百年的历史。由于抗体包被的血小板主要在脾脏内被破坏，因此脾切除对ITP有确切的疗效，初始反应率可达80%，约66%的患者可获得长期反应。在进行脾切除之前，必须对ITP的诊断重新做出评价。对于病程在6个月以上，糖皮质激素治疗无效或有糖皮质激素应用禁忌证或泼尼松治疗有效但维持剂量高于30mg/d的ITP患者可考虑行脾切除。其完全缓解率可达60%以上，治疗效果较为理想。若患者脾切除后无效或有效后复发，则应进一步检查是否有副脾存在。

近年来腹腔镜的应用逐渐普及，现多为腹腔镜下脾脏切除，其手术并发症相对于开腹较低，然而对于有副脾的患者不易切除从而影响疗效。然而，脾切除手术的并发症不容忽视，如出血、血栓形成、感染等，在老年患者中尤其易发，因此随着新的治疗方法及治疗药物的不断出现，脾切除在临床上的应用已在逐年减少。

（2）药物治疗：临床中常用的治疗药物主要有促血小板生成类药物、利妥昔单抗、免疫抑制剂、达那唑、环磷酰胺等。

1）促血小板生成类药物：主要包括重组人血小板生成素（recombinant human thrombopoietin, rhTPO）、艾曲波帕（eltrombopag）和罗米司亭（romiplostim）。此类药物通过直接与巨核细胞表面的TPO受体反应，刺激巨核细胞、诱导巨核细胞增殖分化来增加血小板生成数量，此外也会引起Treg升高。该类药物起效快，1～2周即可起效，然而停药后多数患者血小板水平会回落，因此常选择维持治疗。

rhTPO治疗时，临床常采用1μg/（kg·d）×14d，当血小板计数达$100×10^9$/L时即可停药。其有效率可达60%以上，若疗程结束后血小板不升判为无效，应停药。

罗米司亭是TPO拟肽类药物，通过与巨核细胞表面c-Mpl结合，刺激巨核细胞产生血小板；且因其无内源性TPO的同源序列，并不会产生交叉抗体。艾曲波帕是非肽类TPO类似物，其作用发挥主要依靠与TPO受体的跨膜部分结合，刺激巨核细胞增殖与分化。二者的治疗有效率均较高，且不良反应轻微；但此两种药物停用后大多数患者均不能维持血小板数量，因此常需维持治疗。近年来许多研究发现，使用TPO受体激动剂的ITP患者中有25%～30%在停药后可以达到持续缓解，然而具体机制不明。

促血小板生成类药物的不良反应较轻，可耐受，主要表现为轻度头晕、嗜睡、乏力等，但仍要注意骨髓纤维化及血栓形成等风险。

2）利妥昔单抗：利妥昔单抗为人鼠嵌合的抗CD20单克隆抗体，特异性结合体内的B细胞后通过Fc受体介导B细胞溶解，从而清除血液、淋巴结及骨髓中的B细胞，使抗自身抗体产生减少，进而减少体液免疫源性的血小板破坏与巨核细胞损伤，提升循环血小板数量。临床常用标准剂量为375mg/m²，每周1次，共4次。利妥昔单抗起效较慢，常于4～8周起效，但持续缓解时间较长，停药后可持续10个月左右，常与起效快、作用机制互补的药物合用，如地塞米松、TPO类药物等。近年来，亦有应用小剂量利妥昔单抗治疗 ITP 的研究，用法与标准相同，剂量减至 100mg，其反应率与标准相近，而起效时间延长。然而，近年来有研究发现，利妥昔单抗的反应率相对其他二线治疗较低，虽然持续反应时间长，但总体获益低，因此推断，随着 TPO 激动剂临床应用的推广，利妥昔单抗的应用可能会逐渐减少。

3）免疫抑制剂：常用于治疗 ITP 的免疫抑制剂主要包括硫唑嘌呤、环孢素和霉酚酸酯等。有临床研究统计，硫唑嘌呤的完全反应率可达 45%，环孢素的完全缓解率为 42%，霉酚酸酯的总反应率可达 78%，有 25% 的患者达到了长期缓解。

4）其他治疗方法：其他可用于 ITP 治疗的药物及疗法包括环磷酰胺、达那唑、血浆置换等，但临床应用不多。

环磷酰胺是一种烷化剂，反应率为 24%～85%。达那唑是一种雄激素，反应率约为 60%，其在老年女性及未行脾切除的患者中疗效较好，其起效慢，常需持续用药 3～6 个月，但与糖皮质激素合用可减少后者用量。

（3）紧急情况的治疗：当 ITP 患者处于紧急情况下时，应在短时间内迅速提升血小板数量至相应水平。

如有重要部位的活动性出血或需急诊手术等十分紧急的情况，应迅速将血小板数量提升至 50×10^9/L 以上。对病情十分紧急的情况，则应给患者输注血小板，其提升血小板数量的效果十分迅速，此外还可应用静脉大剂量丙种球蛋白 [1000mg/（kg·d）×（1～2）d] 或甲泼尼龙（1000mg/d×3d）或促血小板生成药。若以上方法均未能控制出血，则可考虑应用重组人活化因子Ⅶ。

(三)疗效标准

目前国际上常用的临床标准为：完全反应（complete response，CR），经治疗后血小板计数 ≥ 100×10^9/L，并且没有出血情况；有效（response，R），经治疗后血小板计数 ≥ 30×10^9/L，且较基础血小板计数至少增加了 2 倍，没有出血情况；无效（no response，NR），经治疗后血小板计数 < 30×10^9/L，或未增加至基础血小板计数 2 倍以上，或有出血情况；复发（relapse），治疗有效后，血小板计数降至 30×10^9/L 以下，或不到基础血小板计数 2 倍，或出现出血情况。如要判定 CR 或 R，应至少检测 2 次，间隔至少 7 天。定义复发亦应至少检测 2 次，间隔至少 1 天。

七、展　望

随着科学技术的不断发展进步，国内外关于 ITP 机制及诊治等的研究也在不断丰富与深入，在未来我们对于该病的认知将逐渐丰富、清晰，期待不久的将来会有新的、更有效的治疗方法应用于临床。

（彭　军　王　爽）

第九节 先天性血小板功能异常

先天性血小板功能异常的分类见表 4-3。相当一部分血小板功能异常的患者其疾病的分子机制仍未探明；在已知各种疾病中以 von Willebrand 病最为常见，其他各种疾病都比较少见或罕见。

表 4-3 先天性血小板功能异常疾病的分类

分类	疾病
血小板-血管壁相互作用缺陷（黏附异常）	von Willebrand 病（血浆 vWF 的缺乏或结构、功能异常）
	巨大血小板综合征（GP Ⅰ b/ Ⅸ / Ⅴ 缺乏或功能缺陷）
	胶原受体缺乏症（GP Ⅰ a/ Ⅱ a, GP Ⅳ 或 GP Ⅳ 异常）
	血小板型 von Willebrand 病（GP Ⅰ b 与 vWF 相结合的位点异常）
血小板-血小板相互作用缺陷（聚集异常）	血小板无力症（GP Ⅱ b/ Ⅲ a 缺乏或功能缺陷）
	先天性无纤维蛋白原症（血浆纤维蛋白原缺乏）
血小板分泌异常和血小板颗粒异常	贮存池病
	δ- 贮存池病（致密颗粒缺乏或异常）
	α- 贮存池病/灰色血小板综合征（α- 颗粒异常及其所含成分缺乏）
	α/δ- 贮存池病（α- 颗粒、致密颗粒联合缺陷）
	Quebec 血小板异常
血小板信号转导缺陷和分泌异常（原发性分泌缺陷）	血小板-激动剂相互作用缺陷（受体缺陷）
	血栓烷 A_2、胶原、ADP、肾上腺素
	G 蛋白激活缺陷
	$G\alpha_q$ 缺乏
	$G\alpha_s$ 异常
	$G\alpha_{i1}$ 缺乏
	磷脂酰肌醇代谢缺陷
	磷脂酶 C-β_2 缺乏
	钙离子动员异常
	蛋白质磷酸化缺陷（pleckstrin 磷酸化缺陷）
	PKC-θ 缺乏
	花生四烯酸通路和血栓烷 A_2 合成异常
	花生四烯酸不能释放
	环氧化酶缺乏
	血栓烷合成酶缺乏
	脂氧化酶缺陷（Wien-Penzing 缺陷）
细胞骨架调节缺陷	Wiskott-Aldrich 综合征
血小板促凝剂-蛋白质相互作用异常（膜磷脂缺陷）	Scott 综合征
其他	黏性血小板综合征

一、血小板-血管壁相互作用缺陷（黏附异常）

（一）von Willebrand 病

von Willebrand 病（von Willebrand disease，vWD）是一种多呈常染色体显性遗传、

血小板黏附功能异常的先天性出血性疾病,其基本特点是血浆 vWF 的量或质的异常而导致的终身出血倾向。

1. 分型与命名 表 4-4 概括了修订后的 vWD 分型。

表 4-4 vWD 的修订后分型

分型	vWF 质或量的异常	各型基本特点	血浆 vWF 多聚体的特点	遗传特点
1	量	vWF 的部分缺乏	所有多聚体一致↓	具有不同外显率的常染色体不完全显性遗传
2A	质	由于中等分子量和高分子量 vWF 多聚体的缺乏导致 vWF 与血小板间相互作用受损	大分子量和中等分子量的多聚体↓	大多数为常染色体显性遗传,极少数为常染色体隐性遗传
2B	质	vWF 对其受体——血小板 GP I b 表现出异常增高的亲和力	大分子量多聚体↓	常染色体显性遗传
2M	质	vWF 上针对 GP I b 的结合域的缺陷导致 vWF 与血小板间的相互作用受损	正常	常染色体显性遗传
2N	质	由于 vWF 结合凝血因子Ⅷ的位点受损、亲和力下降而导致血浆中凝血因子Ⅷ减少	正常	绝大多数为常染色体隐性遗传
3	量	vWF 的严重缺乏	缺失	常染色体隐性遗传,患者为纯合子或双重杂合子

2. 发病概况 vWD 既是最常见的先天性血小板功能异常性疾病,也是最常见的出血性疾病,其发病率在一般人群中大约为 1%,且无种族差异,男女均可受累。

对于各型 vWD 来说,1 型 vWD 最常见,占患者总数的 75%～80%;2 型 vWD 包括约 20% 的患者,其中 2A 型是最常见的变异型;3 型极为少见,大约在每 100 万人中仅出现一例。

3. 临床表现 轻型 vWD 的临床表现像其他血小板功能异常性疾病一样,主要为皮肤、黏膜出血;而大多数严重的 vWD 类型,患者 FⅧ水平过低,可出现类似 A 型血友病样的临床表现,包括关节积血和深部组织出血、肌间隙血肿,并且像轻型 A 型血友病一样,外伤或手术后的严重出血可成为严重 vWD 患者的巨大危险因素。

4. 实验室检查

(1) 过筛试验:包括出血时间(BT)、血小板计数、PT 和 aPTT。

轻型 1 型 vWD 各项检查结果均基本正常。较严重的 vWD 患者,BT 延长,从 15 秒至 30 秒不等,而血小板计数正常;vWF 数量严重缺乏或 vWF 结合凝血因子Ⅷ能力缺陷的患者,由于血浆凝血因子Ⅷ水平的减低可出现 aPTT 的延长。过筛试验之后需进一步做关于 vWF 水平和功能的 vWD 评价试验来确定诊断。

(2) vWD 评价试验

1) vWF 抗原(von Willebrand factor antigen,vWF:Ag)分析:在轻度 vWD 及其变

异型中，vWF：Ag 出现轻微降低，一些 2 型 vWD 患者 vWF：Ag 水平可以正常，在 3 型 vWD 中几乎消失。

2）vWF 活性分析或瑞斯托霉素辅因子活性（vWF ristocetin cofactor activity，vWF：RcoF）分析：vWF：RcoF 的量化测定被许多权威著作认为是检测 vWD 的一种最敏感、最特异的方法。对应于不同的 vWD 亚型，vWF：RcoF 水平可与 vWF：Ag 水平相关（成比例）或明显低于 vWF：Ag 水平（如 2A 型和 2M 型 vWD）。由于原有方法比较费时，又出现了新的基于 ELISA 的免疫检测方法，它是使用针对 vWF 上 GP Ⅰ b 的特异性结合域的单抗来估算 vWF 的活性。

3）vWF 多聚体大小（vWF multimer size）的检测：通过琼脂糖凝胶电泳进行测定，对 2 型 vWD 患者的进一步分型很有帮助。

4）F Ⅷ 促凝血活性（factor Ⅷ coagulant activity，factor Ⅷ：C）分析：通过检测患者的稀释血浆纠正乏 F Ⅷ 血浆 aPTT 时间延长的能力来测定，它体现了患者血浆 F Ⅷ 的水平，反映其降低的程度。

5）瑞斯托霉素诱导的血小板聚集试验：对标准浓度的瑞斯托霉素，1 型和 3 型 vWD 将会分别显示轻度和明显的聚集降低；而 2B 型 vWD 和少见的血小板型假性 vWD 在加入低浓度（相当于标准浓度一半）的瑞斯托霉素后会出现异常增高的聚集反应。

6）vWF 结合 F Ⅷ（F Ⅷ binding by vWF，vWF：F Ⅷ B）能力测定：vWF：F Ⅷ B 为检出 vWF 结合 F Ⅷ 能力下降导致血浆 F Ⅷ 缺乏的 vWD 患者而设计，仅能在少数几个凝血参考实验室进行检测。2N 型 vWD 患者 vWF：F Ⅷ B 的值显著下降。这是诊断 2N 型的关键方法，因为 2N 型的其他检测均正常。

7）基因诊断：通过 vWF 基因测序、突变基因特异性多聚酶链反应（PCR）或限制性酶切分析等方法可直接对基因突变进行分析。

5. 诊断 vWD 的诊断需要临床表现方面高度怀疑此病，加上各种实验室检查的熟练运用。其中，基因诊断为最特异的确诊手段。

6. 治疗

（1）经验性治疗：首先应尽量多地考虑各种可能的病因，如停用抑制血小板功能的药物、经验性地使用 vWF 替代疗法，并根据患者出血的严重程度适当输注正常血小板等。

（2）特异性治疗：当患者得到精确的诊断后，其长期治疗需根据具体的 vWD 分型和病情的严重性来制定方案。vWD 的治疗措施总体上包括以下几种：

1）DDAVP 的应用：去氨加压素（desmopressin, 1-desamino-8-D-arginine vasopressin, DDAVP）是一种抗利尿激素血管加压素的合成类似物，当静脉给药后，DDAVP 可以刺激内皮细胞释放 vWF 而使血浆 vWF 和 F Ⅷ 水平迅速升高并维持约 4 小时，血小板功能得以提高，在某些 vWD 亚型患者还可缩短出血时间。

2）vWF 替代疗法：vWF 替代疗法可通过输注新鲜血浆、富含 vWF/F Ⅷ 复合体的浓缩血浆或者冷沉淀物来实现。

3）其他药物的应用：包括雌激素类药物如结合雌激素（premarin）、ε-氨基己酸（EACA）等。雌激素可增加内皮细胞 vWF 生成，故结合雌激素可改善 vWD 患者的病情。抗纤溶药物 EACA 已被用于 vWD 治疗以预防与拔牙等小手术相关的出血。

4）获得性 vWD 的治疗：与先天性 vWD 相似，但反应无法预测。静脉用 IgG 可对获得性 vWD 患者有持续的疗效。

（二）巨大血小板综合征

巨大血小板综合征（Bernard-Soulier syndrome，BSS）是一种常染色体隐性遗传的血小板黏附功能异常的先天性出血性疾病，其基本特点是血小板膜 GP Ⅰ b/Ⅸ/Ⅴ复合体的异常而导致的终身出血倾向。此病的特点包括出血时间延长、轻度的血小板计数减少、形体巨大的血小板、血小板黏附功能的缺陷，以及与血小板减少程度不相称的出血症状。

1. 临床表现 BSS 患者临床主要表现为轻重不一的出血症状，多为程度不等的紫癜型出血，包括皮肤瘀斑、鼻出血、女性月经过多及牙龈出血等，且往往在年幼时即发作。本病在不同患者之间出血症状的轻重有很大差异，即使是同一患病家庭中不同的患病个体，其出血症状也可有明显不同。

2. 实验室检查

（1）血小板计数呈轻至中度减少，血小板形态呈特征性的"巨大血小板"。

（2）与血小板减少程度不相称的出血时间延长。

（3）血块回缩试验正常。

（4）血小板聚集试验：患者血小板在多种生理性诱聚剂包括二磷酸腺苷（ADP）、肾上腺素、胶原诱导下的聚集反应正常或增强，而在瑞斯托霉素诱导下的聚集反应消失，且加入正常 vWF 或正常血浆也无法纠正。在凝血酶诱导下的聚集反应呈剂量依赖性，即在高浓度凝血酶诱导下的聚集反应正常，而在低浓度诱导下聚集反应减低并且迟滞期延长。

（5）血小板黏附试验：血小板黏附功能减低。

（6）BSS 血小板在去内皮的血管中黏附于内皮下组织的能力缺陷，即使在超过 $650s^{-1}$ 的切变率下也不能黏附于内皮下组织。

（7）血小板在高切变率作用下的聚集反应消失。

（8）血小板膜的可变形能力异常增高。

（9）血小板膜表面 GP Ⅰ b、GP Ⅸ 和 GP Ⅴ 的数量减少或缺如。

3. 诊断 国内诊断标准：

（1）临床表现：①常染色体隐性遗传；②轻至中度皮肤、黏膜出血，女性月经过多；③肝脾不大。

（2）实验室检查：①血小板减少伴巨大血小板；②出血时间延长；③血小板聚集试验：加瑞斯托霉素不聚集，加其他诱聚剂聚集基本正常；④血小板玻珠柱滞留试验可减低；⑤血块回缩正常；⑥vWF 正常；⑦血小板膜缺乏 GP Ib；⑧排除继发性巨大血小板综合征。

4. 治疗 基本与血小板无力症相同。本病尚无特效疗法，现有治疗主要包括出血的预防和特定出血情况的处理两方面。具体参见血小板无力症的治疗。

5. 病程及预后 与血小板无力症相似。由于单采血小板输注的日益普及和各种支持疗法的不断完善，BSS 患者的预后已有很大改善。

（三）血小板型 vWD

血小板型 vWD（platelet-type von Willebrand disease，PTvWD）是一种常染色体显性遗传疾病，其特征有轻度血小板减少、不同程度的巨血小板、出血时间延长。本病的临床和实验室检查与 2B 型 vWD 相似，应注意二者的鉴别，详见 vWD 的鉴别诊断。

二、血小板－血小板相互作用缺陷（聚集异常——血小板无力症）

血小板无力症（Glanzmann thrombasthenia，GT）是一种常染色体隐性遗传的血小板聚集功能异常的先天性疾病，其基本特点是血小板膜 GP Ⅱ b/Ⅲ a 复合体的质或量的异常而导致的终身出血倾向。

1. 临床表现 血小板无力症常见临床表现包括紫癜性出血、鼻腔出血、女性月经过多及牙龈出血等。皮肤瘀点不常见，但全身性的皮肤瘀斑可以非常显著。深部血肿和关节积血很罕见，尤其是自发性关节积血更为少见，这有助于将血小板无力症和各型血友病及其相关疾病区别开来。

2. 实验室检查

（1）血小板计数和形态正常；血涂片中血小板散在、不聚集。

（2）出血时间延长。

（3）血块回缩不良或无回缩（很少有正常者）。

（4）血小板聚集试验：患者血小板在多种生理性诱聚剂包括二磷酸腺苷（ADP）、肾上腺素、凝血酶、胶原诱导下的聚集反应严重减低甚至消失，而血小板在瑞斯托霉素诱导下的聚集反应正常。

（5）血小板在加入 ADP、凝血酶或胶原时均出现正常的形态改变。

（6）全血的血小板玻珠柱滞留试验异常。

（7）血小板释放试验在肾上腺素、低浓度的 ADP 或凝血酶或胶原诱导下减低，在高浓度的凝血酶或胶原诱导下则正常。

（8）在去内皮的血管中白色血栓形成不良，血小板伸展不良。

（9）血小板膜表面 GP Ⅱ b 和 / 或 GP Ⅲ a 的数量减少、缺如或结构异常。

（10）血小板纤维蛋白原含量减低。

（11）血小板与纤维蛋白原及其他针对 GP Ⅱ b/Ⅲ a 的黏附性糖蛋白的结合减低或消失。

3. 诊断

（1）国内诊断标准

1）临床表现：①常染色体隐性遗传；②自幼有出血症状，表现为中度或重度皮肤、黏膜出血，可有月经过多，外伤、手术后出血不止。

2）实验室检查：①血小板计数正常，血涂片上血小板散在分布、不聚集成堆；②出血时间延长；③血块回缩不良，也可正常；④血小板聚集试验：加 ADP、肾上腺素、胶原、凝血酶、花生四烯酸均不引起聚集，少数加胶原、花生四烯酸、凝血酶有聚集反应，而加瑞斯托霉素聚集正常或减低；⑤血小板玻珠柱滞留试验减低；⑥血小板膜

GPⅡb/Ⅲa减少或有质的异常。血小板无力症的分型见表4-5。

表4-5 血小板无力症分型

分型	患者比例(%)	GPⅡb/Ⅲa(%)	PLT聚集	血块退缩	PLT纤维蛋白原含量	PLT结合纤维蛋白原
Ⅰ型	78	<5	不聚	不收缩	中重度减少	缺如或严重减低
Ⅱ型	14	10~20	减低	正常或部分收缩	减少	存在
变异型	8	50~100	不聚集或减低	不定	不定	不定

（2）快速诊断：在急需迅速确定患者是否为血小板无力症的情况下，可依靠正常的血小板计数、血小板回缩不良或无回缩、出血时间延长，以及用非抗凝血做血涂片时血小板分散不聚集成堆这些条件进行初步诊断。有报道采用流式细胞仪成功进行了本病的快速确诊。

4. 治疗 本病尚无特效疗法，现有治疗主要包括出血的预防和特定出血情况的处理两方面。

（1）出血的预防：注意口腔卫生和口腔保健可减少牙龈出血；避免使用影响血小板功能的药物（如阿司匹林、肝素等）；避免外伤；对患者进行肌内注射时需尽量应用小号的针头并延长按压时间；输注血小板是预防及控制出血的重要措施。

（2）出血的治疗：除血小板的输注，还包括局部压迫止血、局部止血药物的使用（包括局部用凝血酶、纤维蛋白胶等）、抗纤溶药物的应用等。大量出血则要进行输血。

（3）长期慢性失血者应补充铁剂和叶酸。

（4）近年来许多报道使用重组因子Ⅶa来预防和控制本病的出血症状显示出良好效果，此方法作为血小板输注的补充或替代。

5. 病程及预后 虽然血小板无力症是一种严重的出血性疾病，但通过及时适当的支持治疗，本病的预后较好。本病死亡率目前已低于5%，但出血仍是患者应经常注意和预防的问题。

三、血小板分泌异常和血小板颗粒异常

（一）贮存池病

贮存池病（storage pool deficiency，SPD）是一组异质性疾病，患者有先天性的出血素质，其血小板出现致密颗粒（δ-颗粒）内容物的缺陷（孤立的δ-贮存池病）、Hermansky-Pudlak综合征、Chediak-Higashi综合征、Griscelli综合征、血小板减少桡骨缺如综合征、Wiskott-Aldrich综合征、α-颗粒内容物缺陷（灰色血小板综合征）或两种颗粒内容物的联合缺陷。其中，HPS的7个亚型、Chediak-Higashi综合征、Griscelli综合征和Wiskott-Aldrich综合征中致密颗粒或α-颗粒缺陷的分子机制已经为人们所了解。

1. 致密颗粒缺陷 致密颗粒（δ-颗粒）缺陷可以是致密颗粒内容物的缺乏，例如Hermansky-Pudlak综合征和孤立的δ-贮存池病，也可以是致密颗粒的数量减少、体积减小或者功能减低，例如Chediak-Higashi综合征、Griscelli综合征和血小板减少桡骨缺如

综合征。

（1）孤立的 δ- 贮存池病（isolated δ-SPD）：本病又称为原发性致密颗粒缺陷，其分子机制仍未阐明，其基本缺陷是致密颗粒内容物 ATP、ADP、5- 羟色胺、Ca^{2+} 等均减少。

临床表现方面，本病患者有出血素质，呈黏膜出血，易见瘀斑，手术、分娩后过量出血，阿司匹林等抗血小板药物可加重其出血症状。

实验室检查方面，δ-SPD 患者血小板计数正常；出血时间延长；血小板的原发聚集反应正常，但第二相聚集波减弱或消失（也有部分患者血小板聚集反应完全正常）；血小板致密颗粒内容物 ATP 和 ADP、5- 羟色胺、Ca^{2+} 减少，ATP/ADP 的比例增加（致密颗粒中正常为 2：3，胞质中正常为 8：1），而溶酶体酶类含量均正常。

本病诊断主要依靠临床表现和实验室检查。本病的确诊需要致密颗粒组成物质的检测和/或电镜下发现致密颗粒质膜和其内容物的缺失。

治疗方面，δ-SPD 患者须避免应用阿司匹林等抗血小板药物；血小板输注可有效治疗患者的出血症状；去氨加压素（DDAVP）可纠正某些患者的出血时间；口服和局部应用止血环酸、ε- 氨基己酸（EACA）等抗纤溶药物对治疗鼻出血和口咽出血较有效。

（2）Hermansky-Pudlak 综合征（Hermansky-Pudlak syndrome，HPS）：本病呈常染色体隐性遗传。特点是血小板致密颗粒数量或质量异常，眼和皮肤白化病。

HPS 患者血小板计数正常；显然是由于细胞器生成缺陷，所有 HPS 患者都缺乏血小板致密颗粒，或致密颗粒的数量减少、体积变小；血小板对 ADP 和肾上腺素的聚集反应第二相聚集波消失，对胶原的聚集反应减弱；出血时间延长；患者有中度出血表现，黏膜出血、皮肤瘀斑、鼻出血、月经过多等均较常见。

HPS 的诊断依靠眼和皮肤白化病表现，以及电镜下观察到血小板内致密颗粒的缺乏或数量减少、体积变小。HPS 的治疗方法有限。可以局部使用凝血酶、明胶海绵控制出血，静脉使用 DDAVP 作为拔牙、活检等小手术前的预防性措施，避孕药物可减少月经出血量，大手术时可能需要输注血小板或红细胞；白化病需要对皮肤加强保护，视力帮助尤其重要。

（3）Chediak-Higashi 综合征（Chediak-Higashi syndrome，CHS）：本病是一种常染色体隐性遗传疾病，特点是血小板致密颗粒缺陷、眼和皮肤白化病、免疫缺陷及进行性神经功能异常。CHS 患者体内多种细胞含有巨大的胞质内包涵体，即增大的囊泡。

（4）Griscelli 综合征（GS）：本病是一种罕见的常染色体隐性遗传疾病，特点是异常的色素沉着、免疫缺陷和加速期的出现。GS 由 *RAB27A* 基因突变所致，*RAB27A* 基因编码一种参与囊泡运输和细胞器动力学的小 GTP 水解酶。

GS 患者毛发色素不足，呈灰白色，发杆内分布的色素团比 CHS 患者更大、更不均匀。GS 患者也不具有 CHS 患者的巨大胞质颗粒。在 Griscelli 综合征中，T 细胞胞内颗粒胞吐作用的缺陷导致患者对病毒的易感性和最终加速期的出现，与 CHS 相似。

（5）血小板减少桡骨缺如综合征（thrombocytopenia absent radii syndrome，TAR）：本病是一种发育疾病，特点是血小板减少、双侧桡骨缺如而拇指存在，呈常染色体显性或隐性遗传。

（6）Wiskott-Aldrich 综合征（Wiskott-Aldrich syndrome，WAS）：本病属于细胞骨架装配调节异常的疾病范畴，是一种 X 染色体连锁隐性遗传的 T 细胞和血小板异常的疾病，其基本特点是血小板数量减少、体积变小、寿命缩短、湿疹和免疫缺陷。

2. α-贮存池病　α-贮存池病又称灰色血小板综合征（gray platelet syndrome），是一种少见的常染色体遗传性疾病，其突出特征是轻度血小板减少伴巨大血小板，其基本缺陷是血小板α-颗粒的数量减少和α-颗粒内容物（包括PF4、β-血小板球蛋白、纤维蛋白原、纤维连接蛋白、vWF、血小板来源的生长因子、P-选择素、凝血酶敏感蛋白等）的选择性缺乏。

α-颗粒的缺乏使得患者血小板出现特征性的形态改变。在瑞氏染色血涂片中，患者血小板呈灰色或蓝色，外形巨大，内有空泡，呈褪色样或鬼影样改变。电镜下可明显观察到，患者血小板和巨核细胞内几乎完全缺乏α-颗粒，能找到的少量α-颗粒也体积小、外形异常。

灰色血小板对花生四烯酸和离子载体的聚集与释放反应正常，也能正常生成血栓烷；对ADP、凝血酶、肾上腺素和胶原的聚集反应则不定，其中对胶原或凝血酶的聚集反应常缺陷。致密颗粒的释放往往不正常，也有报道钙离子的内流和细胞内钙离子动员有异常。患者血浆内α-颗粒蛋白、β-血小板球蛋白和PF4的含量正常或轻度增高，提示α-颗粒蛋白的生成没有缺陷。

灰色血小板综合征患者出血素质往往较轻，很少需要临床治疗；血小板计数显示有轻到中度的血小板减少；出血时间延长；血小板寿命缩短，但少有脾大。许多患者的骨髓抽取困难，骨髓象呈正常数量的巨核细胞和增多的网状蛋白，有时可发现增多的网状蛋白分布在巨核细胞集落周围。然而，患者没有骨髓纤维化的临床表现。据推测，α-颗粒内容物——血小板来源的生长因子，胶原酶不能进入隔膜系统而被分泌到骨髓的细胞外空间，可能是部分患者骨髓内轻度网状蛋白纤维化发生的原因。

治疗方面，DDAVP可缩短部分患者的出血时间；糖皮质激素治疗无效；血小板输注的疗效尚无系统性的评价。

3. α, δ-贮存池病（combined α, δ-SPD）　本病患者的基本缺陷是血小板致密颗粒的减少，同时有不同程度的α-颗粒及其内容物的缺陷。α-颗粒可以在部分血小板中完全缺乏，而在其他血小板中的数量接近正常。α, δ-SPD患者可为嵌合体表型，即部分血小板致密颗粒和α-颗粒含量正常，其余血小板两者含量减少。

与δ-SPD患者相似，α, δ-SPD患者有出血素质，出血时间延长。血小板计数正常，但血小板聚集试验可正常、可异常。本病的确诊需要血小板致密颗粒和α-颗粒内容物的检测和（或）电镜观察。α, δ-SPD血小板的溶酶体酶类正常。

（二）Quebec血小板异常

这是一种常染色体显性遗传的血小板功能缺陷性疾病，其机制涉及数种α-颗粒蛋白（包括凝血因子Ⅴ、纤维蛋白原、vWD、骨连蛋白，而不包括PF4和β-血小板球蛋白）的异常水解、血小板α-颗粒凝血因子Ⅴ结合蛋白的缺乏，以及肾上腺素单独作用下血小板聚集反应的明显减低。患者有血小板减少和多种血小板糖蛋白的异常，但血小板α-颗粒形态正常。

四、血小板信号转导缺陷和分泌异常（原发性分泌缺陷）

血小板的信号转导机制包含了从激动剂和特定血小板受体相互作用开始的各种过程，其中包括G蛋白的激活和各种效应蛋白的激活，如磷脂酶C（PLC）、蛋白激酶C（PKC）、磷脂酶A_2（PLA_2）等的激活。信号转导的关键组成部分是血小板表面受体、G蛋白和效应蛋白。

五、血小板细胞骨架调节缺陷（Wiskott-Aldrich 综合征）

Wiskott-Aldrich 综合征（Wiskott-Aldrich syndrome，WAS）属于细胞骨架装配调节异常的疾病范畴，是一种X染色体连锁隐性遗传的T细胞和血小板异常的疾病，其基本特点是血小板数量减少、体积变小、寿命缩短、湿疹和免疫缺陷。

WAS患者有轻重不等的出血症状、临床反复发作的感染和严重的湿疹。出血症状从很小的皮肤、黏膜出血点到严重的胃肠道出血或颅内出血都可能发生。出血常在1岁内发生，年幼时常因颅内出血、感染而死亡。症状随年龄增大逐渐减轻。

本病患者血小板数量减少、寿命缩短，血小板聚集功能正常，巨核细胞计数正常或增加，出血时间延长。

多种血小板异常已在WAS患者中发现，包括致密颗粒缺乏，α-颗粒和线粒体的减少、GPⅠb、GPⅠa和GPⅡb/Ⅲa的缺乏，血小板聚集反应和激动剂诱导的P-选择素表达的异常，血小板能量代谢的异常，胞质Ca^{2+}水平升高，血小板膜表面磷脂酰丝氨酸表达增高和血小板微颗粒生成增多等。而在XLT患者中也发现了致密颗粒、α-颗粒和线粒体的减少。

本病皮质激素治疗无效，脾切除可使大多数患者血小板恢复，但易复发。患者常出现出血、感染等并发症，少数患者伴发恶性肿瘤。

六、其 他

（一）黏性血小板综合征

黏性血小板综合征（sticky platelet syndrome，SPS）是一种常染色体显性遗传病，与动、静脉血栓形成有关。其特征是血小板对二磷酸腺苷（ADP）和/或肾上腺素诱导的聚集反应增强。本病的病因尚不清楚，可能与血小板表面受体异常有关。

SPS患者都相对年轻而无其他罹患血栓性疾病的危险因素，临床上可出现心绞痛、急性心肌梗死、短暂性大脑缺血发作、脑卒中、视网膜动脉血栓形成、周围动脉血栓形成等相关表现。在出现动脉血栓形成前常有情绪紧张等精神因素。还有少数SPS患者发生静脉血栓，在口服抗凝剂时复发。目前因为技术上的缺陷尚无特异的诊断方法。小剂量阿司匹林（80～100mg）可以减轻症状并使血小板聚集性恢复正常。

（彭 军 陈 鹏）

第十节 血小板的临床应用

输注血小板是预防和治疗血小板数量和/或功能异常引起出血或出血倾向的不可替代的临床治疗方法，包括治疗性输注和预防性输注，如用于创伤、手术大失血等急性止血，以及血液病、恶性肿瘤放化疗等导致血小板减少的预防性止血。目前血站供应临床的血小板制剂包括单采血小板、浓缩血小板和浓缩混合血小板，均来自检验合格的无偿献血者。根据血小板保存袋和保存液的不同规格，(22 ± 2)℃振荡保存期限1～5天。由于保存期短，血小板长期临床供应不足。

一、适应证与相对禁忌证

输注血小板的一般原则：①血小板计数 $> 50\times10^9/L$，可不输注；倘若存在血小板功能异常伴明显出血，可输注；②血小板计数 $10\times10^9/L \sim 50\times10^9/L$，伴明显出血，应输注；③血小板计数 $\leq 10\times10^9/L$，应立即输注。

输注血小板不适用于：①与血小板数量减少或功能异常无关的出血；②自身免疫性血小板减少症、TTP、肝素诱导的血小板减少症或脾功能亢进引起的血小板减少，除非出血危及生命。

二、剂量与方法

成人（70kg）通常每输注1个治疗量单采血小板或10U手工分离浓缩血小板可升高血小板计数 $4\times10^9/L \sim 8\times10^9/L$。儿童（18kg）大约可升高 $17\times10^9/L$；婴幼儿输注血小板 5～10ml/kg，血小板计数可升高 $40\times10^9/L \sim 80\times10^9/L$。

一般按照ABO同型原则输注血小板；出血危及生命且无同型血小板时，可考虑输注次侧相容性血小板。血小板输注无效时，可开展血小板配型选择相容性血小板。输注前轻摇血袋，使血小板和血浆充分混匀。1个治疗量的血小板应在20分钟内输完；输多种成分血时，优先输注血小板。

三、疗效判断

（一）综合判断

血小板的输注疗效可根据实验室指标和临床疗效综合判断。一般认为：①预防性血小板输注需观察输注后血小板计数是否增加；②治疗性血小板输注需观察输注后出血是否减轻或停止，血小板计数增加与否不作为疗效评价的唯一指标，因为止血需消耗血小板。

（二）评价指标

1. 血小板回收率（PRR） 通过检测患者输注血小板1小时或24小时后血小板计数

来评价血小板输注后的实际效果。通常认为，输注 1 小时后的 PPR ＜ 30% 或 24 小时后的 PPR ＜ 20%，应考虑血小板输注无效。计算公式为

$$PPR = \frac{输血后血小板计数 - 输血前血小板计数 /L \times 血容量（L）}{输入血小板总数 \times 2/3}$$

注：2/3 表示输入的血小板有 1/3 进入脾脏的血小板储存池。

2. 输注后校正血小板增加指数（CCI） 输注 1 小时后的 CCI ＜ 7500 或输注 24 小时后的 CCI ＜ 4500，应考虑血小板输注无效。计算公式为

$$CCI = \frac{PI（\times 10^9/L）\times S（m^2）}{N（\times 10^{11}）} \times 1000$$

式中，PI= 输注后的血小板计数（$\times 10^9$/L）- 输注前的血小板计数（$\times 10^9$/L）；$S = 0.0061 \times H$（cm）$+ 0.0128 \times W$（kg）$- 0.01529$；S 为患者的体表面积（m^2），H 为患者的身高（cm），W 为患者体重（kg），N 为血小板的输注剂量（10^{11}），1000 为调节系数。

四、影响血小板输注效果的因素

1. 血小板的质量 采集献血员的血小板数量不足、离心损伤、不合适的保存温度和振荡频率、保存袋的通透性能差、运输过程和输注过程操作不当等因素，均会影响血小板的输注效果。

2. 非免疫因素 脾功能亢进、严重感染、发热、药物作用、DIC 等病理性因素，均可使血小板破坏或消耗增加而影响输注效果。

3. 免疫因素 同种免疫反应是引起血小板输注无效的主要原因。

（顾海慧）

参 考 文 献

Furie B，Furie BC. 2008. Mechanisms of thrombus formation. N Engl J Med，359：938-949.
Kaushansky K，Lichtman M，Prchal J，et al. 2015. Williams Hematology. 9th ed. New York：McGraw Hill
Michesn AD. 2013. Platelets. 3rd ed. Philadelphia：Elsevier.
Patel SR，Hartwig JH，Italiano JE Jr. 2005.The biogenesis of platelets from megakaryocyte proplatelets. J Clin Invest，115（12）：3348-3354.

第五章 中性粒细胞

中性粒细胞（neutrophil）是生理状态下机体循环细胞中数量最多、分布最广、寿命最短的一类白细胞，并处于机体抵御病原微生物，特别是化脓性细菌入侵的第一线，在机体固有免疫系统中发挥着极其重要的"排头兵"作用。本章将总结现阶段中性粒细胞研究的进展和共识，来阐明中性粒细胞的发育、功能及其调控机制，并介绍中性粒细胞异常产生的病理作用及该类细胞可能具有的临床治疗价值。

第一节 中性粒细胞的来源与分化

中性粒细胞又称为多形核中性粒细胞（polymorphonuclear neutrophil，PMN），是一类终末分化的、生存期较短并具有较强吞噬能力的固有免疫细胞。生理条件下，机体中的中性粒细胞是由骨髓中的造血干细胞（HSC）在骨髓中经历多次分化后产生的，新生的中性粒细胞通常是符合形态学上的细胞分类定义，但其在功能上还不成熟，仍需要在骨髓微环境中继续发育3～4天，成熟后才进入血液或组织。成熟的中性粒细胞中富含大量的中性丝氨酸蛋白酶、过氧化物酶、溶菌酶和活性氧簇分子等，具有较强的杀灭细胞内外病原微生物（包括细菌、真菌、病毒和寄生虫等）的能力。在正常生理状态下，机体中的中性粒细胞大量存在于外周血（4500个/μl）和骨髓（$2.5×10^{12}$个）中，占外周循环白细胞总数的55%～70%（对于小鼠来说为15%～20%）和骨髓中成熟髓系细胞的90%以上（对于小鼠来说为95%左右）。循环中的中性粒细胞的生命周期较短，半衰期只有7～20小时，迁移到组织中后寿命可以达到3～5天。通常来说，循环中衰老的中性粒细胞会以一种自发凋亡的方式走向死亡，最终这些凋亡的细胞会被脾脏、肝脏和骨髓中的巨噬细胞清除；炎症处的死细胞则由组织中的巨噬细胞清除。

一、中性粒细胞的来源

在正常生理状态下，机体绝大部分的血细胞来源于骨髓造血，骨髓每小时可以产生大约10^{10}个红细胞及10^8～10^9个白细胞。骨髓的强大造血能力来源于体内一个很小的造血干细胞库。通常骨髓中大多数的HSC处于静息期，具有自我更新能力，少数造血干细胞通过一连串增殖和分化逐步生成下游血细胞。目前，通过分子标记技术、细胞分选、集落形成和细胞影像分析等方法，可以将上游造血细胞分成多个不同的亚群，其中LT-HSC是具有长期造血重建能力的干细胞，是所有血细胞的源头细胞，LT-HSC可向下游分化为一种具有短期造血重建能力和有限自我更新能力的干细胞（ST-HSC），其向下又能分化形成多能祖细胞（MPP），再向下游分化为多种定向祖细胞，包括髓系祖细胞（CMP）和共同淋巴样前体细胞（CLP），而CMP又可分化为巨核/红系祖细胞（MEP）和粒/

巨噬系祖细胞（GMP）。粒系造血是机体中中性粒细胞产生的基本方式，即 GMP 通过一连串增殖和分化逐步生成中性粒细胞的过程，它包括6个在细胞形态上可区分的分化阶段，依次为原始粒细胞、早幼粒细胞、中幼粒细胞、晚幼粒细胞、杆状核中性粒细胞和多形核中性粒细胞阶段，后两者在临床上均被计数为成熟的中性粒细胞（图5-1），上述细胞分化各阶段可以通过吉姆萨染色显微镜镜检或流式细胞多色分析来分析和鉴别。正常生理状态下，通过这种粒系造血方式，体内粒细胞池的更新速率能稳定在每天每千克体重 $(0.85 \sim 1.6) \times 10^9$ 个中性粒细胞，从而保证了体内中性粒细胞数量在一个相当窄的范围内保持稳定。但在一些病理条件下，如机体发生感染和炎症时，骨髓中会发生急性髓系造血，产生大量的中性粒细胞，导致机体中中性粒细胞数量的显著提高，当然，这种改变伴随着炎症的消退，也会重新回归生理状态下的体内细胞平衡。

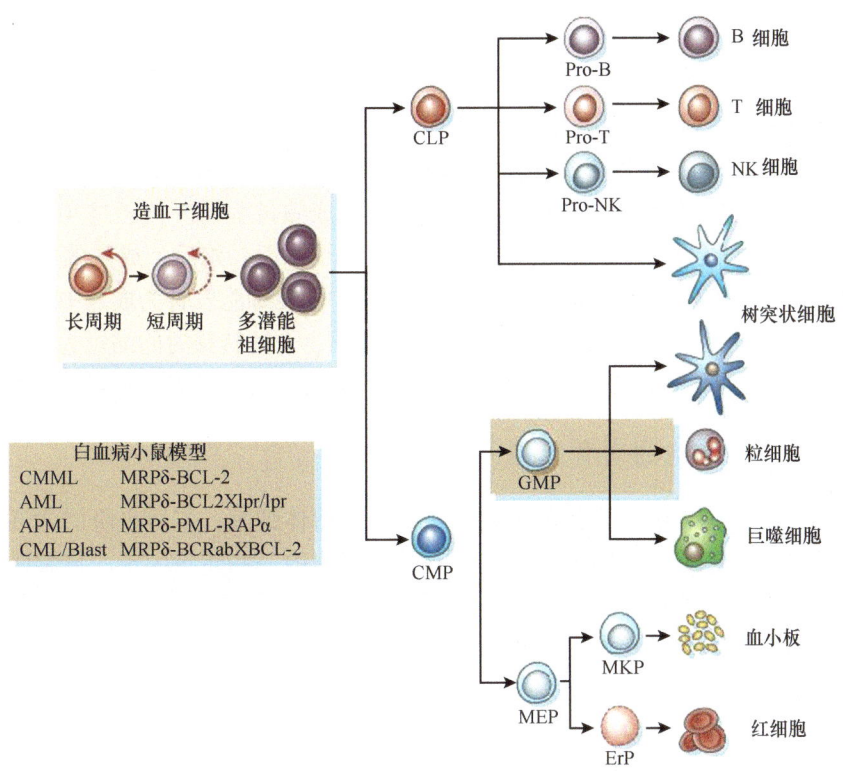

图 5-1 造血干细胞发育和中性粒细胞的来源

（资料来源：Reya T, et al. 2001. Nature, 414: 105-111）

二、中性粒细胞的发育

目前，我们对正常生理状态下粒系造血的过程和相关的主要促造血因子有了较为深入的认识，并可以通过多色流式细胞分选和多重测序技术系统分析体内粒系造血状态和细胞组成结构，也可以通过体外细胞克隆形成实验来演绎体内造血的过程，分析终末分化细胞的种类、数目和造血各个阶段相关的促造血因子及其调控路径。

（一）中性粒细胞的发育过程

中性粒细胞的发育主要是在骨髓中发生的。整个发育过程所依赖的微环境按照细胞增殖和分化潜能可以划分为三个区域，分别是：①多潜能的前体细胞区，主要包括具有分裂和多向分化能力的 HSC、MPP、CMP 和 GMP。该区细胞数量较少，并且形态学上较难鉴别。②有丝分裂区，包括具有分裂和定向分化能力的原始粒细胞、早幼粒细胞、中幼粒细胞。在此区域，原始粒细胞分化为中幼粒细胞，其间细胞分裂次数为 3～5 次，有研究表明仅中幼粒细胞阶段就可发生 1～3 次细胞分裂，中幼粒细胞池的大小为早幼粒细胞池的 4 倍多。③成熟细胞储存区，包括不分裂的成熟过程中的晚幼粒细胞、杆状核细胞和多形核中性粒细胞。在此区间，晚幼粒细胞依次有序发育为成熟中性粒细胞。多潜能的前体细胞区的大小还无法被量化，但是比有丝分裂区（每千克体重 $2.1×10^9$ 个细胞）小很多，差不多是成熟细胞储存区（每千克体重 $5.6×10^9$ 个细胞）的 1/3。在生理条件下，从原始粒细胞分化至成熟的中性粒细胞的整个过程需要 10～13 天。通过 ^{3}H 标记的胸腺嘧啶来研究髓系细胞发育的过渡期，结果发现原始粒细胞阶段为 15 小时，早幼粒细胞阶段为 24 小时，中幼粒细胞阶段为 104 小时。至此，髓系细胞分化的复制阶段大约需要 6 天。从晚幼粒到杆状核再到中性粒细胞的成熟过程需要再经过 4～7 天。通常中性粒细胞在进入循环系统之前还要在骨髓储存 3～4 天，尔后，成熟的中性粒细胞依次离开骨髓，释放入外周血。此外，也有研究报道中幼粒细胞发育为成熟中性粒细胞再到血液的转移时间为 5～7 天，而在感染和炎症条件下，上述转移时间缩短为 2 天左右，即在应激条件下，粒细胞的发育成熟将会加快，甚至可能是以未成熟状态释放到循环血液中。

（二）中性粒细胞的发育调控

造血干细胞是在骨髓中分化产生髓系特异性的前体细胞，尔后再阶层式逐步分化产生中性粒细胞。上述整个定向分化的过程是受到细胞内一些转录因子、骨髓微环境组成细胞及一些造血相关细胞因子和炎症因子等的共同调控的。

1. 中性粒细胞发育过程中的转录调控 中性粒细胞发育过程显示的就是粒系造血过程，在此过程中，有大量的基因随着细胞发育时间和空间的转变而改变着它们的表达状态，这些基因表达的改变受到细胞内一些转录因子的精确调控。目前，已知有多种转录因子参与了粒系造血，主要包括 PU.1、GATA-1、C/EBPα、C/EBPβ、C/EBPε、RAR 和 Gfi-1 等。PU.1 和 C/EBPα 在造血干细胞向中性粒细胞分化中起关键作用，但它们也不能单独作为造血干细胞命运选择的"主"调节剂来起作用，相反，骨髓基因表达是受上述关键转录因子的分阶段的组合作用控制的（图 5-2）。

2. 中性粒细胞发育过程中骨髓微环境的作用 骨髓微环境组成细胞主要包括成骨细胞、窦血管内皮细胞、高表达 CXC12 的网状（CAR）细胞、Nestin 阳性间充质干细胞、调节性 T 细胞和巨噬细胞等，它们通过细胞表面分子或/和细胞分泌的因子来调控中性粒细胞的发育过程。例如，在成熟细胞储存区，刚分化出的中性粒细胞通过细胞表面表达的 CXCR4 分子与 CAR 细胞表面的膜结合型 CXC12 结合，锚定在骨髓中，并在后续的 3～4 天中继续完成细胞功能的发育。生理条件下，调节骨髓中性粒细胞产生的因子目前还不完全清楚，但主要包括 IL-3、TPO、干细胞因子（SCF）、GM-CSF、IL-6 和 G-CSF。GM-CSF 受体表达始于未成熟的前体细胞，其表达水平随着向粒细胞和单核细胞的分化成熟而逐渐升高；病理条件下的应激性急性粒系造血的调控则更为复杂，主要是因为机体大量产生的炎症因子（如 INF-γ、TNF-α、IL-1β 和 IL-6 等）和活性氧簇，它们深度参与了机体急性髓系造血的发生，具体的调控过程详见第二章第五节。

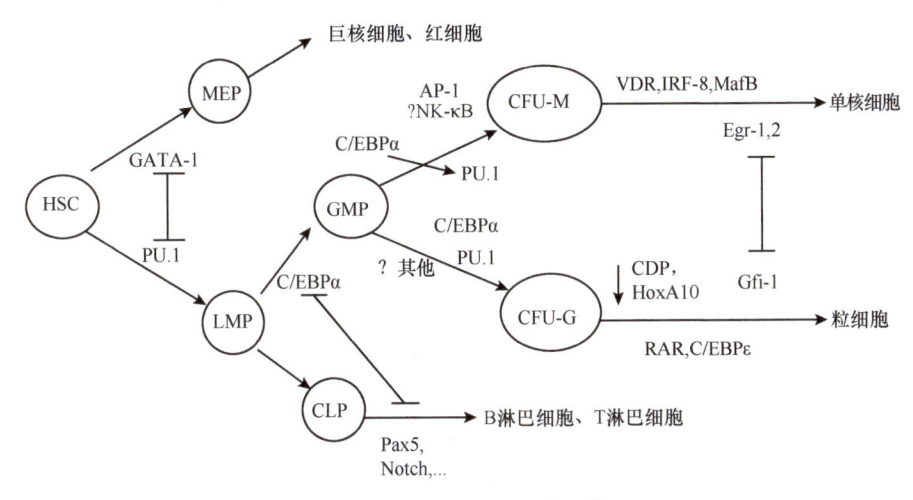

图 5-2　中性粒细胞发育调控

（资料来源：Friedman AD. 2007. Oncogene，26：6816-6828）

（三）中性粒细胞发育过程中的形态学变化

中性粒细胞发育过程中伴随着细胞体积、胞质染色、胞质颗粒的大小和丰度、细胞核的大小和形状、染色质密度和核仁是否明显等形态学特征的变化，根据这些形态学特征的差异，可以将髓系细胞发育分为原始粒细胞、早幼粒细胞、中幼粒细胞、晚幼粒细胞、杆状核中性粒细胞和多形核中性粒细胞 6 个阶段（图 5-3）。通常采用骨髓涂片瑞氏染色，

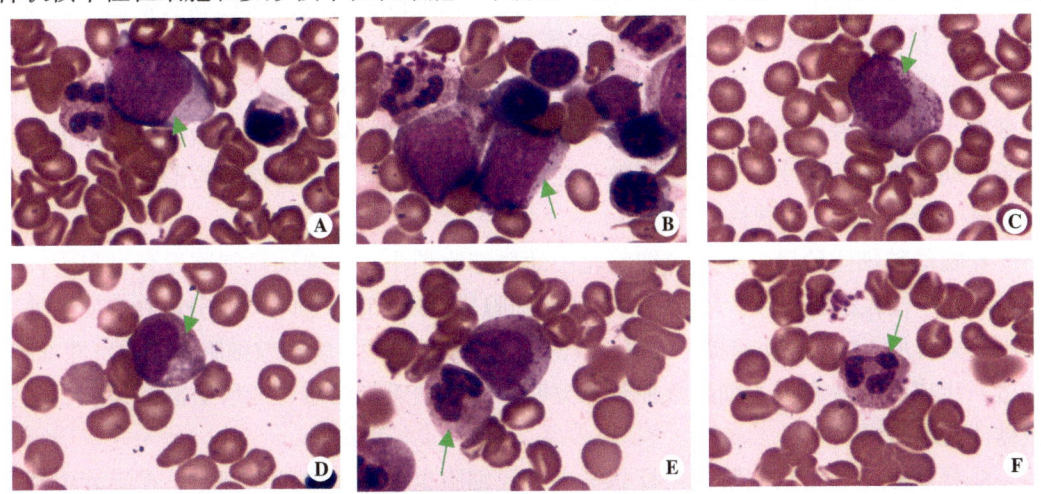

图 5-3　粒细胞分化的 6 个细胞阶段

A～F. 原始粒细胞、早幼粒细胞、中幼粒细胞、晚幼粒细胞、杆状核中性粒细胞和多形核中性粒细胞。图上箭头指示靶细胞

就可从细胞形态学特征上鉴定粒细胞分化状态。总之，对于中性粒细胞而言，伴随细胞成熟，细胞大小和体积会变小（早幼粒阶段细胞体积最大），细胞核染色质凝聚程度增加并出现分叶，核仁逐渐消失，依次出现多种不同胞质颗粒（最早是在早幼粒阶段），胞质嗜酸碱性发生变化。粒细胞超微结构具有重要的生物学意义，也可用于中性粒细胞分化各阶段的精细分析和归类。

1. 原始粒细胞阶段　原始粒细胞是光镜下骨髓涂片中最早可以辨认形态的髓系前体细胞，也是骨髓细胞体外集落形成过程中最早可在细胞形态上识别的髓系前体细胞，是未成熟细胞。这些细胞大小中等（直径 15～20μm），细胞核大，呈椭圆形，染色质疏松、颗粒细腻，可见多个核仁，光镜下胞质内未见颗粒，胞质量少。电镜下可见许多圆形或椭圆形线粒体（直径 <1μm）、游离的核糖体和多聚核糖体、高尔基体、囊泡和粗面内质网。在原始粒细胞中已存在稀少的髓过氧化物酶（myeloperoxidase，MPO）的合成。

2. 早幼粒细胞阶段　早幼粒细胞（>20μm）比原始粒细胞和中幼粒细胞大。细胞核、核染色质及核仁都与原始粒细胞相似，但核质较原始粒细胞小。该阶段细胞主要特征是胞质内开始出现致密或粗糙的紫红色颗粒，这些颗粒称为初级颗粒或嗜天青颗粒，直径 500nm，颗粒均一、致密，呈球形或椭圆形，由单位膜包被成晶状体状。嗜天青颗粒主要存在于早幼粒细胞中，包含各种杀菌阳离子蛋白、蛋白水解酶和髓过氧化物酶（嗜天青颗粒的标志物）。电镜观察发现髓过氧化物酶前体蛋白从合成到包被入贮存颗粒的过程与其他分泌蛋白相同，即通过内质网到高尔基体复合物，经由囊泡到颗粒。

3. 中幼粒细胞阶段　中幼粒细胞是最后一种具有分裂能力的髓系前体细胞，通常可以再分裂 3 次；在外界刺激存在时，原始粒细胞与中幼粒细胞阶段之间还可以发生更多次细胞分裂。中幼粒细胞分裂产生的子代细胞体积逐渐变小，直径由大于 20μm 缩小到 14μm。在中幼粒细胞发育过程中，特异性颗粒（二级颗粒或次级颗粒）被合成（大小约为 200μm），而初级嗜天青颗粒也同时散布在中幼粒细胞的各处。特异性颗粒是髓系终末分化细胞的标志。这些颗粒体积小、数量大，比初级嗜天青颗粒疏松，光学显微镜下很难观察到。它们分布在胞质中，内含多种蛋白，可以被染成浅粉色或淡紫色。这些颗粒中更含有各种黏附蛋白，包括乳铁蛋白（二级颗粒的标志）、$β_2$-整合素、NADPH 氧化酶组分细胞色素 b/gp91^{phox} 和钴胺素结合蛋白。随着中幼粒细胞的分裂和成熟，细胞核逐渐变小，呈不规则的圆形，核染色质变得粗糙和高度凝聚，核仁逐渐稀疏直至消失。随着中幼粒细胞的变小和进一步成熟，在细胞核扁平一侧，特异性颗粒形成的地方将出现明显的粉色区域。细胞核质比减小。

4. 晚幼粒细胞阶段　晚幼粒细胞比中幼粒细胞稍小。在晚幼粒细胞发育过程中，胞质与成熟中性粒细胞相似，呈均一的粉色，细胞核出现凹陷，颗粒均匀分散在胞质各处。细胞核呈肾形，核染色质粗糙、凝集、致密，分布于核周边。晚幼粒细胞为非增殖性细胞，其进一步成熟主要表现为细胞核伸长和分叶。细胞缺乏蛋白质合成所必需的核仁、多聚核糖体和内质网。

5. 杆状核中性粒细胞阶段　杆状核中性粒细胞也称幼态中性粒细胞，在统计中性粒细胞绝对数时这些细胞应该被计算在内。该阶段细胞的细胞核还没有完全分叶，呈现马蹄形。可见染色质固缩，核染色质凝结成均匀的块状。胞质与成熟中性粒细胞一样呈现粉色，有细小的嗜天青颗粒。基于细胞组织化学分析，嗜天青颗粒与特异性二级颗粒的比例大约为 1∶2。这些细胞还包含中性粒细胞终末分化的标志物——白明胶酶和三级颗粒。该阶段细胞具有全部的吞噬能力，正常情况下占白细胞分类计数的 3%～5%。

6. 多形核中性粒细胞阶段 多形核中性粒细胞也称分叶核中性粒细胞，是粒细胞分化成熟的最后阶段。成熟的多形核中性粒细胞大小均一（直径 13μm）。细胞核分 2～5 叶（平均 3 叶），分叶之间由细小的染色质丝相连。核染色质粗糙，呈块状分布，瑞氏染色时呈深紫色。5%～10% 的中性粒细胞细胞核呈不规则形状，如纤丝体、纽带和缺口。此外，在正常雌性个体中，大约 3% 的中性粒细胞中含有似棒槌状椭圆形的致密染色质团块，大小约 1.5μm，由细长的纤维连接附着在细胞核其中一个分叶上，称为巴氏小体。胞质中含有大量的嗜天青颗粒和特异性颗粒，每个中性粒细胞含有 200～300 个颗粒，它们均匀分布在胞质中，使胞质呈均一的粉色。在光学显微镜下这些颗粒在大小和致密度上呈现较大的异质性。过氧化物酶染色显示，细胞内既有小的过氧化物酶阴性颗粒（特异性二级颗粒和三级白明胶酶颗粒），也有大的致密的过氧化物酶阳性颗粒（初级颗粒），后者约占胞质中颗粒数的 1/3。与早幼粒和中幼粒细胞相比，多形核中性粒细胞的高尔基体区域较小，且不再形成颗粒，粗面内质网和线粒体较少。由于多形核中性粒细胞需要依靠无氧糖酵解产生大量 ATP，所以细胞中含有大量糖原。

（四）中性粒细胞发育过程中胞质颗粒的演变

根据中性粒细胞胞质中颗粒和囊泡中的标志酶或其他基质或膜蛋白的不同，将其分为三类颗粒（嗜天青颗粒、特异性颗粒和白明胶酶颗粒）与一组分泌小泡。颗粒的内容物主要是由它们的表达时间决定的，例如，肝细胞生长因子被发现既存在于多形核中性粒细胞特异性颗粒和白明胶酶颗粒中，也存在于分泌小泡中。

1. 嗜天青颗粒 又称初级颗粒，髓过氧化物酶阳性是其特征，存在于早幼粒细胞及其随后分化的各个阶段的细胞中。嗜天青颗粒膜表面有信号转导相关的受体和蛋白。嗜天青颗粒的基质中包含大量的丝氨酸蛋白酶（主要包括弹性蛋白酶、组织蛋白酶 G 和蛋白酶 3 等）、杀菌蛋白（防御素和髓过氧化物酶）和酸性水解酶（溶菌酶）。嗜天青颗粒蛋白具有杀灭细菌和真菌的活性，例如，防御素是一种抗菌肽；杀菌和增加通透性的蛋白（bactericidal/permeability-increasing protein，BPI）是一种可溶解革兰氏阴性菌和抑制内毒素的阳离子蛋白；髓过氧化物酶与 H_2O_2 反应生成次氯酸（HOCl），这种强氧化剂则有助于杀灭微生物。MPO 也可能在其抑制趋化因子活性和以后的脱颗粒行为，以及抑制呼吸爆发和吞噬能力的机制中起调控作用。此外，嗜天青颗粒也可在炎症反应中对机体组织产生破坏作用。

2. 特异性颗粒 又称二级颗粒，是中性粒细胞在发育稍后阶段合成的，乳铁蛋白存在于该颗粒中并成为这些颗粒的标志。此外，特异性颗粒的基质还包含溶菌酶、胶原酶、维生素 B_{12} 结合蛋白和肝素酶。溶菌酶可水解细菌细胞壁的黏多糖。乳铁蛋白是一个铁结合蛋白，对羟基自由基的形成是必要的，它可以影响溶菌酶的活性，利于杀死革兰氏阴性菌。在中性蛋白酶的存在下，胶原酶可水解胶原纤维，这种酶也可以通过氧化代谢物活化。肝素酶为可降解硫酸乙酰肝素的糖苷酶，可帮助中性粒细胞渗出基底膜。此外，特异性颗粒的膜表面具有趋化、调理、黏附蛋白受体及 NADPH 氧化酶组分——细胞色素 b_{558}（$p22^{phox}$/$gp91^{phox}$）的作用。当中性粒细胞缺乏二级颗粒组分时，容易发生葡萄球菌的皮肤和呼吸道反复感染，这也显示出这些蛋白在宿主防御机制中的重要性。在缺失二级颗粒物内容物的患者中，中性粒细胞的趋化性和黏附能力也受损，这些细胞激活后也不会增加趋化受体的表达。这些二级颗粒带来的运动性缺陷，与其趋化反应缺陷是一致的。

3. 白明胶酶颗粒 又称三级颗粒，富含白明胶酶，该酶具有许多相似于中性粒细胞中胶原酶和肝素酶的活性。白明胶酶颗粒是中性粒细胞终末分化的标志，是一种利用亚细胞结构和双标签免疫电镜技术鉴定的胞质颗粒，含有丰富的白明胶酶，但是乳铁蛋白含量很低，不含有髓过氧化物酶。缺乏乳铁蛋白是该颗粒区别于特异性颗粒的特征。白明胶酶颗粒膜富含糖蛋白，可参与细胞黏附作用（与特异性颗粒相似），是中性粒细胞黏附分子在细胞中重要的"库存"。例如，C3bi 受体（CR3）是细胞黏附的重要组分，定位于白明胶酶颗粒。此外，在促分泌素的作用下，该型颗粒比嗜天青颗粒和特异性颗粒更容易分泌到胞外。

4. 分泌小泡 存在于中幼粒及其以后所有分化阶段的细胞中，碱性磷酸酶被认为是该类型颗粒的标志。分泌小泡还含有 I 型补体受体、酪氨酸激酶和磷脂酶，它比特异性颗粒密度低，不含明胶酶，且高度不稳定，最容易受刺激而释放，其膜组分可迅速回收到囊泡。

（五）中性粒细胞的寿命和清除

在生理状态下，骨髓中发育成熟的中性粒细胞会有序进入血液，成为循环中的血细胞，这些循环中的中性粒细胞寿命通常较短，在早期研究中，将从体内分离的中性粒细胞在体外进行标记后回输体内，检测到其半衰期为 7~20 小时，从血液进入组织的中性粒细胞的寿命会显著延长至 3~5 天。但近期有学者通过观察 5 名正常志愿者发现，如果在体内进行标记，中性粒细胞的半衰期相当长，大约 3.75 天（90 小时），平均寿命接近 5.4 天（5.1~8.4 天）。在感染和炎症等病理条件下，细胞的半衰期会发生相应的改变（缩短或延长）。衰老和凋亡的中性粒细胞通常会循环和迁移到脾脏、肝脏和骨髓处被巨噬细胞吞噬，炎症部位死亡的中性粒细胞会被周围的巨噬细胞吞噬和清除。

自发凋亡是机体中衰老的中性粒细胞走向死亡的主要方式，一方面是为了保持机体中中性粒细胞的更新和细胞稳态，另一方面是代表一种免疫调控机制，即减少衰老的中性粒细胞产生和释放对炎症组织造成进一步损害的毒性物质，控制炎症。自发凋亡与通常所说的细胞凋亡在细胞形态学上没有区别，两者都会出现细胞核的固缩和凋亡小体等特征性现象，但是在细胞内一些相关基因的表达上还是有区别的，如 *Mcl-1* 是中性粒细胞中主要的存活基因，而大多数细胞中是 *Bcl-2* 基因。此外，凋亡的中性粒细胞具有以下特点：①具有完整的细胞形态，但是却失去了细胞骨架的黏附、伸展、变形和随机运动等功能。②细胞表面分子表达和丰度发生改变，例如，L-选择素表达降低，FcγRⅢb（CD16b）脱落，黏附蛋白 Mac-1（CD11b/CD18）表达升高，CXCR4 再次表达在细胞表面。③失去了吞噬、脱颗粒和呼吸爆发等细胞功能。目前与中性粒细胞凋亡或抗凋亡相关的基因或分子机制已有不少，例如，*Fas*（CD95）是其中一个可能启动中性粒细胞凋亡的基因，Fas 蛋白表达在中性粒细胞质膜上，并且中性粒细胞组成型表达和释放 Fas 配体。Fas 配体引起中性粒细胞凋亡，因此它的释放会提供一种自分泌的方式介导中性粒细胞凋亡。例如，在大颗粒淋巴细胞白血病患者的血液中检测到 Fas 配体高表达，而这种疾病的一个显著特征就是发生慢性中性粒细胞减少症。在体外可以用延迟中性粒细胞凋亡的生物分子和药物（如糖皮质激素）抑制 Fas 介导的中性粒细胞凋亡。这些可以延迟中性粒细胞凋亡发生的分子包括 G-CSF、GM-CSF、IL-3、IL-6 和 IL-15。糖皮质激素和 G-CSF 在体外对中性粒细胞存活起保护作用，其剂量与地塞米松和 G-CSF 在体内达到的剂量相对应。丁酸钠可以直接影响染色质结构，使中性粒细胞凋亡延迟，说明凋亡过程中基因表达活跃。一些炎症因子如内毒素、人重组 C5a、TNF-α 和 γ 干扰素可以在体外以浓度依赖的方式抑制中性粒细胞凋亡。而 GM-CSF 诱导的凋亡延迟则需要 Lyn 激酶、Src 家族酪氨酸激酶与 GM-CSF 受体共同来实现。细胞外酸性外环境可以通过抑制中性粒细胞内活性氧的产生，降低肌动蛋白谷胱甘肽化水平，促进肌动蛋白的聚合，从而激活 Akt 信号通路，延迟细胞凋亡。中性粒细胞内一些有 PH 结构域的磷酸肌醇，如 InP4K 和 InP6K，可以通过延迟 Akt 失活，从而延迟中性粒细胞的凋亡，而细胞内 ROS 水平的升高却可加速 Akt 失活，促进中性粒细胞凋亡的发生；Gasdermin D（GSDMD）缺陷延迟中性粒细胞的死亡；中性丝氨酸蛋白酶 3（proteinase 3，PR3）是最近发现的一个与中性粒细胞自发死亡密切相关的新蛋白，它可以直接切割 caspase-3 前体，从而诱导中性粒细胞的凋亡，这是一种不依赖经典的 caspase-8，9 的细胞凋亡新机制（图 5-4）。

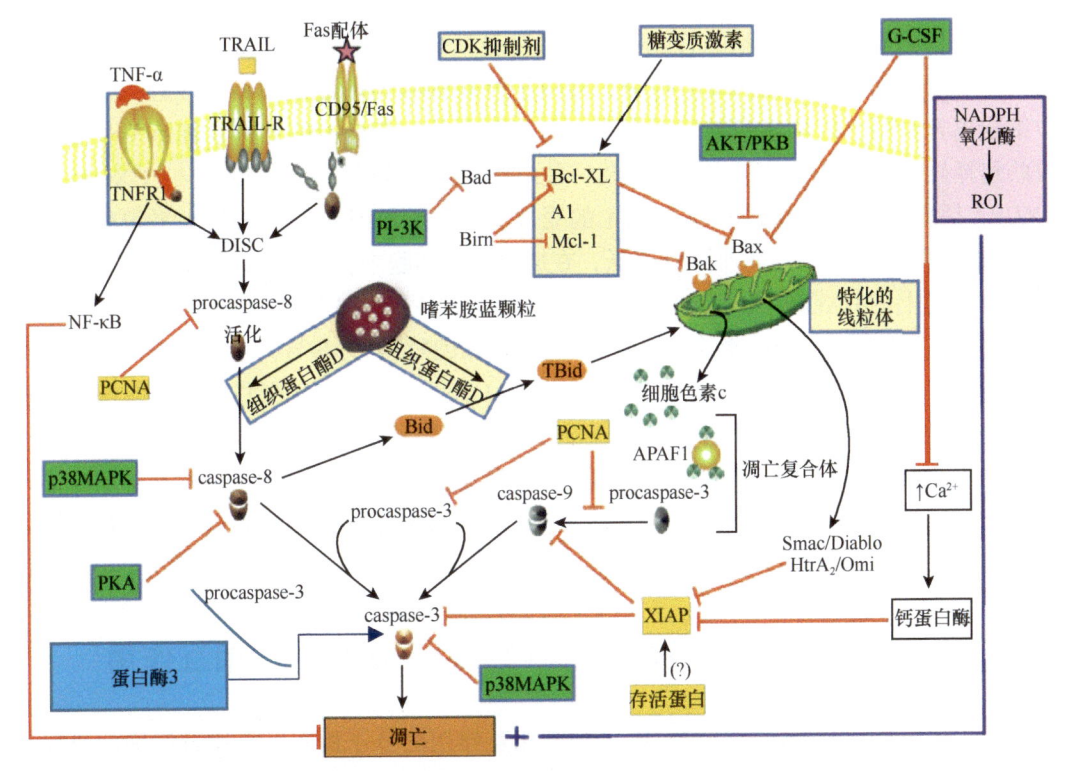

图 5-4 中性粒细胞存活/凋亡的调控机制

[资料来源：Witko-Sarsat, et al. 2011. Trends in Immunology, 32（3）：117～124]

（刘 鸿 许元富）

第二节 中性粒细胞动力学

中性粒细胞分布在骨髓和外周血中,并根据需要进入机体各种组织中。骨髓是最大的分布区域,每千克体重包含大约 $2.3×10^9$ 个中性粒细胞。外周血中性粒细胞分布量为骨髓的 1/3(每千克体重 $0.7×10^9$ 个细胞),它包括存在于血管中的全部中性粒细胞,这些细胞一半存在于循环血流中,另一半在微血管内皮细胞上缓慢滚动或黏附在其表面。这两部分称为循环粒细胞池(circulating neutrophil pool,CGP)和边缘粒细胞池(marginal neutrophil pool,MGP),两部分细胞池长期处于一种动态平衡中,可以自由交换,注射肾上腺素可以促进中性粒细胞从边缘池进入循环池。中性粒细胞在血管外组织分布区域的大小目前无法准确定量,一是不同感染或炎症部位对中性粒细胞的需要不同,二是中性粒细胞向不同感染或炎症部位的趋化能力可能有差异。

一、骨髓中性粒细胞的释放机制

目前,中性粒细胞从骨髓中释放的调控机制还不十分明确。已知许多化合物能够诱导成熟中性粒细胞从骨髓进入外周循环系统,包括内毒素、糖皮质激素、补体3成分(C3e)、趋化因子(如C5a)、TNF-α和某些雄激素。释放过程的关键是变形后的中性粒细胞成功穿膜迁移到血窦内皮细胞的管腔面。该过程受到多种因素影响,例如,血窦非细胞腔面的基质巨噬细胞需要在内皮上退缩,促进中性粒细胞与内皮细胞相互接触,并让中性粒细胞离开骨髓,内毒素通常可以促进该过程。此外,G-CSF能加速粒细胞从骨髓区域成熟到释放入血的过程,这一过程涉及一种中性粒细胞膜分子CXC受体4(CXCR4)。CXCR4是趋化因子CXCL12(SDF-1)的受体,在粒细胞发育早期表达水平很高,但随着粒细胞的成熟,其表达水平逐渐降低,在成熟的粒细胞中,其表达水平非常低。通常,中性粒细胞上的CXCR4与骨髓微环境中的CXCL12相互作用使中性粒细胞滞留在骨髓中。这个过程中还有 $α_4/β_1$-整合素 VLA-4(CD49d/CD29)的参与,它能结合VCMA1和骨桥蛋白,并且CXCR4-SDF-1及VLA-4-VCAM-1两个通路相互交联。中性粒细胞成熟后低表达CXCR4,失去上述锚定作用,导致其从骨髓释放到外周循环系统。而G-CSF能减少中性粒细胞中CXCR4的表达,进而促进中性粒细胞的释放。随着中性粒细胞在循环中逐步走向凋亡,CXCR4再次表达于细胞表面,中性粒细胞再回到骨髓,并被基质中的巨噬细胞吞噬。这个过程反过来刺激了G-CSF的合成,促进了中性粒细胞的产生和释放。

二、循环中的中性粒细胞与内皮或上皮细胞的相互作用

近几十年来,对中性粒细胞-内皮细胞相互作用的分子机制已有比较详细的研究和了解,目前已知中性粒细胞和内皮细胞均能表达多种表面黏附分子来协助细胞运动。以机体局部发生感染和炎症为例,首先中性粒细胞和内皮细胞在炎症因子的刺激下由稳定的基态转变成活化状态,这个过程包括内皮细胞激活期(被细胞因子如IL-1、TNF-α或内

毒素激活）：引起黏附分子表达上调，尤其是 ICAM-1；中性粒细胞的活化或激发期：与黏附分子表达水平改变有关，促使中性粒细胞黏附在内皮上移行；接着是中性粒细胞渗出血管：当中性粒细胞在内皮细胞外侧面黏附分子的帮助下来到内皮细胞间隙时，中性粒细胞的滚动使之从血流中慢下来，这种行为最初是由表达于中性粒细胞和内皮细胞的 L-选择素介导的。而中性粒细胞在内皮细胞的黏附及穿过内皮细胞间隙到血管外的过程则需要中性粒细胞黏附分子表达发生改变，从表达 L-选择素转变为表达 β_2-整合素，主要是 Mac-1（CD11b/CD18）。β_2-整合素能介导与炎症部位内皮表面的 ICAM-1 的结合。

（一）中性粒细胞在感染和炎症部位的积聚过程

中性粒细胞在感染处的积聚过程可以细分为以下几个步骤：着边、附着、滚动、激活及紧密附着、管腔内爬行（局部运动）和穿内皮细胞移行。

1. 着边和附着 当中性粒细胞随血流以 0.3～1cm/s 的较高速度流经动脉循环系统时会受到强大的剪切力作用，在显微镜下动态观察微循环系统，大部分细胞，包括红细胞都模糊不清，难以区分。但当流速加快时，仍会发现有一部分沿着血管壁缓慢滚动的中性粒细胞，速度大约是血流速度的百分之一，这种缓慢滚动的行为是由选择素介导的中性粒细胞与血管内皮细胞之间疏松的相互作用造成的。

2. 滚动 在正常条件下，中性粒细胞可以随血液的流动在内皮细胞表面自由运动。当感染或炎症发生时，在多种细胞因子，如 IL-1、TNF-α、INF-γ 等的作用下，内皮细胞会表达 E-选择素，并释放 IL-8、GM-CSF、PAF 等。中性粒细胞在这些因子的刺激下，通过自身的 sialyl-Lewis-X（sLeX）和 L-选择素与内皮细胞表面的 E-选择素相互作用，在激活的内皮细胞表面滚动。

3. 激活及紧密附着 随着内皮细胞炎症因子的进一步释放及来自血管外或内皮细胞分泌的趋化因子的作用，中性粒细胞表面的趋化因子受体被激活，使其在细胞表面表达升高；此外还能刺激 CD18 和 β_2-整合素（Mac-1、LFA-1）的表达，并降低中性粒细胞表面 L-选择素和 sLeX 的水平。于是中性粒细胞不再进行滚动，而是通过 β_2-整合素与活化的内皮细胞表面的细胞间黏附分子 1（ICAM-1）结合，相对牢固地附着在血管内壁，自身形态也变得扁平。

4. 管腔内爬行 最初的牢固黏附主要依赖 LFA-1。然而一旦这种牢固的黏附发生，中性粒细胞便开始在血管内壁爬行，这个过程则是由 Mac-1 介导的，其方向性由内皮细胞间隙中的趋化因子的浓度梯度来引导。当受到来自血流的剪切力时，中性粒细胞更倾向于垂直于剪切力方向运动。这个特点与 Vav-1 有关。Vav-1 是一种 Rho/Rac 家族的鸟苷酸交换因子，主要作用是定位 β_2-整合素。中性粒细胞附着于炎症部位的血管内皮细胞，并在穿过血管壁之前先进行一段爬行，这个过程说明爬行可能是为了寻找最佳的渗出位点。而黏附受体 LFA-1、Mac-1、ICAM-1 及 ICAM-2 在中性粒细胞爬行过程中是不可或缺的。

5. 穿内皮细胞移行 中性粒细胞随后通过挤压变形从内皮细胞间隙穿过血管。这个过程需要整合素和 PECAM-1 的参与来完成。PECAM-1 组成型表达于内皮细胞边缘（也在中性粒细胞上表达）。有研究发现，来自 CD18 缺陷患者的中性粒细胞能够结合 IL-1 激活的内皮细胞，但却不能穿过血管壁，证明整合素对于细胞渗出的重要性。中性粒细胞穿过内皮下基底膜的过程依靠的是中性粒细胞颗粒所释放的蛋白酶,它们能够水解基底膜组分。例如,明胶酶 B 在中性粒细胞中能够水解Ⅳ型胶原,抑制明胶酶 B 会限制中性粒细胞穿过基底膜,但是并不影响其趋化或脱粒。弹性蛋白酶能够激活明胶酶 B 的前体,抑制弹性蛋白酶也能阻断细胞的穿膜运动。

6. 血管外运动 中性粒细胞穿越细胞外基质的运动也依赖于特异的整合素的功能。细胞表面表达的非常晚期抗原-2(VLA-2)对中性粒细胞在血管外组织中的运动是非常重要的,而这种特殊的整合素在血液中的中性粒细胞表面并不表达。

(二)中性粒细胞经上皮迁移

中性粒细胞穿过上皮细胞的迁移运动是对黏膜炎症的基本定义。与经内皮迁移一样,穿越上皮组织的运动同样需要中性粒细胞不断表达 CD11b/CD18。这个过程还需要其他分子的协助,尤其是 CD47,它是一种 60kDa 的糖蛋白,INF-γ 刺激上皮细胞能使其表达上调。如果中性粒细胞和上皮细胞不表达 CD47,细胞将不能在细胞外基质中运动。

三、血管外组织区的中性粒细胞

在正常情况下,中性粒细胞在机体各处的黏膜组织被消耗。例如,在炎症情况下,如齿龈炎和肾盂肾炎,同位素标记的血液中性粒细胞在唾液和尿液中的含量均明显增加。血管外组织分布区的准确大小只能被估测。虽然中性粒细胞离开循环系统是随机的,但是它们在炎症部位超过 72 小时后将会衰老和死亡,尔后被巨噬细胞识别和吞噬。

(许元富)

第三节 中性粒细胞的功能与调控

中性粒细胞是机体抵御外界感染的主要免疫细胞,其功能与淋巴细胞和巨噬细胞的功能协调有序,这些细胞也共同参与抵抗感染的反应。当中性粒细胞遇到各种颗粒性的和可渗性的刺激时会引起一系列反应,包括趋化运动、吞噬、脱颗粒、磷酸己糖支路的激活、活性氧衍生物的生成、膜结构分隔的钙离子释放和细胞骨架的重组。

一、中性粒细胞的趋化运动

中性粒细胞具有很强的趋化作用,可以朝某一化学物质刺激的方向移动。对中性粒细胞起趋化作用的分子,称为中性粒细胞趋化因子。中性粒细胞膜上有趋化因子受体。受体与趋化因子结合,激活细胞膜上的钙泵,细胞向前方伸出伪足,使细胞移向产生趋化因子的部位。宿主体内感染的微生物和补体系统释放的趋化性多肽,以及脂质介质,如白三烯 B_4 和血小板活化因子等,均为中性粒细胞趋化因子。白细胞介素-8(IL-8)属于趋化因子超家族的一员,是强大的化学诱导物和中性粒细胞的激活剂。

中性粒细胞的趋化运动方式和变形虫的运动方式很相似，表现为：①中性粒细胞对趋化因子浓度梯度敏感，当密度差别只有1%时也有反应。②趋化行为与反应的时间和空间、反应速度均有关。③与中性粒细胞有"同质（homogenous）"的细胞，都有此类反应。④在向趋化剂的运动过程中，这些细胞处于极性形态。在前面是细胞的伪足，含有细胞核和颗粒的细胞质组分居于后。和移动方向相反的一侧是一个圆形的尾巴。当中性粒细胞需移动时，前伪足会波动或卷皱起来，速度可达50μm/min。细胞膜脂也在运动过程中泳动，细胞膜内Ca^{2+}浓度提高。伪足很薄，是应对细胞趋化因子的浓度梯度形成的。当细胞移动时，前伪足后面的细胞质泳动向前，伪足消失。当一些颗粒出现在细胞膜周并释放颗粒内容物时，中性粒细胞形成对趋化剂浓度梯度的反应，伪足再次伸出并重复这一过程。

中性粒细胞除趋化能力外，结合到内皮细胞是其离开血流的必要能力。粒细胞在内皮细胞间迁移或穿过内皮细胞都需要黏附分子介导，中性粒细胞结合到组织细胞和细胞外基质成分，与相应配体结合，随后"迁移运动尾端"的黏附分子与中性粒细胞上的相应配体分离，"迁移运动前端"的黏附分子则连接中性粒细胞上的相应配体，介导中性粒细胞穿出血管壁。整合素是表达在细胞表面的黏附分子，介导细胞与细胞间及细胞与细胞外基质间的相互作用。中性粒细胞$β_2$-整合素表达缺陷会导致其黏附能力严重受损。

Rho家族是一种小分子GTP酶，除了在细胞骨架的重塑及中性粒细胞的功能方面发挥重要作用外，还在中性粒细胞的趋化反应中发挥决定性作用。研究发现，Rac1、Rac2和Cdc42参与细胞极化、整合素介导的延展、肌动蛋白聚合、趋化作用和吞噬作用。Rac2对颗粒释放和NADPH氧化酶活化至关重要，两者都是中性粒细胞杀伤机制的必要条件。Rac2显性负突变的患者中性粒细胞黏附和迁移能力障碍，并伴随NADPH氧化酶活化和脱颗粒能力下降，有严重的趋化功能缺陷。

二、中性粒细胞的激活

中性粒细胞表达监测病原体的受体家族主要包括Toll样受体（Toll like receptor, TLR）、C型凝集素受体（C-type lectin receptor, CLR）、髓样细胞触发性受体（triggering receptor expressed on myeloid cell, TREM）。

TLR是在固有免疫系统中发挥关键作用的蛋白质，目前已发现人类中有10种，小鼠中有12种。它们结构保守且与细菌相关基因有同源性，一旦这些细菌进入体内，便被TLR识别，从而活化免疫细胞的反应。除TLR3外，中性粒细胞表达所有的TLR。大多数TLR家族成员共享一个信号结构——TIR（Toll IL-1 receptor）结构域，该结构域负责活化并转移核转录因子NF-κB，这是分泌IL-1β和TNF-α必需的信号途径，从而引发炎症反应。所有TLR信号通过MyD88（myeloid differentiation factor 88）和MAL（MyD88-adaptor-like）与各种IL-1受体偶联激酶（IL-1 receptor associated kinase, IRAK）相互作用。

CLR可分为可溶性型和膜结合型，多数CLR包含一个或多个碳水化合物识别域（carbohydrate recognition domain, CRD）或C型凝集素样识别域（C-type lectin like domain, CTLD）。作为一种模式识别受体（pattern recognition receptor, PRR），CLR主

要识别糖类抗原,参与抗原识别过程并可调控下游免疫,表现出与TLR类似的生物学功能。

TREM蛋白是细胞表面受体家族,广泛表达于髓系细胞。这些受体通过协调不同的刺激,可以正向和负向调控髓系细胞的活化和分化。最早鉴定的TREM-1表达于中性粒细胞和单核细胞,对炎症反应信号放大起到关键作用。功能研究发现,TREM-1既可以通过交联单独诱导适度的细胞活化和前炎症细胞因子分泌,也可以与其他病原相关分子模式(pathogen-associated molecular pattern,PAMP)的受体协同作用,包括TLR和Nod样受体(Nod-like receptor)。TREM-1和PAMP介导的协同作用较TREM-1单独作用可以诱导更多细胞因子的分泌。这些信息表明,在微生物感染的情况下,TREM-1可作为炎症反应的放大器,有效降低监测病原体的阈值。

三、中性粒细胞的吞噬作用

吞噬作用是中性粒细胞破坏入侵病原体的初始步骤。病原体首先受调理素作用,才能被中性粒细胞吞噬。与特异性抗原结合的免疫球蛋白及与保守的微生物基序非特异性结合的补体因子均是调理素,中性粒细胞表面为各种调理素提供相应的配体。当中性粒细胞接触颗粒物时,伪足围绕颗粒,然后扩展融合,从而把颗粒内吞到"吞噬体"中。内吞过程可以说是伪足伸出到融合的过程。摄入颗粒数量会受到细胞膜容量的限制。

伪足的形成是中性粒细胞运动的关键过程,而内吞也需要伪足。伪足形成时,无论中性粒细胞是悬浮的还是处于黏附状态,细胞都需要固定在一个表面上才能移动,这样的"黏附性"也是内吞过程的一个阶段。中性粒细胞膜牢固地附着颗粒并摄入的过程,可以提供移动伪足所需的摩擦力。因此,伪足形成、膜融合和膜的黏附都与中性粒细胞的功能有关。

四、中性粒细胞颗粒的功能

中性粒细胞吞噬病原体后,立即开启杀伤病原体程序。杀伤程序产生有毒的氧自由基及释放各种颗粒酶(包括胰肽酶、组织蛋白酶G、防御素等消化酶),氧自由基及各种溶菌蛋白是清除入侵病原体的必要条件。中性粒细胞颗粒可作为消化酶在到达吞噬体前的"储备",颗粒内组分在免疫和炎症反应的非氧化性杀菌机制中起着重要作用。在炎症部位,中性粒细胞吞噬微生物或其他粒子,同时由胞吐作用排出颗粒和趋化因子等组分,对嗜天青颗粒的选择性释放具有调控作用。二级颗粒很容易因外界刺激释放到细胞外,嗜天青颗粒释放的刺激可同时刺激二级颗粒的胞吐作用。在细胞刺激过程中,白明胶酶颗粒和分泌小泡较特异性颗粒更容易排出,因此它们的内含物可以调节细胞的应激反应,并进而影响功能。

嗜天青颗粒含有高效的消化和杀菌酶。弹性蛋白酶和二级颗粒中的胶原酶,可促进细胞穿透细胞外基质及其他溶酶体蛋白酶降解消化的组分。溶解酶和防御素都具有杀菌活性。髓过氧化物酶是一种含血红素的蛋白质,通过其与卤化物和过氧化氢作用生成羟基自由基和次氯酸,具有细胞毒性和抗菌活性,能氧化趋化肽和中性粒细胞的分泌产物。

此外，有些嗜天青颗粒蛋白可抑制趋化性，因此嗜天青/初级颗粒可介导靶细胞死亡和调节炎症反应。二级颗粒释放对介导炎症反应至关重要，因为这些颗粒含有激活补体级联反应的组分。乳铁蛋白既能减少粒细胞生成，还能改变成熟细胞的功能。在脱颗粒时释放的乳铁蛋白会减少细胞表面的负电荷，这可能对维持细胞黏附性很重要。乳铁蛋白也有利于氧代谢产物的生成，即羟基自由基。黄素蛋白细胞色素b是NADPH氧化酶的电子传递链的一个重要组成部分，也是在细胞活化过程中颗粒转运、输送到质膜的重要调节因子，可能在呼吸链中起关键作用。也有研究报道，细胞色素b在三级颗粒和分泌颗粒中也存在。目前有相当多的证据表明：二级颗粒膜中含有趋化因子和细胞外基质蛋白（ECM）受体。因此，趋化因子受体从颗粒膜转位到质膜的前缘，也可以在细胞的前缘提供新的趋化受体。此外，二级颗粒的膜含有蛋白激酶C的抑制剂，这反过来又可能会抑制中性粒细胞活化。

近年来，通过分离纯化颗粒内含物中的蛋白质，结合缺失蛋白之后中性粒细胞的异常行为，又探究和明确了一些颗粒内含物的功能。例如，CD11b/CD18，即Mac-1，是β_2-整合素中的一种，是中性粒细胞中一种重要的黏附分子，主要储存在三级颗粒和分泌颗粒中。临床有些患者中性粒细胞缺乏CD18，导致出现严重、反复的细菌和真菌感染，创面愈合困难，脓液形成减少，以及持续的中性粒细胞增多症，且临床表现的严重程度与膜上黏附性糖蛋白的缺乏程度是正相关的。

五、刺激-反应耦合

中性粒细胞分泌机制是重要的研究内容，通常是借助中性粒细胞功能缺陷进行研究的。

（一）受体-配体相互作用

1. 甲酰肽受体（FMet-Leu-Phe受体） 中性粒细胞可以被多种颗粒和可溶性物质刺激，诱发反应。炎症反应中产生的调理颗粒、免疫复合物和趋化因子会通过与细胞表面受体结合而激活中性粒细胞。N-甲酰肽受体是最典型的中性粒细胞趋化受体。N-甲酰肽是细菌的合成产物，可诱发多种中性粒细胞反应。甲酰肽受体位于中性粒细胞表面，是趋化肽的特异受体，甲酰肽及其受体结合可诱发细胞趋化运动和脱颗粒的能力。该受体具有专一性，并具有多重亲和状态，分子量50～70kDa。甲酰肽受体已被克隆和测序，是含七个跨膜结构域的典型G蛋白偶联受体。

2. C5a受体 补体系统激活产生的C5a是C5的衍生物，也是最强的趋化蛋白。C5a受体已被分离和克隆，它是质膜上的单链多肽，具有七个跨膜结构域，分子量为40～48kDa，它与G蛋白之间具有较强的相互作用。C5a与中性粒细胞表面特异性受体的结合可引发后续反应，例如，可诱导中性粒细胞趋化、脱颗粒和超氧化物的生成，这也提示C5a抑制剂可能调节炎症过程。

3. C3受体 中性粒细胞也表达趋化因子C3b和C3bi的受体。C3b和C3bi受体（也分别称为CR1和CR3），在静息状态的中性粒细胞中较少，但激活后数量会快速增长。和甲酰肽受体相似，刺激会诱导 C3b 和 C3bi 表面受体表达增加，但这些受体的亚细胞定位是不同的。CR3 是 β_2- 整合素家族（CD11b/CD18）成员之一，可定位于三级颗粒，可能与细胞骨架功能相协调。C3b 受体（CR1）是一种糖蛋白，分子量为 205kDa，定位于分泌颗粒。

4. 整合素 CD11b/CD18（Mac-1）整合素也在细胞信号转导中发挥重要作用，细胞表面或与其他细胞的黏附能力可以直接激活中性粒细胞或"诱发"对其他刺激的强化反应。整合素可参与信号输出和导入的传递，会诱导构象变化来调节与配体结合的亲和力。

5. Fc 受体 中性粒细胞具有三种不同免疫球蛋白的受体，未受刺激的中性粒细胞表达 FcgR Ⅱ 和 FcgR Ⅲ，又称为 CD32 和 CD16，受到细胞因子刺激后会表达另一种受体 FcgR Ⅰ，即 CD64。在功能上，最重要的是 FcgR Ⅲ，它由血小板膜糖蛋白 Ⅰ（GP Ⅰ）连接并富集到质膜上。这种联系是相对不稳定的，所以膜上聚集的 FcgR Ⅲ 的数量反映了细胞内储存和动员之间的平衡。FcgR Ⅱ 是经典的跨膜蛋白，可以启动 FcgR Ⅲ 的信号转导通路，也可以和甲酰肽受体、CR3 相关的信号通路有交互作用。FcgR Ⅱ 和 FcgR Ⅲ 会产生 Ca^{2+} 的瞬变。Fc 受体的信号可以通过多种激酶，包括酪氨酸激酶、磷脂酰肌醇激酶和 MAP 激酶传导。

6. 受体的"对话" 一些证据表明，CD11b 参与 FcgR 介导的功能。首先，白细胞黏附缺陷症（LAD1）患者的中性粒细胞的抗体依赖的吞噬和杀伤力受损。另外，CD11b 抗体抑制对 Ig 包被的底物有吞噬能力。有研究证明，CD11b 和 FcgR Ⅲ B 之间有直接的物理连接。CD11b 还可以与 FcgR Ⅱ 跨膜部分互相作用，并且可以调控对方的信号转导途径。

7. 其他受体 另外还有三种重要的受体是血小板活化因子（PAF）、IL-8 和白三烯 B_4（LTB_4）。PAF 和 IL-8 受体已被克隆，属于七个跨膜结构域受体。它们的信号转导机制类似于那些结构相似的受体（如 fMLP）。IL-8 有两个相关的受体，而信号转导途径略有不同。LTB_4 受体可循环利用，LTB_4 受体信号是通过 G 蛋白转导的。

（二）G 蛋白

最近的数据表明，趋化剂 FMET-LEU-PHE、LTB_4、PAF 受体和 C5a 通过与细胞膜上的 G 蛋白偶联受体（G protein-coupled receptor，GPCR）结合实现信号转导。中性粒细胞膜上这些 GPCR 被刺激活化后，具有 GTP 高亲和力。

（三）磷脂代谢

在信号转导中，GPCR 被刺激活化后会导致信号下游的膜相关的磷脂酰肌醇特异性磷脂酶活性被激活，磷脂酶 C 水解磷脂酰肌醇 -4，5- 二磷酸（PIP2）和磷脂酰肌醇 -4- 单磷酸（PIP1）产生第二信使——三磷酸肌醇（IP_3）和 1，2- 二酰甘油（DAG）。在中性粒细胞中，已证明 IP_3 与特定的细胞内受体相互作用并刺激 Ca^{2+} 释放。而研究表明 Ca^{2+} 不是来自线粒体和内质网，而是酸性钙体"calcisome"。受体刺激诱发生成 1，3，4- 三磷酸肌醇和 1，3，4，5- 四磷酸肌醇，但这些化合物与 Ca^{2+} 的释放未见明确关联性。

（四）钙

Ca^{2+} 作为细胞功能的效应因子的重要性近年来受到广泛的关注。和其他类型的细胞相似，中性粒细胞在静息状态下 Ca^{2+} 浓度保持在微摩尔的低水平。有大量证据表明，细胞内的 Ca^{2+} 水平升高会激活中性粒细胞，可能会直接或间接导致细胞反应。细胞内 Ca^{2+} 水平升高有两种不同的诱导机制：一种是 IP_3 介导的细胞内 Ca^{2+} 库的动员和释放，另一种是细胞外 Ca^{2+} 涌入。钙荧光探针结果显示，细胞刺激后 Ca^{2+} 立即从静息水平的 $0.1\mu mol/L$ 上升到 $1\mu mol/L$，细胞内局部的 Ca^{2+} 可以达到更高的水平。

（五）蛋白激酶

佛波醇酯（PMA）是广泛用于激活中性粒细胞内信号转导通路的因子。PMA 刺激后，细胞内各种蛋白质的磷酸化状态会发生变化。这些变化与诱导的中性粒细胞的功能反应平行发生，表明在激活信号通路中有蛋白激酶的参与。PMA 诱导的中性粒细胞反应，可以激活 Ca^{2+} 敏感的磷脂依赖的蛋白激酶 C（PKC）。中性粒细胞中可检测到高水平的 PKC，以及与酶结合的磷脂酰丝氨酸。在中性粒细胞中，PKC 位于静息细胞的细胞质，细胞活化后重新分布于质膜。

六、细胞骨架

微丝在脱颗粒过程中具有重要作用。细胞表面的刺激导致 Ca^{2+} 动员增加，特别是在膜周；增加的细胞内 Ca^{2+} 会激活凝溶胶蛋白，从而导致该区域微丝缩短和黏度降低，这种刺激还能导致微丝及其调节蛋白的重排。降低黏度的透明质膜可允许颗粒到达细胞膜的内层，从而促进脱颗粒。细胞松弛素是一种可促进分泌和抑制移动的生物碱，它可以用于分离微丝。

微丝的反应是刺激中性粒细胞表面后最早的、最基本的反应。微丝蛋白装配一般通过 G 蛋白介导，相比于其他 G 蛋白介导的反应，微丝蛋白装配所需的 G 蛋白量较低。磷脂酰肌醇可参与微丝锚定在质膜及调节其完整性的作用。

细胞表面受体的刺激往往会导致随后的这些受体和信号转导蛋白与细胞骨架元素的相互作用，但其他细胞骨架蛋白的作用还不清楚。

七、脱颗粒和膜融合

细胞被激活后，信号转导级联首先激活 G 蛋白，然后提升细胞内 Ca^{2+} 浓度、脂质代谢和蛋白激酶活化，引起分泌行为。最终，颗粒膜与吞噬体或细胞膜融合（伴随着脱颗粒和颗粒膜组分在细胞表面的表达）。脱颗粒是非常快速和高效的。游离 Ca^{2+} 水平提高能使中性粒细胞通透性提高，影响脱颗粒过程。这种二价阳离子如何介导融合就是个问题。反应初期，钙离子通过与膜上磷脂带负电荷的头部基团相互作用而促进细胞膜融合。其他金属离子和多聚赖氨酸已被证明可诱导 pH 依赖性的磷脂囊泡的聚集和融合，pH 依赖性的融合作用可能与氢离子的电荷中和效应有关。因此，钙离子可能通过改变颗粒膜的物理性质，允许它们相互靠近，密切接触；也可能通过与蛋白质相互作用调控膜的融合。

八、杀菌机制

（一）非氧化性的机制

中性粒细胞颗粒包含多种具有杀菌活性的成分，包括有降解活性的酶如脂肪酶、蛋白酶和糖苷酶，以及抑菌素和阳离子蛋白。体外研究已证明中性粒细胞颗粒的粗提物具有较高的杀菌活性。当提高酸度时，摄入阳离子蛋白质的细菌更易被吞噬；pH 下降提升的吞噬作用可能是由于嗜天青/初级颗粒融合及其对离子泵的影响。许多和杀菌活性有关的阳离子蛋白及因子已被分离和克隆。膜表面的蛋白酶及颗粒中的蛋白酶都可能参与细胞溶解。

溶菌酶可水解多种细菌细胞壁的蛋白，而乳铁蛋白可隔绝细菌生长所需要的铁，这些因子都是中性粒细胞非氧化途径杀菌作用的重要组分，它们随着阳离子蛋白都存在于嗜天青颗粒中，是溶酶体中最有效的杀菌成分。即使从死亡的中性粒细胞释放出来，仍可以用作抗生素。此外，在细胞外，阳离子蛋白仍具有调理素的功能。

（二）氧化代谢杀菌活性

激活的中性粒细胞可产生多种具有抗菌活性的氧化代谢产物，包括超氧阴离子（O_2^-）、过氧化氢、羟自由基（·OH）、次氯酸（HOCl）和单线态氧。大量证据表明，这些活性代谢物由位于细胞膜上的 NADPH 氧化酶催化产生，从而使氧分子转化为 O_2^-。中性粒细胞静息状态下，氧化酶是静态的，当中性粒细胞活化后，可激活氧化酶。NADPH 氧化酶对细胞的杀菌能力在慢性肉芽肿病（CGD）患者中表现得尤为明显。CGD 是一种遗传性疾病，这种患者的中性粒细胞不能产生 O_2^- 及其衍生过氧化物。患者的中性粒细胞和单核细胞仍具有吞噬作用，可杀死肺炎球菌、链球菌等不含过氧化氢酶的菌，但不能杀死过氧化氢酶阳性菌。

（李登文）

第四节 中性粒细胞的病理作用

一、血液系统疾病

中性粒细胞的异常增生及异常分化由造血干细胞克隆性增生引起，主要见于急性髓系白血病、骨髓增殖性肿瘤（慢性粒细胞白血病、慢性中性粒细胞白血病）及不典型慢性髓系白血病等。

（一）急性髓系白血病

急性髓系白血病（acute myeloid leukemia，AML），以髓系原始细胞增多为主，骨髓或外周血中肿瘤性髓系原始细胞超过 20%。这是一组定义相对明确的造血系统肿瘤，累及髓系前体细胞，表现为髓系前体细胞的克隆性增殖、分化能力减弱。髓系原始细胞在骨髓和外周血中积聚，而正常的红细胞、血小板和成熟粒细胞的生成则出现不同程度的减少，使患者出现贫血、出血、感染风险增加等多种全身表现。2016 年 WHO 分型中 AML 和相关肿瘤分型见表 5-1。下面将重点描述累及中性粒细胞的 AML。

表 5-1　2016 年 WHO 分型中 AML 和相关肿瘤分型

AML 和相关肿瘤分型
急性髓系白血病伴重现性遗传学异常
AML 伴 t（8；21）（q22；q22.1）；*RUNX1-RUNX1T1*
AML 伴 inv（16）（p13.1；q22）或 t（16；16）（p13.1；q22）；*CBFβ-MYH11*
APL 伴 *PML/RARα*
AML 伴 t（9；11）（p21.3；q23.3）；*MLLT3-KMT2A*
AML 伴 t（6；9）（p23；q34.1）；*DEK-NUP214*
AML 伴 inv（3）（q21.3；q26.2）或 t（3；3）（q21.3；q26.2）；*GATA-2*，*MECOM*
AML（原始巨核细胞）伴 t（1；22）（p13.3；q13.3）；*RBM15-MKL1*
暂定类型：AML 伴 *BCR-ABL1*
AML 伴 *NPM1* 突变
AML 伴 *CEBPA* 双等位基因突变
暂定类型：AML 伴 *RUNX1* 突变
急性髓系白血病伴骨髓增生异常相关改变
治疗相关髓系肿瘤
急性髓系白血病，非特指型
急性髓系白血病，微分化型
急性髓系白血病，未成熟型
急性髓系白血病，伴成熟型
急性粒-单核细胞白血病
急性原始单核细胞/单核细胞白血病
纯红系细胞白血病
急性原始巨核细胞白血病
急性嗜碱性粒细胞白血病
急性全髓增殖伴骨髓纤维化
髓系肉瘤
唐氏综合征相关髓系增殖
短暂性髓系造血异常
唐氏综合征相关髓系白血病

1. 急性髓系白血病伴重现性遗传学异常　　染色体异常导致融合基因的形成是 AML 的一种重要的致病机制，因此细胞遗传学及分子生物学检验已成为 AML 诊断和分型的主要依据。当患者出现 t（8；21）（q22；q22.1）、inv（16）（p13.1；q22）或 t（16；16）（p13.1；q22）、t（15；17）（q22；q21.1）等重现性遗传学异常时，即使原始细胞 < 20%，也诊断为 AML。此类染色体异常通常预示预后较好的 AML。

（1）AML 伴 t（8；21）（q22；q22.1）：RUNX1-RUNX1T1 是一种粒系细胞有成

熟迹象的 AML，占 FAB（France、America、Britain）分型中 AML-M2 的 10%。常见的形态学表现为原始细胞胞质丰富、嗜碱，常含有大量嗜天青颗粒，核周淡染或核凹陷。少数原始细胞含有很大的颗粒（假 Chediak-Higashi 颗粒）。骨髓中可见不同程度发育异常的早幼粒、中幼粒及成熟晚幼粒细胞。具有丰富的嗜酸性胞质，核呈半圆形、椭圆形或有凹陷，偏于一侧，近核处一侧胞质常有类圆形浅染区。核结合因子（core-binding factor，CBF）是造血过程所必需的一个转录因子，由 α 和 β 两个亚单位构成。t（8；21）（q22；q22.1）易位导致编码 CBFα 的 *RUNX1*（*AML1*）基因与 *RUNX1T1*（*ETO*）基因融合形成 *RUNX1-RUNX1T1*，此融合基因能募集核转录抑制复合物抑制 *RUNX1* 基因转录，干扰 RUNX1 蛋白介导的功能，抑制造血干/祖细胞分化成熟。超过 70% 的患者伴有额外的染色体异常，如性染色体丢失或丢失 9q22 的 del（9q）。该组患者预后较好，但是 20%～25% 的患者可有 *c-KIT* 突变，而该突变的出现对 t（8；21）患者而言则是预后不良的一个因素。

（2）急性早幼粒细胞白血病（acute promyelocytic leukemia，APL）伴 PML/RARA：相当于 FAB 分型中的 AML-M3，是一种以异常早幼粒细胞增生为主的急性白血病，占 AML 的 13%。该病以 t（15；17）（q22；q21.1）平衡易位为特征，由位于 17 号染色体的维甲酸受体 α（retinoic acid receptor alpha，RARα）基因和位于 15 号染色体的早幼粒细胞白血病（promyelocytic leukemia，PML）基因通过易位形成 *PML-RARα* 融合基因，是 APL 的诊断性标志物。PML-RARα 融合蛋白是一种转录抑制因子，通过与 PML 或其他维甲酸结合蛋白形成稳定的异二聚体，从而对野生型 *PML* 和 *RARα* 基因起显性负调控作用，最终导致细胞停止分化，引发白血病。PML-RARα 是 APL 的主要诊断指标，也是 APL 发病及全反式维甲酸或砷剂治疗有效的分子基础。APL 具有独特的临床病理学特点，其特征为早幼粒细胞骨髓浸润，核大小和形状不规则，变化多样，常为肾形或双叶形。大多数病例可见粗大嗜天青颗粒和 Auer 小体。形态学可分为有颗粒型与细颗粒/无颗粒型两种。免疫分型也具有早幼粒细胞的特点：CD34 和 HLA-DR 阴性，CD117 部分阳性及 MPO 强阳性。细胞遗传学异常除典型的 t（15；17）易位外，还有少见的 t（11；17）、t（17；17）、t（5；17）、t（3；17）等易位。

（3）AML 伴 inv（16）（p13.1；q22）或 t（16；16）（p13.1；q22）：CBFβ-MYH11 相当于 FAB 分型中的 AML-M4Eo，最显著的特点是原始髓系和原始单核细胞增生伴不成熟的嗜酸性颗粒异常。位于 16p13 的平滑肌肌球蛋白重链（myosin heavy chain 11，MYH11）基因和位于 16q22 的核心结合因子 β（core-binding factor beta subunit，CBFβ）亚单位易位，形成 *CBFβ-MYH11* 融合基因。该融合基因破坏正常转录因子功能，导致转录抑制，从而引发白血病。约 40% 的患者可出现继发性遗传学改变，以 +22 和 +8 最常见（10%～15%），其次是 del（7q）和 +21（5%）。CBFβ-MYH11 阳性 AML 患者预后较好，50% 能获得长期缓解，无病生存期长达 5 年以上。

2. 急性髓系白血病，非特指型

（1）急性髓系白血病，微分化型：相当于 FAB 分型中的 AML-M0，占 <5% 的 AML，是造血干细胞在髓系最早阶段发生的白血病。原始细胞至少表达一种髓系抗原

（CD13、CD117或CD33阳性），MPO一般阴性，且无淋系分化的标记。原始细胞通常中等大小，核呈圆形或轻度凹陷，染色质均匀。

（2）急性髓系白血病，未成熟型：相当于FAB分型中的AML-M1，占AML的5%～10%，特征为原始细胞超过非红系来源细胞的90%，表达CD34、HLA-DR和CD13、CD33、CD117等髓系标志物，至少＞3%的原始细胞MPO阳性，少数病例可以异常表达CD7、CD56、CD2、CD4、CD19等。早幼粒及以下阶段细胞＜10%。

（3）急性髓系白血病，伴成熟型：相当于FAB分型中的AML-M2，约占AML的10%，特征为骨髓或外周血中原始粒细胞占20%～89%，且有粒系分化成熟的证据即早幼粒及以下阶段细胞≥10%。骨髓中单核细胞＜20%。原始细胞可见嗜天青颗粒，粒系细胞常有不同程度的发育异常。

（4）急性粒-单核细胞白血病：相当于FAB分型中的AML-M4，占AML的5%～10%，是一种以中性粒细胞和单核细胞前体细胞共同增殖为特征的急性白血病。骨髓及外周血的原始细胞（原始粒细胞＋原始单核细胞＋幼稚单核细胞）≥20%，骨髓中各成熟阶段的中性粒细胞和单核系细胞分别≥20%，容易出现髓外浸润。

3. 急性髓系白血病伴骨髓增生异常相关改变 该类AML包括三种情况：由骨髓增生异常综合征（myelodysplastic syndrome，MDS）或骨髓增生异常/骨髓增殖性肿瘤（myelodysplastic/myeloproliferative neoplasm，MDS／MPN）转化的AML；形态学具有多系发育异常的AML；遗传学有MDS证据的AML。其中大多数有多系发育异常的特点，即骨髓中至少有两系，且每系≥50%的细胞存在发育异常。粒系发育异常表现为中性粒细胞胞质颗粒减少、核分叶减少（假Pelger-Huët核）或异常分叶。也可见到原始细胞增多及其他两系细胞（巨核和红系）的发育异常。

4. 治疗相关髓系肿瘤 包括治疗相关的AML（t-AML）、MDS（t-MDS）和MDS/MPN（t-MDS/MPN），占所有AML、MDS和MDS/MPN病例的10%～20%。大多数t-AML/t-MDS外周血有一系或多系血细胞减少，具有多系发育异常的形态特点。中性粒细胞核分叶异常，胞质颗粒少，嗜碱性粒细胞常增多。骨髓增生不均一，约15%的患者伴不同程度的纤维化；约60%的患者可见环形铁粒幼细胞；巨核细胞数量不等，大多有巨核系发育异常；原始细胞比例不等，近一半的t-MDS骨髓原始细胞＜5%。约5%的病例具有MDS/MPN特征，如慢性粒单细胞白血病（chronic myelomonocytic leukemia，CMML）等。

5. AML的预后分层 AML的诊断是一个以形态学和免疫学为基础，同时结合遗传学和分子生物学的综合诊断，而预后的判定很大程度上依赖于细胞遗传学和分子生物学的检验结果。2016版NCCN指南关于AML的预后分层（表5-2）中，*FLT3-ITD*、*NPM1*、*CEBPα*、*c-KIT*和*TP53*突变被认为是AML预后危险度分层的主要因素。*FLT3-ITD*、*c-KIT*和*TP53*突变为不良预后因素，而*NPM1*突变和*CEBPα*双等位基因突变的患者大多预后良好。除此之外，近年来发现了更多的基因如*DNMT3A*、*IDH1*、*IDH2*、*TET2*、*WT1*、*ASXL1*、*KRAS*、*NRAS*、*RUNX1*、*CBL*等突变，大多为AML预后不良的指标。

表 5-2　基于细胞遗传学及基因异常的 AML 预后分层

预后等级	细胞遗传学	分子学异常
预后良好 [a]	inv（16） t（8；21），t（15；17） t（16；16）	正常核型：伴有 *NPM1* 突变而无 *FLT3-ITD* 突变或仅 *CEBPα* 双等位基因突变
预后中等	正常核型 孤立的 +8 孤立的 t（9；11） 其他异常	
预后不良	复杂核型（≥3 种） 单体核型 −5，−7，5q$^-$，7q$^-$ 11q23 异常，除外 t（9；11） inv（3），t（3；3） t（6；9） t（9；22）	正常核型：伴有 *FLT3-ITD* 突变或 *TP53* 突变

a inv（16）或 t（8；21）同时伴有 *c-KIT* 突变时，患者从预后良好降为预后中等。

（二）慢性粒细胞白血病

慢性粒细胞白血病（chronic myeloid leukemia，CML）是一种骨髓增殖性肿瘤，起源于造血干细胞。Ph 染色体和 / 或 *BCR-ABL* 融合基因的形成是其发病机制，是确诊 CML 的主要依据，也是酪氨酸激酶抑制剂（tyrosine kinase inhibitor，TKI）靶向治疗、疗效监测和预后判定的主要标志物。CML 的外周血具有特征性的形态学改变，即外周血涂片貌似骨髓涂片：可见各阶段的粒细胞，以中幼粒和晚幼粒细胞增多为主，细胞无明显的发育异常。嗜碱和嗜酸性粒细胞比例明显增高。骨髓活检中小梁旁套状幼稚粒细胞带常厚达 5～10 层（正常时仅 2～3 层），巨核细胞往往以胞体小、分叶少的"侏儒巨核"为主。形态学一旦具备了这些特点，就需要最终通过遗传学和 / 或分子生物学检测 Ph 染色体和 / 或 *BCR-ABL* 融合基因来确诊 CML。95% 以上的 CML 患者存在 *BCR-ABL* p210，少数患者表现为 *BCR-ABL* p230 或 *BCR-ABL* p190 阳性。p190 阳性的 CML 患者 TKI 治疗效果欠佳。此外，由于 ABL 激酶区突变是 TKI 耐药和治疗失败的主要原因，不同突变导致的耐药程度及对激酶的影响不同，因此检测 ABL 激酶突变对患者的预后及药物的选择具有重要的指导价值。目前文献报道的突变类型已有 90 余种。

未治疗的 CML 自然病程为三个阶段：慢性期（chronic phase，CP）、加速期（accelerated phase，AP）和急变期（blast crisis phase，BP）。慢性期时白血病细胞侵袭性很小，主要局限于造血组织内增殖，包括血液、骨髓及脾脏，肝脏也可受累。随着 CML 疾病进展，白细胞持续性增多，脾脏进行性增大，可出现 *BCR-ABL1* 以外的其他克隆性细胞遗传学演变，外周血嗜碱性粒细胞增多，以及原始细胞增加，提示 CML 向加速期或急变期进展。CML 进展至急变期的过程可能存在其他染色体改变和 / 或分化调节基因的调节异常，同时会出现髓外侵犯，包括皮肤、淋巴结、脾脏、骨或中枢神经系统等。约 2/3 CML 患者急变为 AML，包括中性、嗜酸性、嗜碱性、单核细胞性、红系或原始巨核细胞或任意几种的混合表型；1/3 急变为 ALL；髓系和淋系同时急性变则非常罕见。

（三）慢性中性粒细胞白血病

慢性中性粒细胞白血病（chronic neutrophilic leukemia，CNL）是一种罕见的 *BCR-ABL1* 融合基因阴性的 MPN，常累及外周血和骨髓，以外周血中性粒细胞持续性增多和肝脾大为特点，不见或罕见原始细胞，红细胞和血小板形态正常。骨髓中中性粒细胞增生伴核左移，但原始细胞比例不高，各系细胞均无明显发育异常。脾脏和肝脏常有白血病细胞浸润，其他任何组织都可有中性粒细胞浸润。无 Ph 染色体或 *BCR-ABL1* 融合基因。近 90% 的患者细胞遗传学正常，其余患者可出现克隆性染色体异常包括 +8、+9、+21、del（20q）、del（11q）及 del（12p）。*CSF3R* 基因突变是特征性的分子标志，且不同的突变类型对不同的药物敏感，因此检测 *CSF3R* 突变有助于 CNL 的诊断及用药指导。

（四）不典型慢性髓系白血病

不典型慢性髓系白血病（atypical chronic myeloid leukemia，aCML）是一种主要累及中性粒细胞的白血病，兼具 MDS 与 MPN 的特点，其特征是外周血白细胞数增高，主要是中性粒细胞及其前体细胞（早幼粒细胞、中幼粒细胞、晚幼粒细胞）增多，伴有明显的发育异常。无 Ph 染色体和 *BCR-ABL1* 融合基因。此病多系发育异常的特点提示 aCML 起源于造血干细胞。中性粒细胞中可见假 Pelger-Huët 核或其他核的形态异常，也可见胞质颗粒异常。骨髓活检由于中性粒细胞及其前体细胞增生而导致有核细胞显著增多，原始细胞可增多，但无大片状及簇状聚集。多达 80% 的 aCML 患者有核型异常，最常见的为 +8 及 del（20q），但 13、14、17、19 及 12 号染色体异常也常有报道。aCML 的 CNL 患者携带 *SETBP1* 和/或 *ETNK1* 突变。但是 aCML 患者常缺乏 MPN 相关驱动基因（*JAK2*、*CALR*、*MPL*）的突变。

二、非血液系统疾病

中性粒细胞在细菌和真菌入侵的最初反应中扮演重要的角色，中性粒细胞功能缺陷是婴儿或儿童复发或难治性细菌感染的常见原因之一。感染可以涉及皮肤、黏膜、牙龈、肺或引流淋巴结，并可引起深部组织脓肿。导致这些感染的微生物多为机会致病菌或非寻常致病菌，其中许多疾病具有中性粒细胞缺陷所引起的临床特征和微生物学特征。图 5-5 总结了中性粒细胞对侵入的微生物做出应答的关键步骤，包括通过中性颗粒中的氧化代谢物、蛋白酶和其他有毒多肽黏附血管内皮细胞，接着向感染部位迁移，摄入病原菌，并杀死病原菌。中性粒细胞功能异常能够影响其中一个或多个途径，不仅见于血液系统疾病，在非血液系统疾病中也屡见不鲜。

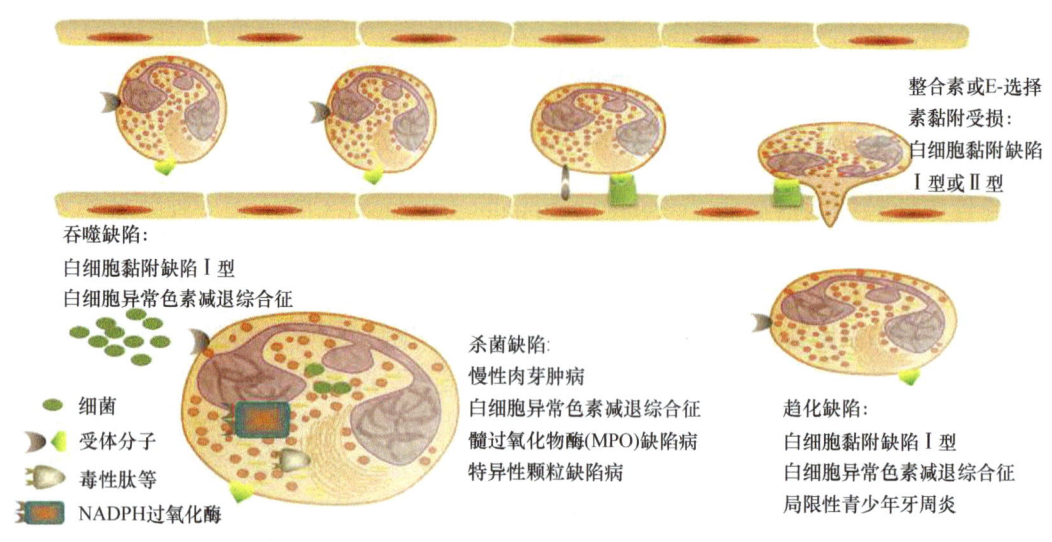

图 5-5　循环中性粒细胞对感染或炎症做出反应的过程及功能缺陷病

目前已证实中性粒细胞功能缺陷引起的疾病是由基因突变所致。过去几十年中，中性粒细胞的生物学研究取得很大进展，尤其在功能异常方面，中性粒细胞功能紊乱包括：黏附分子异常、中性粒细胞的迁移、颗粒形成缺陷、呼吸爆发异常等。

（一）白细胞黏附缺陷病

白细胞黏附缺陷病（leukocyte adhesion deficiency，LAD）是常染色体隐性遗传病，其特点为细胞表面黏附分子的整合素家族的糖蛋白缺乏。这种缺陷导致中性粒细胞黏附至血管壁和迁移至感染及炎症位置的能力严重受损。患者遭受反复、致命的细菌和肺部感染，许多 LAD 患者在童年时期死亡。LAD 是罕见的免疫缺陷性疾病，可分为Ⅰ型、Ⅱ型和Ⅲ型。

经典的黏附缺陷病为 LAD-Ⅰ型，由 CD18 突变引起。CD18 是 β_2-整合素家族的通用链，它是三种不同 β_2-整合素（CD11a/CD18、CD11b/CD18 和 CD11c/CD18）稳定表达必不可少的组分。在 LAD-Ⅰ型中，CD18 突变导致白细胞表面的 β_2-整合素表达缺失、降低或无功能。目前已发现的 CD18 突变有 80 多种，大多数发生在 β_2-整合素亚基高度保守的 5~9 外显子编码区。β_2-整合素通过与血管内皮细胞上的 ICAM-1 蛋白相互作用，介导中性粒细胞的黏附功能，因此 LAD-Ⅰ型患者的中性粒细胞在炎症反应时，黏附到血管内皮的能力严重受损。另外，CD11b/CD18（Mac-1）是补体片段 C3bi 的主要受体，能够调控补体的微生物吞噬功能；而且 Mac-1 也可以介导与纤维蛋白原的结合，从而激活黏附、脱颗粒和活性氧化产物活化等其他信号转导途径。这类疾病中，由于中性粒细胞黏附功能的多种缺陷，LAD-Ⅰ型患者表现为反复细菌和真菌感染，通常为金黄色葡萄球菌或革兰氏阴性菌，典型临床表现包括频繁的皮肤和牙周感染、脐带脱落延迟、脐炎及深部组织脓肿。感染引起的外周血中性粒细胞超高有时被医生误认为新生儿白血病。

LAD-Ⅱ型和Ⅲ型的患者仅占少数，但表现为不同于Ⅰ型的临床和遗传学特点。LAD-Ⅱ型患者细胞表面的岩藻糖膜转运蛋白突变，导致岩藻糖表达丢失。作为 β_2 整合素活化的机制之一，岩藻糖的缺乏导致中性粒细胞黏附血管壁和穿越内皮细胞迁移至组织的能力降低，但由于 $β_2$- 整合素活化的趋化因子和 T 细胞受体途径仍然起作用，因此 LAD-Ⅱ型患者的感染比 LAD-Ⅰ型轻。另一方面，岩藻糖基化缺陷型不仅影响选择素配体，而且影响其他必需糖蛋白的功能，导致严重的精神障碍和生长阻滞。岩藻糖基化的蛋白质，如 CD15s 是内皮选择素的配体，对血管内皮细胞黏附的早期阶段有重要作用。LAD-Ⅱ型患者可以通过流式细胞仪检测 CD15s 的表达来明确诊断，并且口服岩藻糖对大部分患者有效。LAD-Ⅲ型可调节整合素激活的造血蛋白 kindlin-3 突变，引起多种类型的整合素下游的 G 蛋白偶联受体激活缺陷。kindlin-3 表达在造血细胞，与整合素 β 亚基 C-末端 NXXY/F 位点相互作用，这种作用可以稳定整合素亚基的活化结构。kindlin-3 的缺陷导致 β- 整合素活化异常。LAD-Ⅲ型的表型与 LAD-Ⅰ型相似，但也与血小板无力症中整合素活化缺陷导致的血小板聚集障碍和过度出血相似。因此，对于具有 LAD-Ⅰ型的临床特征，但是 β- 整合素表达正常的患者，应该考虑到 LAD-Ⅲ型。各型具体的特点见表 5-3。

表 5-3　白细胞黏附缺陷病分型及其特点

亚单位	缺陷基因	导致的结果	临床表现	诊断
LAD-Ⅰ型	ITGB2，编码 $β_2$- 整合素的 CD18 亚单位	黏附、趋化和中性粒细胞活化受损	皮肤感染、软组织脓肿、脐带脱落延迟和脐炎、牙周病	流式细胞仪检测 D11b/CD18（Mac1）
LAD-Ⅱ型	SLC35C1，编码 GDP-岩藻糖转运蛋白 1	岩藻糖基化的蛋白质表达受损，包括 sLeX 配体	同 LAD-Ⅰ型，但病情较轻，发育迟缓、身材矮小	流式细胞仪检测 CD15s 和红细胞免疫表型
LAD-Ⅲ型	FERMT3，编码 kindlin-3	有缺陷的整合素活化和白细胞、血小板黏附受损	同 LAD-Ⅰ型，但有出血倾向	中性粒细胞和血小板黏附试验

（二）慢性肉芽肿病

慢性肉芽肿病（CGD）是最常见的中性粒细胞功能缺陷遗传性疾病，发病率为 1/250 000。CGD 是由于编码 NADPH 氧化酶的基因突变，导致 NADPH 氧化酶活性的完全或部分缺失，因此在白细胞呼吸爆发中，中性粒细胞不能杀伤被吞噬的微生物，引起慢性、低危的持续性炎症反应，从而形成肉芽肿。在肠内，这个过程与克罗恩病不易区分。

NADPH 氧化酶复合物由五个主要的亚基组成，其对应的基因的突变是 CGD 具有不同遗传学亚型的原因（表 5-4）。这些 NADPH 亚单位的命名遵循以下惯例：分子量 -phox（吞噬细胞氧化酶）。$gp91^{phox}$ 和 $p22^{phox}$ 两个亚基为膜连接成分；$p47^{phox}$、$p67^{phox}$ 和 $p40^{phox}$ 三个活化 - 调节蛋白在胞质中组成复合物介导对中性粒细胞的激活。从遗传学角度看，CGD 有 X 染色体隐性遗传（X-CGD）和常染色体隐性遗传（AR-CGD）两种，其中 X-CGD 所占比例更高，为 65%～70%，而 AR-CGD 则比较少见，家族遗传性高，但患者生存期较长。$p22^{phox}$ 可调控 $p47^{phox}$ 和 $p67^{phox}$ 的功能：$p47^{phox}$ 与 $p22^{phox}$ 结合并作为一种衔接蛋白发挥 $p47^{phox}$ 亚基募集和定位的作用。在 $p47^{phox}$ 突变患者，较为常见的是 $p47^{phox}$ 基因外显子 2 起始部位的一个 GT 二核苷酸缺失，从而导致移码突变及终止密码子提前。$p40^{phox}$ 通过与膜磷脂酰肌醇 -3- 磷酸的结构域结合起作用，在激活吞噬小体膜上 NADPH 氧化酶活性方面具有选择性。NADPH 氧化酶发挥活性需要激活 Rac，Rac 结合并激活 p67^{phox}。已有的报道显示，Rac2 GTP 酶显性负性突变能够抑制 NADPH 氧化酶活性。

表 5-4 慢性肉芽肿病中 NAPDH 氧化酶亚单位的遗传学缺陷

亚单位	遗传特点	涉及的染色体和基因	功能	突变	CGD 中的频率
gp91^{phox}	X 染色体隐性遗传	Xp21.1 *CYBB*	膜整合糖蛋白；包括黄素蛋白结构域和负责电子传递的血红素	异质性，绝大多数患者细胞色素 b$_{558}$ 表达缺失	约 70%
p22^{phox}	常染色体隐性遗传	16p24 *CYBA*	膜整合蛋白；细胞色素亚单位；包含 p47^{phox} 的锚定位点	异质性，绝大多数患者细胞色素 b$_{558}$ 表达缺失	约 5%
p47^{phox}	常染色体隐性遗传	7q11.23 *NCF1*	胞质蛋白，通过磷酸化激活，介导 p67^{phox} 转位到细胞色素 b$_{558}$	大多数患者 GT 2 号外显子缺失；p47^{phox} 表达缺失	约 25%
p67^{phox}	常染色体隐性遗传	1q25 *NCF2*	胞质蛋白，转位后激活电子传递	异质性，绝大多数患者 p67^{phox} 表达缺失	约 5%
p40^{phox}	常染色体隐性遗传	22q13.1 *NCF4*	胞质蛋白，通过结合三磷酸肌醇调节吞噬小体膜上的 NADPH 氧化酶	目前为止，仅报道一例，有错义突变和移码突变	目前仅有一例

CGD 患者通常在婴儿期和幼儿早期表现出皮肤、肺和引流淋巴结的复发性感染；由于微生物的血行播散也会发生肝脓肿和骨髓炎。金黄色葡萄球菌是最常见的致病菌，机会性病原体感染包括黏质沙雷菌、曲霉菌和诺卡菌属等。这些微生物中很多表达过氧化氢酶，能够清除中性粒细胞产生的过氧化氢，并因此抑制中性粒细胞吞噬小体中 ROS 介导的杀灭作用。相比于 p47^{phox} 缺陷型 CGD 患者，涉及 p22^{phox} 或 p67^{phox} 缺陷的患者具有更严重的临床过程，在前者体内，经常能够检测到较低水平的氧自由基活性。另外，氧非依赖型的抗菌防御机制的多样性或固有免疫反应的其他组分也被认为会修饰某些患者中 CGD 的严重程度。

通过测量中性粒细胞的呼吸爆发活力可对 CGD 进行诊断。使用外周血中性粒细胞的四唑氮蓝（nitroblue tetrazolium，NBT）试验是经典的方法，激活的中性粒细胞能够减少可溶性的黄色染料 NBT，形成不可溶的深紫色甲𬭩沉淀。另外，新的检测方法包括流式细胞术、化学发光法、分子生物学等都已经在临床实验室展开。CGD 各个亚型的治疗手段相似。除了预防性的应用抗生素之外，预防性使用干扰素 -γ（被认为能增强非氧化性吞噬细胞功能），也被推荐作为常规使用。此外，异基因造血干细胞移植也被用于治疗 CGD，靶向造血干细胞的基因替代治疗也正在开发中。

（三）白细胞异常色素减退综合征

患者体内中性粒细胞的杀伤作用会因颗粒的异常形成而受损。溶酶体转运调节因子（lysosomal trafficking regulator，LYST）基因编码的蛋白在溶酶体运输中起关键作用，基因突变导致颗粒形成异常，患者发生白细胞异常色素减退综合征（Chediak-Higashi syndrome，CHS）。CHS 是罕见的常染色体隐性遗传病，1943 年报道了首例 CHS，过去 20 年中报道病例不超过 500 例。临床特点表现为中性粒细胞颗粒形态异常和多器官病变：无效颗粒、中性粒细胞减少、延迟或不完全脱颗粒、眼和皮肤白化病、长期出血、严重的免疫缺陷、反复细菌感染、神经功能障碍和噬血性细胞综合征。CHS 最显著的病变是视网膜色素上皮扩大的黑色素小体，从而导致眼色素分布异常，患者表现为畏光，视觉敏感度降低。CHS 患者的中性粒细胞有过氧化物酶阳性的巨大颗粒，而且患者的淋巴细胞和 NK 细胞也有巨大颗粒。CHS 的中性粒细胞功能紊乱不是其显著特征，该病最重要的特点是细胞毒 T 细胞的异常功能导致严重的炎症反应和致命的噬血细胞综合征。

（四）特异性颗粒缺陷

另一罕见的中性粒细胞杀伤异常是中性粒细胞特异性颗粒缺陷（neutrophil-specific granule deficiency，SGD），SGD 患者的中性粒细胞缺少继发性颗粒，形态学上有典型的异常分叶核，杀菌颗粒蛋白乳铁蛋白和防御素显著缺陷，并有严重的趋化障碍。SGD 患者易发生复发且难治的细菌和真菌感染，主要侵袭皮肤和肺部，金黄色葡萄球菌、肠革兰氏阴性菌、铜绿假单胞菌和白色念珠菌是主要的致病菌。SGD 是常染色体隐性遗传疾病，患者的 *C/EBPε* 基因失活。C/EBPε 作为特异的转录调节因子，在粒细胞发育过程中扮演着重要的角色。SGD 的治疗仍以支持治疗为主，预防性应用抗生素，及时并延长感染治疗。

（五）髓过氧化物酶缺乏症

髓过氧化物酶（MPO）缺乏症是一种最常见的遗传性吞噬细胞疾病，大约 4000 人中有 1 人为完全缺陷。该病为常染色体隐性遗传，是由位于 17 号染色体上的 *MPO* 基因点突变导致，可造成 MPO 前体蛋白转录后加工缺陷。大多数 MPO 缺乏症患者都缺乏明显的临床症状，尽管在体外试验中，MPO 缺陷会造成中性粒细胞杀伤细菌和真菌能力的缺陷。不过当 MPO 缺乏症患者同时患有糖尿病时，就会表现出播散性念珠菌病和其他系统性的真菌感染。细胞组织化学检测过氧化物酶的表达可以明确 MPO 缺乏症的诊断。由于 MPO 缺乏症患者通常没有症状，不需要预防性使用抗生素，而 MPO 缺乏的糖尿病患者通常需要积极的治疗来防止真菌感染。

（六）局限性青少年牙周炎

局限性青少年牙周炎（localized juvenile periodontitis，LJP）是发生于儿童和青少年的一种病因未明的罕见疾病，以慢性和反复牙周感染及牙槽骨丢失为主要表现，体外试验显示与中性粒细胞的趋化缺陷有关。有些病例是散发的，而另一些具有家族聚集性，可能与基因缺陷有关。有牙周疾病的儿童或青少年应该仔细检查中性粒细胞是否功能缺陷。LJP 的典型临床特征为不存在非牙周感染，中性粒细胞计数和形态正常，$β_2$-整合素表达正常和氧化爆发正常。

(七)高 IgE 综合征

高 IgE 综合征以血清 IgE 水平升高和反复发生的皮肤及肺部葡萄球菌感染、肺脓肿、慢性皮炎及骨骼和牙齿畸形为特征。高 IgE 综合征患者具有不同程度的中性粒细胞趋化缺陷，通常较严重，该缺陷不依赖血清 IgE 的水平。局部葡萄球菌感染是惰性的，缺乏炎症的典型特征；黏膜表面和甲床的慢性念珠菌性疾病、关节过度伸张和脊柱侧弯也比较常见。大部分高 IgE 综合征患者具有遗传性或散发的常染色体显性遗传的 *STAT3* 突变。STAT3 是 JAK 激活的转录因子，可以激活下游多种细胞因子和生长因子。高 IgE 综合征相关的 *STAT3* 突变涉及 DNA 或蛋白结合结构域，导致野生型 *STAT3* 功能受干扰，从而影响 STAT3 依赖的炎症反应通路，进而引起中性粒细胞趋化缺陷。

(八)系统性红斑狼疮

系统性红斑狼疮（systemic lupus erythematosus，SLE）是病因未明的影响多器官功能的自身免疫性疾病，通常累及育龄期女性。SLE 患者的中性粒细胞表现为多功能异常：吞噬细胞包括中性粒细胞清除凋亡物质异常是 SLE 的部分致病机制。体外试验证实，与正常供者相比，SLE 患者血清中性粒细胞聚集增加，并且干扰吞噬作用和溶酶体酶的释放。很多 SLE 患者表现为中性粒细胞减少，同时循环中的凋亡中性粒细胞增多。这种凋亡增加和清除凋亡物质异常是由多种机制引起的，包括 CD44 表达降低、FAS 表达增加，以及抗双链 DNA 和核糖核蛋白 La 的自身抗体的产生。SLE 患者血清中检测到其他抗中性粒细胞抗体，比如髓过氧化物酶、乳铁蛋白、组织蛋白酶 G 和中性粒细胞弹性蛋白酶抗体。SLE 患者中性粒细胞减少和中性粒细胞诱导的组织损伤很难解决。一种可能性是一部分中性粒细胞浸润器官同时引起自身凋亡，这引起中性粒细胞减少，同时引起器官损伤和免疫失调。

在骨髓中，SLE 患者的中性粒细胞可以导致 B 细胞和 T 细胞异常，至少部分通过增加 I 型干扰素、TNF-α、B 细胞激活因子（B-lymphocyte activating factor family，BAFF）及类肿瘤坏死因子配体超家族成员 13（tumor necrosis factor ligand superfamily member 13-like，TNFSF13）。近期研究显示，SLE 患者血清中检测到多种中性粒细胞标志分子，包括中性粒细胞颗粒蛋白和在中性粒细胞外陷阱（NET）形成过程中经翻译后修饰的组蛋白。狼疮 NET 外部的蛋白质和酶可通过诱导血管内皮细胞凋亡和氧化脂蛋白损伤血管，提示中性粒细胞异常和 NET 形成增强在促进 SLE 进展中扮演着重要的角色。

（汝 坤）

第五节　中性粒细胞的治疗价值

近年来随着大剂量化疗及造血干细胞移植的广泛开展，中心静脉插管的普及，血液病患者中性粒细胞缺乏期细菌、真菌等病原微生物感染发生率呈现逐年增加的趋势。目前，临床上的中性粒细胞缺乏（以下简称"粒缺"）标准为中性粒细胞计数（ANC）小

于 $0.5×10^9$/L，而 ANC ≤ $0.1×10^9$/L 为严重粒缺。粒缺是严重细菌及真菌感染主要的危险因素。国内血液病患者多中心研究结果显示中心静脉置管、胃肠道黏膜炎、中性粒细胞缺乏＞7天和既往90天内暴露于广谱抗生素是引起粒缺发热的高危因素，具备其中3～4条高危因素者95.6%发生粒缺发热，尤其是 ANC ≤ $0.1×10^9$/L 持续1周以上者也是高危粒缺发热患者。尽管近10余年来学者们研究后充分认识到粒缺发热高危因素，且抗感染能力与水平得到提高，各种抗细菌、抗真菌新药相继问世，但仍有部分粒缺发热患者因感染治疗无效死亡，特别是年龄≥40岁、血流动力学不稳定、耐药菌感染或定植、血流感染和肺炎是粒缺发热患者死亡高危因素，严重感染者死亡率达20%以上，尤其是耐碳氢霉烯肠杆菌科细菌菌血症患者死亡率超过50%。为了进一步提高粒缺患者抗感染疗效，临床医务工作者一直探索粒细胞输注（granulocytes transfusion，GT）辅助抗感染治疗，基于白血病联合化疗后粒缺发热患者伴随中性粒细胞数量的恢复，其感染往往能得到有效控制这一事实，众多血液病及感染专家相信将来 GT 辅助抗生素治疗对于控制粒缺患者感染具有一定作用。

一、粒细胞输注疗效

对于 ANC ＜ $0.5×10^9$/L 者，发生确诊或临床诊断的侵袭性真菌病或细菌感染者，合适的抗菌药物治疗无效，患者预期中性粒细胞能够恢复到＞$0.5×10^9$/L 者可以采用 GT 辅助治疗。但 GT 疗效报道较不一致，20世纪70年代由于缺乏有效抗菌药物，粒缺患者革兰氏阴性菌菌血症死亡率高达70%～80%，采用 GT 辅助治疗明显有效，此外不少病例报道及小系列回顾性研究发现 GT 辅助治疗能明显改善粒缺感染患者疗效，但一直未能被随机对照研究所证实。Nikolajeva 等对28例连续接受 GT 治疗或 GT 预防的儿童造血干细胞移植后感染患者的资料进行回顾性分析，患者中位输注粒细胞6（1～14）次，输注 G-CSF+ 地塞米松动员的粒细胞平均数量 $3.6×10^{10}$，输注后中位中性粒细胞数升至 $1.1×10^9$/L，且中性粒细胞升高数与输注粒细胞数量相关，11/14 例侵袭性真菌病患者至100天仍生存，表明 GT 治疗后患者临床受益。Diaz 等对18例儿童患者20次感染采用 GT 辅助治疗或预防的资料进行回顾性分析，中位 8.5（2～39）次输注 G-SCF+ 地塞米松动员供者粒细胞，平均数量 $6.7×10^{10}$，结果92%的急性感染患者在 GT 后获得完全或部分疗效。Ozturkmen 等回顾性分析10例患儿13次粒缺感染有关资料，中位 4（1～11）次输注，粒细胞平均数量 $2.9×10^{10}$，结果感染治疗有效率达69%。Cherif 等回顾性分析30例成人及儿童严重感染者（包括16例抗生素耐药肺炎患者）GT 治疗资料，中位 3（1～14）次输注 G-CSF+ 皮质激素动员粒细胞，平均数量 $3.5×10^{10}$，他们发现11例患者退热及感染体征消失与 GT 直接相关，输注后30天死亡率40%。以上研究说明 GT 辅助抗感染治疗有效。

有学者对1975～1984年间发表的8项随机对照研究进行荟萃分析，其中对4项研究亚组分析发现输注粒细胞数＞$1×10^{10}$ 者20～22天总死亡率明显较低（15%比47%），但作者也强调由于临床研究之间的异质性，上述结论证据并不充分。众多学者认为早年部分患者 GT 疗效不佳与 GT 数量不足有关。但应用 G-CSF 后能够分离足够数量粒细胞，近年发表2项随机对照研究仍然没能证明 GT 辅助抗感染治疗的有效性。Seidel

等对79例大剂量化疗（包括39例异基因造血干细胞移植）后粒缺发热、肺炎或软组织感染患者采用G-CSF动员的供者GT辅助治疗，中位输注6.6×10^8/kg粒细胞，在中位6（1～27）天时间内，中位输注3（1～13）次，结果无论是全组分析，还是亚组分析，GT组与对照组患者28天生存率（84%比82%）及100天生存率（69%比72%）均无明显差异。本组研究的缺陷在于44%的患者在其粒细胞恢复造血之前仅输注粒细胞1～2次。Price等多中心随机对照研究实验设计入组236例患者，由于招募入组患者困难，结果实际入组114例，其中56例进入GT组，58例进入对照组，其中GT组患者51例及对照组患者6例输注了粒细胞，采用G-CSF+地塞米松动员供者粒细胞，中位收集供者粒细胞5.5×10^{10}，在中位6（4～11）天时间内，中位输注5（3～9）次，主要观察终点指标是输注42天后患者生存并取得微生物学疗效，结果GT组患者与对照组患者相比，无论是意向性治疗分析（42%比43%），还是全方案分析（49%比41%），主要观察指标成功率均无明显差异，各种感染类型之间疗效亦无明显差异。以上研究说明临床工作者还需要设计更为合理的随机对照研究方案证实GT治疗的有效性。

众多研究观察到侵袭性真菌感染患者GT治疗效果较细菌感染者差，有些患者甚至在GT治疗后病情加重。Raad等对MD Anderson肿瘤中心128例确诊或临床诊断为曲霉菌病的患者回顾性研究GT辅助抗真菌治疗效果，53例患者接受GT，75例未输注，结果令人惊讶地发现GT组患者曲霉菌病相关死亡率明显高于未输注组患者（60%比40%，$P=0.023$），亚组分析肺侵袭性曲霉菌病患者疗效也得出同样的结论。此外，曲霉菌病相关死亡率与输注粒细胞数量（$P=0.018$）及在抗真菌治疗7天内早期开始GT治疗（$P=0.001$）明显相关。值得注意的是，53% GT治疗者发生了输血相关性肺损伤。作者认为曲霉菌病患者应尽量避免或慎重采用GT治疗。但Kadri等对另一危及生命的侵袭性镰刀菌病患者采用GT治疗取得较好疗效。他们对11例侵袭性镰刀菌病患者采用G-CSF+地塞米松联合动员供者粒细胞输注治疗，10/11例患者在GT治疗数天后取得客观疗效，30天与90天生存率分别达91%与73%，而作者所在部门以往治疗侵袭性镰刀菌病的有效率仅30%，作者认为高剂量GT后中性粒细胞数升高似乎是获得临床疗效所必需。

二、影响粒细胞输注疗效相关因素

通常学者们普遍认为感染越严重，GT疗效与患者生存越差。Kim等确实也发现肺炎及多部位感染者GT疗效明显低于局部感染者。但Safdar等的研究颠覆了这一认识，他们回顾性研究73例患者373次GT的治疗效果，结果发现严重感染者（大多数为菌血症或侵袭性真菌感染）中因获得临床疗效而终止GT者明显多于非严重感染者（27%比12%，$P=0.002$），另外，因死亡而终止GT治疗者反而在严重感染患者中较少见（8%比39%，$P=0.002$），作者认为GT治疗者中确诊严重菌血症或侵袭性真菌感染者受益最明显。值得注意的是，严重感染采用GT治疗获益者仅限于疾病尚未进展到多器官衰竭，且不需要机械通气及不需要进入ICU治疗者。他们研究表明GT用于合适患者（严重感染但无严重脏器损伤）是获得疗效的关键，临床医生不能将GT作为严重感染晚期患者拯救性治疗手段。

学者们都认为每次输注粒细胞数也是取得疗效的关键因素。每次至少应该输注 1×10^{10}（$\geqslant 1.5\times10^8$/kg 体重）以上，一般要求至少保持在（$1.5\sim3$）$\times10^8$/kg 体重，每天输注 1 次，或隔天输注 1 次，最好在粒细胞采集后 6 小时内输注完毕，以输注后 ANC 能上升到（$0.5\sim1$）$\times10^9$/L 为宜。但不少专家认为取得疗效需要输注更高数量粒细胞，每次输注粒细胞数至少为 4×10^{10}（$\geqslant 6\times10^8$/kg 体重），但目前有关高剂量与疗效的关系尚不十分明确。在 Price 等多中心随机对照研究中采用 G-CSF+ 地塞米松动员供者粒细胞，29/48（60.4%）患者采集到 $\geqslant 6\times10^8$/kg 体重粒细胞，该研究发现 29 例输注平均粒细胞数 $\geqslant 6\times10^8$/kg 体重者 42 天生存并感染控制率为 59%，明显优于 GT 数 $< 6\times10^8$/kg 体重者（$P=0.01$），但是与对照组患者相比无显著差异（59% 比 37%，$P=0.11$）。Teofili 等对 96 例恶性血液病患者 114 次感染采用 491 次 GT 辅助治疗，患者根据输注粒细胞平均数量分为低剂量组（$< 1.5\times10^8$/kg 体重）、标准剂量组 [（$1.5\sim3$）$\times10^8$/kg 体重] 及高剂量组（3×10^8/kg 体重）三组，单变量分析发现标准剂量组患者感染相关死亡率（18.4%），明显低于低剂量组（44.4%）及高剂量组患者（$P=0.04$），多变量分析也证实非标准剂量组患者感染相关死亡率较高（OR 3.7，$P=0.004$）。以上研究说明输注有效的合适粒细胞数目还有待研究。

粒细胞最佳输注时间是在其采集后 6 小时内，较长时间放置会影响粒细胞功能。此外，为了防止输血相关性移植物抗宿主病（GVHD），通常均会进行照射处理。但有些学者认为照射会损伤粒细胞功能，且未照射粒细胞也能安全输注，一项随机对照研究比较了 108 例白血病患者照射与未照射粒细胞输注，两组患者均未发生输血相关性 GVHD，中位生存期无明显差异。但输注照射中性粒细胞患者 ANC 升高值相对较低。该结果表明，如能采用非照射去除淋巴细胞的方法可能会降低毒性而改善粒细胞输注效果。此外，前面已述感染晚期患者粒细胞输注无效，感染轻微，抗生素就可取得极佳疗效，GT 不能进一步提高疗效，而恶性血液病不能缓解、ANC 长期不能恢复者 GT 疗效较佳。因此，GT 作为患者自身中性粒细胞恢复的桥接治疗往往能够取得较好疗效。

三、粒细胞输注不良反应

1. 发热 GT 后通常会出现如发热、寒战、短暂低氧血症等症状，一般给予皮质激素后多数患者能得以缓解。GT 后发热似乎主要与患者自身有关而非输注的粒细胞，Hubel 等证实 GT 后 17.5% 的患者出现发热，而 Price 等研究发现 GT 后 41% 的患者会出现轻到中度输血反应（发热、寒战和 / 或轻微血压改变），给予一般处理即能缓解。

2. 肺部不良反应 GT 者短期出现肺部反应是常见并发症，通常于输注后 48 小时内发生，文献报告发生率 $0\sim53\%$，差异如此之大部分原因是目前肺部反应缺乏标准的定义，此外，与输血患者的状态也有关。Kim 等报告严重肺部并发症发生率在可评价患者中占 7.6%，与患者存在肺炎及氮质血症密切相关。Diaz 等对儿童急性感染者采用 GT 治疗，6% 发生呼吸道不良反应，而预防性 GT 者无一例发生，说明患者感染状态也是影响 GT 后肺部并发症的重要因素。尽管 GT 后肺部不良反应发生确切机制目前仍不清楚，可能是粒细胞储留在肺炎患者感染位点而激发，临床研究中观察到肺炎与 GT 肺不良反应发生存在相关性。有些患者体内存在 HLA 抗体或针对粒细胞抗原的抗体，会导致 GT 后粒细胞储留在肺毛细血管而引起输血相关性急性肺损伤或呼吸衰竭。中性粒细胞活化是输血相关性急性肺损伤的主要发病机制，一般的输血相关性急性肺损伤是患者自身中性粒细胞被所输注血液制品中抗体活化所致；相反，接受 GT 的患者，该并发症是由输注的中性粒细胞被患者体内同种抗体激发所致。肺侵袭性曲霉菌病患者可能尤其容易发生这种并发症，但前述 Raad 等研究结果并没有被其他回顾性研究及前瞻性研究所证实。尽管有些学者建议肺炎患者应避免 GT，但是对这类患者输注前进行供受者粒细胞配对能有效预防呼吸道并发症。事实上通过检测白细胞凝集试验（受者血清对供者粒细胞），阳性能预示患者体内存在 HLA 抗体或人中性粒细胞抗原抗体相关联的呼吸道并发症，且随机对照研究已证实供受者 HLA 匹配 GT 后绝对中性粒细胞计数增加。因此，开展 GT 辅助治疗的各家医院应积极创造条件进行供者与受者粒细胞配型，尤其是针对严重肺炎患者。20 世纪 80 年代有学者观察到 GT 治疗与两性霉素 B 输注同时进行者易发生严重肺不良反应，他们发现 14/24（64%）例在 GT 期间输注两性霉素 B 者出现呼吸道症状加重，而同期未用两性霉素 B 者仅 2/35（6%）发生类似现象。尽管尚无其他学者证实这种现象，多数学者建议两性霉素 B 输注应该与 GT 间隔数小时。近年来也有学者提出一种学说，认为肺曲霉菌病患者如果采用棘白菌素治疗会增强免疫反应而导致 GT 后呼吸道并发症发生增加，但尚无文献报道。

3. 同种致敏 粒细胞输注后导致同种致敏（产生 HLA 抗体）除导致输血相关急性肺损伤并发症外，还可导致后续粒细胞输注无效、抗体介导 HLA 不匹配异基因移植移植物排斥反应。文献报道粒细胞输注后同种致敏发生率达 14%～80%，差异如此之大与 HLA 抗体不同检测方法敏感性不同有关，因此拟行异基因造血干细胞移植的患者，应避免亲缘粒细胞捐献。

4. 巨细胞病素（CMV）感染 有报道 GT 后发生 CMV 感染及 CMV 病，一般 CMV 阴性的患者建议选择 CMV 阴性的供者捐献粒细胞。

（陈　欣　冯四洲）

参考文献

闫晨华，徐婷，郑晓云. 2016. 中国血液病患者中性粒细胞缺乏伴发热的多中心、前瞻性流行病学研究. 中华血液学杂志，7（3）：177-182.

Al Ghouleh I, Khoo NK, et al. 2011. Oxidases and peroxidases in cardiovascular and lung disease: new concepts in reactive oxygen species signaling. Free Radic Biol Med, 51（7）: 1271-1288.

Ambruso DR, Knall C, Abell AN, et al. 2000. Human neutrophil immunodeficiency syndrome is associated with an inhibitory Rac2 mutation. Proc Natl Acad Sci USA, 97（9）: 4654-4659.

Bainton DF. 1999. Distinct granule populations in human neutrophils and lysosomal organelles identified by immuno-electron microscopy. J Immunol Methods, 232（1-2）: 153-168.

Borregaard N, Sorensen OE, Theilgaard-Monch K. 2007. Neutrophil granules: a library of innate immunity proteins. Trends in Immunol, 28（8）: 340-345.

Bouchon A, Facchetti F, Weigand MA, et al. 2001. TREM-1 amplifies inflammation and is a crucial mediator of septic shock. Nature, 410（6832）：1103-1107.

Bouma G, Ancliff PJ, Thrasher AJ, et al. 2010. Recent advances in the understanding of genetic defects of neutrophil number and function. Br J Haematol, 151（4）：312-326.

Cancelas JA. 2015. Granulocyte transfusion：questions remain. Blood, 126（18）：2082-2083.

Cao SN, Liu P, Zhu HY, et al. 2015. Extracellular acidification acts as a key modulator of neutrophil apoptosis and functions. PLoS ONE, 10（9）：e0137221.

Crawford J. 2002. Neutrophil growth factors. Curr Hematol, 1（2）：95-102.

De Oliveira-Junior EB, Zurro NB, Prando C, et al. 2015. Clinical and genotypic spectrum of chronic granulomatous disease in 71 latin American patients：first report from the LASID registry. Pediatr Blood Cancer, 62（12）：2101-2107.

Dinauer MC. 2005. Chronic granulomatous disease and other disorders of phagocyte function. Hematology Am Soc Hematol Educ Program, 1：89-95.

Eash KJ, Means JM, White DW, et al. 2009. CXCR4 is a key regulator of neutrophil release from the bone marrow under basal and stress granulopoiesis conditions. Blood, 113（19）：4711-4719.

Flaxa J, Rosner A, Holig K, et al. 2015. Methodological and clinicl aspects of alloimmunization after granulocyte transfusion in patients undergoing allogeneic stem cell transplantation. Tissue Antigens, 85：93-103.

Freireich EJ, Lichtiger B, Mattiuzzi G, et al. 2013. A prospective, randomized, doble-bling study, comparing unirradiated to irradiated white blood cell transfusions inacute leukemia patients. Leukemia, 27：861-865.

Friedman AD. 2002. Transcriptional regulation of granulocyte and monocyte development. Oncogene, 21（21）：3377-3390.

Gallin JI, Alling DW, Malech HL, et al. 2003. Itraconazole to prevent fungal infections in chronic granulomatous disease. The New England Journal of Medicine, 348（24）：2416-2422.

Gea-Banacloche J. 2017. Granulocyte transfusions：A concise review for practitioners. Cytotherapy, 19（11）：1256-1269.

Grimwade D, Hills RK, Moorman AV, et al. 2010. Refinement of cytogenetic classification in acute myeloid leukemia：determination of prognostic significance of rare recurring chromosomal abnormalities among 5876 younger adult patients treated in the United Kingdom Medical Research Council trials. Blood, 116（3）：354-365.

Hampton MB, Kettle AJ, Winterbourn CC. 1998. Inside the neutrophil phagosome：oxidants, myeloperoxidase, and bacterial killing. Blood, 92（9）：3007-3017.

Haslett C. 1999. Granulocyte apoptosis and its role in the resolution and control of lung inflammation. Am J Respir Crit Care, 160（5 Pt 2）：S5-S11.

Jennings RT, Strengert M, Hayes P, et al. 2014. Rho A determines disease progression by controlling neutrophil motility and restricting hyperresponsiveness. Blood, 123（23）：3635-4365.

Ji X, Chang B, Naggert JK, et al. 2016. Lysosomal trafficking regulator（LYST）. Adv Exp Med Biol, 854：745-750.

Kadri SS, Remy KE, Strich MM, et al. 2015. Role of granulocyte transfusions in invasive fusariosis：systematic review and signal-center experience. Transfusion, 24：2076-2085.

Kambara H, Liu F, Zhang XY, et al. 2018. Exerts anti-inflammatory effects by promoting neutrophil death. Cell Reports, 22（11）：2924-2936.

Kaplan J, De Domenico I, Ward DM. 2008. Chediak-Higashi syndrome. Curr Opin Hematol, 15（1）：22-29.

Kaplan MJ. 2011. Neutrophils in the pathogenesis and manifestations of SLE. Nature Reviews Rheumatology, 7（12）：691-699.

Kaushansky K, Beutler E, Seligsohn U, et al. 2010. Williams Hematology. 8th ed. NewYork：The McGraw-Hill Companies, Inc.

Khanna-Gupta A, Sun H, Zibello T, et al. 2007. Growth factor independence-1（Gfi-1）plays a role in mediating specific granule deficiency（SGD）in a patient lacking a gene-inactivating mutation in the C/EBPepsilon gene. Blood, 109（10）：4181-4190.

Kim KH, Lim HJ, Kim JS, et al. 2011. Therapeutic granulocyte transfusions for the treatment of febrile neutropenia in patients with hematologic diseases：a 10-year experience at a singal institute. Cytotherapy, 13：490-498.

Kobayashi SD, Voyich JM, Braughton KR, et al. 2003. Down-regulation of proinflammatory capacity during apoptosis in human polymorphonuclear leukocytes. J Immunol, 170（6）：3357-3368.

Kobayashi SD, Voyich JM, Braughton KR, et al. 2004. Gene expression profiling provides insight into the pathophysiology of chronic granulomatous disease. J Immunol, 172（1）：636-643.

Kuhns DB, Alvord WG, et al. 2010. Residual NADPH oxidase and survival in chronic granulomatous disease. N Engl J Med, 363（27）：2600-2610.

Lee WL, Harrison RE, Grinstein S. 2003. Phagocytosis by neutrophils. Microbes Infect, 5（14）：1299-1306.

Lekstrom-Himes JA, Gallin JI. 2000. Immunodeficiency diseases caused by defects in phagocytes. N Engl J Med, 343（23）：1703-1714.

Ley K, Laudanna C, Cybulsky MI, et al. 2007. Getting to the site of inflammation：the leukocyte adhesion cascade updated. Nat Rev Immunol, 7（9）：678-689.

Lindbom L, Werr J. 2002. Integrin-dependent neutrophil migration in extravascular tissue. Semin Immunol, 14（2）：115-121.

Loison F, Zhu HY, Karatepe K, et al. 2014. Proteinase 3-dependant caspase-3 cleavage mediates neutrophil death and inflammation. J Clin Invest, 124（10）：4445-4458.

Luo HR, Loison F. 2008. Constitutive neutrophil apoptosis：Mechanisms and regulation. Am J Hematol, 83（4）：288-295.

Manning BD, Cantley LC. 2007. AKT/PKB signaling：navigating downstream. Cell, 129（7）：1261-1274.

Matute JD, Aeias AA, Wright NA, et al. 2009. A new genetic subgroup of chronic granulomatous disease with autosomal recessive mutations in p40 phox and selective defects in neutrophil NADPH oxidase activity. Blood, 114（15）：3309-3315.

Nathan C, Ding A. 2001. TREM-1：a new regulator of innate immunity in sepsis syndrome. Nat Med, 7（5）：530-532.

Panopoulos AD, Watowich SS. 2008. Granulocyte colony-stimulating factor：molecular mechanisms of action during steady state and "emergency" hematopoiesis. Cytokine, 42（3）：277-288.

Price TH, Boeckh M, Harrison RW, et al. 2015. Efficacy of transfusion with granulocytes from G-CSF/dexamethasone-treated donors in neutropenic patients with infection. Blood, 126（18）：2153-2161.

Raad II, Chaftari AM, Shuaibi MMAI, et al. 2013. Granulocyte transfusions in hematologic malignancy patients with invasive pulmonary aspergillosis：outcomes and complications. Ann Oncol, 24：1873-1879.

Ross GD. 2002. Role of the lectin domain of Mac-1/CR3（CD11b/CD18）in regulating intercellular adhesion. Immunol Res, 25（3）：219-227.

Safdar A, Rodriguez G, Zuniga J, et al. 2014. Use of healthy-donor granulocyte transfusions to treat infection in neutropenic patients with myeloid or lymphoid neoplasms：experience in 74 ptients treated with 373 granulocyte transfusions. Acta Haematol, 131（1）: 50-58.

Schymeinsky J, Mocsai A, Walzog B. 2007. Neutrophil activation via beta2 integrins（CD11/CD18）: molecular mechanisms and clinical implications. Thrombosis and Haemostasis, 98（2）: 262-273.

Seidel MG, Peters C, Wacker A, et al. 2008. Randomized phase Ⅲ study of granulocyte transfusions in neutropenicpatients. Bone Marrow Transplant, 42: 679-684.

Servant G. 2000. Polarization of chemoattractant receptor signaling during neutrophil chemotaxis. Science, 287: 1037-1040.

Teofili L, Valentini CG, Blasi RD, et al. 2016. Dose-dependent effect of granulocyte transfusions in hematological patients with febrile neutropenia. PLoS ONE, 11: e0159569.

Valentini CG, Farina F, Pagano L, et al. 2017. Granulocyte transfusions: a critical reappraisal. Biol Blood Marrow Transplantation, 23: 2034-2041.

Van Bruggen R, Drewniak A, Tool AT, et al. 2010. Toll-like receptor responses in IRAK-4-deficient neutrophils. J Innate Immun, 2（3）: 280-287.

Van de Vijver E, Maddalena A, Sanal Ö, et al. 2012. Hematologically important mutations: leukocyte adhesion deficiency（first update）. Blood Cells, Molecules & Diseases, 48（1）: 53-61.

Williams DA, Tao W, Yang F, et al. 2000. Dominant negative mutation of the hematopoietic-specific Rho GTPase, Rac2, is associated with a human phagocyte immunodeficiency. Blood, 96（5）: 1646-1654.

Winkelstein JA, Marino MC, Johnston RB, et al. 2000. Chronic granulomatous disease. Report on a national registry of 368 patients. Medicine（Baltimore）, 79（3）: 155-169.

Xu YF, Loison F, Luo HR. 2010. Neutrophil spontaneous death is mediated by downregulation of autocrine signaling through GPCR, PI3K, ROS, and actin. PNAS, 107: 2950–2955.

Yoshihara S, Ikemoto J, Fujimori Y. 2016. Update on granulocyte transfusions: accumulation of promising data, but still of decisive evidence. Curr Opin Hematol, 23: 55-60.

Yoshihara S, Taniguchi K, Ogawa H, et al. 2012. The role of HLA antibodies in allogeneic SCT: is the type-and-screen strategy necessary not only for blood type but also for HLA? Bone Marrrow Transplant, 47: 1499-1506.

第六章 嗜酸／嗜碱性粒细胞与肥大细胞

第一节 嗜酸性粒细胞

一、嗜酸性粒细胞的来源与发育

1876年，Jones等在未经染色的外周血涂片中首次发现了有颗粒白细胞。1879年，Ehrlich等发现一种细胞内含有的密集、均一、粗大的颗粒可被伊红等酸性染料深染成砖红色或橘红色，因此将该细胞命名为嗜酸性粒细胞（图6-1）。嗜酸性粒细胞表达一系

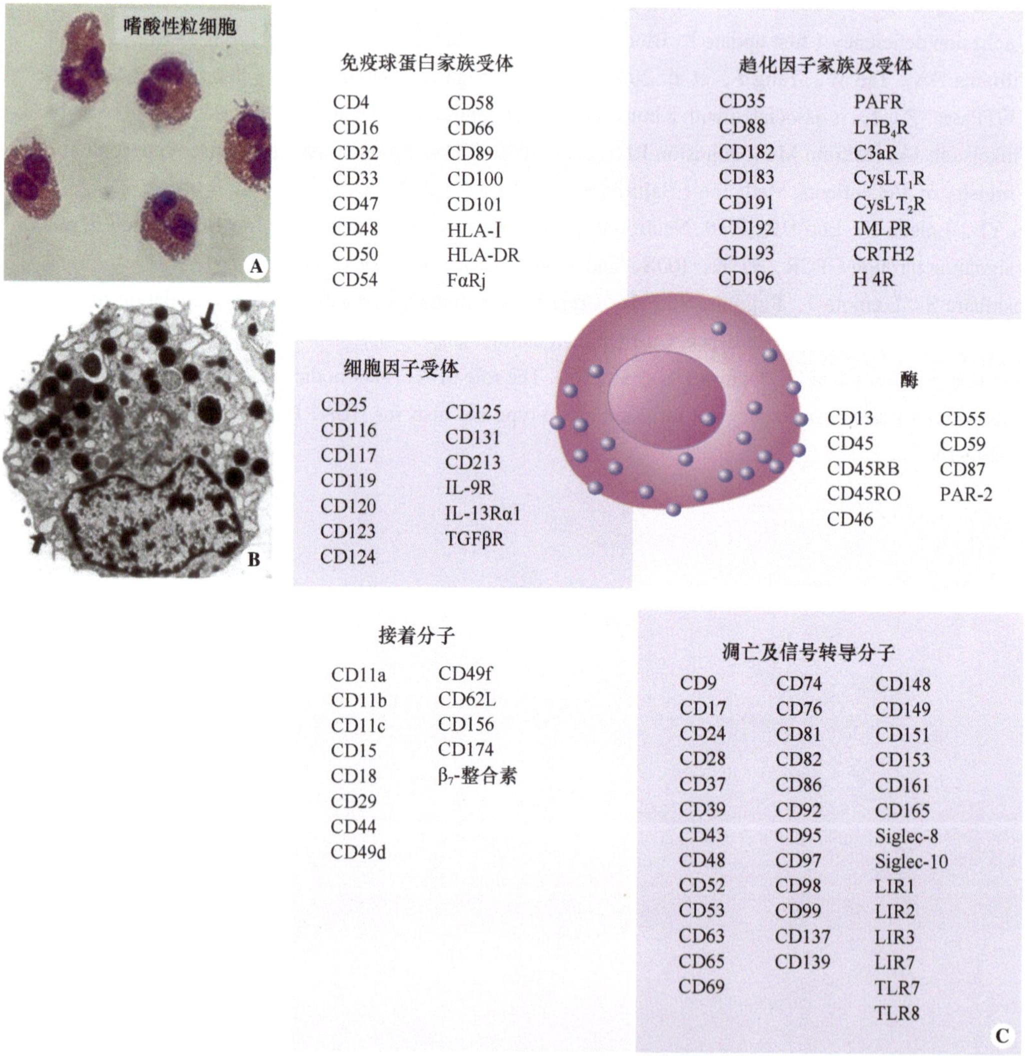

免疫球蛋白家族受体

CD4	CD58
CD16	CD66
CD32	CD89
CD33	CD100
CD47	CD101
CD48	HLA-I
CD50	HLA-DR
CD54	FαRj

趋化因子家族及受体

CD35	PAFR
CD88	LTB$_4$R
CD182	C3aR
CD183	CysLT$_1$R
CD191	CysLT$_2$R
CD192	IMLPR
CD193	CRTH2
CD196	H 4R

细胞因子受体

CD25	CD125
CD116	CD131
CD117	CD213
CD119	IL-9R
CD120	IL-13Rα1
CD123	TGFβR
CD124	

酶

CD13	CD55
CD45	CD59
CD45RB	CD87
CD45RO	PAR-2
CD46	

接着分子

CD11a	CD49f
CD11b	CD62L
CD11c	CD156
CD15	CD174
CD18	β$_7$-整合素
CD29	
CD44	
CD49d	

凋亡及信号转导分子

CD9	CD74	CD148
CD17	CD76	CD149
CD24	CD81	CD151
CD28	CD82	CD153
CD37	CD86	CD161
CD39	CD92	CD165
CD43	CD95	Siglec-8
CD48	CD97	Siglec-10
CD52	CD98	LIR1
CD53	CD99	LIR2
CD63	CD137	LIR3
CD65	CD139	LIR7
CD69		TLR7
		TLR8

图6-1 人类嗜酸性粒细胞形态和表面标志

A. 人成熟嗜酸性粒细胞 May-Grunwald-Giemsa（MGG）染色；B. 人嗜酸性粒细胞透射电镜照片；C. 人嗜酸性粒细胞表面表达的各种表面分子（资料来源：Mori Y. 2009. J Exp Med；Saito H. 1998. Proc Natl Acad Sci USA；Rothenbery ME. 2006. Annu Rev Immunol）

列细胞表面分子（见图 6-1），包括 IgG（FcγRⅡ/CD32）和 IgA（FcαRⅠ/CD89）的球蛋白受体；补体受体（CR1/CD35、CR3、CD88）；细胞因子受体（促进其发育的 IL-3R、IL-5R）；趋化因子（CCR1、CCR3）；黏附分子（$α_4β_7$ 和 Siglec-8）；白三烯受体（$CysLT_1R$、$CysLT_2R$ 和 LTB_4R）；PGD2 受体；血小板活化因子（PAF）受体；Toll 样受体（特别是 TLR7/8）；黏附抑制性受体分子 ILT5/LIR3、CD33、p75，以及唾液酸结合性免疫球蛋白样凝集素-10（Siglec-10）、p140 和 IRp60/CD300a 等。其中，Siglec-8 在外周血细胞检测中仅特异性表达在嗜酸性粒细胞表面，不表达在嗜碱性粒细胞、淋巴细胞、单核细胞、中性粒细胞等细胞表面。Siglec-8 是嗜酸性粒细胞终末分化抗原，可以衡量嗜酸性粒细胞的成熟度。因此，Siglec-8 是第一个确定的嗜酸性粒细胞特定的膜抗原，可作为筛选和鉴定嗜酸性粒细胞的特异性抗原。

嗜酸性粒细胞和嗜碱性粒细胞、嗜碱性粒细胞和肥大细胞均具有相似的细胞表型和功能。这三种细胞的早期发育至今都存在着争议（图 6-2）。有研究表明，嗜碱性粒细胞早期与嗜酸性粒细胞一起发育，也有研究认为嗜碱性粒细胞与肥大细胞的早期发育是一条途径，还有研究发现嗜酸性粒细胞和肥大细胞来自同样的祖细胞。成体的嗜酸性粒细胞和嗜碱性粒细胞的发育都起源于骨髓造血干细胞，在骨髓内分化成熟后进入外周血。涉及骨髓祖细胞分化、增殖，细胞在循环中的流动、黏附、迁移，在组织中的生存与破坏等。Owen 等用脐带血造血祖细胞通过添加适量的 rhIL-3 和 rhIL-5 成功培养出嗜酸性粒细胞。培养约 14 天获得大量混合粒细胞，既含有嗜酸性粒颗粒又含有嗜碱性粒颗粒，且具有自分泌能力。这进一步证明了 HSC 向嗜酸性粒细胞的早期发育过程有一个特殊阶段，即 HSC 首先分化为一种前体细胞，胞质中含有混合性颗粒，这一时期细胞同时表达嗜酸性粒细胞和嗜碱性粒细胞抗原特性，随后嗜碱性粒细胞特性逐渐消失，嗜酸性粒细胞抗原表达逐渐增强，随后逐渐发育为嗜酸性定向祖细胞，最终发育成为成熟的嗜酸性粒细胞。

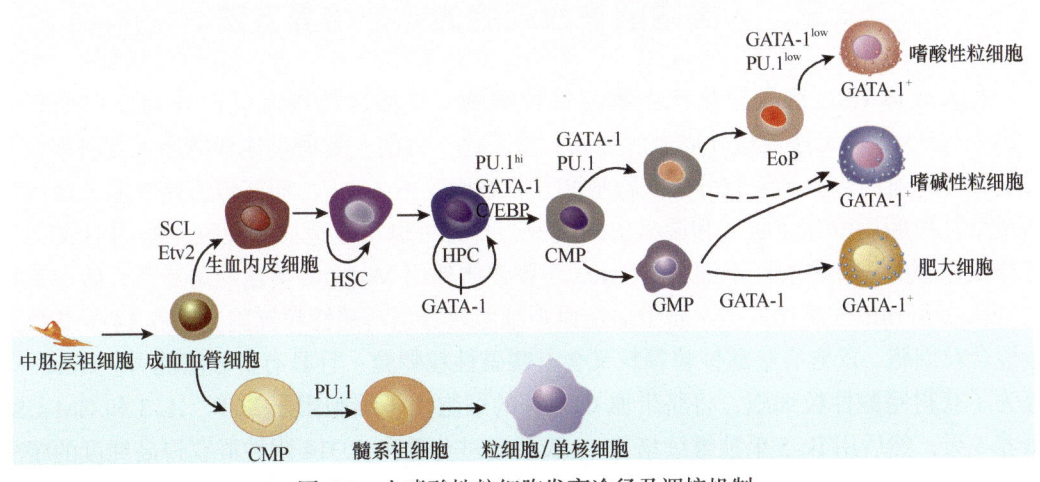

图 6-2 人嗜酸性粒细胞发育途径及调控机制

二、嗜酸性粒细胞的主要调控途径

嗜酸性粒细胞分化发育成熟受到转录因子和细胞因子的高度调节。嗜酸性粒细胞在骨髓中的发育受转录因子 GATA-1、GATA-2、C/EBP、PU.1 的控制（见图 6-2）。尽管这四个转录因子在很多血液细胞系中均可表达，但其活化嗜酸性粒细胞的作用机制是独一无二的。PU.1 促进骨髓分化的影响是剂量相关性的。而 GATA-1 和 PU.1 在大多数细胞系中的作用是彼此拮抗的，但在调节嗜酸性粒细胞分化时发挥协同作用。GATA-1 对嗜酸性粒细胞系定向分化起到关键的调控作用。虽然 GATA-1 在红细胞、巨核细胞、肥大细胞和嗜酸性粒细胞中均有表达，但其特异性活化嗜酸性粒细胞是通过一个高亲和力双 GATA 结合位点介导的。进一步研究发现，在人髓系祖细胞中过表达 GATA-1 会促进嗜酸性粒细胞的分化和成熟，其中 GATA-1 转录因子的羧基端锌指结构域发挥关键调控作用，GATA-2 还能弥补部分敲除了 *GATA-1* 基因以后嗜酸性粒细胞的发育和成熟效应。研究这些关键转录因子的作用有助于为变态反应性炎症的治疗提供新的分子靶点。

细胞因子如 IL-3、IL-5 与 GM-CSF 可促进嗜酸性粒细胞的增殖、分化及成熟，这些因子可能是通过特定的转录因子 GATA-1、PU.1 和 C/EBP 提供增殖和分化信号，其中 IL-5 也称为嗜酸性粒细胞趋化因子，是最特异性的嗜酸性粒细胞选择性趋化物，主要功能是调控嗜酸性粒细胞系的选择性分化和刺激其从骨髓释放到外周循环。由血液向周围组织的运动依赖于细胞间的相互作用及黏附分子和趋化因子与内皮细胞的作用，其中包括嗜酸性粒细胞活化趋化因子-1（eotaxin-1）。嗜酸性粒细胞活化趋化因子的化学诱导影响可被 IL-5 加强。在人类，三种细胞因子中任何一种或以上产生过多均可引起嗜酸性粒细胞增多。人类嗜酸性粒细胞相关疾病往往伴随 IL-5 和 IL-3 过度表达。这一研究有助于我们更进一步了解嗜酸性粒细胞发生、发育、分化及成熟的过程，对研究嗜酸性粒细胞相关性疾病及药物研发并建立特异性疾病模型具有重要的价值。

三、人类嗜酸性粒细胞的体外培养方法

1. 人成体 HSC 诱导分化产生嗜酸性粒细胞　嗜酸性粒细胞仅占外周血白细胞的 0.4%~0.8%，尚无法通过外周血液分离大量获得。目前主要通过体外诱导人类脐带血、骨髓和外周血的造血干细胞分化获得嗜酸性粒细胞（图 6-3）。而脐带血是在胎儿娩出、脐带结扎离断后留存在脐带和胎盘中的血液，含有可以重建造血和免疫系统的 HSC，是特征最显著的一种多能性干细胞。Owen 等曾在体外用 Matrigel 覆盖的培养皿，添加适量的 rhIL-3 和 rhIL-5 成功从正常脐带血造血祖细胞培养出嗜酸性粒细胞。培养 14 天获得大量混合粒细胞，既含有嗜酸性粒颗粒又含有嗜碱性粒颗粒，且具有自分泌能力。Hirasawa 等为了获得嗜酸性粒细胞，将脐带血 CD34$^+$ 的细胞用干细胞因子 SCF、IL-3 和 GM-CSF 培养 5 天，然后用 IL-5 单独继续培养 10 天后通过分选出 CD14 阴性群获得高纯度的嗜酸性粒细胞。通过向培养体系中添加细胞因子 IL-3、GM-CSF 和 IL-5，可将人外周血来源的 CD34$^+$ 细胞向嗜酸性粒细胞诱导分化。进一步研究发现，IL-5 与其他细胞因子（IL-3、

GM-CSF、IL-6 和 IL-1）相互作用进一步调节骨髓来源的嗜酸性粒细胞的分化和成熟。国内外大部分人嗜酸性粒细胞的诱导分化研究都建立在脐带血和骨髓 CD34⁺ 细胞来源上。由于最终成熟嗜酸性粒细胞的产出纯度不高，而且由于缺乏特异性表型分子的鉴定和完整有效的论证嗜酸性粒细胞的数据，目前这个领域的研究始终停留在方法学阶段，无法确定嗜酸性粒细胞的正确发育途径。

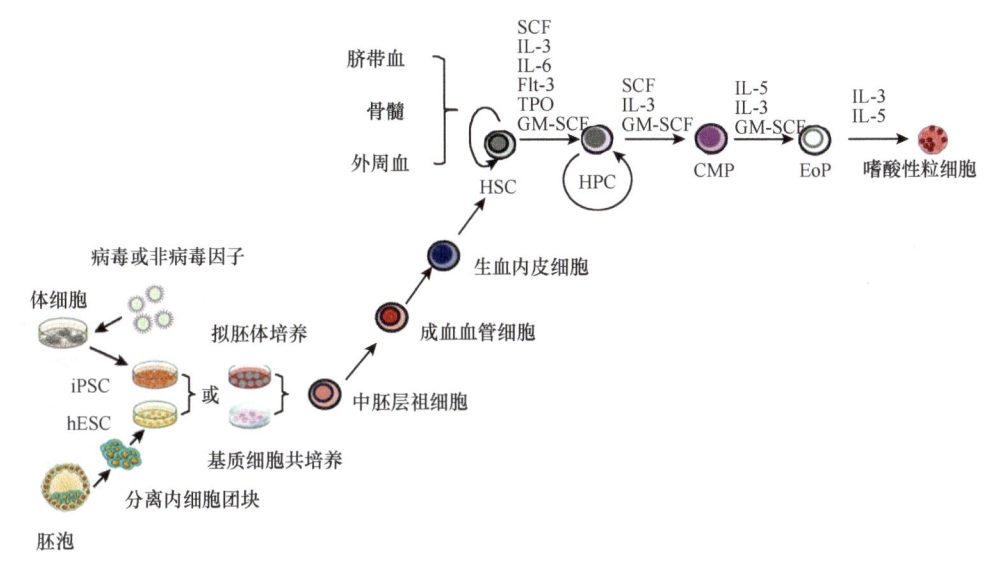

图 6-3　人类嗜酸性粒细胞培养方法

2. 利用人多能干细胞（human pluripotent stem cell，hPSC）向嗜酸性粒细胞诱导分化　人类胚胎干细胞（human embryonic stem cell，hESC）来源于囊胚内细胞团和早期胚胎的原始生殖细胞。1998 年，Tomason 等利用临床上自愿捐献的体外受精 - 胚胎移植（in-vitro fertilization and embryo transfer，IVF-ET）胚胎建立了首个人类胚胎干细胞系。然而由于 hESC 取自活的人类胚胎，其应用受到了诸多伦理方面的限制。以 Yamanaka 为首的科学家通过导入特定因子重编程的方法建立了人类诱导多能干细胞（human induced pluripotent stem cell，hiPSC）。因 hiPSC 不受伦理约束，能更便捷地运用于研究，从而作为再生医学的重要细胞资源得以广泛运用。

目前将 hESC 在体外诱导分化为造血细胞的常用方法主要有两种：一种是拟胚体（embryoid body，EB）分化诱导法，另一种是 ESC 与造血基质细胞共培养法。Slukvin 等通过人多能干细胞来源的 Lin-CD34⁺CD43⁺CD45⁺ 造血祖细胞与 OP-9 基质细胞共培养可分化为嗜酸性粒细胞，经 May-Giemsa 染色镜下可见细胞质中含有密集均一的橘红色颗粒。在体外条件下成功从 hESC 诱导分化出高纯度的功能成熟嗜酸性粒细胞，为研究人类嗜酸性粒细胞早期发生、发育、分化、成熟提供了有益的基础。

四、嗜酸性粒细胞的功能

细胞因子 IL-3、IL-5 和 GM-CSF 可促进嗜酸性粒细胞增殖、分化与成熟，并使其在组织中的生存期远远超过其他多核细胞，这些细胞因子由染色体 5q31 基因调控，可能是通过特定的转录因子提供增殖和分化信号。有研究发现，在 IL-5 产生过多的转基因小鼠中嗜酸性粒细胞明显增多，而去除 *IL-5* 基因可引起变应原激发后血液和肺部嗜酸性粒细胞显著减少。IL-5 在调节人类嗜酸性粒细胞中的重要作用已经通过临床试验证实。

嗜酸性粒细胞由血液向周围组织的运动依赖于细胞间的相互作用，以及黏附分子和趋化因子与内皮细胞的作用，在免疫球蛋白受体（尤其是分泌型 IgA 和 IgG）和细胞因子等刺激因子作用下，嗜酸性粒细胞能够穿过血管壁聚集到炎症部位，成为活化细胞并释放炎症介质。

嗜酸性粒细胞产生独特的有毒炎症介质，这些介质储存在颗粒中，在细胞活化后释放出来。颗粒包含一个晶体核心与基质，主要由四种蛋白组成，包括组成晶体核的主要碱性蛋白（major basic protein，MBP）、组成基质的嗜酸性粒细胞阳离子蛋白（eosinophil cationic protein，ECP），以及嗜酸性粒细胞神经毒素（eosinophil-derived neurotoxin，EDN）和嗜酸性粒细胞过氧化物酶（eosinophil peroxidase，EPO）。EPO 是嗜酸性粒细胞特异性的颗粒中比例最高的一种，在成熟的嗜碱性粒细胞中没有该颗粒。MBP、EPO、ECP 对各种组织都有毒性作用，包括心脏、大脑及支气管上皮；ECP 和 EDN 是 RNA 酶，具有抗病毒活性；MBP 可直接通过引起迷走神经功能障碍的 M_2 毒蕈碱受体增加平滑肌反应性，也触发肥大细胞和嗜碱性粒细胞脱颗粒；ECP 可导致靶细胞膜电压不敏感、离子非选择性毒性孔道开放，有利于有毒分子的进入。另外，嗜酸性粒细胞本身可产生趋化因子扩大炎症反应；产生过氧化氢和卤化酸损害细胞呼吸爆发 - 氧化酶通路；产生半胱氨酸、白三烯等过敏性慢反应物质；产生广泛的炎症细胞因子等。因此，虽然嗜酸性粒细胞仅占正常人外周血白细胞的 0.4%～8%，但却是极重要的炎症介质细胞，能介导许多炎症反应过程的发生发展、生物应答、过敏性疾病、寄生虫感染、细菌和病毒感染、组织损伤、肿瘤免疫、肠胃功能紊乱、黏膜疾病、白血病及固有免疫和适应性免疫的调节。

随着近年来研究的深入进展，嗜酸性粒细胞作为重要的免疫调控和效应细胞已被更多地关注，许多复杂的调控机制亦逐渐被阐明（图 6-4）。

五、嗜酸性粒细胞相关性疾病

嗜酸性粒细胞相关性疾病（eosinophil-related disorder）通常是由于周围血液或组织中嗜酸性粒细胞增多而被发现的，主要包括以嗜酸性粒细胞增多为主的固有疾病，以及涉及嗜酸性粒细胞的疾病，而嗜酸性粒细胞减少的临床意义则很小。研究发现患者中嗜酸性粒细胞增多的发生率约为 12%，嗜酸性粒细胞增多症（hypereosinophilic syndrome，HES）可见于多种疾病如感染性疾病、过敏或特异性疾病、呼吸系统疾病、消化道疾病、皮肤疾病、血液肿瘤与反应性嗜酸性粒细胞增多症、免疫性与风湿性疾病等。还有一些疾病，也伴有明显的嗜酸性粒细胞增多，但发病机制不明，如嗜酸性粒细胞筋膜炎、脂膜炎与肌炎等。

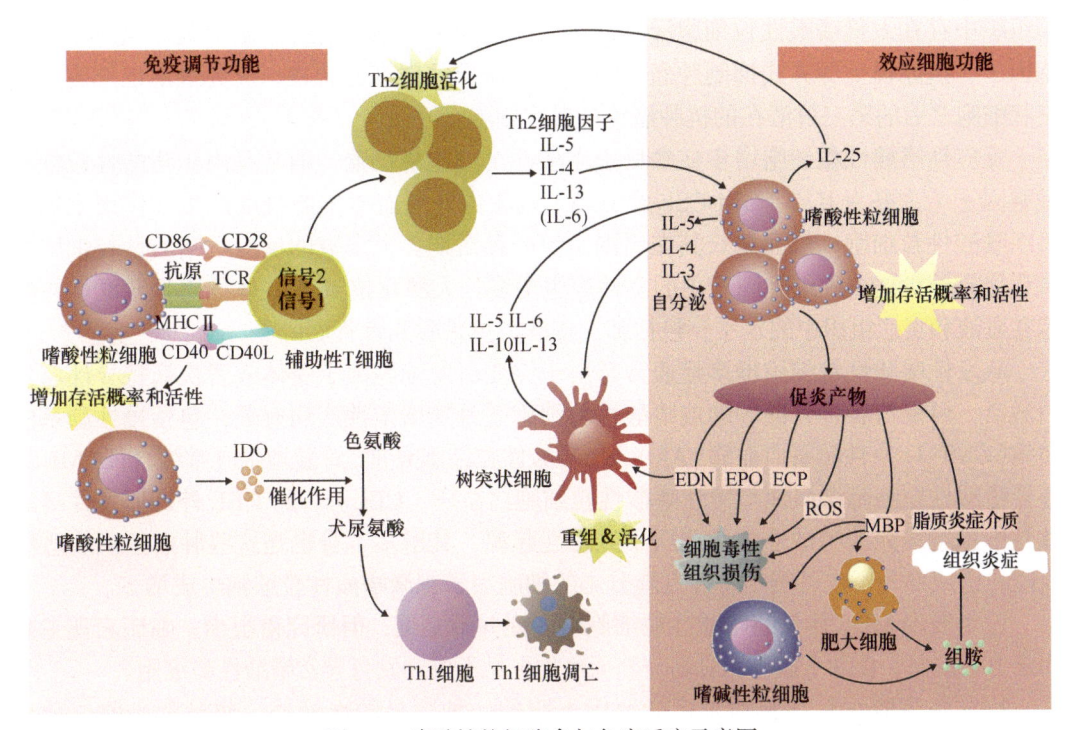

图 6-4 嗜酸性粒细胞参与免疫反应示意图

[资料来源：Long H, et al. 2016. Transfusion Medicine and Hemotherapy, 43（2）：96-108]

1. 感染性疾病、过敏或特异性疾病、呼吸系统疾病　引起嗜酸性粒细胞增高的感染性疾病以寄生虫中的蠕虫感染最为多见。嗜酸性粒细胞通过黏附寄生虫，并将嗜酸性粒细胞的氧化代谢产物、蛋白酶、阳离子蛋白等输送到寄生虫表面，产生缓慢的细胞毒作用，从而杀伤和破坏寄生虫。尽管这种杀伤作用对于宿主本身也会造成损害，但嗜酸性粒细胞在寄生虫感染性疾病方面对人体还是有益的。

伴随嗜酸性粒细胞增多的呼吸系统疾病，从鼻部疾病、气管与支气管到肺及胸膜疾病等，其中支气管哮喘与嗜酸性粒细胞和 IgE 密切相关。支气管哮喘的气道炎症主要是由 IgE 介导的变应性炎症，变应原进入致敏机体后所诱发的炎症反应以嗜酸性粒细胞浸润为主。成熟嗜酸性粒细胞释放大量毒性蛋白和细胞因子，包括 MBP、ECP、EPO、EDN、白三烯 B、血小板活化因子等，能够激活自身及其他粒细胞、单核细胞、淋巴细胞等，释放更多的细胞因子，引起更加严重的哮喘症状。

嗜酸性粒细胞性消化道炎（eosinophilic gastrointestinal disease，EGID）以消化道嗜酸性粒细胞异常浸润为特征，可累及消化道全长或某一部分，包括嗜酸性粒细胞性食管炎、胃炎、胃肠炎、小肠炎、结肠炎及直肠炎。EGID 病因及发病机制迄今并不清楚，可能和食物及吸入过敏原诱发的过敏反应相关。患者外周血嗜酸性粒细胞增多伴有消化道症状是 EGID 诊断的重要线索。

2. 血液肿瘤与反应性嗜酸性粒细胞增多症　引起嗜酸性粒细胞增多的原因除了过敏和寄生虫病外，还有血液病与肿瘤，其主要被分为继发性（反应性）、原发性（克隆性）和特发性嗜酸性粒细胞增多症 3 种。

嗜酸性粒细胞与肿瘤的关系非常复杂，目前对此有了比较深入的研究，结果表明肿瘤组织中存在大量嗜酸性粒细胞浸润,活化的嗜酸性粒细胞通过分泌细胞毒性蛋白和细胞因子、抗原提呈等方式抑制肿瘤细胞生长或诱导肿瘤细胞凋亡,成为继淋巴细胞、树突状细胞之后的第三群潜在的抗肿瘤免疫效应细胞。

反应性嗜酸性粒细胞增多症常见于克隆性T细胞淋巴瘤。通常是由于嗜酸性粒细胞细胞因子(主要为IL-3、GM-CSF及IL-5)刺激由外周血T细胞过度产生并作用于效应组织嗜酸性粒细胞,从而延长其在周围组织的存活期。大多数的反应性嗜酸性粒细胞增多症伴有至少这3种细胞因子中的1种产生增多。人源化抗IL-5抗体能降低嗜酸性粒细胞在血液和炎症组织中的水平,包括肺、皮肤、鼻黏膜和食管。

原发性嗜酸性粒细胞增多症通常是由于突变引发细胞因子受体或者疾病特异性癌蛋白激活,可能与各种骨髓肿瘤或嗜酸性粒细胞系骨髓增殖性疾病有关,包括慢性髓系白血病(CML)、急性髓系白血病(AML)伴嗜酸性粒细胞异常、骨髓增生异常综合征(MDS)等伴嗜酸性粒细胞增多症与慢性嗜酸性粒细胞白血病(CEL)。除CEL外,原发性嗜酸性粒细胞增多症的嗜酸性粒细胞属于克隆性起源,其增多本身也是这些肿瘤性疾病恶性克隆的组成部分,也可能是恶性克隆分泌的细胞因子刺激嗜酸性粒细胞生成增多。

近年发现MDS伴骨髓嗜酸性粒细胞增多症并不罕见,但研究得很少。临床表现主要为乏力、贫血、食欲不振等,骨髓与外周血均可见不成熟发育异常嗜酸性粒细胞。

特发性嗜酸性粒细胞增多症指原因不明的一种罕见的血液病,通过荧光原位杂交(fluorescence in situ hybridization,FISH)或巢式反转录聚合酶链反应(nested reverse transcriptase-polymerase chain reaction,RT-PCR)等现有的检测手段未发现或不符合原发性嗜酸性粒细胞增多症的检查结果,但最终有可能发展为急性白血病或高侵袭性的克隆性骨髓增殖异常疾病,表现为骨髓、血液产生过多的嗜酸性粒细胞,组织嗜酸性粒细胞浸润与器官损害,是缺乏有效治疗措施的致命性疾病。

3. 其他嗜酸性粒细胞增多症 与嗜酸性粒细胞相关的过敏主要与药物及化学物质有关,以超敏反应或药物变态反应为主。与嗜酸性粒细胞相关的免疫性与风湿性疾病主要包括变应性肉芽肿病伴血管炎、类风湿关节炎、免疫缺陷综合征、高IgE综合征等,这些疾病都伴有外周血嗜酸性粒细胞增多或一些脏器的嗜酸性粒细胞浸润。

诸多嗜酸性粒细胞增多的临床征象的意义还有待大量实验及临床研究进一步证实。随着分子生物学检测技术的发展,一些基因异常被发现,进一步揭示了其发病机制,以伊马替尼和美泊利单抗(mepolizumab)为代表的靶向治疗药物在临床成功应用,使嗜酸性粒细胞增多症的诊断及治疗都有了新的进展。

(马 峰 周 涯 潘 旭 孙文翠 毛 斌 赖默温 边国慧 陈谊金 张勇刚)

第二节 嗜碱性粒细胞

一、嗜碱性粒细胞的发育、调控和相关疾病

1879年,Ehrlich等发现另一种细胞胞质含形状不规则、大小不等的颗粒,可被碱性染料甲苯胺蓝染色,颗粒由蓝变紫,因此将该类细胞命名为嗜碱性粒细胞。成熟的嗜碱性

粒细胞表面表达补体受体和 IgE 的 Fc 受体 I（FcεR I），FcεR I 受体主要表达于肥大细胞及嗜碱性粒细胞表面，抗原通过与结合于 FcεR I 上的 IgE 发生交联，激活信号转导系统，导致效应细胞脱颗粒，释放炎症介质。嗜碱性粒细胞与肥大细胞均以 FcεR I 受体与 IgE 结合而成为致敏状态，当过敏原再次进入结合 IgE，并以抗原-抗体桥联的方式导致致敏细胞脱颗粒，释放包括胞内颗粒预存及新生成的生物活性介质，包括组胺、肝素和过敏性慢反应物质等，并由此产生相应的病理损伤。如果过敏原从血液进入机体，则嗜碱性粒细胞在 IgE 的介导下引发人类 I 型全身性过敏反应。因此，尽管嗜碱性粒细胞是人外周血中数量最少的一类细胞，一般不超过人外周血白细胞的 1%，并且比重很低，但在介导过敏反应、寄生虫感染、哮喘疾病与发挥免疫调节作用中具有重要的功能，并且在增强免疫应答记忆等方面发挥作用。

嗜碱性粒细胞发育由相应的转录因子 C/EBPα 和 GATA-2 起主导作用。早期的粒细胞-单核细胞不表达 GATA-2，嗜酸性粒细胞前体细胞的 GATA-2 与 C/EBPα 均上调表达；嗜碱性粒细胞-肥大细胞前体细胞中 GATA-2 上调表达而 C/EBPα 下调表达。继而发育成肥大细胞前体细胞只表达 GATA-2，嗜碱性粒细胞前体细胞与嗜酸性粒细胞前体细胞一样，GATA-2 与 C/EBPα 均上调表达。除转录因子外，细胞因子也是调控嗜碱性粒细胞的重要媒介。IL-3 是扩增成熟嗜碱性粒细胞的主要因子，在蠕虫、巴西日圆线虫和线虫疾病中扩增外周血嗜碱性粒细胞，还可以提高嗜碱性粒细胞介导 IgE 活化产生的 IL-4 和 IL-13 等。体外培养时，TGF-β、IFN-γ 和相对碱性的环境均可以提高 IL-3 诱导的嗜碱性粒细胞的能力。

虽然 20 余年前 Owen 等的研究已发现人嗜酸性/嗜碱性粒细胞可能有一个早期的共同发育途径，遗憾的是，由于缺乏特定的嗜酸性粒细胞表面分子表达谱系和相关的发育分化的分子调控认知，至今也没有体外培养功能成熟嗜碱性粒细胞的特定方法，人嗜碱性粒细胞的体外诱导分化研究一直没有进展。

嗜碱性粒细胞活化和效应过程与嗜酸性粒细胞类似。信号介导的细胞因子、抗体、蛋白酶、Toll 样受体配体及其他因素可将其活化，活化后的嗜碱性粒细胞产生各种效应分子，如组胺、白三烯 C_4 和抗菌肽等，细胞因子如 IL-4、IL-5、IL-13 和胸腺基质淋巴细胞生成素（TSLP），以及趋化因子 CCR3 等而发挥效应。IL-3 和神经生长因子（NGF）可以通过增强 IgE 介导的组胺释放来区别嗜酸性粒细胞与嗜碱性粒细胞。有研究发现，早期发育的嗜酸性粒细胞胞内也含有组胺，并且在一定的活化物质作用下也能释放组胺，但是成熟的嗜酸性粒细胞就没有这样的现象。

迄今为止，虽然尚未用嗜碱性粒细胞治疗人类特定的疾病，但已确知该细胞与人类诸多疾病有着密切的关联。例如，在支气管哮喘及其加重反应、与致死性哮喘有关的疾病中，以及 $CD4^+T$ 细胞介导的迟发型变态反应如接触性皮炎等均有嗜碱性粒细胞的异常。外周血中嗜碱性粒细胞增高的患者与哮喘或哮喘相关疾病有关，同时这类患者的肺功能降低。虽然嗜碱性粒细胞大部分与过敏性疾病相关，但是近期有报道嗜碱性粒细胞在系统性红斑狼疮（SLE）患者中也发挥作用。与正常人相比，SLE 患者体内有着自身反应的 IgE 的产生，并且外周血的嗜碱性粒细胞表达 CD62L 和 HLA-DR，同时，在患者的脾脏和淋巴结内也可以找到嗜碱性粒细胞。

二、嗜酸性/嗜碱性粒细胞在固有免疫中的调节作用

固有免疫系统作为机体防御机制的一道重要防线，在抵抗病原微生物、启动和调节适

应性免疫等方面发挥着关键作用，该过程受模式识别受体（pattern recognition receptor，PRR）等固有免疫分子的调控。嗜酸性/嗜碱性粒细胞作为固有免疫细胞通过表达PRR直接识别结合的配体分子如病原相关分子模式（pathogen-associated molecular pattern，PAMP）、坏死细胞和损伤组织释放物损伤相关的分子模式（damage-associated molecular pattern，DAMP）等，从而活化下游信号级联反应诱导机体产生针对病原微生物成分的固有免疫应答。Toll样受体（TLR）作为最主要的一类PRR，也是在识别入侵病原体方面研究最多的一类固有免疫受体分子。目前在人体内至少已发现TLR家族中的10个成员，分别被命名为TLR1～TLR10。TLR广泛表达于各类组织细胞中，如单核/巨噬细胞、中性粒细胞、嗜酸性/嗜碱性粒细胞、淋巴细胞及内皮细胞和上皮细胞等。TLR识别的配体具有多样性，除识别真菌、寄生虫和病毒外，还可识别机体在应激或病理状态下产生的热休克蛋白、胞外基质、核酸及凋亡细胞的胞膜成分等。TLR激活后可经一系列信号转导通路诱导编码炎症细胞因子、黏附分子等多种基因表达，引起粒细胞、巨噬细胞趋化聚集，淋巴细胞浸润等炎症反应，发挥早期免疫应答效应。

实验室研究数据证明，人外周血嗜酸性粒细胞在mRNA水平只表达TLR1、TLR4、TLR6、TLR7、TLR9、TLR10，而在蛋白水平TLR1～TLR9均有表达，但TLR3、TLR8表达很少，关于TLR2和TLR4的表达还存在争议，可能与供体的健康状况和遗传特征有关。TLR配体如TLR2配体的肽聚糖（peptidoglycan，BCG）、TLR5配体的鞭毛蛋白（flagellin），以及TLR7/TLR8配体的咪喹啉家族（imiquimod，R-837，R-848）等都能够促使嗜酸性粒细胞释放炎症因子和Ⅰ型干扰素参与免疫调节；而且TLR信号通路的活化还参与了体外HSC诱导分化为嗜酸性粒细胞的过程。嗜碱性粒细胞在基因和蛋白水平均可检测到TLR2、TLR4、TLR9和TLR10等多种TLR分子表达，其中TLR2和TLR4表达尤为显著，而这两种受体与辨别细菌成分最相关。研究表明，肽聚糖及合成脂肽在增强IgE介导反应的同时可诱导嗜碱性粒细胞合成IL-4和IL-13。此外，在嗜碱性粒细胞上也发现有TLR1和TLR6，而这两者参与调节TLR2的活性。嗜碱性粒细胞不论是在mRNA还是蛋白质水平都相对高表达TLR4，但是一般缺乏CD14（CD14是配体初始结合该种TLR时所需的重要衔接蛋白）。嗜碱性粒细胞中TLR mRNA总体表达水平不如中性粒细胞及单核细胞显著，但是其TLR2和TLR4 mRNA的表达水平明显高于嗜酸性粒细胞。

近年来对嗜碱性粒细胞的研究有许多新的发现。深入研究其在过敏性疾病中的作用机制及与其他免疫细胞间的相互关系，可为寻找过敏性疾病治疗药物的新靶标提供依据，为包括过敏性疾病在内的多种疾病的诊断与治疗提供更广阔的思路。

（马　峰　周　涯　潘　旭　孙文翠　毛　斌　赖默温　边国慧　陈谊金　张勇刚）

第三节　肥大细胞

一、概　述

肥大细胞（mast cell）是公认的免疫球蛋白E（IgE）依赖型瞬时过敏反应细胞，可受

IgE 刺激产生应答，在固有免疫和组织重建中具有非常重要的作用。肥大细胞存在于组织内，分布在呼吸道、消化道黏膜，以及皮肤、浆膜、血管、淋巴管和末梢神经周围的结缔组织中。此外，胸腺、淋巴结和关节骨膜也含有肥大细胞。

1879 年，Ehrlich 等最早发现肥大细胞，因其多分布于结缔组织中，认为其主要来源于结缔组织，并由未分化的间质细胞分化而来。然而，随着研究的深入，Kitamura 等发现肥大细胞是由骨髓中多功能造血干细胞发育而来。

目前，根据肥大细胞发育成熟的场所不同，将肥大细胞分为两种：黏膜肥大细胞（mucosal mast cell，MMC）和结缔组织肥大细胞（connective tissue mast cell，CTMC）。两种不同类型的肥大细胞分布在不同位置，具有不同的细胞大小、染色特性（图 6-5）、超微结构、介质组成和 T 细胞依赖性。在机体中，两种肥大细胞的主要区别在于其蛋白酶的组成基础。结缔组织肥大细胞含有颗粒类胰蛋白酶和糜蛋白酶（图 6-6A、B），主要分布于皮肤真皮、黏膜下层及其他器官的结缔组织。黏膜肥大细胞只含有类胰蛋白酶，不含有糜蛋白酶，主要分布于肺泡壁和胃肠黏膜中，必须依赖 T 细胞才能增殖。存在于血液中的肥大细胞，与嗜碱性粒细胞相似，都含有强嗜碱性颗粒。此外，肥大细胞中也含有肝素、组胺、5-羟色胺，这些物质的释放，可在组织中引起速发型过敏反应。迄今为止，各国科学家对于黏膜肥大细胞和结缔组织肥大细胞各自的发生机制及条件还不明确，需要进一步的深入研究。

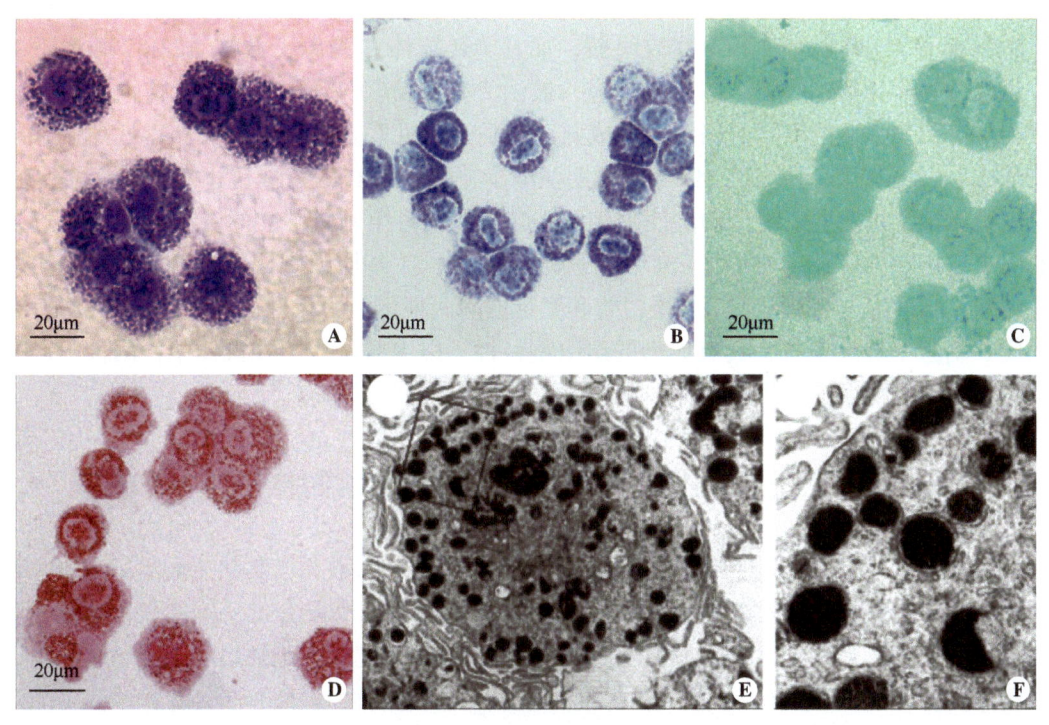

图 6-5　肥大细胞的形态

A. MGG 染色；B. 甲苯胺蓝染色；C. 阿辛蓝染色；D. 番红 O 染色；E、F. 肥大细胞电镜图片：可观察到典型的粗糙、暗颗粒；伪足；高度发达的线粒体和高尔基体（资料来源：Ma F，et al. 2008. Stem Cells）

二、肥大细胞的发育

小鼠中肥大细胞来源于骨髓，肥大细胞的前体细胞离开骨髓时仍不成熟，直到进入血液循环到达周围组织后（如肺、肠和皮肤等）才能完全分化成熟，并定居于组织中发挥作用。在小鼠胎肝发育阶段，肥大细胞前体细胞高度集中于卵黄囊和胎肝血，这表明存在着一个较强的早期胚性肥大细胞发育阶段。2005年，Galli等课题组发现在小鼠胚胎发育过程中，存在一群表型为Lin$^-$c-KIT$^+$Sca-1$^-$Ly6c$^-$FcεRIa$^-$CD27$^-$β7$^+$T1/ST2$^+$的细胞，此群细胞在体外培养时只产生肥大细胞。与之前研究的肥大细胞起源于髓系祖细胞或粒系/巨噬祖细胞不同，这群直接来源于多潜能祖细胞的肥大细胞可移植到肥大细胞缺失小鼠中重建肥大细胞的功能。前期研究认为CD34$^+$c-KIT$^+$CD13$^-$的前体细胞群在特定几个生长因子诱导下能分化成为肥大细胞，而肥大细胞祖细胞MCP也被认为存在于外周血白细胞和单个核细胞中。由于缺少合适的体内检测系统及受法律和伦理的限制，对于人类肥大细胞的早期发育机制仍然不清楚，我们无法直接观察人类胚胎阶段的肥大细胞发育过程。

人体中肥大细胞的发育需要干细胞因子（SCF）的维持，T细胞产生的IL-3在肥大细胞分化中基本不发挥作用。有报道指出，IL-3可增强人肠黏膜肥大细胞的生长，但在此过程中SCF仍然是不可或缺的细胞因子。SCF诱导脐带血单个核细胞体外分化的人类肥大细胞表达很少的糜蛋白酶，这些细胞在物质P（substance P）及其人工化合物48/80（compound 48/80）刺激下不释放组胺，而在IgE抗体和钙离子载体A23187刺激下释放组胺，表现为MMC类型的免疫反应，被认为是MMC的分化模式。人体内观察提示MMC和CTMC是由不同的路径发育成熟，人类遗传性联合免疫缺陷或获得性免疫缺陷综合征（AIDS）患者体内的MMC数量明显减少，而CTMC的数量和分布没有受到影响，这表明MMC的发生依赖于功能性T细胞，CTMC的发生则是独立的。2008年，马峰及其同事利用猕猴胚胎干细胞（ESC），通过与AGM-S1基质细胞体外共培养诱导产生肥大细胞，此群肥大细胞可表达胰蛋白酶和糜蛋白酶两种蛋白酶，且在人工化合物48/80和物质P刺激下释放组胺，具有典型的组织型特性。以上数据说明在人体中，两种不同类型的肥大细胞发育途径具有不同的特点，需要进一步的深入研究。

三、胚胎干细胞来源的肥大细胞

小鼠中体外获得肥大细胞的途径有以下3种：骨髓直接获得、其他造血组织获得（如胎肝）及胚胎干细胞体外诱导分化。2000年，Galli等利用小鼠ESC，体外产生拟胚体后诱导分化形成肥大细胞，并通过将产生的肥大细胞移植到肥大细胞缺失的敲除小鼠体内，在活体内验证肥大细胞的功能。2013年，Yamaguchi等将两株不同的小鼠诱导型多能干细胞通过与基质细胞OP9共培养及形成拟胚体定向分化产生肥大细胞，并与骨髓来源的肥大细胞进行比较，揭示共培养产生的肥大细胞功能更加成熟。2008年，马峰及其同事将猕猴ESC和AGM-S1基质细胞体外共培养，经3周即可获得胰蛋白酶和糜蛋白酶双阳性的细胞表达，揭示灵长类（可能包括人类）组织型肥大细胞具有其独立的发育途径。

受伦理和法律的限制，从人体活胚中获得肥大细胞受到极大的制约。随着人多能干细胞（hPSC）体外维持培养和诱导分化技术的成熟，为研究人类肥大细胞的早期发育提供了有效的方法。2010 年，发表于 *Blood* 上的一篇文章指出，利用人 hESC 体外诱导产生拟胚体后再定向分化可获得成熟肥大细胞。

四、肥大细胞的功能

肥大细胞与巨噬细胞相似，具有较强的异质性。研究发现，肥大细胞在不同种属、同一种属的不同个体、同一个体的不同部位及同一部位的不同细胞中都存在着异质性，并且其发生来源、形态结构、细胞内生物活性物质及功能方面也存在着异质性现象。肥大细胞具有广泛的生物学功能。肥大细胞的嗜碱性颗粒中含几十种生物活性介质，颗粒中固有的生物活性介质有生物胺、糖蛋白、中性蛋白酶等。在生理情况下，肥大细胞可通过其释放的介质组胺、肝素，以及分泌的细胞因子 IL-3、IL-4、IL-5、IL-6 和 GM-CSF 等参与免疫调节、抗凝、组织修复等生理活动。肥大细胞受到过敏原刺激时会发生脱颗粒作用（图 6-6）。

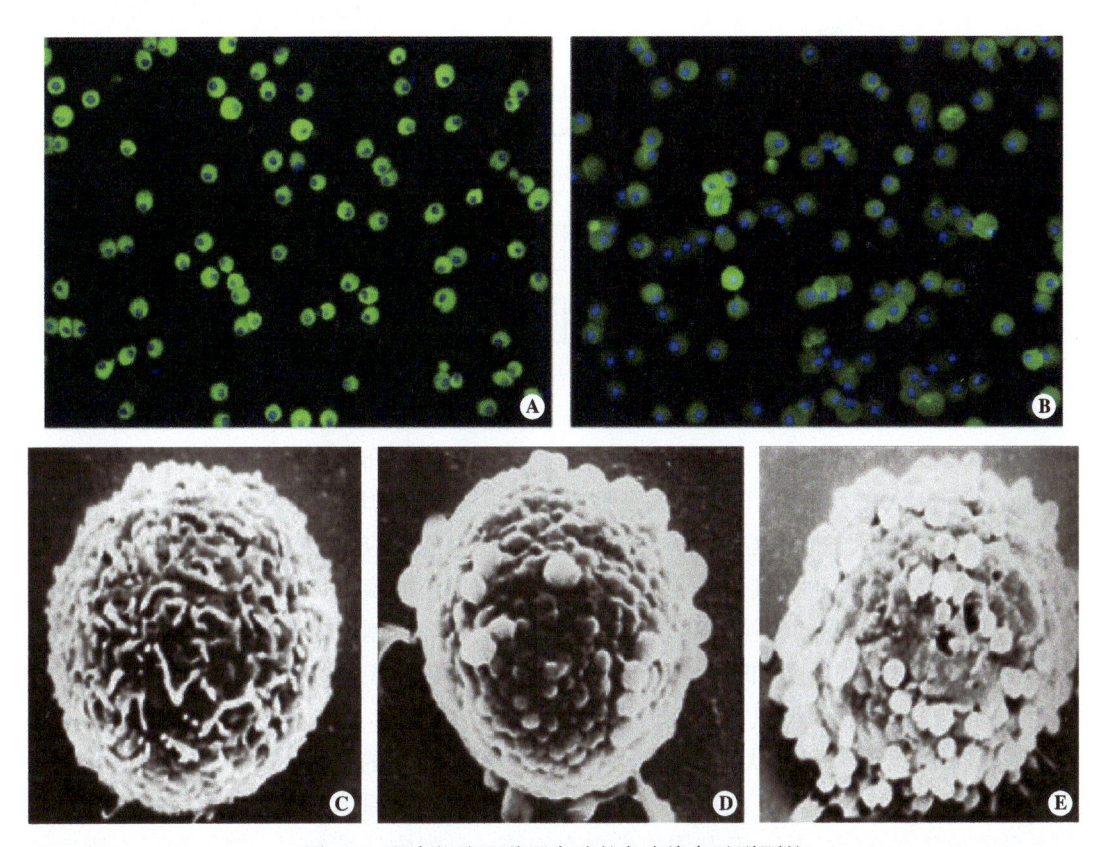

图 6-6　肥大细胞两种蛋白酶的免疫染色及脱颗粒
A.胰蛋白酶的免染结果；B.糜蛋白酶的免染结果；C.静息肥大细胞；D.激活后 5 分钟；E.激活后 60 分钟
（资料来源：Lappalainen J，et al. 2007. Clin Exp Allergy）

肥大细胞是重要的免疫细胞之一，是速发型过敏反应的主要靶细胞，在过敏、抗原性水肿及其他 IgE 依赖性免疫反应中具有重要的功能。肥大细胞与 IgE 结合后，当再次受到抗原刺激后可脱颗粒而释放生物活性因子，造成速发型变态反应，引起过敏性休克、过敏性鼻炎、哮喘及过敏性胃肠炎和荨麻疹等临床症状（图 6-7）。

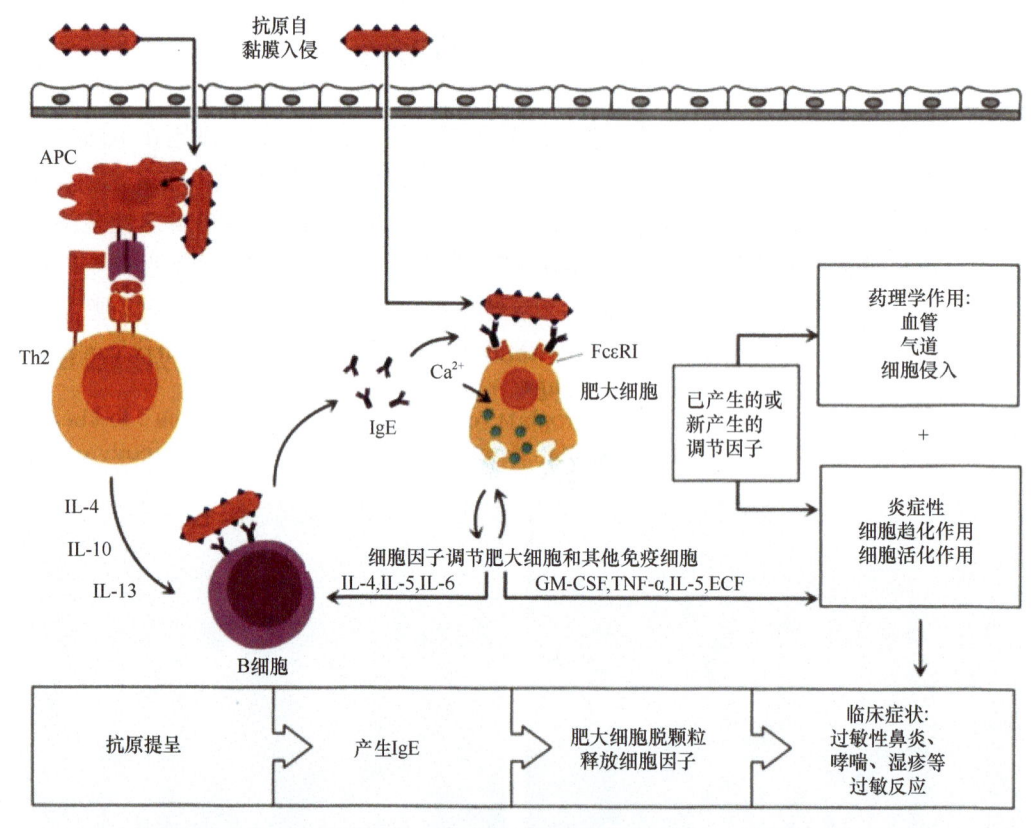

图 6-7 IgE 介导的过敏反应的机制

肥大细胞中生物活性介质的释放可引发炎症、组织损伤、血管重建、组织修复等病理变化。如在胃的慢性炎症中，肥大细胞释放的组胺浓度的增加可以激活 H_1 受体，引起炎症的蔓延和恶化，然而也有数据指出肥大细胞在炎症反应中对机体起到积极的保护作用。如有报道指出，在小鼠化脓性腹膜炎和胃食管反流的疾病模型中，肥大细胞可分泌肿瘤坏死因子，迅速将中性粒细胞募集到感染部位，从而控制炎症的蔓延。也有数据指出，肥大细胞产物类糜蛋白酶和转化生长因子，对于创伤后组织的修复和重构发挥了重要的作用。在腹膜透析后的组织重构时，肥大细胞在间皮损伤、血管生成、肠系膜纤维化过程中也具有一定的作用。肥大细胞在免疫反应中也具有重要的功能，如在固有免疫过程中，肥大细胞有先天性"哨兵"的称号，其作用主要包括对病原体的识别、吞噬、清除及释放大量的生物介质。Gekara 及其同事发现在细菌感染的疾病模型中，肥大细胞不能直接吞噬清除细菌，而是通过释放肿瘤坏死因子，募集中性粒细胞和巨噬细胞到感染的部位，从而起到控制炎症的作用。此外，肥大细胞在获得性免疫过程中也具有非常重要的作用，如肥大细胞可作为抗原提呈细胞对抗原进行加工和提呈，肥大细胞的产物类胰蛋白酶和组胺可通过激活中性粒细胞或其他免疫效应细胞参与机体的免疫反应，它产生的脂质介质可以募集T细胞到淋巴结并诱导抗原特异性CD8⁺T细胞的活化和增殖。有报道指出，肥大细胞可以加速树突状细胞和T细胞的分化与成熟，并加强它们的功能。另外，在器官移植后的免疫耐受中，肥大细胞还可以抑制调节性T细胞而产生免疫排斥反应。

五、肥大细胞与相关疾病

1. 肥大细胞增多症 是肥大细胞在皮肤或其他组织器官中不明原因异常增生的一种疾病，临床可分为皮肤型和系统型两大类，其共同特点为组织学上肥大细胞增生性浸润，可用吉姆萨和甲苯胺蓝染色显示肥大细胞内异染颗粒来确认。该症可局限于皮肤为孤立性或弥漫性损害，也可伴有肝、脾及骨髓等损害。大部分有不同程度的痒感，但多数较轻微。泛发型严重者全身症状明显，有皮肤潮红、恶心、呕吐、腹痛、心动过速、晕厥甚至休克等。这些情况仅发生于一小部分患者，即所谓"肥大细胞综合征"。单发型单个损害的肥大细胞增多症在成人一般无自觉症状，婴儿则可自行消失，无需治疗。但对潮红和疼痛症状严重的婴儿，可考虑切除。泛发型者目前无特效治疗，采取对症处理，其中以色甘酸钠较好（口服20mg，每日4次），该药有稳定肥大细胞膜的作用。抗组胺药物可止痒和减少潮红发作的次数，但不能防止起风团反应。皮质类固醇、抗细胞有丝分裂药物和放射治疗均无明显效果。

2. 类风湿关节炎 有研究表明，在类风湿关节炎患者的滑膜中组织中，活化的肥大细胞数高达10%～15%（正常值为1%～5%）。滑膜肥大细胞常聚集于血管翳和软骨交接及血管翳侵入骨皮质处。肥大细胞可通过多种途径在类风湿关节炎中发挥致病作用，导致软骨和骨的损害。

3. 骨髓增殖性疾病（MPD） 肥大细胞的异常与费城染色体阴性骨髓增殖性疾病（Ph⁻MPD）中瘙痒的发病机制具有密切的联系。例如，在MPD患者中，肥大细胞的迁移能力增强，且细胞凋亡能力提高。另外，MPD肥大细胞中的瘙痒介质，如组胺和白三烯含量明显升高，而抗瘙痒因子前列腺素D_2的释放量下降。

4. 食管疾病 Limin Zheng等发现在食管癌的组织原位中，只有少量的IL-17来源于T细胞（＜1%），而作为一种重要的促炎症细胞因子，IL-17可有效抵抗肿瘤的作用。该团队发现，在此组织部位，结缔组织肥大细胞是IL-17的主要细胞来源，并且IL-17⁺结缔组织肥大细胞多分布于食管肌层，其密度与患者的良好预后关系密切（图6-8）。

5. 肾脏疾病 目前已有大量有关肥大细胞与肾脏疾病的报道，包括高血压肾损害、新月体型肾小球肾炎、IgA肾病、过敏性紫癜肾炎、特发性系膜增生型肾小球肾炎、慢性马兜铃酸肾病、多囊肾、反流性肾病、抗中性粒细胞质抗体相关性血管炎、肾移植排斥反应及肾淀粉样变性等在内的多种肾脏疾病患者肾组织中均发现肥大细胞增加的现象。临床中也发现糖尿病肾病患者肾组织中肥大细胞浸润数量显著增加，并且该现象与糖尿病肾病的病理进程显著相关，其中以晚期糖尿病肾病患者肾组织肥大细胞增加最为显著，说明肥大细胞在糖尿病肾病的发生发展过程中具有重要的作用。

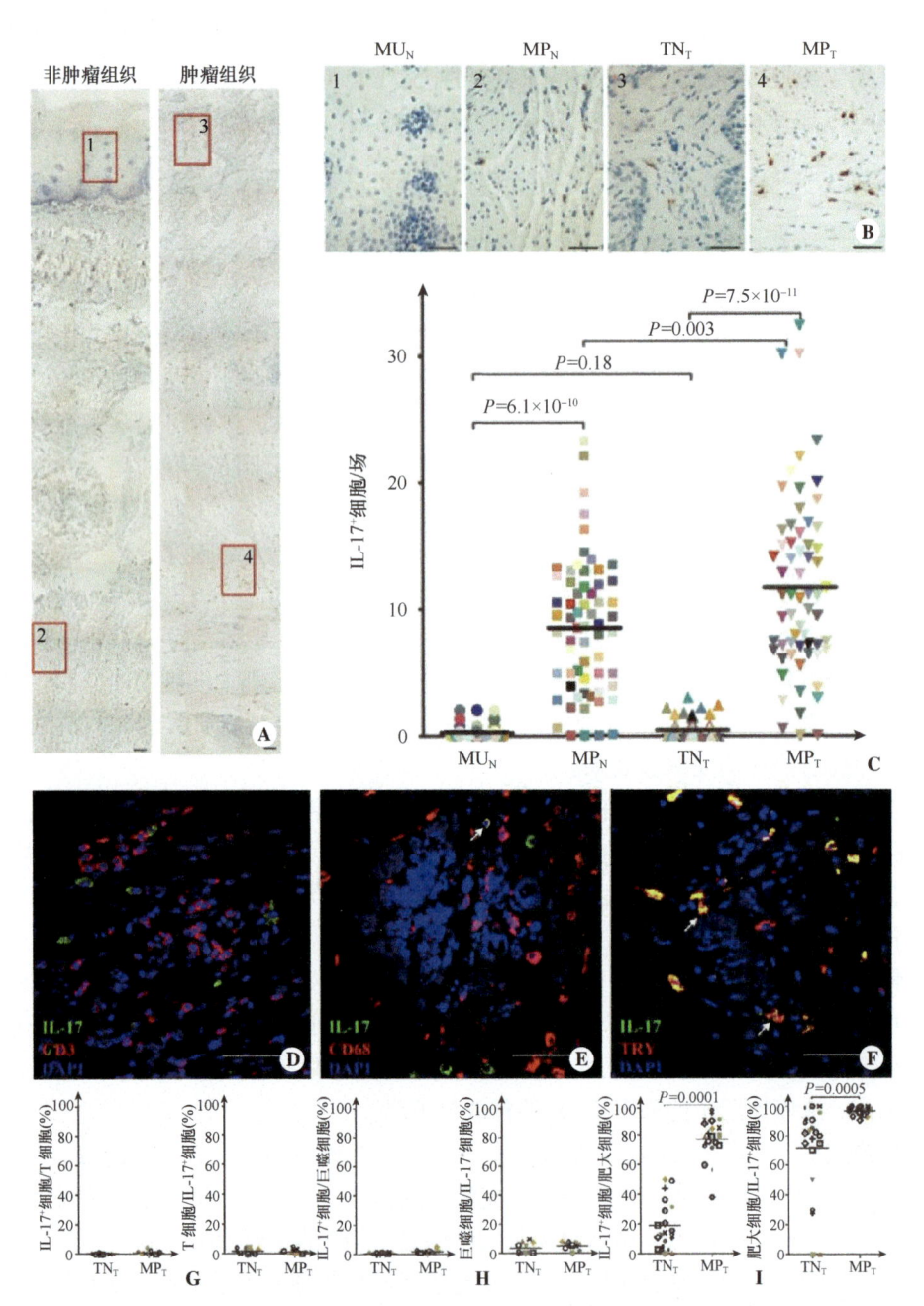

图 6-8 结缔组织肥大细胞分泌的 IL-7 在食管鳞癌组织中的表达

A. 组织切片。B. 组织各部放大图片：1，正常组织；2，正常组织固有结缔组织；3，肿瘤组织；4，肿瘤组织的共有结缔组织。C. IL-7 阳性细胞的分布。D. 淋巴细胞标志物 CD3。E. 巨噬细胞标志物 CD68。F. 肥大细胞标志物 TRY。G. IL-17 阳性 T 细胞和 T 细胞中 IL-17 阳性细胞的百分比。H. IL-17 阳性巨噬细胞和巨噬细胞中 IL-17 阳性细胞的百分比。I. IL-17 阳性肥大细胞和肥大细胞中 IL-17 阳性细胞的百分比（资料来源：Hawkins RA, et al. 1985. ANN Intern Med）

6. 皮肤疾病 在某些皮肤相关性疾病中，分布于组织中的肥大细胞数量和功能会发生显著性的变化，如在全身性强皮症中，真皮结缔组织中分布的肥大细胞的密度显著高于对照组。

(马　峰　边国慧　赖默温　周　涯　毛　斌　潘　旭　陈谊金　张勇刚)

参 考 文 献

张永祥. 2010. 嗜酸性粒细胞相关性疾病. 北京: 人民军医出版社, 1-9; 116-212.

Arock M. 2016. Mast cell differentiation: still open questions? Blood, 127 (4): 373-374.

Bochner BS. 2009. Siglec-8 on human eosinophils and mast cells, and Siglec-F on murine eosinophils, are functionally related inhibitory receptors. Clin Exp Allergy, 39 (3): 317-324.

Boyce JA, Friend D, Matsumoto R, et al. 1995. Differentiation in vitro of hybrid eosinophil/basophil granulocytes: autocrine function of an eosinophil developmental intermediate. J Exp Med, 49-57.

Chang L. 2009. Increased mast cell numbers in the conjunctiva of glaucoma patients: a possible indicator of preoperative glaucoma surgery in flammation. EYE, 23: 1859 -1865.

Chen CC, Grimbaldeston MA, Tsai M, et al. 2005. Identification of mast cell progenitors in adult mice. Proc Natl Acad Sci USA, 102 (32): 11408-11413.

Choi KD, Vodyanik MA, Slukvin II. 2009. Generation of mature human myelomonocytic cells through expansion and differentiation of pluripotent stem cell-derived lin-$CD34^+CD43^+CD45^+$ progenitors. J Clin Invest, 119 (9): 2818-2829.

Clutterbuck EJ, Hirst EM, Sanderson CJ. 1989. Human interleukin-5 (IL-5) regulates the production of eosinophils in human bone marrow cultures: comparison and interaction with IL-1, IL-3, IL-6, and GM-CSF. Blood, 73: 1504-1512.

Denburg JA, Telizyn S, Messner H, et al. 1985. Heterogeneity of human peripheral blood eosinophil-type colonies: evidence for a common basophil-eosinophil progenitor. Blood, 66: 312-318.

Floyd H, Ni J, Cornish AL, et al. 2000. Siglec-8 a novel eosinophil-specific member of the immunoglobulin superfamily. J Biol Chem, 275 (2): 861-866.

Gebhardt T, Sellge G, Lorentz A, et al. 2002. Cultured human intestinal mast cells express functional IL-3 receptors and respond to IL-3 by enhancing growth and IgE receptor- dependent mediator release. Eur J Immunol, 32: 2308-2316.

Gekara NO, Weiss S. 2008. Mast cells initiate early anti-Listeria host defences. Cell Microbiol, 10 (1): 225-236.

Ginis I, Luo Y, Miura T, et al. 2004. Differences between human and mouse embryonic stem cells. Dev Biol, 269 (2): 360-380.

Gupta SK, Ross GD, Good RA, et al. 1976. Surface markers of human eosinophils. Blood, 48 (5): 755-763.

Hawkins RA. 1985. Increased dermal mast cell populations in progressive systemic sclerosis: a link in chronic fibrosis? ANN Intern Med, 102: 182-186.

Hirasawa R, Shimizu R, Takahashi S, et al. 2002. Essential and instructive roles of GATA factors in eosinophil development. J Exp Med, 195: 1379-1386.

Hogan SP, Rosenberg HF, Moqbel R, et al. 2008. Eosinophils: biological properties and role in health and disease. Clin Exp Allergy, 38 (5): 709-750.

Kay AB. 2016. Paul ehrlich and the early history of granulocytes. Microbiol Spectr, 4 (4).

Kitamura Y, Oboki K, Ito A. 2007. Development of mast cells. Proc JPN Acad Ser B Phys Biol Sci, 83 (6): 164-174.

Kovarova M, Latour AM, Chason KD, et al. 2010. Human embryonic stem cells: a source of mast cells for the study of allergic and inflammatory diseases. Blood, 115 (18): 3695-3703.

Kvarnhammar AM, Cardell LO. 2012. Pattern-recognition receptors in human eosinophils. Immunology, 136: 11-20.

Lappalainen J, Lindstedt KA, Kovanen PT. 2007. A protocol for generating high numbers of mature and functional human mast cells from peripheral blood. Clin Exp Allergy, 37 (9): 1404-1414.

Lieberman P, Garvey LH. 2016. Mast cells and anaphylaxis. Curr Allergy Asthma Rep, 16 (3): 20.

Long H, Liao W, Wang L, et al. 2016. A player and coordinator: the versatile roles of eosinophils in the immune system. Transfus Med Hemother, 43: 96-108.

Lotifi R, Heezoq GI, Demarco RA, et al. 2009. Eosinophils oxidize damage-associated molecular pattern molecules derived from stressed cells. J Immunol, 183: 5023-5031.

Lu LF. 2006. Mast cells are essential intermediaries in regulatory T-cell tolerance. Nature, 442: 997-1002.

Ma F, Kambe N, Wang D, et al. 2008. Direct development of functionally mature tryptase/chymase double-positive connective tissue-type mast cells from primate embryonic stem cells. Stem Cells, 26 (3): 706-714.

Mack M, Schneider MA, Moll C, et al. 2005. Identification of antigen-capturing cells as basophils. J Immunol, 174 (2): 735-741.

Mori Y, Iwasaki H, Kohno K, et al. 2009. Identification of the human eosinophil lineage-committed progenitor: revision of phenotypic definition of the human common myeloid progenitor. J Exp Med, 206 (1): 183-193.

Nakahata T, Toru H. 2002. Cytokines regulate development of human mast cells from hematopoietic progenitors. Int J Hematol, 75 (4): 350-356.

Rohm I, Sattler S, Atiskova Y, et al. 2016. Increased number of mast cells in atherosclerotic lesions correlates with the presence of myeloid but not plasmacytoid dendritic cells as well as pro-inflammatory T cells. Clin Lab, 62 (12): 2293-2303.

Rosenberg HF, Phipps S, Foster PS. 2007. Eosinophil trafficking in allergy and asthma. J Allergy Clin Immunol, 119 (6): 1303-1310.

Rothenberg ME, Hogan SP. 2006. The eosinophil. Annu Rev Immunol, 24: 147-174.

Saito H, Hatake K, Dvorak AM, et al. 1988. Selective differentiation and proliferation of hematopoietic cells induced by recombinant human interleukins. Proc Natl Acad Sci USA, 85 (7): 2288-2292.

Sanderson CJ. 1992. Interleukin-5, eosinophils, and disease. Blood, 79: 3101-3109.

Shiota N. 2010. Pathophysiological role of skin mast cells in wound healing after scald Injury: study with mast cell-deficient W/W-V mice. Int Arch Allergy Immunol, 151: 80-88.

Simon D, Simon HU. 2007. Eosinophilic disorders. J Allergy Clin Immunol, 119 (6): 1291-1300.

Shalit M, Sekhsaria S, Mauhorter S, et al. 1996. Early commitment to the eosinophil lineage by cultured human peripheral blood CD34$^+$ cells: messenger RNA analysis. J Allergy Clin Immunol, 98 (2): 344-354.

Stone KD, Prussin C, Metcalfe DD. 2010. IgE, mast cells, basophils, and eosinophils. J Allergy Clin Immunol, 125 (2): S73-S80.

Takahashi K, Tanabe K, Ohnuki M, et al. 2007. Induction of pluripotent stem cells from adult human fibroblasts by defined factors. Cell, 131: 861-872.

Tsai M, Wedemeyer J, Ganiatsas S, et al. 2000. In vivo immunological function of mast cells derived from embryonic stem cells: an approach for the rapid analysis of even embryonic lethal mutations in adult mice in vivo. Proc Natl Acad Sci USA, 97 (16): 9186-9190.

Uhm TU, Kim BS, Chung IY. 2012. Eosinophil development, regulation of eosinophil-specific genes, and role of eosinophil in the pathogenesis of asthma. Allery Asthma Immunol Res, 4(2): 68-79.

Yamaguchi T, Tashiro K, Tanaka S, et al. 2013. Two-step differentiation of mast cells from induced pluripotent stem cells. Stem Cells Dev, 22(5): 726-734.

Yu C, Cantor AB, Yang H, et al. 2002. Targeted deletion of a high-affinity GATA-binding site in the GATA-1 promoterleads to selective loss of the eosinophil lineage in vivo. J Exp Med, 195: 1387-1395.

Zareie M. 2006. Novel role for mast cells in omental tissue remodeling and cell recruit mentin experimental peritoneal dialysis. J Am Soc Nephrol, 17: 3447-3457.

第七章 单核、巨噬细胞

100多年前，俄国免疫学家、病理学家梅契尼柯夫（Ilya Mechnikov）系统研究了动物的细胞吞噬现象，发现细胞吞噬现象在生物进化中非常保守，不仅广泛存在于人类及其他哺乳动物，而且存在于低等无脊椎动物、原虫，据此认为细胞吞噬是免疫的细胞机制，奠定了现代免疫学基础。单核、巨噬细胞是单核吞噬细胞系统（mononuclear phagocytes system，MPS）的重要成员，是进化过程中最早出现的免疫机制，不仅是机体固有免疫的核心成员，而且作为一类主要的抗原提呈细胞，在特异性免疫应答的诱导与调节中起关键作用。长期占主导地位的传统单核吞噬细胞系统理论中，循环中骨髓来源的单核细胞被认为是组织巨噬细胞的唯一重要来源。随着免疫学和细胞生物学研究方法的进步，特别是细胞表面标志物的应用，单核、巨噬细胞可以进一步分群为具有不同功能的异质性细胞群体；不仅如此，稳态条件下多数成体器官、组织中的巨噬细胞有两个重要来源，驻留巨噬细胞（resident macrophage）群体可以来源于胚胎而不依赖于骨髓来源单核细胞，修正了学界关于巨噬细胞来源的认识。单核、巨噬细胞在清除病原体和死细胞等异质性细胞群体中起十分重要的作用，参与感染和炎症反应；近年的研究发现单核、巨噬细胞还参与了肿瘤、糖尿病、动脉粥样硬化等多种重大疾病的发生、发展过程。本章结合近年单核、巨噬细胞领域的最新研究成果，重点对巨噬细胞来源、在造血中的作用、活化和分型，以及在肿瘤/白血病中的作用机制进行探讨。

第一节 单核、巨噬细胞的来源与发育

成熟单核细胞是白细胞中体积最大的细胞，胞体呈圆形或椭圆形，表面有皱褶和伪足。单核细胞的细胞核常偏位，不分叶，呈椭圆形、马蹄形、肾形或不规则形态；染色质颗粒细而松散，着色较浅。单核细胞胞质较多，呈弱嗜碱性，其中含许多吞噬泡、线粒体、粗面内质网和溶酶体颗粒，颗粒内含有过氧化物酶、酸性磷酸酶、非特异性酯酶和溶菌酶等，与单核细胞的吞噬杀伤功能相关。近年的研究发现了两类单核细胞群体。

巨噬细胞的体积更大，可以是单核细胞的数倍，表面的皱褶和伪足更多，呈多形性，胞质中有大量的溶酶体及其他各种细胞器。早年的研究阐明了单核细胞进入组织并进一步分化为巨噬细胞的途径，近年的研究发现了胚胎细胞定位于组织形成驻留巨噬细胞群体的途径。

一、单核细胞的来源与发育

单核细胞来源于造血干细胞，在SCF、IL-3、GM-CSF、M-CSF等一系列造血生长因子刺激下，长期造血干细胞（long-term hematopoietic stem cell，LT-HSC）逐步向下分化

为短期造血干细胞（short-term HSC, ST-HSC）、多能造血祖细胞（MPP）、共同髓系祖细胞（CMP）、粒/巨噬系祖细胞（GMP）、单核、巨噬细胞/树突状细胞前体[macrophage (monocyte)/dendritic cell precursor, MDP]、共同单核祖细胞（common monocyte pregenitor, cMoP）、前单核细胞（promonocyte），前单核细胞进入血液并进一步分化成为成熟的单核细胞。

人类单核细胞根据CD14和CD16的表达可分为两个群体：$CD14^+CD16^-$单核细胞为经典型，约占外周血单核细胞的90%；$CD14^+CD16^+$单核细胞为非经典型。两类细胞表达类似水平的IL-1β、TNF-α和IL-6，但经典型单核细胞CD14和IL-10的表达水平更高，对稳态维持有重要意义。小鼠单核细胞也可分为不同的细胞亚群，但表面标志物与人类有所不同，各亚群占总单核细胞的比例也与人类不同。根据Ly6C的表达水平，小鼠$CD115^+$单核细胞可分为$Ly6C^{hi}$和$Ly6C^{low}$两个单核细胞亚群，$Ly6C^{hi}$单核细胞亚群特异性表面标志物为$CX3CR1^{int}CCR2^+CD62L^+CD43^{low}$，约占小鼠单核细胞的50%；$Ly6C^{low}$单核细胞亚群特异性表面标志物为$CX3CR1^{hi}CCR2^-CD62L^-CD43^{hi}$。进一步的基因表达图谱分析表明，小鼠$Ly6C^{hi}$单核细胞亚群对应于人$CD14^+CD16^-$的经典型单核细胞亚群，$Ly6C^{low}$单核细胞亚群对应于人$CD14^{low}CD16^+$非经典型单核细胞亚群。

两个单核细胞亚群的来源及相互关系还没有完全阐明，但在小鼠中已发现两个亚群的单核细胞在分化上存在上下游关系，它们均由MDP和cMoP分化而来，但二者的动力学有显著差异。越来越多的证据表明，在稳态造血条件下，$Ly6C^{hi}$和$Ly6C^{low}$单核细胞亚群分别代表两个分化阶段，$Ly6C^{hi}$单核细胞为$Ly6C^{low}$单核细胞的前体细胞，很可能在外周血中由$Ly6C^{hi}$单核细胞进一步分化为$Ly6C^{low}$单核细胞，转录因子NR4a1（Nur77）的活化在其中起很重要的作用。目前尚无证据表明在缺乏$Ly6C^{hi}$单核细胞的情况下是否仍然能产生$Ly6C^{low}$单核细胞。

已有证据表明两个单核细胞亚群在稳态及炎症中扮演不同的角色，如$Ly6C^{hi}$单核细胞在炎症反应中起重要作用，而$Ly6C^{low}$单核细胞可促进组织修复和血管新生；$Ly6C^{low}$单核细胞在血管内壁执行"巡逻"任务；人类$CD14^{low}CD16^+$非经典型单核细胞和小鼠$Ly6C^{low}$单核细胞均不易驻留于组织中，而$Ly6C^{hi}$单核细胞则在炎症部位大量聚集。总之，经典型单核细胞作为单核细胞来源的巨噬细胞的前体细胞，在炎症、肿瘤等病理条件下，被募集到发生病理改变的区域，参与众多病理过程；非经典型单核细胞的作用更像是局限于维持血管内皮的完整性。

二、巨噬细胞的来源与发育

细胞免疫学之父梅契尼柯夫于19世纪发现了巨噬细胞，奠定了现代免疫学的基础。巨噬细胞几乎分布于机体的各种组织中，部分巨噬细胞定居于组织器官中，成为组织特异性巨噬细胞，并被赋予特定的名字，如肝脏组织中的库普弗（Kupffer）细胞、肺组织中的肺泡巨噬细胞、脾脏白髓巨噬细胞、脾脏红髓巨噬细胞、脾脏套区巨噬细胞、脾脏嗜金属巨噬细胞、结缔组织中的组织细胞、骨组织中的破骨细胞、脑组织中的小胶质细胞、皮肤组织中的朗格汉斯（Langerhans）细胞等。不仅名称不同，不同组织中巨噬细胞在组织微环境的作用下基因表达谱表现出异质性，细胞性质和功能也表现出异质性。

长期以来一直认为骨髓来源的单核细胞是组织巨噬细胞的唯一或主要来源；近年的研究发现，在稳态条件下，一些成体组织中的驻留巨噬细胞池不依赖于循环单核细胞，它们可以通过自我更新实现驻留巨噬细胞池的稳态调节。因此，目前认为成体组织中的巨噬细胞可根据来源分为两类：一类为胚胎来源巨噬细胞，这些巨噬细胞在出生前便已定居于组织中，可以在组织中自我更新，不依赖于成体造血补充，构成了组织中驻留巨噬细胞池，是部分健康组织中巨噬细胞的主要来源；另一类为成体造血来源巨噬细胞，是循环中的单核细胞进入组织中进一步分化为巨噬细胞，不仅发生在炎症等病理条件下，而且在稳态条件下也可能发生。通常由单核细胞分化而来的巨噬细胞寿命不长，但也有学者提出一些单核细胞来源的巨噬细胞可以进一步转化为成体组织中的驻留巨噬细胞。

（一）胚胎期的巨噬细胞

哺乳动物成体造血主要发生在骨髓，胚胎造血与之不同，在时空上分为若干阶段，不同组织依次成为主要造血部位。小鼠胚胎造血研究得比较清楚，分为3个主要阶段：通常认为第1阶段造血开始于小鼠胚胎第7天（E7.0）卵黄囊造血岛，这阶段产生原始有核红细胞和髓系细胞；第2阶段开始于小鼠胚胎第10.5天（E10.5）的主动脉-中肾-肾上腺（AGM）区，这阶段产生脱核红细胞和一定数量的具有全系分化能力的造血干细胞；第3阶段开始于小鼠胚胎第11.5天（E11.5）之后，卵黄囊和AGM区来源的造血干/祖细胞定位到胎肝，此后胎肝成为胚胎期主要造血器官。

最早的原始巨噬细胞出现在小鼠胚胎第8.5/9天（E8.5/E9.0）的卵黄囊造血岛，它们并非由单核细胞分化而来，之后将随血液循环遍布整个胚胎，保持了其增殖活性，成为不同组织的驻留巨噬细胞的来源。小胶质细胞是脑组织中巨噬细胞，探索小胶质细胞起源的研究发现，出生后造血祖细胞对成体脑部小胶质细胞稳态调节不起重要作用；巨噬细胞集落刺激因子受体（M-CSFR）缺乏可导致小胶质细胞缺失，而M-CSFR配体M-CSF或IL-34并不对小胶质细胞产生造成很大影响；体内示踪研究小胶质细胞起源发现成体小胶质细胞来源于小鼠胚胎第8天（E8.0）前产生的原始髓系祖细胞；采用*CX3CR1*启动子驱动的绿色荧光蛋白（GFP）转基因小鼠，发现小鼠胚胎第9.5天（E9.5）胎脑区域和卵黄囊区域可检出髓系细胞表达造血系统标志物CD45和成体巨噬细胞/小胶质细胞标志物CD11b、F4/80和CX3CR1。

（二）成体组织中胚胎来源巨噬细胞

胚胎期的巨噬细胞在胚胎发育中发挥重要作用，胚胎期缺乏巨噬细胞可造成个体围生期死亡或生长发育迟滞，但在相当长的时期内，关于这些巨噬细胞的转归及是否存在于成体组织中依然发挥重要作用没有定论。近年来，一系列研究证实，胚胎来源的巨噬细胞是多种成体组织中驻留巨噬细胞的主要来源。

Myb在卵黄囊原始造血过程中并不必需，但在之后的胎肝永久造血中不可缺少，Myb缺陷的小鼠肝脏、皮肤、脑组织中的巨噬细胞发育正常，Myb缺陷的斑马鱼巨噬细胞也发育正常。采用条件敲除等技术的一系列研究也证实，多数组织中的驻留巨噬细胞源于胚胎来源的原始巨噬细胞，后者在出生前已经定位到这些组织中，在这些组织中长期生存并通过一定能力的增殖进行自我更新。不同组织的巨噬细胞中，卵黄囊原始巨噬细胞来源巨噬细胞和胎肝造血来源巨噬细胞的比例不同，其中由于血脑屏障，神经组织中小胶质细胞几乎完全来源于卵黄囊原始巨噬细胞。

一些成体组织中驻留巨噬细胞的稳态维持也不依赖于骨髓造血。采用皮肤缝合的方法将 CD45.1 和 CD45.2 两个品系的小鼠血循环联系在一起，2 个月和 5 个月后，小鼠外周血 Gr-1^{hi} 和 Gr-1^{low} 单核细胞的嵌合检出率较高，但在骨髓、肺、脾脏红髓组织，以及腹腔、神经系统中巨噬细胞的嵌合检出率很低，说明稳态条件下，骨髓来源单核细胞在这些组织巨噬细胞池维持中不起重要作用。

目前普遍接受的观点是，成体组织中巨噬细胞系统在出生前已经建立，胚胎来源的巨噬细胞是稳态条件下多种组织驻留巨噬细胞的主要来源。卵黄囊原始造血来源及胎肝永久造血来源巨噬细胞对成体组织巨噬细胞的贡献尚存争议。有学者认为，所有成体组织巨噬细胞均来自 Myb 阴性的与造血干细胞无关的系列，其分化过程不经历单核细胞阶段；也有学者认为成体组织巨噬细胞来源于早期胎肝永久造血，经历原始单核细胞阶段。

（三）成体组织中单核细胞来源巨噬细胞

长期以来单核吞噬细胞系统理论占据主导地位，单核细胞分化产生巨噬细胞的途径被认为是巨噬细胞最重要甚至唯一来源。尽管组织驻留巨噬细胞胚胎来源机制已阐明，但生理、病理条件下，一些成体组织中胚胎来源巨噬细胞最终被单核细胞来源巨噬细胞所取代。不仅如此，单核细胞来源巨噬细胞仍然是炎症条件下巨噬细胞的重要来源，而且在一定条件下可以参与多数组织驻留巨噬细胞池的补充。例如，用射线、氯磷酸盐脂质体等方法清除组织驻留巨噬细胞后，胚胎来源巨噬细胞不能通过自我更新有效补充组织驻留巨噬细胞，单核细胞来源巨噬细胞可以补充多数组织中的驻留巨噬细胞池。值得一提的是，新近发现进入组织中的单核细胞并非都进一步分化为巨噬细胞或树突状细胞（DC），稳态条件下的 Ly6C^{hi} 单核细胞可维持其单核细胞性质，在淋巴结中参与抗原运输。

1. 单核细胞的募集和分化 在急性、慢性感染及无菌性炎症等组织应激状态下，可通过细胞因子、趋化因子依赖的方式促进骨髓来源单核细胞、中性粒细胞的产生、释放，并募集到相应部位。通常认为单核细胞从骨髓释放后有两种不同的"命运"：CX3CR1^{hi}Ly6C^{low} 单核细胞主要在血管内皮周围执行"巡逻"功能，最新观点认为这群细胞也可进入组织，但尚存争议；Ly6C^{hi} 单核细胞表达 CCR2，与炎症密切相关，脾脏红髓区所含大量 Ly6C^{hi} 单核细胞可以快速向炎症部位迁移。不同微环境通过复杂机制募集单核细胞，其中 CCL2-CCR2 依赖的途径是 Ly6C^{hi} 单核细胞进入组织的重要机制。核酸结合寡聚化结构域（nucleotide-binding oligomerization domain，NOD）样受体家族成员 NOD2 是微生物产物及损伤相关信号的重要感受器，*NOD2* 敲除小鼠大肠杆菌感染模型中，没有感染相关的 CCL2 水平升高，也没有炎症巨噬细胞的大量募集，造成细菌清除障碍并伴有组织损伤。Ly6C^{low} 单核细胞进入组织可能与 CX3CR1 或 CXCR4 相关。

绝大多数情况下，募集来的单核细胞在组织中分化为巨噬细胞和树突状细胞。Ly6C^{hi}

单核细胞可以在多种炎症模型下产生巨噬细胞和DC；在一些肿瘤环境中，半数的髓系来源抑制细胞为 GR1$^+$Ly6C^{hi}；脊髓损伤情况下，募集来的 Ly6C^{hi} 单核细胞分化为巨噬细胞，对恢复起十分重要的作用。Ly6C^{low} 单核细胞比较小，在体内的半衰期长，存在于静息及炎症部位和组织中；缺血后期可见 Ly6C^{low} 单核细胞的募集；在单核细胞增生性李斯特菌感染后 Ly6C^{low} 单核细胞可以分化为 M2 巨噬细胞；Ly6C^{low} 单核细胞进入腹腔分化成为 M1 巨噬细胞。

大量炎症型单核细胞的存在可以引起组织损伤甚至促进恶性细胞转移，因此炎症型单核细胞迅速分化具有非常重要的意义。Ly6C^{hi} 单核细胞可能包含炎症型及调节型两类相互抗衡的群体，或者 Ly6C^{hi} 单核细胞暴露在非炎症型单核吞噬细胞系统中可转化成调节型巨噬细胞。在小鼠弓形体感染模型中，募集的单核细胞对于急性炎症的消除是必需的，它们与肠道巨噬细胞相互作用后快速转化为抗炎表型。

2. 感染和肿瘤等病理条件下单核细胞来源巨噬细胞 在感染性炎症状态下，炎症部位产生大量的趋化因子，募集大量单核细胞浸润，因此单核细胞来源巨噬细胞是感染性炎症部位主要的巨噬细胞来源。有学者提出炎症型巨噬细胞（inflammatory macrophage）的概念以区别驻留巨噬细胞。通常炎症型巨噬细胞寿命不长，在炎症消退后逐步消失。

肿瘤与炎症反应，特别是慢性炎症反应密切相关，在实体瘤组织中存在大量肿瘤相关巨噬细胞（tumor-associated macrophage，TAM），它们在肿瘤的发生、发展中起重要的作用。目前认为肿瘤微环境将巨噬细胞分化为 TAM，不仅如此，TAM 反过来又成为肿瘤微环境的重要成员，在多数肿瘤中 TAM 对肿瘤的进展起促进作用（后文详细讨论）。实体瘤中，单核细胞来源巨噬细胞是 TAM 的主要来源。

3. 稳态炎症情况下单核细胞来源巨噬细胞 目前对炎症有了更深入的认识，它不仅与病原体感染及其他疾病状态相关，而且与生理条件下的组织修复、机械应力等相关，持续性的低强度炎症是组织稳态的重要组成部分，单核细胞被募集到这些部位，进一步分化为巨噬细胞，参与组织稳态调节。虽然不同组织均有单核细胞来源巨噬细胞这条途径，但在成体稳态条件下，单核来源巨噬细胞在不同组织中所占的比例完全不同，其中肝脏的库普弗细胞、脾脏边缘区和红髓区的巨噬细胞、脑组织中小胶质细胞、腹腔巨噬细胞和肺泡巨噬细胞几乎均为胚胎来源巨噬细胞，即使高强度急性炎症后，胚胎来源巨噬细胞在这些器官中仍然占主导地位；乳腺巨噬细胞、心脏巨噬细胞、肠基层和肠固有层巨噬细胞几乎均为单核细胞来源巨噬细胞，胚胎来源巨噬细胞只存在于胚胎期和胎儿期，成体中已被单核细胞来源巨噬细胞完全取代；骨的破骨细胞既有胚胎来源又有单核细胞来源。

虽然可以肯定不同组织中两种来源巨噬细胞比例差异与不同组织微环境相关，但造成这种差异的机制仍未知。有学者认为不同器官炎症的强度及持续时间可能在其中起重要作用，可以解释皮肤和肠组织巨噬细胞的来源。例如，在新生儿期，可在小肠中检出卵黄囊和胎肝来源的巨噬细胞，成体中则不能检出。肠道组织暴露于微生物及其产生的细胞因子环境中，可能引发低强度炎症，从而为单核细胞募集提供了一个持续不断的刺激；因此与其他组织比较，肠组织巨噬细胞更新频率更高，而且主要依赖于 Ly6C^{hi} 单核细胞进入，经过若干循环，胚胎来源巨噬细胞几乎完全被 Ly6C^{hi} 单核细胞来源巨噬细胞所取代。与其他组织驻留巨噬细胞比较，肠巨噬细胞依赖 CCR2 表达，其寿命较短，半衰期约为 3 周，表现出单核细胞来源巨噬细胞的性质。但上述观点并不能解释其他与微生物接触的组织中巨噬细胞的来源，如肝库普弗细胞频繁接触门静脉血带来的微生物抗原，肺泡巨噬细胞也长期暴露于微生物环境中，但其中胚胎来源巨噬细胞很难被单核细胞来源巨噬细胞所取代；与此相反，成体心脏中巨噬细胞并不容易接触微生物及其抗原，却逐渐被单核细胞来源巨噬细胞所取代。

（四）巨噬细胞的原位增殖

由于稳态条件下一些组织中的巨噬细胞完全不依赖于骨髓来源的单核细胞补充，因此一定存在一种维持巨噬细胞池稳定的机制。近来研究发现，巨噬细胞可在Th2型炎症反应中大量增殖。在寄生虫感染模型中，由Th2产生的IL-4可以引起驻留巨噬细胞的增殖，造成M2巨噬细胞的增加；不仅如此，在富含IL-4的微环境中募集来的M1巨噬细胞同样可以增殖。因此，巨噬细胞可以通过自我更新维持细胞池的稳定，并在组织内产生炎症微环境进行组织修复，上述发现刷新了人们对巨噬细胞的认识。

（五）组织微环境决定成体组织巨噬细胞性质和功能

巨噬细胞是一群异质性很强的细胞群体，虽然目前认为多数组织中驻留巨噬细胞均为胚胎起源，成体组织中胚胎来源和单核细胞来源巨噬细胞的组成具有器官、组织特异性，但不同组织微环境对巨噬细胞产生重要影响，使其表现出不同的性质，分化出与组织相关的特殊功能。例如，小肠肌肉层巨噬细胞沿着小肠中神经元分布，参与调节小肠蠕动，去除小肠巨噬细胞可以显著加快小肠的蠕动频率；进一步机制研究发现小肠肌肉层巨噬细胞表达BMP2作用于神经元细胞，反过来神经元细胞表达M-CSF作用于巨噬细胞，二者相互作用调节小肠的蠕动。又如，在稳态条件下，单核细胞来源巨噬细胞对肺泡巨噬细胞维持不起重要作用，部分清除肺泡巨噬细胞后主要依靠驻留巨噬细胞增殖补充，驻留巨噬细胞增殖依赖M-CSF和GM-CSF；进行造血干细胞移植后，也是宿主驻留巨噬细胞进行扩增，将GM-CSFR缺陷造血干细胞移植到野生小鼠，扩增的宿主巨噬细胞具有功能，可以防止小鼠出现肺泡蛋白沉积。

细胞的功能受基因表达调控，分选脑小胶质细胞、肝脏库普弗细胞、脾脏巨噬细胞、肺泡巨噬细胞、腹腔巨噬细胞、小肠巨噬细胞、结肠巨噬细胞及外周血单核细胞，通过基因芯片分析发现不同组织来源的巨噬细胞基因表达谱存在显著差异。进一步研究这些巨噬细胞组蛋白修饰水平发现，各个组织来源巨噬细胞有特异的组蛋白修饰图谱。用CD45.1/CD45.2两个品系小鼠进行骨髓移植实验，经致死剂量照射小鼠清除胚胎来源的组织巨噬细胞，供体来源的单核细胞将进入组织转变为组织巨噬细胞，然后分离肺和腹腔组织中供体来源巨噬细胞，发现供体来源巨噬细胞组蛋白修饰图谱与稳态条件下驻留巨噬细胞非常相似；分离腹腔驻留巨噬细胞从气管内转移到受体小鼠肺部发现，腹腔来源巨噬细胞组蛋白修饰图谱与稳态肺泡巨噬细胞相似，而与稳态腹腔巨噬细胞有显著差异。这些结果说明，巨噬细胞可被组织微环境重编程获得新功能，组织、器官特异微环境通过调节巨噬细胞基因表达图谱，决定巨噬细胞的功能。

（杨斐斐　郑国光）

第二节 巨噬细胞在造血调控中的作用

巨噬细胞几乎存在于机体所有器官组织中，外周器官中的巨噬细胞参与固有免疫、抗原提呈、组织修复等众多生理、病理过程，成体骨髓等造血组织中也有巨噬细胞，它们作为造血微环境中的重要细胞成分参与造血调控。早期的研究已经阐明了巨噬细胞在红系造血中的作用，近年的研究发现它们可以调节造血干细胞（HSC）功能。血细胞的生成源于造血干细胞，正常造血调控是在造血微环境精细调节下完成的，造血干细胞龛（niche）由造血调节因子及造血组织中的非造血细胞组成，包括微血管系统、神经细胞、网状细胞、基质及其他结缔组织。相继阐明了造血干细胞的成骨细胞龛、血管内皮细胞龛后，近年有学者提出巨噬细胞也可作为造血干细胞龛调节造血。

一、造血组织中巨噬细胞的分布

造血组织中的巨噬细胞与造血调节关系最为密切，包括胚胎期的胎肝巨噬细胞和成体骨髓巨噬细胞等。胎肝是胚胎造血的主要场所，其中存在大量的巨噬细胞，形成红系造血岛，与红系造血密切相关。成体哺乳动物骨髓内巨噬细胞分布广泛，与发育中的单核细胞不同，骨髓巨噬细胞定居于骨髓中不再进入外周血，构成了骨髓单核吞噬细胞系统的一部分。这些巨噬细胞均衡地分布于骨髓腔，一部分存在于血窦，与红系造血功能相关；大部分存在于造血池中，参与造血微环境的构成，调节造血干细胞的功能。

二、巨噬细胞对造血干细胞的调节作用

造血干细胞存在于造血干细胞龛中，已阐明的成骨细胞龛、血管内皮细胞龛通过表达多种可溶性及膜结合型造血调节因子调节造血干细胞的自我更新、分化、静息、迁移、衰老、凋亡。新近的研究发现，巨噬细胞作为造血微环境中的一个重要部分，可以通过直接或间接的方式参与造血调控，调节造血干细胞的自我更新、分化和动员等，因此有学者提出巨噬细胞是调节造血干细胞的另一种细胞龛。巨噬细胞通过以下几种方式参与造血干细胞调节：调节 G-CSF 和 CXCL12 的分泌，调节造血干细胞的动员；产生环氧化酶 -2（COX-2）调节造血干细胞的凋亡；作用于造血干细胞龛中基质细胞等其他细胞，维持造血干细胞的静息状态。

（一）调节造血干细胞的动员

造血干细胞与造血干细胞龛相互作用处于动态平衡状态，外周的造血干细胞回到造血干细胞龛的过程称为归巢；造血干细胞龛中的造血干细胞迁移到外周的过程称为造血干细胞动员，是临床进行干细胞移植的一个重要环节，具有重要的临床意义。骨髓造血干细胞的归巢与动员受到 CXCL12、G-CSF、膜结合 SCF 等多种因子的影响。在正常状态下，一定量的 CXCL12 与造血干细胞表面的受体 CXCR4 结合，保持造血干细胞停留

在造血干细胞龛中而不迁移到外周血。CXCL12 主要由造血干细胞龛中的间充质干细胞、成骨细胞等分泌；巨噬细胞虽然不直接分泌 CXCL12，但是巨噬细胞可以通过直接或间接的方式影响间充质干细胞、成骨细胞分泌 CXCL12，进而影响造血干细胞的动员。研究显示，当骨髓中的巨噬细胞减少时，骨髓基质细胞、间充质干细胞及成骨细胞分泌的 CXCL12 都相应减少，SCF、VCAM-1 等其他造血干细胞保留因子的表达也相应减少，这些因素都加速了造血干细胞的动员。但是目前尚不清楚巨噬细胞是通过什么机制调节其他细胞 CXCL12、SCF、VCAM-1 等细胞因子的分泌。造血干细胞龛中 G-CSF 也可以通过间接作用于巨噬细胞影响造血干细胞的动员。这可能与单核/巨噬细胞表面表达 G-CSF 的受体有关：G-CSF 水平升高使得骨髓中单核/巨噬细胞的数量减少，影响造血干细胞龛中其他细胞对 CXCL12 的分泌，进而影响造血干细胞的动员。

（二）调节造血干细胞的凋亡

造血干细胞龛维持造血干细胞的增殖和凋亡，并使造血干细胞数量保持稳定，造血干细胞龛中的巨噬细胞对造血干细胞的维持起重要作用。新近研究发现，平滑肌肌动蛋白（α-SMA）阳性的骨髓巨噬细胞可以通过 PGE_2 对造血干细胞起保护作用。其主要机制是：α-SMA 阳性的单核/巨噬细胞表达 COX-2 直接作用于骨髓造血干/祖细胞，COX-2 可以通过 Akt 激酶促进 PGE_2 的产生，从而减少氧自由基的生成，保护骨髓中原始造血干/祖细胞不被耗竭。不仅如此，PGE_2 还可以调节造血干细胞表达 CXCR4 及基质细胞表达 CXCL12，维持造血干细胞龛中造血干/祖细胞的数量。

（三）维持造血干细胞处于静息状态

巨噬细胞对造血干细胞静息状态的维持主要是通过 CXCL12、SDF-1、SCF 等因子实现的。巨噬细胞通过调节其他基质细胞分泌 CXCL12 与造血干细胞表面的 CXCR4 结合，参与造血干细胞静息状态的维持并促进造血干细胞归巢。研究显示，应用 CXCL12 抗体或 CXCR4 拮抗剂都可以促进造血干细胞的动员，使外周血中造血干细胞数量增加，提示 CXCL12/CXCR4 信号通路参与调控造血干细胞处于静息状态。

造血干细胞维持其正常的生理功能离不开造血干细胞龛的精确调控，目前认为成骨细胞、内皮细胞、CAR 细胞、神经上皮干细胞蛋白阳性细胞、破骨细胞、巨噬细胞及骨髓血管和神经等都参与构成造血干细胞龛。造血干细胞龛实际上是由多种细胞及非细胞成分共同组成的相互影响的网络复杂支架，单一因素并不能发挥其全部功能。目前的研究证实，巨噬细胞对造血干细胞的调控主要是通过与造血干细胞龛中其他细胞相互作用而实现的。

三、巨噬细胞与红系造血

早年形态学研究已经发现巨噬细胞与红系造血关系密切。红细胞源自造血干细胞，历经多能髓系祖细胞、红系祖细胞、原红细胞、早幼红细胞、中幼红细胞、晚幼红细胞等阶段，最终停止有丝分裂。这些细胞在骨髓中围绕巨噬细胞形成红系造血岛，脱核期的晚幼红细胞离开红系造血岛并与血窦内皮细胞接触，脱核后形成网织红细胞，后者进入外周血中，并进一步分化为成熟红细胞。

位于红系造血岛中央的巨噬细胞胞体较大，细胞直径多数超过 15μm，细胞质丰富；它们将红细胞锚定于红系造血岛，提供红细胞增殖、分化的微环境。一些黏附分子参与了红系造血岛的形成及维持，它们介导了红细胞之间及红细胞与巨噬细胞红细胞间的黏附作用。这些黏附分子包括成红细胞/巨噬细胞蛋白（erythroblast macrophage protein，EMP）、细胞间黏附分子-4（ICAM-4）与 $α_V$-整合素、唾液酸黏附素（sialoadhesin 或 CD69）和 CD163 等。

中心巨噬细胞在红细胞生成过程中起关键作用，其功能异常导致红细胞生成微环境的破坏，造成红系造血岛形成异常、红系分化异常、红细胞不能正常脱核等一系列红细胞生成异常，引起红系疾病。中心巨噬细胞主要通过三个方面的作用维持和调节红系造血：首先，它们合成并分泌转铁蛋白到红系造血岛微环境中，微环境中成红细胞摄取转铁蛋白，后者在成红细胞内经酸化和蛋白水解作用释放出铁离子，用于血红蛋白的合成。其次，它们吞噬清除红细胞终末分化脱核过程中释放出的细胞核。再次，它们向微环境中释放 IGF-1、EPO、IL-1、TNF-α、IL-6、IL-12、M-CSF、GM-CSF、TGF-β 等细胞因子，调节成红细胞增殖、分化、成熟。IGF-1 和 EPO 可促进 BFU-E 和 CFU-E 的生长。在慢性炎症状态下，中心巨噬细胞分泌 TNF-α、TGF-β、IFN-γ、IL-6 等炎症因子；一方面，这些高水平炎症因子可能通过刺激巨噬细胞进一步分泌金属蛋白水解酶，破坏成红细胞与基质间的黏附作用，造成红细胞生成微环境的异常，抑制红细胞生成；另一方面，它们还可能通过抑制巨噬细胞铁离子的输出及抑制红细胞分化等途径抑制红系造血。

（王丽娜　郑国光）

第三节　巨噬细胞的活化与调控

巨噬细胞功能呈多样性，可以对微生物、细胞因子及核苷酸衍生物、抗体 Fc 端刺激、糖皮质激素内源性信号等外界不同刺激产生反应，参与固有免疫、获得性免疫及组织修复等多种生理、病理过程，在不同微环境中发挥不同的功能。巨噬细胞在免疫中的作用可以是拮抗的，如既可以通过促 Th1 反应发挥免疫增强作用促进炎症反应，也可以通过促 Th2 反应发挥免疫抑制作用抑制炎症反应；巨噬细胞在组织修复中的作用也可以是拮抗的，既可以通过组织修复促进组织再生，也可以通过细胞毒作用造成组织破坏。上述看似完全拮抗的作用实际上是由不同巨噬细胞群体完成的，学界也从基因、蛋白和功能层面描述巨噬细胞活化/极化现象。在此，当巨噬细胞受到特定的外源刺激后，我们称巨噬细胞被"活化"或"极化"。本节主要讨论巨噬细胞的活化类型及活化的分子机制。

一、巨噬细胞的活化

随着现代免疫学的进展，学者们试图将受到不同刺激的巨噬细胞进一步分群研究，在20世纪90年代初期发现IL-4和IFN-γ/LPS对于巨噬细胞基因表达可产生不同的效应的基础上，2000年Mills提出了M1/M2二分法的概念，将其分为经典途径活化（M1）和替代途径活化（M2）的巨噬细胞，它们分别与Th1和Th2型活化T细胞相对应；由于M2巨噬细胞实际上包含了除M1巨噬细胞外所有活化状态的巨噬细胞，M2巨噬细胞又被进一步分为M2a、M2b、M2c和M2d等多个亚型；2008年Mosser DM和Edwards JP首次提出调节型巨噬细胞的概念，并用色轮（colorwheel）分型法将巨噬细胞分为经典途径活化型、创伤修复型及调节型巨噬细胞。值得一提的是，虽然上述分型方法都还不够完善，但均从不同侧面描述了巨噬细胞异质性的活化表型和功能。

（一）经典途径活化巨噬细胞

巨噬细胞在Th1细胞因子γ-干扰素（IFN-γ）或LPS等细菌产物作用下被极化为经典途径活化的巨噬细胞，也称为M1巨噬细胞，活化LPS受体TLR也可产生该型巨噬细胞。M1巨噬细胞参与Th1反应，分泌大量的促炎因子，促进Th1免疫应答，产生大量的活性氮、氧中间产物，具有较强的抗微生物和抗肿瘤活性，是机体防御的重要成员；小鼠中M1巨噬细胞产生大量NO，促进杀伤活性；人类中IFN-γ和LPS刺激外周血来源的M1巨噬细胞高表达MHC Ⅱ类分子和B7（CD86），增强了抗原提呈能力和杀伤细胞内病原体能力。M1巨噬细胞分泌的促炎因子也可对机体产生严重损伤，参与炎性肠道疾病、类风湿关节炎等多种自身免疫性疾病的免疫病理过程。

早期的研究发现M1巨噬细胞的活化需要两个信号的刺激，其中IFN-γ本身不能完全活化巨噬细胞，但可为巨噬细胞的活化做好准备，是M1活化的第一信号；巨噬细胞在接受第二信号TNF刺激后完成M1巨噬细胞的活化过程。这两个刺激信号均可由固有免疫和获得性免疫细胞提供，其中NK细胞在感染和应激早期提供IFN-γ，它们虽然不能提供持续的IFN-γ刺激，但早期的刺激足以促进巨噬细胞分泌促炎因子，之后Th1细胞可为巨噬细胞提供持续IFN-γ刺激，在维持M1巨噬细胞活化中起十分重要的作用；TLR的活化通过MyD88依赖的方式促进巨噬细胞表达TNF，为其提供内源性的TNF，与IFN-γ协同活化和维持M1巨噬细胞的表型，也有研究发现TLR的活化通过IFN调节因子3（IRF3）上调IFN-β表达，后者也可作为M1巨噬细胞活化的第二信号。

（二）替代途径活化巨噬细胞

巨噬细胞在IL-4、IL-13等Th2细胞因子作用下极化为替代途径活化的巨噬细胞，也称为M2巨噬细胞。M2巨噬细胞参与Th2反应，与M1巨噬细胞在形态、表型、功能等方面存在显著差异，其体外培养的形态为梭形，与M1巨噬细胞的荷包蛋形显著不同；M2巨噬细胞产生氧、氮自由基及杀伤细胞内病原体的能力低于M1巨噬细胞，也不能向T细胞提呈抗原；M2巨噬细胞具有较强的吞噬活性，高表达清道夫分子、甘露糖和半乳糖受体，通过精氨酸酶途径产生鸟氨酸和聚胺，有抗寄生虫、促进组织修复功能，对肿瘤进程起促进作用。M2巨噬细胞异常功能也可造成机体损伤，它们参与了慢性血吸虫病患者的组织纤维化、哮喘病等病理过程。

固有免疫和获得性免疫信号在M2巨噬细胞的活化及维持中起重要作用：组织损伤、真菌和寄生虫表面的几丁质等可诱导嗜碱性粒细胞和肥大细胞等释放固有免疫早期信号之一的 IL-4；获得性免疫反应中 Th2 细胞也分泌大量的 IL-4，在维持 M2 巨噬细胞表型中起重要作用。

（三）M2 巨噬细胞亚型

虽然 M1/M2 巨噬细胞分型方法的提出对描述巨噬细胞免疫表型具有非常重要的意义，但巨噬细胞表型是连续变化的，严格意义上说，M1 和 M2 巨噬细胞只能代表二维线性分型两端的表型，并不能代表大量过渡状态巨噬细胞的表型。实际上，现在主流文献中将 M1 巨噬细胞以外的活化巨噬细胞都归于 M2 巨噬细胞。由于不同刺激对巨噬细胞活化作用不尽相同，因此又有学者将 M2 巨噬细胞进一步分为 M2a～M2d 等若干亚型。

被 IL-4、IL-13 刺激活化的巨噬细胞定义为 M2a 亚型，表型标记包括 Arg1（小鼠中）、CD163、CD204、CD206、YM1 及 Fizz 1 等，它们参与抗寄生虫免疫反应、组织修复、胶原蛋白生成，以及募集 Th2 细胞及嗜酸性粒细胞、嗜碱性粒细胞。单核细胞在 FcγR 活化后又经 IL-1β 或 LPS 刺激可被活化为 M2b 亚型，表型标志物包括高水平 IL-10、低水平 IL-12，并表达 SPHK1、MHC Ⅱ、CD86 和 CD163 等，M2b 亚型的巨噬细胞高表达 CCL1。M2b 亚型参与体液免疫调节、募集 Treg 细胞等，并参与关节炎病理过程。被 IL-10 或肾上腺皮质激素刺激的巨噬细胞被定义为 M2c 亚型，表型标志物包括 Arg1、CD163、CD204 和 CD206 等。M2c 亚型具有免疫抑制功能，并参与清除细胞碎片、促进创伤修复及铁代谢。肿瘤微环境中的 TAM 被定义为 M2d 亚型，它们具有高表达 IL-10、低表达 IL-12、CD86 等表型特点。M2d 亚型在肿瘤进展中起重要作用。

然而这四种亚型依然不能概括 M2 巨噬细胞的全部亚型，如 LXA4 及 ANXA1 可诱导巨噬细胞兼有 M2a 和 M2c 表型，被称为 M2a+M2c 样表型。

（四）调节型巨噬细胞

近年的研究相继发现 T 细胞、B 细胞、NK 细胞等免疫细胞中均存在起免疫抑制作用的细胞群体，并将它们定义为调节型免疫细胞（Treg、Breg、NKreg），2008 年 Mosser 和 Edwards 提出了调节型巨噬细胞的概念及色轮分型假说。这个假说中将活化巨噬细胞分为经典途径活化型、创伤修复型和调节型巨噬细胞，其中经典途径活化型对应 M1 巨噬细胞，创伤修复型对应 M2 巨噬细胞。

调节型巨噬细胞是抑制炎症的巨噬细胞群体，它们高表达 IL-10 而低表达 IL-12，而前者通过抑制各种促炎因子的产生来抑制炎症反应。IL-10 与 IL-12 表达量比值升高是此类巨噬细胞活化的重要标志；调节型巨噬细胞不参与胞外基质的分泌但高表达 CD80 和 CD86 共刺激分子，参与向 T 细胞提呈抗原。

调节型巨噬细胞活化过程通常需要两个信号：免疫复合物、前列腺素、腺苷酸、凋亡细胞等作为第一个信号对 IL-10 的表达作用不显著；TLR 活化等作为第二个信号与第一个信号共同作用可显著促进 IL-10 的表达。

固有免疫在调节型巨噬细胞活化过程中起重要作用，如糖皮质激素、腺苷酸、多巴胺、组胺、鞘氨醇磷酸酯、黑皮质素、血管活性肠肽、脂肪细胞因子等均可抑制巨噬细胞促炎因子的表达，促进调节型巨噬细胞表型的出现。获得性免疫在维持调节型巨噬细胞表型中也起作用，ERK 信号通路的活化可能扮演重要角色。

许多 TAM 具有高表达 IL-10 而低表达或不表达 IL-12、TNF 表达水平降低、促血管新生因子表达水平升高等特点，与调节型巨噬细胞有相似特点。色轮分型模型中将 TAM 定义为一群兼有创伤修复型和调节型巨噬细胞性质的群体，并从动态角度解释 TAM 的性质转变：肿瘤发生、发展早期的巨噬细胞具有经典途径活化型巨噬细胞的特点，而随着肿瘤的进展这些 TAM 受到肿瘤微环境的影响，转变为具有调节型巨噬细胞特点的细胞群体。

（五）巨噬细胞活化分型展望

除了上述活化巨噬细胞分型方法外，还可根据巨噬细胞分化过程微环境的差异进行巨噬细胞活化分型。单核细胞在 GM-CSF 作用下分化为 M1 巨噬细胞，在 CSF-1 作用下分化为 M2 巨噬细胞，经 GM-CSF 和 CSF-1 预刺激产生的巨噬细胞群体在转录组水平存在很大差异，同时它们与经典 M1 和 M2 巨噬细胞表型也存在差异。

虽然这些分型方法极大简化了巨噬细胞研究，但到目前为止还没有一个完美的分型方法能解决巨噬细胞活化分型问题。实际上，任何一种活化方式均可能对应一种有别于其他活化方式的巨噬细胞，体内生理及病理微环境是千变万化的，由此产生出千差万别的巨噬细胞群体。随着巨噬细胞研究的深入，经过由简到繁的探索过程，再通过由繁到简的归纳过程，最终有望实现对巨噬细胞活化认识的飞跃。

二、巨噬细胞活化的转录调控机制

虽然巨噬细胞在不同生理、病理微环境下表现出千差万别的活化表型，但巨噬细胞在体内复杂微环境中的活化表型尚不够明确。即使目前不同微环境下的巨噬细胞被归纳为 M1 或 M2 巨噬细胞，但对巨噬细胞活化分子机制的研究更多的是基于 LPS/IFN-γ、IL-4/IL-13 等经典活化分子的体外作用机制。LPS/IFN-γ 活化的 M1 巨噬细胞和 IL-4/IL-13 活化的 M2 巨噬细胞分别有不同的基因表达谱，其中 *iNOS*、*IL-12*、*CXCL11*、*IL-1β*、*IL-6*、*TNF-α*、*MHC* Ⅱ 等与 M1 巨噬细胞表型相关，被称为 M1 相关基因；*ARG1*、*CD206*、*IL-10*、*CCL17*、*CSF1*、*MMP9* 等与 M2 巨噬细胞表型相关，被称为 M2 相关基因。这些基因的表达受到不同转录因子的调控，其中 STAT 家族、过氧化物酶体增殖激活受体 γ（PPARγ）、CREB-C/EBP、干扰素调控因子（IRF）在其中起重要作用。

（一）STAT 家族在巨噬细胞活化中的作用

JAK-STAT 信号通路通常由活化的细胞因子受体激活，调节细胞的增殖、分化、凋亡，并参与免疫调节，STAT 家族转录因子中 STAT1 和 STAT6 分别参与 M1 及 M2 巨噬细胞的活化。

IFN-γ 作用于巨噬细胞后，激活 JAK-STAT1 信号通路，磷酸化的 STAT1 形成同源二聚体并进入细胞核，结合到 *iNOS*、*IL-12*、*MHC II* 反式激活因子（C II TA）等基因启动子区的顺式元件上，上调这些基因的表达，而 STAT1 缺陷小鼠 M1 巨噬细胞活化受阻。LPS 虽然不能直接诱导巨噬细胞高表达 M1 表型相关基因，但可以通过 IFN-β 自分泌环路实现；IFN-β 作用于巨噬细胞后，形成大量 STAT1-STAT2 异二聚体和少量 STAT1 同源二聚体，前者可进一步募集 IRF9 形成 IFN 激活因子 3 复合物（ISGF3），结合于 *iNOS*、*IL-12*、*C II TA* 等基因启动子区的顺式元件上，上调这些基因的表达。

IL-4 和 IL-13 将巨噬细胞活化为 M2 巨噬细胞。两种细胞因子有共享的信号传递系统：IL-4 不仅可以与 I 型受体复合物（IL-4Rα/γc）结合，而且可以与 II 型受体复合物（IL-4Rα/IL-13Rα1）结合，形成不同的配体-受体复合物起始信号传递；IL-13 可以与后者结合形成配体-受体复合物，向胞内传递信号。活化的 IL-4Rα 通过 JAK-STAT6 信号通路调节 *Arg1*、*CD206*、*Fizz1*、*Ym1* 等多种 M2 巨噬细胞相关基因的表达，特异性敲除小鼠髓系 *IL-4Rα* 导致 M2 巨噬细胞活化障碍。此外，IL-4Rα 活化后还可通过磷酸肌醇激酶 3（PI3K）形成 PIP3，磷酸酶 SHIP 催化 PIP3 去磷酸化，*SHIP* 敲除小鼠中巨噬细胞偏向于 M2 巨噬细胞极化。

在上述经典刺激因子作用下，STAT 是 M1 和 M2 巨噬细胞极化中的关键分子，STAT1 活化促进 M1 巨噬细胞极化，STAT6 活化促进 M2 巨噬细胞极化，选择性活化其中一条通路可能是形成相互排斥的 M1、M2 巨噬细胞极化的关键因素。然而在复杂微环境中，巨噬细胞的极化并非完全依赖选择性活化其中一条通路。例如，TAM 被认为具有 M2 巨噬细胞的表型，低表达 *iNOS*、*MHC II* 和 *IL-12* 等 M1 巨噬细胞相关基因，高表达 M2 巨噬细胞相关基因，实验发现 STAT6 和 PI3K 信号通路可能在 TAM 极化中发挥作用；但肿瘤微环境 IFN-γ 可激活 STAT1 通路，同时 TAM 中高表达 IRF3，可激活 *STAT1* 和 *ISGF3* 调控基因，后者进一步上调 *ISGF3* 调控基因的表达水平，因此 TAM 可能也高表达一些 M1 巨噬细胞相关基因。

（二）PPARγ 在巨噬细胞活化中的作用

生理条件下脂肪组织中巨噬细胞是抗炎症的 M2 巨噬细胞，过氧化物酶体增殖激活受体 γ（PPARγ）是巨噬细胞脂代谢的一个主导调节分子，通过反式阻滞 NF-κB 等多种机制抑制促炎基因的表达，PPARγ 缺失的 M2 巨噬细胞极化受阻并伴随胰岛素抗性增加。虽然炎症导致胰岛素抗性的机制尚未完全阐明，但源于巨噬细胞的促炎因子 TNF 和 IL-1β 可能是肥胖诱发的胰岛素抗性的一个重要介导剂。

脂肪组织巨噬细胞组成性表达 PPARγ，IL-4 和 IL-13 可进一步诱导其表达，表明 PPARγ 可能参与 M2 巨噬细胞极化。不仅如此，信号轴间的交联在 M2 巨噬细胞表型决定中起重要作用：一方面 STAT6 是 PPARγ 介导的基因调控中的辅助因子；另一方面 IL-4 可通过促进 PPARγ 内源性配体表达促进 PPARγ 的活化。PPARγ 在 TAM 中的作用尚不明确，但人工合成 PPARγ 配体在体外可以阻滞 TAM 的免疫抑制活性，进一步提示 TAM 与 M2 巨噬细胞极化机制的差异。

（三）CREB-C/EBPβ 轴在巨噬细胞活化中的作用

C/EBPβ 是 bZIP 转录因子成员之一，其上游调节蛋白是 cAMP 应答元件结合蛋白（CREB），CREB-C/EBPβ 轴不仅在髓系发育中不可缺少，而且在巨噬细胞活化中发挥重要作用。Arg1 是 M2 巨噬细胞的一个重要分子标志物，C/EBPβ 和 STAT6 分别结合于 Arg1 启动子区不同的顺式元件上，对诱导 Arg1 表达至关重要，其中 C/EBPβ 介导 TLR 刺激诱导的 Arg1 表达，而 STAT6 介导 IL-4 或 IL-13 刺激诱导的 Arg1 表达。虽然 LPS 可活化 CREB-C/EBPβ 轴，但活化 CREB-C/EBPβ 轴可上调 *Arg1*、*IL-10* 和 *CD206* 等 M2 巨噬细胞相关基因的表达；构建小鼠模型，在 *Cebpb* 启动子上特异性缺失 CREB 结合位点可特异性阻断 CREB-C/EBPβ 轴，只有 M2 巨噬细胞相关基因表达受到抑制，而 *IL-12*、*iNos* 等 M1 巨噬细胞相关基因不受影响。不仅如此，缺陷小鼠 M2 巨噬细胞相关肌肉损伤后修复的功能发生缺陷。LPS 刺激时，巨噬细胞中 CREB 有重要的抗炎功能。这些结果表明 CREB 可能是巨噬细胞极化的一个重要转录因子，促进向 M2 巨噬细胞极化，抑制向 M1 巨噬细胞极化。

（四）干扰素调控因子在巨噬细胞活化中的作用

干扰素调控因子（IRF）是具有多种功能的转录因子家族，目前已经在哺乳动物中克隆出九种 IRF 成员，其中一些 IRF 成员参与了巨噬细胞极化过程。

IRF3 在 M2 巨噬细胞极化中发挥作用。TAM 被认为是 M2 巨噬细胞，研究纤维肉瘤中 TAM 基因表达发现它们有高 IL-10、低 IL-12 的 M2 巨噬细胞表型，同时表达 CXCL9、CXCL10、CXCL16 等 IFN 诱导的趋化因子，这些趋化因子高表达是由 IRF3 介导的。

IRF4 介导由寄生虫或真菌细胞壁成分几丁质诱导的 M2 巨噬细胞极化，极化过程涉及组蛋白去甲基化酶 JMJD3 去除 H3K27me3 抑制性组蛋白修饰；但 IL-4 刺激下 M2 巨噬细胞极化过程几乎不依赖于 JMJD3。促炎症刺激也可以大幅度上调 JMJD3 表达，但 JMJD3 对 M1 巨噬细胞极化的作用仅限于微调一些基因的表达；与此相反，缺失 JMJD3 可阻断寄生虫或几丁质引起的巨噬细胞向 M2 极化。因此，JMJD3 在 M2 极化中的作用强于 M1 极化。

IRF5 在 M1 巨噬细胞极化中发挥作用。在小鼠中，IRF5 可促进 IL-12 和促炎因子的表达。在人类中，GM-CSF 诱导外周血单核细胞可形成高表达 IL-12 和促炎因子、低表达 IL-10、可激活 Th1 细胞免疫应答的 M1 巨噬细胞，IRF5 在其中起重要作用，过表达 IRF5 可促进上述表型，干扰内源性 IRF5 可抑制上述表型。IRF5 识别的顺式元件是相同的，但其作用完全不同，一方面结合在 M1 巨噬细胞相关基因启动子顺式元件上激活 M1 基因的表达，另一方面结合在 M2 巨噬细胞相关基因启动子顺式元件上抑制 M2 巨噬细胞基因的表达，因此这种差异依赖于其他转录因子和/或辅助因子的作用。

（五）巨噬细胞活化机制的挑战与展望

本节重点从转录调控水平讨论了巨噬细胞的活化机制，并没有涉及其上游的信号通路，主要是由于巨噬细胞对众多刺激均有应答，每种刺激引起的胞内信号传递千差万别，但目前的研究中其活化表型仅局限于 M1 巨噬细胞和 M2 巨噬细胞两类，它们有较为特异的基因表达谱，因此从转录因子层面入手可以更接近上述活化表型。即便如此，仅少数转录因子具有选择性转录激活作用，如 STAT1 和 STAT6 相互拮抗、CREB 同时激活 M2 巨噬细胞基因而抑制 M1 巨噬细胞基因、IRF5 直接激活 M1 巨噬细胞并抑制 M2 巨噬细胞基因的启动子，而多数转录因子对 M1 巨噬细胞和 M2 巨噬细胞基因调节作用是同向的。值得注意的是，M1 巨噬细胞和 M2 巨噬细胞表型只能反映由特定单一因素引起的两个经典极化模型，在这个框架下，其他单一因素引起的极化模型研究中，首先需将该极化归为 M1 巨噬细胞或 M2 巨噬细胞极化，然后才进一步探讨其转录调节机制。事实上，这些模型中巨噬细胞基因表达谱与经典 M1 或 M2 巨噬细胞存在一定的差别，而且在体内复杂生理、病理条件下巨噬细胞极化表型表现为多种刺激效应的叠加，其中既有 M1 巨噬细胞极化作用也有 M2 巨噬细胞极化作用，因此探讨复杂微环境中巨噬细胞活化的信号转导机制、转录调控机制更为困难。例如，不同肿瘤微环境中 TAM 虽然都被认为是 M2 巨噬细胞，但其活化表型存在显著差异，调控机制也有所不同。因此，阐明复杂微环境，特别是复杂病理微环境中巨噬细胞活化机制是今后研究的一个重要方向。

（冯文利　郑国光）

第四节　巨噬细胞的生理功能

巨噬细胞存在于几乎所有组织中，是机体分布广泛并具有十分活跃生物功能的细胞。巨噬细胞表面表达数十种受体，产生数十种酶，分泌近百种生物活性物质，参与免疫反应、稳态调节、组织发育、损伤修复等众多的生理过程，各个过程均涉及受到复杂网络调控的复杂机制，在此仅做简要介绍，不进行深入讨论。

一、免疫反应

巨噬细胞是重要的免疫细胞，参与固有免疫和获得性免疫反应，在机体防御和免疫应答中发挥重要作用。巨噬细胞最初因其天然的吞噬功能被发现，这是其显著的生物学特点，巨噬细胞表达 FcR、补体受体、甘露糖受体、清道夫受体、Toll 样受体等多种与抗原摄取相关的表面分子，这些受体识别外界抗原并被活化后，巨噬细胞通过吞噬作用、胞饮作用和受体介导的胞吞作用摄取抗原。同时巨噬细胞表面存在大量的 MHC I、MHC II 类分子和 CD80、CD86、CD40 等共刺激分子，在细胞内加工处理外源性抗原，形成抗原肽 /MHC II 类分子复合物表达到细胞表面，提呈给 T 细胞。

巨噬细胞参与炎症反应，在炎症反应不同阶段分别发挥促炎症和抑炎症的作用。巨噬细胞免疫活化的第一步涉及早期危险信号促发的单核细胞募集和原位活化，或者 IL-4 诱导的巨噬细胞原位增殖。随后，在多种细胞相互作用下通过细胞因子网络形成炎症微环境，使促炎症反应的单核及中性粒细胞增多，巨噬细胞等进一步释放一系列促炎因子共同协作。例如，Th1 细胞 IFN-γ 的产生需要活化单核细胞产生的 IL-12 参与；而 IFN-γ 又可以刺激巨噬细胞激活抗菌效应。巨噬细胞应答的第二步涉及细胞内源及外源信号抗炎反馈机制的产生，其中 IL-10 是参与抗炎作用必不可少的细胞因子。巨噬细胞最后参与清理炎症微环境，在稳态重建或演变为慢性炎症的命运决定中发挥作用。随着现代细胞及分子生物学技术和手段的运用，逐步揭示了巨噬细胞参与炎症反应的复杂机制，这些机制在很多免疫学文献和书籍中进行了总结，在此不做更细致的讨论。

二、稳态调节

巨噬细胞利用各种表面受体及分泌的分子监测机体微环境中的异常成分并做出应答，选择性清除外源性异物及内源死亡细胞而维持机体环境稳态。巨噬细胞的吞噬功能具备选择性，其表面 Toll 样受体、C 型凝集素受体、清道夫受体等在内的模式识别受体可识别入侵病原体、外源性异物及死细胞相关的信号，甘露糖受体及一些具有胶原结构的巨噬细胞受体可在与病原体结合和介导吞噬方面发挥作用。模式识别受体能探测到位于细胞表面或胞质的微生物产物及异己成分，激活相关的转录程序，诱导吞噬、细胞活化及细胞因子和趋化因子等的释放。同时巨噬细胞表达结合调理素、C3b、抗体的 Fc 受体、补体等大量分子。

遍布全身的成熟巨噬细胞发挥重要的免疫监视功能。一方面，组织驻留的巨噬细胞可通过吞噬作用清除死亡、凋亡细胞及有毒物质使组织保持健康状态，如肺泡中的巨噬细胞辅助清除肺部的过敏原，而肝脏中的库普弗细胞参与肝组织的病原物及有害物质的清除。当巨噬细胞摄取病原体等有害物质后，吞噬泡与溶酶体融合，吞噬溶酶体中的各种酶及有毒自由基将病原物消化摧毁。另一方面，巨噬细胞不断检测周围环境中的组织损伤或入侵有机物信号，一旦吞噬异物或细胞表面受体检测到危险信号，巨噬细胞会立即刺激淋巴细胞及其他免疫细胞做出应答。

巨噬细胞具备抗炎功能，通过抑制炎症维持稳态微环境。结肠巨噬细胞在有 IL-10 的环境中能够减弱针对肠道菌群及相关产物的炎症反应，IL-10 水平降低或免疫细胞中 IL-10 信号受阻会使肠道发生严重炎症反应。脾脏边缘区有一种抑制免疫的特化巨噬细胞，主要负责减弱针对凋亡细胞的自我反应，其功能异常将导致系统性红斑狼疮样的自身免疫病的发生。

三、组织发育

巨噬细胞在组织发育、组织重塑中发挥重要作用，巨噬细胞缺失或功能障碍可导致多种组织发育异常疾病的发生。

巨噬细胞在骨发育中发挥重要作用。骨组织中巨噬细胞（即破骨细胞）的功能是骨重吸收，与成骨细胞协同作用参与骨重塑过程，其功能缺失因骨重塑障碍导致骨组织发育缺陷，不能形成骨腔，发生骨硬化病。由于骨腔是造血干细胞发育的重要场所，硬化病患者造血功能受到影响。在 CSF-1 缺陷导致的破骨细胞功能障碍的小鼠中，造血主要依赖脾脏及肝脏的髓外造血作用。

巨噬细胞在造血组织的重塑中发挥重要作用。造血微环境中的巨噬细胞被认为是一类造血干细胞龛,参与调节造血干细胞维持、分化、释放等多个过程。红细胞生成的过程中,巨噬细胞围绕成熟的有核红细胞并摄取其挤压出的红细胞的核,其缺陷或功能异常导致红细胞生成的阻滞。巨噬细胞通过吞噬不表达 CD47 配体的细胞决定血液细胞是否从骨髓迁出。巨噬细胞可以通过吞噬脾和肝脏中的中性粒细胞及红细胞维持造血的稳态,其功能缺陷导致中性粒细胞减少、脾大、体重减轻等表现。

巨噬细胞参与脑组织发育。大脑中的巨噬细胞(小胶质细胞)依赖 CSF-1R 信号,该信号的缺陷造成小胶质细胞的缺失,导致成年后大量大脑结构的缺陷。小胶质细胞主要通过调节脑中髓鞘形成、血管生成及体液平衡而作用于神经元回路的发育;不仅如此,小胶质细胞表达包括 NGF 在内的大量神经生长及存活因子,一方面在神经发育过程中促进神经元存活、调节神经元活性及"修剪"突触,另一方面还对损伤后的神经元进行保护。CSF-1R 的配体有两个,即 CSF-1 和 IL-34,虽然二者均表达在神经元上,但 IL-34 在小胶质细胞分化及活性中发挥主要作用。*CSF-1R* 敲除小鼠大脑结构被破坏并伴随调控嗅觉及生殖轴神经传递缺陷,说明小胶质细胞参与神经元回路的发育及大脑结构的维持。

巨噬细胞参与乳腺、肾脏、胰腺等多种组织的结构与形态发生,其功能障碍导致多种组织重塑缺陷。例如,巨噬细胞参与妊娠引起的乳腺发育,它可被招募至正在发育的乳腺导管结构中,其缺失导致导管结构生长缓慢及分支减少,其机制与导管结构生长期间不能对胞外基质进行重塑相关;近年发现乳腺干细胞位于导管顶端,并且控制该结构的生长,巨噬细胞可能参与乳腺干细胞活性与功能的维持。

巨噬细胞在调控血管生成中发挥作用。在后脑的血管生成过程中,巨噬细胞可加强顶端细胞和柄细胞的接合,产生有功能的血管组织。在出生后早期眼部透明脉管系统退化的过程中,如果血管内皮细胞没有收到周皮细胞发出的生存信号,巨噬细胞将识别并诱导这些血管内皮细胞发生凋亡,巨噬细胞功能缺陷将导致血管过量生长;视网膜脉管系统的发育也与巨噬细胞相关,通过调节可溶性 VEGF 受体 1(sVEGFR1)的表达减弱 VEGF 作用,减小血管的复杂度,使得脉管系统处于最佳状态;在视觉发育的其他时期,巨噬细胞合成血管内皮生长因子 -C(VEGF-C)加强 Notch 信号,从而调节血管的复杂度。另外,巨噬细胞还参与发育阶段淋巴管的生成。

此外,巨噬细胞通过对凋亡细胞的吞噬,在手指或足趾形成过程中发挥重要作用。在某些动物(如蝾螈)的肢体再生中发挥作用。

四、组织损伤与修复

巨噬细胞参与组织损伤过程。在机体受到组织损伤或病原体感染后,首先进行应答的巨噬细胞常常具备促炎表型,并且分泌如 TNF、NO、IL-1 等促炎因子,参与促炎机制的激活。由活化巨噬细胞产生的 IL-12、IL-23 等可影响 Th1 及 Th17 细胞的极化,产生的 ROS、NO 及其超氧化物一方面可杀伤入侵微生物,另一方面会对周围组织造成一定的损伤,引起异常炎症反应,造成组织损伤。M1 巨噬细胞具有促炎和抗微生物活性,在上述过程中发挥重要作用,也被认为参与多种慢性炎症及自身免疫疾病的病理过程。

巨噬细胞参与创伤修复过程。与 M1 巨噬细胞作用完全不同,M2 巨噬细胞具有抗炎、参与创伤修复和形成纤维化的功能。M2 巨噬细胞可拮抗 M1 巨噬细胞的反应，对创伤修复应答的激活及组织稳态重建至关重要。近年的研究发现，M1 巨噬细胞可转化为 M2 巨噬细胞并获得损伤修复功能。

M2 巨噬细胞促进创伤修复的机制涉及多个方面。M2 巨噬细胞可产生 TGF-β1、PDGF 等生长因子，其中 TGF-β1 可以加强金属蛋白酶组织抑制剂（TIMP）的表达，阻断胞外基质的降解，促进成纤维细胞向肌成纤维细胞分化，直接刺激肌成纤维细胞中间隙纤维胶原的合成，进行组织再生及创伤修复；PDGF 可刺激促进肌成纤维细胞的增殖。M2 巨噬细胞可还通过肌成纤维细胞非依赖方式调节损伤修复。M2 巨噬细胞可产生基质金属蛋白酶（MMP）和 TIMP 类分子，吞噬促进组织损伤的 M1 应答的死细胞、细胞碎片及多种细胞外基质成分；M2 巨噬细胞分泌趋化因子募集成纤维细胞、Th2 细胞及 Treg 细胞；M2 巨噬细胞表达免疫抑制因子 IL-10、精氨酸酶 1 等，可降低免疫应答的强度和持续时间，促进损伤修复。

（王 荣 郑国江）

第五节 巨噬细胞的病理作用

巨噬细胞是机体固有免疫的重要成员，它不仅能够识别外来病原体和内源性异物，诱发免疫炎症反应，清除病原体和死亡细胞等内源性异物，而且在稳态调节、组织发育、损伤修复等方面均发挥重要生理功能。在这一系列生理反应中，巨噬细胞表型和功能表现出极大的可塑性和多样性，不同的组织微环境决定巨噬细胞的表型，进而影响组织炎症的发展。虽然不同组织、不同生理阶段巨噬细胞转录谱和功能不尽相同，但最终不同表型巨噬细胞将达到一种动态平衡。当这种平衡遭到破坏时，某些表型巨噬细胞的功能被加强、减弱或发生异常，将导致疾病的发生。近年的研究发现，M1 巨噬细胞参与了包括类风湿关节炎、炎性肠道疾病等在内的多种自身免疫性疾病的免疫病理过程，而 M2 巨噬细胞参与了包括慢性血吸虫病患者的组织纤维化、哮喘等病理过程；不仅如此，巨噬细胞还参与了感染、炎症、肿瘤、糖尿病、动脉粥样硬化等重大疾病的病理过程。本节着重探讨巨噬细胞在肿瘤发生、发展中的作用。

一、巨噬细胞与感染

巨噬细胞作为机体固有免疫细胞，能够及时识别外界病原体入侵并激发炎症免疫反应以清除病原体。巨噬细胞在炎症发生、发展和消退过程中扮演重要角色，经典分群方法将活化巨噬细胞分为 M1 和 M2 两种类型，二者在炎症中分别扮演不同角色。

（一）巨噬细胞与炎症的发生

炎症微环境中的巨噬细胞主要源自血液中的单核细胞，进入组织后分化而来；局部组织中巨噬细胞也可通过增殖提供部分来源。肉芽肿性炎症（如结核结节、伤寒肉芽肿）、病毒和寄生虫感染、细菌感染等炎症的发生阶段可以检测到大量巨噬细胞浸润。通常认为 M1 巨噬细胞具有促炎表型，可通过多种机制促进炎症的发生、发展。

巨噬细胞具有很强的游走和吞噬能力，能吞噬中性粒细胞不能吞噬的病原体、异物和较大的组织碎片；巨噬细胞释放 NO、ROS 等多种生物活性物质，参与病原体清除；巨噬细胞释放 TNF-α、IL-1β、IL-12、CXCL10、CCL2 等促炎细胞因子和趋化因子，募集其他炎症相关细胞进入炎症部位；巨噬细胞处理并提呈抗原，传递免疫信号，活化其他免疫细胞；巨噬细胞能演变为类上皮细胞和多核巨细胞。

（二）巨噬细胞与炎症的消退

炎症反应对于清除病原体至关重要，但是如果炎症免疫反应过度，将造成机体自身损伤，发生休克、关节炎等，并且慢性炎症与肿瘤发生密切相关。因此，及时准确地终止炎症免疫反应是巨噬细胞在炎症反应中另外一个重要作用。通常认为 M2 巨噬细胞具有抑炎表型，在炎症消退中发挥重要作用。在炎症免疫消退阶段，巨噬细胞也通过多种机制抑制炎症反应。

巨噬细胞停止分泌趋化因子，终止对其他炎症细胞的趋化募集；巨噬细胞释放 IL-10、TGF-β 等抑制炎症的细胞因子，释放脂氧素、消退素（resolvin）D2 等促进炎症消退的脂质介质，进行组织重塑；巨噬细胞清除细胞碎片与凋亡细胞，防止自身免疫发生。

二、巨噬细胞与肿瘤

巨噬细胞与肿瘤发生、发展有着密切的关系：现代医学已经证明慢性炎症反应可以促进肿瘤的发生，这与炎症微环境造成正常细胞的损伤有关，巨噬细胞在其中发挥重要作用；巨噬细胞在肿瘤发展过程中也发挥重要作用，肿瘤中的巨噬细胞被赋予了特殊的名称——肿瘤相关巨噬细胞（TAM）。

TAM 概念的提出可以追溯到 1975 年，当时学界一致认为 TAM 具有杀伤肿瘤的功能。1992 年 Mantovani 等提出了著名的"巨噬细胞平衡假说"，认为 TAM 具有杀伤肿瘤和促瘤生长的双重作用。目前绝大多数文献认为 TAM 是浸润肿瘤组织的巨噬细胞，与肿瘤浸润巨噬细胞（tumor-infiltrating macrophage，TIM）概念重合；少数文献将携带肿瘤个体非肿瘤累及部位巨噬细胞也称为 TAM，也有文献认为 TIM 中具有肿瘤进展期促进作用的巨噬细胞是 TAM。

（一）巨噬细胞在实体瘤进展中的作用

实体瘤组织中有较多的非肿瘤细胞，其中包括成纤维细胞、内皮细胞等基质细胞和白细胞；巨噬细胞是白细胞的主要成分，在一些高表达 M-CSF 的肿瘤组织中，巨噬细胞的数量甚至能占到非肿瘤细胞总数的 50%。因此，巨噬细胞是肿瘤微环境的重要成员。

1. TAM 与肿瘤预后的关系　巨噬细胞与肿瘤的进展密切相关，在不同类型实体瘤中均开展了 TAM 相关研究，多年的研究结果表明，肿瘤组织中的 TAM 水平是一项独立的预后因素。但由于肿瘤微环境差异较大，不同肿瘤微环境中的 TAM 基因表达和活化表型存在一定差异，而且不同肿瘤细胞的生物学特征各不相同，TAM 与预后的关系差异较大，其中在乳腺癌、前列腺癌、膀胱癌、肾癌、食管癌、恶性眼色素性黑色素瘤、滤泡性淋巴瘤、鳞状上皮癌等多种肿瘤中，TAM 水平的升高与预后不良相关；在胃癌、直肠结肠癌、黑色素瘤等肿瘤中，TAM 水平升高的患者预后良好；在肺癌、宫颈癌、结肠癌等肿瘤中，TAM 水平无预后意义；在霍奇金淋巴瘤等一些肿瘤中，TAM 水平与预后的关系尚存争论。

2. TAM 的来源与活化表型　　TAM 的来源和形成机制是一个不可回避的问题，目前通常认为：实体肿瘤组织中 TAM 主要来源于骨髓来源的单核细胞，募集到肿瘤组织中的巨噬细胞在肿瘤微环境的影响下发生了表型和功能的转变，演变成 TAM，更为形象的说法是：巨噬细胞被肿瘤微环境"教育"成 TAM。

TAM 的活化表型、功能特点是肿瘤研究的热点领域。不同的活化分型方法均把 TAM 作为一个特殊的群体进行描述，在经典的 M1、M2 巨噬细胞分型方法中，M1 巨噬细胞具有抗肿瘤活性，而 M2 巨噬细胞具有促肿瘤活性，TAM 属于 M2 巨噬细胞。然而实际情况远比模型更为复杂，TAM 表现出极强的异质性，主要表现在以下几个方面：在不同肿瘤中，TAM 的基因表达谱和活化表型具有较强的异质性。在很多肿瘤中，TAM 基因表达谱兼有 M1 和 M2 巨噬细胞的特征，即同时高表达 M1 和 M2 相关的基因，如乳腺肿瘤模型中的 TAM 具有非 M1、非 M2 巨噬细胞的特征。肿瘤组织中的巨噬细胞有很强的异质性，可同时存在趋向于抗肿瘤活性的 M1 巨噬细胞和趋向于促肿瘤活性的 M2 巨噬细胞，通过适当的标志可以将肿瘤组织的 TAM 进一步分群。在同一肿瘤的不同部位，TAM 表现出不同的表型特点，如在乳腺肿瘤模型中，常氧部位的 TAM 高表达 MHC Ⅱ 类抗原、M1 巨噬细胞标志物及血管新生抑制因子；缺氧部位的 TAM 低表达 MHC Ⅱ 类抗原、M2 巨噬细胞标志物及高表达促血管新生因子。此外，在肿瘤进展过程中巨噬细胞群体的表型会发生一定转变。因此，肿瘤组织中可能同时存在表型、功能迥异的 TAM 群体，这些 TAM 群体不同的活化状态决定了其发挥抗肿瘤或促肿瘤作用。

3. TAM 促进肿瘤进展的机制　　TAM 作为肿瘤微环境中的重要成员，通过肿瘤微环境对肿瘤细胞发挥多重作用：TAM 与胞外基质相互作用并重塑胞外基质，造成肿瘤细胞遗传不稳定性和遗传学改变，调节肿瘤细胞的衰老，促进血管新生和淋巴管新生，抑制免疫监控和免疫杀伤，促进肿瘤的侵袭和转移。异常活化的 TAM 主要通过以下几个方面促进肿瘤的进展：

（1）TAM 促进肿瘤细胞的增殖：大量研究发现实体肿瘤中 TAM 浸润程度与肿瘤生长呈正相关。体外共培养试验发现，多种来源的 TAM 能够显著促进肿瘤细胞增殖，体内试验采用脂质体等方法去除巨噬细胞，肿瘤体积显著缩小，提示 TAM 可以直接促进肿瘤细胞的增殖。进一步研究发现 TAM 的 NO 合成通路被阻断，它们通过分泌 PDGF、HGF、TGF-β 等生长因子促进肿瘤细胞的存活和增殖。

（2）TAM 促进肿瘤细胞的迁移：在多种肿瘤动物模型中，降低外周血和肿瘤组织中巨噬细胞的数量可以显著减少肿瘤细胞的转移。组织学研究发现在肿瘤与正常组织交界区聚集大量 TAM，它们一方面营造侵袭微环境，促进肿瘤细胞聚集到血管、淋巴管附近，提高肿瘤细胞的侵袭能力，促进肿瘤细胞通过基底膜破损处从肿瘤原发部位迁出；另一方面通过上调组织蛋白酶 B、MMP、纤溶酶、尿激酶 A 等降解基底膜、溶解胞外基质，间接促进肿瘤转移。例如，体外将巨噬细胞和 B16 黑色素瘤细胞共培养，巨噬细胞分泌的 MMP-2、MMP-9 和尿激酶型纤溶酶原激活物（uPA）增强了 B16 黑色素瘤细胞的迁移能力。此外，TAM 产生大量胶原纤维环绕在肿瘤组织周围，由于肿瘤细胞更易于在胶原纤维上移动，并且胶原纤维从血管锚定点向外散射状的排布，有利于肿瘤细胞向血管迁移。

（3）TAM 促进肿瘤组织中的血管新生和淋巴管新生：肿瘤细胞代谢、增殖活跃，需要丰富的血液循环提供支持，肿瘤组织直径超过 2mm，就需要血管新生以维持其生长。在神经胶质瘤、胃癌、食管癌、乳腺癌、肺癌、子宫内膜癌、肾细胞癌、直肠癌、口腔鳞状细胞癌、膀胱癌和前列腺癌等多种肿瘤中，TAM 的数量与肿瘤组织中血管的密度呈正相关，说明这些肿瘤组织中血管新生活跃程度与 TAM 相关。血管新生过程包括胞外基质降解、内皮细胞迁入、增殖和管腔形成等多个步骤，这些过程受到多种机制调节。TAM 分泌 CCL2、CXCL5、CXCL1、CXCL13、CXCL12 等趋化因子，以及 VEGF、PDGF、TGF-β、FGF 等生长因子及 MMP 等蛋白酶，这些因子与血管新生密切相关，不仅可以促进内皮细胞在基质中的迁移，而且可以促进内皮细胞的增殖，最终在肿瘤组织中形成丰富的新生血管，一方面直接支持肿瘤细胞的代谢，另一方面促进肿瘤细胞的转移。淋巴管新生在肿瘤的生长和转移中也扮演十分重要的角色，在人宫颈癌、胰腺癌、前列腺癌等肿瘤中发现，TAM 来源的 VEGF 参与了肿瘤组织内淋巴管的形成。

（4）TAM 抑制抗肿瘤免疫：TAM 抗原提呈能力较弱，其表面共刺激分子 CD86 表达水平低，并且其产生的 IL-12、IL-1、TNF 等免疫活化因子表达水平也较低，而 IL-10、TGF-β 等免疫抑制细胞因子表达水平较高，抑制了肿瘤微环境的免疫反应。TAM 能够抑制 T 细胞和 NK 细胞的活化与增殖，促进 Treg 细胞的分化。

（二）巨噬细胞在血液系统恶性肿瘤中的作用

血液系统恶性肿瘤包括淋巴瘤、白血病等，由于血液系统全身分布的特点，这些疾病在比较早的时期即发生全身播散，在病理学特点和疾病进程上与实体瘤有显著差异。巨噬细胞在血液系统恶性肿瘤发生、发展中的作用受到关注，但由于血液系统存在大量单核细胞及其前体细胞，从中标记并获得巨噬细胞比实体瘤组织中难度大，总体进展滞后于实体瘤中 TAM 相关研究。

1. 巨噬细胞在淋巴瘤进展中的作用 血液系统恶性肿瘤中，淋巴瘤病理学特点与实体瘤更为接近，因此巨噬细胞在淋巴瘤中的作用研究开展较早，而且在很多研究中淋巴瘤组织中巨噬细胞也被当作 TAM 进行研究和讨论。在霍奇金淋巴瘤中分析 CD68、CD163、LYZ、STAT1 四个巨噬细胞标志物，没有发现 CD163 具有相关性；而 CD68 虽比较特异，但它在各种分析中并不完全一致。在 NK/T 细胞淋巴瘤中，CD68 和 CD163 两种标志物均可识别 TAM，其中 CD163 为 TAM 的标志物似乎更加准确。目前人类巨噬细胞标志物 CD68 通常用来标记淋巴瘤活检样本中的 TAM，同时也和其他一些 TAM 相关生物标志物联合使用，其中包括 CD34、Ki-67 和血管内皮生长因子（VEGF）、CD204（M2 巨噬细胞标志物）、CD163、低氧因素（HIF）、增殖细胞的核抗原（PCNA）、铁蛋白轻链（FTL）、C-C 模型的趋化因子配体 18（CCL18）等。早期滤泡性淋巴瘤相关研究中提出了淋巴瘤相关巨噬细胞的概念，发现淋巴瘤相关巨噬细胞在滤泡性淋巴瘤患者样本中的浸润程度与不良预后呈正相关。研究经典霍奇金淋巴瘤患者样本的基因芯片检测结果发现，其显著性富集了 IL-12 信号通路等巨噬细胞活化特征，通过样本复检发现，这群 CD68⁺巨噬细胞在淋巴瘤样本中的数量与经典霍奇金淋巴瘤的不良预后呈显著正相关，不同研究组的学者均提出标本中巨噬细胞浸润数量可以作为经典霍奇金淋巴瘤危险度分组的指标。另外有研究发现，巨噬细胞迁移抑制因子（macrophage migration inhibitory factor，MIF）缺乏组患者的预后显著差于正常表达组，在 MIF 缺乏组患者中大量的巨噬细胞聚集在病灶中，并活化为 M2 表型，促进肿瘤细胞的生长。

2. 巨噬细胞在白血病进展中的作用　与实体肿瘤比较，白血病病理学特点显著不同，其中早期播散特点尤为突出，虽然骨髓是成年人的主要造血器官，但白血病细胞可迅速播散到外周血及肝脏、脾脏，造成肝脾大；白血病进展中晚期，白血病细胞可以侵袭几乎所有的器官、组织，在一些患者中甚至突破血脑屏障进入中枢神经系统。在白血病发展过程中，白血病干细胞与正常的造血干细胞相互竞争并最终占据主导地位；同时白血病细胞与造血微环境相互作用，诱导形成有利于白血病细胞生长和播散的白血病恶性微环境；不仅如此，进入非造血组织的白血病细胞还与组织微环境相互作用。巨噬细胞是造血微环境的重要组分，被认为是造血干细胞"龛"之一，在白血病发生、发展过程中，白血病细胞不可避免地与巨噬细胞发生相互作用。

免疫缺陷小鼠皮下成瘤实验是白血病研究的重要手段，早期的研究中观察到白血病细胞形成的瘤组织中存在巨噬细胞。虽然相关研究更多地是将它们作为 TAM 进行研究，但相关结果发现，巨噬细胞可以被白血病细胞形成的瘤组织微环境异常活化，并对白血病细胞形成的瘤组织发挥作用。

近期的研究中，采用小鼠白血病模型，较为系统地研究了白血病微环境中的巨噬细胞，并将其命名为白血病相关巨噬细胞（leukemia associated macrophage，LAM）。通过对 Notch-1 诱导的小鼠 T-ALL 模型造血器官骨髓和脾脏中 LAM 的性质进行研究，初步阐明了这两个组织中 LAM 的特点：骨髓和脾脏来源的 LAM 可以促进白血病细胞的增殖；LAM 同时表达 M1 和 M2 表型相关基因；采用转录组测序（RNASeq）及实时定量 PCR 方法分析 LAM 基因表达谱及 M1 和 M2 表型相关基因发现，LAM 与 TAM 存在显著差异，例如，LAM 低表达在 TAM 中高表达的 *TGF-β1*、*VEGF-A* 和 *CSF-1* 基因；两个组织中 LAM 基因表达谱及表型相关基因表达也存在显著差异；这两个组织中的 LAM 可以按照 CD206 表达水平分为 CD206⁻和 CD206⁺的 LAM 亚群，两个亚群也同时表达 M1 和 M2 表型相关基因，但表达水平存在差异，总体上，CD206⁻亚群 LAM 高表达 M1 巨噬细胞活化相关基因而 CD206⁺亚群 LAM 高表达 M2 巨噬细胞活化相关基因；在白血病发展过程中去除小鼠体内巨噬细胞，虽然不能延长小鼠的生存期，但可显著缓解小鼠脾大。

白血病进展过程中经常发生肝脾大。采用小鼠 T-ALL 模型研究白血病肝脏中白血病相关巨噬细胞（H-LAM）的特点发现，白血病进展过程中 H-LAM 发生 M1 样极化，可表达多种趋化因子，募集多种炎症细胞，参与肝组织中非感染性炎症反应，与肝大相关。

上述研究发现，巨噬细胞在白血病发展中与微环境相互作用，共同构成白血病微环境，对白血病的进展起一定作用。白血病微环境下不同组织中巨噬细胞的性质及其募集、极化机制等问题尚未阐明，可能成为近期研究的热点领域。

三、巨噬细胞与其他重大疾病

巨噬细胞还参与多种疾病的病理过程，其中包括动脉粥样硬化、肥胖、糖尿病等人类重大疾病。巨噬细胞在这些疾病中的作用已有大量文献、书籍全面介绍，在此仅简要概述。

（一）巨噬细胞与动脉粥样硬化

动脉粥样硬化（AS）是发生于动脉壁的一种慢性炎症相关的疾病，受遗传因素和环境因素的双重影响，其特征为血管壁大量脂质和纤维蛋白沉积，单核、巨噬细胞在其中发挥重要作用，巨噬细胞凋亡和凋亡细胞清除障碍与易损斑块的形成密切相关：循环中的单核细胞首先黏附到动脉易损部位并在趋化因子作用下迁移到内膜下层，分化为巨噬细胞；巨噬细胞在 M-CSF 等细胞因子作用下高表达清道夫受体后，吞噬氧化修饰的脂蛋白形成泡沫细胞；泡沫细胞死亡形成坏死脂质核心，平滑肌细胞分泌基质蛋白覆盖其上形成 AS 斑块；易发生破裂的斑块"肩部"是脂质和坏死细胞含量较高的区域，聚集大量活化的巨噬细胞，后者通过抗原提呈活化 T 细胞，启动炎症反应，炎症反应过程中大量产生的 C 反应蛋白、TNF-α 和 IL-1β 等炎症因子进一步募集单核、巨噬细胞，促进 AS 的进展。

M1 和 M2 样极化的巨噬细胞在 AS 发生和发展过程中发挥不同作用：其中 M1 巨噬细胞具有促炎功能，通过分泌大量促炎细胞因子，参与 AS 的发生并促进其进展；M2 巨噬细胞具有抑炎功能，通过高表达 IL-10、IL-1、Arg-1 等炎症抑制因子抑制炎症反应，促进斑块的稳定，在 AS 发生过程中起保护作用并抑制其进展。

（二）巨噬细胞与肥胖

巨噬细胞是脂肪组织中的主要白细胞，脂肪组织中驻留巨噬细胞（ATM）通常表现为类似于 M2 巨噬细胞的表型，具有抑制炎症的作用。肥胖是由多种因素引发的疾病，巨噬细胞在脂肪组织炎症及肥胖的发生、发展过程中扮演了重要的角色，M1 巨噬细胞参与的慢性炎症反应是其中重要一环。营养过剩导致脂肪细胞肥大、脂肪组织缺氧并造成脂肪细胞死亡；脂肪组织和血管间质细胞释放 TNF-α、MCP-1 等细胞因子，募集巨噬细胞进入脂肪组织，并促进 M2 巨噬细胞向 M1 巨噬细胞转化。M1 巨噬细胞释放 IL-1β、IL-6、TNF-α 等促炎细胞因子，形成促炎的微环境，不仅作用于脂肪细胞，而且进一步募集并刺激巨噬细胞，形成"王冠样结构"，完全包绕死亡的脂肪细胞，清除脂肪细胞碎片。肥胖患者脂肪组织中 CD8[+]T 细胞活化也参与其病理过程，它们募集并活化巨噬细胞，与巨噬细胞、脂肪组织相互作用参与脂肪组织炎症微环境的形成，在肥胖的发展中发挥重要作用。

(三）巨噬细胞与 2 型糖尿病

现在普遍认为，慢性炎症反应是 2 型糖尿病患者肥胖和胰岛素抵抗紧密联系的纽带，肥胖相关炎症的特征是固有免疫和获得性免疫细胞的增加和异常活化，它们可释放炎症因子，削弱脂肪、肝脏和骨骼肌组织的胰岛素信号。巨噬细胞在其中发挥重要调节作用，肝脏和骨骼肌中组织驻留巨噬细胞可以激活炎症反应，导致这些组织发生胰岛素抵抗。2 型糖尿病患者常伴随胰岛炎症，其典型特征是淀粉样蛋白沉积、纤维化和大量巨噬细胞的浸润及相关炎症因子水平升高。IL-1β 在胰岛炎症中发挥重要作用，可引起其他促炎因子、趋化因子表达水平升高，导致大量巨噬细胞募集和活化。而这种局部炎症反应可以减少胰岛素的分泌并诱导胰岛 B 细胞凋亡，最终导致胰岛素分泌量的减少。

M1 和 M2 巨噬细胞在胰岛素抵抗中发挥不同作用，其中 M1 巨噬细胞参与炎症微环境形成，与胰岛素抑制相关。M1 巨噬细胞产生大量活性氧并分泌多种促炎细胞因子，诱导胰岛素抵抗的产生；M2 巨噬细胞则通过分泌抗炎细胞因子，抑制炎症并参与组织的修复，抑制胰岛素抵抗的发生和发展。M1 巨噬细胞在胰岛素抵抗中的作用已被广泛认可，但 M2 巨噬细胞抑制胰岛素抵抗的作用机制尚存争议。目前普遍认为肥胖时 M1 和 M2 巨噬细胞的平衡遭到破坏，更多的 M1 巨噬细胞使组织处于亚临床炎症状态，引起胰岛素敏感性降低，最终导致胰岛素抵抗的发生。

此外，巨噬细胞还参与 2 型糖尿病相关并发症的病理过程，包括糖尿病肾病、非酒精性脂肪性肝病、视网膜病、冠心病等。

综上，单核、巨噬细胞是免疫微环境中的重要组成部分，是固有免疫和获得性免疫的重要成员，不仅在众多生理过程中发挥重要作用，而且参与许多人类重大疾病的病理过程。近年的研究逐步深入阐明了单核、巨噬细胞的起源、活化机制及其在人类疾病中的作用机制，获得了它们在一些生理、病理微环境中的基因表达特点和活化表型，并根据其基因表达特点开展了进一步的分群研究。深入阐明单核、巨噬细胞在疾病微环境中的作用机制，可为疾病防治开拓新的研究领域，并为疾病诊疗提供新的手段和靶点。

（杨 骁　陈 冲　郑国光）

参 考 文 献

黄生建，彭琳，陆文玲，等 . 2016. 肥胖与脂肪组织巨噬细胞的研究进展 . 现代生物医学进展，16（12）：2355-2358.

沈竹夏，段胜仲 . 2013. 巨噬细胞极化在 2 型糖尿病和心血管疾病中的作用 . 生命科学，25（2）：191-197.

阎雨，何阳阳，方莲花，等 . 2014. 巨噬细胞在动脉粥样硬化中的研究进展 . 中国药学杂志，49（1）：7-10.

张宇辰，赵明峰 . 2012. 单核巨噬细胞系统对造血干细胞的调控作用 . 生理科学进展，44（4）：310-313.

张玥，韩代书 . 2010. 红系造血微环境——成红细胞血岛 . 中国组织化学与细胞化学学报，19（2）：195-199.

郑国光，吴克复 . 2012. 免疫的细胞社会生态学原理 . 北京：科学出版社，230-244.

Biswas SK, Gangi L, Paul S, et al. 2006. A distinct and unique transcriptional program expressed by tumor-associated macrophages (defective NF-kappa B and enhanced IRF-3/STAT1 activation). Blood, 107（5）: 2112-22.

Borden EC, Sen GC, Uze G, et al. 2007. Interferons at age 50: past, current and future impact on biomedicine. Nat Rev Drug Discov, 6（12）: 975-990.

Eguchi K, Manabe I. 2013. Macrophages and islet inflammation in type 2 diabetes. Diabetes Obes Metab, 15（Suppl 3）: 152-158.

Farinha P, Masoudi H, Skinnider BF, et al. 2005. Analysis of multiple biomarkers shows that lymphoma-associated macrophage (LAM) content is an independent predictor of survival in follicular lymphoma (FL). Blood, 106（6）: 2169-2174.

Gordon S, Taylor PR. 2005. Monocyte and macrophage heterogeneity. Nat Rev Immunol, 5（12）: 953-964.

Hashimoto D, Chow A, Noizat C, et al. 2013. Tissue-resident macrophages self-maintain locally throughout adult life with minimal contribution from circulating monocytes. Immunity, 38（4）: 792-804.

Jenkins SJ, Ruckerl D, Cook PC, et al. 2011. Local macrophage proliferation, rather than recruitment from the blood, is a signature of TH2 inflammation. Science, 332（6035）: 1284-1288.

Kim YG, Kamada N, Shaw MH, et al. 2011. The Nod2 sensor promotes intestinal pathogen eradication via the chemokine CCL2-dependent recruitment of inflammatory monocytes. Immunity, 34（5）: 769-780.

LaPorte SL, Juo ZS, Vaclavikova J, et al. 2008. Molecular and structural basis of cytokine receptor pleiotropy in the interleukin-4/13 system. Cell, 132（2）: 259-272.

Lavin Y, Winter D, Blecher-Gonen R, et al. 2014. Tissue-resident macrophage enhancer landscapes are shaped by the local microenvironment. Cell, 159（6）: 1312-1326.

Lawrence T, Natoli G. 2011. Transcriptional regulation of macrophage polarization: enabling diversity with identity. Nat Rev Immunol, 11（11）: 750-761.

Ludin A, Itkin T, Gur-Cohen S, et al. 2012. Monocytes-macrophages that express α-smooth muscle actin preserve primitive hematopoietic cells in the bone marrow. Nat Immunol, 13（11）: 1072-1082.

Martinez FO, Helming L, Gordon S, et al. 2009. Alternative activation of macrophages: An immunologic functional perspective. Annu Rev Immunol, 27: 451-483.

Martinez-Santibañez G, Lumeng CN. 2014. Macrophages and the regulation of adipose tissue remodeling. Annu Rev Nutr, 34: 57-76.

Mcgaha TL, Chen Y, Ravishankar B, et al. 2011. Marginal zone macrophages suppress innate and adaptive immunity to apoptotic cells in the spleen. Blood, 117（20）: 5403-5412.

Mosser DM, Edwards JP. 2008. Exploring the full spectrum of macrophage activation. Nat Rev Immunol, 8（12）: 958-969.

Murray PJ, Wynn TA. 2011. Protective and pathogenic functions of macrophage subsets. Nat Rev Immunol, 11（11）: 723-737.

Noy R, Pollard JW. 2014. Tumor-associated macrophages: from mechanisms to therapy. Immunity, 41（1）: 49-61.

Pollard JW. 2004. Tumour-educated macrophages promote tumour progression and metastasis. Nat Rev Cancer, 4（1）: 71-78.

Pollard JW. 2009. Trophic macrophages in development and disease. Nat Rev Immunol, 9（4）: 259-270.

Poledne R, KralovaLesna I, Kralova A, et al. 2016. The relationship between non-HDL cholesterol and macrophage phenotypes in human adipose tissue. J Lipid Res, 57（10）: 1899-1905.

Qian BZ, Pollard JW. 2010. Macrophage diversity enhances tumor progression and metastasis. Cell, 141（1）:

39-51.

Reinart N, Nguyen PH, Boucas J, et al. 2013. Delayed development of chronic lymphocytic leukemia in the absence of macrophage migration inhibitory factor. Blood, 121（5）: 812-821.

Steidl C, Lee T, Shah SP, et al. 2010. Tumor-associated macrophages and survival in classic hodgkin's lymphoma. New Engl J Med, 362（10）: 875-885.

Swirski FK, Nahrendorf M, Etzrodt M, et al. 2009. Identification of splenic reservoir monocytes and their deployment to inflammatory sites. Science, 325（5940）: 612-616.

Tabas I, Bornfeldt KE. 2016. Macrophage phenotype and function in different stages of atherosclerosis. Circ Res, 118（4）: 653-667.

Winkler IG, Sims NA, Pettit AR, et al. 2010. Bone marrow macrophages maintain hematopoietic stem cell（HSC）niches and their depletion mobilizes HSCs. Blood, 116（23）: 4815-4828.

Wynn TA, Chawla A, Pollard JW, et al. 2013. Macrophage biology in development, homeostasis and disease. Nature, 496（7446）: 445-455.

第八章 T 细 胞

第一节 T 细胞的来源与分化

一、T 细胞在胸腺中的发育和定向分化

T 淋巴细胞简称 T 细胞，是起源于骨髓中的造血干细胞，在经历共同淋巴样前体细胞（common lymphoid precursor）阶段后，其祖细胞通过血液向胸腺迁移，在胸腺中完成成熟与分化过程。胸腺中发育中的 T 细胞也被称为胸腺细胞（thymocyte），在这一过程中包含了 T 细胞受体基因重排、β-选择、阳性选择、阴性选择等重要事件，这些事件对于成熟 T 细胞功能的发挥均具有至关重要的作用。按照这些事件发生的时间顺序和细胞表面分子标志物变化情况，可以将 T 细胞在胸腺中的发育过程分为 $CD4^-CD8^-$ 双阴性（double negative，DN）、$CD4^+CD8^+$ 双阳性（double positive，DP）、$CD4^+CD8^-$ 或 $CD4^-CD8^+$ 单阳性（single positive，SP）三个阶段，其中双阴性阶段又可根据 CD25、CD44 的差异表达分为 DN1、DN2、DN3、DN4 四个阶段。

（一）双阴性阶段

DN1（$CD44^+CD25^-$）阶段的胸腺细胞被认为具有高度的异质性，其中干细胞相关基因 *c-KIT* 高表达的细胞被认为是早期胸腺祖细胞（early thymic progenitor cell，ETP）。ETP 具有多向分化潜能，可在体外的特定培养条件下分化为 B 细胞、NK 细胞等其他淋巴细胞乃至髓系细胞。ETP 在定居胸腺后随即开始大量扩增，并向 DN2（$CD44^+CD25^+$）阶段进行定向分化。DN2 细胞开始表达 T 细胞相关标志物 CD25 和 CD127，其中前者为 IL-2 受体（IL-2R）α 亚基，后者则为 IL-7 受体（IL-7R）。在此阶段，胸腺细胞开始表达重组激活基因 1/2（recombination activating gene 1/2，RAG1/2）DNA 重组酶系，并开始进行 T 细胞受体（T cell receptor，TCR）β 基因重排，细胞也开始表达 T 细胞受体复合物的信号转导蛋白 CD3ε 和 ZAP70。在 DN2 阶段，细胞开始丢失多向分化潜能，并在 DN3 阶段（$CD44^-CD25^+$）完全限定于 T 细胞系，这一过程被称为 T 细胞的谱系定向（T cell lineage commitment）。在 DN3 阶段，TCRβ 亚基重排完成，并与未成熟的 TCRα 亚基 PTα 组装成 pre-TCR。只有成功进行 TCRβ 亚基重排并表达 pre-TCR 的细胞才能够存活并继续 T 细胞分化进程，这一筛选过程即 β-选择。在 DN4 阶段（$CD44^-CD25^-$），胸腺细胞大量扩增，随后进入 T 细胞发育的 DP 阶段。

（二）双阳性阶段和单阳性阶段

DN4 阶段后，胸腺细胞开始同时表达 TCR 受体的辅助受体 CD4 和 CD8 分子，进入

双阳性阶段。胸腺中的绝大多数胸腺细胞均为双阳性细胞，T 细胞发育中的 TCRα 链基因重排和阳性选择均在此阶段发生。胸腺细胞完成 TCRα 链基因重排后，TCRα 亚基与 TCRβ 亚基结合，产生成熟的 TCR 复合体。然而，绝大多数的 TCR 并不能有效识别胸腺上皮细胞所表达的自身抗原肽-MHC 复合体，这些胸腺细胞将因无法接收到存活信号而凋亡，只有少数能够识别自身抗原肽-MHC 复合体的胸腺细胞存活下来，并继续发育。在阳性选择中，识别 MHC Ⅰ类复合体的胸腺细胞将失去 CD4 表达，发育为 CD8 单阳性T 细胞；而识别 MHC Ⅱ类复合体的胸腺细胞将失去 CD8 表达，发育为 CD4 单阳性 T 细胞。在双阳性或单阳性阶段，能够与自身抗原肽-MHC 复合体发生高亲和性结合的胸腺细胞将凋亡，以避免产生自身免疫性 T 细胞，此为 T 细胞发育过程中的阴性选择。在经历这样的双重选择后，大约 2% 的双阳性胸腺细胞存活下来并发育为成熟的单阳性 T 细胞，这些细胞随后逐渐退出胸腺环境并向外周迁移（图 8-1）。

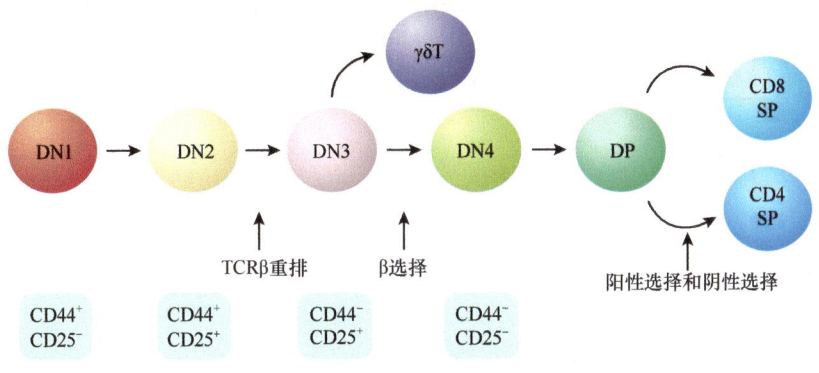

图 8-1 T 细胞胸腺发育示意图

二、TCR 重 排

与大多数体细胞相对稳定的基因序列不同，T 细胞中的 TCR 基因是由一系列 DNA 片段连接而成。发育中的胸腺细胞通过多种 DNA 酶将这些片段剪切、拼接以形成功能性的重组 TCR 基因。TCR 的 α 和 β 链均包含了可变区（V 区）和恒定区（C 区）。其中，TCRα 链和 γ 链的可变区基因包含了 V 区和连接区（J 区）片段，而 β 链和 δ 链则包含了 V 区、多样区（D 区）和 J 区三个片段，α 和 β 链基因座含有大量 V 区片段，而 γ 和 δ 链的 V 区较少。每个基因片段之间包含了 12bp 和 23bp 的重组信号序列（recombination signaling sequence，RSS），RSS 为重组酶的识别切割位点。

催化 DNA 水平上 V（D）J 重排反应的酶主要包括：RAG1/2，末端脱氧核苷转移酶（terminal deoxynucleotidyl transferase，TdT）及 Artemis 核。在 RAG 和末端转移酶（TdT）的作用下，V（D）J 片段末端和连接处常被引入一些随机核苷酸序列，即 P 核苷酸和 N 核苷酸，这些引入的核苷酸进一步增加了 TCR 多样性。在 T 细胞发育过程中，TCRβ 亚基编码基因首先进行重排。TCRβ 亚基编码基因的重排起始于 DN2 阶段，首先进行 Dβ 和 Jβ 的重排，随后，则在 DN3 阶段完成 Vβ 与 DJβ 的重排。在 DJ 重排中，Dβ1 基因片段可任意与 6 个 Jβ1 基因片段重组，Dβ2 基因片段也可与 6 个 Jβ2 基因片段任意重组，随后重组的 DJ 片段再与 V 基因片段重组，最终形成一个重组完成的 VDJ 复合体基因片段。而位于该重组片段之间的其他片段都将被删除。如果一个胸腺细胞不能重排产生一个有效的 β 链基因，那么除非这个细胞能够进行有效的 γ 和 δ 链重排并发育为 γδT 细胞，否则该细胞将不能通过 β 选择，最终凋亡。一旦一个染色体上的 β 链重排完成，则该 β 链基因表达产物与 pTα 组装形成 pre-TCR，pre-TCR 信号的激活将诱导 RAG2 蛋白的磷酸化和降解，从而使另一条染色体的重排反应停止，这一现象即等位排斥现象（allelic exclusion）。在胸腺细胞完成 β 链重排以后，细胞进入 DN4 阶段，开始进行大量扩增，扩增后的细胞进入 DP 阶段并进行 TCRα 链的重排，这使得每一种重排的 β 链可以与不同的 α 链进行组合（图 8-2）。

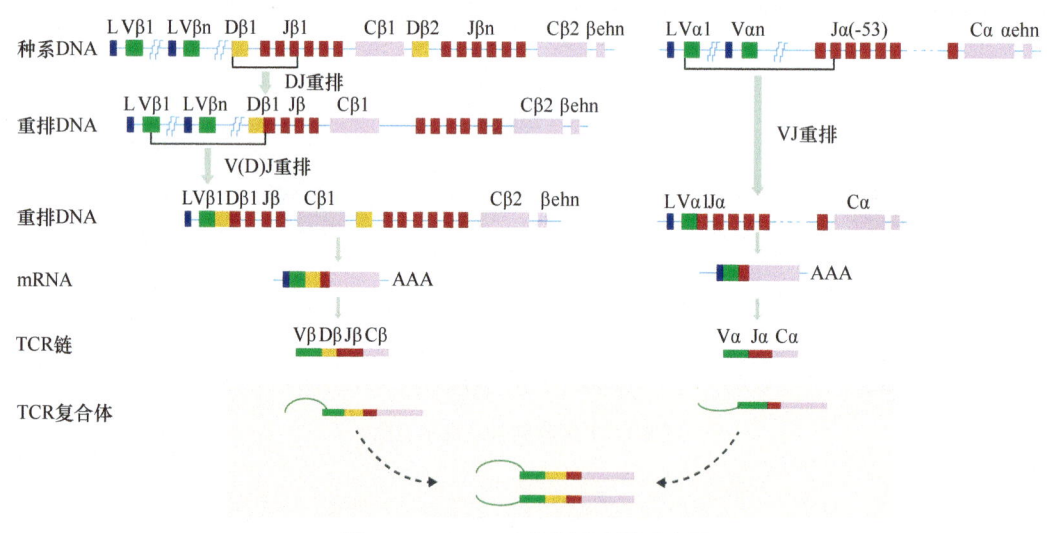

图 8-2　TCRαβ 亚基基因重排示意图

三、阳性选择和阴性选择

TCR 基因的随机重排产生了高度多样性的 T 细胞受体库，但这些 TCR 不一定能够有效识别和结合 MHC，因此需要对未成熟的 TCR 细胞库进行筛选，以使成熟 T 细胞的 TCR 具有 MHC 限制性。与此同时，以高亲和性结合自身抗原肽 -MHC 复合物的胸腺细胞在发育过程中被选择性地删除，以确保发育完成的 T 细胞不会识别攻击自体细胞。胸腺中上皮细胞表达的 MHC 分子对胸腺细胞的存活和发育成熟至关重要。表达特定 TCR 的胸腺细胞只有当胸腺中存在能够结合该 TCR 的 MHC- 抗原复合物时才能够顺利通过双阳性阶段发育成熟，否则它们将在 DP 阶段死亡。

尽管 TCR 基因重排具有高度的随机性，但是研究发现 TCR 本身也具有识别 MHC 分子的倾向性。这是因为 TCR 的 Vα 和 Vβ 的互补决定区（complementarity determining region，CDR）1 和 CDR2 中具有特定保守的种系编码氨基酸序列，这些氨基酸序列形成了能够与 MHC 分子结合的结构域。

阳性选择发生于胸腺细胞发育的 DP 阶段，然而，在经历阳性选择以后，这些 CD4 和 CD8 双阳性的细胞发育为 CD4 或 CD8 单阳性的成熟 T 细胞，其中 CD4$^+$T 细胞具有专职辅助功能，而 CD8$^+$T 细胞则为细胞毒性效应 T 细胞。因此，阳性选择对 CD4$^+$ 和 CD8$^+$ T 细胞的分化起着决定性作用。在阳性选择时识别 MHC Ⅰ 类复合体的胸腺细胞将发育为 CD8 单阳性 T 细胞，而识别 MHC Ⅱ 类复合体的胸腺细胞将发育为 CD4 单阳性 T 细胞。CD8 或 CD4 辅助受体能够分别与 MHC Ⅰ 或 Ⅱ 类复合体结合，从而启动下游不同的 Lck 蛋白激酶信号传递。这些信号最终通过调控转录因子 ThPOK 和 Runx3 的平衡，从而对 CD4$^+$ 和 CD8$^+$T 细胞的分化起到决定性的影响，其中前者为 CD4$^+$T 细胞的决定性转录因子，而后者则为 CD8$^+$T 细胞的决定性转录因子。

在胸腺发育过程中，与自身抗原肽 -MHC 复合体发生高强度反应的胸腺细胞将被删除，称之为克隆删除（clonal deletion），以避免这些细胞进入外周后与自体组织抗原（包括泛表达的抗原和一些组织特异性抗原）发生反应造成自身免疫性疾病，这一过程即阴性选择。在阴性选择过程中，骨髓来源的抗原提呈细胞（APC）（包括树突状细胞与巨噬细胞）扮演了重要的角色。在髓质区胸腺上皮细胞中，通常在其他组织器官表达的一些非胸腺抗原被广泛表达，它们随后被 APC 提呈给胸腺细胞，从而对它们进行选择。这些组织特异性基因的表达是被自身免疫调节因子（autoimmune regulator，AIRE）基因所诱导和控制的。

阳性选择与阴性选择对发育中的胸腺细胞命运产生截然不同的影响，如何安排其有序进行的主要解释是亲和力假说（affinity hypothesis），即当胸腺细胞 TCR 与自身抗原肽 -MHC 复合体以较低亲和力结合时，诱导阳性选择，而当它们以高亲和力结合时，则触发阴性选择。

四、αβ$^+$T 细胞与 γδ$^+$T 细胞分化

按照表达的 TCR 基因种类进行划分，T 细胞被为两类，即 αβ$^+$T 细胞与 γδ$^+$T 细胞。其中 αβ$^+$T 细胞为主要的 T 细胞类型，占总 T 细胞比例的 90% 以上。

在 T 细胞发育过程中，αβ$^+$T 细胞与 γδ$^+$T 细胞均起源于 DN1 T 祖细胞，它们的分化起始于 DN2 时期，在 DN3 阶段完成。在 DN2～DN3 阶段，胸腺细胞的 TCRβ 或 TCRγ 和 TCRδ 基因座同时进行重排，并在 DN3 晚期开始表达 pre-TCR 或 TCRγδ，进行 TCRβ 重排并成功表达 pre-TCR 的胸腺细胞在此后重排 TCRα 基因并进入双阳性阶段，而重排并表达 TCRγ 和 TCRδ 基因的胸腺细胞则不进入双阳性阶段，并关闭 TCRα 基因重排，也不通过阳性选择过程。两种发育完成的 T 细胞均迁出胸腺，向外周淋巴器官迁移。

五、自然调节性 T 细胞的发育

自然调节性 T 细胞（naturally occurring regulatory T cell，nTreg）是 T 细胞在胸腺发育过程中就分化而来的专职调节性 T 细胞，对机体的自身免疫耐受和防止免疫系统过度

激活具有重要的作用。与诱导调节性 T 细胞（inducible regulatory T cell，iTreg）相比，nTreg 可持续表达转录因子 Foxp3，并能够持久地发挥免疫抑制作用。

调节性 T 细胞（Treg）在胸腺中的发育分化与其 TCR 和自身抗原肽-MHC Ⅱ类复合体的亲和性有关。在 T 细胞发育的双阳性阶段，能够和自身抗原肽-MHC 分子以较低亲和性结合的胸腺细胞将通过阳性选择和阴性选择，最终发育为成熟的 $αβ^+$T 细胞；而与自身抗原肽-MHC 类复合体以高亲和性结合的胸腺细胞将被阴性选择删除；除此以外，与自身抗原肽-MHC 类复合体以中高度亲和性结合的胸腺细胞将发育为成熟的 nTreg 细胞（图 8-3）。通过敲除 TCR 信号通路下游组分削弱 TCR 信号强度后，nTreg 细胞的发育受到严重抑制，从而证明了上述假说。总而言之，Treg 细胞的发育需要较高的 TCR 与自身抗原肽-MHC Ⅱ类复合体之间的亲和性。转录因子 Foxp3 的调控被认为与 Treg 细胞的发育密切相关，自然情况下，Foxp3 的表达起始于 T 细胞发育双阳性阶段。Foxp3 缺陷的骨髓造血细胞不能发育为 Treg 细胞，而在胸腺细胞中过表达 Foxp3 可以促进 Treg 的产生。目前认为，*Foxp3* 基因的表达是被较高强度的 TCR 信号所诱导的。

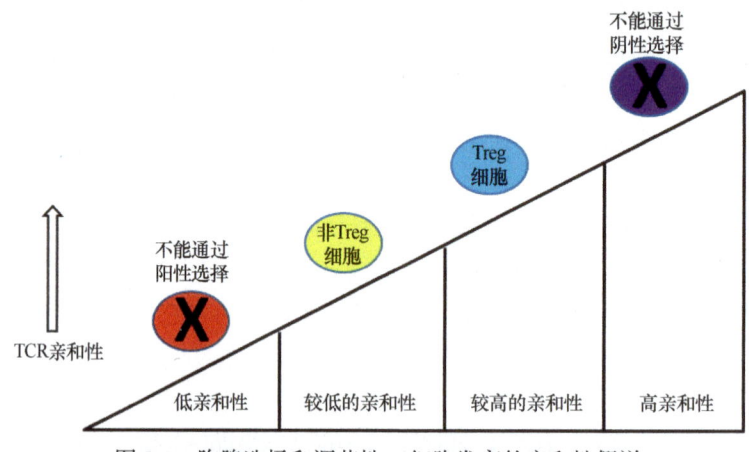

图 8-3 胸腺选择和调节性 T 细胞发育的亲和性假说

六、NKT 细胞的发育

NKT 细胞（natural killer T cell）是一种稀少的淋巴细胞亚群，该类细胞同时具有 T 细胞和 NK 细胞的特征，在小鼠中，NKT 细胞同时表达 TCR 与 NK1.1 分子。与传统的 $αβ^+$T 细胞相比，NKT 细胞具有一个可识别糖脂类抗原的半恒定 TCR（semi-invariant TCR）αβ，在小鼠中其 TCRα 链一般为 Vα14-Jα18，人类中 TCRα 链为 Vα24-Jα18，而小鼠中 TCRβ 链为 Vβ8.2、Vβ7、Vβ2（小鼠），人类中则为 Vβ11，其抗原提呈依赖于 CD1d 分子。

NKT 细胞的发育依赖于胸腺，NKT 细胞的分化起源于 T 细胞发育的双阳性阶段，与传统 $αβ^+$T 细胞经历阳性选择和阴性选择相比，NKT 细胞的选择依赖于双阳性胸腺细胞所表达的 CD1d-自身糖脂类抗原复合物。目前关于 NKT 细胞发育分化主要有两种模型：定向前体细胞模型和 TCR 指导模型。定向前体模型认为，在 TCR 表达之前就已存在特定亚群的 NKT 定向的祖细胞，这些祖细胞随后重排和表达半恒定 TCR 受体；TCR 指导模型认为，NKT 细胞的分化起源于 TCR 随机重排以后，表达半恒定 TCR 受体的胸腺细胞在 CD1d-自身糖脂类抗原复合物存在条件下，通过 TCR 信号引导胸腺细胞最终发育为成熟的 NKT 细胞，目前有较多的研究证据支持这一模型。

七、T 细胞发育中的信号和转录因子调控网络

从 ETP 迁移到胸腺开始，胸腺微环境信号开始主导 T 细胞的发育。在这一过程中发生 T 细胞的谱系特化，T 细胞各发育阶段的进行和增殖存活均受到细胞外信号分子和细胞内转录因子网络的共同调节。Notch 信号目前被广泛认为在 T 细胞发育过程中起到主导性作用。Notch 通过与其配体（DL1、DL3、DL4、Jagged1、Jagged2）结合，激活蛋白酶解反应并释放其胞内结构域，从而激活转录因子 RBPJ，后者诱导其靶基因的表达。Notch 敲除的骨髓细胞无法发育为 T 细胞，而过表达 Notch 则促进造血祖细胞向 T 细胞的分化。Notch 信号在 DN1 早期就已存在，持续的 Notch 信号对于胸腺细胞从 DN1 早期到 DN1 晚期的转换和 TCR 基因的重排至关重要。过表达 Notch 配体 DL1 或 DL4 的小鼠骨髓基质细胞系 OP9 可在体外支持造血祖细胞向成熟 T 细胞的发育分化。在早期 T 细胞发育过程中，可认为 Notch 信号的激活触发了整套 T 细胞定向分化程序，在不同时间点激活并诱导 E 蛋白、TCF7、BCL11b、GATA-3 等 T 细胞特异性转录因子的表达，同时抑制髓系、B 细胞系和 NK 细胞系转录因子及干性基因的表达。这些 T 细胞特异性转录因子随后诱导 TCR 信号通路组分和 TCR 基因重排相关酶系的表达。这些转录因子之间相互作用形成正反馈环路，驱动 T 细胞发育有序进行。

总结：T 细胞在胸腺中的发育可分为多个阶段，每一阶段对应一系列发育中的重要事件，如谱系定向、选择、增殖、凋亡等。$\gamma\delta^+$T 细胞、调节性 T 细胞、NKT 细胞等一些具有特殊功能的 T 细胞亚群在胸腺发育过程中就已开始分化，并出现一些它们独有的特征。与其他体细胞发育显著不同的是，T 细胞发育成熟需要经历 DNA 水平上的变异，即 TCR 基因重排，并在重排后还须经历一系列选择过程，以确保成熟的 T 细胞具备识别和消灭病原体的能力，但同时又不对自体组织产生免疫反应。这一系列的发育事件是由 Notch 等发育信号及其下游转录因子驱动，按照一定时间、空间顺序有序进行的。任何发育过程中基因表达出现紊乱，均可能导致发育进程被终止或细胞发生恶性转化。

（李　鹏）

第二节　T 细胞微环境

一、胸腺微环境

与大多数血细胞不同的是，T 细胞的发育过程并非是在骨髓中完成的。胸腺作为 T 细胞发育的独立场所，其特殊的结构和细胞类型都对 T 细胞发育产生决定性影响。解剖学上，胸腺由位于中央的胸腺髓质区（medulla）和位于外部的皮质区（cortex）构成。早

期 T 祖细胞自胸腺皮质血管进入，在皮质区进行了 DN 和 DP 阶段发育，然后迁移至髓质区分化为 SP 细胞并退出胸腺向外周迁移。除了发育中的 T 细胞（即胸腺细胞）外，胸腺中存在固有的胸腺基质细胞（thymic stromal cell），它们包含胸腺上皮细胞（thymic epithelial cell，TEC）和一部分树突状细胞、巨噬细胞、成纤维细胞、血管内皮细胞等。其中，TEC 可分为皮质区胸腺上皮细胞（mTEC）和髓质区胸腺上皮细胞（cTEC）（图 8-4）。TEC 起源于非造血细胞系，不表达血液细胞标志物 CD45 而表达上皮细胞标志物 EpCAM。它们提供一系列支持信号和选择信号，对 T 细胞的正常发育是必不可少的。

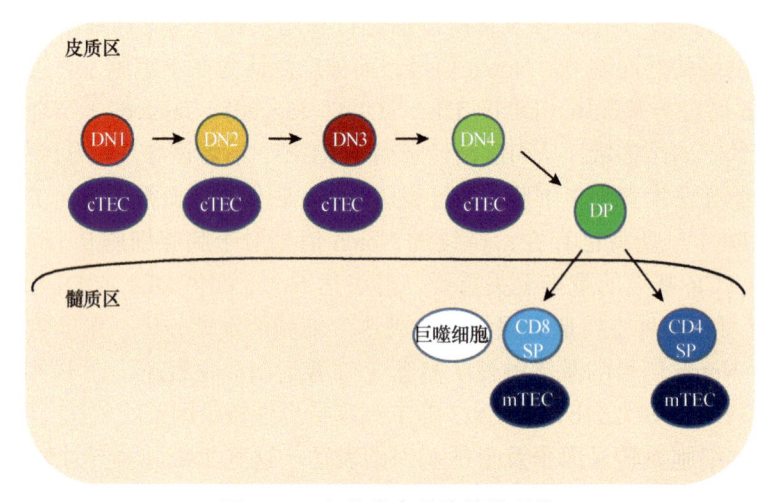

图 8-4　T 细胞发育的胸腺微环境

二、胸腺上皮细胞的发育

在小鼠胚胎发育中，胸腺的器官发生起源于胚胎第 10 天到第 11 天的内胚层第三咽囊，这一过程伴随着 *Gcm2* 和 *Foxn1* 基因的表达。大约在第 12 天，胚胎胸腺祖细胞开始进入胸腺原基。此时的胸腺并没有成体胸腺所具有的髓质区和皮质区结构，而包含了具有双向发育潜能的胸腺上皮细胞祖细胞（bipotent thymic epithelial cell progenitor），这些细胞随后进行分化，产生 mTEC 和 cTEC 细胞，它们构成了早期的胸腺基质，胚胎期初始的 T 细胞发育也由此开始。在胚胎发育期，胚胎间充质细胞分泌的生长因子 FGF-7、FGF-10 被认为参与了 TEC 的发育。转录因子 Foxn1 对胸腺器官生成和 TEC 的分化及功能维持至关重要。*Foxn1* 移码突变的小鼠由于 TEC 发育阻滞，胸腺祖细胞不能进入胸腺，细胞无法完成正常发育，因此表现为严重免疫缺陷，即"裸鼠"。胚胎期 T 细胞的存在反过来对 TEC 的发育和分化成熟也有重要作用，将 T 细胞发育阻滞在早期阶段会导致胸腺皮质区和髓质区结构缺失；严重联合免疫缺陷（severe combined immune deficiency，SCID）患者胸腺中 TEC 祖细胞比例显著增加，提示 TEC 祖细胞的分化受阻。此外，发育中的 T 细胞通过分泌肿瘤坏死因子家族蛋白促进 TEC 的分化成熟。目前，对胸腺发育和 TEC 分化机制的了解还相当有限。

三、发育中的 T 细胞与胸腺上皮细胞的相互作用

T 细胞的发育过程依赖于胸腺中有序的三维立体细胞结构，其中，发育中 T 细胞与胸腺上皮细胞的关系最为紧密。cTEC 通过表达 Notch 配体 DL4 激活早期 T 祖细胞的 Notch 信号通路，驱动其向 T 细胞的定向分化。同时，cTEC 还可通过分泌 SCF、FLT3L、IL-7 等细胞因子促进早期 T 祖细胞的增殖存活。T 细胞在胸腺中的发育伴随着不断的迁移过程，这被认为是由 cTEC 分泌的 CCL25、CCL19、CCL21 和 CXCL12 等趋化因子所驱动的，胸腺细胞所表达的趋化因子受体 CCR7 和 CCR9 参与了迁移过程。在 DN2 阶段，胸腺细胞开始进行 TCR 基因重排，重排产生的 pre-TCR 无须与配体结合，可自行起始 TCR 信号并介导胸腺细胞的存活。在阳性选择中，cTEC 为阳性选择的主要诱导细胞，cTEC 可特异性表达含有 β5t 亚基的胸腺蛋白酶体，该蛋白酶体能够降解特定自身抗原，降解片段与 MHC 分子结合，这一复合体随后被提呈到细胞表面介导 T 细胞发育的阳性选择。实验表明，*β5t* 基因缺陷小鼠 $CD8^+T$ 细胞发育受到抑制，数量大大降低。溶酶体蛋白酶 Prss16 则被认为与 $CD4^+T$ 细胞的发育密切相关。在胸腺髓质区，胸腺细胞与大量自身抗原发生识别接触，这些抗原是由 mTEC 和树突状细胞所提呈的。mTEC 可广泛表达非胸腺组织的抗原，这些抗原基因的表达由核因子 AIRE 所控制。发育中 T 细胞的 TCR 与自身抗原肽 -MHC 复合物结合后，可诱导自身表达肿瘤坏死因子家族成员 RANKL 和 CD40L。而在 cTEC 和 mTEC 细胞表面则分别存在它们的受体，这些配体－受体的相互作用可促进 TEC 细胞的生长和成熟，进而形成胸腺皮质区和髓质区的结构区分。

四、胸腺的退化

在出生以后，胸腺的质量和细胞数随个体年龄的增长而不断下降，至老年阶段，成体胸腺的质量仅为婴儿时期的 1/10，这一生理现象即胸腺退化（thymic involution）。胸腺退化现象几乎存在于所有脊椎动物中。胸腺退化直接导致了 T 细胞产生水平降低，进而导致机体初始 T 细胞所占比例随年龄增长不断下降，而经历过抗原刺激的记忆 T 细胞所占比例升高。老年时期，由于胸腺功能已大幅度退化，机体 T 细胞数量的维持主要依靠记忆 T 细胞的稳态扩增作用，胸腺的退化使 TCR 多样性减少，机体免疫功能受到削弱。

胸腺微环境的细胞因子水平变化可能介导了胸腺退化。TEC 细胞产生 IL-7 的能力在衰老个体中显著下降，而在一些实验中外源性 IL-7 处理能够逆转小鼠胸腺萎缩。胸腺中 LIF、IL-6、SCF 和 M-CSF 等细胞因子的表达水平随个体衰老而升高。除此以外，胸腺衰退也被认为与机体性激素水平的升高密切相关，胸腺雄性激素受体的表达随个体衰老而上调，外源性激素处理能够极大程度地抑制胸腺细胞的发育并造成胸腺萎缩，而这些作用被认为可能是通过激活和诱导 TGF-β 所引发的。

总结：胸腺是 T 细胞发育所必需的场所，胸腺的器官发生在胚胎发育时期进行，并伴随着胚胎期 T 细胞的产生。TEC 是胸腺主要的基质细胞，它们与发育中的 T 细胞存在

着复杂的相互作用,一方面,TEC 为 T 细胞发育提供支持,并诱导阳性和阴性选择;另一方面,T 细胞也能够促进 TEC 的分化成熟。机体出生后不久,胸腺开始退化,伴随着新生 T 细胞水平的降低。一些细胞因子和性激素参与了这一过程。

(李 鹏)

第三节　T 细胞的生理功能与调控

一、生理功能（亚群及其功能）

T 细胞介导的免疫应答称为细胞免疫应答,主要发挥抗感染、抗肿瘤的免疫功能。T 细胞是非均一性的细胞群体,具有高度的异质性,不同 T 细胞之间可以互相调节,产生免疫应答效应。有多种分类方法可将 T 细胞分为若干亚群,从而更好地认识、理解其免疫学功能。

（一）按 T 细胞活化阶段分类

1. 初始 T 细胞（naive T cell,Tn）　T 细胞在胸腺完成分化后,以细胞静息状态进行淋巴细胞再循环识别抗原。初始 T 细胞是指从未接受过抗原刺激的成熟 T 细胞,细胞表型为表达 CD45RA 和高水平的 L-选择素（CD62L）分子。初始 T 细胞在外周淋巴器官内接受 DC 提呈的抗原肽-MHC 刺激而活化,表现为分泌细胞因子,细胞增殖并最终分化为效应 T 细胞和记忆 T 细胞。

2. 效应 T 细胞（effector T cell）　初始 T 细胞接受抗原刺激后分化为效应 T 细胞,是行使免疫效应的主要细胞。效应 T 细胞高表达高亲和力 IL-2 受体及整合素分子。效应 T 细胞虽然是在外周淋巴器官激活,但其可以在体内任何组织行使免疫效应。表现为向外周炎症部位或某些器官组织迁移,识别并清除特异性抗原,不再循环至淋巴结。如 $CD4^+$ 的效应 T 细胞通过分泌细胞因子,表达某些细胞膜分子,激发招募其他免疫细胞完成抗原清除的功能。

3. 记忆 T 细胞（memory T cell,Tm）　可能有多种来源。由效应 T 细胞分化而来,也可能是记忆 T 细胞接受抗原刺激后直接分化而来。主要分布在淋巴细胞再循环池、黏膜组织及皮肤组织中。记忆 T 细胞表型为表达 CD45RO 和黏附分子（如 CD44）。初始 T 细胞激活分化为新效应 T 细胞,介导再次免疫应答。在清除抗原后,绝大多数效应 T 细胞通过凋亡途径死亡,留下少量抗原特异性的记忆 T 细胞。即使没有抗原分子的刺激,记忆 T 细胞仍可长期存活,可达数年,通过自发增殖维持一定的数量。

记忆 T 细胞根据细胞定居部位、细胞表型等可分为中枢记忆性 T 细胞（T_{CM}）和效应记忆性 T 细胞（T_{EM}）。前者表达趋化因子受体 CCR7,后者不表达 CCR7。

近年研究发现,体内还存在另一群记忆 T 细胞,与初始 T 细胞和成熟记忆 T 细胞比较,这群 T 细胞不仅具有记忆 T 细胞的特征,还具有干细胞的特性,能够自我更新,在体内还能够分化产生中枢性和效应 T 细胞。现将其定义为记忆性干细胞样 T 细胞（stem cell-like memory T cell, T_{SCM}）。不同活化阶段 T 细胞的类型和表型异同详见表 8-1。

表 8-1 初始 T 细胞、记忆 T 细胞和效应 T 细胞表型比较

细胞亚群	细胞表型
初始 T 细胞	$CD45RO^-CCR7^+CD45RA^+CD62L^+CD27^+CD28^+CD127^+$（IL-7Rα$^+$）$CD95^-CD103^-$
记忆性干细胞样 T 细胞	$CD45RO^-CCR7^+CD45RA^+CD62L^+CD27^+CD28^+CD127^+$（IL-7Rα$^+$）$CD95^+CD103^-$
中枢记忆性 T 细胞	$CD45RO^+CCR7^+CD45RA^-CD62L^+CD27^+CD28^+CD127^+$（IL-7Rα$^+$）$CD95^+CD103^-$
效应记忆性 T 细胞	$CD45RO^+CCR7^-CD45RA^-CD62L^-CD27^{-/+}CD28^{-/+}CD127^{-/+}$（IL-7Rα$^{-/+}$）$CD95^+CD103^+$
效应 T 细胞	$CD45RO^-CCR7^-CD45RA^+CD62L^-CD27^-CD28^{-/+}CD127^-$（IL-7Rα$^-$）$CD95^+CD103^-$

（二）按 T 细胞抗原受体类型分类

TCR 是识别抗原表位的跨膜蛋白分子。根据 T 细胞表面表达 TCR 的类型，可分为 TCRαβ 的 T 细胞（简称 αβ$^+$T 细胞）和 TCRγδ 的 T 细胞（简称 γδ$^+$T 细胞）。

1. αβ$^+$T 细胞 指 TCR 是由 α、β 两条多肽链组成。这类 T 细胞占免疫系统中 T 细胞总数的 95% 以上。一般所述的各类 T 细胞如未特指，均认为是 αβ$^+$T 细胞。

2. γδ$^+$T 细胞 指 TCR 是由 γ、δ 两条多肽链组成。γδ$^+$T 细胞数量约占全身 T 细胞的 5%，主要分布于上皮组织如皮肤和黏膜组织。大多数 γδ$^+$T 细胞表型为 $CD4^-CD8^-$，少数可表达 CD8。其抗原受体识别抗原与 αβ$^+$T 细胞不同，无 MHC 限制性且抗原识别受体多样性有限，主要识别 CD1 分子提呈的多种病原生物体表达的共同抗原成分，如糖脂、磷酸糖和核苷酸衍生物、某些病毒的糖蛋白、热休克蛋白（heat shock protein, HSP）等。活化的 γδ$^+$T 细胞通过分泌多种细胞因子（如 IL-2、IL-3、IL-4、IL-5、IL-6、GM-CSF、TNF-α、IFN-γ 等）介导免疫反应，可杀伤细胞内病毒或细菌感染的靶细胞及某些肿瘤细胞。

γδ$^+$T 细胞同时具有较多的固有免疫细胞特性，因此被认为是机体固有免疫与适应性免疫的桥梁。αβ$^+$T 细胞和 γδ$^+$T 细胞在功能和分布上有很多不同的特点，详见表 8-2。

表 8-2 αβ$^+$T 细胞与 γδ$^+$T 细胞的特点比较

特征	αβ$^+$T 细胞	γδ$^+$T 细胞
TCR 多样性	多	少
分布		
外周血	60%～70%	5%～15%
组织	外周淋巴组织	皮肤表皮和黏膜上皮
表型		
CD3CD2	100%	100%
$CD4^+CD8^-$	60%～65%	<1%
$CD4^-CD8^+$	30%～35%	20%～50%
$CD4^-CD8^-$	<5%	≥50%

续表

特征	αβ⁺T 细胞	γδ⁺T 细胞
识别抗原	8～17 个氨基酸组成的肽	HSP、脂类、多糖
提呈抗原	经典 MHC 分子	MHC Ⅰ类分子
MHC 限制性	有	无
辅助细胞	Th 细胞	无
杀伤细胞	CTL	γδ⁺T 细胞

注：CTL，细胞毒性 T 细胞；HSP，热休克蛋白。

（三）根据 CD 分子分亚群

根据 T 细胞表面所表达的 CD4 或 CD8 跨膜分子，可分为 CD4⁺T 细胞和 CD8⁺T 细胞。

1. CD4⁺T 细胞 机体 60%～65% 的 T 细胞为 CD4⁺T 细胞。CD4⁺T 细胞识别抗原肽受自身 MHC Ⅱ 类分子的限制，所识别抗原肽一般为 13～17 个氨基酸残基组成的多肽链。活化后分化为 Th 细胞。也有少数 CD4⁺ 效应 T 细胞具有细胞毒作用和免疫抑制作用。

2. CD8⁺T 细胞 CD8 表达于 30%～35% 的 T 细胞。CD8⁺T 细胞识别的抗原肽短些，为 8～10 个氨基酸残基组成的多肽链，同样，识别过程受自身 MHC Ⅰ 类分子的限制。活化后，分化为细胞毒性 T 细胞（cytotoxic T cell，CTL 或 Tc），可特异性杀伤靶细胞，具有细胞毒作用。

（四）根据功能特征分亚群

根据功能的不同，T 细胞可分为辅助性 T 细胞（Th）、细胞毒性 T 细胞（CTL）和调节性 T 细胞（Treg）。这些细胞实际上是初始 T 细胞（CD4⁺ 或 CD8⁺T 细胞）激活后分化而成的效应细胞。

1. Th 细胞 均表达 CD4 膜分子，通常所称的 CD4⁺T 细胞即指 Th 细胞。未受抗原刺激的初始 CD4⁺T 细胞为 Th0 细胞。Th0 细胞在抗原和细胞因子等因素的诱导下，向不同谱系分化而进一步形成不同亚群，比较清楚的有 Th0、Th1、Th2、Th3、Th17、滤泡辅助性 T 细胞（follicular helper T cell，Tfh）和 Treg 细胞等，这几个亚群主要是以各自分泌的细胞因子谱不同而区分。

除细胞因子外，APC 表达的共刺激分子对 Th0 细胞的分化方向亦发挥调节作用。例如，ICOS 可促进 Th2 细胞的分化，而 4-1BB 可能与 Th1 细胞的分化有关。

（1）Th1 细胞：分泌的主要细胞因子包括 IFN-γ、TNF 和 IL-2 等。诱导 Th0 细胞分化为 Th1 细胞的关键细胞因子是 IL-12、IL-18 和 IFN-γ。IL-12、IL-18 是树突状细胞受到抗原刺激后合成分泌的。Th1 细胞的主要效应是通过分泌的细胞因子增强细胞介导的抗感染免疫，特别是抗胞内病原体的感染。例如，IFN-γ 活化巨噬细胞，增强其杀伤所吞噬的病原体的能力；刺激巨噬细胞 MHC Ⅱ 类分子表达上调，分泌 IL-12；IFN-γ 还可以刺激 B 细胞合成分泌不同类别的 IgG 抗体，增强抗体的调理作用。IFN-γ、IL-2 可以协同刺激 CTL 的增殖和分化。TNF 除了直接诱导靶细胞凋亡外，还能促进炎症反应。Th1 细胞分泌的细胞因子不仅能促进自身细胞的增殖，同时还能抑制 Th2 细胞的增殖，调控应答的类型。

另外，在病理情况下，Th1 细胞也是迟发型超敏反应中的效应 T 细胞。Th1 细胞参与许多自身免疫病的发生和发展，如类风湿关节炎和多发性硬化症等，故也称为迟发型超敏反应 T 细胞（T_{DTH}）。

（2）Th2 细胞：分泌的细胞因子主要包括 IL-4、IL-5、IL-10 和 IL-13 等。诱导 Th2 细胞形成的主要细胞因子是 IL-4。IL-4 来源于激活 T 细胞本身，或肥大细胞、嗜酸性粒细胞。Th2 细胞的主要效应是辅助 B 细胞活化，其分泌的细胞因子可促进 B 细胞的增殖、分化和抗体的生成。它们也能促进 Th2 细胞的增殖，同时抑制 Th1 细胞增殖。

Th2 细胞在超敏反应及抗寄生虫感染中也发挥重要作用：IL-4 和 IL-5 可诱导 IgE 生成和嗜酸性粒细胞活化。特应性皮炎和支气管哮喘的发病与 Th2 细胞因子分泌过多有关。

（3）Th3 细胞：主要分泌大量 TGF-β 因子，起免疫抑制作用，也有研究者将其归入 Treg 亚群。

（4）Th17 细胞：是由 Th0 细胞在 IL-6、IL-1 和 IL-23 的刺激下分化而成的辅助性 T 细胞，RORγ 是其重要的转录因子。主要分泌 IL-17（包括 IL-17A～IL-17F）、IL-21、IL-22、IL-26 和 TNF-α 等多种细胞因子，通过募集白细胞尤其是中性粒细胞参与固有免疫和某些炎症的发生。在细胞介导的免疫应答中，Th17 细胞是募集吞噬细胞（中性粒细胞、单核细胞）最重要的效应 T 细胞。在免疫病理损伤，特别是自身免疫病的发生和发展中起重要作用。

（5）Tfh 细胞：是存在于外周免疫器官淋巴滤泡的 $CD4^+T$ 细胞群。这群 $CD4^+T$ 细胞比较稳定地高表达趋化因子受体 CXCR5，受趋化因子 CXCL13 的趋化定位于淋巴滤泡。其产生的 IL-21 在 B 细胞增殖、分化为浆细胞产生抗体和 Ig 类别转换中发挥重要作用，是辅助 B 细胞应答的关键细胞。

值得注意的是，不同亚群的 Th 细胞分泌不同的细胞因子只不过反映了这些细胞处于不同的分化状态，这种分化状态不是恒定不变的，而是在一定条件下可以相互转变。各种 Th 细胞的功能特点详见表 8-3。

表 8-3　Th 细胞亚群的调节及功能

类别	极化细胞因子	转录调控因子	效应细胞因子	功能
Th1	IL-12、IL-18、IFN-γ	T-bet	IFN-γ、TNF	增强抗原提呈细胞活力，促 CTL 激活，清除胞内感染的病原体，参与自身免疫
Th2	IL-4	GATA-3	IL-4、IL-5、IL-13	抗胞外感染病原体，参与超敏反应
Th17	IL-6、IL-1、IL-23	RORγ	IL-17A、IL-17F、IL-22	抵抗某些真菌和细菌感染，参与炎症反应、自身免疫
Tfh	IL-6、IL-21	Bcl-6	IL-4、IL-21	参与 B 细胞发育
Treg	TGF-β、IL-2	Foxp3	IL-10、TGF-β	抑制炎症反应

2. CTL 细胞　表达 CD8 膜分子，故 $CD8^+T$ 细胞又称为 CTL。CTL 的主要功能是行使细胞毒效应，通过杀伤靶细胞（寄生虫病原体感染的细胞或肿瘤细胞）达到清除外来病原体或肿瘤等作用。

初始 CD8$^+$T 细胞的激活及分化为效应 CTL 同样需要双信号的刺激，这个过程依赖于某特定的树突状细胞或 CD4$^+$T 细胞的辅助。分化完成后的 CTL 胞质充满大量颗粒物。CTL 特异性识别靶细胞上的内源性抗原肽 -MHC Ⅰ类分子复合物，数分钟内，通过分泌穿孔素——一种膜穿孔分子，类似补体成分 C9 蛋白，负责在靶细胞膜上打孔，而颗粒酶、颗粒溶素及淋巴毒素（LTα）等经孔道进入靶细胞，启动 caspase 凋亡途径直接杀伤靶细胞；另外，激活的 CTL 膜上表达 FasL，可通过 Fas/FasL 途径诱导靶细胞凋亡。CTL 在杀伤靶细胞的过程中自身不受伤害，可连续杀伤多个靶细胞。此外，CTL 也可分泌细胞因子，主要是 IFN-γ 激活吞噬细胞。

3. Treg 细胞　表型通常是 CD4$^+$CD25$^+$Foxp3$^+$ 的 T 细胞，其中 CD25 分子本质上为高表达 IL-2 受体的 α 链（但低亲和力结合 IL-2）。Foxp3 作为一种转录因子，不仅是 Treg 细胞的重要标志，也参与 Treg 细胞的分化和功能。Treg 细胞在免疫耐受、自身免疫病、感染性疾病、器官移植及肿瘤等多种疾病中发挥重要的作用。Treg 细胞根据来源可分为两类：

（1）自然调节 T 细胞（nTreg）：是直接在胸腺组织中由中等亲和力结合自身抗原成分的一群 T 细胞分化而来。占外周血 CD4$^+$T 细胞的 5%～10%。负责抑制自身反应 T 细胞的作用。

（2）诱导调节 T 细胞（iTreg）：或称适应性调节 T 细胞，是初始 CD4$^+$T 细胞在外周受抗原刺激产生的某些细胞因子（如 TGF-β 和 IL-2）诱导，或长期接触低剂量抗原（如处于肠道黏膜接触外来病原体、食物蛋白等），缺乏第二信号刺激，未成熟的 DC 提呈抗原等因素诱导形成。负责抑制外来抗原刺激产生的免疫应答。

两类调节 T 细胞的特点比较详见表 8-4。Treg 细胞通过直接接触方式直接杀伤 APC 或效应 T 细胞，即通过释放穿孔素、颗粒酶，也可以通过表达高水平的抑制性受体如 CTLA-4 介导抑制反应。另外，Treg 细胞本身也可以分泌 IL-10 及 TGF-β，间接抑制周围 T 细胞和 APC 细胞的活性。

表 8-4　两类调节 T 细胞的特点比较

特点	自然调节 T 细胞	诱导调节 T 细胞
诱导部位	胸腺	外周
CD25 表达	+++	-/+
转录因子 Foxp3	+++	+
抗原特异性	自身抗原（胸腺中）	组织特异性抗原和外来抗原
发挥效应作用的机制	细胞接触，分泌细胞因子	分泌细胞因子，细胞接触
功能	抑制自身反应性 T 细胞介导的病理性应答	抑制自身损伤性炎症反应和移植排斥反应，有利于肿瘤生长

注：+，有表达；+++，明显表达；-/+，弱表达。

（3）其他调节 T 细胞

1）CD8$^+$ 调节 T 细胞（CD8$^+$Treg）：现已确认在 CD8$^+$T 细胞中也存在一群 CD8$^+$ 调

节T细胞。大鼠实验表明，过继CD8⁺T细胞可以抑制受鼠对移植心脏的排斥反应。尽管CD8⁺Treg细胞也可以分泌IL-10及TGF-β，不过由于CD8⁺Treg细胞调节免疫应答的作用比CD4⁺Treg细胞小很多，其特异性表型及作用机制尚不清楚。

2）γδ⁺T调节细胞：γδT细胞被证实也具有免疫调节活性。此类γδT调节细胞除TCR链组成不同于通常αβTCR Treg细胞外，其表面还表达趋化因子受体CCR7。在某些肿瘤组织中γδT细胞浸润的程度与预后不良呈正相关。其作用机制包括直接抑制（如通过表达CTLA-4分子）及分泌抑制性细胞因子IL-10、TGF-β发挥间接抑制作用。

4. NKT细胞　其表型是既表达NK细胞的表面标志物CD56，又表达T细胞的特异性标志物TCRαβ-CD3复合物。此类细胞在胸腺或胚肝分化成熟，主要分布在骨髓、胸腺和肝脏，外周淋巴组织如淋巴结、脾和外周血中也有少量。NKT细胞是一类介于适应性免疫细胞和固有免疫细胞之间的、被称为固有样淋巴细胞（innate-like lymphocyte, ILL）的细胞。由于有限的多样性，NKT细胞又被称为iNKT细胞（invariant NKT）。NKT细胞直接识别靶细胞表面CD1分子（MHC I类分子）提呈的脂类抗原，无克隆增殖，迅速活化产生应答。其作用机制既类似于CTL，通过分泌穿孔素、颗粒酶或Fas/FasL途径杀伤病原体感染的靶细胞或肿瘤细胞；也类似于Th细胞，可通过分泌细胞因子IL-4或IFN-γ，诱导初始T细胞向Th1细胞或Th2细胞分化，参与体液免疫应答或细胞免疫应答。不过，有关NKT细胞在免疫应答中的精确作用目前所知尚不多。

二、主要正向调控通路

（一）TCR信号通路

T细胞是一群具有免疫活性的淋巴细胞，成熟的T细胞接受抗原提呈细胞表面特异性抗原肽及其他信号的共同刺激，参与适应性免疫应答。机体发生免疫应答是一个非常复杂的过程，大致分为以下三个阶段：①T细胞特异性识别抗原。②T细胞活化、增殖和分化。③抗原特异性T细胞克隆性增殖；初始T细胞分化为效应和记忆T细胞，并分泌细胞因子等。

T细胞的表面分子正是T细胞与其他细胞和分子间相互识别、作用的物质基础。T细胞的主要表面分子包括TCR、CD3、CD4、CD8、CD28、CTLA-4、CD2、CD45和CD40L等。其中T细胞抗原识别受体TCR与一组CD3分子以非共价键结合的方式形成TCR/CD3复合物，T细胞依靠TCR识别特异性抗原，并通过CD3分子向细胞内传递信号，并最终通过胞内相应的信号转导途径将细胞膜刺激信号转化为细胞功能活化状态，参与T细胞活化过程的信号通路称为TCR信号通路。

（二）TCR/CD3复合物及其表达调控

1. CD3各组成分子　TCR是T细胞表面识别抗原的受体，但是由于其肽链的胞质部分较短，不具备传递抗原刺激信号的能力，必须与 CD3 分子通过非共价结合形成 TCR/CD3 复合物，传递抗原刺激信号。TCR/CD3 复合物按其 TCR 组成不同可以分为两种亚型，即 αβTCR 和 γδTCR 型，这种 TCR 可以与一些糖蛋白及非经典 MHC 分子相互作用。CD3 分子主要由 γ、δ、ε、ζ 等 4 种肽链组成，以 γεδεζζ 形式存在。CD3 的各种组成分子均属于跨膜多肽，其中 CD3γε 和 CD3δε 以异源二聚体、CD3ζζ 以同源二聚体形式存在于复合物中。

人的 *CD3γ*、*δ*、*ε* 基因定位于 11 号染色体 50kb 长短的基因簇中，序列高度同源，其中 *CD3γ* 和 *CD3δ* 中间相隔 1.6kb 并以"头对头"的方式排列。*CD3γ* 的 mRNA 全长 1311bp，编码 182 个氨基酸；*CD3δ* 基因有 2 种同源异构体 A 和 B，相应的 mRNA 全长分别为 771bp 和 639bp，其中同源异构体 A 含有 5 个外显子，而同源异构体 B 与前者相比缺少第 3 个同源外显子，分别编码 171 个和 127 个氨基酸；*CD3ε* 的 mRNA 全长 1534bp，编码 207 个氨基酸；CD3γ、δ、ε 分子胞膜外 N 端均含 Ig 样结构域，因此属于免疫球蛋白超家族成员。人的 *CD3ζ*（CD247）基因定位于 1 号染色体，*CD3ζ* 有 2 种同源异构体，相应的 mRNA 全长分别为 1690bp 和 1687bp，分别编码 163 个和 164 个氨基酸（表 8-5）。CD3ζ 属于一个结构和功能相似的家族，包括 ζ 链和 Fcε 受体 I 型 γ 链（FcεRIγ）等，统称为 ζ 家族。在其他类型淋巴细胞，如 NKT 细胞中也含 CD3ζ。CD3 分子各组成肽链均含有免疫受体酪氨酸激活基序（immunoreceptor tyrosine-based activation motif, ITAM）。该结构是 CD3 分子介导细胞内信号转导的基础。ITAM 的基本组成是：Y*xx*L/I（x）$_{6\sim8}$Y*xx*L/I（其中 Y 代表酪氨酸，L 代表亮氨酸，I 代表异亮氨酸，x 代表任意氨基酸），CD3 分子共有 10 个 ITAM，其中 2 条 ζ 链含有 6 个，2 条 ε 链含有 2 个，γ、δ 链各含有 1 个。

表 8-5　CD3 分子各组成基因信息

基因	定位	异构体	mRNA（bp）	基因编号
CD3γ	11q23	无	1311	NM_000073.2
CD3δ	11q23	同源异构体 A	771	NM_000732
		同源异构体 B	639	NM_001040651
CD3ε	11q23	无	1534	NM_000733.3
CD3ζ	1q24.2	同源异构体 1	1690	NM_198053
		同源异构体 2	1687	NM_000734.3

TCR/CD3 复合物在 T 细胞膜表面的密度与 T 细胞激发有效的信号转导能力有关，换言之，T 细胞通过增加或减少膜表面 TCR/CD3 复合物的数量调控抗原诱导的 T 细胞活化状态。T 细胞膜表面 TCR/CD3 复合物的数量变化主要与受体内化（receptor internalization）动态平衡有关，受体内化是导致 TCR/CD3 下调的机制之一。目前认为主要有 2 条途径调控抗原诱导 TCR/CD3 复合物内化：CD3γ、δ、ε、ζ 胞质区 ITAM 的磷酸化和 PKC 介导的 CD3γ 分子 diL 基序（di-leucine motif）中丝氨酸的磷酸化。

目前有关 CD3ζ 表达调控的机制研究较多，*CD3ζ* 基因的调控机制涉及转录、转录后和翻译后等多个层面。而关于 *CD3γ*、*CD3δ*、*CD3ε* 基因表达调控的研究不多，主要集中在转录调控区定位方面。

2. *CD3ζ* 基因表达调控机制 *CD3ζ* 基因启动子和上游 5′ 端的非翻译区（untranslated region，UTR）有多个转录起始位点，在 *CD3ζ* 基因的组织特异性表达中具有重要作用。*CD3ζ* 基因启动子缺少经典的启动子元素，既没有 TATA 盒，也没有 GC 富集区，但是其含有 Pz1 和 Pz2 两个特殊启动元件，它们可以独立启动 *CD3ζ* 基因的转录。Pz1 含 127bp，从 −69 延伸至 +58，在 T 细胞及非 T 细胞中具有同等的活性；Pz2 含 18bp，从 −120 延伸至 −103，在 T 细胞中表现出高度活性，而在非 T 细胞中活性很低，不仅如此，在 *CD3ζ* 基因启动子区还有几个 T 细胞特异性转录因子结合位点，包括 3 个 GATA-3（−268 ~ −247）和 2 个 Elf-1（−135 ~ −52）结合位点。*CD3ζ* 启动子各转录起始位点详见图 8-5。Elf-1 属于转录因子 Ets（E twenty-six specific）家族的一员，可以调节 Blk、Lck 和 Lyn 激酶，膜表面蛋白（TCRα、CD3ζ、IL-2R、CD4），细胞因子（GM-CSF、IL-2）等多种基因的转录。胞质中 Elf-1 蛋白首先被磷酸化和 *O*- 连接糖基化修饰为一个 80kDa 的蛋白，通过进一步修饰形成 98kDa 的蛋白进入细胞核中结合于 *CD3ζ* 链 DNA 启动子区域的结合位点，调控 *CD3ζ* 基因的表达。

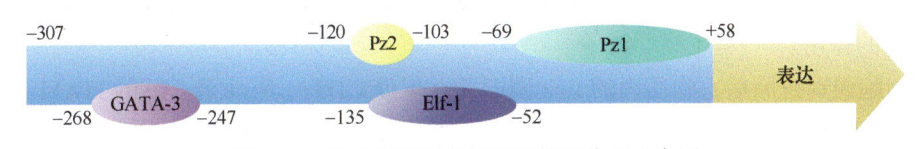

图 8-5 *CD3ζ* 启动子各转录调控区位置示意图

CD3ζ 3′-UTR 位于 *CD3ζ* 基因第Ⅷ个外显子上，共含 906bp，比一般基因的 3′-UTR 长。*CD3ζ* 3′-UTR 存在两种不同的选择剪接型产物：野生型（WT3′-UTR）和剪切型（AS3′-UTR）。WT 型 *CD3ζ* 的 mRNA 在第 636、705 和 985 个核苷酸位置上分别有三个富含 A、U 的 AUUUA 序列（denosine/uridine-rich element，ARE），依次为 ARE1、ARE2、ARE3，ARE 是最广为人知的调节哺乳动物信号转导的稳定因子，并且可以调节许多细胞因子、转录因子和生长因子 mRNA 的稳定性。AS 型 *CD3ζ* 的 mRNA 则缺少 ARE2 和 ARE3；这些元件均对 *CD3ζ* mRNA 稳定性和蛋白表达具有重要作用，且 ARE2 或 ARE3 的突变均会引起 *CD3ζ* 表达下调，而 ARE1 则不会。因此，AS 型 *CD3ζ* 较 WT 型 *CD3ζ* 而言，不仅结构不稳定，而且蛋白表达水平较低，另外，*CD3ζ* mRNA 在 973 ~ 1003bp 位置为一顺式作用元件（Cs），该元件也参与对 *CD3ζ* 基因表达的调控。*CD3ζ* 基因及 3′-UTR 结构特点详见图 8-6。同时，*CD3ζ* 基因 3′-UTR 区域一些单核苷酸多态性（SNP），如 rs1052230 和 rs1052231 与 *CD3ζ* 低表达有关。由此可见，*CD3ζ* 3′-UTR 在保持 *CD3ζ* 基因的稳定和调控表达中具有重要作用。

T 细胞内的颗粒酶 B、T 细胞活化过程中启动细胞凋亡的关键因子 caspase，以及 T 细胞内的泛素连接酶 Cbl-b 均可降解 CD3ζ 链。

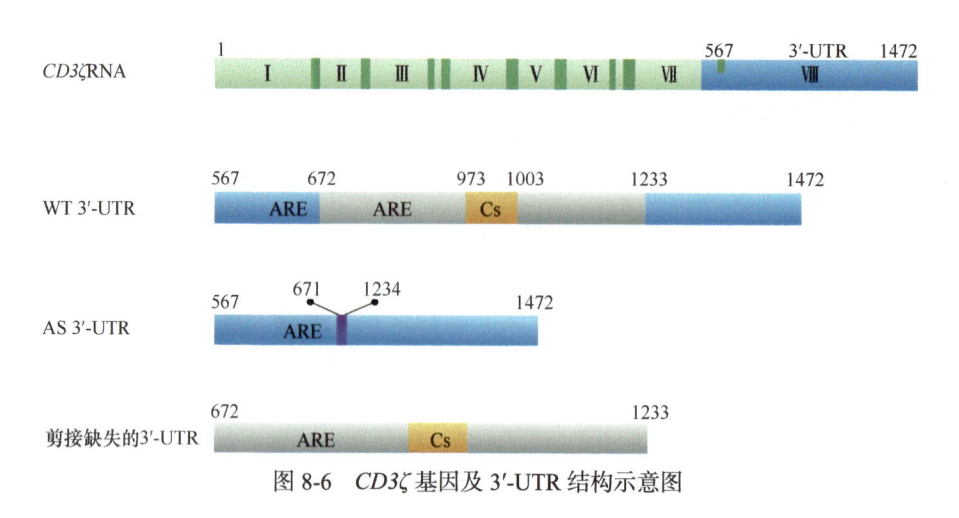

图 8-6　CD3ζ 基因及 3′-UTR 结构示意图

（三）TCR 信号介导的 T 细胞活化

T 细胞表面的 CD4 或 CD8 分子可以识别抗原肽 -MHC 复合物，而 CD4 或 CD8 分子的胞质尾部可以与 Src 家族的 Lck 聚集在一起，它们在 TCR 信号介导的 T 细胞活化中也发挥一定的作用。

T 细胞识别抗原后，胞质内的 Lck 磷酸化并促使 CD3γ、δ、ε 和 ζ 链的 ITAM 磷酸化。磷酸化的 ITAM 募集胞质中 Syk 家族的 ZAP-70（ζ-associated protein of 70kDa）并使其发生磷酸化，活化后的 ZAP-70 可作用于适配蛋白如 LAT、SLP-76 等，它们作为信号分子聚集的平台可以和关键的下游信号分子结合。ZAP-70 在 TCR 介导 T 细胞活化信号通路建立过程中起重要作用，而 LAT 等适配蛋白在 T 细胞活化过程中上游的活化分子与下游信号分子的衔接上起重要作用。另外，PI3K 也参与 TCR 信号。PI3K 可活化 PIP3，后者激活 PDK1，而 PDK1 磷酸化和 Akt 激酶活化，又进而可激活下游涉及细胞存活的分子，如 Bcl-2。

T 细胞活化中涉及的下游信号转导以 Ras-MAP 激酶、钙－钙调磷酸酶和蛋白激酶 C（PKC）三条途径为主。Ras-MAP 激酶途径主要通过三种丝裂原活化蛋白激酶（MAPK）——ERK、JNK 和 p38 进一步激活转录因子。首先 ZAP-70 介导 LAT，活化后的 LAT 与 Grb-2 结合并募集 Sos，后者可以将鸟苷酸结合蛋白（Ras）上的 GDP 置换为 GTP 从而发生活化。活化后的 Ras 可使 T 细胞内 ERK 活化并最终引起 AP-1 转录因子其中一个成分 c-Fos 转录。Ras 活化的同时，鸟苷酸结合蛋白 Rac 启动 JNK 活化进而磷酸化 AP-1 转录因子的另一个成分 c-Jun。另外，活化型的 Rac 可以激活 p38，后者可以活化多种转录因子。钙－钙调磷酸酶和蛋白激酶 C 信号途径首先主要通过 ZAP-70 使 LAT 磷酸化，后者可以募集并活化磷脂酶 C（PLCγ1），PLCγ1 通过活化产物三磷酸肌醇（IP3）和二酰甘油（DAG）分别启动不同的级联反应。IP3 可引起细胞内 Ca^+ 浓度升高，高浓度 Ca^+ 发挥信号分子作用最终活化转录因子。DAG 形成后留存在细胞膜内面，游离钙和其结合后使与细胞膜相连的 PKC 得以活化，继而活化转录因子。DAG 同样可以促使 Ras 上 GDP 和 GTP 的置换，进而启动下游的信号途径（图 8-7）。

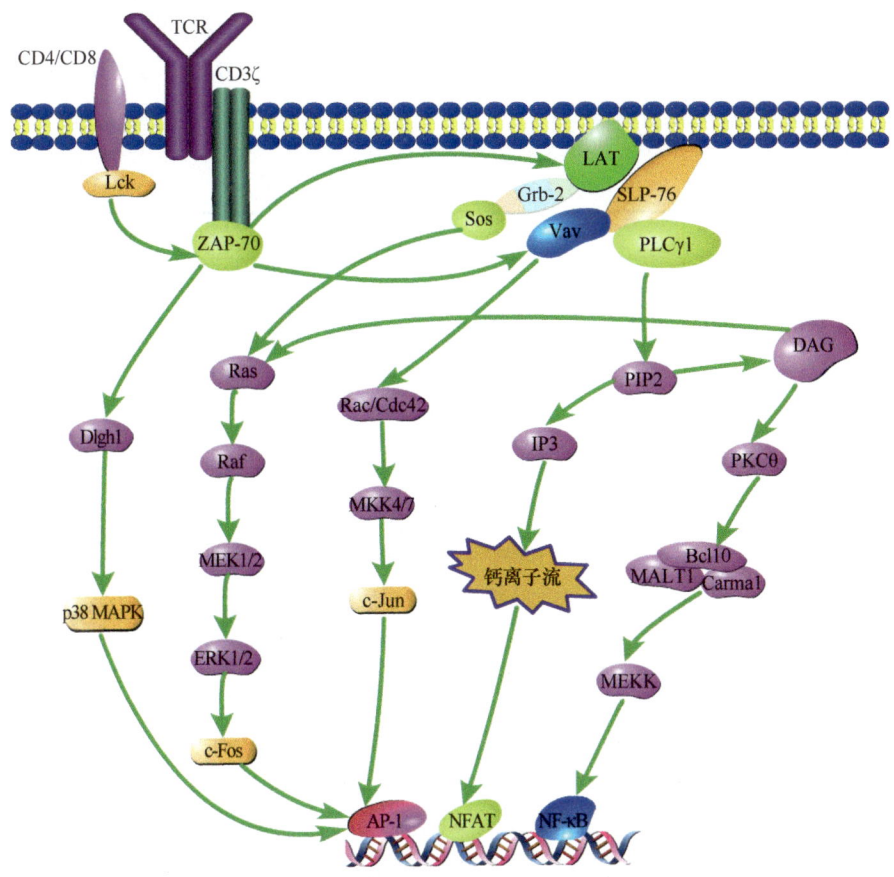

图 8-7 TCR 信号通路简图

经过上述信号转导途径后，TCR 活化信号激活的信号分子最终活化转录因子，进而调控 T 细胞的基因表达。主要的转录因子有活化 T 细胞核因子（nuclear factor of activated T cell，NFAT）、AP-1 和 NF-κB。

NFAT 主要由钙-钙调磷酸酶途径活化，静息 T 细胞中的 NFAT 以非活化状态（丝氨酸磷酸化形式）存在于胞质中。NFAT 常与 AP-1 相互协同参与 IL-2、IL-4、TNF 和其他细胞因子的表达调控。临床上常用的免疫抑制剂环孢素和 FK506 可以阻止 NFAT 进入细胞核进而阻断细胞因子的分泌。AP-1 主要由 Ras-MAPK 途径活化，AP-1 存在于多种细胞中，但在 T 细胞中被 TCR 信号特异性活化。AP-1 与 NFAT 协同作用时，其调控作用更显著。NF-κB 主要由 PKC 途径活化，NF-κB 在多种细胞中发挥转录调控作用，尤其是在固有免疫细胞中，T 细胞中的 NF-κB 主要调控细胞因子的合成。

（四）T 细胞活化第二信号——共刺激信号

免疫应答中，T 细胞活化需要双信号。第一信号来自于 MHC 分子与 TCR 的相互作用和结合，该信号可确保免疫应答的特异性。决定 T 细胞激活或耐受，则取决于 T 细胞表面的辅助分子与相应配体的相互作用和结合，这就是 T 细胞介导的免疫应答中所必需的第二信号——共刺激信号。当 T 细胞只有第一信号而缺乏第二信号时，细胞处于无应答状态。

目前将 T 细胞膜表面的共刺激信号分子归为两大类：免疫球蛋白超家族和肿瘤坏死因子受体超家族，前者包括 CD28 和 ICOS 等，而后者主要有 OX40、4-1BB（CD137）、CD27、CD30 和 HVEM 等（表 8-6）。

表 8-6 T 细胞第二信号的共刺激分子

共刺激分子	表达	配体
免疫球蛋白超家族		
CD28	构成性表达于 T 细胞	CD80、CD86
ICOS	活化的 T 和 DC 细胞	ICOS-L
肿瘤坏死因子受体超家族		
4-1BB	活化的 T、B 和 DC 细胞	4-1BBL
OX40	活化的 T、B 和 DC 细胞	OX40L
CD27	T 细胞和活化的 B 细胞	CD70
CD30	活化的 T、B 和 DC 细胞	CD30L
HVEM	T、B、NK、DC 和髓系细胞	LIGHT/BTLA

作用机制研究得较为清楚且最为经典的共刺激信号是 CD28-B7-1/CD28-B7-2。CD28 是一种跨膜的同源二聚体糖蛋白，在 90% 以上的 $CD4^+$ T 细胞和近 50% 的 $CD8^+$ T 细胞表面可发现这种蛋白的表达，属于免疫球蛋白超家族成员，而 B7-1（CD80）和 B7-2（CD86）是结构上相似的单链糖蛋白，主要表达在抗原提呈细胞，如树突状细胞、巨噬细胞和 B 细胞。B7 分子在静息的抗原提呈细胞不表达或者处于一种低水平的表达，微生物产物和固有免疫针对微生物产生的 γ- 干扰素可增强抗原提呈细胞 B7 分子的表达。另外，活化的 $CD4^+$ T 细胞本身可以通过膜表面的 CD40L 和其配体 CD40 形成一种反馈环路来增强 B7 的表达。成熟的抗原提呈细胞可表达高水平的 B7 分子。

CD28/B7 与 TCR/CD3 复合物共同介导下游的信号通路。首先 PI3K 被募集至 CD28 的胞质尾区域并活化下游的 Akt、ItK 和 PLCγ 等分子引起胞质内 Ca^{2+} 浓度增高和 PKC 的激活。增多的胞质 Ca^{2+} 和活化的 PKC 随后激活不同的转录因子；CD28 还可以通过 JNK-MAPK 进而激活转录因子 NF-κB；CD28 也可以阻断 T 细胞内的活化抑制信号——磷酸化的 Cbl-b。CD28 通过不同的信号途径最终增加抗凋亡蛋白 Bcl-2 和 Bcl-xL 表达而抑制 T 细胞凋亡；促进 T 细胞扩增；分泌细胞因子如 IL-2；初始 T 细胞分化为效应和记忆 T 细胞。

ICOS 也是一个研究较多的正向调控 T 细胞活化的分子，其配体为 ICOS-L。ICOS 主要表达在 T 细胞，而其配体主要表达在树突状细胞和巨噬细胞。ICOS 在滤泡辅助性 T 细胞的发育和活化中起作用。滤泡辅助性 T 细胞是新发现的一类 $CD4^+$ T 细胞亚群，在生发中心形成和 B 细胞分化中起重要作用。

三、主要负向调控通路

(一)免疫抑制受体的负反馈调节

机体的免疫系统具有极其完善的调节机制,一方面,其可识别各种抗原,诱发免疫应答发挥正性调节功能;另一方面,为防止超敏反应的发生则发挥负性调节功能。T细胞表面既表达激活性受体,也表达抑制性受体,从而防止 T 细胞在正常免疫应答下过度活化导致机体组织损伤,是机体负调控通路之一(图 8-8)。

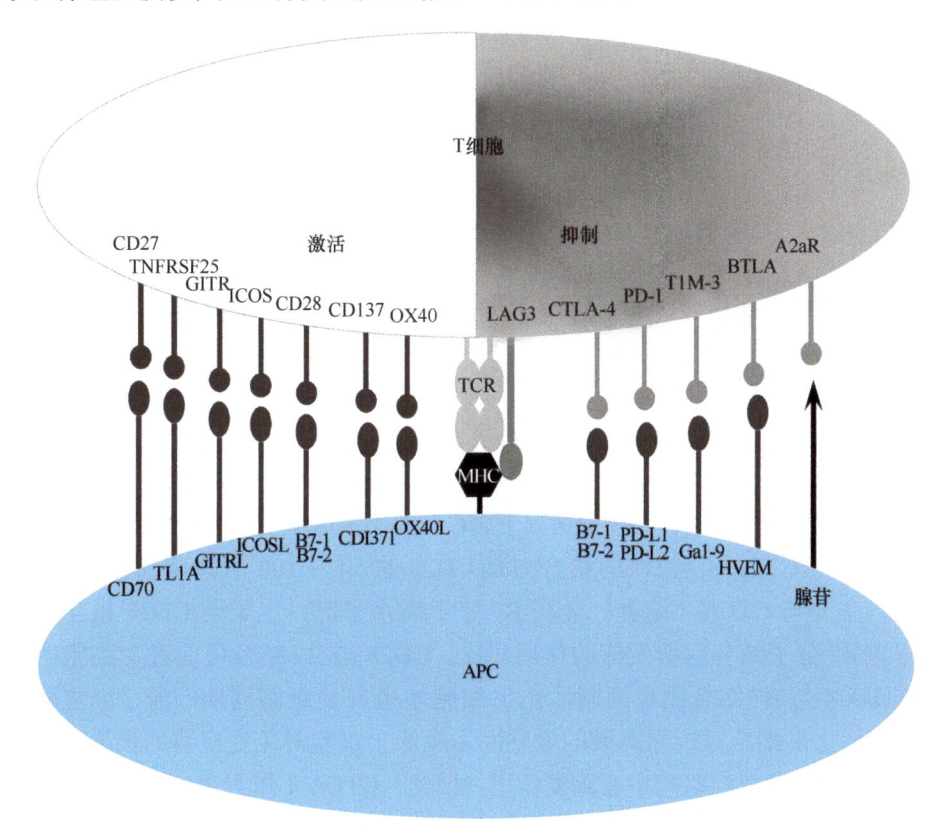

图 8-8 T 细胞表面的激活性受体和抑制性受体

初始 T 细胞活化的第二信号(协同刺激信号)是由 APC 上的 B7 分子和 T 细胞表面相应的协同刺激分子受体相互作用产生,协同刺激分子受体包括激活性受体 CD28 和抑制性受体 CTLA-4。另外,T 细胞表面还表达一系列的负调控受体,限制 T 细胞的过度活化,使其保持平衡状态(见图 8-8)。大多数免疫抑制性受体分子胞内段均含有免疫受体酪氨酸抑制基序(ITIM),ITIM 能与 SH2 特定结构域结合,从而把在胞质中带有 SH2 结构域的蛋白酪氨酸磷酸酶(PTP),如 SHP-1 和 SHP-2,募集至胞膜内侧,以及携带肌醇磷酸酯酶(SHIP)的 SH2 结构域募集至胞内侧,SHP-1 和 SHP-2 可进一步减弱来自 TCR 酪氨酸激酶激发的细胞活化信号,PTP 与蛋白酪氨酸激酶(PTK)的作用正好相反,PTK 磷酸化可传递细胞活化信号,而 PTP 则是脱磷酸化发挥抑制信号转导功能(图 8-9)。涉及 T 细胞负调控的主要抑制性受体及其作用机制如下:

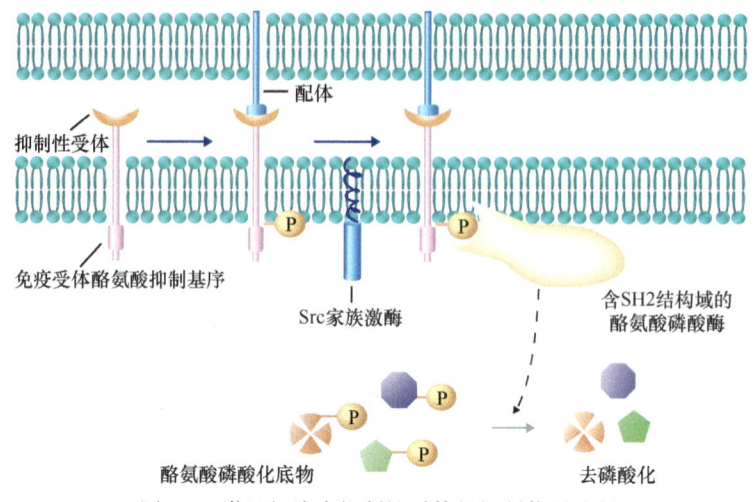

图 8-9 淋巴细胞中抑制性受体的抑制信号途径

1. CTLA-4 及其配体 CTLA-4（CD152）属于 CD28 家族成员，是经典的 T 细胞免疫抑制性受体，主要在活化后期的 $CD4^+$ 和 $CD8^+$ T 细胞表面表达。CTLA-4 与 CD28 在跨膜区和高度保守的胞质尾短序列 36-aa 高度同源，两者在结构和功能上均有相关性，CTLA-4 和 CD28 的配体均为表达于 APC 表面的 B7 分子家族，包括 B7-1（CD80）、B7-2（CD86）和 B7-3，B7 分子能与 CTLA-4 和 CD28 的共同保守 6 肽序列 Met-Tyr-Pro-Pro-Pro-Tyr（MYPPPY）结合。正常情况下，CTLA-4 表达水平仅为 CD28 的 2%～3%，但在相同条件下 CTLA-4 与 B7 的结合力是 CD28 的 50～100 倍甚至以上，当 B7 处于低水平时，主要与 CTLA-4 结合；而当 B7 处于高水平时，主要与 CD28 相互作用。但两种受体与 B7 分子结合后所发挥的作用相反，CD28 与 B7 结合可促进 T 细胞增殖和分化，而 CTLA-4 与 B7 结合则可抑制活化 T 细胞增殖并使细胞周期停滞，细胞因子分泌减少，降低活化 T 细胞对抗原刺激的敏感性，降低 T 细胞对免疫应答的强度，诱导免疫耐受，在防止自身免疫性疾病中有重要作用。因此，CTLA-4 作为 T 细胞活化抑制信号，对调节性 T 细胞内环境的稳定，诱导和维持免疫抑制状态有着重要的作用。正常情况下，CTLA-4 在 T 细胞表面的表达是不足以限制 T 细胞的活化的。CTLA-4 通过磷酸化 TCR-CD3ζ 复合物、T 细胞活化衔接因子（LAT）和 ζ 相关蛋白 ZAP-70，从而阻碍早期 TCR 信号转导，CTLA-4 还可以通过其胞质尾的 YKVM 基序磷酸化，并募集 SHP-2 和丝氨酸/苏氨酸磷酸酶 2A（PP2A）直接抑制 T 细胞的活化。CTLA-4 还可以表达于 Treg、记忆性 $CD4^+$ T 细胞及髓源性抑制性细胞（MDSC），它们在肿瘤诱导的免疫抑制中起重要作用。

2. PD-1 及其配体 程序性死亡分子 1（programmed death-1，PD-1）是 Ishida 等通过消减杂交技术于 1992 年发现的免疫球蛋白家族 I 型跨膜蛋白，属于 CD28 家族成员，参与程序性细胞死亡过程。PD-1 的配体包括 PD-L1 和 PD-L2，均为 B7 家族成员的 I 型跨膜蛋白。PD-L1（programmed cell death 1 ligand 1，CD274）表达于 APC 细胞和许多组织细胞中，不同于其他 B7 家族分子的是其具有负向调节免疫应答的作用，正常情况下，其与 PD-1 结合能够抑制活化 T 细胞的功能，维持外周 T 细胞对自身抗原的免疫耐受，从而抑制自身免疫应答，防止发生自身免疫性疾病。其作用机制主要是：PD-1 与 PD-L1 结合后，PD-1 胞质区 ITSM 结构域中的酪氨酸发生磷酸化，募集 SHP-2 磷酸酶，使下游的 Syk 和磷脂酰肌醇 3 激酶（PI3K）及 TCR 受体信号通路中的 TCRζ、ZAP-70 和 PKCθ 等均发生去磷酸化，导致 TCR/CD28 信号减弱，从而传递抑制性信号，诱导 T 细胞凋亡和功能耗竭。而 PD-L2 则主要表达于 APC 细胞上，PD-1 和这两种配体中的任何一种结合均可导致 T 细胞失活。尽管 PD-1 和 CTLA-4 都属于 CD28 家族的免疫抑制性受体，但两者的功能并没有重叠，CTLA-4 主要是控制外周淋巴器官的 CD4$^+$T 细胞的初始活化，以及介导调节性 T 细胞发挥抑制功能，而 PD-1 则是在终止外周效应 T 细胞应答，尤其是 CD8$^+$T 细胞中发挥重要作用，而对于调节性 T 细胞并无影响。PD-1 主要在组织微环境中阻碍和降低效应 T 细胞的免疫反应，与敲除的小鼠会迅速发生致命的多器官炎症相比，*PD-1* 敲除的小鼠会出现迟发型器官特异性自身免疫性疾病。正常情况下，PD-1 信号通路可维持机体中枢和外周的免疫耐受，同时在抑制机体自身反应和炎症效应 T 细胞、逃避阴性选择、避免免疫介导的组织损伤中发挥着重要作用。

在 T 细胞反应的早期阶段，TCR 介导钙流转录激活 NFATc1 绑定的 PD-1，此时如果存在 IFN-α 的持续刺激，可以延长慢性活化 T 细胞的活化时长，从而诱导 T 细胞上 PD-1 表达。PD-1 的表达从随机的膜表面转移到了免疫突触中，并在中央超极化簇（the central supra-molecular activation cluster，c-SMAC）区蓄积，与配体结合，来自 c-SMAC 区的 PD-1 信号不包含 CD28，因而此时对效应 T 细胞的抑制没有 CTLA-4 明显。PD-1 尾部有两个固有酶催化区、一个免疫受体酪氨酸抑制基序（ITIM）和一个免疫受体酪氨酸转移基序（ITSM），PD-1 与其配体结合磷酸化这些基序，并募集和磷酸化 SHP1 和 SHP2，SHP2 具有更强的去磷酸化作用，可以使邻近 TCR 信号转导包括 CD3ζ 和 ZAP-70 等去磷酸化，进而衰减下游 TCR 信号的磷酸化作用，如 Vav1、PLCγ1、PKC θ 和 ERK 等。值得注意的是，PD-1 可以直接调节 PI3K 通路，从而抑制其下游的 Akt 活化，而 CTLA-4 抑制 Akt 但不影响 PI3K，提示 PD-1 和 CTLA-4 的分子作用机制还是有差别的。PD-L1 是 CD80 的配体，它能竞争性抑制来自 CD28-CD80 的共刺激信号。

3. 其他免疫抑制性受体 除了 CTLA-4 和 PD-1 之外，逐渐发现更多的免疫抑制性受体，如淋巴细胞活化基因-3（lymphocyte activation gene-3，LAG-3，又称 CD223）是一种属于免疫球蛋白超家族成员的跨膜蛋白。LAG-3 与 CD4 分子在结构上很相似，它们的配体均为 MHC Ⅱ 分子。成熟的 LAG-3 可以在细胞膜上断裂为分子量 54kDa 的可溶性部分 p15 和 16kDa 跨膜-胞质部分 p16。胞膜上 LAG-3 分子断裂受跨膜金属蛋白酶类（AMAD10 和 AMAD17）的调控，LAG-3 裂解是促进 T 细胞增殖的一种形式，这一过程可能与介导破坏 MHC Ⅱ类分子和 CD4 甚至 TCR 之间的结合有关。LAG-3 分子主要表达于活化的 T 细胞和 NK 细胞表面，与其配体 MHC Ⅱ 高亲和力结合，抑制 Th1 细胞增殖和 IFN-γ、IL-2 及 TNF-α 等细胞因子的分泌，通过限制 T 细胞活化负调控 T 细胞的表达。然而，*LAG-3* 敲除的小鼠并没有产生自身免疫性疾病，提示 LAG-3 在 T 细胞调节中比 CTLA-4 和 PD-1 更复杂。

T 细胞免疫球蛋白黏蛋白分子-3（T cell immunoglobulin mucin-3，TIM-3）是近几年

来备受关注的一个重要的免疫抑制受体，于 2002 年由 Monney 等在小鼠第 11 号染色体上发现并鉴定，是一个新基因家族。人的 TIM 基因包含 *TIM-1*、*TIM-3* 和 *TIM-4* 三个成员，为一类具有共同基序的 I 型跨膜糖蛋白，TIM 家族参与 Th 细胞的分化及免疫调节作用，与自身免疫性疾病的发生发展及诱导免疫耐受有关。TIM-3 高表达于分泌 IFN-γ 的 Th1 和细胞毒性 T 细胞上，通过与其天然配体半乳糖凝集素-9（galectin-9，Gal-9）相互作用产生抑制信号，从而导致 Th1 和细胞毒性 T 细胞的凋亡。*TIM-3* 缺失的小鼠显示 TIM-3 通路抑制 Th1 细胞的表达和功能，并可能在诱导 Th1 细胞耐受中具有更重要的作用。

B 和 T 淋巴细胞弱化子（B and T lymphocyte attenuator，BTLA/CD272）是近年发现的又一种新的免疫抑制受体，属于 CD28 家族新成员，BTLA 胞质区的结构高度保守，含有 3 个酪氨酸磷酸化位点，构成 ITIM、ITSM 和可以募集生长因子受体结合蛋白 2（GRB2）的酪氨酸位点等 3 个序列，ITIM 通过募集酪氨酸磷酸化 SHP-1 和 SH-2 介导 BTLA 的免疫抑制功能。BTLA 在活化的 T 细胞上高表达，而低表达于幼稚的 T 和 B 细胞、NK 细胞、巨噬细胞和树突状细胞，并持续表达于 Th1 细胞上。此外，BTLA 还表达于静止的 Vγ9Vδ2 T 细胞上，并与 T 细胞的分化呈负相关。*BTLA* 缺失小鼠的 T 细胞活化增殖增强，且这类小鼠容易发生自身免疫性疾病。虽然同属于 CD28 家族成员，BTLA 的配体也与 CTLA-4 和 PD-1 不同，后者的配体都属于 B7 家族成员，而 BTLA 的配体是 HVEM（疱疹病毒入侵介质），属于肿瘤坏死因子受体（TNFR）家族成员，因而也称为肿瘤坏死因子受体超家族成员 14（TNFRSF14）。HVEM 广泛表达于 T 和 B 细胞、NK 细胞、调节性 T 细胞、单核细胞、未成熟树突状细胞和中性粒细胞等，在静止 T 细胞中高表达，而在活化 T 细胞中低表达。BTLA 与其配体 HVEM 结合启动免疫抑制效应，负调节淋巴细胞的活化增殖，并可以抑制抗原刺激下的 T 细胞活化，通过抑制 IL-2、IFN-γ、IL-4 和 IL-10 等细胞因子的分泌，下调免疫应答。故 BTLA 信号分子不仅影响 Th1 细胞，也影响 Th2 细胞的分化，而效应 T 细胞表面的 BTLA 和 Treg 细胞上的 HVEM 结合，有助于 Treg 介导的免疫抑制功能。BTLA-HVEM 通路不仅在细胞免疫中起作用，在体液免疫中也发挥一定的调节作用，两者结合可以减弱 B 细胞产生抗体的能力。

（二）调节性 T 细胞的负反馈调节

20 世纪 70 年代早期，就有研究者提出某些 T 细胞亚群具有免疫抑制作用，但由于受当时的实验条件和设备的限制，直到 1995 年 Sakaguchi 等才证实了 Treg 是 T 细胞的一个重要亚型。如前所述，根据 Treg 的起源、抗原特异性和效应机制的不同可分为两大类：天然 Treg 和外周诱导产生的 Treg，而 iTreg 也有两个主要的亚型 Tr1（type 1 regulatory T cell）和 Th3（T helper 3）。越来越多的研究表明，Treg 在调节自身反应性 T 细胞维持外周耐受中发挥重要作用，Treg 细胞的缺失则能导致系统性自身免疫疾病的发生。Treg 可以利用多种机制抑制免疫应答，其在体内发挥的免疫抑制能力主要表现为抑制 $CD4^+$ 和 $CD8^+$T 细胞的增殖和分化，阻碍 APC 的抗原提呈作用和直接介导靶细胞的死亡。体外研究也表明，在抗原刺激下，与 APC 共培养 Treg 细胞具有抑制反应性 T 细胞的增殖及细胞因子的分泌作用，尤其是 IL-2 的分泌。Treg 对 T 细胞的负调控机制可归纳为以下四点。①通过抑制性细胞因子 IL-10 和 TGF-β 发挥抑制作用：体外的功能研究表明 Treg 是通过细胞-细胞相互作用致使 Treg 细胞分泌抑制性细胞因子如 IL-10 和 TGF-β 等来发挥负调控作用的。如将人或小鼠的 CD4$^+$T 细胞和 Tr1 共培养，CD4$^+$T 细胞的增殖反应下降，加入 IL-10 和 TGF-β 的中和抗体可以逆转 Tr1 的抑制活性。体内研究亦表明，由 Treg 产生的 IL-10 和 TGF-β 对 Treg 发挥免疫抑制作用必不可少，但 nTreg 细胞的免疫抑制调节则不依赖于 IL-10 和 TGF-β，从缺失 IL-10 和 TGF-β 的小鼠分离到的 nTreg 细胞仍然保持其固有的功能，后者可能通过其他的抑制性分子发挥作用。新近研究发现，Foxp3$^+$nTreg 可产生 IL-12 家族的新的抑制分子 IL-35，在抗原刺激下，Treg 能快速通过趋化因子募集抗原提呈 DC，通过 LFA-1 依赖机制与抗原特异性效应 T 细胞竞争，并经 CTLA-4 依赖途径下调 CD80 和 CD86 在 DC 上的表达，从而降低 APC 激活 T 细胞的活性。②抑制 IL-2 等细胞因子的分泌：在众多抑制机制中，最具特征性之一的就是 Treg 能通过抑制经 TCR 激活后的 CD4$^+$ 效应 T 细胞快速合成 IL-2 mRNA 的转录，从而导致依赖于 IL-2 存活的 T 细胞增殖和分化受抑制，同时 Treg 对于其他促炎因子 mRNA 包括 IFN-γ、TNF-α 和 IL-6 等均有抑制作用。③通过颗粒酶-穿孔素依赖途径：Treg 还能通过细胞-细胞相互作用，经颗粒酶和穿孔素依赖途径杀死或阻止反应性 T 细胞的活化。④通过代谢紊乱或传递负性信号发挥抑制作用：近几年研究还发现 Treg 的另一个新的抑制机制，即通过代谢紊乱介导抑制作用。主要表现为：①IL-2 匮乏引起的细胞凋亡。②通过外周 Foxp3$^+$Treg 细胞表面的 CD39 和 CD73 催化产生的腺苷，后者能与效应 T 细胞上的腺苷受体 2A 结合而抑制效应 T 细胞的活化。③通过缝隙连接向 T 细胞内传递第二抑制信号分子环磷酸腺苷（cAMP），后者能抑制 T 细胞的增殖和 IL-2 的分泌。④经抗原活化的 Treg 还可以经 CTLA-4 途径刺激 DC 形成吲哚胺 2,3-加双氧酶（IDO），后者可诱导色氨酸分解代谢成犬尿氨酸类，从而促进细胞凋亡，抑制效应 T 细胞（图 8-10）。

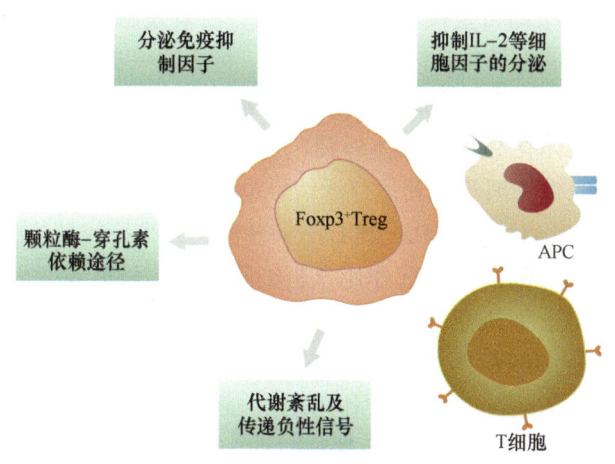

图 8-10 调节性 T 细胞的负反馈调节途径

（三）活化诱导的细胞死亡对免疫应答的负反馈调节

活化诱导的细胞死亡（activation induced cell death，AICD）是一种程序性主动死亡，指活化后的 T 细胞再次遇到刺激原而进入凋亡的过程。正常情况下，T 细胞在受到入侵的抗原刺激后活化，进而被诱导出一系列的免疫应答反应，包括细胞增殖和细胞因子的分泌等，机体为了防止过高的免疫应答或防止这种免疫应答的无限制发展，便通过 AICD 来控制激活的 T 细胞的寿命，因此，淋巴细胞的 AICD 是免疫系统维持稳定的一个非常重要的负反馈调节机制。AICD 是细胞凋亡的一种，其机制主要包括 Bcl-2 家族构成的线粒体途径和死亡受体途径（包括 Fas/FasL 途径等 TNF 受体超家族起始途径）。

1. Bcl-2 家族构成的线粒体途径　*Bcl-2* 是在 B 细胞淋巴瘤中发现的一个原癌基因，其功能主要是抑制细胞的凋亡，而 Bcl-2 相关的蛋白既有促凋亡的也有抑制凋亡的，根据其结构和功能分为三个亚家族：①抑制细胞凋亡的 Bcl-2 亚家族，成员有 Bcl-2、Bcl-xL、Bcl-W 和 Mcl-1 等，大部分抗凋亡蛋白亚家族成员具有 BH1-4 同源结构域。②促进细胞凋亡的 Bax 亚家族，成员有 Bax、Bak 和 Bok 等，具有 BH1-3 结构域。③促进细胞凋亡的 Bcl-2 同源结构域 BH3-only 亚家族，成员有 Bik、Bim、Bad 和 Bid 等，这个亚家族的蛋白仅有 BH-3 结构域，后者被认为是死亡结构域，对促进凋亡起着至关重要的作用。Bcl-2 家族及其相关蛋白之间构成了一个相互作用的网络，调控细胞的凋亡。线粒体外膜通透性的改变可引起细胞凋亡，而这种通透性的改变直接由 Bcl-2 家族蛋白控制。Bcl-2 通常定位于线粒体膜、内质网膜及外核膜上。而大多数 Bax 蛋白则是以单体的形式定位于细胞质中，少数定位于内质网等细胞器。当 BH3-only 亚家族的胞质蛋白由于生长因子缺失、伤害性刺激、DNA 损伤或某些受体介导信号等原因而被诱导或激活时，即可触发这一线粒体通路的启动。BH3-only 蛋白是细胞应激的传感器，它和死亡受体结合并影响着死亡受体和调节器，在淋巴细胞中，这些传感器中最为重要的是 Bim 蛋白。正常情况下，反应性 T 细胞接受来自 TCR、共刺激和生长因子等信号，这些信号刺激 Bcl-2 家族抗凋亡蛋白的表达，防止细胞凋亡的发生和促进细胞增殖，维持细胞的存活，当 T 细胞受过度刺激即可直接激活 Bim 蛋白，后者是触发线粒体凋亡通路的重要蛋白。此时，如果共刺激信号及生长因子相对缺乏，将更进一步导致 Bcl-2 家族抗凋亡成员 Bcl-2 和 Bcl-xL 的低表达，而活化的 Bim 蛋白一旦和促凋亡效应蛋白 Bax 和 Bak 相互作用，Bax 和 Bak 即寡聚体化插入线粒体外膜，导致线粒体的渗透性增加，从而破坏线粒体膜的完整性。而同时生长因子和其他存活信号也诱导 Bcl-2 家族成员产生抗凋亡表达，如 Bcl-2 和 Bcl-xL，后者通过阻断 Bax 和 Bak 抑制凋亡，维持线粒体膜的完整性。反之，BH3-only 蛋白也对 Bcl-2 和 Bcl-xL 起作用，当细胞存活信号被剥夺之后，由于 BH3-only 蛋白传感器和 Bax 和 Bak 效应器及抗凋亡蛋白（Bcl-2 和 Bcl-xL）相对缺失，则导致线粒体渗透性增加，致使许多线粒体成分包括细胞色素 c 等进入细胞质中，这些蛋白能活化胞质中的胱天蛋白酶（caspase），最早起作用的是 caspase-9，后者裂解下游的胱天蛋白酶，导致核 DNA 断裂及其他改变，最终导致细胞凋亡。

2. 死亡受体途径　主要指 Fas/FasL 途径等 TNF 受体超家族起始途径，$CD4^+$T 细胞中最为重要的死亡受体就是 Fas（CD95）及其配体 FasL（CD95L），见图 8-11。Fas 是 TNF 受体家族成员，当 T 细胞再次被活化时，FasL 大量表达于活化的 T 细胞表面，当活化的 T 细胞增殖和分化成效应细胞时，其表面 Fas 的表达也同时上调，效应 T 细胞发挥清除抗原效应后，则通过表面高表达的 Fas 和自身表达的 FasL 或是其脱落的 FasL 结合，继而募集 Fas 相关死亡结构域蛋白（Fas associated protein with death domain,

FADD）和 TNF 受体相关死亡结构域蛋白（TNF receptor associated death domain protein，TRADD）等衔接分子，这些衔接分子随后又募集胱天蛋白酶原如 procaspase-8 和 procaspase-10，procaspase-8 被裂解并活化，激活 caspase-3，最终诱导细胞凋亡。因此，当抗原逐渐被清除之后，抗原活化的效应 T 细胞通过 AICD 也逐渐被机体清除，免疫应答因而得以终止，同时也避免了由此产生的活化 T 细胞的蓄积而引发自身免疫性损伤，防止自身免疫性疾病的发生。值得注意的是，在许多类型的细胞中，procaspase-8 的裂解还可以激活下游 BH3-only 蛋白 Bid 绑定的 Bax 和 Bak，诱导线粒体通路的凋亡途径，因此，线粒体通路可增强死亡受体信号途径。

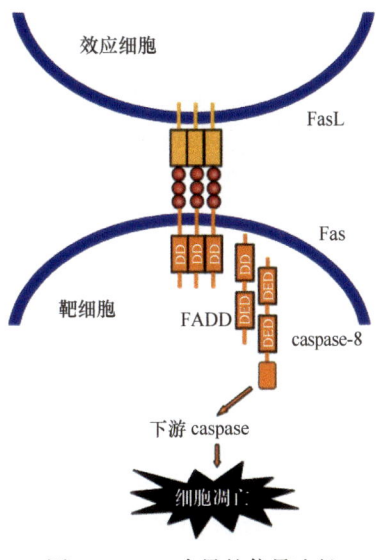

图 8-11 Fas 介导的信号途径

四、表观遗传调控

基因的转录受到转录因子及相关蛋白组成的复合物的精细调控，转录因子及相关蛋白的丰度、修饰及在细胞中的亚细胞定位等因素可调控基因的转录，除此之外，染色体高度有序的结构调控转录因子与受调控基因启动子的亲和性等表观遗传机制也是重要的调控机制。表观遗传机制在 T 细胞分化、发育和活化中起重要作用，因此 T 细胞也被认为是研究表观遗传调控机制的良好模型。

（一）表观遗传机制

表观遗传是指在基因的核苷酸序列不发生改变的情况下，基因表达发生了可遗传的变化。DNA 与组蛋白和非组蛋白结合在一起形成染色质存在于染色体上，DNA 与组蛋白构成核小体，核小体是染色质的基本结构单位。根据核内染色质纤维折叠压缩程度，染色质可分为常染色质和异染色质，由于常染色质纤维折叠压缩程度低，用碱性染料染色时着色浅，处于伸展状态，可以与转录因子等结合；与常染色质相比，染色质丝包装折叠紧密，用碱性染料染色时染色深，异染色质是转录不活跃部分。相对于经典遗传以基因序列影响生物学功能为核心，基因的核苷酸序列不发生改变的情况下，由染色质纤维折叠压缩程度等调控基因表达的"表观遗传现象"建立和维持的机制，即表观遗传机制。表观遗传现象主要包括两类：一类为基因选择性转录表达的调控，有 DNA 甲基化、组蛋白修饰、基因组印迹和染色质重塑等；另一类为基因转录后的调控，包括长链非编码 RNA、小分子 RNA、RNA 编辑、内含子及核糖开关等。T 细胞基因重排、分化、发育和活化等几乎所有重要过程都受到表观遗传机制的调控。

(二) DNA 甲基化和组蛋白修饰在 T 细胞定向分化中的作用

大多数脊椎动物基因组 DNA 有少量 CpG 序列中 C 的甲基化，在人类基因组中的分布很不均一，而在结构基因启动子的核心序列和转录起始点高于正常概率并成簇存在，这些区段也被称作 CpG 岛。启动子区中 CpG 岛的未甲基化状态是基因转录所必需的，而 CpG 序列中 C 的甲基化可导致基因转录被抑制。甲基化位点可随 DNA 的复制而遗传，因为 DNA 复制后，甲基化酶可对新合成的未甲基化的位点进行甲基化，DNA 的甲基化可引起基因的失活。组蛋白修饰是指组蛋白在相关酶作用下发生甲基化、乙酰化、磷酸化、腺苷酸化、泛素化等修饰。组蛋白修饰可通过影响组蛋白与 DNA 双链的亲和性，从而改变染色质的疏松或凝集状态，或通过影响其他转录因子与基因启动子的亲和性来发挥基因调控作用。除了启动子区，在正常细胞的发育和分化过程中，远距离的顺式调控元件可通过与靶基因相互作用在基因表达的调控中发挥重要的作用，也受到复杂表观遗传环境的影响。DNA 甲基化和组蛋白乙酰化在 T 细胞分化过程中起重要作用，T 细胞分化的重要转录因子和信号通路的表达受到甲基化和乙酰化的调控，如 T 细胞发育过程中，$CD8^+$ T 细胞中 CD4 表达的沉默，CD4 基因经染色质修饰变成异染色质状态进而表达沉默；Notch 信号通路激活并维持 T 细胞分化，除了 Notch 信号通路之外，T 细胞的分化还需要 BCL11B、TCF-1、LEF-1、GATA-3、Myb、Runx1、Ikaros 和 Gfi1 等转录因子，而这些转录因子的表达也受到组蛋白修饰的影响。*BCL11B* 是造血分化中 T 细胞特异表达的基因，*BCL11B* 的特异表达可调控 T 细胞谱系，其表达受到远程的增强子的调控，在 *BCL11B* 下游远端处有一个增强子序列，形成环状结构与其启动子相互作用可调控 *BCL11B* 的表达。分化过程中这些调控序列组蛋白修饰的变化与 T 细胞分化过程中 BCL11B 表达水平的变化是一致的，组蛋白的修饰使得这些调控序列易于与相关的转录因子结合，促进 BCL11B 的表达。

此外，DNA 甲基化和组蛋白修饰在调控调节性 T 细胞产生中也发挥作用。Treg 细胞的发生、发育和功能的发挥需要 CpG 低甲基化模式的形成和 Foxp3 分子的表达这两个过程。Treg 细胞的低甲基化模式在胸腺开始并后续在外周血进行，是 Treg 细胞特异表达基因的表达必需的。*Foxp3* 基因的表达也受到表观机制的调控，*Foxp3* 基因启动子和静息的 T 细胞相比有着不同的表观遗传学修饰，Treg 细胞 *Foxp3* 基因启动子的 CpG 基序几乎完全处于去甲基化状态，而在静息的 T 细胞中此基序处于甲基化状态。小鼠 T 细胞在体外刺激下，*Foxp3* 基因启动子的 CpG 基序甲基化程度增加，*Foxp3* 基因启动子的 CpG 基序的甲基化能够阻止转录因子与其结合，抑制 *Foxp3* 表达，进而阻止其向 Treg 细胞的转化。T 细胞分化重要转录因子的表达调控包括 Treg 细胞在内的分化或活化的 T 细胞的不同特性，可能是通过表观遗传机制启动并维持分化细胞特定的基因表达模式。

(三) 非编码 RNA 调控

人类基因组 DNA 中只有约 2% 的基因被翻译成蛋白质，其余大部分为非编码 RNA（non-coding RNA，ncRNA）。非编码 RNA 可分为组成型 RNA 和调控型 RNA，组成型 RNA 包括核糖体 RNA（rRNA）、转运 RNA（tRNA）和小核 RNA（snRNA）等，参与

RNA 加工和蛋白合成；调控型 RNA 主要在细胞中起调控作用，根据其转录物的大小又可分为小分子 RNA 和长链非编码 RNA（lncRNA）。小分子 RNA 如微小 RNA（microRNA，miRNA）、piRNA 等，已经被证实在转录的调控、转录后调控和染色质结构的控制等众多方面起重要作用。

miRNA 是一类长度为 19～25 个核苷酸（nt）的内源非编码小分子 RNA，通过与靶标基因的 mRNA 完全或部分匹配，通过指导 mRNA 降解或引起翻译抑制进而抑制靶标基因的表达。越来越多的报道显示，miRNA 功能涉及生物体的生长发育、代谢、分化、细胞间信号转导及疾病发生发展等生理病理过程。在动物中，编码 miRNA 的基因首先由 RNA 聚合酶 Ⅱ 或 Ⅲ 转录成初始转录物（pri-miRNA），其长度从数百个核苷酸到上千个核苷酸不等，序列内部含有发夹形茎环结构。接着，pri-miRNA 可以被 DGCR8 识别，并由后续参与的 Drosha RNA 酶Ⅲ剪切生成长约 65nt 的呈发卡状的 miRNA 前体（pre-miRNA）。随后，细胞核内的 pre-miRNA 在 Ran-GTP 和核质/细胞质转运蛋白 exportin-5 的协助下运输到细胞质。miRNA 前体进入细胞质后被 Dicer 酶等进一步加工形成 miRNA，整合进入 Ago 家族蛋白组成核糖核蛋白复合体（ribo-nucleoprotein complex，RISC）中。在动物体内，miRNA 通过"种子序列"（即 miRNA 5′端开始核苷酸第 2～8 位）与 mRNA 配对，其余碱基不完全配对，主要表现为翻译抑制。在人类基因组中，miRNA 基因仅占基因总数的 1% 左右，但它们却是最大的基因表达调控家族之一，目前估计可能调控着近 60% 的人类蛋白编码基因。T 细胞具有直接杀伤靶细胞、对特异性抗原的应答反应及产生细胞因子等多种生物学功能，已有研究发现 T 细胞的维持、活化和克隆增殖等过程均有 miRNA 的参与（表 8-7）。

表 8-7 涉及 T 细胞分化增殖的 miRNA 及其靶基因

miRNA	功能	靶基因
miR-9	T 细胞增殖	PRDM1
miR-10a	Th17 细胞分化	Bcl6、Ncor1
miR-29	Th1 细胞分化	Eomes、Ifng
miR-181a	T 细胞活化	Shp2、Ptpn22、Dusp5、Dusp6
miR-146	T 细胞活化	Traf6、Irak1
miR-125b	效应 T 细胞的分化	IFNG、IL2RB、PRDM1
miR-155	T 细胞活化	Ship1、Socs1
miR-17-92	Tfh 细胞分化	Pten、Phlpp2
miR-17-92	T 细胞增殖	Pten、Bim
miR-301a	Th17 细胞分化	Pias3

T 细胞活化指 T 细胞受到抗原刺激后，增殖、分化、转化为效应 T 细胞。基因表达谱的研究发现，miRNA 在不同 T 细胞功能亚群特异表达，说明其可能在 T 细胞的分化和功能发挥中起重要作用。Dicer 酶是 miRNA 加工的重要酶，对 CD4$^+$ 和 CD8$^+$T 细胞定向分化起至关重要的作用，在 T 细胞敲除 Dicer 酶的表达可导致 T 细胞发育异常，与缺

失 Foxp3 一样无法产生正常调节性 T 细胞。miRNA 缺失的 CD4$^+$T 细胞会促进效应 Th 细胞的分化和细胞因子的产生，说明 miRNA 的表达可维持 T 细胞的幼稚状态。在活化的 T 细胞中，大部分 miRNA 表达下调，除此之外，Ago 蛋白泛素化降解加速，抑制了大部分 miRNA 的功能，同时这一过程调整适应少数表达上升的在 T 细胞活化中起作用的 miRNA，共同促进与 T 细胞活化相关的细胞周期蛋白的表达。这些在 T 细胞活化中显著下调的 miRNA 中，miR-29 通过靶向 Eomes 和 Ifng 抑制 Th 细胞分泌干扰素等；miR-125b 在初始 T 细胞中高表达，可抑制 *IFNG*、*IL2RB* 和 *PRDM1* 等基因而抑制效应 T 细胞的分化。*miR-17-92* 基因簇高度保守，可编码 miR-17、miR-18a、miR-19a、miR-20a、miR-19b 和 miR-92 等多个 miRNA。T 细胞活化后 *miR-17-92* 高表达，通过靶向抑制磷酸酶 PHLPP2 的表达促进效应 CD8$^+$T 细胞的快速扩增。活化的 T 细胞可通过自分泌 IL-2 调控细胞的代谢和存活，研究发现 miR-9 可通过靶向抑制 IL-2 转录的抑制因子 PRDM1 的表达，进而正调控 IL-2 的产生；IL-2 也可诱导 miR-182 的表达，而 miR-182 的表达可靶向抑制 Foxo1 的表达，进而解除 Foxo1 对 T 细胞的增殖抑制。

Treg 细胞是一群可负向调节机体免疫反应的淋巴细胞，通过平衡效应 T 细胞的作用，起着维持自身耐受和避免免疫反应过度损伤机体的重要作用。miRNA 在 Treg 细胞分化和 Foxp3 功能中发挥着重要作用。如 *miR-17-92* 基因簇在 Treg 细胞中高表达并调控其增殖和凋亡，*miR-17-92* 基因簇的缺失表达，可影响细胞的增殖和凋亡，造成 Foxp3 阳性细胞的减少。miR-155 在 Treg 细胞中显著高表达并与 Treg 细胞的发育和功能相关，Foxp3 激活 miR-155 的转录，Treg 细胞中高表达的 miR-155 通过靶向抑制 IL-2 信号通路的负调控基因 *Socs1*，而 miR-155 的缺失表达则抑制了 IL-2 从普通 T 细胞的分泌，从而维持 Treg 细胞的相对稳定。

此外，miR-29 在初始 T 细胞中高表达，可抑制 *Ifng* 和 *Eomes* 等基因的表达，从而抑制干扰素 -γ 分泌和 Th1 细胞的分化。高表达 miR-21 可直接靶向抑制 Spry1 而促进 Th2 细胞的分化，而高表达 miR-27 则抑制 IL-4 的分泌进而抑制 Th2 细胞分化。

在人体内，lncRNA 在数量上占全部 ncRNA 转录的大部分。lncRNA 曾被认为是基因转录噪声而一直未受到重视，近年来越来越多的研究显示，lncRNA 是一类重要基因表达调控元件，能在多种水平调控基因表达。lncRNA 在肿瘤的发生、发展过程中发挥着促癌或抑癌作用，它们参与了细胞凋亡调控、肿瘤浸润与转移等过程。正因为如此，lncRNA 已成为 miRNA 之后的又一个热点非编码 RNA 分子。lncRNA 通常是一类转录物长度大于 200nt、缺乏蛋白质编码能力的功能性 RNA 分子。相比于小分子 RNA，虽然 lncRNA 的一级结构保守性较差，但是 lncRNA 有着更加长的核苷酸序列，在功能上表现出保守二级结构和较高的组织特异性，可以通过与 DNA、RNA 或蛋白质相互作用来行使信号、诱饵、引导和支架等多种分子功能，因此 lncRNA 调控方式更加复杂，功能更加多样。lncRNA 在多种组织细胞中的基因调控作用已有不少报道，但是对 T 细胞调控的研究仍很有限。初步研究发现在 T 细胞分化中，lncRNA 的表达有明显的细胞特异性，这些 lncRNA 通常位于免疫调控基因附近，与 T 细胞特异的转录因子 T-bet、GATA-3、STAT4 和 STAT6 结合或受其调控，如 lncRNA LincR-Ccr2-5AS 在 Th 细胞相关基因的表达和 Th2 细胞的迁移中起重要作用。

现有的研究结果表明，表观遗传机制包括 DNA 甲基化、组蛋白修饰和非编码 RNA 等在 T 细胞的发育、活化和分化中发挥重要的作用，表观遗传可能是启动基因表达的重要门槛，同时也可通过表观遗传机制启动并维持分化细胞特定的基因表达模式。表观遗传机制协调启动 T 细胞特异基因的表达，是调控 T 细胞的谱系定向及功能的重要机制。此外，T 细胞的分化发育是理想的表观遗传研究模型，有序的选择性 T 细胞谱系正是不同层次的表观机制的体现，这方面的研究将有助于加深对 T 细胞发育分化机制的了解。

五、代　　谢

代谢又称细胞代谢，是生物体内所发生的用于维持生命的一系列有序的化学反应的总称。这些反应进程使得生物体能够生长和繁殖，保持它们的结构，并对外界环境做出反应。代谢通常被分为两类：分解代谢，可以对大的分子进行分解以获得能量（如细胞呼吸）；合成代谢，可以利用能量来合成细胞中的各个组分，如蛋白质和核酸等。代谢可被认为是生物体不断进行物质和能量交换的过程，一旦物质和能量交换停止，生物体的结构和系统就会解体。

糖代谢是机体细胞维持其正常功能和分裂增殖的物质及能量来源。首先，1mol 的葡萄糖一旦跨过细胞膜进入细胞质，就会发生磷酸化作用，形成葡萄糖 -6- 磷酸（glucose-6-phosphate, G-6-P），这是糖酵解的第一个关键步骤，由同工酶己糖激酶催化完成。然后 G-6-P 在磷酸葡萄糖异构酶（phosphoglucoisomerase, PGI）、磷酸果糖激酶（phosphofructokinase, PFK）和磷酸甘油酸变位酶 1（phosphoglycerate mutase 1, PGAM1）等酶的作用下形成两分子丙酮酸和两分子三磷酸腺苷（adenosine triphosphate, ATP）。在有氧情况下，丙酮酸被逐步转化为乙酰辅酶 A，乙酰辅酶 A 作为起始原料进入三羧酸循环，生成的还原型烟酰胺腺嘌呤二核苷酸（reduced nicotinamide adenine dinucleotide, NADH）和还原型黄素腺嘌呤二核苷酸（reduced flavin adenine dinucleotide, FADH2）作为质子载体，最终进入线粒体进行氧化磷酸化，在呼吸链中通过化学渗透偶联的方式，净得另外 36mol 的 ATP，这一过程称为氧化磷酸化（oxidative phosphorylation, OXPHOS），也称三羧酸循环（tricarboxylic acid cycle, TCA）。在缺氧时，丙酮酸经乳酸脱氢酶（lactate dehydrogenase, LDH）催化成乳酸，然后转运出细胞，这一过程称为糖酵解（glycolysis）（图 8-12）。

另外，G-6-P 也可以进入磷酸戊糖体途径（pentose phosphate pathway, PPP），产生 5- 磷酸核糖（ribose-5-phosphate, R-5-P），它是核酸合成的前体。这是由一系列酶促反应完成的：G-6-P 首先在可逆限速酶葡萄糖 -6- 磷酸脱氢酶（glucose-6-phosphate dehydrogenase, G6PD）作用下形成 6- 磷酸葡糖酸内酯（6-phosphoglucono-δ-lactone, 6PGL），6PGL 在 6- 磷酸葡糖酸内酯酶（phosphogluconolactonase, H6PD）作用下水解成 6- 磷酸葡糖酸酯（6-phosphogluconate, 6-PG）。最后 6-PG 在 6- 磷酸葡糖酸脱氢酶（6-phosphogluconate dehydrogenase, 6PGD）作用下氧化脱羧形成核酮糖 -5- 磷酸（ribulose-5-phosphate, Ru-5-P），Ru-5-P 异构化生成 R-5-P。PPP 的主要特点是葡萄

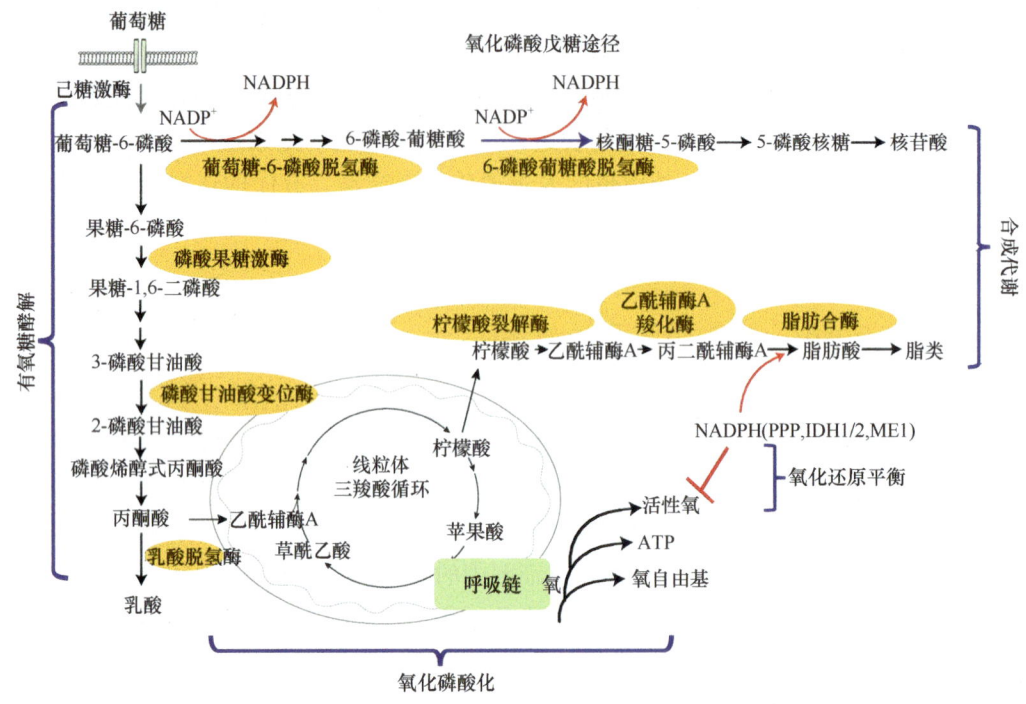

图 8-12 糖酵解、磷酸戊糖途径和氧化磷酸化途径示意图

糖直接氧化脱氢和脱羧,不必经过糖酵解和三羧酸循环,脱氢酶的辅酶不是 NAD^+ 而是 $NADP^+$,产生的 NADPH 供生物合成用,而不是传递给 O_2,无 ATP 的产生和消耗。PPP 产生大量的 NADPH,为细胞的各种合成反应提供还原剂,比如参与脂肪酸和固醇类物质的合成。NADPH 用于维持谷胱甘肽(GSH)的还原状态,作为 GSH 还原酶的辅酶,对于维持细胞中还原性 GSH 的含量起重要作用,从而消除快速增殖的肿瘤细胞产生的 ROS,维持细胞的氧化还原平衡。

初始 T 细胞需要少量的能量去维持萎缩、生存和免疫抗原的监视。其所需的 ATP 90% 来自脂肪酸氧化(fatty acid oxidation,FAO)和氧化磷酸化,一小部分来自糖酵解,还有一部分是由谷氨酰胺补充。研究表明,T 细胞激活能够引起细胞内一系列代谢变化,增加糖和氨基酸的摄取,从而启动糖和谷氨酰胺代谢,因此活化的 T 细胞的能量主要来源于糖酵解,即使在有氧条件下,这对于响应适应性免疫应答具有重要意义。免疫细胞糖酵解的增加是由于参与糖酵解的酶的表达上调,同时糖摄取的增加也会激活氧化磷酸戊糖体途径,增加核酸的合成,但是具体分子机制不清楚。由于细胞内乳酸分泌依赖其在细胞内外浓度之比,当肿瘤细胞向细胞外释放大量乳酸时,免疫细胞就不能分泌乳酸。最终,免疫细胞会因为乳酸过多而死亡。由于细胞分泌乳酸时伴随 H^+ 分泌,细胞外 pH 会下降,进而导致细胞毒性 T 细胞功能降低。然而,调节性 T 细胞功能不受乳酸和酸性环境的影响,这是因为调节性 T 细胞的代谢主要依赖 FAO。因此,在实体瘤中尽管有大量免疫细胞浸润,却不能改善肿瘤的治疗效果和预后。除了糖酵解之外,T 细胞激活可以氧化 α-KG 来源的谷氨酰胺。

T细胞增殖的同时也要依赖糖和谷氨酰胺代谢途径的提高，即使在其他以一碳作为糖原的情况下，糖和谷氨酰胺代谢途径的抑制都会导致T细胞增殖受阻。虽然氧化磷酸化可以为T细胞的增殖提供能量，但是增加糖的摄取及糖酵解途径有助于激活CD4$^+$和CD8$^+$T细胞。一旦T细胞分化成不同的T细胞亚群，每个亚群都有自己特殊的代谢途径。效应T细胞上调糖酵解可促进合成代谢，抑制FAO分解代谢而增加ATP产量。效应T细胞同样也需要谷氨酰胺来调节后期效应；然而，谷氨酰胺氧化代谢的去向仍不清楚。活化的CD8$^+$CTL同样可上调糖和谷氨酰胺分解代谢，但与CD4$^+$T细胞不同，它不增加氧化磷酸化，对糖的缺失更明显。

而调节性T细胞则主要依靠FAO产生ATP。有趣的是，这些细胞不像Teff细胞一样呈现快速增殖的特性，而是以一个中等速度持续增殖。这能否用于解释其依赖FAO而不发生糖酵解仍不清楚。调节性T细胞与Th17对于氨基酸代谢的需要也不同，氨基酸的缺失会抑制Th17的分化，但是有助于调节性T细胞的发育和T细胞活化。活化的T细胞的代谢表型受细胞微环境的影响。在移植物抗宿主病中，同种移植的效应T细胞不但增加糖酵解，同时也增加脂肪酸吸收和FAO为快速增殖提供的ATP。

T细胞的代谢对T细胞的免疫反应有着重要的调控作用，有利于免疫清除。例如，转录因子HIF1-a和芳香烃受体（AHR）在Ⅰ型调节性T细胞（Tr1）分化方面具有重要调控作用，具有细胞毒性和产生IL-17能力的效应T细胞，其分化过程需要向有氧糖酵解方向发生代谢转变，而这一过程受到转录因子HIF1-a的调控。与此相反，Foxp3$^+$Treg和记忆T细胞以氧化磷酸化为主。除此之外，代谢还与免疫应答有着千丝万缕的联系，但我们对调节淋巴细胞代谢的分子途径和代谢及其产物对免疫应答的影响仍了解有限。总的来说，HIF1-a和芳香烃受体（AHR）对Tr1分化有重要促进作用。在分化早期，HIF1-a能够调节Tr1细胞代谢的重编程，随后，AHR会促进HIF1-a降解并掌控Tr1细胞代谢过程。与炎症相关的胞外ATP和低氧会通过HIF1-a触发AHR的失活，进而抑制Tr1的细胞分化过程。与此相反，CD39能够通过抑制胞外ATP的作用促进Tr1细胞分化，同时，CD39还可与应答T细胞和抗原提呈细胞表达的CD73共同促进Tr1抑制性活性。

另外，脂质代谢对于调控T细胞的功能也有着重要的作用。近年来T细胞与脂质代谢关系的相关研究表明，载脂蛋白A-I（apolipoprotein A-I，ApoA-I），具有减少淋巴结T细胞数量，影响细胞内胆固醇的代谢作用。Th2和Th17细胞高表达糖转运蛋白-1（glucosetransporter-1，GLUT-1），并有高效率的糖分解能力。反之，调节性T细胞低表达GLUT-1而脂质氧化率较高。Miguel等学者认为可依据膜脂质的顺序区分CD4$^+$T细胞亚群，在T细胞中，膜脂质高顺序代表T细胞具有原始的表型，能快速增殖和产生IL-2和IL-4；具有膜脂质中顺序的T细胞具有记忆表型，增殖能力弱可产生IFN-γ；而具有膜脂质低顺序的T细胞是活化的表型，其TCR对刺激反应更迟缓，更倾向于凋亡。

（林　晨　李　菡　陈少华　李扬秋　曾成武　山长亮）

第四节 T细胞的病理作用

一、T细胞异常活化与免疫相关血液病

(一) T细胞异常活化信号通路

T细胞异常活化主要与TCR信号通路的异常相关。TCR信号经过抗原识别、双信号的共刺激及胞内的一系列信号转导途径使T细胞内的转录因子活化，进而表现为细胞因子的分泌、不同类型T细胞的分化和增殖，最终活化的T细胞通过Fas/FasL相互作用启动活化诱导的细胞死亡，控制T细胞活化水平。由此可见，机体有多种机制通过调控T细胞活化保证机体的免疫应答处于一种恰当的稳态。

异常的TCR信号通路，如T细胞活化信号起始阶段磷酸化的ITAM基序和T细胞膜表面的共受体、CD4和CD8分子的数量、免疫突触的形成、T细胞内PKC介导的Fas/FasL途径，以及泛素化对TCR信号分子的作用等均可影响T细胞活化导致机体免疫稳态的失衡，甚至诱发不同程度的病变和损伤。T细胞异常所介导的免疫性血液系统疾病主要有再生障碍性贫血（aplastic anemia，AA）、免疫性血小板减少症（immune thrombocytopenia，ITP）、骨髓增生异常综合征（myelodysplastic syndrome，MDS）、阵发性睡眠性血红蛋白尿（paroxysmal nocturnal hemoglobinuria，PNH）和自身免疫性溶血性贫血（AIHA）等。本节主要介绍AA和ITP相关的T细胞免疫异常特点。

(二) T细胞异常活化与免疫相关血液病

AA是多种原因导致的骨髓造血功能衰竭。AA发病机制复杂，呈明显的异质性，包括造血干/祖细胞内在缺陷、造血微环境功能缺陷和异常的免疫应答反应。近年来大量临床及实验室资料表明，AA是功能亢进T细胞介导的一种以造血组织为靶器官的自身免疫性疾病，但确切机制不甚明确。

AA所涉及的T细胞免疫异常主要包括3个方面。①T细胞亚群异常：AA患者外周血和骨髓中T细胞，尤其是$CD8^+$细胞均明显增多，并且$CD8^+$细胞存在T细胞受体Vβ亚家族克隆性增殖T细胞，体外试验发现克隆性增殖的T细胞能杀伤骨髓造血细胞。AA患者中$CD8^+$TSCM亚群比例较高，并且与免疫抑制治疗效果不佳和复发有一定的关系。另外，有关$CD4^+$细胞在AA发病机制中的研究发现Th1细胞增加，并且Th1细胞亚群可检测到部分限制性克隆增殖T细胞、调节性T细胞的数量和功能均出现改变，Th17细胞在骨髓和外周血中增多等免疫功能紊乱。②T细胞谱系改变和克隆性扩增：部分AA患者中存在相同的TCR Vβ谱系改变，其原因可能与这部分患者拥有同样HLA背景有关，研究发现表达HLA-DR2的病例显示出更多的Vβ谱系的选择性利用，并且对环孢素有较好的疗效。③TCR信号通路异常活化：研究发现AA患者中参与构成TCR/CD3复合物的*CD3γ*、*CD3δ*、*CD3ε*和*CD3ζ*基因的表达水平在初发未治AA患者中明显高于健康人，并且在不同病情程度的AA患者中*CD3ζ*表达存在差异；而TCR信号中的共刺激分子CD28及共抑制分子CTLA-4均异常表达，这提示进一步明确AA患者中异常TCR信

号靶点将为 AA 的 T 细胞免疫异常发病机制和临床治疗方案的制订提供新的研究资料。

ITP 为抗原特异性自身抗体破坏血小板的一种自身免疫性疾病，发病机制主要包括血小板破坏增加和血小板生成减少，其中抗血小板自身抗体及细胞毒性 T 细胞主要引起血小板破坏增加，而骨髓巨核细胞的损害及血小板抗体对巨核细胞成熟的直接影响则引起血小板生成明显减少。

ITP 发病机制中，除体液免疫外，T 细胞免疫在 ITP 发病中的作用不容忽视，主要包括血小板自身抗原反应性 T 细胞异常活化及增殖、Th1 细胞亚群极化、调节性 T 细胞和 Th17 细胞数量的变化及功能异常等。有关 ITP 患者 TCR 信号异常的研究较少，主要发现 T 细胞活化中下游信号转导 PCK 途径介导 Fas/FasL 蛋白水平变化，引起 T 细胞凋亡异常及 CD28/B7 共刺激信号途径在 T 细胞活化中过度增强，体外试验应用 CTLA-4-Ig 和环孢素阻断 CD28/B7 途径后，T 细胞增殖受抑制。这也从另外一个层面提示深入研究 ITP 患者中 TCR 信号通路在 ITP 发病中的作用机制，将为今后探讨诱导 ITP 患者 T 细胞免疫耐受能否作为 ITP 治疗新方法提供研究资料。

二、T 细胞免疫抑制

（一）概况

T 细胞介导的细胞免疫应答是机体抵抗外来抗原刺激、清除病原的主力，在抗感染和抗肿瘤免疫应答中发挥着重要作用。而在一些病理状态下，如慢性炎症等抗原持续刺激下，T 细胞免疫功能受到明显抑制，表现为活化增殖能力、细胞因子分泌和细胞毒性功能的逐渐丧失，这种状态称之为"T 细胞耗竭"。机体对肿瘤等免疫控制失败的主要原因可能是 T 细胞耗竭。T 细胞耗竭所引起的免疫抑制受多种因素影响，目前认为主要有以下几种：①T 细胞表面表达的抑制性受体，实验室和临床研究数据均表明，由于 T 细胞表面表达的 PD-1、CTLA-4、LAG-3、TIM-3、BTLA 等抑制性受体，与肿瘤细胞表面表达的相应配体结合抑制了 T 细胞的免疫应答。在慢性感染性疾病和肿瘤中，这些抑制性受体表达上调，尤其是肿瘤细胞表面表达多种抑制性受体的配体是诱导免疫耐受的关键原因，许多肿瘤细胞能分泌 TGF-β，后者能抑制淋巴细胞的增殖和效应功能（详见本章第三节）。②Treg 抑制 T 细胞对肿瘤的免疫应答，动物模型和临床肿瘤患者中均发现 Treg 数量增加，清除这些调节性 T 细胞可以增加抗肿瘤免疫和降低肿瘤的生长。③肿瘤相关的巨噬细胞通过改变组织微环境和抑制 T 细胞应答促进肿瘤的生长及增加肿瘤的侵袭力，这些巨噬细胞为 M2 型，通过分泌如 IL-10 和前列腺素 E_2 等抑制 T 细胞的活化和效应功能。④髓源性抑制性细胞（MDSC）抑制抗肿瘤 T 细胞的免疫应答，肿瘤微环境中的多种促炎因子通过激活相应的信号通路促进 MDSC 的扩增和活化，后者进而通过多种机制抑制包括 T 细胞在内的多种免疫细胞的功能而促进肿瘤个体免疫耐受的发生，如消耗 T 细胞增殖所必需的氨基酸-L-精氨酸；产生活性氧（ROS）或过氧化亚硝酸盐、吲哚胺 2,3-双加氧酶（IDO）等抑制 T 细胞活化增殖；诱导 Treg 的产生和扩增等。

（二）T细胞免疫抑制与血液肿瘤发生发展

尽管肿瘤患者的免疫系统能产生拮抗肿瘤的T细胞免疫应答，包括MHC I类抗原限制性的CTL和MHC II类抗原限制性的CD4$^+$辅助性T细胞（Th1），后者主要通过辅助促进CD8$^+$CTL分化成熟而发挥作用。但实际上，由于大部分肿瘤细胞能够通过多种复杂机制影响机体而不能产生有效的抗肿瘤免疫应答，从而逃避宿主免疫系统的攻击，即肿瘤细胞免疫逃逸。其中，肿瘤环境中的T细胞免疫抑制最为重要的机制之一是CD8$^+$T细胞的功能耗竭，而在血液肿瘤中T细胞免疫抑制更为复杂和严重，近年来，随着对T细胞免疫抑制性受体的深入认识，发现T细胞免疫抑制的主要原因是免疫细胞所表达的免疫抑制性受体如PD-1、CTLA-4、LAG-3、TIM-3、BTLA等参与并调控着CD8$^+$T细胞的耗竭过程，发挥着不同程度的免疫抑制作用。

1. CTLA-4与血液肿瘤　CTLA-4作为T细胞活化抑制信号，对调节性T细胞内环境的稳定、诱导和维持免疫抑制状态有着重要的作用，CTLA-4与B7结合抑制活化T细胞增殖并使细胞周期停滞，细胞因子分泌减少，降低活化T细胞对抗原刺激的敏感性，降低T细胞对免疫应答的强度，诱导免疫耐受。CTLA-4也表达于Treg、记忆性CD4$^+$T细胞和MDSC上，对诱导的免疫抑制起重要作用。目前发现，几乎所有血液肿瘤细胞包括急性淋巴细胞白血病（ALL）、急性髓系白血病（AML）、慢性粒细胞白血病（CML）和非霍奇金淋巴瘤均异常表达CTLA-4，对化疗耐药的患者较疗效好的患者CTLA-4表达量明显增高。阻断CTLA-4可以增强AML活化T细胞的活性和提高活化细胞数量，有效提高AML的过继性免疫治疗。

2. PD-1/PD-L1与血液肿瘤　正常情况下，PD-1与配体PD-L1结合能够抑制其活化T细胞的功能，维持外周T细胞对自身抗原的免疫耐受，从而抑制自身免疫应答，防止发生自身免疫性疾病。最初研究发现，PD-L1主要表达于活化的T和B细胞、巨噬细胞和树突状细胞等，随后发现PD-L1在多种肿瘤包括血液肿瘤细胞如淋巴瘤、慢性淋巴细胞白血病（CLL）、多发性骨髓瘤（MM）、AML和CML细胞等均有表达。肿瘤细胞表达的PD-L1与T细胞表面PD-1结合后，通过抑制T细胞的功能而促进肿瘤免疫逃逸，这是形成肿瘤免疫耐受的主要因素之一。

在一些小鼠白血病模型中，可以明确观察到PD-1和PD-L1介导的T细胞免疫抑制的情况。如在小鼠AML模型中，可见AML的发展同时伴随Treg数量升高，且CD8$^+$T细胞上PD-1表达也会随之升高，而Treg对CD8$^+$T细胞的抑制效应取决于T细胞上PD-1和APC上PD-L1的表达水平。PD-1和PD-L1结合可显著抑制机体的抗AML免疫应答，PD-1和PD-L1过表达与AML的不良预后密切相关。在小鼠CML模型和临床CML病例中，也均发现CML特异性细胞毒性T细胞（CTL）出现耗竭现象，细胞毒性功能受限，即使再次刺激也不能有效产生IFN-γ或TNF-α等细胞因子，这些CML特异性CTL高表达PD-1，而其靶细胞CML细胞则高表达PD-L1，CTL与CML细胞结合同时促成了PD-1与PD-L1结合而产生免疫抑制效应。在霍奇金淋巴瘤（HL）中也有类似的发现，肿瘤浸润T细胞（TIL）和外周T细胞均高表达PD-1，而肿瘤细胞高表达PD-L1，阻断PD-1和

PD-L1 结合可逆转对 TIL 的抑制作用，抑制 PD-1 信号途径可抑制 SHP-2 的磷酸化，使 TIL 恢复产生 IFN-γ。

3. TIM-3、LAG-3、BTLA 与血液肿瘤　TIM-3/Gal-9 通路可以介导表达 TIM-3 的抑制性效应 T 细胞的免疫抑制作用。TIM-3 在肿瘤中的免疫调节更为复杂。与 PD-1 受体仅表达于淋巴细胞不同，TIM-3 也可表达于某些肿瘤细胞上，如黑色素瘤细胞、急性髓系白血病细胞，Gal-9 主要表达于初始的 $CD4^+$ 效应 T 细胞和 $CD4^+CD25^+$Treg 细胞，高表达 TIM-3 的 T 细胞分泌细胞因子和增殖能力均减弱。但 TIM-3 的结构特点如其表面许多酪氨酸结构功能目前尚不十分明确，因此 TIM-3/Gal-9 通路功能仍较复杂，其具体功能可能取决于表达 TIM-3 的细胞类型。高表达 TIM-3 与肿瘤的发生发展相关，在 AML 中，患者外周血 $CD4^+$ 和 $CD8^+$T 细胞中高表达 TIM-3，且与患者的临床病理预后分层及肿瘤免疫逃逸存在相关性。在弥漫性大 B 细胞淋巴瘤（DLBCL）中也有类似的发现，且晚期患者 TIM-3 的表达量比早期患者高。高表达的 TIM-3 可通过介导 T 细胞耗竭或促进 MDSC 细胞的增殖而抑制肿瘤免疫应答。

LAG-3 同样参与了肿瘤免疫耐受调控，正常情况下，初始 $CD8^+$T 细胞表达低水平的 LAG-3，当肿瘤抗原刺激时，LAG-3 的表达量会增加，尤其是抗原特异性 $CD8^+$T 细胞的表达明显增加。如在霍奇金淋巴瘤中，肿瘤组织和外周血中淋巴细胞高表达 LAG-3，肿瘤组织中特异性 $CD8^+$T 细胞功能明显缺陷，与高表达 LAG-3 和/或 Foxp3 的 $CD4^+CD25^+$T 细胞数量呈负相关，如果剔除 LAG-3$^+$T 细胞，可以使特异性 $CD8^+$T 细胞的细胞因子分泌增加，抗肿瘤功能恢复。

缺失 BTLA 的小鼠促进了 T 细胞活化增殖，且这类小鼠容易发生自身免疫性疾病，提示 BTLA 在自身免疫性调节中的重要性。类似的发现，BTLA 与肿瘤免疫密切相关，首先报道的是在黑色素瘤中发现 BTLA 表达上调限制了抗原特异性 $CD8^+$T 细胞的表达和功能，阻断 BTLA 可逆转抗原特异性 $CD8^+$T 细胞功能。随后发现在 CLL 和小淋巴细胞白血病（SLL）患者外周血细胞中高表达 BTLA，而其配体 HVEM 则在髓系白血病、B 细胞淋巴瘤和 MM 细胞中高表达。这些结果也提示 BTLA 在介导血液肿瘤 T 细胞免疫抑制中的作用。

总结：T 细胞免疫抑制涉及多因素的调控，T 细胞免疫抑制受体的异常表达所介导的免疫耐受和"T 细胞耗竭"是重要因素之一，靶向抑制这些分子是目前肿瘤免疫治疗的一种重要手段。而不同肿瘤中，所涉及的免疫抑制性受体异常不尽相同，个体化的分析和采取精准的靶向抑制策略可能达到更理想的效果。

三、T 细胞免疫缺陷

免疫系统的完整性对于机体抵御病原体感染及清除毒素至关重要。然而免疫系统一个乃至多个组分的缺陷常导致机体免疫反应能力降低，防御功能部分或全部下降，最终产生严重的甚至是致命的疾病，这组疾病统称为免疫缺陷病。免疫缺陷病根据病因可分为两大类：原发性免疫缺陷病和继发性免疫缺陷病。原发性免疫缺陷病是一组由基因缺陷引起的疾病，常见于婴儿及儿童，但常在后续的发育过程中才被发现，表现为对病原体极易感染。获得性或继发性免疫缺陷病是非遗传性疾病，常由营养不良、恶性肿瘤、免疫抑制药物或感染而致病，最为特征性的疾病为人类免疫缺陷病毒（HIV）所致的获得性免疫缺陷综合征（AIDS）。

T细胞免疫缺陷可源于某种原发性免疫缺陷病，也可继发于慢性感染、疾病状态或药物治疗。原发性T细胞疾病的比例极小，占目前所报道的原发性免疫缺陷病的11%左右，常见于新生儿或婴幼儿。早期发现这些患者并在患者发生严重感染或其他合并症前进行骨髓移植具有非常重要的意义。T细胞免疫缺陷除了表现出细胞数量与细胞毒功能的缺陷外，同时也可伴有免疫反应中T细胞协同分子的缺陷。T细胞功能的原发性缺陷通常会继发产生抗体分泌障碍，以及巨噬细胞功能及免疫调控失衡等体液和固有免疫异常。本节介绍伴有T细胞免疫缺陷的主要原发性免疫缺陷病和继发性免疫缺陷病及其相关机制。

（一）原发性T细胞免疫缺陷

T细胞成熟障碍及功能异常是引起细胞免疫缺陷的重要原因，同时也将引起T细胞依赖的抗体分泌缺陷（体液免疫缺陷）。原发性T细胞免疫缺陷的诊断以外周血T细胞数量的减少、对多克隆刺激剂如植物凝集素（phytohemagglutinin，PHA）介导的增殖反应降低，以及对特殊微生物抗原如假丝酵母菌抗原（candida antigen）诱导的皮肤迟发型超敏反应（delayed-type hypersensitivity reaction，DTH）缺失为主要指标。涉及T细胞免疫缺陷的原发性免疫缺陷病包括联合免疫缺陷中大多数疾病（主要与T细胞发育过程中的基因缺陷相关），以及其他与T细胞活化和功能异常相关的疾病。

1. 严重联合免疫缺陷中的T细胞免疫缺陷 严重联合免疫缺陷（severe combined immune deficiency，SCID）是一组以T细胞发育和/或功能缺陷为主，伴或不伴异常B细胞或自然杀伤细胞功能异常为特点的一组疾病，常累及体液和细胞免疫，因此称为联合免疫缺陷。当B细胞发育无异常时，体液免疫缺陷常由缺乏T细胞辅助而导致。大部分SCID由髓系和淋系发育障碍引起，亦可由影响淋巴细胞生长的特殊缺陷所导致，而这些异常均由某种或多种基因缺陷所致，如IL-2受体γ链（IL2RG）、重组活化蛋白1（RAG1）、重组活化蛋白2（RAG2）、腺苷脱氨酶（ADA）、CD45、JAK3、IL-7R及ARTEMIS等。遗传方式为性连锁（X-linked）或常染色体隐性（autosomal recessive）遗传。

淋巴细胞发育过程中相关基因的突变是SCID发生的常见原因。造血干细胞发育分化为成熟的具有完整功能的T细胞的过程包括了早期淋巴细胞前体的增殖、抗原受体基因的重排，以及随后对经历有效阅读框重排的细胞进行前抗原受体（Pre-TCR）检查点的选择、两条抗原受体链的表达、胸腺中阴性和阳性选择等过程（详见本章第一节）。这一系列发育过程中涉及的基因缺陷可导致相应类型SCID的发生。SCID约有50%为常染色体隐性遗传，最为常见的常染色体隐性遗传SCID为腺苷脱氨酶缺陷症。编码细胞因子受体的重要组分——共同γ链（common γ chain，γ_c）的基因突变所致的X连锁隐性遗传SCID则占所有SCID的50%。

（1）网状组织发育不全（reticular dysgenesis，或aleukocytosis）：是一种少见且非常严重的常染色体隐性遗传疾病，占SCID的不到2%，患儿往往出生后不久就死亡。该疾病主要造成淋系和髓系前体细胞成熟障碍而不影响红系和巨核系的成熟，目前该病的遗传学基础尚不清楚，有研究者报道线粒体能量代谢酶腺苷酸转换激酶 2（mitochondrial energy metabolism enzyme adenylate kinase 2，AK2）基因的突变与该病密切相关，AK2 可调节细胞内二磷酸腺苷的水平，AK2 蛋白的缺乏会增加淋系和髓系前体细胞的凋亡。

（2）腺苷脱氨酶（ADA）及嘌呤核苷磷酸化酶（purine nucleoside phosphorylase，PNP）缺陷症：ADA 缺陷症是最常见的常染色体隐性遗传 SCID（约占 1/3），占所有 SCID 的 10%～20%。ADA 是一种催化腺苷和次黄嘌呤腺苷分别不可逆脱氨基成为肌苷和脱氧次黄嘌呤核苷的关键酶，编码该酶的基因突变（多为 CpG 突变为 TpG）导致 ADA 缺乏，细胞内脱氧腺苷及其代谢产物蓄积，干扰 DNA 合成中所必需的核糖核酸还原酶的作用。尽管 ADA 存在于几乎所有组织细胞，但发育期的淋巴细胞对该酶的缺失更为敏感，因此 ADA 缺陷常导致 B 细胞和 T 细胞数量减少，以及抗原刺激后增殖反应受抑。另一种较少见的常染色体隐性遗传 SCID 是嘌呤核苷磷酸化酶缺陷症，PNP 同样也是一种参与嘌呤分解代谢的关键酶，PNP 缺陷将导致细胞内脱氧鸟苷和三磷酸脱氧鸟苷的蓄积，阻碍淋巴细胞的成熟，特别是 T 细胞。

（3）X 连锁 SCID：通常由编码 IL-2、IL-4、IL-7、IL-9 及 IL-15 细胞因子受体的共同 γ 链（$γ_c$）基因突变所致，约占所有 SCID 的 50%。该类基因的缺陷主要导致 T 细胞和 NK 细胞成熟障碍，表现为外周成熟 T 细胞和 NK 细胞数量减少，一般不伴有 B 细胞数量异常，但伴有体液免疫功能缺陷，后者主要是由于 B 细胞缺乏 T 辅助细胞而抗体分泌减少。$γ_c$ 基因位于 X 染色体长臂 1 区 3 带（Xq13），有 8 个外显子，全长 4145 个碱基对。目前已发现的 $γ_c$ 基因突变约有 264 种，分布在 8 个外显子和转录翻译调控序列区，其中外显子 5 和外显子 3 为主要突变区。无效 $γ_c$ 链的产生使得促进淋巴细胞成熟的细胞因子 IL-7 和 NK 细胞发育所必需的细胞因子 IL-15 不能通过有效受体结合发挥功能，从而引起 T 细胞和 NK 细胞成熟障碍。

（4）*JAK3*、*IL-2RA*、*IL-7RA* 基因缺陷：该类患者的临床表现与 X 连锁 SCID 非常相似，但该类基因位于常染色体，因而遗传方式为常染色体隐性遗传。JAK3 是淋巴细胞发育信号重要的连接分子，通过桥接 $γ_c$ 受体与 STAT 蛋白活化经 Ras 活化丝裂原激活蛋白激酶（MAPK）级联反应，促进转录因子 c-Fos 和 c-Jun 入核，结合并调控靶基因。*JAK3* 缺陷所致免疫缺陷导致 T 淋巴细胞不能接受有效 I 型细胞因子刺激进而不能发育和成熟。*IL-2RA* 及 *IL-7RA* 基因的缺陷同样使 T 细胞增殖及活化等受影响，但由于个体缺陷类型的多样性，免疫功能紊乱的表现不一而同。

（5）V（D）J 片段重排缺陷所致的 SCID：TCR 基因 V（D）J 重排是 T 细胞形成具有免疫功能的成熟 T 细胞的重要环节，参与该生物学过程的基因缺陷均可导致 SCID 的发生，该类疾病虽较罕见，但仍在常染色体隐性遗传 SCID 中占有较大比重。其缺陷可来自于介导 TCR V（D）J 重排中的片段切割关键蛋白的 *RAG1* 和 *RAG2* 基因或介导 V（D）J 重排编码序列末端发卡结构降解的核酸内切酶 *RTEMIS* 基因的缺陷，T 细胞 V（D）J 重排失败，成熟 T 细胞部分或完全缺失，同时也影响 B 细胞受体（BCR）的 V（D）J 重排。成熟 B 细胞和 T 细胞部分缺失称为 Omenn 综合征。*RAG*、*ARTEMIS* 或 *IL-7RA* 亚等位基因的突变是 Omenn 综合征的起病原因，除 T、B 细胞的生成减少外，还合并有自身免疫性及过敏性疾病的临床表现，这与过度的免疫活化和自身免疫相关，其具体机制涉及调节性 T 细胞与效应 T 细胞的比值异常减低或者 V（D）J 随机重排下降。此外，介导双链断裂修复 /DNA 非同源末端连接的一系列基因的突变均会导致 V（D）J 重排失败而引起严重的 SCID，如 DNA 依赖的蛋白激酶及 DNA 连接酶 4 的催化亚基的同源突变等。

（6）T 细胞胸腺内发育相关缺陷病：pre-TCR 信号是 T 细胞发育为 αβ T 细胞的重要信号，pre-TCR 信号缺陷引起 T 细胞发育阻滞于 αβ T 细胞阶段。参与 pre-TCR 信号的基因突变均能导致不同程度的 SCID，这些基因突变包括以下几种：① pre-TCR 检测点分子突变，如 CD45 磷酸化酶、CD3δ、CD3ε、CD3ζ、ORAL1（CRAC 通道组分）、STIM1 等；② TCR 恒定区纯合突变；③ RHOH（一种 pre-TCR 及 TCR 信号传递所需要的非典型 Rho 家族 GTP 酶）纯合突变；④ pre-TCR 和 TCR 信号传递的关键酪氨酸激酶 LCK 突变。以上基因突变不同程度影响 pre-TCR 和 TCR 信号的传递，使 T 细胞发育阻滞于 αβ T 细胞阶段，调节性 T 细胞缺乏，外周 T 细胞减少或缺失，并伴有反复的感染及其他免疫失调。

迪格奥尔格（DiGeorge）综合征及其他由胸腺上皮发育缺陷所致 SCID：胸腺原基（thymic anlage）部分或完全发育缺陷是导致 T 细胞成熟障碍的重要原因之一。最常见的胸腺发育缺陷相关 SCID 为 DiGeorge 综合征。主要病因为胚胎期先天畸形所致的胸腺、甲状旁腺及其他来源于第三或第四咽囊结构的发育不良。95% DiGeorge 综合征具有染色体 22q11 的微基因缺失。具有类似胸腺发育不良的小鼠品系伴有编码转录因子 T-box1（*TBX1*）突变，且该突变与人类 DiGeorge 综合征所发现的基因缺失位点相吻合，*TBX1* 基因缺失可能与 DiGeorge 综合征的发生密切相关。

其他与胸腺发育不良导致 T 细胞免疫缺陷相关的基因包括：①外胚层来源细胞正常发育所需转录因子 FoxN1 的突变，该基因缺失是 T 细胞免疫缺陷小鼠模型（裸鼠）的主要原因。在部分 SCID 患者中也可发现常染色体隐性遗传 FoxN1 突变。②编码细胞骨架调控蛋白的 *CORONIN1A* 基因突变缺失，导致成熟 T 细胞从胸腺的迁出过程受阻。③编码丝氨酸 / 苏氨酸蛋白激酶的 *MST* 基因纯合突变，可引起循环初始 T 细胞的减少和 T 细胞胸腺迁出过程障碍。

T 细胞胸腺内阳性选择及定向发育缺陷：胸腺内双阳性细胞需经历阳性选择和谱系定向发育才能成为 CD4 或 CD8 单阳性细胞，调控该过程的某些基因发生突变将导致 CD4 或 CD8 的阳性选择过程失败，胸腺输出减少从而产生 T 细胞免疫缺陷。例如，常染色体隐性遗传 MHC I 类分子缺陷可引起 CD8$^+$T 细胞数量和功能的异常。其他 MHC I 类分子缺陷相关的因素包括：*TAP-1* 或 *TAP-2* 基因（抗原加工相关转运因子）突变；或者编码 TAP 相关蛋白（tapasin）基因的突变。MHC II 类分子缺陷又称为裸淋巴细胞综合征（bare lymphocyte syndrome），是一类极为罕见的异质性常染色体隐性遗传病，患者 B 细胞、巨噬细胞、树突状细胞低表达 HLA-DP、HLA-DQ、HLA-DR，且 IFN-γ 诱导不能产生 MHC II 类分子。该类疾病主要由调控 MHC II 类分子表达的转录因子基因缺陷所致，如转录因子 RFX5 及 IFN-γ 诱导转录激活因子 C II TA 突变，以上突变导致 MHC II 类分子表达减少，抗原提呈功能缺失，胸腺阳性选择失败，最终引起成熟 CD4$^+$T 细胞数量减少并伴外周活化缺陷。

ZAP-70 激酶缺陷症：是一种少见的常染色体隐性遗传病。ZAP-70 激酶基因位于 2q12，已发现 10 余种基因突变和缺失可导致 SCID 发生。ZAP-70 的缺陷或点突变使得 CD4、CD8 双阳性前 T 细胞不能分化为成熟 CD8 单阳性 T 细胞，而成熟 CD4 单阳性细胞分化不受影响，其机制尚不明确，但外周 CD4$^+$ 细胞在遭遇抗原刺激时仍不能进行正常增殖。此外，*UNC119*（uncoordinated 119）基因杂合显性失活突变可导致 LCK 的胞膜运输障碍，引起胸腺 CD4$^+$T 细胞的阳性选择过程受影响。

2. T 细胞活化和功能缺陷 细胞毒性 T 细胞（CTL）及 NK 细胞内源组分或分泌因子的基因缺陷常导致成熟 T 细胞活化及功能的缺陷，这些先天异常的 T 淋巴细胞活化分子也越来越受到重视，它们常常是病毒和肿瘤免疫治疗的重要靶点。其中，TCR 信号转导缺陷，前面 SCID 部分已述及 CD3 复合体、RHOH 和 LCK 等 pre-TCR 信号检测点分子异常，*ZAP-70*、*LCK*、*UNC119* 基因突变等将导致 T 细胞胸腺发育及选择异常，同时上述基因也是 TCR 活化信号通路中的关键分子，因此它们的突变还可导致外周淋巴细胞活化障碍。此外，调控细胞因子（如 IL-2、IFN-γ 等）表达所必需的转录因子基因缺陷也可导致 T 细胞增殖及活化障碍。其他一些与 T 细胞活化相关的免疫缺陷病还包括：湿疹-血小板减少-免疫缺陷综合征（Wiskott-Aldrich syndrome，WAS），一种伴有多器官系统异常并伴有不同程度的 T 细胞和 B 细胞免疫缺陷的 X 连锁隐性遗传性疾病；X 连锁淋巴细胞异常增生症（the X-linked lymphoproliferative syndrome，XLP），多数是由于编码 SAP（SLAM-associated protein）的基因 *SH2D1A*（SH2-domain containing gene 1A）突变所致。SAP 能够结合 NK、T 或 B 细胞活化时所表达的细胞表面分子，如 SLAM、2B4、Ly-9 和 CD84 等。SAP 缺陷可导致 iNKT 细胞形成障碍，此外，SAP 参与 T 细胞再激活诱导的细胞凋亡，*SH2D1A* 发生突变时 SAP 缺乏，使 T、B 细胞间正常相互作用改变，活化信号过度放大，淋巴细胞增殖失控并广泛浸润各器官致多脏器功能障碍；CTL 及 NK 细胞功能缺陷：家族性嗜血细胞综合征（the familial hemophagocytic lymphohistiocytosis syndrome，FHLH）：是一类以 NK 及 CTL 细胞功能发生缺陷而不能发挥感染细胞杀伤效应所致的严重威胁生命的免疫缺陷病，而巨噬细胞过度活化导致红细胞被吞噬裂解是该疾病最致命的打击。穿孔素基因突变是 FHLH 最常见的病因，其他调控细胞内颗粒释放的基因突变也存在于该类疾病中；MHC 分子缺陷同样会导致 T 细胞活化和功能的缺陷。

（二）继发性 T 细胞免疫缺陷

继发性免疫缺陷较原发性免疫缺陷更为常见。继发免疫缺陷常见的原因包括：医源性（糖皮质激素、细胞毒药物、放射治疗、骨髓移植等）、感染（HIV、EBV、疟疾）、恶性疾病（淋巴细胞增生疾病）、营养不良及全身性或系统性疾病（糖尿病、肿瘤、肝/肾衰竭等）。有关继发性免疫缺陷的机制多种多样，同时免疫缺陷的程度较难用常规的检测方法进行检测和衡量，特别是肿瘤相关的免疫缺陷，随着肿瘤免疫治疗研究的深入，不同肿瘤相关免疫缺陷机制逐渐被揭示，下文将重点阐述病毒和肿瘤相关的 T 细胞免疫缺陷方面的内容。

1. 病毒感染相关 T 细胞免疫缺陷 最为典型的疾病是 HIV 感染所致获得性免疫缺陷综合征（AIDS）。HIV 通过侵袭感染 CD4$^+$ 辅助性 T 细胞（Th 细胞），在 CD4$^+$T 细胞中进行病毒基因复制、新病毒的组装合成和分泌，该过程直接导致 $CD4^+$ T 细胞的凋亡及功能缺陷，其机制包括：病毒的复制分泌过程影响宿主被感染 $CD4^+$ T 细胞膜通透性，胞内钙超载从而导致 T 细胞凋亡或渗透性死亡；感染细胞内病毒复制干扰细胞的正常蛋白合成过程；顿挫性（流产性）HIV 感染激活炎症信号通路从而引起 $CD4^+$ T 细胞发生凋亡；感染 T 细胞与未感染 T 细胞通过细胞膜融合形成合胞体导致细胞死亡。除了病毒感染所致的 Th 细胞直接死亡外，HIV 感染还通过间接方式影响 $CD4^+$ T 细胞功能及介导 Th 细胞死亡，介导该过程的主要机制是感染细胞及 HIV 感染所介导的免疫反应产生细胞因子导致未感染细胞慢性激活，慢性激活的 T 细胞启动相关的死亡信号通路介导自身凋亡，相关的分子通路还不完全明确。此外，HIV 感染所产生的抗体介导感染 T 细胞的杀伤、$CD4^+$ T 细胞的分子活化相关信号分子表达受到抑制不能对抗原产生有效应答，以及有研究发现 HIV 感染者 $CD4^+$ T 细胞胸腺发育存在缺陷等均是间接引起 T 细胞免疫缺陷的原因，但目前尚未阐明其机制。在 T 细胞功能方面，由于 HIV 直接或间接感染导致 $CD4^+$ T 细胞与 MHC Ⅱ 类分子不能有效结合，与抗原提呈细胞等所形成的免疫突触十分不稳定也是潜在的导致免疫缺陷的机制。

除了典型 HIV 所致免疫缺陷外，众多病毒均能感染淋巴细胞从而导致免疫抑制或缺陷。如麻疹病毒及人 T 细胞白血病病毒 Ⅰ 型（HTLV-Ⅰ）。HTLV-Ⅰ 属于反转录 RNA 病毒，是第一种被发现与人类疾病相关的反转录病毒，与 HIV 相似，其靶细胞也是 $CD4^+$ T 细胞，但 HTLV-Ⅰ 不通过直接破坏杀伤 $CD4^+$ T 细胞，而是使正常细胞转化为恶性肿瘤细胞，从而导致成人 T 细胞白血病/淋巴瘤（ATLL）。ATLL 患者伴有严重的免疫抑制，常合并多种机会致病菌感染。结核分枝杆菌及多种真菌的感染常导致患者对多种抗原产生耐受。

2. 肿瘤相关 T 细胞免疫缺陷 晚期癌症患者由于存在细胞和体液介导的免疫缺陷，因此非常容易感染。浸润骨髓的肿瘤，包括各种白血病及其他癌症的骨髓转移都会影响到正常淋巴细胞和其他白细胞的发育和生长。此外，肿瘤细胞可以分泌多种异常物质从而影响淋巴细胞的分化、增殖和功能。T 细胞功能缺陷相关的肿瘤免疫缺陷研究得最多的是霍奇金淋巴瘤，该类患者皮内注射多种曾经暴露过的常见抗原如白色念珠菌、破伤风类毒素等时不能启动迟发型超敏反应。此外，霍奇金淋巴瘤患者的 T 细胞在体外接受多克隆刺激剂刺激时增殖能力减弱，这其中具体的机制还未完全阐明。近年来，越来越多的研究认识到肿瘤免疫微环境中的各类免疫抑制细胞及其所分泌的抑制性分子阻碍了机体免疫细胞对肿瘤细胞的监视和消灭，是形成肿瘤免疫耐受、T 细胞"失能"和"耗竭"的关键所在，其机制涉及 Treg 细胞的异常增殖，T 细胞中 TCR 信号通路下游 Ca^{2+}-钙调蛋白-NFAT 轴等的异常活化，肿瘤细胞高表达免疫检查点受体 PD-L1 等。

3. 其他原因引起的继发性 T 细胞免疫缺陷 营养不良、临床上免疫抑制剂的使用、肿瘤的放射治疗和化疗及骨髓移植等都是常见的引起继发性 T 细胞免疫缺陷的原因。营养不良所导致的免疫缺陷机制并不十分明确，推测可能原因为广泛能量代谢异常的个体存在蛋白、脂肪、维生素及矿物质等生命必需物质的摄入缺陷，这些都不可避免地影响到免疫细胞的代谢和功能，包括 T 细胞的发育和成熟，从而表现出相应的临床症状。临床上治疗炎症性疾病或预防移植后排异反应最常用的药物，如糖皮质激素、环孢素及各种新的化疗药物均具有很强的细胞生长抑制作用，包括抑制淋巴细胞及其他白细胞的成熟和发育。

总结：T 细胞免疫缺陷包括原发性和继发性免疫缺陷，继发性免疫缺陷往往较容易识别，但其涉及的具体机制仍未完成阐明，如何有效地纠正和解除免疫缺陷不仅仅是治疗疾病的目标，也是促进疾病恢复的有效手段。而原发性 T 细胞免疫缺陷的病因多种多样，可以认为调控 T 细胞在骨髓、胸腺内发育成熟及外周活化过程的每一种基因的缺陷均可能导致免疫缺陷的发生，因而原发性免疫缺陷患者的临床表现多种多样，识别较为困难，特别是某些较罕见的免疫缺陷病，且我们目前并未能明确所有致病基因，因此人类对于 T 细胞免疫缺陷的认识还有很多尚待明确的问题。

四、T 细胞肿瘤

T 细胞肿瘤包括一大组 T 细胞来源的各具独立生物学特点的恶性克隆增殖性疾病（淋巴瘤/白血病），定义各疾病实体（disease entity）是依据形态学、免疫表型、遗传学/分子学改变和临床特征来共同确定的，2016 年 WHO 分类中 T 细胞肿瘤已多达 20 余种独立疾病（表 8-8）。随着相关领域研究的深入，分型体系的内容将得到不断补充、完善，不同亚型的内涵和生物学特点更加鲜明。部分淋巴瘤和白血病亚型本质上是同一疾病的不同时相，如 T 淋巴母细胞淋巴瘤（T-LBL）和 T 细胞急性淋巴细胞白血病（T-ALL）、蕈样肉芽肿（MF）和 Sézary 综合征（SS）。

与 B 细胞肿瘤相比，T 细胞肿瘤虽然相对少见，但后者的遗传学/分子学改变更为复杂多样，异质性强，生物学特点了解相对不足，总体预后较差。有关 T 细胞肿瘤遗传学/分子生物学及其临床转化的研究，日趋成为血液肿瘤领域的研究热点和难点。下文将重点针对 T 细胞肿瘤的分子发病机制及其临床联系做一简要介绍。

表 8-8 2016 年 WHO 淋巴组织肿瘤分类：T 细胞肿瘤

前体淋巴细胞肿瘤	原发性皮肤 CD30⁺ T 细胞淋巴增殖性疾病
T 淋巴母细胞白血病/淋巴瘤（T-ALL/LBL）	淋巴瘤样丘疹病（LyP）
成熟 T 细胞肿瘤	原发性皮肤间变大细胞淋巴瘤
T 细胞幼淋巴细胞白血病（T-PLL）	原发性皮肤 γδ T 细胞淋巴瘤
T 细胞大颗粒淋巴细胞白血病（T-LGL）	原发性皮肤侵袭性嗜表皮 CD8⁺ 细胞毒 T 细胞淋巴瘤
儿童系统性 EBV⁺ T 细胞淋巴瘤*	原发性肢端皮肤 CD8⁺ T 细胞淋巴瘤*
痘疮水疱病样淋巴增殖性疾病*	原发性皮肤 CD4⁺ 小/中 T 细胞淋巴增殖性疾病*
成人 T 细胞白血病/淋巴瘤（ATLL）	外周 T 细胞淋巴瘤-非特指型（PTCL-NOS）
结外 NK/T 细胞淋巴瘤，鼻型（ENKTCL）	血管免疫母细胞 T 细胞淋巴瘤（AITL）
肠病相关 T 细胞淋巴瘤（EATL）	滤泡 T 细胞淋巴瘤（FTCL）*
单形性嗜上皮小肠 T 细胞淋巴瘤（MEITL）*	具有 Tfh 表型的结内 PTCL*

	续表
*胃肠道惰性 T 细胞淋巴增殖性疾病**	ALK⁺间变性大细胞淋巴瘤（ALCL）
肝脾 T 细胞淋巴瘤（HSTCL）	ALK⁻ALCL*
皮下脂膜炎样 T 细胞淋巴瘤	*乳房植入物相关性 ALCL**
蕈样肉芽肿（MF）	**移植后淋巴增殖性疾病（PTLD）**
Sézary 综合征（SS）	单形性 PTLD（T 细胞型）

* 与 2008 分类相比有变化的亚型。

注：斜体，暂定型（工作组认为目前尚没有足够证据识别为独立疾病）；Tfh，滤泡辅助性 T 细胞。

（一）T 细胞淋巴瘤

1. 外周 T 细胞淋巴瘤 - 非特指型（PTCL-NOS） 是一组包含多种不同生物学行为、不能归入任一已有特殊类型的成熟 T 细胞淋巴瘤，是 PTCL 中最常见的类型（约占 30%）。该病常见于中老年人，多表现为浅表淋巴结肿大，半数伴有 B 症状（发热、盗汗和消瘦），结外常累及皮肤、皮下组织、肝脾、消化道、甲状腺和骨髓等。总体预后较差，5 年生存率约 30%。几乎所有 PTCL-NOS 都存在 TCR 基因重排，以复杂核型为遗传学改变特征，存在 +7q、+8q、+17q、+22q、-5q、-10q 等染色体异常，其中 -10q 与预后良好相关。新近一项基因表达谱（GEP）研究，根据 *GATA-3*、*TBX21* 和细胞毒相关基因过表达的情况，将 PTCL-NOS 分为至少 3 个具有不同临床过程和治疗反应的亚组，其中过表达 *GATA-3* 与不良预后和高 Th2 细胞因子水平相关，而 *TBX21* 高表达者预后相对较好。近期研究还发现涉及表观遗传调控相关分子编码基因（*KMT2D*、*TET2*、*KDM6A*、*ARID1B*、*DNMT3A*、*ARID2*、*CREBBP*、*MLL*）、信号通路分子基因（*TNFAIP3*、*APC*、*CHD8*、*ZAP70*、*NF1*、*TNFRSF14*、*TRAF3*）和抑癌基因（*TP53*、*FOXO1*、*BCORL1*、*ATM*）等多种基因突变，进一步研究将非常有助于深入理解 PTCL-NOS 发病机制 / 疾病本质、分型修订及寻找新的治疗靶点。

2. 血管免疫母细胞 T 细胞淋巴瘤（AITL） 是一种来源于生发中心滤泡辅助性 T 细胞（Tfh）的外周 T 细胞肿瘤，是 Tfh 淋巴瘤中最常见者。组织学上以淋巴结多形细胞浸润、毛细血管后微静脉和滤泡树突状细胞增殖为特征，部分病例伴有 B 细胞克隆性增生。最常见的细胞遗传学异常是 +3、+5 和 +X。90% 可检测到 TCR 基因重排，20%～30% 的病例可同时有 IgH 基因重排。部分 T 细胞肿瘤涉及转录表观遗传调控相关酶的编码基因的点突变，特别是一些 DNA 甲基化相关基因（*TET2*、*IDH2* 和 *DNMT3*）。约半数 AITL 和部分具有 Tfh 表型的结内 PTCL 患者检测到 *TET2* 基因突变，并且这一异常与进展期疾病、国际预后指数（IPI）高危和不良预后相关。此外，AITL 中 20%～40% 病例存在 *IDH2* 基因突变。

3. 滤泡 T 细胞淋巴瘤（FTCL） 是 2016 年 WHO 分类新提出的一类暂定类型，属于 TFH 肿瘤的一种，以瘤细胞局限于滤泡内呈滤泡 / 结节性生长为特征，局限性病变，罕有全身症状。既往认为是 PTCL-NOS 的一种变异型。不到 20% 的病例可检测到 t(5; 9)(q33; q22)，这一染色体易位形成的 ITK/SYK 融合蛋白在体外研究被证实具有致瘤性，而抑制 SYK 激酶活性可能作为携带这一遗传标志的肿瘤的一个潜在治疗靶点。

4. 间变性大细胞淋巴瘤（ALCL）　是一种以表达 CD30 的多形核大淋巴细胞为病理特征的侵袭性 T 细胞淋巴瘤，根据是否表达间变淋巴瘤激酶（ALK）分为 ALK⁺ ALCL 和 ALK⁻ ALCL，后者预后相对较差。ALK⁺ ALCL 中，染色体易位引起位于 2p33 的 *ALK* 基因和伙伴基因融合导致基因重排，ALK 异常表达。t（2；5）是 ALK⁺ ALCL 最常见的染色体易位（75%～84%），产生 *NPM1-ALK* 融合基因。其他伙伴基因有 *TPM3*、*TFG*、*ATIC* 和 *CTCL*，分别由 t（1；2）、t（2；3）、t（2；2）和 t（2；17）易位导致重排。ALK 融合蛋白活化并通过 JAK3/STAT3 和 PI3K/Akt 信号通路发挥其致瘤作用。

ALK⁻ ALCL 具有很强的异质性，新近研究显示，染色体 6p25 上 *DUSP22* 和 *IRF4* 重排者预后良好，而 *TP63* 重排的 ALK⁻ ALCL 具有很强的侵袭性。2016 年 WHO 分类从 ALK⁻ ALCL 中分出一种新的暂定类型：乳房植入物相关性 ALCL（breast implant-associated ALCL），也称浆液瘤，临床预后良好。

5. 结外 NK/T 细胞淋巴瘤，鼻型（extranodal NK/T cell lymphoma, ENKTCL）　是一种与 EB 病毒（EBV）感染密切相关的少见的侵袭性非霍奇金淋巴瘤（NHL），大部分起源于 NK 细胞，但也有近 40% 起源于 γδ T 细胞，更少数源于 αβ T 细胞。该病好发于鼻部，即鼻型 ENKTCL（nasal type），是我国发病率最高的 T 细胞淋巴瘤，病变原发于鼻腔，常局限于上呼吸道，也可原发或播散至鼻外，如皮肤、睾丸和胃肠道等。近年通过比较基因组杂交（CGH）和杂合性丢失（LOH）研究发现，ENKTCL 存在 1p、6p、11q、12q、17q、20q 和 X 的获得性改变，以及 6q、11q、13q 和 17p 缺失等多种染色体畸变。最常发生缺失的位置在 6q21—q25，在 6q21 区域有 *ATG5*、*AIM1*、*PRDM1*、*HACE1* 等抑癌基因，因此 6p 缺失可能导致上述多种抑癌基因表达下调和功能缺失，促进肿瘤发生。此外，约 1/3 病例有 JAK3 活化型突变，而 JAK3 抑制剂在体外能明显抑制 ENKTCL 细胞株。在 ENKTCL 细胞系中还发现 *PRDM1*、*ATG5* 和 *AIM1* 的突变和甲基化。NF-κB 通路异常活化在 ENKTCL 中发挥重要作用，是应用蛋白酶体抑制剂治疗的重要靶点。

6. 肠病相关 T 细胞淋巴瘤（EATL）和单形性嗜上皮小肠 T 细胞淋巴瘤（MEITL）　2008 年（第 4 版）WHO 分类将"肠病型 T 细胞淋巴瘤"改称为"肠病相关 T 细胞淋巴瘤（EATL）"。随着相关研究积累，认识到一种有别于典型 EATL 的新亚型——单形性嗜上皮小肠 T 细胞淋巴瘤（MEITL），并于 2016 年分类中正式提出。

EATL 在欧美国家常见，好发于老年男性，患者常有乳糜泻病史，瘤细胞多 CD8⁻（80%）、CD56⁻（>90%）；遗传学上，多数病例有 +9p31.1 或 -16q21.1、+1q32.2—q41、+5q34—q35.2，少数有累及 MYC 异常的 +8q34。而 MEITL 多见于亚洲地区，患者少有乳糜泻病史，瘤细胞较单一，小至中等，多数为 CD8⁺（80%）、CD56⁺（>90%）；遗传学上，多数有 +9p31.1 或 -16q21.1 和 +8q34（MYC），仅少数有 +1q32.2—q41 或 +5q34—q35.2。MEITL 中约 36% 有 *STAT5B* 突变，且均为 γδ T 细胞起源（γδ MEITL）。两种亚型均侵袭性强，预后不良。

7. 肝脾 T 细胞淋巴瘤（HSTCL）　是一种 γδ T 细胞来源的侵袭性恶性肿瘤，好发于年轻男性，临床表现为肝脾大、全血细胞减少和全身症状，但无淋巴结肿大和外周血侵犯。遗传学异常主要有 7q 等臂染色体、+8 和 -Y。约 40% 的病例有 *STAT5B* 突变，10% 有 *STAT3* 突变。预后极差，5 年生存率仅 13%。

（二）T 细胞白血病

1. T 淋巴母细胞白血病/淋巴瘤（T-ALL/LBL） ALL 与 LBL 本质上是同一种疾病的不同发展阶段，WHO 分型将骨髓原始和幼稚淋巴细胞比率＜25% 者定义为 LBL，≥25% 者定义为 ALL。T-LBL 占 LBL 的 80% 以上，属于高度侵袭性淋巴瘤，典型临床表现为前纵隔巨大肿块导致咳嗽、气促，可伴有胸腔积液，骨髓和中枢神经系统受侵常见。T-ALL/LBL 的遗传学改变复杂多样，几乎所有 T-LBL 和部分 T-ALL 有克隆性 *TCR* 基因重排，约 20% 同时存在 *IgH* 基因重排。多数染色体异常涉及位于 14q11.2 的 *TCRα/TCRδ*、7q35 的 *TCRβ*、7p15 的 *TCRγ* 基因的易位，*TCR* 基因与伙伴基因（如位于 10q24 的 *HOX11*、5q35 的 *HOX11L2*）并置，导致伙伴原癌基因的功能异常和 T 细胞恶性转化。但迄今为止，多数染色体易位在不同 T-ALL 的患者中呈现高度个体化的特点。部分患者检测到其他遗传学/分子学异常，如 -9p 导致 *CDKN2A* 缺失、*Notch1* 基因突变（与成人 T-ALL/LBL 不良预后相关）等。

早期 T 细胞-前体细胞（early T-precursor，ETP）ALL 是一个具有独特表型和遗传学异常的 T-ALL 的亚组，常有髓系肿瘤相关基因突变，如 *FLT3*、*NRAS/KRAS*、*DNMT3A*、*IDH1*、*IDH2*；而 T-ALL 较为典型的基因突变（*NOTCH1* 和 *CDKN1/2*）在 ETP ALL 中却不常见。目前，ETP ALL 的预后意义尚不明确。

2. 成人 T 细胞白血病/淋巴瘤（ATLL） 是一种与人 T 细胞白血病病毒 I 型（HTLV-I）感染密切相关的 CD4 阳性 T 细胞肿瘤。HTLV-I 整合到人基因组后，Tax 病毒蛋白导致受感染 T 细胞的多种基因转录，包括 NF-κB 异常活化，在 T 细胞恶性转化中发挥关键作用。遗传学上，14q 异常与预后不良相关，而 7q 等臂染色体或染色体三体与预后良好相关。

3. 其他亚型的分子学异常 T 细胞大颗粒淋巴细胞白血病（T-LGL）中常见 *STAT3* 突变，而 *STAT5B* 突变虽然相对少见，但临床具有更强的侵袭性。T 细胞幼淋巴细胞白血病（T-PLL）中常见 t(14;14)(q11;q32.1) 或 inv(14) 导致 *TCL1A* 基因激活。

（李 菲　李扬秋　陈少华　徐 玲　王 亮）

第五节　T 细胞的治疗价值

一、肿瘤抗原特异性 T 细胞的应用

（一）概述

肿瘤抗原特异性 T 细胞的鉴定和扩增主要是用于特异的抗肿瘤过继性细胞免疫治疗。早在 20 世纪 50 年代，科学家们在化学致畸剂甲基胆蒽（methylcholanthrene，MCA）诱发小鼠发生肉瘤的实验中发现了肿瘤特异性的移植排异抗原，随后在其他致癌因素诱导的肿瘤中均发现了肿瘤抗原的存在，并证明所诱导的机体免疫应答具有特异性的抗肿瘤

作用，从而肿瘤抗原在肿瘤的诊断和治疗中引起了重视。第一种能被人类T细胞识别的肿瘤特异性抗原——黑色素瘤抗原A1C（MAGEA1）于1991年被鉴定和明确，多项研究在黑素瘤肿瘤组织浸润淋巴细胞（TIL）和外周血中发现克隆性增殖的特异性抗自身黑素瘤细胞的单克隆T细胞。此后，特异性肿瘤抗原鉴定、筛选和分离的方法不断取得进步，越来越多的具有应用价值的肿瘤抗原逐渐被发现，本节主要介绍血液肿瘤相关的抗原特异性T细胞及其应用。

T细胞能够清除血液肿瘤细胞的证据首先来自于异基因造血干细胞移植中剔除T细胞与否两种方法的比较结果，T细胞去除造血干细胞移植虽然降低了移植物抗宿主病（GVHD）发生率，但其疾病复发的比例明显高于后者。异基因造血干细胞移植后慢性粒细胞白血病（CML）患者输注供者淋巴细胞（DLI）后能获得再次缓解是抗肿瘤特异性T细胞存在的另一个有力证据，并且该效应在除CML以外的其他血液肿瘤的DLI临床试验中也得到证实，包括急性髓系白血病、慢性及急性淋巴细胞白血病。目前许多研究报告了异基因造血干细胞移植后伴有微小残留病变（MRD）的患者可通过DLI治疗获得完全缓解，但由于DLI所输注的细胞是多克隆的淋巴细胞，因此在发挥移植物抗白血病（GVL）效应的同时，伴随着GVHD效应。过继性细胞免疫治疗（ACT）的出现即为最大程度地发挥异基因造血干细胞移植及供者淋巴细胞输注所产生的GVL效应，同时最大限度地降低GVHD毒性。目前ACT治疗的方法根据T细胞是否经过基因修饰可分为两类：一类是患者自身或供者来源的T细胞在体外经特异性白血病肿瘤抗原多肽、多肽负载树突状细胞或灭活的肿瘤细胞等刺激培养并大量扩增，进一步行功能检测和分选后输注给白血病患者，可以称为传统的肿瘤抗原特异性T细胞或未经基因修饰的肿瘤抗原特异性T细胞，该方法所获得肿瘤抗原特异性T细胞可以是针对一种肿瘤抗原的，也可以是针对多种肿瘤抗原的，目前有不少临床试验已经对该类方法的安全性、有效性等进行了验证，也取得了一些进展，但该方法存在的主要问题是获得足够量的应用于临床治疗的T细胞需要较长的体外培养时间（4周左右），这导致其在体外经过多轮刺激培养后逐渐分化，甚至发生T细胞耗竭，回输患者体内后不能发挥持久效应。另一类基因修饰的肿瘤抗原特异性T细胞则包括TCR基因转导T细胞（TCR-T）和近年来临床试验取得重大进展的嵌合抗原受体T细胞（CAR-T）。TCR-T是将能够识别肿瘤抗原的TCR鉴定出来，通过基因工程的方法直接将$TCR\alpha\beta$或$TCR\gamma\delta$基因构建载体后转导到患者自体或异体T细胞，TCR-T在特异性方面较传统肿瘤抗原特异性T细胞更强，在基因修饰方面还引入了许多修饰手段使得TCR与肿瘤抗原的结合具有更高的亲和性，在转导T细胞的选择方面可选择记忆T细胞或记忆性干细胞样T细胞（T_{SCM}）等分化程度较低的细胞，因此克服了传统肿瘤抗原特异性T细胞体外培养时间长、抗肿瘤活性低等缺点，但由于TCR的亲和力改变也易引起不可预见的脱靶（off-target）效应，导致与某些自身抗原产生交叉反应，从而造成潜在的安全问题，此外，TCR-T所识别的抗原来自于需要MHC分子进行提呈的内源性抗原，而肿瘤细胞常通过低表达MHC分子来逃避免疫监视和杀伤，这也是目前传统抗原特异性T细胞和TCR-T面临的一个棘手问题。与TCR基因转移方法类似，CAR-T细胞是将由胞外定位结构域（基于抗体单链可变区片段scFv或蛋白受体/配体）与胞内T细胞信号转导结构域融合形成的"嵌合免疫受体"

转导到外周血 T 细胞，使之成为针对肿瘤细胞表面抗原的特异性重定向 T 细胞。CAR-T 既解决了传统抗原特异性 T 细胞面临的过度体外培养的问题，同时也解决了 MHC 限制性的问题。

以上所介绍的肿瘤抗原特异性 T 细胞治疗方式都是目前实验室研究和临床应用的主流，三种特异性 T 细胞各有其优缺点。而三种治疗方式最关键的问题都在于肿瘤抗原的鉴定，本部分内容主要介绍目前所鉴定出的血液肿瘤抗原及其诱导特异性CTL的研究和应用情况。

（二）血液肿瘤抗原特异性细胞毒 T 细胞

肿瘤抗原是指细胞癌变过程中出现的新抗原（neoantigen）、肿瘤细胞异常或过度表达的抗原物质的总称。肿瘤抗原能诱导机体产生抗肿瘤免疫应答，是肿瘤免疫诊断和治疗的分子基础。无论是传统还是基因工程构建的肿瘤抗原特异性 T 细胞，最重要的方面在于靶抗原的筛选，增强 TCR 受体的亲和性及降低 T 细胞活化阈值的研究均支持该观点。

肿瘤抗原根据其表达模式可以被分为仅表达在肿瘤细胞而正常细胞不表达的肿瘤特异性抗原（tumor-specific antigen，TSA）和正常组织细胞也可表达的肿瘤相关抗原（tumor-associate antigen，TAA）。近年来，随着肿瘤免疫学的发展，肿瘤抗原的分类倾向于基于分子结构及抗原来源等特点，可分为以下几种：①致瘤病毒抗原；②突变或异位融合基因产物（包括原癌基因/抑癌基因、非致瘤基因及融合基因突变）；③仅表达于癌细胞及正常成人生殖系统的隐蔽抗原，也称为肿瘤-生殖细胞抗原（cancer-germline antigen，CTA）；④在多种正常组织低表达，但肿瘤组织中表达异常增高的肿瘤过表达抗原；⑤特定组织、器官或细胞表达的分化抗原；⑥癌胚抗原（oncofetal antigen）；⑦糖蛋白及糖脂蛋白抗原。表 8-9 按以上分类总结了目前所发现的多种血液肿瘤抗原及其特点。而抗病毒特异 CTL 和 CAR-T 详见本节第二、三部分。

许多血液肿瘤并不表达致瘤抗原，因此针对各种非致瘤病毒的肿瘤抗原特异性 T 细胞的研究和应用逐渐发展起来。尽管表 8-9 列出了多种肿瘤抗原，但由于血液肿瘤抗原的免疫原性较弱，中枢及外周免疫耐受的存在等原因（高亲和力 T 细胞在胸腺被删除，或外周肿瘤微环境免疫抑制降低了 T 细胞的反应性），目前仅有针对少数抗原的特异性 T 细胞具有较好的抗肿瘤效应。下文重点介绍较有代表性的几种抗原诱导 CTL 及其应用情况。

表 8-9　常见血液肿瘤抗原

分类	肿瘤抗原/多肽	肿瘤
致瘤病毒产物	EBV 和抗原（EBNA-1）蛋白	EVB 相关淋巴瘤
	HTLV-Ⅰ Tax 蛋白	ATLL
基因突变或异位融合基因产物	BCR-ABL 融合蛋白	CML，B-ALL
	DEK-CAN 融合蛋白	AML，CML
	FLT3-ITD	AML
	PML-RARa 融合蛋白	APL
	FNDC3B	CLL
	ETV-AML1/RUNX1	ALL

续表

分类	肿瘤抗原/多肽	肿瘤
肿瘤-生殖细胞抗原	NY-ESO-1	MM
	MAGE	淋巴细胞白血病、淋巴瘤、MM
	PRAME	AML，CML，淋巴瘤
	Cyclin-A1	AML
	SSX2	AML，淋巴瘤
	PSAD1	AML
过表达/富集抗原	WT1	AML，CML，MDS，ALL
	HMMR/Rhamm	ALL，AML
分化抗原	HA-1	allo-HSCT
	PR-1	AML，CML
	CML66	CML
癌胚抗原	Survivin	淋巴瘤、AML，CML

1. BCR-ABL BCR-ABL 融合酪氨酸激酶属于肿瘤特异性抗原，表达于几乎所有 CML 及 25% 左右的 Ph$^+$B-ALL，过去已有多项研究表明，该抗原来源的多肽疫苗可刺激患者产生抗 CML 特异性的 T 细胞。1999 年，一项病例报告报道了一例异基因造血干细胞移植后复发 CML 患者，通过输注供者来源经体外 BCR-ABL 多肽反复刺激的 T 细胞后获得 2 年的分子遗传学缓解。近期一项临床试验采用体外经 WT1（Wilm's tumor 1）、PR-1 和 BCR-ABL 等抗原肽刺激培养的供者复合抗原特异性 CD8$^+$T 细胞治疗 5 例异基因造血干细胞移植后 CML 患者，其中一例输注含有较多 BCR-ABL 特异性 T 细胞的患者获得大于 40 个月的分子生物学缓解，且输注的抗原特异性 T 细胞高频率维持时间长达 1 年以上。尽管 BCR-ABL 是非常合适的肿瘤特异性抗原，但目前多数研究显示：其虽然可诱发机体产生特异性免疫反应性 T 细胞，但效应甚弱，有研究认为 BCR-ABL 并不具有免疫显性表位，最终答案还有待进一步的探索。

2. PRAME（preferentially expressed in melanoma） 于 1997 年被 Ikeda 等从一例晚期复发转移黑色素瘤患者来源的黑色素瘤细胞系中发现，属于肿瘤-生殖细胞抗原家族的一员，仅表达于出生后的生殖细胞，在正常造血细胞几乎不表达。有研究表明，该抗原在 25% 的人类 AML 细胞中高表达，且几乎所有这类患者均伴有 8 和 21 号染色体的易位。PRAME 在 CML 细胞中亦高表达，与抗凋亡相关。在部分 AML、CML 及 ALL 患者外周血可检测到与 HLA-A0201* 限制性 PRAME 多肽特异性结合的 T 细胞，也有临床前研究显示，PRAME 在小鼠和食蟹猴体内可诱导产生 CD4 和 CD8 特异性 T 细胞及抗体，产生针对 PRAME 肿瘤细胞的特异性免疫应答，且无脱靶毒性及其他副作用。这些结果表明针对 PRAME 的 CTL 具有潜在的免疫治疗价值。

3. WT1 是正常细胞发育和存活重要的锌-指转录因子，WT1 广泛低表达于正常成人造血前体细胞、睾丸、卵巢、肾脏足细胞及腹膜和胸膜间皮细胞，*WT1* 可变剪切修饰使得其在不同细胞的表达具有不同的表达模式，可作为原癌基因也可作为抑癌基因而存在。WT1 高表达于 70%～90% 的急性白血病细胞和 CML 及 MDS 中，同时也高表达于多种实体肿瘤，因此是一种非常常见的肿瘤过表达抗原，针对该抗原的研究比较深入，同时其也显示出较好的免疫活性。已证明健康人来源的外周血单个核细胞（PBMC）经 WT1 多肽刺激可产生 WT1 特异性的 CD4/CD8$^+$ T 细胞。白血病患者外周血中亦可检测到 WT1 特异性 T 细胞。而基因工程构建的 HLA-A0201* 限制性 WT1 特异性 *TCRαβ* 转基因 T 细胞，在免疫缺陷白血病细胞移植小鼠模型上可有效防止白血病的发生，该 TCR-T 目前正在进行临床试验（Clinicaltrials.gov 登录号 NCT01621724）。为进一步扩展 WT1 特异性 T 细胞治疗的适应患者人群，使得一些较少见 HLA 类型的患者受益，凯特琳癌症研究中心通过使用可被多种 MHC 提呈的 WT1 多肽池（包含 27 种 WT1 多肽）对患者 T 细胞进行刺激培养，获得不同 MHC 限制性的 WT1-CTL 克隆，该研究已处于临床试验阶段（Clinicaltrials.gov 登录号 NCT00620633）。

4. 蛋白酶 3（PR-3） PR-3 和中性粒细胞弹性蛋白酶正常情况下仅表达于幼稚粒细胞或髓细胞的骨髓发育早期阶段，但该抗原在髓系白血病初级颗粒中高表达，属于分化抗原。PR-1 是该蛋白的一段 HLA-A0201* 限制性的 T 细胞表位，针对该表位肽的 CTL 细胞克隆已在体外诱导培养成功，且在体外可高度特异性识别来源于 AML 和 CML 体内分离的肿瘤细胞。此外，经异基因造血干细胞移植的患者体内供者来源的 PR1 特异性 T 细胞在移植早期呈现效应记忆性 T 细胞表型，该群细胞的扩增伴随着患者获得完全缓解，显示了 PR-1 在 AML 和 CML 的过继性免疫治疗中具有强大的潜力。

目前研究显示，单一的抗原特异性 T 细胞效果并不令人满意，其可能的原因之一是肿瘤免疫逃逸造成原有抗原表达降低或丢失，因此，越来越多的研究开始使用多种肿瘤抗原肽负载树突状细胞对 T 细胞进行刺激和培养后将复合肿瘤抗原 T 细胞输注给患者。如采用 SSX2、MAGEA4、PRAME 及 NY-ESO-1 复合多肽抗原特异性 T 细胞治疗 EBV 阴性的霍奇金及非霍奇金淋巴瘤的体外试验显示出较强的杀伤效果，但该研究还未转化到临床应用阶段，应用多组抗原肽（PR-3、WT1 和 MAGEA3）或（WT1、MAGEA3、PRAME 和 Survivin）组合刺激健康供者来源的 T 细胞，使之产生针对不同肿瘤抗原肽的复合肿瘤抗原 T 细胞，所获得的多重靶向 T 细胞克隆能有效裂解白血病细胞。临床试验方面，目前有多项复合肿瘤抗原特异性 T 细胞实验处于招募在研阶段，如由贝勒大学医学院负责的针对淋巴瘤所表达的 5 种抗原肽特异性 T 细胞（ClinicalTrails.gov 登录号 NCT01333046），由 CNMC 所负责的针对白血病广泛表达的 3 种抗原肽特异性 T 细胞（ClinicalTrails.gov 登录号 NCT02203903）。此外，应用复合肿瘤抗原肽（WT1、PR-1 和 BCR-ABL）刺激培养的特异性 T 细胞已用于治疗 14 例移植后的 CML 患者，在平均随访 45 个月内，有 13 例患者存活，7 例处于分子学缓解阶段。

肿瘤抗原特异性 T 细胞除了应用于特异性免疫治疗外，通过检测患者体内的肿瘤抗原特异性 T 细胞还能一定程度预测患者的预后及判断免疫治疗的有效性。近期，各种针对肿瘤抗原特异性 T 细胞高通量检测的方法不断涌现，如使用基于多肽-MHC（pMHC）四聚体的细胞检测芯片可同时检测 40 种病毒和血液肿瘤抗原特异性 CD8$^+$T 细胞是否存在于患者外周循环血中，该方法在 8/26（例）AML 患者外周血可检测到 PASD1 抗原特异性 T 细胞的存在，3/24（例）AML 患者则存在特异识别 WT1 的抗原特异性 T 细胞，3/24

（例）可检测到 MelanA 抗原特异性 T 细胞。而患者体内存在肿瘤抗原特异性 T 细胞（如 WT1-CTL）的水平高低和复发与否密切相关。

总结：肿瘤抗原特异性 T 细胞鉴定的目的不仅仅在于治疗，同时对于了解患者的抗肿瘤免疫状态和评估其预后有重要意义。

抗原特异性 T 细胞是最理想的抗肿瘤过继性免疫治疗，随着血液肿瘤抗原鉴定技术的提高，如高通量测序技术广泛应用于寻找特异性抗原等，使构建多样性和靶向性抗肿瘤的特异免疫治疗不断推进。近年来，基因工程技术的发展推动了人工构建的肿瘤抗原特异性 T 细胞在临床肿瘤治疗中的应用。随着肿瘤免疫学理论的发展和技术的进步，从 T 细胞的分离、活化与扩增，T 细胞亚群治疗潜能的发掘，肿瘤免疫微环境的改造，到基因修饰 T 细胞的构建改造及各种抗原特异性 T 细胞高通量检测方法的出现，都为肿瘤抗原特异性 T 细胞的临床应用创造了一系列有利的条件。

二、抗病毒特异性 T 细胞的应用

（一）概述

目前仍有多种难治性的病毒感染性疾病，尤其是在机体免疫功能缺陷的状态下，如造血干细胞移植后 Epstein Barr 病毒（Epstein Barr virus, EBV）或巨细胞病毒（cytomegalovirus, CMV）感染、人类免疫缺陷病毒（HIV）感染等治疗，一般的抗病毒治疗方案往往无效，亟待寻找新的免疫治疗策略。病毒感染的清除主要依赖于特异性体液免疫和细胞免疫应答。体液免疫通过特异性抗体中和细胞外游离的病毒，而细胞免疫应答则主要通过特异性细胞毒性 T 细胞识别、杀伤及破坏病毒感染的细胞，清除胞内感染的病毒。CTL 对于靶细胞的主要组织相容性复合物分子限制的特异性杀伤是细胞免疫应答的重要组成部分。通过诱导病毒特异性 CTL，作为过继性免疫治疗的手段应用于患者的治疗，一些临床试验已经取得初步效果。

CTL 是具有特异性杀伤活性的 T 细胞群体，在组成上，它包括 $CD8^+$ T 细胞和 $CD4^+$ T 细胞。$CD8^+$ T 细胞主要为 TCRαβ 型 $CD8^+$ T 细胞，以 TCRαβ 识别靶细胞表面上的 MHC Ⅰ类分子-肽复合物。$CD4^+$ T 细胞通常被认为是在抗原免疫过程中通过分泌细胞因子及表达表面分子，介导细胞间相互作用来调节和增进体液免疫和细胞免疫反应，主要起辅助作用；但在某些情况下，$CD4^+$ T 细胞也具有杀伤功能，且主要依赖 Fas-FasL 机制。当抗原由 MHC Ⅱ类分子而不是由 MHC Ⅰ类分子提呈时，$CD4^+$ T 细胞可以取代 $CD8^+$ T 细胞而发生反应，成为杀伤性的 CTL。

（二）CTL 作用的分子机制

CTL 杀伤靶细胞的分子机制主要包括 5 个方面。①胞质颗粒依赖机制：通过外吐胞质颗粒、释放颗粒内含物，导致靶细胞损伤。②穿孔素的穿孔机制：通过在靶细胞膜上聚合形成穿膜孔道，以穿孔方式裂解靶细胞。③Fas-FasL 介导的凋亡机制：激活启动需要 CTL 上的 TCR 对靶细胞 MHC Ⅰ类分子-肽复合物的识别；这种识别同时启动 CTL 的 FasL 基因和靶细胞的 Fas 基因的转录和翻译，二者结合后通过对 caspase-8 前体的募集形成了 Fas 信号转导复合物，从而激活 caspase 凋亡途径。④细胞因子介导途径，通过炎症细胞因子直接或间接地（通过激活巨噬细胞）通过抑制病毒在胞内复制来治疗大部分被感染的细胞。其作用可能具有双重性：一方面，机体通过 CTL 来源的细胞因子抑制病毒表达和复制，清除病毒，有效发挥了机体的抗病毒功能；另一方面，病毒可能利用这一机制下调相关基因的表达和病毒颗粒的装配，逃避 CTL 的识别，导致持续感染。⑤DNA 疫苗诱导 CTL：以不同病毒抗原编码基因为目的基因构建真核表达重组体构建 DNA 疫苗，诱导产生针对不同病毒的特异性 CTL 应答，以清除相关病毒感染。具有持续表达抗原和诱生全面的免疫反应如中和抗体、CTL 和 Th1 等优点。

（三）抗病毒特异性 T 细胞的应用

1. 抗 EBV 特异性 T 细胞　EBV 是传染性单核细胞增多症的病原体，是一种重要的人类致瘤性病毒，与多种肿瘤如伯基特（Burkitt）淋巴瘤、鼻咽癌、T/NK 细胞淋巴瘤、霍奇金淋巴瘤（HL）、胸腺瘤、器官移植后 B 细胞淋巴瘤、艾滋病相关的淋巴瘤等有密切的关系，它可以作为这些肿瘤免疫治疗的特异性靶抗原。此外，EBV 相关的移植后淋巴细胞增生性疾病（post transplant lymphoproliferative disease，PTLD）是异基因造血干细胞移植及 HIV 感染后的严重并发症，死亡率高。

与 EBV 密切相关的一些人类肿瘤细胞均有不同的病毒基因表达谱，如核抗原家族（Epstein-Barr virus nuclear antigen，EBNA）、潜伏期膜蛋白家族（latent membrane protein，LMP）及病毒相关立早蛋白 1（BamH fragment Z left frame 1，BZLF1）等，这些病毒蛋白可作为肿瘤免疫治疗的靶抗原，也可用来诱导 EBV 特异性 CTL。对 EBV 相关肿瘤患者进行免疫学功能检测，发现其体内存在一定数量的特异性 CTL 的前体细胞，但其特异性杀伤功能普遍低下，这可能是因为肿瘤细胞仅表达免疫原性较弱的病毒蛋白，而导致肿瘤细胞逃避 EBV 特异性 CTL 的免疫监督。在某些 HL 患者的外周血中发现 LMP 特异性的记忆 CTL，但并未控制疾病，推测其原因为 LMP 特异性 CTL 在 EBV 诱导产生的 CTL 中仅占小部分，如能增强这种 CTL 反应不失为治疗 HL 的有效方法。许多 EBV 相关肿瘤患者 *LMP1* 基因 3' 端存在突变，降低了 LMP1 的免疫原性，甚至不能被野生型 LMP1 特异性 CTL 识别。

随着越来越多的 EBV 抗原特异性 CTL 识别的优势表位的确定，可根据患者的遗传背景，选择合适的多肽诱导抗病毒特异性 CTL 用于 EBV 相关肿瘤的治疗。某些类型淋巴瘤的肿瘤细胞表达 EBV 相关立早蛋白 BZLF1，利用 EBV BZLF1 的 9 肽（RAKFKQLLQ）诱导 HLA-B8 限制性肽特异 TCR$\alpha\beta^+$CD8$^+$CTL，对 HLA-B8$^+$EBV 转化淋巴细胞株具有靶向杀伤作用，其杀伤力与细胞中 BZLF1 的含量有关。有研究分析了持续 57 个月感染 EBV 产生应答的 83 个克隆的肽特异 HLA-A11 限制性 CTL，证明至少存在 4 种表达不同 TCR 谱系的 CTL 克隆表型，对特异抗原有不同的结合力和 TCR 亲和力，提示一个持续存在的抗原所选用的异基因多肽特异记忆 CTL 谱系可以在一定时间内十分稳定，而且不仅局限于单一的 TCR 亚家族的克隆性增殖，并具有细胞毒活性。

近年来，肿瘤免疫治疗的研究已证实体外扩增的 EBV 特异性 CTL 能有效对 EBV 相关肿瘤发挥拮抗效应，获得性的 EBV-特异性 CTL 能够有效清除 EBV⁺ 淋巴瘤细胞。如自体 EBV 特异性 CTL 回输可用于晚期鼻咽癌治疗。50% HL 患者的肿瘤细胞 EBV 抗原阳性，也是 EBV 特异性 CTL 的合适靶点，自体和异基因 EBV 特异性 CTL 治疗 HL 已经有所报道。利用 *LMP2* 基因转染树突状细胞，然后再诱导自身 T 细胞产生 LMP2-特异性 CTL，也可能应用于临床治疗。

EBV-PTLD 是器官移植后免疫抑制的常见并发症，死亡率高。异基因骨髓移植后可发生供者源 B 细胞性单克隆的 EBV-PTLD，随着内源性供者源 CD3⁺CD8⁺CTL 的形成，PTLD 逐渐消退，供者源 CD3⁺CD8⁺T 细胞呈现抗自身 EBV⁺B 细胞的 MHC I 类限制性细胞毒活性，产生有效的抗恶性 EBV⁺B 细胞的免疫监督。预防性干预可能改善 PTLD 的治疗效果，在病毒活跃的时期来自外周血单个核细胞的自身 EBV 特异 CTL 的输注，可以增加抗病毒特异免疫应答和减少在移植器官中病毒的负载，可以根据 EBV DNA 水平所制订的指导策略而安全地应用于预防 EBV 相关的 PTLD。此外，异基因 HSCT 后若自身 EBV 特异性 CTL 的功能不良，发生 EBV PTLD 的风险增大，输注 EBV 特异性 CTL 后可以很快建立起相当水平的 EBV 特异性的细胞免疫反应，体内病毒滴度下降，可起到明显的预防作用。

虽然对于 EBV 特异性 CTL 治疗 EBV 相关疾病已取得上述进展，但不能忽视的是 EBV⁺ 肿瘤细胞可通过多种机制逃避免疫反应。有报道认为 IL-10 的表达与 HL 及艾滋病相关的恶性非霍奇金淋巴瘤中的 EBV 感染密切相关，EBV-LMP1 似乎可增加 IL-10 的表达，故有研究设想用 *IL-10 R/IL-2 R* 嵌合基因转染体外建系的 EBV 特异性 CTL 后再输入体内，使肿瘤细胞产生的具有抑制 T 细胞功能的 vIL-10 转而激活回输的 CTL，从而发挥增强免疫治疗的效果。由于肿瘤相关的 TCR 谱系优势利用和克隆性具有一定的特异性和倾向性，转导 *TCR* 基因到 T 细胞中可以提供一种通过增加肿瘤或病原体特异性 T 细胞数量而增强抗原特异性免疫的方法。目前已有多种特异性的 *TCRα/β* 基因的有效基因转导系统。已证明体外 *TCR* 基因转导患者外周血淋巴细胞，可以产生抗肿瘤 CTL 的可行性。此外，通过 SAMEN 反转录病毒载体转导 EBV 相关 *TCR* 基因至外周血单个核细胞后，也能够形成具有识别次要 EBV 潜伏抗原的能力的 CTL，并具有抗 EBV-II 型恶性肿瘤活性。利用 EBV 抗原肽（HLA-A*0201/GLCTLVAML）获得病毒特异性 CTL 克隆，将其特异性 *TCR α/β* 基因构建真核表达重组质粒，再通过转基因修饰也可成功构建 EBV 特异性 CTL。

2. 抗 CMV 特异性 T 细胞 CMV 是广泛存在于人群中的一种人类疱疹病毒，多呈亚临床不显性感染或潜伏感染。人感染 CMV 后无论是免疫正常或免疫缺陷的机体均可发生体液免疫和细胞免疫反应。目前认为抗体能在一定程度上发挥抗感染的作用，但在机体抗 CMV 免疫中不起主要作用。机体对 CMV 的抵抗，主要是依靠特异性 CD8⁺CTL 对感染细胞的杀伤作用来完成，在此过程中 CTL 的特异性激活是杀伤能否实现的关键，尤其是 MHC I 类分子限制性 CD8⁺CTL 的激活。CMV 的致死性感染主要发生在无 CMV 特异性 CTL 反应产生的人群。移植后由于患者细胞免疫功能低下，CMV 特异性细胞毒性 T 细胞和辅助性 T 细胞反应缺乏，不能清除感染和产生免疫保护，而移植物抗宿主病的发生及大量免疫抑制剂的应用进一步削弱了患者的免疫力,导致 CMV 的激活。在造血干细胞移植后,受者的免疫系统重建时,CMV 再活化刺激了供者源 CMV-特异性 $CD8^+T$ 细胞(TCR Vβ 限制性 CMV 特异性 $CD8^+T$ 细胞),使其产生功能变化,能够直接杀伤携带 CMV 的靶细胞。但受者免疫重建缓慢,不足以抵挡 CMV 的攻击,故利用供者来源的 CMV 特异性 CTL 可能是更为理想的预防 CMV 感染的手段。目前的研究认为输注供者来源的 CMV pp65 特异性克隆 T 细胞可以起到一定程度的预防作用。对于一些耐药的 CMV 感染应用 CMV 特异性 CTL 治疗也是一种可行的方法。有报道 CMV 感染的患者应用 CTL 治疗后 CMV 转阴或者负荷下降率可达到 83%。在异基因造血干细胞移植后过继性回输 CMV 特异性 $CD8^+CD45RA^+CCR7-$ 细胞能够较好地清除血 CMV 感染且不增加发生 GVHD 的风险。

CMV 基因组非常庞大,可编码 150 多种蛋白质,目前认为主要靶分子是可被提呈的病毒结构蛋白(包括衣壳蛋白、被膜蛋白和包膜蛋白),尤其是被膜蛋白。CMV 的结构蛋白 pp65 是一种磷酸化蛋白,也称 ppUL 83,是 CMV 的主要被膜蛋白。CMV pp65 具有较强的免疫原性,在细胞免疫中可能发挥重要作用。pp65 引起的 CTL 反应,可在病毒侵入细胞后,立即对侵袭细胞产生杀伤作用,而不需要病毒内源性基因的转录和蛋白合成,在病毒组装之前可立即溶解病毒感染细胞,并且此作用在之后病毒复制阶段持续存在,CMV pp65 蛋白对控制潜伏 CMV 感染或病毒重新活化具有重要的生物学意义。已有多项研究利用 CMV pp65 相关 DNA 疫苗或多肽(如 pp65495-503 NLVPMVATV)诱导了 CML-CTL。在一组利用 CMV 感染成纤维细胞或成熟 DC 诱导的 CMV 特异 $CD8^+CTL$ 克隆中,HLA-A*0201 限制性 $CD8^+$ 克隆主要为 $TCRVβ6.1-J1.4^+CD8^+CTL$。该方法可以扩大 CMV 特异性 T 细胞免疫治疗的应用,以扩大患者应用的范围,减少产生 CMV 特异性 T 细胞克隆所需要的时间。

3. 抗 HTLV 特异性 T 细胞 人 T 细胞白血病病毒(HTLV)是 1980 年由美国学者 Gallo 首次分离出的,在病毒分类中归属于反转录病毒科肿瘤病毒亚科哺乳类 C 型病毒,其中 HTLV-Ⅰ是成人 T 淋巴细胞白血病/淋巴瘤(adult T-cell leukemia/lymphoma,ATL)及 HTLV-Ⅰ相关的脊髓病/热带痉挛性截瘫(HTLV-Ⅰ-associated myelopathy / tropical spastic paraparesis,HAM/TSP)的致病因素。大部分 HAM/TSP 患者体内(外周血和脑脊液中)存在慢性激活的 HTLV-Ⅰ特异性 $CD8^+T$ 细胞,这种克隆性增殖的 T 细胞可能参与 HAM/TSP 的发病机制。HTLV-Ⅰ特异性 CTL 主要是针对 Tax 转录激活蛋白,尤其是识别 Tax 11-19 肽段(LLFGYPVYV),HTLV-Ⅰ Tax 蛋白对于诱导产生 HTLV-Ⅰ特异性 CTL 有着重要作用。最近研究还发现 HTLV-Ⅰ Tax 蛋白能够在胸腺细胞发育早期下调前 *TCRα*(*pTCRα*)基因的转录水平,干预胸腺内 T 细胞的分化。

HAM/TSP 患者外周血 $CD4^+T$ 细胞亚群和 $CD8^+T$ 细胞亚群存在单/寡克隆增殖的 TCR Vβ 亚家族,且脑脊液淋巴细胞中 *TCRVβ* 基因的 CDR3 区有着独特的限制性基序 [*CASSLXG*(*G*)、*CASSPT*(*G*)、*CASSGRL*]。具有限制性利用的 TCR 亚家族基因的抗原特异性 CTL 与 HAM/TSP 疾病的持续时间和严重程度密切相关,在 HAM/TSP 致病机制中起着重要作用,也可能成为免疫治疗新目标,但要注意 HTLV-Ⅰ Tax 11-19 + CTL(含 $CD45RA^-/CCR7^-TEM$ 和 $CD45RA^+/CCR7^-Tdiff$ 记忆 CTL)可能介导脊髓损伤。

4. 其他病毒感染的抗病毒特异性 T 细胞　人类免疫缺陷病毒感染可以导致获得性免疫缺陷综合征（AIDS），亦称艾滋病，HIV-1 特异性 CTL 在对 HIV-1 感染的细胞免疫应答中起主要作用。为了明确 CTL 反应抗 HIV 的情况，首先要确定特异性 CTL 表位。目前关于 HIV-1 特异性细胞免疫应答的研究主要集中于针对 HIV-1 结构蛋白 Gag、Pol 和 Env，以及调节蛋白 Tat 和 Rev 的特异性免疫应答反应。其中 HIV Gag 蛋白是 HIV-1 最基本的结构蛋白，在病毒复制装配过程中起重要作用，其氨基酸比较保守，抗原变异少，并且含有诱导细胞免疫反应的优势抗原表位，常用于 HIV-1 特异性 CTL 的研究中。人类乳头状瘤病毒（human papillomavirus，HPV）与多种疾病密切相关，最常见的是寻常疣、尖锐湿疣和黏膜良恶性肿瘤等。既往研究发现，HPV 相关肿瘤患者血循环中特异性 CTL 较低，需要通过体外获得 HPV 抗原特异性 CTL 来实现过继性免疫治疗。目前认为 HPV 感染相关疾病的发生及产生持续感染的重要机制可能与 HPV E7 的抗原性很弱有关，因此激发和增强机体产生特异性抗病毒细胞免疫反应是研究的重点。HPV 16E7 和钙网蛋白融合 DNA 疫苗，能够特异性增强肿瘤抗原 E7 的提呈，并在免疫小鼠中长期存在 E7 特异性 CD8$^+$T 细胞应答反应。HPV16 E7 特异性 *TCR* 基因修饰的 CD8$^+$T 细胞可以识别 HPV16 E7 多肽，并具有 HPV16 E7 特异性的杀伤活性。

三、TCR-T 细胞

最理想的用于免疫治疗的细胞是特异性针对靶向抗原的细胞毒性 T 细胞，如前面章节所介绍，T 细胞识别抗原有赖于其表面所表达的 TCR，通过鉴定表达抗原特异的 TCR 的 T 细胞克隆，是利用其作为抗原特异性免疫治疗的基本条件。而利用所获得的靶向不同抗原特异的 TCR，通过基因修饰的方式，可以构建抗原特异性 TCR-T 细胞。

近年来的研究表明，将抗原刺激后发生重排的 TCR 转导至正常 T 细胞，对原 T 细胞进行基因修饰，形成肿瘤抗原特异性 T 细胞，能够更广泛地应用于多种疾病的特异性免疫治疗。TCR 根据不同的异二聚体可以分为 αβ TCR 和 γδ TCR，在通常情况下呈现多家族多克隆状态的随机重排模式。当抗原刺激机体后，识别该抗原表位的 TCR 发生反应性重排，形成抗原特异性 TCR，能够发挥特异性的抗肿瘤作用。肿瘤抗原特异性 TCR 呈现单克隆的重排模式，从具有识别肿瘤和病毒抗原等能力的 T 细胞克隆中获得 αβ TCR 的基因片段后，通过不同的基因重组技术将其转导至正常外周血 T 细胞，强制性表达肿瘤抗原特异性 TCR，经过体外大量扩增后，成为特异性识别肿瘤和病毒抗原的 CTL，具有分泌细胞因子及特异性杀伤靶细胞的功能，能够发挥更强的抗肿瘤作用。1999 年，Clay 等首次报道了利用黑色素瘤抗原特异性 TCR 转导至人原代 T 细胞进行抗肿瘤的免疫治疗，为开展抗原特异性 TCR 转导的过继性免疫治疗提供了新技术。

（一）TCR-T 细胞类型

1. TCR 转导 CD8$^+$T 细胞　抗原特异性 *TCR* 基因转导 CD8$^+$T 细胞后，赋予 TCR-CD8$^+$T 细胞特异的细胞毒活性。近年的研究显示，不同的 CD8$^+$T 细胞亚群介导的过继性免疫治疗中其抗肿瘤的能力不同。为了使 TCR 基因修饰 T 细胞能形成记忆 T 细胞并长时间在体内存活，将 TCR 基因转导中枢记忆性 T 细胞（T_{CM}）是一种理想的方式。在 pMel TCR 转基因小鼠体内的研究显示，T_{CM} 比效应记忆性 T 细胞（T_{EM}）具有更持久的持续存活时间和更强的抗肿瘤效应，T_{CM} 在体内可以自我更新并分化为效应细胞发挥作用。此外，近期报道的一类新型的记忆性干细胞样 T 细胞（T_{SCM}）也可能构建成 TCR-T 细胞的目标细胞，但其在人体外周血中非常低的含量可能限制其应用。

2. TCR 转导 $CD4^+$T 细胞 尽管传统的研究认为 $CD8^+$CTL 是主要发挥杀伤肿瘤作用的细胞亚群，但近年来越来越多的研究认为 $CD4^+$Th 细胞在过继性免疫治疗抗肿瘤中的辅助作用同样不容忽视。由于缺少 MHC Ⅱ 限制性的肿瘤相关抗原肽，一些研究将 MHC Ⅰ 限制性 TCR 转导至 $CD4^+$Th 细胞，可分泌 MHC Ⅰ 限制性的特异反应的细胞因子，具有杀伤肿瘤的作用，但效果低于相应的 TCR 转基因 $CD8^+$T 细胞。目前的多项研究结果显示 $CD4^+$Th 细胞不仅可以辅助提高 $CD8^+$CTL 的抗肿瘤效应，而且对肿瘤有直接的杀伤能力。

3. TCR 转导 $\gamma\delta^+$T 细胞 近年来的研究证实 $\gamma\delta^+$T 细胞可以有效杀伤血液肿瘤细胞和实体肿瘤细胞。由于 $\gamma\delta^+$T 细胞不具有 MHC 限制性，因此有研究者将 TCRαβ 转导入 $\gamma\delta^+$T 细胞避免错配，从而提高过继性免疫治疗的临床效果。这些转导了 TCR 的 $\gamma\delta^+$T 细胞在体外能够持久性增殖，具有多肽特异性溶胞作用，可释放细胞因子杀伤肿瘤细胞，发挥更强的抗白血病效应，但由于 $\gamma\delta^+$T 细胞较少表达 CD4 和 CD8 分子，因此 TCR 基因转导仍然需要后两者的辅助。

4. TCR 转导造血干细胞 TCR 基因不仅可以转导成熟 T 细胞，也可转导造血干细胞（HSC）后诱导分化为表达目的 TCR 的 T 细胞。该研究首先是在小鼠模型中报道：TCR 基因转导 HSC 后移植小鼠可分化为不同的成熟 T 细胞，其对 TCR 识别的抗原可以产生免疫应答作用，并发展成记忆细胞。而体外培养 TCR 转导脐带血来源的 HSC，与 Notch δ 样 1 配体的 OP9 细胞共培养，也可诱导分化成具有肿瘤特异性的成熟 T 细胞，并表达 T 细胞标志物如 CD3、CD4、CD8、CD7、CD1a 及 TREC 等，同时具有 HLA-A2 限制性。

5. TCR 转导 iPS 细胞 将具有 MHC Ⅰ 限制性的卵白蛋白抗原特异性 TCR 通过反转录病毒载体系统转导至诱导多能干细胞（induced pluripotent stem cell，iPS）后输注小鼠，显示其可以诱导分化为 $CD8^+$CTL，同时分泌 IL-2 和 IFN-γ，而来自 TCR-iPS 分化的 CTL 具有向肿瘤组织部位浸润和抗肿瘤作用。

（二）TCR-T 细胞抗肿瘤研究

1. WT1 特异 TCR 基因转导 T 细胞 在血液肿瘤中，首先开展抗原特异性 TCR 转基因研究的是靶向 WT1 的 TCR，体外证明 $WT1^+$TCR 转导 T 细胞具有特异抗性 $WT1^+$ 血液肿瘤细胞作用后，进一步在 NOD/SCID 小鼠模型中开展体内试验。将从一例 CML 患者获得的 HLA-A2 限制性的 WT1 特异性 TCR 转导 T 细胞输注 NOD/SCID 小鼠白血病模型后，显示 TCR-T 细胞可以杀伤 $HLA-A2^+$ 的白血病细胞，抑制白血病细胞增殖，延长小鼠无病生存时间。多数研究是将 WT1-TCR 同时转导 $CD8^+$ 和 $CD4^+$T 细胞。例如，利用反转录病毒载体将 HLA-A*24：02 限制性 WT1 特异性 TCR 与 siRNA 共表达形成 siTCR 基因，再分别转导至 $CD8^+$ 和 $CD4^+$T 细胞后，WT1-siTCR/$CD4^+$T 细胞在有效识别白血病细胞的同时，还能提供抗原特异性 Th1 细胞辅助 WT1-siTCR/CD8⁺T 细胞发挥抗肿瘤作用。同时，在移植瘤小鼠模型的研究显示，WT1-siTCR/CD4⁺T 细胞可迁移至肿瘤部位，分泌趋化因子，辅助 WT1-siTCR/CD8⁺T 细胞发挥作用，促进记忆 T 细胞的形成，从而加强对白血病细胞的抑制，延长生存时间。

2. mHag 特异 TCR 基因转导 T 细胞 次要组织相容抗原（minor histocompatibility antigen，mHag）中的 HA-1 和 HA-2 仅在造血细胞（包括白血病细胞）表面表达，因此，可利用其特点设计 allo-HSCT 后的抗肿瘤效应。在将供者来源的 HA-1 特异性寡克隆 T 细胞及 HA-1 多肽疫苗应用于 allo-HSCT 后的抗肿瘤免疫治疗取得一定疗效的基础上，也有研究将来自 HA-1 特异性 CTL 克隆的 *TCR* 基因转导至 HLA-A2⁻成人外周血或脐带血单个核细胞，*TCR* 基因转导 T 细胞具有特异性抗 HLA-A2⁺HA-1⁺细胞（包括白血病细胞）细胞毒作用。

（三）TCR-T 细胞抗病毒研究

肿瘤的发生发展往往同时伴有病毒的参与，外源病毒蛋白在肿瘤细胞上表达而通常不在正常组织中表达，通过对病毒编码的抗原的筛选，将病毒特异性 T 细胞的过继性免疫治疗应用于病毒相关恶性肿瘤和移植后相关病毒感染也是一种有效的治疗手段，能够更有效地增加患者免疫应答对抗病毒感染，降低患者患病率和死亡率。

1. EBV 特异 TCR 基因转导 T 细胞 EBV 相关的移植后淋巴细胞增殖性疾病（PTLD）是造血干细胞移植及实体器官移植后，由于机体免疫功能障碍产生的常见并发症，患者可在短期内迅速发展为多器官功能衰竭而死亡。利用 EBV 特异 *TCR* 基因转导 T 细胞可以有效治疗 EBV-PTLD 和伴有 EB 病毒感染的淋巴瘤等疾病。已有针对不同 EBV 抗原（包括 EB 核抗原 3A、3B 和 BamHI-M 左侧读码框）的特异性 *TCR* 基因转导至 T 细胞，同时共转导 CD3ζ、FcεRIγ 或 CD28 功能区域，可增加 *TCR* 基因修饰 T 细胞的抗原反应性，并促进 IFN-γ 的分泌，因此通过该过继性免疫治疗途径可增加对 EBV 阳性肿瘤细胞的杀伤作用。

2. CMV 特异 TCR 基因转导 T 细胞 造血干细胞移植后患者由于缺乏 CMV 特异性 CTL 易发生 CMV 感染，影响患者的预后。早期，已有报道利用 HLA 限制性抗原特异性四聚体筛选 CMV 特异性 CTL 用于 HSCT 后病毒感染的治疗，其发挥了良好的清除病毒的作用。同样，利用 CMV 特异 *TCR* 基因转导 T 细胞也是预防和治疗 HSCT 后抗 CMV 感染的特异性 T 细胞的过继性免疫治疗途径。

（四）TCR-T 细胞临床试验

首个应用 *TCR* 基因转导 T 细胞的 I 期临床试验于 2006 年由 Morgan 等报道，他们通过反转录病毒载体将黑色素瘤相关 MART-1 抗原特异的 *TCR* 基因修饰 T 细胞转入处于进展期转移性黑色素瘤患者的外周血淋巴细胞中，用转导的 T 细胞联合 IL-2 对 15 例患者进行治疗，实验结果显示其中 2 例患者的肿瘤出现了明显的消退，治疗结束 1 年后在其外周血中仍能检测到稳定的 *TCR* 基因转导的 T 细胞。而在血液肿瘤中，近期在免疫缺陷小鼠模型的体内研究结果显示，从一例 CML 患者获得的 WT1 特异性 TCR 转导 T 细胞可以抑制自身白血病细胞在小鼠体内的扩增，这也是首次报道的在动物模型的体内研究中，利用 *TCR* 基因修饰患者的 T 细胞可以消除自体白血病细胞，目前利用 HLA-A2 限制性 WT1 与 RMF 共表达的特异性 *TCR* 基因修饰 T 细胞、针对 HLA-A0201$^+$ 的 AML 和 CML 患者相关治疗的临床试验正在开展（Clinicaltrials.gov 登录号 NCT01621724）。

（五）总结

毫无疑问，抗原特异 *TCR* 基因修饰 T 细胞具有特异的靶向抗肿瘤、抗病毒作用，对重建 HSCT 后特异细胞免疫功能也显得非常重要。然而，从第一项临床实验至今 10 年时间中，TCR-T 临床实验寥寥无几，这其中所体现的问题可能主要包括：制备细胞难度大和疗效不显著，前者有待于技术的改进和更多抗原特异 TCR 的鉴定及积累，后者所涉及的原因众多，包括联合细胞因子提高 TCR-T 细胞的效应、是否联合化疗减少肿瘤负荷、是否存在肿瘤免疫抑制微环境的干扰作用等。

四、嵌合抗原受体修饰 T 细胞

（一）嵌合抗原受体的结构和原理

如前所述，T 细胞的完全活化有赖于双信号和细胞因子的作用。当 T 细胞受体（TCR）与肿瘤细胞表面 MHC 复合体提呈的肿瘤相关抗原（TAA）片段结合后，T 细胞的信号可通过共刺激因子受体进行放大和调节，其中最典型的共刺激因子是 CD28，可进一步通过共刺激因子激活 T 细胞免疫受体酪氨酸激活基序发生磷酸化，引起胞内信号转导，使得 T 细胞活化、增殖和分化，从而清除抗原及调节免疫应答。嵌合抗原受体（chimeric antigen receptor，CAR）是基于 T 细胞活化发生免疫效应的原理，通过基因工程方法修饰 T 细胞，通过基因工程改造可使 T 细胞识别任何一个目的 TAA，使其自身具有识别肿瘤抗原的特异性和 T 细胞激活的信号通路，使得其不受 MHC 复合体的限制，从而能快速产生强有力的特异性免疫反应。其主要治疗途径是将患者的免疫 T 细胞在体外通过生物工程技术改造，赋予其特异性识别肿瘤细胞表面抗原的能力，并在体外培养扩增后将这些细胞回输给患者，达到识别并杀伤肿瘤细胞的治疗效果。

通常 CAR 结构由胞膜外抗原结合区、跨膜区和胞内信号转导区三部分组成。膜外抗原结合区通常是单链抗体（single chain antibody fragment，scFv），用可弯曲的多肽连接头（linker）将重链可变区（variable region of heavy chain，V_H）和轻链可变区（variable region of light chain，V_L）连接起来，构成 V_H-linker-V_L 或 V_L-linker-V_H 结构。胞膜外抗原结合区由抗体的 scFv 构成，具有两个优势：一是膜表面的蛋白类、糖蛋白类或糖脂类都可以成为潜在的靶点；二是抗原抗体的结合是 T 细胞识别抗原，不受 MHC 类别的限制，不需要抗原的加工和提呈过程，其主要不利之处是不能靶向胞内的抗原。跨膜区通常选取 CD4、CD8 或 CD28 的跨膜序列。而胞内信号区主要是由 CD3ζ 链构成，并根据共刺激信号分子的有无和数量分为第一、第二或第三代 CAR（图 8-13）。

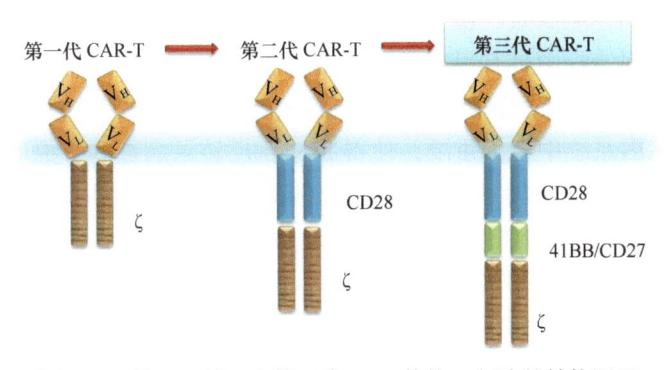

图 8-13　第一、第二和第三代 CAR 修饰 T 细胞的结构原理

第一代 CAR 仅含有免疫共刺激信号分子 CD3ζ，Eshhar 等将单克隆抗体的 scFv 融合至 CD3ζ 链的胞外区，使其能结合至特定的抗原，并产生抗原诱导的 T 细胞激活，由此构成的复合体即为第一代 CAR。由于其结构仅包括抗原识别区 scFv 和嵌合性抗原受体信号转导区 CD3ζ 链，第一代 CAR-T 细胞的抗肿瘤活性在体内受到了限制，导致 T 细胞增殖能力减弱。随着研究的深入发现，为了维持 T 细胞的活化状态，刺激 T 细胞增殖不仅需要抗原抗体直接结合的第一信号，还需要共刺激因子参与的第二信号及其他细胞因子参与的第三信号。第二代 CAR 在第一代的基础上在胞内区增加一个免疫共刺激信号分子，如 CD28 等。研究发现在胞内区的信号转导区加入共刺激分子如 CD28，可以加强 T 细胞的抗肿瘤免疫反应活性，CD28 可以促进抗凋亡因子 Bcl-X_L 的表达，促进 IL-2 依赖 T 细胞的增殖，加强 T 细胞杀伤肿瘤细胞的活性，增强 CAR 修饰 T 细胞抵御 T 调节细胞的能力，是目前 CAR 结构普遍采用的共刺激信号。第三代 CAR 是在第一代 CAR 的胞内区增加两个免疫共刺激信号分子，如 CD28/CD134 或 CD28/CD137 等。目前也有人尝试加入其他类似功能的共刺激分子的信号域，包括 CD27、ICOS 和 OX40 共刺激因子等。第二代和第三代 CAR 分子能提高 T 细胞对靶细胞的杀伤力和 T 细胞的增殖活性，延长 T 细胞的存活时间，增加细胞因子的释放。此外，胞外抗原结合域、重组 T 细胞的转染方法、重组 T 细胞的回输方式的不同均可能影响 CAR-T 细胞的最终抗肿瘤效果。

（二）嵌合抗原受体修饰 T 细胞的方法

编码 CAR 的遗传物质可以凭借病毒或非病毒的方式转染 T 细胞，目前多数临床研究普遍采用病毒载体转染的方法，包括 γ- 反转录病毒或慢病毒系统，这两种病毒均能整合入宿主细胞的基因组中，从而在宿主细胞内进行永久的基因表达。γ- 反转录病毒已经被广泛应用于各类针对造血细胞体外基因转移过程的临床试验。目前应用于临床的 γ- 反转录病毒主要有长末端重复序列（long terminal repeat，LTR）启动子的鼠 γ- 反转录病毒和经改造后的鼠 γ- 反转录病毒，即自我失活的（self-inactivating，SIN）γ- 反转录病毒。γ- 反转录病毒能将病毒载体携带的外源基因整合到宿主细胞中，其 LTR 部分具有自己的强启动子和调控序列，能高效、稳定表达外源基因，具有很高的病毒滴度及转染效率，γ-反转录病毒在基因治疗中具有很重要的作用。而 SIN γ-反转录病毒是通过将莫洛尼鼠白血病病毒的 LTR U3 增强子删除后改造而成的，使其具有最小的残留启动活力，这点在各类诱导型的基因系统中至关重要，使得 SIN γ-反转录病毒具有更低的潜在的基因毒性。慢病毒载体具有比 γ-反转录病毒更复杂的基因组，它们都具有反转录病毒侵染和复制的基本元件，包括编码结构蛋白的 *gag* 基因、编码酶蛋白的 *pol* 基因和编码包膜蛋白的 *env* 基因，而慢病毒还包括病毒复制所必需的 *rev*、*tat* 基因和一些辅助基因如 *vif*、*vpr*、*vpu* 和 *nef*。慢病毒的侵染开始于 *env* 编码的糖蛋白结合至细胞膜的受体上，在慢病毒调节的基因治疗的应用中最常用的包膜蛋白是来源于水疱性口炎病毒中的糖蛋白（vesicular stomatitis virus glycoprotein，VSVG），从而极大地拓展了慢病毒的侵染谱系，可结合受体细胞的低密度脂蛋白受体或者其类似的家族成员来达到病毒感染及与目的基因整合的目的。其整合方式与 γ-反转录病毒不同，慢病毒很少整合至转录起始位点周围，因而可进一步降低反式激活的风险。有研究将 γ-反转录病毒和慢病毒的插入热点进行图谱分析，发现 γ-反转录病毒插入的热点区域的概率接近 21%，而慢病毒则仅为 8%，这些热点区域的周围富含原癌基因和生长控制基因，表明慢病毒与 γ-反转录病毒相比插入突变所引起的肿瘤风险更低。慢病毒作为运载工具用于基因治疗具有很大的应用前景，其能整合至基因组中长期表达，有研究者们认为这有利于产生具有长期记忆性的 T 细胞。

（三）CAR-T 细胞的临床应用

随着 CAR-T 细胞治疗技术的迅速发展，通过不断的技术改造，其在白血病、淋巴瘤、黑素瘤、脑胶质瘤等恶性肿瘤临床治疗中表现出良好的靶向性、杀伤性和持久性，尤其在血液系统肿瘤中具有非常明显的优势。

目前常用于治疗 B 细胞淋巴瘤临床试验的靶点包括 CD19、CD20、CD22 或 κ 轻链。最成功的临床研究是用于表达 CD19 的 B 细胞淋巴瘤的治疗，其原因是 B 淋巴细胞瘤患者中所有成熟的或不成熟的 B 细胞中均表达有 CD19 抗原，且患者能耐受长时间的 B 细胞发育不全。CD20 抗原是另外一个重要的 B 细胞分化抗原，仅表达于前 B 细胞和成熟 B 细胞，它在多数 B 细胞淋巴瘤中表达，而在造血干细胞、血浆细胞和其他正常组织中不表达。CD22 高表达于成熟的 B 细胞淋巴瘤中，临床前期的结果表明靶向 CD22 分子近端的抗原决定簇具有显著功效。靶向两条轻链中的一条 κ 链对于表面表达轻链的成熟 B 细胞肿瘤也具有一定的实际应用价值，是另一种能避免正常 B 细胞被杀伤的治疗方式。临床前结果显示，那条非靶向的轻链不仅对 CAR 细胞治疗并无干扰，还能维持 CAR-T 细胞的增殖，初步的临床结果已表明该方式的安全性和有效性。

目前在临床上用于治疗急性髓系白血病（AML）的靶点分别有 Lewis Y、CD123、CD33、CD44v6 和 NKG2D 配体等。其中 Lewis Y 是一个二岩藻糖基化的糖类抗原，其功能尚不清楚，在很多 TAA 上均有高表达，在多种肿瘤细胞中均有表达，包括 AML，仅在部分正常组织低表达。Lewis Y-CD28 共刺激的 CAR-T 细胞用于临床治疗复发 AML。CD123 是早期造血细胞的抗原，白介素 -3 受体（IL-3R）的 α 链，是一个 70kDa 的 I 型跨膜糖蛋白,高表达于大多数的 AML 细胞中,但在正常骨髓前体细胞中也有低表达,能参与造血细胞的分化过程。CD33 是髓系细胞分化抗原,分子量为 67kDa,在正常组织和细胞中主要表达于多功能骨髓前体细胞、单能性的集落形成细胞、成熟粒细胞和单核细胞、外周粒细胞和固有巨噬细胞中,CD33 CAR-T 细胞治疗后有可能达到最大程度的清髓效应(myeloablation)。此外,高表达于 AML 细胞的 CD44v6 和 NKG2D,目前也正在研究将其作为靶点而开发 CAR-T 细胞。抗 CD30 单抗已被批准用于治疗霍奇金淋巴瘤(HL)和间变性大细胞淋巴瘤(ALCL),相应的 CD30 CAR-T 细胞的临床前研究也显示能靶向杀伤 CD30 阳性霍奇金淋巴瘤细胞系,由于 CD30 能表达在一些活化的 T 细胞中,因此 CD30 CAR-T 细胞理论上会杀伤正常的活化的 T 细胞,同时也会损害其自身的增殖。

(四)展望

虽然 CAR-T 细胞的临床应用越来越多,也取得了一定的临床效果和突破。目前研究者们正在积极地展开各类新型的 CAR-T 细胞治疗技术,以提高 CAR-T 细胞治疗的安全性和有效性,降低副作用。例如,在 CAR 结构中引入"安全开关"功能的自杀基因,联合免疫检查点阻断剂的 CAR-T 细胞等。在 T 细胞中引入自杀基因系统,构建具有"安全开关"的 CAR-T 细胞,是提高 T 细胞治疗安全性的重要策略。利用自杀基因系统杀死多余的 T 细胞,不仅可以降低基因改造 T 细胞造成的组织损伤,还能预防因 T 细胞长期存在而引发的不良反应。众所周知,细胞凋亡主要由一系列 caspase 蛋白酶活化并介导,研究发现细胞凋亡过程中 caspase 蛋白酶的活化起始并依赖于死亡受体衔接蛋白所引发的 caspase 酶原聚合。因此,CAR-T 细胞发展的一个令人感兴趣的点是构建具有自杀开关的基因改造 T 细胞,可进一步提高其安全性,从而实现可控 T 细胞治疗技术。此外,联合免疫疗法是目前医学界探讨的焦点,CAR-T 细胞联合免疫疗法,可以是 CAR-T 细胞与放射/化学疗法的联合治疗,或与免疫检查点抑制剂(如 PD-1)的联合治疗,或与小分子靶向药物的联合治疗。最后,目前热点也包括研究哪类 T 细胞群最适合用于过继性免疫治疗,并进而前瞻性地去富集这类细胞群构建更高效的细胞治疗产品。有研究表明,CD8 阳性效应 T 细胞可进一步衍生为效应记忆性 T 细胞和中枢记忆性 T 细胞,在利用这两群细胞开展 CAR-T 细胞构建时发现,T_{EM} 很快进入凋亡期,生活周期不超过 2 周,而 T_{CM} 能重新获得记忆 T 细胞的细胞标志,重新占据记忆 T 细胞的主要细胞群,且能作为 T_{CM} 和 T_{EM} 存活数年。因此,选择合适的 T 细胞群进行 CAR 修饰也为提高 T 细胞治疗的效果提供了一个新的研究方向。

五、Treg 细胞的应用

Treg 细胞能够有效抑制病理性和生理性免疫反应,促进免疫自身耐受和免疫稳态的维持。在不同机体环境中,其发挥免疫抑制作用的机制不完全相同。目前,普遍认为其主要可通过细胞间的接触或释放相关细胞因子来抑制自身反应性 T 细胞和部分效应 T 细胞的活化,维持机体免疫稳态。在治疗方面,非特异性或特异性清除 Treg 细胞是肿瘤细胞免疫治疗的新方向，而利用体外扩增技术纯化和培养 Treg 细胞进行过继性免疫治疗为自身免疫性疾病及移植物抗宿主病（GVHD）患者带来了新的希望。

（一）Treg 细胞与自身免疫性血液病

自身免疫病（autoimmune disease，AID）是由于正常免疫耐受功能受损导致免疫细胞及其成分破坏自身组织结构和功能。大多数发病机制不清楚，临床治疗效果不理想。Treg 细胞数量的绝对或相对缺乏可能导致 AID。"Treg 细胞过继性疗法"旨在重建免疫平衡从而抑制自身免疫病，通过体外过继转入 Treg 细胞或在局部诱导 Treg 细胞进行治疗。

再生障碍性贫血（AA）是一种由 T 细胞介导的以造血系统为靶器官的自身免疫性疾病。AA 患者外周血单个核细胞中 Treg 细胞数量减少，接受免疫抑制治疗后出现造血应答的患者的 Treg 细胞数量和 Foxp3 表达水平相对未治疗前均轻微升高，而接受免疫抑制治疗达到完全缓解的患者的 Treg 细胞数量较治疗前显著增加。将骨髓和外周血的 Treg 细胞、$CD4^+CD25^-$ 效应 T 细胞（Tresp）及 $CD8^+$ 细胞毒性 T 细胞（Tcyt）分离后进行交叉培养，发现 AA 患者外周血与骨髓 Treg 细胞抑制 Tresp 细胞和 Tcyt 细胞的能力均较对照组减弱，提示 AA 患者 Treg 细胞对自体效应 T 细胞的免疫抑制能力受损，存在免疫抑制功能缺陷。通过修复与纠正 Treg 细胞数量与功能的变化，有助于重建免疫稳态，Treg 相关的细胞免疫治疗提供了 AA 的一种新免疫治疗方向。

免疫性血小板减少症（ITP）是因异常免疫机制引起血小板破坏增多的临床综合征。T 细胞功能紊乱在 ITP 发病过程中起了关键性作用，Treg 细胞的数量和功能异常参与了 ITP 的发生和发展，可作为治疗 ITP 的一个新靶点。ITP 患者尤其是活动性 ITP 患者和/或血小板特别低的患者，外周 Treg 细胞数量较正常人明显减少，且治疗缓解后 Treg 细胞数量增高。儿童 ITP 患者 Treg 细胞数量的减少程度与血小板减少的时间呈显著相关性，Treg 细胞还可以作为 ITP 的一个预后因素指导临床治疗与评估。但也有研究指出，ITP 患者 Treg 细胞数量与健康对照组无明显差异，如以 $CD4^+CD25^{hi}Foxp3^+$ 定义的 Treg 细胞在 ITP 外周血中的数量与正常对照组无差异。出现上述不同的研究结果，可能与研究样本量的大小、检测 Treg 细胞的标志物不同、种族差异性、疾病活动程度等因素有关。但将 Treg 细胞与效应 $CD4^+T$ 细胞共培养后，ITP 患者中 Treg 细胞的抑制作用较健康对照组明显减弱。通过增加 Treg 细胞数量和加强 Treg 细胞功能可能能够治疗 ITP。Treg 细胞数量和/或功能在药物治疗前后出现了一些变化，促血小板生成素受体激动剂治疗不能增加 Treg 细胞的数量，但能改善 Treg 细胞的抑制功能。在使用地塞米松和利妥昔治疗 ITP 后，发现 Treg 细胞的比例明显上调，但也有报道利妥昔治疗前后 Treg 细胞数量未见变化。

（二）Treg 细胞与移植物抗宿主病

异基因造血干细胞移植在血液系统恶性肿瘤的治疗中已经广泛应用，但其并发症如 GVHD 的发生严重影响预后，相关病死率占移植死亡的 50% 以上。因此，如何有效控制诱导免疫耐受一直是干细胞移植领域研究的热点及难题。调节性细胞在移植免疫耐受中起重要作用，能够预防 GVHD，并能保留移植物抗白血病（graft versus leukemia, GVL）效应。去除移植物中 Treg 细胞后 GVHD 加重，而移植物中同时加入来自供体的新鲜分离的 Treg 细胞则可减轻 GVHD。去除供者 T 淋巴细胞中的 CD4$^+$CD25$^+$Treg 或在移植前去除受者体内 Treg 细胞均可促进 GVHD 的发生，而输注新鲜分离纯化的供者 CD4$^+$CD25$^+$Treg 可在一定程度上减轻 GVHD。将体外活化扩增的 CD4$^+$CD25$^+$Treg 输入同种异体小鼠体内，可有效抑制急性移植物抗宿主病（aGVHD）的发生，即使是少量的 Treg 细胞也能发挥一定的效应，因此认为 CD4$^+$CD25$^+$Treg 可能作为一种新的治疗手段用于控制异基因骨髓移植后 GVHD 的发生。在小鼠不全相合的移植过程中与效应 T 细胞同时过继性输注 Treg 细胞，既能有效抑制 GVHD，又能保留移植物抗白血病功能。目前已有通过 Treg 细胞过继性转移来治疗 GVHD 的临床试验报道，过继性转移 CD4$^+$CD25$^+$T 细胞可以有效防止急性和慢性 GVHD。对于接受单倍体相合造血干细胞移植的患者，移植前先给其输注已经分选好的供者源 Treg，然后再输注分选的 CD34$^+$ 细胞和供者成熟淋巴细胞，且未加用 GVHD 预防药物，证实在大部分患者中获得植入，只有极少数发生了 Ⅱ 度以上的 aGVHD，未发生慢性移植物抗宿主病（cGVHD）。

目前认为 Treg 细胞主要通过以下几条途径控制 GVHD 的发生：① Treg 细胞通过产生抑制性细胞因子如 IL-10、TGF-β 等来抑制异基因 T 细胞的增殖，下调抗原提呈细胞上的 T 细胞活化所必需的分子，减轻 GVHD。② Treg 细胞通过其表面的 CTLA-4 分子与树突状细胞表面的分子作用，减弱或阻止抗原提呈细胞传递共刺激信号，并且诱导 DC 表达吲哚胺 -2, 3- 加双氧酶（indoleamine -2, 3- dioxygenase, IDO），IDO 分解色氨酸，降低了靶细胞活化和发挥功能所需的氨基酸浓度，使异基因的 T 细胞攻击宿主组织的能力减弱。③ 活化后 Treg 细胞高表达糖皮质类固醇诱导的肿瘤坏死因子受体（glucocorticoid induced TNFR, GITR）分子，而 GITR 的刺激不仅可以减弱同种异基因 CD4$^+$CD25$^-$ 细胞的增殖，还可以促使它通过 Fas-FasL 途径发生程序性死亡。由于 Treg 细胞在发挥免疫调节作用中的重要性，能有效预防和治疗 GVHD，并能同时保留 GVL 效应，在异基因造血干细胞移植上有很好的应用前景，但其作用机制等还没有完全明确，应用于临床上仍有一定的难度，其与肿瘤免疫逃逸也有很大的关联。如何安全高效、持久稳定地发挥 Treg 细胞的功能是今后研究的重点与难点。

（三）Treg 细胞与血液肿瘤

儿童 ALL 患者外周血 Treg 细胞的百分比升高，可能与儿童 ALL 的预后相关。初发 AML 患者 Treg 细胞占 CD4$^+$T 细胞的比例明显高于正常人，治疗后 Treg 细胞含量降低，且外周血中 Treg 细胞水平与患者病程及预后密切相关。由于 AML 存在高度异质性，部分患者达到完全缓解后 Treg 细胞水平并未下降，反而升高；或者 Treg 细胞水平在整个治疗过程中持续升高，甚至在达到完全缓解后，Treg 水平高于初发水平。初发未治 CML 患者 Treg 细胞比例显著高，且伊马替尼以一种剂量依赖的方式降低 Treg 细胞的数量及其免疫抑制功能。霍奇金淋巴瘤等血液系统肿瘤患者浸润淋巴细胞和外周血单核细胞中 Treg 水平升高，降低其 Treg 细胞数量可以有效激活机体对肿瘤细胞的免疫应答，提高患者的长期生存率。在不同亚型的 NHL 中，Treg 细胞功能及其作用机制可能不同。在滤泡性淋巴瘤和生发中心弥漫大 B 细胞淋巴瘤（DLBCL）中，Treg 细胞的高表达与良好预后相关，而在非生发中心 DLBCL 中则没有观察到类似的情况。在成年 T 细胞淋巴瘤中高表达的 Treg 细胞提示预后较差。多发性骨髓瘤患者体内也存在 Treg 细胞高表达，且随着疾病的进展，细胞数量相应增加，抑制活性也增强，可能是导致多发性骨髓瘤患者免疫功能低下的主要原因之一。

（四）总结和展望

Treg 细胞过继性免疫治疗所面临的主要问题是 Treg 的异质性和可塑性，涉及 Treg 细胞的分离纯化、扩增及输注给患者等全部过程。Treg 细胞的异质性主要是指依据表面标志分子及其组合的不同而划分为不同的亚群，它们在功能及作用机制上存在差异。Treg 细胞的可塑性主要是指 Treg 向其他辅助性 T 细胞转变的潜能。Treg 细胞属于高度异质性的细胞群体，体现在不同表面分子组合所界定的 Treg 亚群表型及功能方面的差异。例如，初始 Treg（$CD45RA^+CD25^{hi}FOXP3^{low}$）比效应 Treg（$CD45RA^-CD25^{hi}FOXP3^{hi}$）的凋亡能力和增殖能力更强；$CD4^+CD25^{hi}ICOS^+$Treg 分泌更高水平的 IL-10、IFN-γ，而 $CD4^+CD25^{hi}ICOS^-$ Treg 细胞的 IL-2、TNF-α 及膜表面 TGF-β 水平更高；$CD45RA^+CD4^+CD25^{hi}$ 初始 Treg 在体外扩增时更能稳定表达 CCR7、CC62L、CTLA-4 及 Foxp3，且体外扩增的 Treg 中 $CCR7^+CD62L^+CD45RA^+CTLA4^+$Treg 比 $CD45RA^-CDR7^-CD62L^-$Treg 具有更强的抑制活性。

目前，从外周血或脐带血中分离供治疗用的 Treg 细胞还难以建立统一的操作规范。不同的实验室分选分离的 Treg 亚群不尽相同，如 $CD4^+CD25^+$T 细胞、$CD4^+CD25^{hi}$T 细胞、$CD4^+CD25^{hi}CD127^-$T 细胞等；扩增方法也不尽相同。体外扩增要尽量保持 Treg 纯度，维持其表型和功能的稳定。不同 Treg 细胞亚群及其分选和扩增方法对扩增得到的 Treg 细胞纯度及分泌炎症细胞因子的效应 T 细胞的含量具有显著的影响。例如，基于磁珠分选得到的 Treg 纯度为 40%～60%，容易污染无调节作用的效应 T 细胞。应对的策略有组合多个步骤的阳选和阴选过程，以及运用流式细胞术分选并使用相对较好的分子标志均可以提升 Treg 细胞的纯度，降低效应 T 细胞的污染。由于污染细胞在体外具有扩增优势，使用西罗莫司等药物选择性作用于效应细胞，有利于促进 Treg 细胞的扩增优势。Treg 细胞的可塑性使得其在体外扩增或输注到体内所面临的一个重要问题是：Foxp3 表达的不稳定将使得 Treg 细胞向效应 T 细胞（如 Th17）转变，分泌 IL-17、IFN-γ 等炎症细胞因子，而体内炎症环境可以加速这一转化，从而增加过继性治疗的风险。因此，过继性免疫治疗中需要对扩增的 Treg 细胞进行严格的质控检测。

六、靶向抑制 T 细胞免疫抑制性受体

正常情况下，免疫抑制性受体与其配体表达于 T 细胞和抗原提呈细胞（APC）表面，主要限制 T 细胞过度活化，而在慢性感染性疾病和肿瘤中，抑制性受体表达上调，尤其是肿瘤细胞表面表达多种抑制性受体的配体是诱导免疫耐受的关键因素。在既往开展特异性抗肿瘤抗病毒 T 细胞免疫治疗的基础上，新的免疫治疗手段——基于免疫抑制性受

体的靶向免疫治疗——抗免疫检查点（checkpoint）分子免疫治疗成为目前肿瘤靶向治疗的研究热点。抗免疫卡控点分子免疫治疗主要是利用抗体阻断其在 T 细胞表面表达的抑制性受体，使后者不能与肿瘤细胞表面的相应配体结合传递抑制性信号，从而使 T 细胞恢复正常功能的方法。CTLA-4 是临床免疫抑制性受体靶向免疫治疗的首个免疫卡控点，利用抗 CTLA-4 抗体抑制 CTLA-4 而下调机体的免疫耐受性，提高抗肿瘤免疫应答的研究已在各种动物肿瘤模型试验（乳腺癌、前列腺癌、淋巴瘤、肉瘤、结肠癌和黑色素瘤等）得到肯定，可以在一定程度上逆转 T 细胞的免疫功能，达到抗肿瘤效应。随后，抗 PD-1 抗体也通过 FDA 批准而应用于治疗黑色素瘤和非小细胞肺癌（NSCLC），并取得一定疗效；由于这些单克隆抗体免疫治疗是靶向免疫细胞而不是肿瘤细胞，对任何类型的肿瘤的治疗不存在局限性，因而逐渐被应用于血液恶性肿瘤的治疗中。

（一）抗 CTLA-4 单克隆抗体

体外试验表明在获得性免疫应答中，CTLA-4 是一个重要的免疫卡控点。1996 年 Alison 等研究者首项临床前研究报道了抗 CTLA-4 单克隆抗体具有增强抗肿瘤免疫反应作用，但单独使用仅限于一些肿瘤细胞株，而联合 GM-CSF 疫苗可以增强其抗肿瘤疗效。抗 CTLA-4 单克隆抗体治疗主要是通过抗 CTLA-4 单克隆抗体阻断 T 细胞上的 CTLA-4 与肿瘤细胞表面的相应配体结合，使得免疫抑制反应解除，从而达到抗肿瘤作用，而其作用机制研究仍在不断探索中。临床和临床前研究数据表明，使用抗 CTLA-4 单克隆抗体治疗阻断 CTLA-4 通路可以直接活化 $CD4^+$ 和 $CD8^+$ 效应 T 细胞，不影响调节性 T 细胞的抑制作用，但也有研究显示阻断 CTLA-4 可以抑制 $CD4^+CD25^+$ T 细胞作用，间接增强效应 T 细胞的活化功能。因而，抗 CTLA-4 单克隆抗体治疗机制大多数可能是直接刺激效应 T 细胞活化，导致效应 T 细胞和 Treg 细胞比例的改变，致使 $CD4^+$ 和 $CD8^+$ T 细胞明显增加。

2011 年抗 CTLA-4 单克隆抗体伊匹单抗（ipilimumab）和 tremelimumab 被美国 FDA 批准应用于治疗晚期黑色素瘤，该抗体能延长患者的生存期。而其在其他肿瘤中的治疗试验也不断有新发现。在 18 例复发和难治性非霍奇金淋巴瘤（NHL）的 I 期临床研究中评估伊匹单抗的疗效，结果发现有 1 例获得完全缓解，其他患者部分缓解。而在 29 例异基因造血干细胞移植后的造血恶性肿瘤研究中发现 2 例完全缓解，1 例部分缓解，部分患者出现免疫介导相关毒性反应。有研究者将伊匹单抗用于治疗异基因造血干细胞移植后复发的造血恶性肿瘤，发现患者没有发生 aGVHD 或移植物抵抗等现象，提示伊匹单抗在造血恶性肿瘤中的安全性和有效性。

（二）抗 PD-1 和抗 PD-L1 单克隆抗体

抗 PD-1 和抗 PD-L1 单克隆抗体是继抗 CTLA-4 治疗肿瘤之后的又一种尝试，利用封闭 PD-1 和 PD-L1 的抗体使肿瘤浸润淋巴细胞上 PD-1 和 PD-L1 的表达下降，从而增强 T 细胞的抗肿瘤反应、延迟肿瘤生长和促进肿瘤排斥反应。在抗 PD-1 单克隆抗体作用机制研究中发现，增加效应 T 细胞在肿瘤部位的募集、延长 T 细胞增殖和细胞因子的分泌是

PD-1 阻断治疗所介导的可能机制，但目前尚未有明确的生物标志物可用于评估抗 PD-1 治疗的效果。临床试验表明，PD-1 阻断治疗与 PD-L1 存在一定的相关性，于是推测 PD-1 阻断作用机制可能是一个"松开制动踏板"的模式，PD-1 或 PD-L1 特异性抗体被认为可以用于阻碍肿瘤 T 细胞中的 PD-1 和肿瘤细胞中表达的 PD-L1 的相互作用从而抑制 T 细胞免疫应答。

抗 PD-1 单克隆抗体首先在转移性黑色素瘤的临床试验中获得良好效果，继而在多种肿瘤包括肺癌、膀胱癌和肾癌，以及复发性难治性淋巴瘤等单用或联合应用的临床试验中获得成功，而且在晚期黑色素瘤治疗中，阻断 PD-1/PD-L1 的临床疗效（30%～35%）明显高于阻断 CTLA-4（10%～15%），其免疫毒性也明显低于抗 CTLA-4 单克隆抗体。因此，抗 PD-1 单克隆抗体两种抗体药物（pembrolizumab 和 nivolumab）在 2014 年相继被美国 FDA 批准使用[9]。抗 PD-1 抗体在血液肿瘤（AML、CLL、NHL、HL 或 MM）的 I 期临床试验中显示具有一定的临床效应，但仅约 1/3 的患者显示良好耐受和临床受益。2013 年 Armand 等使用另一种抗 PD-1 单克隆抗体 pidilizumab，治疗移植后弥漫性大 B 细胞淋巴瘤，缓解率达 50%。该抗体在急性髓系白血病（AML）、非霍奇金淋巴瘤、慢性淋巴细胞白血病（CLL）、霍奇金淋巴瘤及骨髓瘤等多种血液恶性肿瘤的 I 期临床治疗中均显示了一定的疗效，并且全部患者没有发生免疫介导相关毒性反应。此外，同时应用 PD-1 阻断剂联合肿瘤疫苗治疗 AML 患者已进入临床试验阶段。

尽管临床试验显示 PD-1 阻断的临床反应与其在肿瘤和白血病细胞中的表达是相关的，但也有数据显示，白血病患者肿瘤细胞表面的 PD-L1 表达水平不一，并且在部分患者中对 $CD4^+CD8^+T$ 细胞的激活和细胞因子的分泌也无显著性影响，并且并不是所有 PD-L1 阳性的肿瘤都对 PD-1 的阻断有反应，相反，PD-L1 阴性的肿瘤对阻断 PD-1 通路也有反应，这提示可能有其他或多种免疫抑制受体共同参与血液肿瘤的免疫抑制调节作用。

近年来随着 CD19-CAR-T 细胞抗 B 细胞肿瘤临床试验的成功，靶向不同血液肿瘤抗原的 CAR-T 的研究也不断增多，有研究者将 CAR-T 技术和免疫卡控点结合进行小鼠肿瘤模型研究，发现抗 PD-1 抗体可以增强 CAR-T 的抗肿瘤疗效。

（三）其他免疫抑制性受体抗体

LAG-3 作为抗肿瘤靶点的研究首先在黑色素瘤中开展，由于 LAG-3 与 APC 上的 MHC II 类分子具有高亲和力，而肿瘤细胞同样表达 MHC II 类分子，研究发现 LAG-3 与黑色素瘤细胞上的 MHC II 类分子结合可以使肿瘤细胞不发生凋亡，因此 LAG-3 特异性单克隆抗体可能通过干预此通路而促进肿瘤细胞凋亡。尽管其作用机制仍不明确，但鉴于 LAG-3 在肿瘤和慢性感染患者 T 细胞功能中的作用，研究者推测可能的作用机制是 LAG-3 特异性单克隆抗体抑制了肿瘤特异性效应 T 细胞的负调节功能，尽管 LAG-3 的表达并不像 PD-1 那么广泛，但已有数据表明其多效性作用能引起 LAG-3 阻断作用的其他机制。体内外研究表明，阻断 LAG-3 通路可以抑制 Treg 细胞的抑制活性。已有数据表明 Treg 细胞可以通过 T 细胞共轭效应获得 MHC II 类分子，后者与表达于效应 T 细胞的

LAG-3 结合介导 T 细胞的抑制功能。在黑色素瘤的研究中发现，LAG-3 与表达于肿瘤细胞表面的 MHC Ⅱ 类分子结合可以保护肿瘤细胞免于凋亡，因此 LAG-3 特异性单克隆抗体能干扰这种凋亡保护作用，导致肿瘤细胞死亡。

在人和小鼠模型实验研究中发现，抗 LAG-3 抗体和抗 PD-1 抗体的双重阻断，在提高机体有效抗肿瘤免疫应答方面优于单独阻断剂的使用。有趣的是，LAG-3 还有一个剪接异构体——可溶性 LAG-3（sLAG-3）。多数研究数据显示，sLAG-3 主要是作为一个免疫佐剂，在小鼠模型研究中发现，sLAG-3 免疫球蛋白融合蛋白（sLAG-3-Ig）可以增强小鼠的抗肿瘤免疫应答作用。目前 sLAG-3-Ig（IMP321，Immutep）作为免疫佐剂已于近期进入临床试验阶段，而 LAG-3 单克隆抗体虽然也已进入临床试验阶段，但其临床疗效仍需拭目以待。

同时阻断 TIM-3 和 PD-1 通路对 AML 小鼠具有治疗作用。TIM-3 是一种通过直接作用于 $CD8^+$ T 细胞调节 $CD4^+$ 调节 T 细胞的重要信号，其作用在于抑制自身免疫反应及肿瘤抗原耐受。TIM-3 与其配体 Gal-9 结合，通过不同的机制介导肿瘤微环境中的免疫抑制，参与肿瘤的发生、发展、播散和转移。而阻断 TIM-3 作为抗肿瘤治疗同样有一定的效果，但当抗 TIM-3 与抗 PD-1 抗体联合应用时，其抑制肿瘤效应更为显著。而在血液肿瘤异基因造血干细胞移植研究中也发现，BTLA 较 PD-1 具有更显著的免疫抑制效应，移植后患者次要组织相容性抗原（MiHA）特异性 $CD8^+$T 细胞同时高表达 BTLA 和 PD-1 而功能缺陷，阻断 BTLA-HVEM 信号通路或使用相应抗体封闭 BTLA 或 PD-1 均可使 MiHA 特异性 $CD8^+$T 细胞的增殖明显加强和重获抗肿瘤抗原的免疫应答活性，但阻断 BTLA 信号通路对恢复 T 细胞增殖效应比阻断 PD-1 更显著。这一结果提示，BTLA-HVEM 信号通路可能在血液系统恶性肿瘤 T 细胞免疫缺陷中发挥更重要的作用，同时也提示血液肿瘤免疫负调节更具复杂性。

（四）总结

通过阻断 T 细胞免疫抑制性受体与其配体结合增强血液肿瘤患者的抗肿瘤免疫反应，这种方法是基于肿瘤细胞利用各种正常的免疫调节或是免疫耐受途径逃避宿主的免疫防御。由于这些免疫抑制性受体与肿瘤细胞表面表达的相应配体结合形成了一个卡控点，通过阻断这个卡控点消除抑制、刺激免疫应答是目前血液恶性肿瘤研究的一个新的靶向治疗策略。目前相关作用机制研究仍然在不断更新和进行中。未来仍有很多工作需要众多研究者去继续探索，寻找预测抗 PD-1 单克隆抗体等抗体的治疗疗效的生物学标记也是未来一个不容忽视的问题，对于如何明确治疗方案尤为重要。而随着 CAT-T 技术的发展，CAR-T 结合抗体阻断免疫卡控点的治疗将会是另一个更具前景的靶向治疗研究方向。

（徐　玲　李扬秋　吴秀丽　金真伊　赵　琦　刘　婕　陈少华）

参 考 文 献

何维. 2005. 医学免疫学. 北京：人民卫生出版社.
李小秋，蒋翔男. 2014. 外周 T 细胞及 NK 细胞淋巴瘤病理研究新进展. 中国肿瘤临床，41（19）：

1204-1207.

李扬秋. 2009. 细胞受体的研究与应用. 北京：人民卫生出版社.

谈东风，Henry T Lynch. 2017. 分子诊断与肿瘤个体化治疗原则（中文翻译版）. 北京：科学出版社.

汤钊猷. 2011. 现代肿瘤学. 3版. 上海：复旦大学出版社.

汪慧英，杨旭燕. 2015. 临床免疫学进展. 杭州：浙江大学出版社.

朱雄增，李小秋. 2010. 解读2008年恶性淋巴瘤WHO分类-T细胞和NK细胞淋巴瘤. 临床与实验病理学杂志，26（4）：385-388.

Abul K Abbas, Andrew H Lichtman, Shiv Pillai. 2015. Cellular and Molecular Immunology. 8th ed. Amsterdam：Elsevier Inc.

Anderson G, Takahama Y. 2012. Thymic epithelial cells：working class heroes for T cell development and repertoire selection. Trends Immunology, 33（6）：256-263.

Ansell SM, Lesokhin AM, Borrello I, et al. 2015. PD-1 blockade with nivolumab in relapsed or refractory Hodgkin's lymphoma. N Engl J Med, 372（4）：311-319.

Baitsch L, Baumgaertner P, Devêvre E, et al. 2011. Exhaustion of tumor-specific CD8 T cells in metastases from melanoma patients. J Clin Invest, 121（6）：2350-2360.

Baumjohann D, Ansel KM. 2013. MicroRNA-mediated regulation of T helper cell differentiation and plasticity. Nature Reviews Immunology, 3（9）：666-678.

Boehm T, Bleul CC. 2006. Thymus-homing precursors and the thymic microenvironment. Trends in Immunology, 27（10）：477-484.

Bonini C, Mondino A. 2015. Adoptive T-cell therapy for cancer：The era of engineered T cells. Eur J Immunol, 45（9）：2457-2469.

Campbell DJ, Koch MA. 2011. Phenotypical and functional specialization of FOXP3$^+$ regulatory T cells. Nat Rev Immunol, 11（2）：119-130.

Campbell DJ. 2015. Control of regulatory T cell migration, function, and homeostasis. J Immunol, 195（6）：2507-2513.

Casucci M, Bondanza A. 2011. Suicide gene therapy to increase the safety of chimeric antigen receptor-redirected T lymphocytes. J Cancer, 2：378-382.

Ciofani, M, Zuniga-Pflucker JC. 2010. Determining γδ versus αß T cell development. Nature Reviews Immunology, 10（9）：657-663.

Clay TM, Custer MC, Sachs J, et al. 1999. Efficient transfer of a tumor antigen-reactive TCR to human peripheral blood lymphocytes confers anti-tumor reactivity. J Immunol, 163（1）：507-513.

Culmsee C, Plesnila N. 2006. Targeting Bid to prevent programmed cell death in neu rons. Bioch em Soc Trans, 34（Pt 6）：1334-1340.

Duong CPM, Yong CSM, Kershaw MH, et al. 2015. Cancer immunotherapy utilizing gene-modified T cells：From the bench to the clinic. Mol Immunol, 67（2）：46-57.

Edgar J. 2008. T cell immunodeficiency. Journal of Clinical Pathology, 61（9）：988-993.

Fedorov VD, Themeli M, Sadelain M. 2013. PD-1- and CTLA-4-based inhibitory chimeric antigen receptors（iCARs）divert off-target immunotherapy responses. Sci Transl Med, 5（215）：215ra172.

Garber HR, Mirza A, Mittendorf EA, et al. 2014. Adoptive T-cell therapy for leukemia. Mol Cell Ther, 2：25.

Gerdemann U, Katari UL, Papadopoulou A, et al. 2013. Safety and clinical efficacy of rapidly-generated trivirus-directed T cells as treatment for adenovirus, EBV, and CMV infections after allogeneic hematopoietic stem cell transplant. Mol Ther, 21（11）：2113-2121.

Gill S, Maus MV, Porter DL. 2016. Chimeric antigen receptor T cell therapy：25 years in the making. Blood

Rev, 30（3）: 157-167.

Goodman WA, Cooper KD, McCormick TS. 2012. Regulation generation: the suppressive functions of human regulatory T cells. Crit Rev Immunol, 32（1）: 65-79.

Icheva V, Kayser S, Wolff D, et al. 2013. Adoptive transfer of epstein-barr virus（EBV）nuclear antigen 1-specific T cells as treatment for EBV reactivation and lymphoproliferative disorders after allogeneic stem-cell transplantation. J Clin Oncol, 31（1）: 39-48.

Jacobs SR, Herman CE, Maciver NJ, et al. 2008. Glucose uptake is limiting in T cell activation and requires CD28-mediated Akt-dependent and independent pathways. J Immunol, 80（7）: 4476-4486.

Ji X, Zhang L, Peng J, et al. 2014. T cell immune abnormalities in immune thrombocytopenia. J Hematol Oncol, 7（1）: 72.

John LB, Devaud C, Duong CP, et al. 2013. Anti-PD-1 antibody therapy potently enhances the eradication of established tumors by gene-modified T cells. Clin Cancer Res, 19（20）: 5636-5646.

Khalil DN, Smith EL, Brentjens RJ, et al. 2016. The future of cancer treatment: immunomodulation, CARs and combination immunotherapy. Nat Rev Clin Oncol, 3（5）: 273-290.

Klein L, Kyewski B, Allen PM, et al. 2014. Positive and negative selection of the T cell repertoire: what thymocytes see（and don't see）. Nature Reviews Immunology, 14（6）: 377-339.

Koppenol WH, Bounds PL, Dang CV. 2011. Otto Warburg's contributions to current concepts of cancer metabolism. Nat Rev Cancer, 11（5）: 325-337.

Li B, Liu S, Niu Y, et al. 2012. Altered expression of the TCR signaling related genes CD3 and FcεRIγ in patients with aplastic anemia. J Hematol Oncol, 5: 6.

Li B, Guo L, Zhang Y, et al. 2016. Molecular alterations in the TCR signaling pathway in patients with aplastic anemia. J Hematol Oncol, 9: 32.

Mascanfroni ID, Takenaka MC, Yeste A, et al. 2015. Metabolic control of type 1 regulatory T cell differentiation by AHR and HIF1-α. Nat Med, 21（6）: 638-646.

McLaughlin L, Cruz CR, Bollard CM. 2015. Adoptive T-cell therapies for refractory/relapsed leukemia and lymphoma: current strategies and recent advances. Ther Adv Hematol, 6（6）: 295-307.

Nguyen LT, Ohashi PS. 2015. Clinical blockade of PD1 and LAG-3 potential mechanisms of action. Nat Rev Immunol, 15（1）: 45-56.

Papadopoulou A, Gerdemann U, Katari UL, et al. 2014. Activity of broad-spectrum T cells as treatment for AdV, EBV, CMV, BKV, and HHV6 infections after HSCT. Sci Transl Med, 6（242）: 242ra83.

Prokhorov A, Gibbs BF, Bardelli M, et al. 2015. The immune receptor Tim-3 mediates activation of PI3 kinase/mTOR and HIF-1 pathways in human myeloid leukaemia cells. Int J Biochem Cell Biol, 59: 11-20.

Rothenberg EV, Taghon T. 2005. Molecular genetics of T cell development. Annual Review of Immunology, 23: 601-649.

Rothenberg EV. 2012. Transcriptional drivers of the T-cell lineage program. Current Opinion in Immunology, 24（2）: 132-138.

Schmitt N, Ueno H. 2015. Regulation of human helper T cell subset differentiation by cytokines. Curr Opin Immunol, 34: 130-136.

Shi J, Ge M, Lu S, et al. 2012. Intrinsic impairment of CD4（+）CD25（+）regulatory T cells in acquired aplastic anemia. Blood, 120（8）: 1624-1632.

Swerdlow SH, Campo E, Pileri SA, et al. 2016. The 2016 revision of the World Health Organization classification of lymphoid neoplasms. Blood, 127（20）: 2375-2390.

Topalian SL, Drake CG, Pardoll DM. 2015. Immune checkpoint blockade: a commondenominator approach to cancer therapy. Cancer Cell, 27（4）: 450-461.

Vigneron N. 2015. Human tumor antigens and cancer immunotherapy. Biomed Res Int, 2015: 948501.

Wilson CB, Makar KW, Perez-Melgosa M. 2002. Epigenetic regulation of T cell fate and function. The Journal of Infectious Diseases, 185 (Suppl 1): S37-45.

Xu L, Zhang Y, Luo G, et al. 2015. The roles of stem cell memory T cells in hematological malignancies. J Hematol Oncol, 8: 113.

Zahran AM, Elsayh KI. 2014. $CD4^+$ $CD25^+$ High $Foxp3^+$ regulatory T cells, B lymphocytes, and T lymphocytes in patients with acute ITP in Assiut Children Hospital. Clin Appl Thromb Hemost, 20 (1): 61-67.

第九章 B 细 胞

第一节 B 细胞的来源与分化发育

B 淋巴细胞简称 B 细胞，是免疫系统中的抗体产生细胞，在哺乳动物中由骨髓产生，在禽类中则由法氏囊（bursa of Fabricius，BF）产生。成熟的 B 细胞通过血液循环进入淋巴结与脾脏，主要定居于淋巴结皮质浅层的淋巴小结及脾脏红髓和白髓的淋巴小结内。在抗原刺激和辅助性 T 细胞（Th）的协助下，B 细胞被激活，增殖形成生发中心，进一步分化为分泌抗体的浆细胞或长寿的记忆 B 细胞。B 细胞产生特异的免疫球蛋白（Ig），能特异性地与抗原结合，主要执行机体的体液免疫功能。此外，B 细胞不仅能通过产生抗体发挥特异性体液免疫功能，同时也是重要的抗原提呈细胞，参与免疫调节过程。

一、B 细胞来源

哺乳动物的 B 细胞是在中枢免疫器官——骨髓中发育成熟的。在胚胎发育早期，卵黄囊、肝脏和骨髓是产生血液细胞的重要场所，但随着胚胎发育进程，骨髓逐渐成为主要的中枢免疫器官。动物出生后，骨髓中的造血干细胞是所有血液细胞的始祖细胞，干细胞具有自我更新能力，可产生分化为各类细胞的干细胞。所有淋巴细胞都来源于淋巴干细胞，B 细胞在骨髓中经历祖 B 细胞、前 B 细胞、幼稚 B 细胞等阶段，最终发育为成熟 B 细胞。

禽类的法氏囊是 B 细胞分化发育的场所。禽类的中枢免疫器官包括骨髓、胸腺和法氏囊，其中法氏囊是禽类特有的中枢免疫器官，是 B 细胞产生、分化和成熟的场所，成熟 B 细胞从法氏囊迁移到外周淋巴器官中进行定位、增殖，并对抗原进行免疫应答。禽类的法氏囊最早一直被认为是一种与生殖发育相关的器官，但是在 1956 年，Cooper 在 *Nature* 杂志中论述，禽类法氏囊对抗体的产生有重要作用，实验发现，当切除法氏囊后，雏鸡对沙门菌 "O" 抗原产生的抗体水平大大降低。自此以后，法氏囊就被认为是禽类特有的免疫器官。

二、B 细胞的分化发育

（一）骨髓微环境

B 细胞的增殖分化需要骨髓基质细胞（bone marrow stromal cell，BMSC）提供的骨髓造血微环境。骨髓造血微环境由骨髓基质细胞及其分泌的细胞因子和细胞外基质三部分组成。骨髓基质细胞包括巨噬细胞、血管内皮细胞和成纤维细胞等。间质细胞分泌纤粘连蛋白、胶原蛋白及层粘连蛋白等细胞外基质，此外还分泌多种细胞因子，这些组分相互作用共同促进 B 细胞的发育和成熟。骨髓微环境对于 B 细胞的分化主要有两方面的作用：一是骨髓基质细胞可以与祖 B 细胞和前 B 细胞直接相互作用，调节 B 细胞的成熟；二是通过基质细胞分泌出来的细胞因子，如白细胞介素 -7（IL-7），调节 B 细胞的分化发育（图 9-1）。

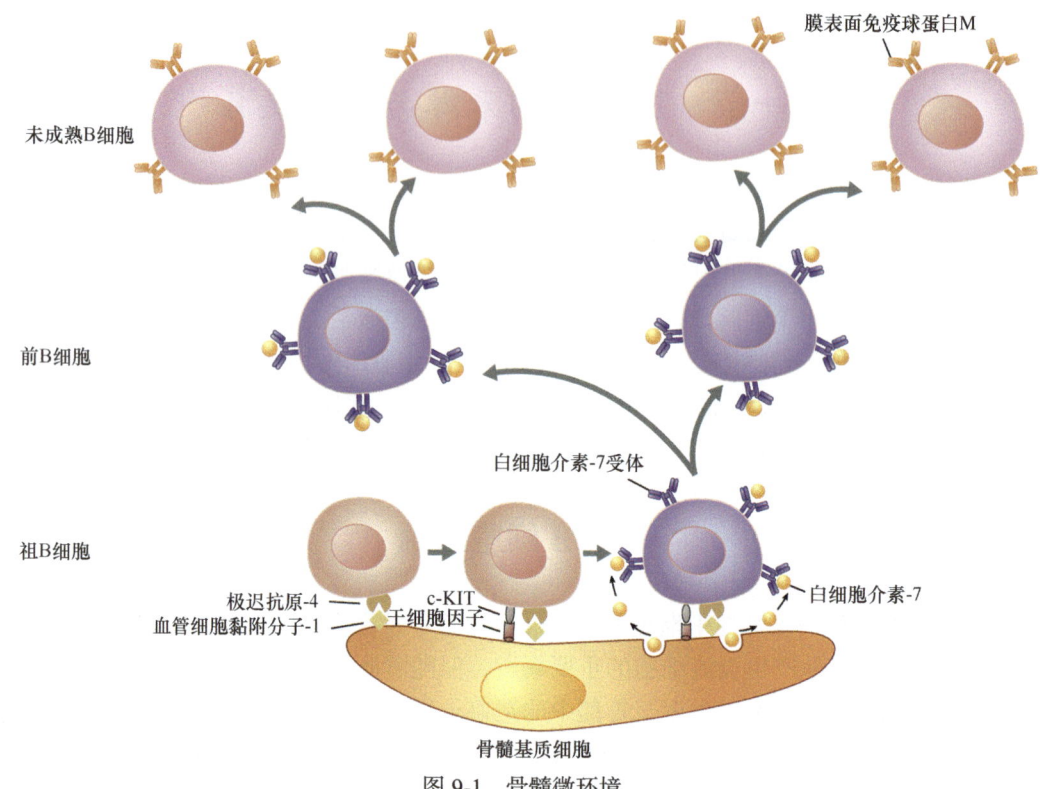

图 9-1 骨髓微环境

1. 基质细胞 主要包括树突状细胞（DC）、巨噬细胞、成纤维细胞、脂肪细胞及网状细胞等。基质细胞通过与 B 细胞直接作用，或通过其分泌的细胞因子调节 B 细胞的定向增殖、分化、成熟和迁移等。

（1）树突状细胞：是体内摄取、加工、提呈抗原的专职抗原提呈细胞（APC），因其具有许多伪足样或树突状突起而得名，其提呈抗原的能力最强。处于外周淋巴器官 B 细胞依赖区的树突状细胞参与 B 细胞的发育、分化、激活及记忆 B 细胞的形成和维持，其主要作用为：①与 B 细胞膜表面高亲和力免疫球蛋白的表达和 V 基因重排有关；②通过释放可溶性因子直接调节 B 细胞的生长与分化；③增强细胞因子诱导的 CD40$^+$ B 细胞生长和分化；④外周血树突状细胞表达类似 CD40L 的分子，参与 B 细胞激活。

（2）巨噬细胞：骨髓中的巨噬细胞含溶酶体，具有强大的吞噬功能和黏附能力。巨噬细胞表面具有主要组织相容性复合体（MHC）Ⅰ类和Ⅱ类分子、IgG Fc 受体、C3b 受体及其他多种细胞因子受体。巨噬细胞通过分泌 IL-1 刺激其他基质细胞分泌 IL-4 从而间接调控 B 细胞的生成。此外，巨噬细胞通过 CD14、脂多糖受体、各种整合素、A 类清道夫受体和 CD31 等受体吞噬骨髓中凋亡的 B 细胞。

(3) 成纤维细胞：是构成细胞外基质的重要组成部分。B 淋巴系祖细胞可表达整合分子迟现抗原 -4（very late antigen-4，VLA-4），在 VLA-4 的介导下，B 淋巴系祖细胞可黏附于成纤维细胞的细胞层中并向其迁移。

(4) 网状细胞：是骨髓基质细胞中一类独特的细胞，这些细胞间突起相连，形成网状结构，与其他基质细胞共同组成造血微环境，调节血细胞的增殖、分化和造血活动。骨髓网状细胞还可以分泌 IL-7 和干细胞因子（SCF），促进 B 细胞的分化和发育。

2. 细胞因子

(1) 血管细胞黏附分子 -1（VCAM-1）：骨髓基质细胞可通过多种细胞黏附因子如 VCAM-1 与祖 B 细胞表面的 VLA-4 相互作用，然后祖 B 细胞表达受体 c-KIT 与 BMSC 表面分子 SCF 相互作用，激活 c-KIT，使祖 B 细胞表达白细胞介素 -7 受体（IL-7R），IL-7R 与 BMSC 分泌的 IL-7 相互作用，使祖 B 细胞分化为前 B 细胞。

(2) B 细胞活化因子（BAFF）：属于肿瘤坏死因子（TNF）家族成员，BAFF 及其受体 BAFFR 对于 B 细胞的产生及成熟起重要作用。在 B 细胞发育过程中，BAFF 可以促进 T2、T3 型及成熟型 B 细胞的存活。BAFF 缺失小鼠的 B 细胞发育被抑制在 T1 期，缺乏 T2 型、边缘区 B 细胞和滤泡 B 细胞，T 细胞依赖性和非依赖性体液免疫反应受损，但对骨髓细胞、B1 细胞没有影响。BAFF 还是重要的边缘区 B 细胞的分化因子，BAFF 通过上调 B 细胞特异的转录因子配对盒基因 5（Pax5）的表达，影响 Pax5 的下游靶分子 CD19 的表达，而 CD19 作为 B 细胞共受体复合物的主要组分，在 B 细胞分化中起重要作用。

（二）功能性 B 细胞受体的形成

B 细胞受体（B cell receptor，BCR）是存在于 B 细胞膜上的免疫球蛋白，B 细胞通过 BCR 识别抗原，启动体液免疫。不成熟 B 细胞表达 IgM，成熟 B 细胞又表达 IgD，即同时表达 IgM 和 IgD，有的成熟 B 细胞表面还表达 IgG、IgA 或 IgE。BCR 也是 B 细胞重要的特征性标志，不同 B 细胞表达不同的 BCR，因此能识别不同的抗原，对于同一个 B 细胞，其细胞膜表面只有一种 BCR，故只能识别一种抗原。

1. BCR 基因结构 每个 BCR 分子都是由两条相同的重链（heave chain 或 H chain）和两条相同的轻链（light chain 或 L chain）组成的。BCR 的 H 链由 V、D、J 和 C 基因片段编码形成，V（D）J 重排组合到一起编码重链的可变区（V），C 基因片段编码恒定区（C）；L 链中有 κ 链和 λ 链两种亚类，κ 链和 λ 链都包含 V、J 和 C 三种基因片段，V、J 片段组合成轻链的可变区，C 片段编码恒定区。

2. BCR 基因重排 轻重链的每种基因片段以多拷贝的形式存在，这些基因片段之间被大小不同的基因隔开，每个基因片段都编码一段蛋白，只有通过基因重组使这些基因片段发生重排和组合，才能形成有功能的 BCR，基因重排主要依赖于重组酶的作用。

V（D）J 基因的重排由重组激活基因（RAG）编码的重组酶 RAG、DNA 修复蛋白 Ku70 和 Ku80、DNA 蛋白激酶 DNA-PKcs、DNA 连接酶Ⅳ及 DNA 修复蛋白 XRCC4 组成。其中，*RAG* 基因有 *RAG1* 和 *RAG2* 两种类型，在祖 B 细胞和前 B 细胞表达，其表达的 RAG 蛋白随细胞周期的进行在细胞核中合成并重新定位。RAG1 能与 RAG2 形成蛋白复合物，每个 RAG 蛋白复合物含 1 个 RAG1 和 3～5 个 RAG2。RAG1 与 RAG2 蛋白都是在 DNA 切割过程所必需的,但 RAG 蛋白复合物的大部分结构都不参与基因的重排过程,只有占少部分的核心 RAG 蛋白才具备特异性识别并切割 V(D)J 基因片段的活性。

V(D)J 基因片段两侧的重组信号序列(RSS)由 7 核苷酸的回文结构(CACAGTG)、1 个由 12 或 23 个碱基构成的插入片段,以及 1 个富含腺嘌呤(A)(ACAAAAACC)的 9 核苷酸保守序列组成。V 基因片段的下游为 12bp 间隔序列 RSS,J 基因片段上游为 23bp 间隔序列 RSS。重组过程遵循"12/23 原则",即带有 12bp 间隔序列的基因片段仅能与带有 23bp 间隔序列的片段结合。当基因重排发生时,2 个编码基因的 RSS 靠拢在一起,7 核苷酸回文结构相互配对形成 1 个共价闭合的发卡结构。RAG 重组酶切割 DNA 链,切割位点位于编码序列第一个碱基与 RRS 核苷酸回文结构之间,切割的结果造成环状 DNA 片段被切除,随后相邻的 2 个编码序列通过重组酶连接。通过重组酶的作用,使 B 细胞在发育过程中进行基因片段随机重组,使得最后成熟的每个 B 细胞克隆只含有 1 个 V 片段、1 个 D 片段(轻链无 D 片段)和 1 个 J 片段,且只有 1 种 L-VJC/ H-VDJC 组合,编码 1 种 BCR,因此构成了受体识别抗原的多样性(图 9-2)。

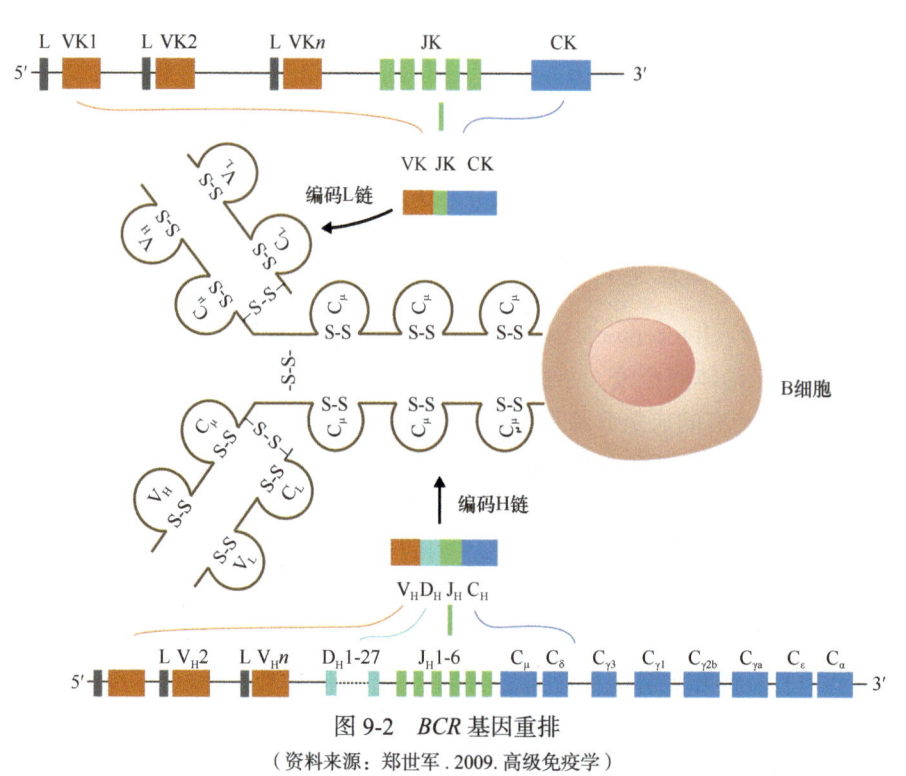

图 9-2 BCR 基因重排

(资料来源:郑世军. 2009. 高级免疫学)

3. 等位排斥(allelic exclusion)和同型排斥(isotypic exclusion) 等位排斥指淋巴细胞中产生免疫球蛋白的基因位于两条同源染色体上,而免疫球蛋白基因的表达只发生在其中一条上,且先重排成功的基因会抑制其同源染色体上另一个等位基因的重排,这种因为一条染色体上的基因表达而抑制另一条染色体上相同基因表达的现象称为等位基因排斥。而同型排斥是指 B 细胞的轻链表达时,κ 链与 λ 链之间的排斥,因此只生成一种链(κ 链或 λ 链)。等位排斥和同型排斥保证了 B 细胞克隆单一地表达

BCR，同时只分泌一种抗体。

(三) B 细胞分化发育时期

1. 抗原非依赖期 B 细胞在骨髓的分化发育中不受抗体影响，故称为 B 细胞分化的抗原非依赖期，B 细胞在该阶段的发育过程主要分为以下几个阶段：祖 B 细胞、前 B 细胞、未成熟 B 细胞和成熟 B 细胞（图 9-3）。

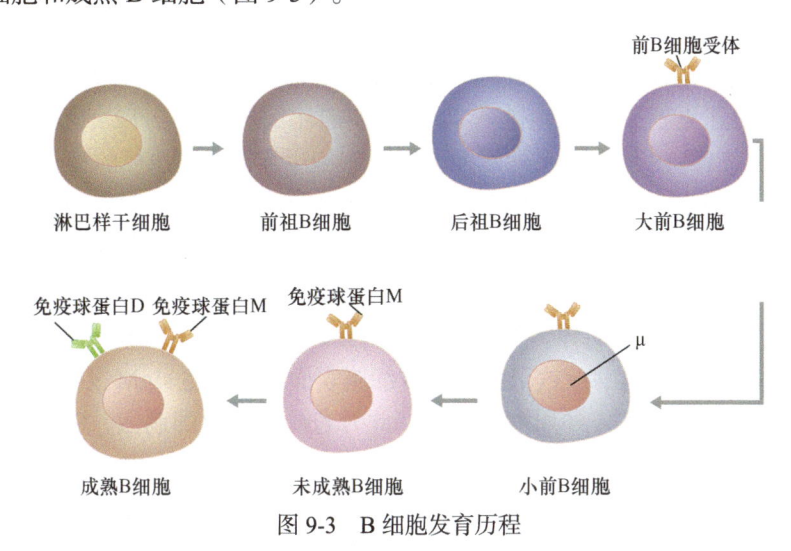

图 9-3 B 细胞发育历程

（1）祖 B 细胞：由骨髓淋巴细胞分化发育而来，是 B 细胞的最原始阶段，仅存在于骨髓、胎肝等组织，祖 B 细胞在骨髓中发育成熟，骨髓基质细胞产生的 FMS 样酪氨酸激酶 3（Fms-like tyrosine kinase 3，FLT3）配基与多能前体细胞的受体酪氨酸激酶 FLT3 结合并向下游进行信号转导，促使多能祖细胞（MPP）向共同淋巴样祖细胞（CLP）分化，其次，CLP 表达 VLA-4，CLP 通过 CLA-4 与基质细胞表达的 VCAM-1 相互接触并紧密连接，然后 CLP 表达 IL-7R，与基质细胞分泌的 IL-7 相互作用，从而实现 B 细胞系向祖 B 细胞的分化。

祖 B 细胞期分为前祖 B 细胞期和后祖 B 细胞期，早期阶段的祖 B 细胞的重链基因首先发生重排，顺序为 D 片段与 J 片段连接形成 D-J 重组片段，表达 RAG1、RAG2、TdT、λ5 和 Vpre-B 蛋白，表面标志物有 CD34、CD45R、AA4.1、IL-7R、CD10、CD19、CD38 等；随后，重链重排的 D-J 片段再与 V 基因片段重组，完成祖 B 细胞的晚期阶段，细胞表达 TdT、λ5 和 Vpre-B，细胞的表面标志物有 CD45R、AA4.1、IL-7R、CD10、CD19、CD20、CD38、CD40；但是此时的轻链仍处于胚系状态。此时的 B 细胞无 mIgM 表达，但表达 Igα/β 异二聚体。

（2）前 B 细胞：其发育也可分为两个阶段，即大前 B 细胞和小前 B 细胞阶段。在大前 B 细胞阶段，可变区 V（D）J 发生重排，形成完整的重链即 μ 链，轻链虽不能发生基因重排，但能由 λ5 和 *Vpre-B* 基因编码形成替代轻链（surrogate light chain，SLC），μ 链与替代轻链共同组成 pre-BCR 表达于细胞表面。在小前 B 细胞阶段，重链基因发生 V（D）J 重排形成 μ 链，μ 链在胞质中表达；轻链基因发生 V-J 基因重排，此阶段若重链与轻链发生无功能的基因重排或发生错位时,这些细胞将因无功能性 IgM 分子的产生而发生凋亡。

(3) 未成熟 B 细胞:根据 B 细胞表面的标记分子,可将未成熟 B 细胞分为不同的过渡期 B 细胞。Loder 根据 CD23、CD21 和膜表面 IgM 及 IgD 的表达,将未成熟的 B 细胞分为 T1 和 T2 细胞,T1 细胞表达 $IgM^{bright}IgD^-CD21^-CD23^-$,T2 细胞表达 $IgM^{bright}IgD^{bright}CD21^+CD23^+$。T1 细胞可进入 T2 细胞期,T2 细胞能最终分化为成熟 B 细胞。Allman 则根据 CD23、AA4 和 IgM 的表达,把未成熟 B 细胞分为 T1($sIgM^{bright}AA4^+CD23^-$)、T2($IgM^{bright}AA4^+CD23^+$)和 T3($sIgM^{low}AA4^+CD23^+$),在 T1-T2、T2-T3 过渡期,有大量细胞死亡和快速更新,T1 细胞进入 T2 细胞期的比例显著低于 T2 细胞进入 T3 细胞期的比例。因此,T1、T2 细胞期是外周未成熟 B 细胞生存与成熟选择的重要调控阶段。

(4) 成熟 B 细胞:又称初始 B 细胞,未成熟 B 细胞虽然表达膜表面受体,但并不具备免疫活性,当结合抗原后,细胞不被激活,反而通过凋亡而被清除,只有当 B 细胞继续分化为表达 IgM^+、IgD^+ 的成熟 B 细胞时,才真正具有免疫活性。B 细胞 C_μ 和 C_δ 基因片段有一个共同的 mRNA 前体,通过差异剪接分别形成 μmRNA 和 δmRNA 两种不同的模板指导 Igμ 和 Igδ 的翻译,故这个阶段的 B 细胞表面同时表达 sIgM 及 sIgD 两种膜分子。成熟的 B 细胞离开骨髓进入外周淋巴器官,此时若受到抗原的刺激,B 细胞可得到充分活化从而介导特异性体液免疫应答。

2. 抗原依赖期 B 细胞在骨髓中发育为初始 B 细胞,初始 B 细胞离开骨髓,随体液循环到达外周免疫器官的非胸腺依赖区定居,如果没有遇到相应的抗原,几周后 B 细胞死亡;如果遇到相应的抗原刺激,B 细胞在 Th 细胞的作用下活化、增殖,进而分化为浆细胞产生抗体,少数 B 细胞则成为记忆细胞,这一过程称之为 B 细胞分化的抗原依赖期(详见本章第三节)。

(四) 转录因子对 B 细胞分化发育的调控作用

转录因子的调控在 B 细胞分化发育的各个阶段起重要作用。在调控 B 细胞分化发育相关的众多转录因子中,E2A、早期 B 细胞因子(early B cell factor,EBF)和 Pax5 的调控作用尤为重要。

1. E2A 转录因子 E2A 的基因通过差异剪接可编码 2 种蛋白产物——E12 和 E47。*E2A* 基因的羧基端有螺旋-环-螺旋(helix-loop-helix,HLH)结合域,能与早期 B 细胞表达的基因(如 *IgH* 和 *Igκ*)调控序列上的 E box 元件(5'-CANNTG-3')结合。*E2A* 基因的氨基端有两个转录激活域(activation domain,AD),E2A 通过 AD 与组蛋白乙酰转移酶染色体重塑复合物相互作用,使基因的表观遗传特征发生改变,从而实现对早期 B 细胞特异性基因发育的调控作用。此外,E2A 还能调节免疫球蛋白重排相关基因 *RAG1* 和 *RAG2* 的表达,目前已证明 E2A 的失活会造成免疫球蛋白重链基因 D-J 重排的阻滞,并进而抑制 λ5 基因的表达,使轻链的重排受阻。

2. EBF 是一个非典型的 HLH 锌指蛋白,EBF 的氨基端有包括锌指结合基序(zinc-binding motif,ZBM)在内的 DNA 结合域,而羧基端是转录激活区。EBF 通过 HLH 形成同源二聚体,二聚体的形成大大提高了 EBF 与 DNA 的亲和性。与 E2A 类似,EBF 也在早期B细胞发育过程中发挥重要作用，EBF能与B细胞谱系特异性基因如 mb-1、VpreB 和 λ5 的启动子相结合，调控 pre-BCR 的表达与 RAG 的活性，并进而调控 Igμ 基因重链 D-J 重排。

EBF 缺失的小鼠骨髓中 pro-B 细胞的数目大大减少，且 pro-B 细胞不表达 mb-1、VpreB 和 λ5 基因，在外周免疫器官中也很难检测到免疫球蛋白。但若进行活性恢复实验，在 EBF 缺失的小鼠骨髓 pro-B 细胞中重新导入 EBF 基因，则可激活 VpreB、λ5、RAG2 和胚系 Igμ 的转录，使机体恢复 B 细胞分化发育。

3. Pax5 *Pax5* 为配对盒基因，其编码产物为 B 细胞特异性激活蛋白（B cell-specific activator protein，BSAP），BSAP 的氨基端为配对区，能识别特定序列的 DNA。研究表明，在一些 B 细胞特异性基因如 mb-1、VpreB 和 λ5 等的启动子区域有许多 BSAP 结合位点，Pax5 能与免疫球蛋白的启动子位点结合，是 B 细胞谱系分化的主要调节子；Pax5 的羧基端为转录激活区及抑制区，能调节不同基因的转录激活或抑制。除此之外，Pax5 还具有一段高度保守的八肽片段，作用是使 Pax5 在转录激活子与抑制子之间进行转换。

Pax5 缺失的小鼠在 D-J 重排与 V(D)J 重排的转换过程中出现阻滞，并影响 mb-1、CD19、LEF-1 和 N-myc 的表达，使 B 细胞的发育受到阻碍。除此之外，Pax5 能调控至少 170 个基因的表达，这些基因中很多对成熟 B 细胞的信号转导、细胞黏附及细胞迁移有重要作用，成熟 B 细胞 *Pax5* 的缺失会造成造血祖细胞的去分化，并影响 T 细胞谱系的分化。

（五）阴性选择和阳性选择

与 T 细胞发育相似，B 细胞在骨髓的发育也同样经历阴性选择和阳性选择，但这一过程是在骨髓或法氏囊中完成的，通过两次选择大约 75% 的 B 细胞发生凋亡，只有少量经过功能性免疫球蛋白基因重排的 B 细胞离开骨髓或法氏囊，移行到外周淋巴组织，如果没有遇到抗原，几天后死亡；如果遇到抗原和活化的 Th 细胞，B 细胞被活化，继而增殖分化为浆细胞产生抗体和记忆 B 细胞进入外周淋巴器官。前 B 细胞增殖并分化为未成熟 B 细胞需要轻链基因的重排。轻链基因的重排产物与 μ 链组装成 mIgM 共表达于 B 细胞膜形成 BCR，但是此时的 mIgM 若受到抗原刺激，易导致膜受体交联而产生负信号，使细胞发育成熟被阻滞，被阻滞的 B 细胞虽仍能进入外周免疫系统，但处于对特异性抗原无应答的失能（anergy）状态；处于失能状态的未成熟 B 细胞可以通过受体编辑（receptor editing）改变其 BCR 的特异性，BCR 经受体编辑，基因重新活化，轻链 V-J 再次重排，替代原有轻链，使编辑后的 BCR 不能再与原来的抗体反应，从而获得了新的抗原特异性，使 B 细胞进一步发育。若受体编辑不成功，则细胞死亡，出现克隆清除，产生免疫耐受，这个过程称为 B 细胞发育过程中的阴性选择。

在未成熟 B 细胞阶段，除了阴性选择或受体编辑，B 淋巴细胞也会被阳性选择。成熟的 B 细胞受抗原刺激后，免疫球蛋白基因可发生体细胞高频突变，再加上抗原的选择，保留表达高亲和力 BCR 的细胞克隆，此现象称为亲和力成熟，也称为 B 细胞的阳性选择。

（王　丹　刘　娜　向　荣）

第二节 B细胞的表面标志及分型

一、B细胞抗原受体与辅助分子

B细胞膜表面有众多的分子，主要为B细胞抗原受体复合物、共刺激分子和辅助受体等（图9-4），它们在B细胞活化、增殖、抗原识别及抗体产生等过程中都发挥着重要作用。

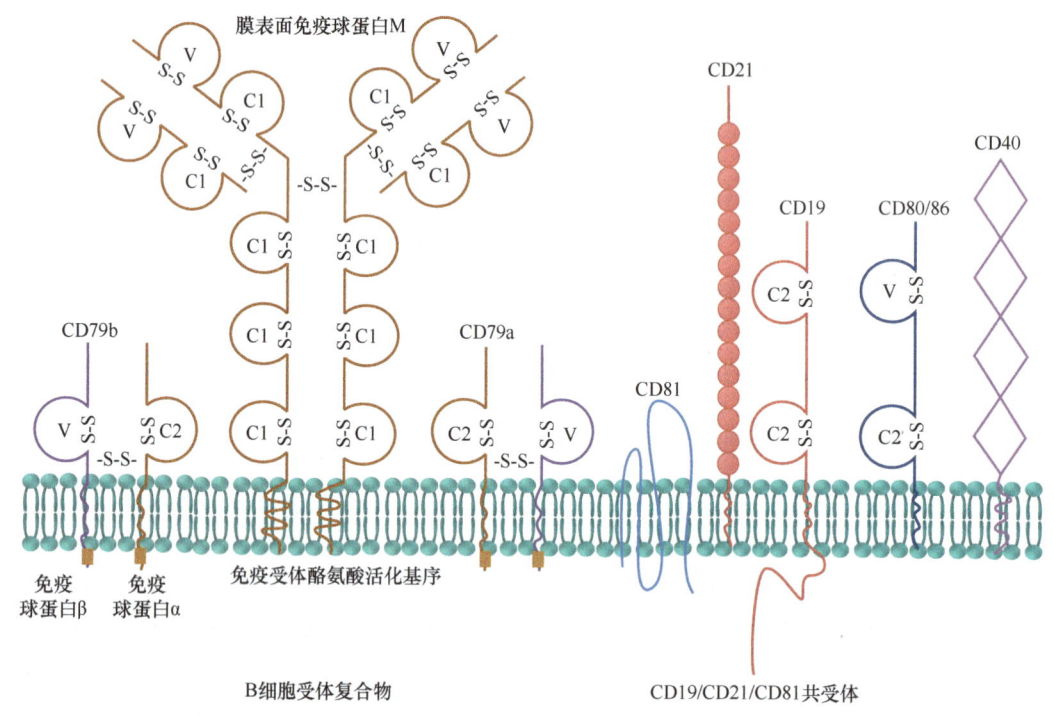

图9-4 B细胞表面标志物

（一）B细胞受体复合物

B细胞受体（BCR）复合物是B细胞表面最重要的表面分子，BCR由两部分组成：一部分是镶嵌在B细胞膜表面的免疫球蛋白（mIg），不同分化阶段的BCR的mIg不同，未成熟B细胞为mIgM，成熟B细胞为mIgM和mIgD，记忆B细胞为mIgG、mIgA和mIgE。mIg由两条H链和两条L链组成，负责识别抗原。另一部分是Igα/Igβ异二聚体，负责向下传递信号。mIg胞内区的氨基酸序列很短，自身不能形成功能性的信号传递区域，故需依靠mIg与Igα/Igβ异二聚体结合形成BCR复合物，BCR复合物的mIg部分负责识别抗原，Igα/Igβ利用其自身所含有的较长胞内区向下进行信号传递。

（二）辅助受体CD19/CD21/CD81

B细胞共受体（coreceptor）由CD19、CD21、CD81三种蛋白以非共价键连接形成，能够促进BCR对抗原的识别及B细胞的活化。CD19胞质区较长，尾部有9个酪氨酸残基，负责共受体复合物的信号转导；CD21是补体活化片段C3d的受体，介导补体与B细胞的相互作用。CD81分子位于复合物的中间位置，作用是连接CD19和CD21。共受体复合物对信号的扩大作用主要体现在两个方面。①"双重抗原结合模式"：当附着有C3d的抗原复合物接近B细胞时，复合物中的抗原成分与BCR发生交联，而C3d则与共受体复合物中的CD21结合。C3d与抗原之间的空间接近性使BCR与CD19/CD21之间的距离拉近，从而实现增强信号转导和促进B细胞活化的功能。②CD19的"进行性放大"机制：BCR与抗原结合后，可活化非受体型蛋白酪氨酸激酶（PTK）的Src家族成员Lyn，活化的Lyn使CD19分子位于胞质区第513位的Tyr磷酸化，从而使在胞质区原本处于折叠状态的CD19去折叠，并暴露出其他8个Tyr位点。Lyn通过接头蛋白SH2结合到磷酸化的CD19-Y513上，并通过进行性放大机制将CD19-Y482磷酸化，CD19-Y482继续募集细胞中Lyn分子，从而形成了一个Src家族PTK激活的进行性环路，使Lyn激酶磷酸化其他底物，直至CD19-Y391被磷酸化，CD19-Y391募集并活化接头分子Vav，进而激活下游的转导通路。由此，CD19将B细胞内由BCR交联介导的信号转导通路放大，进而实现其各种功能。

（三）共刺激分子

抗原与B细胞表面的BCR结合，产生激活B细胞活化的第一信号，B细胞活化除有第一信号外，还需要Th细胞与B细胞表面共刺激分子之间的相互作用（即第二信号）。

1. CD40与CD40L 被认为是最重要的共刺激分子，在B细胞活化过程中发挥着关键的作用。BCR识别抗原产生第一刺激信号后，Th细胞通过CD40L与B细胞的CD40结合形成第二刺激信号，两种信号共同作用活化B细胞，使B细胞进入分裂增殖状态。

2. CD80（B7-1）和CD86（B7-2） 除CD40/CD40L外，CD80和CD86也是一组重要的共刺激因子。CD80和CD86也称B7-1和B7-2，属于B7家族。CD80和CD86在活化的B细胞中高表达，在提呈抗原过程中充当协同刺激分子。CD80和CD86能与T细胞表面的CD28或者细胞毒性T淋巴细胞相关抗原4（CTLA-4）相互作用，当CD80和CD86与T细胞表面CD28分子作用时，能为T细胞活化提供第二信号，起着信号传递、增强或放大免疫反应的作用；而当CD80和CD86与T细胞上的CTLA-4结合时，则产生一个负调节信号，抑制T细胞的活化，从而抑制细胞的免疫应答。

3. BAFF与BAFFR BAFFR及其配体BAFF对B细胞的产生及成熟B细胞的存活也有至关重要的作用。BAFF由B细胞分泌，能激活其受体BAFFR，随后，BAFFR通过IκB激酶（IκB kinase，IKK）激活转录因子NF-κB，并使之释放入核，表达并产生与B细胞功能应答相关的各类分子。除此之外，BAFFR信号会直接导致SYK及与BCR偶联的免疫球蛋白分子的磷酸化，并通过细胞外信号调节激酶（ERK）和磷脂酰肌醇-3-羟激酶（PI3K）通路进行转导，激活下游信号分子，从而促进了B细胞的存活。

4. ICAM-1/LFA-1 细胞间黏附分子-1（ICAM-1）又称CD54，属于免疫球蛋白超基因家族，具有与免疫球蛋白相似的结构特征，具有1个或多个IgV样或C样结构域，主要表达于内皮细胞、淋巴细胞等。淋巴细胞功能相关抗原-1（lymphocyte function associated antigen-1，LFA-1），也称CD11a，属于白细胞整合素亚家族，是黏附分子家族最活跃的成员之一，表达于 T、B 细胞和巨噬细胞中，LFA-1 由 α 和 β 两条多肽链通过非共价键连接成异二聚体，α 和 β 亚单位的氨基末端球形区域相连，形成细胞外配体结合部位。ICAM-1 是 LFA-1 的诱导性细胞表面配体，LFA-1 的表达受细胞因子如 γ-干扰素、IL-4 及病毒感染等因素影响，其功能的上调是通过胞质区结构的改变从而影响与 ICAM-1 的亲和力来实现，两者共同参与抗原识别及淋巴细胞的协同刺激。具体来说，LFA-1 分子 β 链磷酸化且构象改变，与 ICAM-1 的黏附力增强；反之，LFA-1 分子 β 链去磷酸化后呈非活性状态，则失去黏附能力，其黏附力的改变直接影响淋巴细胞的免疫应答效应。B 细胞表面所表达的黏附分子与滤泡树突状细胞表面相应配体相互作用，有助于 B 细胞的存活。静止的 B 细胞可借助 ICAM-1/LFA-1 黏附分子对之间的相互作用从而活化 T 细胞黏附，使 T 细胞得以向 B 细胞传递活化信号。黏附分子介导的 T 细胞、B 细胞相互作用可调节 B 细胞向浆细胞分化并产生抗体。

（四）抑制型受体

活化的 B 细胞还表达多种抑制型受体，可以防止 B 细胞的过度活化，确保免疫应答在适度范围内进行，如果失去负调控机制，B 细胞免疫应答就会失控，导致一系列免疫损伤。典型的抑制型受体有 CD22、CD32 和 CD72 等。

1. CD22 在前 B 细胞及未成熟 B 细胞少量表达，在活化的 B 细胞中高表达。CD22 的细胞外部分含 7 个免疫球蛋白结构域，胞内区含有免疫受体酪氨酸抑制基序（ITIM）。当抗原和 BCR 结合后，Src 家族的酪氨酸激酶（如 Fyn、Blk、Lyn）能使 Igα/Igβ 异二聚体的免疫受体酪氨酸激活基序（ITAM）内的酪氨酸磷酸化，也能使 CD22 胞质区 ITIM 中的酪氨酸磷酸化，磷酸化后的 ITIM 可更新细胞内抑制信号蛋白，这类蛋白包括蛋白酪氨酸磷酸酶（PTP）SHP-1、SHP-2 及 SHIP。SHP-1 与 CD22 分子相互作用后具有磷酸酶的活性，可抑制蛋白质酪氨酸激酶的活性，或使已磷酸化的酪氨酸脱去磷酸基，继而终止 CD22 启动的信号转导途径，形成自身抑制信号，使 B 细胞活化维持在适度水平。

2. CD32 为 IgG Fc 受体的一种，其胞内段也含 ITIM。当抗原-IgG 复合体形成之后，抗原结合 BCR，IgG 结合 CD32，从而使 BCR 与 CD32 共交联。BCR 活化的 PTK 使 CD32 的 ITIM 结构域中的酪氨酸磷酸化。另外，B 细胞的胞质内存在的磷酸酶 SHP-1 和 SHP-2 含 SH2 锚定位点。SHP-1 和 SHP-2 羧基端的 SH2 介导与酪氨酸化的 ITIM 结构域结合，而氨基端的 SH2 则激发磷酸酶的活性，与 CD22 类似，磷酸酶能抑制激酶的活性，阻断蛋白质酪氨酸激酶参与的活化信号途径，进而中止信号转导，防止抗体过量产生。

3. CD72 属于 C 型凝集素超家族，是一个穿膜蛋白。CD72 的 N 端有一个 ITIM 结构域（ITIM1）和一个 ITIM 类似序列（ITIM2）。BCR 与抗原结合后，BCR 信号会促使 CD72 磷酸化，并募集 SHP-1，CD72 的 ITIM1 和 ITIM2 可以与 SHP-1 的 C-SH2 和 N-SH2 结合，SHP1 通过去磷酸化作用使 B 细胞活化过程的关键激酶 Btk、Syk 丧失活性，从而抑制 BCR 介导的 B 细胞活化信号。

（五）其他表面分子

1. CD20 表达于除浆细胞外各发育阶段的 B 细胞，可调节钙离子跨膜流动，调控 B

细胞的增殖和分化。CD20 是 B 细胞特异性标志，是治疗性单抗识别的靶分子。

2. 补体受体（complement receptor，CR） 有 CR1（CD35）和 CR2（CD21）。CR1 主要见于成熟 B 细胞，CR1 密度在 B 细胞活化晚期下降。补体系统被激活后，可产生一系列的活性片段，与表达于 B 细胞表面的相应受体结合，对 B 细胞分化、增殖及记忆 B 细胞和抗体产生具有重要调节作用。此外，CR2 是 B 细胞的 EB 病毒受体，其与 EB 病毒选择性感染 B 细胞有关。

3. MHC 抗原 成熟 B 细胞表面富含 MHC Ⅰ类和 MHC Ⅱ类抗原。B 细胞发育未成熟时已表达 MHC Ⅱ类分子，活化 B 细胞表面表达 MHC Ⅱ类分子明显增多。

4. 细胞因子受体（cytokine receptor，CKR） B 细胞表面表达的细胞因子受体主要有 IL-1R、IL-2R、IL-4R、IL-5R、IL-6R、IL-7R 及干扰素 γ 受体（IFN-γR）等。细胞因子通过与 B 细胞表面相应受体结合而发挥作用，参与调节 B 细胞的增殖、分化及活化。

5. 丝裂原受体 B 细胞表面的丝裂原受体与 T 细胞不同，因此刺激 B 细胞转化的丝裂原也不同。如用脂多糖与外周血淋巴组织共同培养时，B 细胞相应受体可与之结合而被激活，并增殖分化为淋巴母细胞，称为 B 细胞有丝分裂原反应，可用于对 B 细胞的功能检测。

二、B 细胞亚群

根据表型、组织定位和功能的不同，可将 B 细胞分为 B1 细胞和 B2 细胞两个亚群。B1 细胞属于固有免疫细胞，产生以 IgM 为主的低亲和力抗体；B2 细胞即通常所指的 B 细胞，参与适应性体液免疫应答。

（一）B1 细胞

B1 细胞产生于个体发育胚胎期，主要定居于腹腔、胸腔及肠道黏膜的固有层，在抵御微生物感染、保持内环境稳定中有重要作用。B1 细胞依据表型可分为 B1a（$CD5^+CD11b^-$）细胞和 B1b（$CD5^-CD11b^+$）细胞两种类型。

1. 产生天然 IgM B1（$CD5^+$）细胞作为天然抗体的主要来源，可以在无明显外源抗原刺激的情况下自发分泌 IgM 抗体，识别广泛存在于多种病原体表面的糖类相关抗原。该抗体具有多反应性，能以相对低的亲和力与多种不同抗原表位结合。

2. 参与对非胸腺依赖性抗原的应答 某些细菌表面的多糖类抗原，如细菌脂多糖、细菌荚膜多糖和葡聚糖等，能诱导无胸腺裸鼠或无 T 细胞动物产生抗体，称为非胸腺依赖性抗原。非胸腺依赖性抗原通过重复表位导致 BCR 适度交联或通过丝裂原受体与 BCR 的交联激活 B 细胞，使其在 48 小时内即产生 IgM 为主的低亲和力抗体，介导体液免疫应答。B1 细胞在增殖分化和抗体产生过程中一般不发生免疫球蛋白类别转换，也不产生免疫记忆。当再次接受相同抗原刺激时，抗体效价与初次应答无明显差别。B1 细胞也能产生多种针对某些变性自身抗原（如变性的红细胞、变性免疫球蛋白、ssDNA 等）的抗体。病理性自身抗体可引起自身组织的病理性损伤，与多种自身免疫病密切相关。

3. 介导黏膜免疫 肠固有层和肠系淋巴膜淋巴结的 B1 细胞分泌 IgA，IgA 的产生需要有外源性抗原刺激，但是不依赖 T 细胞的辅助作用。B1 细胞源性的分泌性 IgA 参与黏膜免疫应答，尤其在防止肠道细菌感染中发挥重要作用，被认为是肠道的第一道防护门。

（二）B2 细胞

B2 细胞是分泌抗体参与体液免疫应答的主要细胞，它是由骨髓中多能造血干细胞分化而来的比较成熟的 B 细胞，主要定居于淋巴器官，滤泡（follicular，FO）B 细胞是 B2 细胞的主体。

成熟 B 细胞大多处于静息期，在抗原刺激及 Th 细胞辅助下，活化的 B 细胞进入淋巴小结进一步分裂增殖形成生发中心，经历体细胞高频突变、免疫球蛋白亲和力成熟和类型转换，最终分化为浆细胞产生高亲和力抗体，行使体液免疫功能。初次免疫应答后，生发中心中存活下来的部分高亲和力的细胞分化为记忆 B 细胞，大部分记忆 B 细胞离开生发中心进入血液参与再循环。同一抗原再次侵入机体时，记忆 B 细胞可快速分化为浆细胞产生大量抗原特异性抗体，介导再次免疫应答。此外，B 细胞还具有抗原提呈和免疫调节功能。边缘带（marginal zone，MZ）B 细胞是位于边缘窦附近的 B 细胞亚群。边缘带 B 细胞属于固有免疫细胞，主要介导针对血缘性颗粒抗原的 T 细胞非依赖性的快速应答，不依赖于 T 细胞的辅助。有关 B1 细胞与 B2 细胞的鉴别见表 9-1。

表 9-1 B1 细胞与 B2 细胞的异同

异同点	B1 细胞	B2 细胞
初次产生的时间	胚胎期	出生后
主要定位	腹膜腔、胸膜腔	外周免疫器官
更新方式	自我更新	由骨髓产生
自发性免疫球蛋白的产生	高	低
分泌的免疫球蛋白的同种型	IgM > IgG	IgM < IgG
特异性	多反应性	单特异性
体细胞高频突变	低/无	高
对糖类抗原的应答	是	可能
对蛋白抗原的应答	可能	是
Th 细胞辅助	不需要	需要
免疫记忆	少/无	有

资料来源：曹雪涛，熊思东，姚智. 2013. 医学免疫学. 6 版. 北京：人民卫生出版社。

（三）调节性 B 细胞

调节性 B 细胞（Breg）通过产生 IL-10 和 TGF-β 等抑制性细胞因子介导免疫耐受，

在自身免疫性疾病、感染、肿瘤等疾病的发生发展过程中起重要调节作用。

三、B 细胞及其活性检测方法

B 细胞在维持体内正常的体液免疫中发挥重要作用，体内 B 细胞的发育分化异常将导致免疫系统的失衡进而产生自身免疫性疾病，因此 B 细胞及其活性的检测显得尤为重要。最经典 B 细胞活性检测方法为空斑形成细胞（plague forming cell，PFC）试验，此外 B 细胞具有多种特异性抗原和受体，据此建立了相应的检测方法，用以研究 B 细胞各分化发育阶段的特性，也可借以鉴定和计数各阶段 B 细胞在人外周血和淋巴样组织的分布及疾病时的动态变化。

（一）体内试验

B 细胞受抗原或促有丝分裂原刺激后，分裂、增殖并分化成熟为浆细胞，分泌相应的免疫球蛋白。若 B 细胞功能降低或缺陷，则表现为体内免疫球蛋白降低，对外源性抗原的应答减弱，产生特异性抗体的能力也下降；反之，如血清中一种或多种免疫球蛋白或轻、重链片段异常增高，则表明 B 细胞产生免疫球蛋白的功能异常增强，故临床定量测定受检者血清中各种免疫球蛋白含量和相应血清抗体，可判断 B 细胞功能，也是诊断体液免疫缺陷的常用指标。

此外，给患者注射适量常用的抗原，如白喉类毒素、破伤风类毒素等蛋白质抗原，或肺炎链球菌和流感嗜血杆菌等多糖抗原，经一定诱导期后，用适当的方法测定受检者血清中相应抗体的效价，根据抗体的水平也可判断受检者体内 B 细胞的功能。

（二）溶血空斑试验

溶血空斑试验，又称空斑形成细胞试验，是一种体外检测抗体形成细胞的方法。其原理是将一定量洗涤过的绵羊红细胞（sheep red blood cell，SRBC）注射入小鼠腹腔，4 天后将小鼠杀死，取脾脏制成脾细胞悬液，内含抗体形成细胞。然后将脾细胞、绵羊红细胞、补体混合物混合在温热的琼脂溶液中，浇在平皿内或玻片上，使之形成薄层，37℃孵育。由于脾细胞所分泌的抗体和绵羊红细胞结合形成抗原-抗体复合物，在补体作用下可使红细胞溶解，于特制的小室内形成肉眼可见的溶血空斑，一个空斑即代表一个抗体形成细胞，空斑大小表示抗体生成细胞产生抗体的多少。这种直接法所测的细胞为 IgM 生成细胞，其他类型免疫球蛋白由于溶血效应较低，不能直接检测，可用间接检测法，即在小鼠脾细胞和 SRBC 混合时，再加抗鼠免疫球蛋白抗体（如兔抗鼠免疫球蛋白），使抗体生成细胞所产生的 IgG 或 IgA 与抗免疫球蛋白抗体结合成复合物，此时能活化补体导致溶血，称间接空斑试验。

但是上述直接和间接空斑形成试验都只能检测抗红细胞抗体的产生细胞，而且需要事先免疫，难以检测人类的抗体产生情况。如果用一定方法将 SRBC 用其他抗原包被，则可检查与该抗原相应的抗体产生细胞，这种非红细胞抗体溶血空斑试验称为空斑形成试验，它的应用范围较大。现在常用的为用金黄色葡萄球菌 A 蛋白（staphylococcal protein A,

SPA）包被 SRBC 的 SPA-SRBC 溶血空斑试验。SPA 能与人及多数哺乳动物 IgG 的 Fc 段呈非特异性结合，利用这一特征，首先用 SPA 包被 SRBC，然后进行溶血空斑测定，可提高敏感度和应用范围。在该测试系统中，加入抗人免疫球蛋白抗体，可与受检细胞产生的免疫球蛋白结合形成复合物，复合物上的 Fc 段可与连接在 SRBC 上的 SPA 结合，同时激活补体，使 SRBC 溶解形成空斑。此法可用于检测人类外周血中的 IgG 产生细胞，与抗体的特异性无关。用抗 IgA、IgG 或 IgM 抗体包被 SRBC，可测定相应免疫球蛋白的产生细胞，这种试验称为反相空斑形成试验。

（三）B 细胞表面抗原的检测

B 细胞表面有 CD19、CD20、CD21、CD22 和 CD29 等分化抗原，其中有些系全部 B 细胞所共有，而有些为活化 B 细胞所特有，细胞膜或细胞内的抗原分子与相应的荧光素直接标记的单克隆抗体结合后，形成带有荧光色素的抗原-抗体复合物，经激发光激发后发出与荧光素相对应的特定波长的荧光，其荧光强度与被测抗体分子表达密度成正比，由此可利用免疫荧光或者流式细胞术检测细胞与标记抗体对应抗原的表达量和阳性细胞百分比。活细胞表面保留有完整的抗原或受体，根据所测定的荧光强度和阳性细胞百分率即可知相应抗原的密度和分布的比例。

（四）免疫球蛋白水平的检测

SmIg 为 B 细胞所特有，是鉴定 B 细胞可靠的指标，B 细胞经荧光标记的抗免疫球蛋白抗体染色，细胞膜表面呈现的荧光着色可有不同的形式，开始均匀分布呈环状，其后集中在某些部位呈斑点状，然后又可集在一个部位呈帽状，最后可被吞饮入胞质直至荧光消失。这一现象是由于淋巴细胞膜由双层脂质组成，上嵌有蛋白分子，在体温条件下，膜呈半液体状，而镶嵌物能在其中移动。当 SmIg 抗体发生结合时，由于抗血清为双价，使 SmIg 出现交联现象，这种抗原与抗体结合物可连成斑点和帽状，时间过长，帽状结合物可脱落或被吞饮而消失，因此染色后，观察时间不能超过 30 分钟，或在染色时加叠氮化钠以防止帽状物形成或被吞饮。

（王 冉 王 丹 刘 娜 向 荣）

第三节 B 细胞的生理功能与免疫调节

一、生理功能

（一）产生抗体介导生物学效应

B 细胞的主要功能是产生抗体介导体液免疫应答。抗体是免疫系统在抗原刺激下，由 B 细胞或记忆 B 细胞增殖分化的浆细胞所产生，可与相应抗原发生特异性结合形成免疫球蛋白。具有抗原识别能力的免疫球蛋白分子和其在细胞表面的受体之间的相互作用，很大程度上决定着抗体生理功能的发挥，是将发生在体液中的免疫识别和免疫细胞的生理功能连接起来的最重要的纽带。

单体免疫球蛋白分子基本结构呈"Y"形，由两条完全相同的重链和两条完全相同的轻链通过二硫键连接而成。重链近 N 端 1/4 氨基酸序列与轻链近 N 端 1/2 氨基酸序列变化很大，为可变区，重链和轻链的 V 区分别称为 V_H 和 V_L；重链近 C 端 3/4 氨基酸序列与轻链近 C 端 1/2 氨基酸序列相对恒定，为恒定区，重链和轻链的 C 区分别称为 C_H 和 C_L。不同类的抗体 C_H 长度不一，IgG、IgA 和 IgD 重链 C 区有 C_{H1}、C_{H2}、C_{H3} 三个结构域，IgM 和 IgE 重链 C 区有 C_{H1}、C_{H2}、C_{H3} 和 C_{H4} 四个结构域。抗原结合片段（fragment of antigen binding，Fab）由 V_L、C_L 和 V_H、C_{H1} 结构域组成，而抗体与细胞表面 Fc 受体相互作用部位由一对 C_{H2} 和 C_{H3} 结构域组成。

1. 对抗原的中和作用 免疫球蛋白可分为膜型和分泌型（sIg）。膜型免疫球蛋白分布于 B 细胞膜表面，构成 B 细胞膜上的抗原识别受体，能特异性识别抗原分子。分泌型免疫球蛋白主要存在于血液及组织液中，主要功能是识别并特异性结合抗原。针对细菌，抗体可通过阻断外毒素与敏感宿主细胞表面受体结合，或封闭黏附素的活化部位，从而发挥阻止细菌与宿主细胞的黏附和中和细菌毒素的作用。针对病毒，抗体与病毒表面抗原结合，从而阻止病毒与细胞表面受体相互作用，或者在病毒与细胞表面结合后干扰病毒包膜与细胞膜的融合。

2. 调理作用 抗体以其 Fab 段结合细菌等病原体的抗原表位，其 Fc 段与吞噬细胞（巨噬细胞、中性粒细胞）表面 FcγR 结合，促进吞噬细胞吞噬病原体，此效应即抗体介导的调理作用。IgG 或 IgM 类抗体与相应抗原结合后，可激活补体，再与补体活化的裂解片段 C3b 形成抗原 - 抗体 -C3b 复合物。此复合物中的 C3b 与吞噬细胞表面相应补体受体结合，也可促进吞噬细胞的吞噬作用。

3. 补体依赖的细胞毒作用 抗体（IgG 或 IgM）识别和结合靶细胞的相应抗原后激活补体经典途径，通过补体级联反应形成攻膜复合物（membrane attack complex，MAC），使靶细胞内外渗透压失衡，导致细胞溶破。IgM 五聚体与抗原结合后，抗原 - 抗体复合物可以通过与 C1q 结合而激活补体经典途径，插入细胞膜的 MAC 通过破坏局部磷脂双层而形成"渗漏斑"，或形成穿膜的亲水性孔道，可容许水、离子及可溶性小分子等经此孔道自由流动。由于胞内胶体渗透压较胞外高，故大量水分内流，导致细胞或细菌溶解破裂，发挥溶菌、溶细胞作用。

4. 抗体依赖的细胞毒作用 抗体的 Fab 段结合病毒感染的细胞或肿瘤细胞表面的抗原表位，其 Fc 段与 NK 细胞、巨噬细胞等细胞膜表面的 FcR 结合，介导效应细胞直接杀伤靶细胞，此效应即抗体依赖细胞介导的细胞毒作用（ADCC）。NK 细胞是介导 ADCC 的主要细胞，当 IgG 的 Fab 与靶细胞膜上抗原发生特异性结合后，其 Fc 段被 NK 细胞表达受体 FcγRⅢ（CD16）识别并结合，Fc 受体交联产生信号活化 NK 细胞。活化的 NK 细胞释放 TNF 等细胞因子，并释放出含有穿孔素和颗粒酶的细胞质颗粒，穿孔素在靶细胞上成孔并使之裂解，颗粒酶（至少包括 Gz-B、胰酶 -2、Gz-A、Gz-H 和 Gz-M）则进入胞质通过裂解甲硫氨酸、亮氨酸等，活化细胞凋亡途径。抗体使得本身缺乏抗原特异性的效应细胞能够定向进行抗原特异性的攻击。

5. 介导 I 型超敏反应　介导 I 型超敏反应的抗体是 IgE，该抗体为亲细胞抗体，其 Fc 段可以与肥大细胞和嗜碱性粒细胞表面 IgE 高亲和力受体结合，使肥大细胞、嗜碱性粒细胞致敏。相同变应原再次进入机体与致敏靶细胞表面特异性 IgE 结合，可促使细胞合成和释放生物活性物质，促进血管扩张，增加血管通透性，增进平滑肌收缩，引发 I 型超敏反应。

6. 分泌型 IgA 的局部抗感染作用　除了免疫球蛋白分子基本结构外，IgA 与 IgM 单体分子可通过 J 链连接成二聚体或五聚体。分泌型 IgA 二聚体经黏膜上皮细胞分泌至分泌液中，在黏膜免疫防御中十分重要。sIgA 通过与相应病原微生物（细菌、病毒等）结合，阻止病原体黏附到细胞表面，从而在局部抗感染中发挥重要作用。

7. 调节免疫应答　抗体与抗原形成的免疫复合物及抗原-抗体-补体复合物，可以与滤泡树突状细胞表面的 Fc 受体和补体受体相互作用，促进 B 细胞增殖分化，诱发免疫应答。此外，抗体还对免疫应答产生负反馈调节作用。免疫复合物可以通过其抗原成分与 BCR 结合，抗体 Fc 段与同一 B 细胞表面的 FcγR Ⅱ B 结合，启动 FcγR Ⅱ B 介导的信号转导，终止 B 细胞增殖分化和产生抗体。

（二）提呈抗原

1. 抗原加工提呈的两条主要途径　抗原加工和提呈是抗原提呈细胞将摄入胞内的抗原或胞内自身合成的抗原降解加工处理为多肽，并以抗原肽-MHC 复合物的形式呈现于细胞表面，供 T 细胞识别的过程。根据抗原的来源不同，可将抗原加工提呈分为针对外源性抗原和针对内源性抗原两条主要途径。

来源于细胞外的抗原（如被吞噬的细胞、细菌或蛋白质抗原等），被抗原提呈细胞加工处理后以抗原肽-MHC Ⅱ 复合物的形式提呈给 $CD4^+T$ 细胞；细胞内合成的抗原（如病毒感染的细胞合成的病毒蛋白或肿瘤细胞内合成的肿瘤抗原等），直接被细胞加工处理后以抗原肽-MHC Ⅰ 复合物的形式提呈给 $CD8^+T$ 细胞。

2. B 细胞的抗原提呈作用　B 细胞作为一种专职性抗原提呈细胞，可通过 BCR 结合抗原并内化抗原或经胞饮作用将可溶性蛋白抗原吞入细胞内。在内质网中合成和组装的（MHC Ⅱ / Ⅰ i）$_3$ 九聚体，经高尔基体形成富含 MHC Ⅱ 类分子的溶酶体样细胞器。抗原在酶的作用下被降解成适合 MHC Ⅱ 类分子结合的短肽，在 HLA-DM 的作用下置换抗原肽结合槽中的 Ⅰ i 降解留下的 Ⅱ 类分子相关恒定链肽段（class Ⅱ-associated invariant chain peptide，CLIP），形成稳定的抗原肽-MHC Ⅱ 类分子复合物，表达于 B 细胞表面并提呈给 $CD4^+T$ 细胞。B 细胞与其他抗原提呈细胞的比较见表 9-2。

3. B 细胞与 T 细胞间的相互作用　B 细胞以其 BCR 识别抗原后，产生的信号经由 Igα/Igβ 和 CD19 转导至胞内，此即 B 细胞活化的第一信号。B 细胞的充分活化需要第二信号的刺激，B 细胞活化第二信号的形成需要活化 $CD4^+T$ 细胞的帮助。B 细胞加工处理抗原并向 Th2 提呈抗原肽-MHC Ⅱ 类分子复合物激活 T 细胞。B 细胞的第二活化信号由多种黏附因子对的相互作用提供，其中最重要的是 CD40/CD40L。初步活化的 T 细胞表达 CD40L，与 B 细胞表面 CD40 结合，为 B 细胞活化提供第二信号。静息 B 细胞不表达或低表达协同刺激分子 CD80/CD86，活化 B 细胞 CD80/C86 表达增强，与 CD28 和

CTLA-4 结合为 T 细胞提供促进或抑制的第二信号。活化的 Th 细胞释放细胞因子，使 B 细胞进一步活化并增殖分化。B 细胞的抗原提呈作用对 B 细胞分化成熟和特异性抗体的产生都具有极为重要的意义。

表 9-2　三种抗原提呈细胞的特征比较

项目	树突状细胞	巨噬细胞	B 细胞
抗原摄取方式	吞噬或胞饮	吞噬	特异性受体介导
MHC 分子表达	一般组织 DC 低表达，淋巴组织 DC 高表达	诱导表达	活化后增加表达
协同刺激分子	成熟 DC 表达	可诱导	可诱导
提呈抗原的种类	肽、过敏原、病毒抗原	特殊抗原、细胞内和细胞外抗原	可溶性抗原、毒素、病毒
分布	淋巴组织、结缔组织、上皮组织	淋巴组织、结缔组织、体腔	淋巴组织、外周血

资料来源：Janeway C. 2005. Immunobiology. 6th ed。

（三）分泌细胞因子参与免疫调节

B 细胞产生多种细胞因子调节巨噬细胞、树突状细胞、NK 细胞和 T 细胞的功能。近年来，B 细胞尤其是 Breg 细胞，分泌细胞因子 IL-10 可以促进 T 细胞由 Th0 向 Th1 和 Th2 转化，抑制 T 细胞增殖和活化，抑制 NK 细胞分泌 INF-γ。Breg 细胞抑制作用主要通过分泌 TGF-β，并诱导 TGF-β 受体在膜上的表达，从而抑制肿瘤抗原相关 CD8$^+$T 细胞增殖。

二、B 细胞对胸腺依赖性抗原的免疫应答

需要 Th 细胞接触才能活化 B 细胞的抗原称为胸腺依赖性抗原（thymus-dependent antigen，TD-Ag），而不需要 Th 细胞辅助就能直接激活 B 细胞的抗原称为非胸腺依赖性抗原（thymus-independent antigen，TI-Ag），常见 TD 及 TI 抗原见表 9-3。TD 抗原活化 B 细胞需要双信号刺激：一种是抗原结合 BCR，产生 B 细胞活化的第一信号；另一种是 Th 细胞膜上的 CD40L 与 B 细胞膜上的 CD40 相结合产生 B 细胞活化的第二信号。

表 9-3　胸腺依赖性和非胸腺依赖性抗原

TD 抗原	TI-1 抗原	TI-2 抗原
蛋白质，如血脓蛋白	脂多糖	肺炎球菌多糖
有核细胞	半抗原衍生物	流感嗜血杆菌多糖
病毒	奴卡菌水溶性丝裂原	脑膜炎双球菌多糖
寄生虫	热灭活脑炎双球菌	细菌呋喃果聚糖半抗原
细菌蛋白	流产布氏杆菌	多聚核苷

资料来源：Stein KE. 1992. Thymus-independent and thymus-dependent responses to polysaccharide antigens. J Infect Dis，165（Suppl 1）：S49-S52。

(一) B 细胞对 TD 抗原的识别

TD 抗原与 BCR 特异性结合后，启动 B 细胞活化的第一信号，但 mIg 胞内区的氨基酸序列很短，自身不能形成功能性的信号传递区域，故需依靠 mIg 与 Igα/Igβ 异二聚体结合形成 BCR 复合物进行信号传递。

(二) B 细胞活化的信号转导

Igα/Igβ 异二聚体含有免疫受体酪氨酸激活基序 ITAM，抗原刺激导致多个单体 BCR 在细胞膜的脂筏区聚集成簇，与脂筏区聚集的 Src 家族的酪氨酸激酶（如 Fyn、Blk、Lyn）结合，Lyn 等蛋白激酶与 ITAM 结合，并使 ITAM 区内的酪氨酸磷酸化，磷酸化的 ITAM 招募并活化蛋白激酶 Syk，Syk 激活含 SH2 结构的蛋白激酶和接头蛋白，进而活化细胞内信号转导的级联反应，最后经磷脂酰肌醇（PI）、丝裂原激活蛋白激酶（MAPK）、PI3K 三条信号转导途径调控 B 细胞激活与相关基因的表达（图 9-5）。

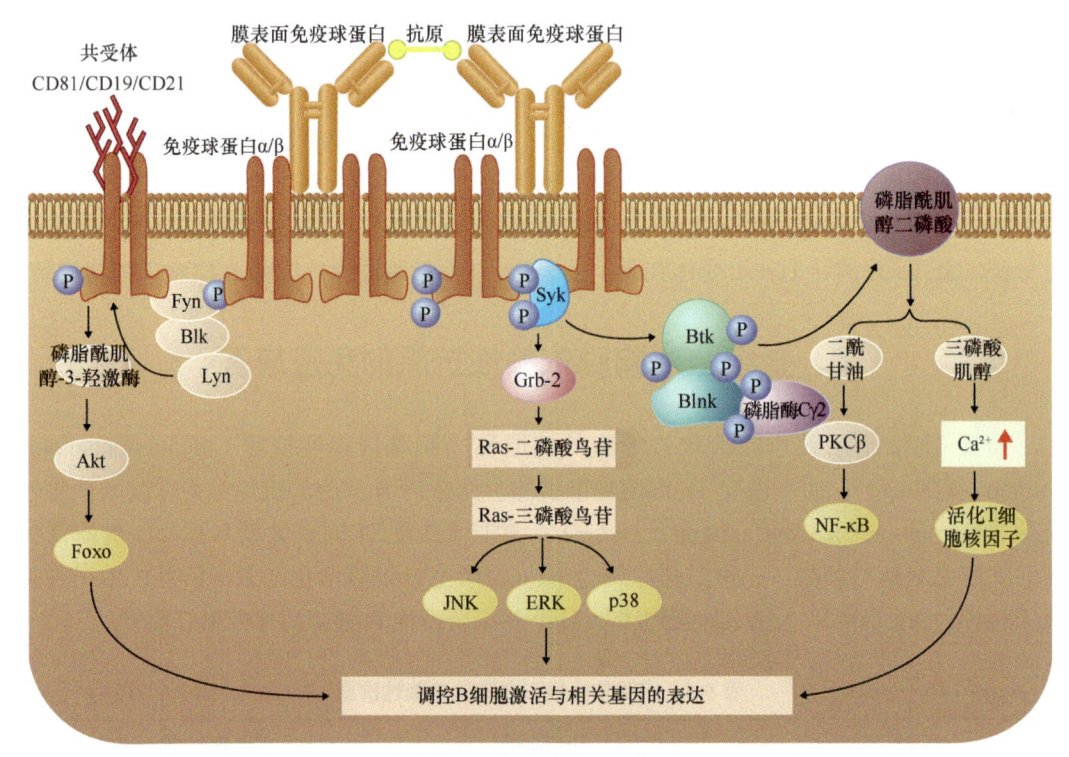

图 9-5 B 细胞活化的信号转导

（资料来源：郑世军. 2009. 高级免疫学）

1. PI 途径 Syk 可与 Btk 通过接头蛋白 Blnk 使膜结合的磷脂酶 C（PLC）γ 链发生磷酸化从而使之激活，活化的 PLCγ2 由胞质转移至膜上，使膜上的底物磷脂酰肌醇二磷酸（PIP2）水解，PIP2 水解产生第二信使三磷酸肌醇（IP3）和二酰甘油（DAG）。IP3 使内质网膜上的 Ca^{2+} 通道打开从而引起胞质内 Ca^{2+} 的释放，使胞内浓度升高，依赖于 Ca^{2+}/CaM 的 CaN 活化。活化的 CaN 使转录因子 NFAT 去磷酸化而被活化，活化的 NFAT 移入细胞核内与核内多种转录因子协同作用，激活相关基因的转录。另一方面，在 Ca^{2+} 的作用下，DAG 可激活 PKC 的 β 亚型，活化的 PKCβ 磷酸化 CARMA1，CARMA1 蛋白的 N 端有一段可诱导蛋白交互作用的 caspase 募集域（caspase recruitment domain，CARD）。磷酸化的 CARMA1 能将其补偿到脂质双分子层，并诱导其形成 CARMA1、Bcl-10 和 MALT1 的复合体，进而激活 IκB 激酶，IκB 激酶催化 IκB（NF-κB 的抑制蛋白）特异位点的磷酸化，导致 IκB 泛素化而被 26S 蛋白酶体降解，从而破坏 IκB 与 NF-κB 复合体，释放的 NF-κB 进入细胞核，启动受其调节的基因转录，表达与 B 细胞功能应答相关的各类分子。

2. MAPK 相关途径 MAPK 途径主要由 RAS 蛋白介导。接头蛋白 Grb-2 与 Blnk 结合后被激活，活化的 Grb-2 使鸟苷酸置换因子游离出来而使 Ras-GDP 转化为 Ras-GTP，从而激活 MAPK 的 3 个家族成员（ERK、JNK、p38），随后 ERK 磷酸化 ELK-1 和 c-Myc，Jnk 磷酸化 c-Jun 和 ATF-2，p38 磷酸化 ATF-2 和 MAX，从而导致多种转录因子的磷酸化而被激活，引发一系列效应靶基因的转录。

3. PI3K 途径 PI3K 途径的起始借助于 B 细胞活化共受体 CD19/CD21/CD81，BCR 和 CD19/21 结合后，已活化的 Lyn 会使 CD19 胞质区的多个酪氨酸位点磷酸化，结合并激活 PI3K。PI3K 活化后会导致下游 Akt 的磷酸化从而使 Akt 激活，活化的 Akt 磷酸化 Foxo 并调节其核定位，使 Foxo 入核调控转录，进而调控 B 细胞的激活。

（三）Th 细胞在 B 细胞免疫应答中的辅助作用

B 细胞活化的第二信号由 Th 细胞膜上的 CD40L 与 B 细胞膜上的 CD40 之间的相互作用所提供。外源胸腺依赖性抗原与 BCR 结合后，抗原-BCR 复合物被吞到胞内形成内噬体（endosome），在内噬体低 pH 条件下，抗原与 BCR 解离，BCR 回到细胞膜表面，而抗原经过内噬体、内噬溶酶体、溶酶体等酸性环境，在多种酶的作用下被加工成抗原肽，抗原肽与 MHC Ⅱ 类分子形成复合物呈现于细胞表面，向特定的 Th 细胞提呈，产生 T 细胞活化的第一信号。Th 细胞通过膜受体（TCR）识别 MHC Ⅱ 类分子提呈的抗原，同时其细胞膜上的共刺激分子 CD28 与 B 细胞的 B7 分子结合，Th 细胞被活化。活化的 Th 细胞上调表达 CD40L，该分子与 B 细胞膜表面组成型受体 CD40 结合，产生 B 细胞的第二信号，使 B 细胞活化。

（四）B 细胞在生发中心的分化成熟

在 Th 细胞辅助下活化的 B 细胞的分化增殖遵循两条路径：一部分 B 细胞分化增殖成浆细胞分泌抗体，但这些浆细胞在 2 周之内会凋亡，此途径在机体的初次免疫中发挥重要作用；而另一部分细胞则迁移至非胸腺依赖区的初级淋巴滤泡，继续分裂增殖形成生发中心（GC）。生发中心主要由 B 细胞组成，其中也有约 10% 抗原特异性 T 细胞和少量树突状细胞。生发中心是机体对胸腺依赖抗原应答的重要场所。成熟的生发中心由淋巴结的内层向外的结构依次为暗区（dark zone）、亮区（light zone）和边缘区（mantle zone），生发中心的发育和形成经历三个阶段。

1. 中央母细胞阶段　进入淋巴滤泡的 B 细胞呈指数扩增，3～4 天便可充满整个滤泡，滤泡内侧的细胞排列密集形成暗区，这些细胞表达 Ki-67、CD77、CD38，但不表达 mIg。

2. 中央细胞阶段　中央母细胞继续增殖，分裂速度降低并向滤泡外侧推移形成明区，明区的细胞表达高水平的 mIg，称为中央细胞。中央细胞表达 CD38 和 Bcl-2 蛋白。明区的中央细胞经抗原选择而发生亲和力成熟，只有表达高水平 mIg 的中央细胞才能继续进行分化发育，绝大多数中央细胞会发生凋亡。

3. 记忆 B 细胞和浆细胞阶段　少数经体细胞突变和抗原选择后免于凋亡的中央细胞，经抗原受体编辑、体细胞高频突变、受体编辑和类别转换，分化为抗体亲和力成熟的记忆 B 细胞和浆细胞（图 9-6），离开生发中心进入外周循环。

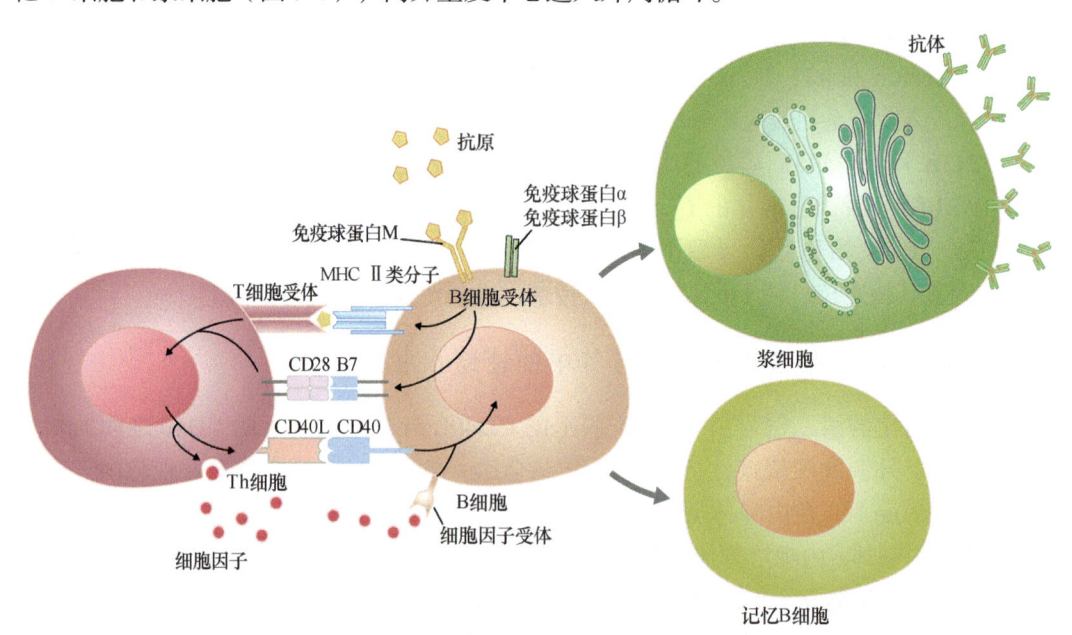

图 9-6　浆细胞及记忆 B 细胞的形成

三、浆细胞的形成

浆细胞又称效应 B 细胞或抗体分泌细胞，是 B 细胞在抗原刺激下分化增殖而形成的一种可以分泌免疫球蛋白的终末细胞。正常机体中，成熟的 B 细胞离开骨髓进入外周，在初次遭遇某种抗原时，BCR 识别并结合该抗原，在协同刺激信号的双重作用下，诱导 B 细胞活化、增殖并分化成浆细胞。浆细胞即产生对该抗原特异性的分泌型免疫球蛋白即抗体，并释放到周围的组织液中参与体液免疫应答。

浆细胞直径 10～20μm，呈圆形或卵圆形；核较小，多偏于细胞一侧；染色质粗密，呈车轮状排列，常染成不均一的紫丁香色；近细胞核处常有一半月形浅染而透明的区域。电镜下可见胞质内含有大量的粗面内质网，浅染透明区域为高尔基复合体所在位置。

浆细胞在体内一部分分布于淋巴结的髓索和脾脏红髓的脾索，另一部分迁移至骨髓。

B细胞在接受抗原刺激后，可快速增殖，经过免疫球蛋白类型转换重组，形成浆母细胞。浆母细胞体积较大，核圆形，约占细胞的 2/3，常偏于一侧；染色质均匀分散，呈颗粒状或细网状。浆母细胞进一步增殖分化为浆细胞，浆细胞停止分裂，胞质内质网池中充满由免疫球蛋白组成的罗氏小体，可高效合成和分泌抗体。由单个 B 细胞增殖分化而来的浆细胞仅能合成一种抗体分子，针对机体内的各种抗原，体内有许多不同免疫活性的 B 细胞克隆，增殖分化为不同的浆细胞系，合成分泌不同的抗体。

浆细胞可通过以下几种方式分泌抗体：局部分泌浆细胞内质网腔合成免疫球蛋白分子，以出芽的方式形成许多囊泡，将免疫球蛋白分子运输至高尔基体中进行加工，之后将包裹免疫球蛋白分子的小囊泡运送到细胞膜的内表面，通过膜融合将免疫球蛋白分子分泌到细胞外；顶质分泌即胞吐的方式，细胞膜向外突出，包裹胞质形成小囊状物，随后小囊状物脱离细胞，其中携带的免疫球蛋白随小囊泡的脱离被释放到细胞外；全质分泌即在合成大量免疫球蛋白分子后，浆细胞溶解破裂，其中所含的免疫球蛋白分子被全部释放到细胞外基质中。基于以上三种分泌方式，免疫球蛋白首先进入组织液中，通过开放的髓窦血液通路汇集成静脉进入血浆中，浆细胞则不在血液中循环而一直停留在组织中。

正常机体中，浆细胞在骨髓中极少见到，占骨髓中全部有核细胞的不到 3%，但在有些情况下浆细胞过度增殖，可大量存在于骨髓中，并有形态变异，产生大量的不正常的免疫球蛋白分子，不能帮助机体防御感染，并对各种组织和器官造成侵害和损伤，称为浆细胞病（详见本章第四节第四部分）。

四、免疫记忆的形成

（一）记忆 B 细胞的产生

记忆 B 细胞是初次免疫应答后，一部分初始 B 细胞分化发育，在生发中心内经历中央母细胞、中央细胞阶段后形成的高亲和力细胞。当再次遭遇同样的抗原时，记忆 B 细胞可以快速分化为浆细胞并产生大量抗体，介导再次免疫应答。

记忆 B 细胞产生后，少数留在淋巴滤泡，大部分通过高内皮小静脉途径再循环，重新分布于非淋巴组织，如肺上皮、皮肤组织及炎症部位等。记忆 B 细胞表达血管细胞黏附分子和细胞间黏附分子等，可以从淋巴组织向外迁移，在血液和外周组织间循环。当再次接触相同抗原时，记忆 B 细胞再次进入淋巴组织，迅速发生活化、增殖和分化，介导再次免疫应答。但脾的边缘区存在一个记忆 B 细胞亚群，不参与记忆 B 细胞的再循环。

1. 记忆 B 细胞的形成 机体内初始 B 细胞初次接受抗原刺激后，开始分化增殖成效应细胞并最终形成记忆 B 细胞，这是一个复杂的过程。该过程大致分为四个阶段：①细胞内胚系基因重排重轻链搭配；②可变区基因体细胞高频突变；③亲和力选择；④特异性选择。在近期研究中发现，记忆 B 细胞的产生途径分为两种：一种是在生发中心内形成，另一种是在生发中心之外形成。生发中心内记忆 B 细胞的形成：在周围淋巴器官的 T 细胞区激活的部分 B 细胞进入初级淋巴滤泡，分裂增殖形成生发中心。在生发中心内，活化的 B 细胞进行扩增、经历抗原受体编辑、可变区基因体细胞高频突变、阳性选择完成亲和力成熟及抗体类别转换，最终分化为可以分泌大量抗体的浆细胞及记忆 B 细胞。生发中心外记忆 B 细胞的形成：早期免疫反应缺乏生发中心的小鼠体内，在 BCR 亲和力未成熟的情况下，记忆 B 细胞仍可以完成自身发育，有关初始 B 细胞和记忆 B 细胞的比较见表 9-4。

表 9-4　初始 B 细胞与记忆 B 细胞的比较

项目	初始 B 细胞	记忆 B 细胞
产生免疫球蛋白类型	IgM	IgM、IgD、IgG、IgA、IgE
解剖部位	脾	骨髓淋巴结、脾
是否再循环	是	是
受体亲和力	低	高
存活时间	短	长
补体受体	低表达	高表达
活化速度	慢	快

2. 记忆 B 细胞的长期维持　机体内的记忆 B 细胞不断被清除，同时新的记忆 B 细胞不断产生，机体通过多种机制维持着记忆 B 细胞的稳态。记忆 B 细胞在体内的长期维持可以使机体在再次遭遇同一种抗原时，发生快速强烈的免疫应答，防止或减轻疾病的发生，记忆 B 细胞长期维持机制主要有以下两种：

（1）抗原的持续刺激：机体会持续经受多种病原体的感染，这些抗原在结构上有相似性，通过抗原交叉反应，可刺激记忆 B 细胞不断增殖。另外，可经常接触到的普通抗原、感染后未完全清除的病毒或滤泡树突状细胞滞留的抗原等，都可以作为持续性抗原刺激记忆 B 细胞处于缓慢连续的增殖状态。

某些抗原可以以免疫复合物的形式在免疫组织的特定部位长期停留。滤泡树突状细胞对这些复合物不进行常规的吞噬和分解，而是将其持续保存在免疫复合物覆盖小体内侧，并不时释放，抗原因此在外周免疫器官内滞留数月甚至数年，而不断地刺激记忆 B 细胞。

（2）基质因素：记忆 B 细胞可以表达多种黏附因子，具有迁移到组织微环境的能力，可与组织结构细胞（如成纤维细胞）相互作用，使得表达抗凋亡分子 Bcl-2 的记忆 B 细胞保留下来。

3. 记忆 B 细胞的活化特点　记忆 B 细胞与初始 B 细胞相比，当再次遭遇相同抗原时具有以下两种活化特点：

（1）记忆 B 细胞经相同抗原再刺激后，可迅速增殖 10～100 倍。

（2）记忆 B 细胞高表达膜 IgG、IgA、IgE 分子，且所产生的抗体亲和力也远高于初始 B 细胞，并可以发生抗体类型转换。

4. 与记忆 T 细胞相比，记忆 B 细胞的特点

（1）在初次接触抗原后记忆 B 细胞需要更长的时间（约 1 个月）产生，并长期存在。

（2）记忆 B 细胞介导的再次免疫应答仍需要已活化的 Th 细胞协助。

（3）记忆 B 细胞参与外周循环，可聚集在某些外周免疫器官，如脾脏滤泡、淋巴结等。

（二）记忆 B 细胞介导的再次免疫应答

1. 体液免疫应答的一般规律　病原体初次进入机体引发的免疫反应称为初次免疫应答。在初次免疫应答的过程中，B 细胞除了大量分化为浆细胞、分泌抗体清除病原体抗原外，还分化为记忆 B 细胞。记忆 B 细胞可以在机体内长期维持，当再次遇到同一抗原时，记忆 B 细胞可以迅速、高效、特异地产生免疫反应，称为再次免疫应答，也可称为回忆应答。

浆细胞在初次免疫应答中，经历潜伏期、对数期、平台期及下降期后，形成以 IgM 为主的少量、低亲和力的抗体，且抗体维持时间较短。而记忆 B 细胞介导的再次免疫应答则表现出反应迅速、产生抗体浓度高、亲和力高、维持时间长等特点。这是由于记忆 B 细胞在初次免疫应答形成过程中，已经经历了基因重排、体细胞高频突变、亲和力选择及特异性选择，表达高亲和力的 BCR，故在受到很低浓度的同一抗原刺激时，即可启动迅速有效的再次免疫应答。当相同的抗原再次进入机体内时，记忆 B 细胞作为抗原提呈细胞吞噬、处理抗原，将抗原提呈给记忆 Th 细胞，激活的 Th 细胞分泌多种细胞因子并表达多种膜分子，促使记忆 B 细胞迅速分化为浆细胞，分泌大量的具有高度特异性的以 IgG、IgA 为主的抗体（图 9-7）。

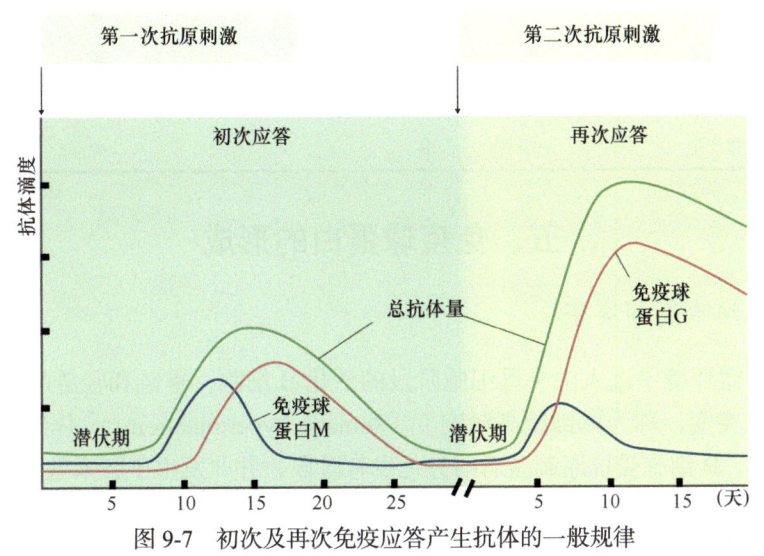

图 9-7　初次及再次免疫应答产生抗体的一般规律

（资料来源：曹雪涛，熊思东，姚智 . 2013. 医学免疫学 . 6 版 . 北京：人民卫生出版社）

与初次免疫应答相比，再次免疫应答具有以下特征：
（1）启动免疫应答所需抗原浓度低，且产生抗体潜伏期短，为 2～5 天。
（2）抗体释放速度快，可以迅速到达平台期，同时再次免疫应答中抗体平台期浓度更高，为初次免疫应答的 10 倍以上。
（3）再次免疫应答中，机体长时间持续合成抗体，故抗体可以长时间维持在平台期浓度，且下降期平缓而持久。

（4）再次免疫应答中产生的抗体较专一，且亲和力高，产生的抗体主要为IgG。

（5）再次接触同种抗原的间隔时间短则再次免疫应答弱，因为初次免疫应答存留的抗体可迅速与再次注入的抗原结合而被迅速清除；若间隔时间过长，则再次免疫应答也弱，因为记忆B细胞并非永生细胞，随着时间的延长，记忆B细胞被机体逐渐清除。

2. 记忆B细胞介导的再次免疫应答的应用　免疫系统存在的基本意义在于可以抵御和清除病原微生物的入侵，在初次免疫应答之后可产生免疫记忆，在再次接触相同抗原时机体可以迅速发生再次免疫应答，可以有效防止机体再次感染相同病原微生物或减轻疾病发生的程度。基于免疫记忆抗感染的原理，人们利用接种疫苗，接触灭活或减活的病原体，在不引起疾病的前提下模拟自然感染来诱导机体产生免疫记忆，从而预防疾病的发生。初次免疫应答与再次免疫应答的比较见表9-5。

表9-5　初次免疫应答与再次免疫应答的比较

项目	初次免疫应答	再次免疫应答
抗原提呈细胞	非B细胞	B细胞
所需抗原浓度	高	低
抗体产生潜伏期	长（5～10天）	短（2～5天）
产生抗体类别	IgM	IgG、IgA
抗体亲和力	低	高
抗体平台期浓度	低	高
抗体平台期维持时间	短	长
无关抗体产生	多	少

五、免疫球蛋白的形成

（一）体细胞高频突变

生发中心微环境中进入中央母细胞阶段的活化B细胞，重链和轻链的V区基因可发生高频率的点突变，称为体细胞高频突变（somatic hypermutation）。体细胞高频突变发生于基因重排，B细胞受抗原刺激后的分化发育阶段，并非发生于胚系基因片段上，突变频率高，而且只出现于次级淋巴器官的生发中心。主要方式是替代点突变。点突变的位置并非完全随机分布，主要发生在重排后的可变区基因3'端和5'端300个左右的碱基内，其突变频率较细胞中正常基因突变频率高10^5倍，这样既能产生最大序列的多样性，又不会破坏蛋白质的结构。突变后有些免疫球蛋白分子的亲和力会远高于原先的分子。

体细胞高频突变有以下结果：出现于已发生基因重排的B细胞；突变频率特别高；有突变热点位置，且不局限于互补决定区（complementarity-determining region，CDR）；主要发生于再次免疫应答，但B细胞向浆细胞分化完成后突变即停止发生；为T细胞依赖性，只针对TD抗原诱导的免疫应答。

1. B 细胞发生高频突变的特点 ①通常出现在生发中心。②主要发生在重排过的 B 细胞 V 区基因，也可发生在 V 区基因旁侧区，一般不发生在 C 区基因中，突变大部分集中在重链和轻链 V 区的互补决定区 CDR。③主要是点突变，偶见发生基因缺失和重复。④突变频率很高，每次细胞分裂约 1000bp，只发生 1 个点突变，而一般的体细胞自发性突变的频率是 $1/(10^7 \sim 10^{10})$。免疫球蛋白重链和轻链的 V 区 DNA 各自由约 360bp 组成，如果每 4 次碱基突变中平均有 3 次可造成编码氨基酸的改变，则每代子细胞的 BCR 约可发生 0.5bp 的有效改变。⑤抗原致敏时间越长，或致敏次数越多，突变检出率越高。

2. 抗原的选择 抗原对带有结构各异 BCR 的 B 细胞克隆进行选择是亲和力成熟的关键。在初次应答时，大量抗原的出现，可使带有不同亲和力 BCR 的各种 B 细胞克隆被选择和激活，所产生的抗体，同时包括高、中、低亲和力，是一种混合物，其平均亲和力为中等。当大量抗原被清除，或二次应答仅有少量抗原出现时，该抗原会优先挑选高亲和力的 BCR 与之结合，仅仅使相应 B 细胞发生克隆扩增。其结果，该克隆 B 细胞分泌的所有抗体分子对该抗原皆呈高亲和力。

显然，高亲和力抗体是对特定抗原而言的。抗原变了，照样可以通过对 BCR 库的选择而产生高亲和力抗体，但被选择出的 B 细胞克隆与前面被选择出的克隆不尽相同。换言之，被 A 抗原选择出的高亲和力克隆所分泌的抗体，对 B 抗原不一定显示高亲和力。BCR 因亲和力不佳，使相应的子代 B 细胞通过凋亡而迅速被巨噬细胞吞噬。如果对生发中心做组织学分析，可见其中充满了死亡的 B 细胞。带有高亲和力受体的 B 细胞能够被留下来，一方面因为发生了克隆扩增，另一方面也认为与抗凋亡及 T 细胞的协助有关。实验显示，抗凋亡基因 *Bcl-xL* 的表达增加，并且 T、B 细胞间 CD40L-CD40 的配接有助于使 B 细胞保持存活，说明 T 细胞提供了存活信号，其中可能有诱导性共刺激分子（inducible costimulator，ICOS）和 B7-R 及 TNF/TNF-R 家族的其他成员发挥作用。

（二）免疫球蛋白的亲和力成熟

抗体亲和力描述的是抗原表位与抗体分子上抗原结合部位之间的互补情况，体现两种分子间吸引力与排斥力的平衡与消长。亲和力可以用抗原-抗体复合物的形成量与游离抗原加游离抗体量的比值做定量评估，即计算两者间的平衡常数。

体细胞高频突变后产生的各种 B 细胞，BCR 亲和力各不相同。然后在中央细胞阶段，经过滤泡树突状细胞捕获抗原的选择，使表达高亲和力 BCR 的 B 细胞免于凋亡。其总体结果是，后代 B 细胞及其产生的抗体对抗原的平均亲和力得到了提升，称为抗体的亲和力成熟，可使所分泌的抗体更有效地保护机体免受外来抗原的再次侵袭。

（三）免疫球蛋白的类别转换

B 细胞接受抗原刺激后，可转换表达不同的重链恒定区基因，从而改变所产生的抗体分子的类型，但仍保持其原有的抗原特异性，这种现象称为类别转换或者同型转换。所有 B 细胞在未经抗原刺激前，其细胞膜上最早表达的是 IgM，进入外周时表面共表达 IgM 和 IgD。在抗原激活 B 细胞后，膜上表达和分泌的免疫球蛋白类别可转换为 IgG、IgA、IgE 等其他类别或亚类的抗体。类别转换不涉及抗体的抗原结合特异性，即不改变抗体的独特型。在分子水平，类别转换仅针对免疫球蛋白重链 C 区基因的重排，即通过 C_μ 转换为 C_γ、C_α 或 C_ε 而实现类别的转变。

1. 免疫球蛋白的类别转换机制

（1）S-S 重组：在 J_H 和 C_H 之间含数千碱基的内含子序列，其中每一个 C_H 片段（C_δ 除外）上游 2～3kb 处有一段串联重复性 DNA 序列，长度为 2～10kb，称为 S 区或转换部位。不同类别恒定区基因的 S 区序列各不相同，但具有基本的共同序列 GAGCT 和 GGGGT。因类别转换发生在 S 区，故又称为 S-S 重组。各种细胞因子如 IL-4、TGF、IFN 等可诱导抗体的类型转换。如 IL-4 可诱导 C_μ 链向 $C_{\gamma 1}$ 转换，并连续转换为 C_ε。在类别转换过程中，两个 S 区形成环状分子，随后发生环出现而完成类别转换。但并非所有 S-S 重组的结果都通过环出方式完成类别转换。因为某些 B 细胞在转换成分泌 IgG 的细胞后可转换回来重新分泌 IgM。这显然无法用环出模式解释。而可能与反式染色体重组有关。在 B 细胞中 S-S 重组介导的这种类别转换可多次发生。

（2）非缺失性转换：已证实在 C_δ 基因上游没有 S 区，但却可以发生 IgD 的类别转换。因此，除 S-S 重组介导的缺失性类别转换外，一定存在非缺失性的类别转换。其中，上述反式染色体重组可能是其机制之一，指有重链转录活性的染色单体与无重链转录活性的染色单体进行交换，这种交换可发生于同源染色体间，也可发生于姐妹染色体中。但前者转换后形成的子代细胞都是 C_H 基因双倍体，而后者则有一个是重组位点之间 C_H 基因的三倍体，另一个为相应 C_H 基因的单倍体。此外，转录中和转录后处理也是非缺失性转换的机制。如前所述的 IgD 的类别转换，即在转录时形成包括 C_μ 和 C_δ 的 RNA 转录体，再通过不同方式的 RNA 剪接形成 IgD 和 IgM 的 mRNA（图 9-8）。

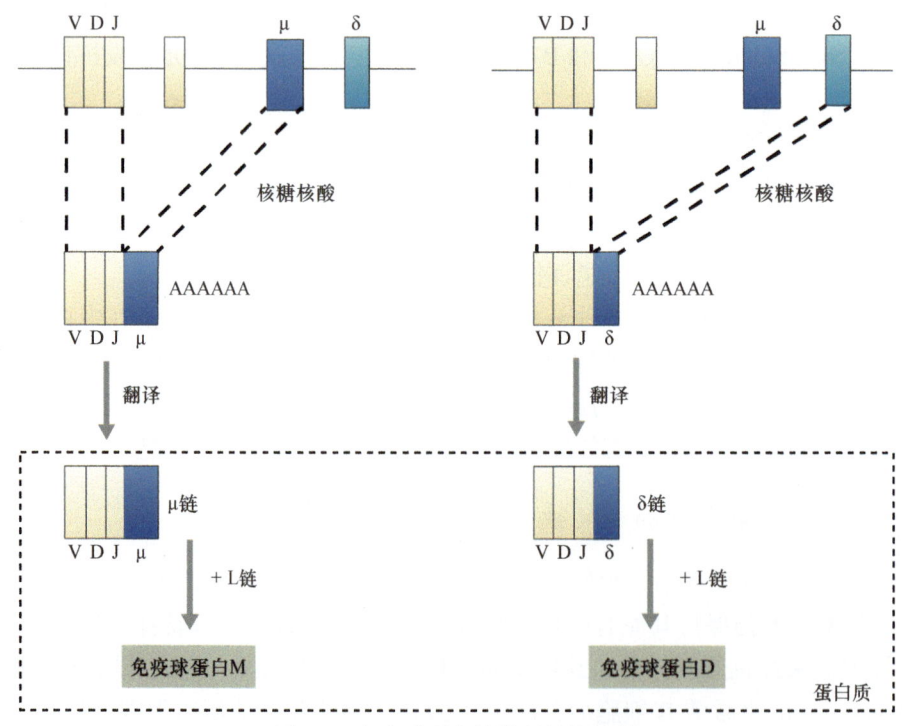

图 9-8 免疫球蛋白的类别转换机制

2. 影响类别转换的因素

（1）抗原的性质：可溶性蛋白抗原（TD 抗原）主要诱导人和大鼠产生 IgG1；多糖类抗原易诱导 IgM 的产生，某些多糖诱导成年人产生 IgG2，诱导小鼠产生 IgG3；蠕虫类抗原易诱导 IgE 生成，可能与这些抗原易活化自然杀伤 T 细胞（NKT 细胞）分泌 IL-4 有关。

（2）免疫途径与免疫佐剂：抗原免疫途径不同，产生的抗体类别也不相同。如口服抗原涉及黏膜免疫，产生 IgA 为主的抗体；而皮内、皮下免疫则主要产生 IgG。用弗氏佐剂进行免疫产生 IgG；而用铝佐剂，则易诱导 IgE 产生。

（3）Th 细胞：T、B 细胞相互作用不仅决定 B 细胞的激活和对 TD 抗原的抗体应答，也与抗体的类别转换有关。例如，T 细胞 *CD40L* 基因突变可形成 X 连锁高 IgM 综合征，患者生发中心的发育严重受阻，无法启动抗体的类别转换，IgG 类抗体的缺失，使患者抗胞外菌感染的能力明显下降，症状多少类似于 X 连锁无丙种球蛋白血症。因为 CD40L-CD40 的配接可在 B 细胞中激活 NF-κB 等转录因子，诱导类别转换，敲除 *CD40/CD40L* 基因的小鼠，也显示类别转换严重受阻，同时伴亲和力成熟障碍和记忆 B 细胞生成不良。

（四）免疫球蛋白多样性产生的机制

免疫球蛋白胚系基因通过基因重排和抗原的刺激，由活化的 B 细胞分化发育为浆细胞后产生免疫球蛋白。自然界中有数量巨大的抗原物质，可刺激机体产生同样数量巨大的特异性免疫球蛋白，由此构成了免疫球蛋白多样性。

1. 免疫球蛋白多样性 免疫球蛋白有两个基本特性，作为抗体可特异性结合抗原，但又可同时作为抗原分子，诱导机体产生抗免疫球蛋白的免疫应答。虽然免疫球蛋白分子的基本组成为 H2L2，但由于有 5 类不同的重链和 2 型不同的轻链，而且类和型中又有众多的亚类和亚型，即使是同类同型免疫球蛋白某些结构域，其 CDR 区域的氨基酸残基组成也不同。由于这些结构上的不同，导致不同免疫球蛋白的抗原结合特异性的千差万别，也决定了其本身免疫原性的不同。因此，实际上免疫球蛋白是一类结构和功能高度异质性的分子群。免疫球蛋白结构的多样性首先表现在类和型上，5 类不同的 C_H 基因片段（α、γ、δ、μ、ε）和 2 型不同的 C_L 基因片段（κ、λ），使免疫球蛋白有 5 类和 2 型；其次是重链和轻链恒定区某些氨基酸残基的改变而衍生出的亚类和亚型；而结构上更大的多样性则来自于重链和轻链可变区氨基酸残基的组成。重链可变区 CDR 特别是 CDR3 在一级结构上的变异导致了免疫球蛋白 Fab 段的高度多样性。此外，免疫球蛋白是否带有跨膜结构、是否含有辅助成分如 J 链和 SP 结构，也是构成免疫球蛋白多样性的结构基础。

功能多样性除了 IgC 区的结构不同而致免疫球蛋白表现为激活补体、亲嗜细胞、调理作用、细胞毒性、胎盘或上皮细胞转运等活性不同外，还表现为免疫球蛋白识别、结合抗原的能力和特异性的不同。理论上，机体可产生针对所有抗原的抗体，这种识别结合抗原的多样性主要是由免疫球蛋白分子 CDR 结构上的多样性所决定的。

2. 免疫球蛋白多样性产生的机制 主要包括组合多样性、连接多样性和体细胞高频突变。

（1）组合多样性：胚系未重排基团中有众多的 V、D、J 基因片段，在重排过程中可以有各种组合。在人免疫球蛋白基因的重排中，就 V_H 而言有 65 个功能性 V_H 基因片段，27 个 D 基因片段，6 个 J_H 基因片段，这样就有 65×27×6 ≈ 11 000 种 V_H；人的 κ 轻链约 40 个功能性 Vκ 基因片段，5 个 Jκ 基因片段，这样就有 200 种不同的 Vκ。对 λ 轻链而言，约有 30 个 Vλ 片段和 4 个 Jλ 片段，组合起来有 120 种不同的 Vλ；因此，仅 V_L 合计就有 320 余种。轻、重链之间的组合将产生更大的多样性，可达 $3.5×10^6$ 种不同的组合。然而实际上这种源自组合的多样性可能比计算出来的要少，因为不是所有的 V 基因片段被使用的概率都一样，而且并非所有的 V_H 都适合于和所有的 V_L 配对。

（2）连接多样性：免疫球蛋白各基因片段之间的连接往往并不准确，有插入、替换或缺失核苷酸的情况发生，从而产生新的顺序，称为连接多样性，造成连接多样性的机制有 2 种。

1）P-核苷酸（P-nucleotide）形成：在 V（D）J 重排过程中，重组信号序列末端的连接一般较准确，但编码序列末端的连接准确性较差，常有 1~10 个核苷酸的丢失或插入。基因片段和七聚体切断后，两个片段并未直接相连，片段的断端各自连接形成发夹结构，再被内切酶随机切开，形成带有回文结构的突出单链 DNA 末端，随后再通过 DNA 修补，恢复双链并将断裂处连接，从而将此回文序列保留在 V 区的编码序列中，称为 P-核苷酸。

2）N-核苷酸（N-nucleotide）插入：上述形成的突出的单链 DNA 末端，也可为 DNA 外切酶切除，造成编码区末端的缺失，并可通过 TdT 酶将核苷酸加到发夹切断后的断端，然后再通过 DNA 修复将断端连接。这些加入的核苷酸称为 N-核苷酸，由非胚系基因模板编码。这个 N-核苷酸命名为 N 区（N region），多为 GC，并只发生在重链可变区的 D-J 和 V-D 连接处。这些插入的 P-核苷酸、N-核苷酸在分辨不同 B 细胞克隆时是非常有用的标志。其中，P-核苷酸出现的概率相对较低，对于 CDR3 区多样性的贡献小于 1%，而 N-核苷酸插入频率很高，是造成连接多样性的主要机制。由于加入的核苷酸总数是随机的，有可能破坏原有编码序列的阅读框架而导致无效重排，其概率约占重排的 2/3。

（五）常见免疫球蛋白及其功能

常见免疫球蛋白（Ig）主要包括 IgG、IgM、IgA、IgD 和 IgE（图 9-9），下面将分别进行介绍。

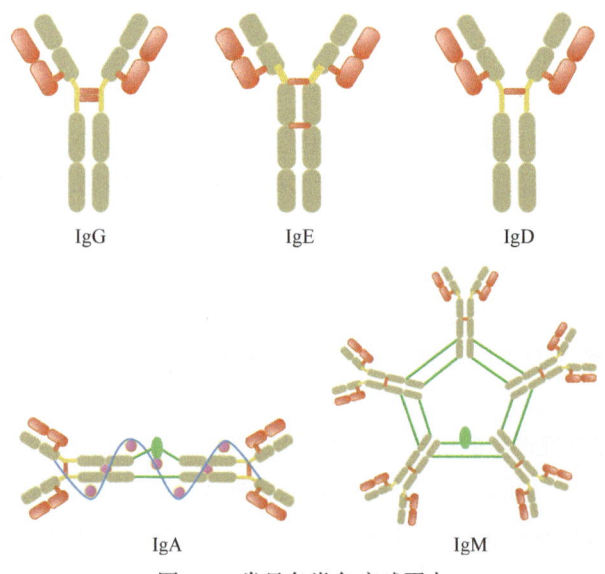

图 9-9 常见各类免疫球蛋白

1. IgG 血清和胞外液中主要的抗体成分，约占血清免疫球蛋白总量的 80%。人体内 IgG 自出生后 3 个月开始合成，3～5 岁接近成人水平，半衰期为 20～23 天，是再次体液免疫应答产生的主要抗体，亲和力高，在体内分布广泛，具有重要的免疫效应。IgG1、IgG3、IgG4 可穿过胎盘屏障，在新生儿抗感染免疫中起重要作用；IgG1、IgG2、IgG4 的 Fc 段可以与葡萄球菌 A 蛋白结合，借之可纯化抗体，并用于免疫诊断；IgG1、IgG3 可高效激活补体，并可与巨噬细胞、NK 细胞等细胞表面的 Fc 受体结合，发挥免疫调理、细胞毒作用等；不少自身抗体和引起 Ⅱ、Ⅲ 型超敏反应的抗体也属 IgG。

2. IgM 占血清免疫球蛋白总量的 5%～10%，单体 IgM 以 mIgM 的形式表达于 B 细胞表面，是 BCR 的主要构成成分；分泌型 IgM 为五聚体，不能通过血管壁，主要存在于血清中。因为含 10 个 Fab 段，具有很强的抗原结合能力；含有 5 个 Fc 段，比 IgG 更容易激活补体。IgM 是个体发育中最早合成的抗体，血清 IgM 的检出，表示新近感染的发生，可用于感染的早期诊断。

3. IgA 分为血清型 IgA 和分泌型 IgA。血清型 IgA 为单体，主要存在于血清中，仅占血清免疫球蛋白总量的 10%～15%；分泌型 IgA 为双体，由 J 链连接，含内皮细胞合成的分泌片（secretory piece，SP），是外分泌液中的主要抗体，主要存在于乳汁、唾液、泪液和呼吸道、消化道表面，参与局部的黏膜免疫。婴儿可从母乳中获得 sIgA，是一种重要的天然被动免疫。

4. IgD 仅占血清免疫球蛋白总量的 0.2%。在五类免疫球蛋白中，IgD 的铰链区较长，易被蛋白酶水解，故其半衰期较短，仅 3 天。IgD 分为两型：血清 IgD 的生物学功能尚不清楚；mIgD 是 BCR 的重要组成成分，为 B 细胞分化发育成熟的标志。未成熟 B 细胞仅表达 mIgM，成熟 B 细胞同时表达 mIgM 和 mIgD，被称为初始 B 细胞，活化的 B 细胞或记忆 B 细胞的 mIgD 逐渐消失。

5. IgE 正常人血清中含量最少的免疫球蛋白是 IgE，血清浓度仅为 0.3μg/ml，主要由黏膜下淋巴组织的浆细胞分泌。IgE 具有很强的亲细胞性，目前已知其 C_{H2} 和 C_{H3} 可与肥大细胞、嗜碱性粒细胞表面高亲和力 FcεRI 结合，促使这些细胞脱颗粒，释放生物活性介质，引起 Ⅰ 型超敏反应。此外，IgE 还参与机体抗寄生虫免疫的过程。

六、B 细胞对非胸腺依赖性抗原的免疫应答

大多数蛋白质抗原在初始 B 细胞被激活、增殖分化为浆细胞时，需要首先活化 Th 细胞，Th 细胞表达膜分子及多种细胞因子并作用于初始 B 细胞，才能使初始 B 细胞分化为合成分泌抗体的浆细胞，这样的抗原称为胸腺依赖性抗原（详见本节第二部分）。另外，有一类不需要 Th 细胞辅助、可以直接激活初始 B 细胞分化为浆细胞并分泌抗体的抗原，称为非胸腺依赖性抗原，即 TI 抗原。

TI 抗原主要包括细菌多糖、多聚蛋白及脂多糖等少数抗原，由 B 细胞直接识别，不

需要吞噬细胞及 T 细胞辅助，一般只引起体液免疫应答，不引起 T 细胞应答，不能诱导抗体类型转换、抗体亲和力成熟，且不能形成记忆 B 细胞（即无免疫记忆）。TI 抗原诱导的免疫应答主要发生在脾脏白髓的边缘窦，主要激活 B1 细胞，主要产生 IgM。根据其结构特点及引起 B 细胞免疫应答的方式不同，TI 抗原又可分为两类：TI-1 抗原，是细菌产物，有脂质成分，可作为多克隆 B 细胞激活剂；TI-2 抗原，多为有重复决定簇的高分子聚合物，两者的比较见表 9-6。

表 9-6　TI-1 抗原和 TI-2 抗原特征的比较

TI-1 抗原	TI-2 抗原
主要为细菌细胞壁成分	多糖、多肽或多聚核苷
丝裂原是非特异性 B 细胞激活剂	高分子量，有重复排列的抗原决定簇
不产生记忆 B 细胞，无免疫记忆	不产生记忆 B 细胞，无免疫记忆
可激活补体	高剂量时引起免疫耐受
在新生期即可引起免疫应答	5 岁以前不能引起免疫应答
在 X 连锁免疫缺陷小鼠中可引起应答	在 X 连锁免疫缺陷小鼠中不能引起应答

资料来源：Stein KE. 1992. Thymus-independent and thymus-dependent responses to polysaccharide antigens. J Infect Dis，165（Suppl 1）：S49-S52。

（一）TI-1 抗原

TI-1 抗原主要是细菌内毒素，为细菌的细胞壁成分，如脂多糖（LPS）。TI-1 抗原具有丝裂原活性，能与 B 细胞上的丝裂原受体结合，有多克隆性 B 细胞活化作用。因此，高浓度的 TI-1 抗原能非特异性地同时活化多个 B 细胞克隆，引起 B 细胞的增殖和分化，但产生的抗体仍然是低亲和力的 IgM。低浓度的 TI-1 抗原能与特异性 BCR 交联，激活表达特异性 BCR 的 B 细胞，B 细胞对低浓度的 TI-1 抗原产生免疫应答，使机体在胸腺依赖性免疫应答发生之前，产生特异性的 IgM，无需等待 Th 细胞的致敏与激活。同时，TI-1 抗原还可能具有活化巨噬细胞的作用，巨噬细胞活化产生的细胞增殖因子对 B 细胞产生抗体有辅助作用。除此之外，成熟或不成熟的 B 细胞均能被 TI-1 抗原激活。

（二）TI-2 抗原

TI-2 抗原包括细菌的荚膜多糖、葡聚糖、聚合鞭毛素和聚蔗糖等，具有高度重复结构。这类抗原不易被蛋白酶降解，同时其重复抗原决定簇结构反复刺激 B 细胞受体，能给予 B 细胞抗原受体强烈的刺激，不需要 T 细胞辅助即可产生 IgM。此外，TI-2 抗原表位密度在 B 细胞的激活过程中发挥着决定性作用：表位密度太低，抗原决定簇与 BCR 交联程度不足以激活 B 细胞；表位密度太高，则会使 B 细胞产生免疫耐受。与 TI-1 抗原不同的是，TI-2 抗原并没有丝裂原活性，因而只能活化特定的 B 细胞克隆，且 TI-2 抗原只能激活成熟的 B 细胞。TD 及两种 TI 抗原诱导 B 细胞应答的特点见表 9-7。

表 9-7　TD、TI-1 和 TI-2 抗原诱导 B 细胞应答的特点

诱导 B 细胞应答的特点	TD 抗原	TI-1 抗原	TI-2 抗原
应答产生时期	出生时	感染早期	人类 5 岁左右
T 细胞辅助	需要	不需要	不需要
体液免疫反应	有	有	有
细胞免疫反应	有	无	无
免疫记忆	有	无	无
产生抗体类型	IgG	IgM	IgM
抗体亲和力	高	低	低
X 连锁免疫缺陷小鼠中应答	存在	存在	不存在

资料来源：何维．2006．医学免疫学．北京：人民卫生出版社。

七、B 细胞自身免疫耐受的形成

免疫耐受是指对抗原特异性应答的免疫活性细胞，在接触到抗原时，不能被激活，不产生效应细胞及抗体的一种特异性无应答状态。可诱导免疫耐受的抗原为耐受原，同一种物质在不同情况下可以是免疫原也可以是耐受原。早在 20 世纪中叶，B 细胞对自身抗原的免疫耐受就已被观察到。1956 年，Burnet 提出的克隆或细胞选择学说对此进行了阐释。Burnet 认为在免疫系统发育过程中，B 细胞抗原受体基因的重排产生随机的结构多样性，自身抗原反应性 B 细胞则通过死亡的形式被清除掉，从而避免了免疫系统对自体的攻击。这项研究使 Burnet 于 1960 年获得诺贝尔生理学或医学奖，并对免疫学的快速发展起到了巨大的推动作用。

免疫耐受有多种类型，但都具有以下几种特点：免疫耐受具有抗原特性，即在针对某一抗原无应答时，机体对其他抗原保持正常的免疫应答能力；免疫耐受具有可诱导性，是特异性抗原作用的结果；免疫耐受具有转移性，通过转移耐受某抗原的 T、B 细胞可以将对此种抗原的耐受能力转移给非耐受个体；免疫耐受具有非遗传性，在接触特异性抗原之后才会出现，遗传因素导致的非特异性的免疫无应答为免疫缺陷；体内外因素所致免疫系统功能降低或消失的现象为免疫抑制，免疫耐受与免疫抑制的区别见表 9-8。

表 9-8　免疫耐受与免疫抑制的区别

区别	免疫耐受	免疫抑制
产生机制	特异性克隆清除或失能	免疫活性细胞发育缺陷或障碍
产生条件	先天发生于免疫功能未成熟时；后天多见于免疫力减弱或抗原性状改变时	先天性免疫缺损或后天物理、化学、生物因素导致
特异性	抗原特异性	抗原非特异性
并发症	无	感染或肿瘤
临床应用	实验性预防和治疗阶段	已应用于超敏反应及移植排斥的治疗

资料来源：何维．2006．医学免疫学．北京：人民卫生出版社。

（一）骨髓中 B 细胞免疫耐受机制

B 细胞中枢耐受是指在骨髓内，未成熟 B 细胞在发育过程中，能识别自身抗原的细胞克隆被清除或处于无反应状态而形成的一种自身免疫耐受状态。骨髓中 B 细胞免疫耐受机制主要包括克隆清除、受体编辑、克隆失能及抗原受体的交联作用。

1. 克隆清除 B 细胞在胚胎发育中，通过 BCR 基因的重排，可以形成有不同反应特异性的细胞克隆，每个克隆均可以特异性识别相应的抗原表位，但在淋巴细胞尚未发育成熟时，接触到抗原的克隆随即通过阴性选择发生凋亡而被清除。在骨髓中，自身抗原在前 B 细胞发育为成熟 B 细胞之前接触到 B 细胞，非但不能活化未成熟 B 细胞、产生特异性免疫应答，反而会引起未成熟 B 细胞凋亡而导致克隆清除。故 B 细胞克隆清除可以有效减少机体发育成熟后自身免疫疾病的发生（图 9-10）。

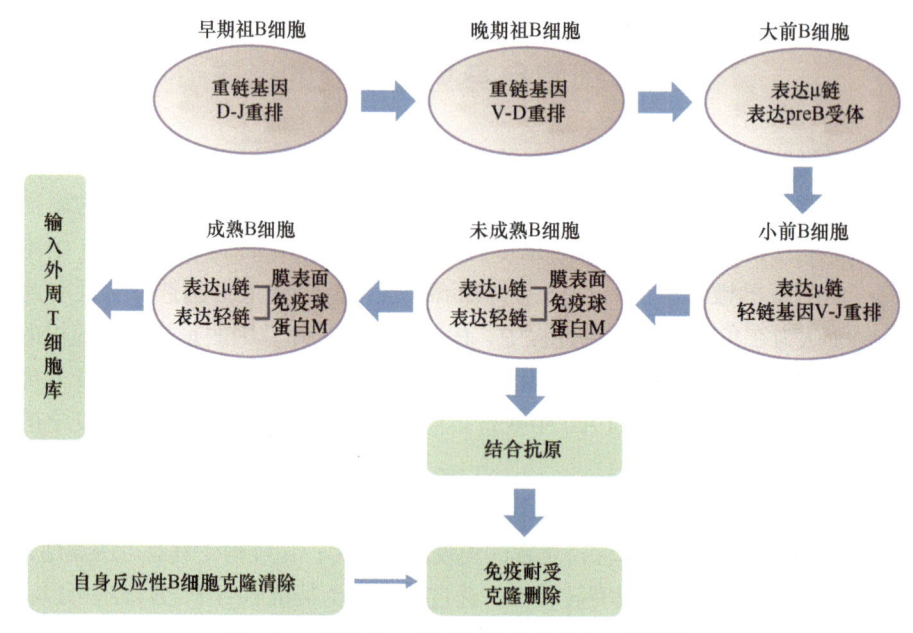

图 9-10 骨髓中 B 细胞阴性选择导致克隆清除

2. 受体编辑 近年来随着基因操作技术的发展，发现被清除的特异性识别自身抗原的未成熟 B 细胞克隆并非全部死亡，部分可通过启动内源性轻链基因重组的方式，改变 BCR 特异性，形成新的非自身反应性受体替代自身反应性受体，避免对自身抗原的识别，即通过受体编辑产生免疫耐受。未成熟的 B 细胞在识别自身抗原后，重组激活酶被重新激活表达，对抗体轻链的可变区基因进行重组，将针对自身抗原的 BCR 修正为识别非己抗原的 BCR。如受体编辑未能修正其 BCR 则该细胞发生凋亡，进行克隆清除。

3. 克隆失能 在骨髓中，可溶性自身抗原与表达 BCR 的未成熟 B 细胞高亲和力结合，产生胞内抑制信号，抑制 mIgM 表达，终止抗原特异性 B 细胞的发育，这类细胞进入外周后，不再对该抗原产生免疫应答，即克隆失能。

4. 抗原受体的交联作用 在激活 B 细胞免疫应答过程中，B 细胞抗原受体识别并结合适量抗原，BCR 与抗原决定簇相结合并与之交联。当有大剂量的具有重复抗原决定簇的抗原与 B 细胞抗原受体广泛交联时，可封锁该细胞抗原受体，使 B 细胞不能活化，处于冻结状态，引起 B 细胞免疫耐受。

（二）外周组织 B 细胞免疫耐受机制

在经历中枢免疫耐受阴性选择后，自身反应性 B 细胞并不能被完全清除或失能，有少数潜在自身反应性 B 细胞进入外周免疫器官中。这些潜在自身反应性 B 细胞存活的原因可能为中枢免疫耐受机制仅清除了针对各组织细胞普遍表达的共同自身抗原，而未清除针对外周组织的细胞特异性抗原；或由于自身反应性 B 细胞 BCR 与骨髓上皮细胞表面 MHC-多肽复合物亲和力较低，逃避阴性选择并进入外周循环中。这些细胞在外周免疫器官中通过外周免疫耐受机制被清除。B 细胞外周耐受是指在外周免疫器官中，成熟的 B 细胞在遇到内源性或外源性抗原时，不发生免疫应答，形成免疫耐受。外周免疫器官中 B 细胞耐受的主要机制有：克隆忽略、克隆失能、激活诱导细胞凋亡及免疫调节细胞抑制机制。

1. 克隆忽略 是指 B 细胞克隆不能识别自身抗原，可与其自身抗原共存，不能引起有效的免疫应答。其原因包括：机体内存在生理性免疫赦免区域如脑、眼和睾丸等，可将自身抗原与潜在自身反应性抗原隔离，不能活化 B 细胞；有些自身抗原不能被抗原提呈细胞加工、提呈，因而也不能诱导成熟 B 细胞活化；当自身抗原浓度极低或免疫原性太弱时，不能成为活化 B 细胞的第一信号。

2. 克隆失能 是指在一些情况下，虽然自身反应性 B 细胞在骨髓中未被清除，从而进入外周组织，表达 mIgM 并可与抗原结合，但对其自身抗原呈现无应答状态。可溶性单体抗原分子与自身反应性 B 细胞表面 mIgM 结合，使其不能识别自身免疫性抗原，导致对抗原无应答；由于 Th 细胞失能，成熟 B 细胞缺乏刺激信号，导致其不能活化，处于无应答状态；B 细胞内信号转导障碍也可以导致 B 细胞失能。

3. 激活诱导细胞凋亡（AICD） 与中枢耐受机制不同，外周免疫器官中的自身抗原特异性 B 细胞主要通过 AICD 机制清除克隆。外周自身抗原经抗原提呈细胞吞噬、加工，提呈给外周自身抗原特异性 T 细胞，T 细胞表面 TCR 与自身免疫性抗原结合，通过 Fas/FasL 途径激活诱导细胞凋亡。同时，耐受 T 细胞表面高表达 FasL（CD178），可与外周免疫器官中自身抗原特异性 B 细胞表面的 Fas（CD95）结合，诱导 B 细胞 AICD，进行克隆清除，维持 B 细胞自身免疫耐受。

4. 免疫调节细胞抑制机制 机体中存在天然的免疫调节细胞（调节性 T 细胞和调节性 B 细胞），可以对自身反应性 B 细胞产生有效的抑制作用，维持 B 细胞外周自身耐受。调节性 T 细胞（Treg）可分为两种：一种为自然调节性 T 细胞（nTreg），约占外周血的 5%，通过细胞-细胞接触或分泌细胞因子等方式，对自身反应性 B 细胞产生抑制作用；另一种为诱导调节性 T 细胞（iTreg），该细胞由外周 CD4$^+$T 细胞经过自身抗原诱导产生，主要通过分泌 IL-10 和 TGF-β 来抑制自身反应性 B 细胞。最近的研究发现，与 iTreg 相似，机体内存在一种 B 细胞亚群——调节性 B 细胞，可以通过产生 IL-10 和 TGF-β 来介导 B 细胞自身耐受。

（三）B细胞免疫耐受的终止和建立

多克隆刺激物可以非特异性地活化自身反应性B细胞，如细菌脂多糖具有重复排列的相同抗原决定簇，可非特异性地活化多克隆B细胞，同时使某些处于失能状态的自身反应性B细胞克隆活化，产生自身特异性抗体；细菌来源的超抗原可以非特异性地刺激大量B细胞克隆活化，诱导B细胞免疫耐受终止，产生强烈的免疫应答。

通过注射表面高密度多聚耐受原或少量多次接触抗原，可以诱导B细胞克隆清除或抑制，可诱导Ⅰ型变态反应，患者建立免疫耐受而脱敏。另外，自身免疫耐受稳态被破坏时，会发生自身免疫病，通过拮抗性抗原肽诱导、阻断第二信号等方法，可重建机体对自身抗原的免疫耐受，有利于自身免疫病的治疗。

（张凯悦　王悦冰　李宗金　向　荣）

第四节　B细胞相关疾病及抗体治疗

一、B细胞相关淋巴瘤

淋巴瘤是起源于淋巴造血系统的免疫系统恶性肿瘤，其主要临床表现是无痛性、进行性淋巴结肿大和局部肿块，可累及全身多个组织器官，并产生相应的症状。

根据组织病理学分类可将淋巴瘤分为霍奇金淋巴瘤（HL）和非霍奇金淋巴瘤（NHL）两大类，其中按照细胞免疫表型，又可将非霍奇金淋巴瘤分为B细胞来源、T细胞来源、NK细胞来源、组织细胞来源及树突状细胞来源等。目前，淋巴瘤的病因与发病机制尚未完全阐明，但根据已有的病例研究分析，可能与感染、免疫功能低下、环境因素及职业暴露等多种因素相关。

临床上，大多数NHL为B细胞型，占总数的70%～85%。考虑霍奇金淋巴瘤主要与T细胞功能缺陷相关，将在T细胞部分进一步介绍。本节主要就B细胞相关的非霍奇金淋巴瘤，包括弥漫性大B细胞淋巴瘤、滤泡性淋巴瘤、边缘区淋巴瘤、套细胞淋巴瘤及伯基特淋巴瘤进行简要介绍。

（一）弥漫性大B细胞淋巴瘤

弥漫性大B细胞淋巴瘤（diffuse large B cell lymphoma，DLBCL）是非霍奇金淋巴瘤中最常见的侵袭性淋巴瘤，约占NHL发病率的30%。DLBCL通常是原发的，但也可以从某些低度侵袭性的淋巴瘤如滤泡性淋巴瘤、套细胞淋巴瘤等转化或发展而来。DLBCL发病年龄范围很广，平均发病年龄70岁，但亦可见于儿童，男性患者多于女性。目前，DLBCL病因与发病机制并不十分明确，已知的病因包括感染、先天性或获得性免疫功能缺陷，研究还发现DLBCL患者常伴有EBV的感染，此外，遗传因素也被认为是DLBCL的主要病因之一。

DLBCL具有异质性的生物学特征，经常发生染色体重排，最常见的染色体重排是t（3；14）及 *Bcl-2* 基因的改变，另外，有5%～10%的患者可以出现 *MYC* 基因重排。其中，Bcl-2的表达与患者生存率相关，Bcl-2表达者治疗较困难，5年生存率在25%左右。在病理形态上，肿瘤细胞表现为中到大细胞，胞核大，染色质清晰。典型的免疫表型包括CD20、CD45阳性，CD3阴性，其他细胞标志物如CD10、Bcl-6、MUM1，这些标志物有助于生发中心型（germinal center type，GCB）和非生发中心型（non-germinal center type，non-GCB）两种DLBCL亚型的鉴别诊断。CD10（+）或（-）、Bcl-6（+）、MUM1（-）为GCB，其预后明显优于non-GCB。

（二）滤泡性淋巴瘤

滤泡性淋巴瘤（follicular lymphoma，FL）指发生在生发中心的淋巴瘤，是一种惰性淋巴瘤，占全世界NHL的22%。多发于白种人，占北美成年人淋巴瘤的25%～40%，亚洲发病率远低于北美，老年患者多见。FL的具体病因及发病机制尚未完全阐明，但染色体易位t（14；18）（q32；q21）的存在是FL典型细胞遗传学异常，也是其发病的主要机制和始动因素。该易位导致凋亡抑制基因 *Bcl-2* 高表达，从而产生细胞凋亡障碍，淋巴细胞发生恶性转化。另外，部分FL患者中不存在t（14；18）及 *Bcl-2* 的高表达，而是t（3；14）（q27；q32）易位、基因重排等机制，使得位于3q27的 *Bcl-6* 异常激活。就成熟B细胞起源的滤泡性淋巴瘤而言，对正常B细胞生存发育至关重要的B细胞受体在FL的发生中也起着重要作用。在外周受到相应的抗原刺激后，有正常功能的BCR使得成熟B细胞也可进入生发中心，发生克隆扩增并进一步发生体细胞高频突变和类别转换重组（class switch recombination，CSR），由于Bcl-2高表达导致异常细胞不断累积，产生肿瘤。

FL在病理上一般表现为淋巴结构破坏，出现大小不等的卵圆形滤泡，恶性增生且常边界欠清楚（通常相互靠近-背靠背），生发中心无明、暗区。FL的免疫表型以肿瘤细胞表达CD1、Bcl-2为主要标志，同时还可伴有CD19、CD20阳性，CD22、LCA表达，而CD3、CD5、CD15、CD30阴性。但也存在CD10及Bcl-2表达阴性的滤泡性淋巴瘤，显示出这一疾病在免疫表型及基因表达上的异质性。

（三）边缘区淋巴瘤

边缘区淋巴瘤（marginal zone lymphoma，MZL）指发生在淋巴滤泡及滤泡外套之间的B细胞来源的淋巴瘤，属于惰性淋巴瘤。按累及部位不同分为3种主要亚型：①黏膜相关淋巴组织淋巴瘤（mucosa associated lymphoid tissue lymphoma，MALTL），是发生在结外淋巴组织边缘区的淋巴瘤，可有t（11；18），进一步可分为胃MALTL和非胃MALTL；②脾B细胞边缘区淋巴瘤（splenic marginal zone lymphoma，SMZL），临床表现为贫血和脾大，淋巴细胞增多，伴或不伴绒毛状淋巴细胞，40%出现7q31—q32丢失，可见位于7q21的周期蛋白依赖性激酶6（cyclin-dependent kinase 6，CDK6）基因的下调，3号染色体三体和/或其他染色体异常，但无MALTL淋巴瘤常见的t（11；18）；③结内边缘区淋巴瘤（nodal marginal zone lymphoma，NMZL）是发生在淋巴结边缘区的淋巴瘤，由于其细胞形态类似单核细胞，亦称"单核细胞样 B 细胞淋巴瘤"。混合边缘区 B 细胞（中心细胞样/单核细胞样）、浆细胞和散在转化的 B 细胞同时存在，若浆细胞分化占优势时，与淋巴浆细胞淋巴瘤和浆细胞瘤的鉴别困难。MZL 中瘤细胞由异质性、小到中等大小、胞质量丰富的 B 细胞组成，包括边缘区（中心细胞样）细胞、单核细胞样 B 细胞、小淋巴细胞和散在的免疫母细胞及中心母细胞，可见不同比例的浆细胞。

MZL 的免疫表型为 CD20、CD79a 阳性，CD5、CD10、CD23、CD103、cyclin D1 阴性，而 CD43、Bcl-2 及 CD11c 可表现为阴性亦可为阳性，因此对于 MZL 的诊断并无特异性抗体标记，多采用排除法诊断。目前认为感染、炎症及自身免疫性疾病是 MZL 的主要病因，尤其发生于胃的 MALTL，已经证实幽门螺杆菌（Helicobacter pylori）感染及其持续的抗原刺激是导致该病的主要病因和机制。而唾液腺、甲状腺发生的 MALTL 则可能与舍格伦综合征、慢性淋巴细胞性甲状腺炎等自身免疫性疾病相关。除外界病因外，相关的细胞遗传学改变也较为复杂多样，目前已知的染色体异常包括 t（11；18）（q21；q21），发生率 13.5%；t（1；14）（p22；q32），发生率 1.6%；t（14；18）（q32；q21）及 t（3；14）（p14.1；q32）的发生率为 10% 左右，另外 +3 和/或 +18 的发生率在 22.6% 左右。除此之外，还有 41.6% 的病例无任何异常的细胞遗传学改变，这也为 MZL 的确诊带来一定的障碍。

（四）套细胞淋巴瘤

套细胞淋巴瘤（mantle cell lymphoma，MCL）是一种少见的、发生于淋巴结套区的小细胞淋巴瘤，是具有不同病理和临床特征的侵袭性 B 细胞淋巴瘤。多见于中老年人（中位 60 岁），男性发病率高于女性，男女比约为 3∶1，临床诊断困难，确诊时多为晚期。

MCL 具有异质性，大多数情况下，经典形态的肿瘤细胞一般是中、小型尺寸的，具有不规则的核。然而，恶性淋巴细胞可以存在多种不同的变异体，包括小圆形（类似慢性淋巴细胞白血病）、边缘区样多形细胞和原始细胞，因此在诊断上骨髓活检一般是很必要的。根据 2014 欧洲肿瘤内科学会（ESMO）套细胞淋巴瘤诊断治疗指南，MCL 常见的染色体异常为 t（11；14）（q13；q32），细胞周期蛋白 D1（cyclin D1）阳性及 Bcl-2 表达，同时 CD10、CD23 及 Bcl-6 阴性。MCL 的发生是由于染色体发生 t（11；14）（q13；q32），通过免疫球蛋白重链基因座（immunoglobulin heavy chain，IGH）（14q32）中增强子元件的作用，导致 CCND1（11q13）基因的表达。CCND1 编码的细胞周期蛋白 D1 在细胞周期的 G_1/S 转换中起重要作用。另外，尽管在几乎所有 MCL 中都可检测到 t（11；14）/IGH-CCND1，但目前也发现了罕见的 t（11；14）阴性或细胞周期蛋白 D1 阴性的 MCL 病例。

（五）伯基特淋巴瘤

伯基特淋巴瘤（BL）是一种常发生于结外的高度侵袭性非霍奇金淋巴瘤，主要来源于 B 细胞，侵犯血液及骨髓，为急性白血病表现。临床上主要分为三种类型：①散发性 BL，儿童和青少年多见，发病率男性高于女性，为（2～3）∶1，最常见于回盲部，EBV（+/-）；②地方性 BL，儿童多见，中位年龄 4～7 岁，发病率男性多于女性，约为

2：1，50%位于颅骨及其他面部骨，EBV阳性占比95%；③免疫缺陷相关BL，青年多见，最常见于淋巴结和骨髓。HIV或EBV阳性者约占30%。三种亚型在流行病学、临床表现上各有不同，但在基因学上相似。

患者常见的染色体异位包括t(8;14)(q24;q32)，少见的异位还有t(2;8)(p12;q24)-Igκ/*MYC*或t(8;22)(q24;q11)-*MYC*/Igλ。染色体异常导致*MYC*基因异常表达，影响到14号、2号或22号染色体上免疫球蛋白基因的启动子，这些基因分别编码免疫球蛋白重链或λ、κ轻链。另外，*MYC*还能激活靶基因，特别是与凋亡有关的基因，这进一步增加了它的致瘤性。其他遗传学改变包括*TP53*失活及突变，这些情况可见于地方性和散发性BL。然而，*MYC*基因异位并不能特异性地诊断伯基特淋巴瘤，研究显示其亦可见于继发于滤泡性淋巴瘤的前驱B淋巴母细胞白血病/淋巴瘤。

组织病理学上，BL细胞表达轻链、膜IgM，以及B细胞相关抗原CD19、CD20、CD22、CD10和Bcl-6，这说明肿瘤细胞起源于生发中心，同时CD5、CD23、Bcl-2和TdT阴性。几乎100%的细胞Ki-67阳性，提示高的分裂指数。肿瘤细胞形态单一，核圆形，染色质粗，核中等大小、居中、嗜碱性，胞质深、嗜碱性，常伴有胞质空泡，呈弥漫性浸润。细胞增殖率高，核分裂象多见，且凋亡率高。病理表现上呈"满天星"样改变，是由于巨噬细胞吞噬凋亡的肿瘤细胞所致。

二、B细胞白血病

白血病是一种造血干细胞克隆性疾病，是一组高度异质性的恶性血液病，其特点是白血病细胞异常增生、分化成熟障碍，并伴有凋亡减少，导致正常造血功能受到抑制。在造血组织中恶性细胞大量增生，并浸润其他器官和组织。

在白血病中细胞成熟障碍可停滞在不同阶段，发生在较早阶段称为急性白血病，发生在较晚阶段称为慢性白血病。因此，按照细胞成熟程度及类型可将白血病分为以下类型：急性淋巴细胞白血病（ALL）、急性髓细胞性白血病（AML）、慢性粒细胞白血病（CML）、慢性淋巴细胞白血病（CLL）。

本节主要对B细胞白血病，包括急性淋巴细胞白血病/前体淋巴细胞肿瘤、小淋巴细胞淋巴瘤/慢性淋巴细胞白血病（SLL/CLL）及B细胞幼淋巴细胞白血病（PLL）加以介绍。

（一）急性淋巴细胞白血病/前体淋巴细胞肿瘤

急性淋巴细胞白血病/前体淋巴细胞肿瘤是以原始淋巴细胞积聚为特征的一种高度侵袭性淋巴瘤，由前体T细胞或B细胞组成，可分为前体T-ALL和前体B-ALL。其发病率约占全部白血病的12%，儿童多见，男性发病率高于女性。发病率在2～5岁达到高峰（5.3/10万），随后逐渐下降，35岁左右再次升高，80～84岁达到发病小高峰（2.3/10万）。成人急性白血病中急性淋巴细胞白血病仅占约25%。

本病起病可为隐袭性或急性，可有发热、贫血症状，肢体、关节疼痛，约1/3的患者可有出血症状，易伴有肝脾、淋巴结肿大，T淋巴母细胞性淋巴瘤常见（90%），大多表现为纵隔（胸腺）或周围淋巴结肿大；B 淋巴母细胞性淋巴瘤少见（10%），常累及骨髓和外周血，淋巴结和结外亦可累及，纵隔较少累及。

世界卫生组织（WHO）2008 年将前体淋巴细胞肿瘤分类为：前体 B 细胞白血病/淋巴瘤（非特殊类型）、伴重现性细胞遗传学异常的前体 B 细胞白血病/淋巴瘤、前体 T 细胞白血病/淋巴瘤。

一般认为急性淋巴细胞白血病和前体淋巴细胞肿瘤是同一疾病的两种不同临床表现，骨髓中幼稚细胞＞25% 时诊断为急性淋巴细胞白血病，幼稚细胞≤25% 时诊断为原始淋巴细胞淋巴瘤，二者治疗方式及预后相同。下文将对 B 细胞相关前体淋巴细胞肿瘤进行介绍。

1. 前体 B 细胞白血病/淋巴瘤（非特殊类型） 原始细胞常表达 B 细胞抗原，免疫表型：TdT、HLA-DR、CD19、cytCD79a 阳性，CD10、CD24、CD20、CD22 多有不同程度的表达，CD45 常阴性。伴 t（4；11）（q21；q23）的 ALL 患者 CD10 和 CD24 阴性。髓系抗原 CD13、CD33 可以阳性，但该阳性不能排除前体 B-ALL 的诊断，CD34 变化较大。前体 B-ALL 根据细胞发育又分为三个阶段：

（1）早期前体 B-ALL（pro-B-ALL）：CD19、cytCD79a、cytCD22、核 TdT 阳性，无其他 B 细胞分化抗原表达。

（2）中期（common-ALL）：CD10 阳性。

（3）最成熟的前体 B 细胞分化阶段（pre-B-ALL）：胞质 μ 链阳性。膜表面免疫球蛋白一般阴性（阳性不能除外前体 B-ALL 的诊断）。

2. 伴重现性细胞遗传学异常的前体 B 细胞白血病/淋巴瘤 根据细胞遗传学异常可进一步分型如下：

（1）伴 t（9；22）（q34；q11.2）；*BCR-ABL1* 的前体 B 细胞白血病/淋巴瘤：此类型中细胞较其他 B-ALL 更幼稚，常表达 CD10、CD19、TdT 及髓系抗原 CD13、CD33，但一般无 CD117 表达。CD25 往往与 t（9；22）B-ALL 有关。

（2）伴 t（v；11q23）；*MLL* 重排的前体 B 细胞白血病/淋巴瘤：主要涉及 *MLL* 基因异常，最常见的是 t（4；11）。表型为 CD19 阳性，CD10、CD24 阴性的 pro-B（CD15 常阳性）。

（3）伴 t（12；21）（p13；q22）；*TEL-AML1*（*ETV6-RUNX1*）的前体 B 细胞白血病/淋巴瘤：占儿童 B-ALL 的 25%，来源于前体 B 细胞，而不是造血干细胞，预后较好。常表达 CD19、CD10、CD34，几乎不表达 CD9、CD20 和 CD66c。

（4）伴超二倍体的前体 B 细胞白血病/淋巴瘤：占儿童 B-ALL 的 25% 左右，T-ALL 不包括在此范围内。仅指染色体数目异常（非随机异常，最常见的是 21、X、14、4 号染色体异常，而 1、2、3 号染色体异常少见），不包括结构异常，预后较好。

（5）伴亚二倍体的前体 B 细胞白血病/淋巴瘤：占全部 ALL 的 5% 左右，CD10、CD19 阳性，预后较差。

（6）伴 t（5；14）（q31；q32）；*IL-3-IGH* 的前体 B 细胞白血病/淋巴瘤：该类型仅占不到 1%，主要指前体 B-ALL。

（7）伴 t（1；19）（q23；p13.3）；*E2A-PBX1*（*TCF3-PBX1*）的前体 B 细胞白血

病/淋巴瘤：占儿童 B-ALL 的 6% 左右，亦见于成人，CD10、CD19、胞质 μ 链阳性。若 CD9 强表达，而 CD34 缺失或弱表达时，即使无胞质 μ 链也应考虑此病，预后中等偏差。

（二）小淋巴细胞淋巴瘤/慢性淋巴细胞白血病

小淋巴细胞淋巴瘤/慢性淋巴细胞白血病（SLL/CLL）代表同一类疾病，是一种以成熟 B 细胞在外周血、骨髓、淋巴结及脾脏中大量蓄积为特征的惰性淋巴瘤，或称低度恶性肿瘤。SLL/CLL 一般指 B 细胞增殖性疾病，T 细胞相关 CLL 现称为 T 幼稚淋巴细胞白血病。SLL/CLL 患者多为老年人，欧美发病率高于我国，男女发病率之比约 2 : 1。

细胞遗传学分析显示 80%SLL/CLL 患者伴有染色体异常，其中 13q$^-$ 最常见，其次为 11q$^-$（ATM 基因）、+12、17q$^-$（肿瘤抑制基因 p53 所在）。一般来讲，单纯的 13q$^-$ 预后较好，其他染色体异常或复杂染色体异常预后较差。形态学上为小而成熟的淋巴细胞，可见幼淋巴细胞形成的假滤泡。肿瘤细胞免疫表型多样，共表达 CD5、CD19、CD23、CD27 和 CD43，克隆性表面免疫球蛋白、CD22、CD79b 及 FMC-7 弱阳性或阴性，CD10 阳性。

SLL/CLL 起病缓慢，早期症状无特异性，部分患者可出现脾大和淋巴结肿大，检查可见外周血淋巴细胞绝对值 > 5000/μl 并持续 3 个月以上。在治疗上提倡个体化治疗，易缓解也易复发，根据不同的生物学类型，本病的生存期从半年至十余年不等。

（三）B 细胞幼淋巴细胞白血病

幼淋巴细胞白血病（PLL）是一种非常少见的特殊类型淋巴细胞白血病，属于成熟 B 细胞淋巴瘤。发病以中老年为主，发病年龄多 > 50 岁，男性多见，部分由 CLL 转化而来，可能难以与套细胞淋巴瘤和慢性淋巴细胞白血病区分。具有 t（11；14）的 B-PLL 病例在世界卫生组织 2008 年分类中被重新定义为 MCL。本病呈亚急性临床经过，外周血白细胞通常 > 100×10^9/L，其中 80% 为 B 细胞，20% 为 T 细胞。

目前，PLL 具体病因不明，B-PLL 免疫表型为 sIgM 和 sIgD 高表达，CD19、CD20、CD22、FMC-7 及 CD79b 阳性，CD5 可为阳性。在遗传学上，部分病例可发现 11q23$^-$、13q14$^-$ 及 p53 基因突变。患者在就诊时一般已处于中晚期，治疗主要使用烷化剂，效果一般，长期生存率较低。

三、B 细胞相关免疫缺陷病

免疫缺陷病（IDD）是指免疫系统先天发育不全或后天损害而导致免疫细胞在发育、分化、增殖和代谢等方面出现异常，并导致免疫功能障碍所出现的临床综合征。IDD 按病因不同分为原发性免疫缺陷病（PIDD）和获得性免疫缺陷病（AIDD）两大类。PIDD 又称为先天性免疫缺陷病（CIDD），是由于免疫系统遗传基因异常或先天性免疫系统发育障碍而致免疫功能不全引起的疾病。根据所累及的免疫细胞或免疫分子，可分为特异性免疫缺陷（如 B 细胞或 T 细胞缺陷、联合免疫缺陷）和非特异性免疫缺陷（如补体缺陷和吞噬细胞缺陷）。其中，B 细胞缺陷病多以免疫球蛋白水平低下为特征，主要包括 X 连锁无丙种球蛋白血症、选择性 IgA 缺陷、选择性 IgG 亚类缺陷及 X 连锁高 IgM 综合征。

(一) X 连锁无丙种球蛋白血症

X 连锁无丙种球蛋白血症（X-linked agammaglobulinemia，XLA），又称为 Bruton 病，是最早发现也是最常见的原发性 B 细胞缺陷病。该病为 X 连锁隐性遗传，见于男性婴幼儿，因母体 IgG 可通过胎盘进入胎儿体内，因此患儿一般在出生 6～9 个月及之后由于母体抗体分解代谢发病。临床上以反复化脓性细菌感染为特征，某些患儿还可伴有自身免疫病，具体原因不详。

该病的发病机制为 B 细胞的信号转导分子布鲁顿酪氨酸激酶（Bruton's tyrosine kinase，Btk）基因缺陷。*Btk* 基因位于 X 染色体 q21.3—q22，包括 19 个外显子，编码的蛋白产物属于胞质酪氨酸激酶家族，在 B 细胞分化成熟的早期，胞质中 Btk 被磷酸化后，与 G 蛋白、Src 家族成员结合，参与细胞内活化信号转导。XLA 中该基因缺陷，酪氨酸激酶合成障碍，则 B 细胞发育停滞于前体 B 细胞状态，导致血循环和淋巴组织中成熟 B 细胞数目减少缺失，血清中各类免疫球蛋白水平明显降低或缺失，而 T 细胞代谢及发育不受影响，其数量及功能正常。

(二) 选择性 IgA 缺陷

有些原发性 B 细胞缺陷患者会表现出某一种或某几种免疫球蛋白缺陷，其中选择性 IgA 缺陷（selective IgA deficiency，IgAD）是一种最常见的选择性免疫球蛋白缺陷，通常为散发性，也可出现家族聚集情况，一般是常染色体显性或隐性遗传导致。该病主要特点是：血清 IgA < 50mg/L，sIgA 含量极低，IgM 和 IgG 水平正常或略高。该病可能是由于 B 细胞不能进一步分化为能分泌 IgA 的浆细胞所致。除此之外，许多患者体内 Th 细胞功能异常，B 细胞得不到 T 细胞提供的有效辅助刺激信号，导致 IgA 合成异常。目前，已有研究证实 T 细胞分泌的 TGF-β1 不足是选择性 IgA 缺陷的病因之一。

IgAD 患者细胞免疫功能正常，因此多无明显症状，或仅表现为呼吸道、消化道、泌尿生殖道反复感染，少数可出现严重感染；该病患者常伴有自身免疫病和超敏反应性疾病。

(三) 选择性 IgG 亚类缺陷

选择性 IgG 亚类缺陷（selective IgG subclass deficiency）可进一步分为选择性 IgG3 缺陷（多见于成人）和选择性 IgG2 缺陷（多见于儿童，并伴有 IgAD）。该病通常由于 B 细胞分化异常所致，发病率约占人群的 1/700，其中大多数患者身体健康，但发生感染、自身免疫病的概率增高。

(四) X 连锁高 IgM 综合征

X 连锁高 IgM 综合征（X-linked hyperimmunoglobulin M syndrome，XHM）是一种罕见的免疫球蛋白缺陷病，具体病因未明，其中约 70% 的患者为 X 连锁隐性遗传，患者多为男性。该病发病机制是 X 染色体上 *CD40L* 基因突变，使 T 细胞表达 CD40L 缺陷，T 细胞与 B 细胞相互作用受阻，导致 B 细胞不能进行免疫球蛋白类别转换。患者 IgG、

IgA、IgE 缺乏，但 IgM 代偿性增高，有时高达 10mg/ml（正常为 1.5mg/ml）；外周血和淋巴组织中可发现大量分泌 IgM 的浆细胞；血清中含大量抗中性粒细胞、血小板和红细胞的自身抗体。

患者易发生反复感染，尤其是呼吸道感染，比低水平免疫球蛋白缺陷病表现更为严重。静脉注射免疫球蛋白治疗可在一定程度上控制患者的感染情况。

四、浆细胞病

浆细胞病亦称单克隆丙种球蛋白症，是浆细胞或产生免疫球蛋白的淋巴样浆细胞和 B 细胞异常增生，进而出现单克隆免疫球蛋白或其多肽链亚单位合成及分泌增多的一组疾病。浆细胞病多见于老年人，男性多于女性，病因尚不明确，其中 20%～30% 的患者可向浆细胞恶性肿瘤发展。临床表现各异，使得诊断较为困难。浆细胞病发病时，特别是在发生恶性浆细胞病时，一株浆细胞前体细胞发生恶变，此株细胞过度增殖并抑制其他浆细胞的正常增生，大量产生一种结构均一的抗体类似物，称为单克隆免疫球蛋白，又称"M"成分，在血清和/或尿中可发现，而正常免疫球蛋白常常减少。

临床上根据单克隆浆细胞的增生程度，将浆细胞病分为恶性与良性，恶性浆细胞病具有明显临床症状和病理特征，浆细胞恶性增生、浸润，如多发性骨髓瘤、巨球蛋白血症、重链病和原发性淀粉样变性等；良性浆细胞病无明显临床表现，浆细胞分化良好，增生程度及分泌的单克隆免疫球蛋白水平增高有限，可为原发性或继发性。本节主要介绍多发性骨髓瘤、良性单克隆免疫球蛋白血症及淋巴浆细胞淋巴瘤/瓦氏巨球蛋白血症三部分。

（一）多发性骨髓瘤

多发性骨髓瘤（MM）是恶性浆细胞病中最常见的一种类型，又称骨髓瘤、浆细胞骨髓瘤或 Kahler 病。单克隆浆细胞恶性增生并直接浸润组织和器官，其分泌的 M 蛋白大量沉积，导致贫血、广泛骨质破坏、反复感染、高钙血症、高黏滞综合征、肾功能不全等一系列临床症状。MM 是中老年疾病，但亦见于青少年，中位发病年龄约 65 岁，男性患者较多，约占造血系统肿瘤的 10%。

本病病因尚未明确，可能与电离辐射、慢性抗原刺激、遗传因素和病毒感染相关。关于 MM 的起源，最初依据细胞形态及分泌免疫球蛋白的特点，认为源于浆细胞的恶变，也有研究发现骨髓瘤细胞不仅具有浆细胞和 B 细胞的特征，而且还表达髓系细胞、红系细胞、巨核细胞及 T 细胞表面抗原。随着研究的深入，发现在骨髓瘤发生早期已存在遗传学改变，包括 *IgH* 基因易位、*CyclinD1* 基因异常表达及 13 号染色体序列丢失等，早期前 B 细胞胞质 IgM 可与抗 M 抗体发生特异性结合反应。此外，MM 的发病和进展还涉及"二次打击"：包括 MAPK/STAT3 途径（*N-ras*、*K-ras*、*FGFR3*）和 NF-κB 途径的激活病变、*C-MYC* 基因异常表达，以及 RBI 途径和 p53 途径的失活突变等。

(二)良性单克隆免疫球蛋白血症

良性单克隆免疫球蛋白血症主要包括意义不明性单克隆免疫球蛋白血症(monoclonal gammopathy of unknown significance,MGUS)和继发于非恶性浆细胞病的单克隆免疫球蛋白血症(secondary monoclonal gammopathy)。

原发性单克隆免疫球蛋白血症表现为原因不明的单克隆免疫球蛋白增多,患者无恶性浆细胞病,且单克隆B细胞-浆细胞增殖有限,不抑制正常造血细胞增殖,不抑制B细胞-浆细胞正常分化和免疫球蛋白分泌,也不引起溶骨病变,细胞形态与正常成熟浆细胞无异,因此被称为"良性单克隆免疫球蛋白血症"或"意义不明性单克隆免疫球蛋白血症"。本病在成人中的患病率为0.1%~1.0%,随年龄增长逐渐增加,男性多于女性。本病病因不清,主要考虑病毒、细菌、肿瘤和自身抗原的刺激作用。本病应特别注意与多发性骨髓瘤相鉴别,见表9-9。

表9-9 MGUS 与 MM 的鉴别

鉴别项目	MGUS	MM
骨髓中浆细胞	<10% 形态正常	>10% 骨髓瘤细胞
血红蛋白	一般>120g/L	常<120g/L
血清清蛋白	正常	降低
血清单克隆免疫球蛋白	IgG<30g/L	IgG>30g/L
	IgA<15g/L	IgA>15g/L
	IgM<15g/L	IgM>15g/L
正常多克隆免疫球蛋白	正常	降低
本周蛋白	常无,<1g/24h	常有,>1g/24h
血浆黏度	正常	增高
骨质破坏	无	有
肾衰竭	无	有

资料来源:邓家栋,杨崇礼,杨天楹,等.2001.临床血液学.上海:上海科学技术出版社.

继发性单克隆免疫球蛋白血症是伴发于非浆细胞性疾病的单克隆免疫球蛋白血症,可继发于多种慢性炎症、结缔组织病、非单核/巨噬细胞系统肿瘤、脂肪代谢障碍、慢性肝病、病毒感染和药物过敏等,还有报道在化疗、放疗及骨髓移植后均可出现,但单克隆免疫球蛋白的出现与上述疾病的关系仍存在争议。

(三)淋巴浆细胞淋巴瘤/瓦氏巨球蛋白血症

淋巴浆细胞淋巴瘤/瓦氏巨球蛋白血症(lymphoplasmacytoid lymphoma/Waldenstrom's macroglobulinemia,LPL;WM)是一种少见的惰性成熟B细胞淋巴瘤,其包含小B淋巴细胞、浆细胞样淋巴细胞和浆细胞,浆细胞内有核内包涵体(Dutcher 小体)。常侵犯骨髓,少数侵犯淋巴结、脾脏和肝脏。瓦氏巨球蛋白血症为 LPL 侵犯骨髓且分泌单克隆性 IgM 时才可诊断,LPL 中大部分为 WM。本病一般见于老年患者(>50岁),临床表现无特征性，可有疲乏、体重减轻、视物模糊、出血、神经系统症状等，极少出现骨损害和高钙血症，肾功能损害的比例低于 MM。

LPL/WM 的特征性表现为单克隆 IgM 增高（冷球蛋白血症、γ-球蛋白 > 15% 或 > 3g/dl），导致高黏滞血症/高黏滞综合征。免疫表型 CD19、CD79a、s/cIgM/D 阳性，CD20、CD22、CD38、CD43 表达情况不定；CD5、CD10、CD23、Bcl-2、CD103、细胞周期蛋白 D1 阴性表达，5%～20% 的患者可出现 CD5 表达。细胞/分子遗传学上尚未发现 LPL/WM 特征性的染色体或融合基因异常，≥50% 病例出现 6q$^-$，约 20% 的 WM 患者 +4，克隆性免疫球蛋白基因阳性。

五、人工制备抗体

抗体的研究始于 18 世纪末，因其对抗原特异性识别，同时又能诱发强大的分子和细胞效应，因此在临床上常被用来诊断疾病，并且在同种异体免疫排斥、自身免疫反应抑制、抗血小板治疗、癌症治疗、感染性疾病治疗等方面被广泛应用；在基础研究中抗体可用于探测蛋白质的表达水平、研究蛋白质的结构和功能关系、研究细胞的反应机制等。随着人们对抗体的需求增大，人工制备抗体成为大量获得抗体的方式。目前人工制备的抗体有三大类，即多克隆抗体、单克隆抗体和基因工程抗体，本节将对三类抗体及其治疗作用进行简要介绍。

（一）多克隆抗体

1888 年，在研究白喉发病机制过程中，Emile Roux 和 Yersin 发现了白喉杆菌可产生外毒素，1890 年，Behring 和 Kitosato 找到了血清中一种能够中和外毒素的物质，即抗毒素。将具有白喉抗毒素的免疫血清注入正常动物体内，可以抵抗白喉杆菌感染。根据这一案例，科学家将天然抗原经不同途径免疫机体，由于其分子中含有多种特异性的抗原决定簇，可激活体内多个 B 细胞克隆，合成并分泌抗各种决定簇的抗体，因此得到了针对不同抗原表位的抗体混合物，称为多克隆抗体。除了抗原决定簇的多样性以外，同样一种抗原决定簇，也可刺激机体产生 IgG、IgM、IgA、IgE 和 IgD 等五类抗体。多克隆抗体的制备是一个复杂的过程，为制备高效价和高特异性的多克隆抗体，必须要有理想的免疫原、适宜的动物及切实可行的免疫方法。目前，获得多克隆抗体的途径主要有动物免疫血清、恢复期患者血清或免疫接种人群。但是任何来源的抗体都存在一定的弊端，使用动物血清会发生血清病，出现强烈的免疫应答；而人血清来源有限，造价过高，同时有传播多种疾病的风险。因此，多克隆抗体虽然在免疫应答中能发挥重要作用，并且在急救过程中，如中和破伤风毒素、蛇毒等中广泛使用，但其在临床的应用仍受到很大的限制。

（二）单克隆抗体

1975 年，Kohler 和 Milstein 利用杂交瘤技术，将产生抗体的淋巴细胞同骨髓瘤细胞融合，成功获得了鼠源性单克隆抗体，开启了多克隆抗体走向单克隆抗体的新时代。单克隆抗体由单一杂交瘤细胞产生，特异性作用于单一抗原表位，相较于多克隆抗体，其具有结构均一、纯度高、特异性强、少或无血清交叉反应、制备成本低等优势。其原理是：B 细胞能够产生抗体，但在体外不能进行无限分裂；而骨髓瘤细胞虽然可以在体外进行无限传代，但不能产生抗体，将这两种细胞融合后得到的杂交瘤细胞具有两种亲本细胞的特性（图 9-11）。

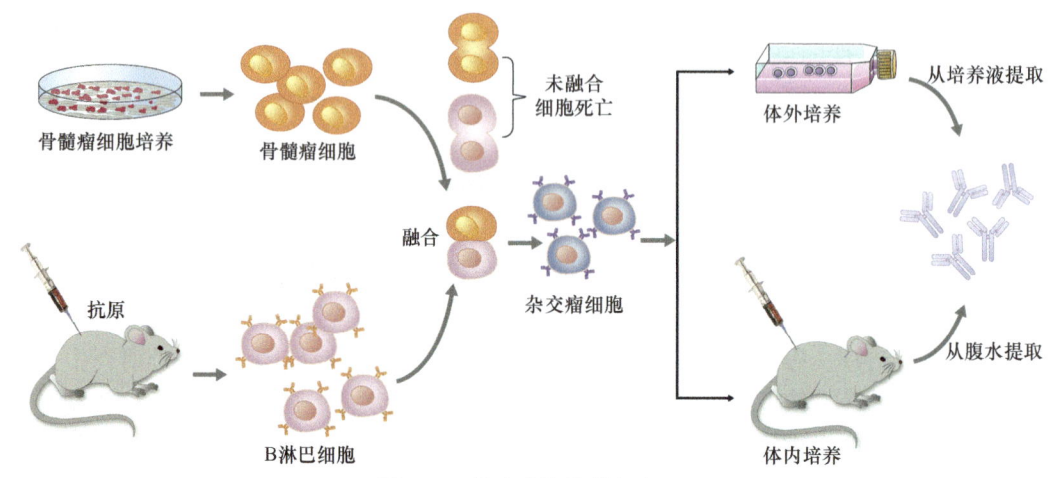

图 9-11 单克隆抗体制备流程

单克隆抗体技术是现代生命科学研究的重要工具，它从根本上解决了免疫学中长期存在的"特异性"和"重复性"问题，目前在很多领域已得到广泛应用，在疾病诊断方面，可对病原微生物、肿瘤抗原、免疫细胞及其亚群、激素、细胞因子等进行检测，对某些感染性疾病或肿瘤进行诊断；在疾病治疗方面，将单克隆抗体同药物偶联，利用其靶向病原体或肿瘤特异抗原的作用，将药物或放疗物质携带至靶器官，直接杀伤靶细胞，称为靶向治疗；此外，在食品加工及其他领域的科学研究，特别是基因和蛋白质的结构与功能研究方面，单克隆抗体也起着不可或缺的作用。

（三）基因工程抗体

单克隆抗体和多克隆抗体在很多领域得到应用，但是动物源性抗体有较强的免疫原性，对于人体而言属于异种蛋白，可引起人体抗抗体反应，严重者可诱发超敏反应。为了解决这一问题，1994 年 Winter 创建了噬菌体抗体库技术，这是抗体研究领域的又一次技术革命，在此基础上逐步发展成为抗体工程。基因工程抗体又称重组抗体，是指利用重组 DNA 及蛋白质工程技术对编码抗体的基因按不同需要进行加工改造和重新装配，经转染适当的受体细胞所表达的抗体分子。这一技术是将对免疫球蛋白基因结构与功能的了解与 DNA 重组技术相结合，根据研究者的意图在基因水平对免疫球蛋白分子进行切割、拼接或修饰，甚至是人工全合成后导入受体细胞表达，从而产生新型抗体。

基因工程抗体技术主要集中在两大方面：一是将鼠源抗体人源化；二是对抗体的功能加以改进，使其适用于临床治疗。目前基因工程抗体主要包括嵌合抗体、单链抗体、双特异性抗体、人源化抗体等。

1. 嵌合抗体　是最早制备成功的基因工程抗体，它是将人 IgC 区基因与鼠源性抗体的 V 区基因相连接，然后插入载体，转染骨髓瘤组织表达的抗体分子。因其减少了鼠源成分，从而减少了鼠源性抗体引起的不良反应，并有助于提高疗效。

2. 单链抗体（scFv）　是将免疫球蛋白的 H 链和 L 链的 V 区基因通过 15～20 个氨基酸的短肽相连，转染大肠杆菌表达的抗体分子。scFv 能较好地保留其对抗原的亲和活性，并具有分子量小、穿透力强和抗原性弱等特点，易于进入局部组织发挥作用。

3. 双特异性抗体（BsAb）　是含有 2 种特异性抗原结合位点的人工抗体，将识别效应细胞的抗体和识别靶细胞的抗体联结在一起，制成双功能性抗体，激发具有导向性的免疫反应，在肿瘤的免疫治疗中具有广阔的应用前景，有利于免疫效应细胞发挥抗肿瘤作用。

4. 人源化抗体　将人抗体的 CDR 取代鼠源性单克隆抗体的 CDR，由此形成的抗体鼠源成分极少，称为人源化抗体。而采用基因敲除技术将小鼠的免疫球蛋白基因敲除，再敲入人免疫球蛋白基因，然后用抗原免疫小鼠，经杂交瘤技术产生的抗体为完全人源化抗体。

（四）抗体的治疗作用

抗体针对相应抗原特异性强且具有高度亲和力，同时毒副作用较小，因而在疾病的诊断治疗中优势明显。抗体的发展也经历了鼠源、人-鼠嵌合、人源化到全人源的阶段，近年获得批准的抗体药物大多为全人源抗体。抗体的治疗机制主要包括：①中和作用，使病原体或其产生的毒素丧失致病力；②示踪或导向作用，使与其相连的功能性分子特异性地激活或封闭，破坏靶细胞或靶分子；③竞争性抑制/拮抗作用；④与体内产生或体外进入的物质结合，阻止其与靶分子作用产生毒性损害；⑤抗体依赖性细胞介导的细胞毒效应及非依赖性细胞溶解作用；⑥通过内影像作用模拟抗原，使疫苗更具安全性及广泛性。目前治疗性抗体已广泛应用于抗肿瘤、抗感染、抗器官移植排斥反应、抗血栓形成、解毒、构建抗独特型抗体疫苗、自身免疫性疾病及变态反应性疾病中。其中，抗 CD19 单克隆抗体治疗视神经脊髓炎，抗 CD20、CD22 单克隆抗体治疗非霍奇金淋巴瘤，抗 CD40 单克隆抗体治疗多发性骨髓瘤等，均已取得了显著的疗效。

抗体人源化及全人源抗体的制备已经成为当今治疗性抗体的发展趋势，同时随着各种抗体衍生物的不断涌现，为疾病的预防、诊断、治疗提供了更多的选择。

（王　迪　陶红燕　周　文　李宗金　向　荣）

参考文献

Anderson CC, Sinclair NR. 1998. FcR-mediated inhibition of cell activation and other forms of coinhibition. Crit Rev Immunol, 18（6）: 525-544.

Baumgarth N, Chen J, Herman OC, et al. 2000. The role of B-1 and B-2 cells in immune protection from influenza virus infection. Curr Top Microbiol Immunol, 252（252）: 163-169.

Brandtzaeg P, Prydz H. 1984. Direct evidence for an integrated function of J chain and secretory component in epithelial transport of immunoglobulins. Nature, 311（5981）: 71-73.

Burrows PD, Stephan RP, Wang YH, et al. 2002. The transient expression of pre-B cell receptors governs B cell development. Semin Immunol, 14（5）: 343-349.

Cambier JC. 1997. Inhibitory receptors abound? Proc Natl Acad Sci USA, 94（12）: 5993-5995.

Cooper MD, Peterson RD, Good RA. 1965. Delineation of the thymic and bursal lymphoid systems in the chicken. Nature, 205（4967）: 143-146.

Dal Porto JM, Gauld SB, Merrell KT, et al. 2004. B cell antigen receptor signaling 101. Mol Immunol, 41（6-7）: 599-613.

DeFranco AL. 1997. The complexity of signaling pathways activated by the BCR. Curr Opin Immunol, 9（3）: 296-308.

Dreyling M, Geisler C, Hermine O, et al. 2014. Newly diagnosed and relapsed mantle cell lymphoma: ESMO Clinical Practice Guidelines for diagnosis, treatment and follow-up. Ann Oncol, 25（Suppl 3）: iii, 83-92.

Frolich D, Giesecke C, Mei HE, et al. 2010. Secondary immunization generates clonally related antigen-specific plasma cells and memory B cells. J Immunol, 185（5）: 3103-3110.

Fujimoto M, Poe JC, Jansen PJ, et al. 1999. CD19 amplifies B lymphocyte signal transduction by regulating Src-family protein tyrosine kinase activation. J Immunol, 162（12）: 7088-7094.

Garcia-Garcia E, Staines-Boone AT, Vargas-Hernandez A, et al. 2016. Clinical and mutational features of X-linked agammaglobulinemia in Mexico. Clin Immunol, 165: 38-44.

Geahlen RL. 2009. Syk and pTyr'd: Signaling through the B cell antigen receptor. Biochim Biophys Acta, 1793（7）: 1115-1127.

Hallek M, Cheson BD, Catovsky D, et al. 2008. Guidelines for the diagnosis and treatment of chronic lymphocytic leukemia: a report from the International Workshop on Chronic Lymphocytic Leukemia updating the National Cancer Institute-Working Group 1996 guidelines. Blood, 111（12）: 5446-5456.

Hamel KM, Liarski VM, Clark MR. 2012. Germinal center B-cells. Autoimmunity, 45（5）: 333-347.

Herzenberg LA. 2000. B-1 cells: the lineage question revisited. Immunol Rev, 175（1）: 9-22.

Hideshima T, Bergsagel PL, Kuehl WM, et al. 2004. Advances in biology of multiple myeloma: clinical applications. Blood, 104（3）: 607-618.

Jacobsen K, Kravitz J, Kincade PW, et al. 1996. Adhesion receptors on bone marrow stromal cells: in vivo expression of vascular cell adhesion molecule-1 by reticular cells and sinusoidal endothelium in normal and gamma-irradiated mice. Blood, 87（1）: 73-82.

Kahl BS, Yang DT. 2016. Follicular lymphoma: evolving therapeutic strategies. Blood, 127（17）: 2055-2063.

Kohler G, Milstein C. 1975. Continuous cultures of fused cells secreting antibody of predefined specificity. Nature, 256（5517）: 495-497.

Krummel MF, Allison JP. 2011. Pillars article: CD28 and CTLA-4 have opposing effects on the response of T cells to stimulation. J Immunol, 187（7）: 3459-3465.

LeBien TW, Tedder TF. 2008. B lymphocytes: how they develop and function. Blood, 112（5）: 1570-1580.

Li JS, Shyur SD, Huang RH. 2014. Transitional cell carcinoma in a patient with X-linked hyperimmunoglobulin M syndrome. Pediatr Int, 56（6）: 911-914.

Liu YJ, Arpin C, de Bouteiller O, et al. 1996. Sequential triggering of apoptosis, somatic mutation and isotype switch during germinal center development. Semin Immunol, 8（3）: 169-177.

Loder F, Mutschler B, Ray RJ, et al. 1999. B cell development in the spleen takes place in discrete steps and is determined by the quality of B cell receptor-derived signals. J Exp Med, 190（1）: 75-89.

Mecklenbrauker I, Kalled SL, Leitges M, et al. 2004. Regulation of B-cell survival by BAFF-dependent PKCdelta-mediated nuclear signalling. Nature, 431（7007）: 456-461.

Nitschke L, Tsubata T. 2004. Molecular interactions regulate BCR signal inhibition by CD22 and CD72. Trends Immunol, 25（10）: 543-550.

Northrup DL, Allman D. 2008. Transcriptional regulation of early B cell development. Immunol Res, 42（1-3）: 106-117.

Nutt SL, Hodgkin PD, Tarlinton DM, et al. 2015. The generation of antibody-secreting plasma cells. Nat Rev Immunol, 15（3）: 160-171.

O'Keefe TL, Williams GT, Batista FD, et al. 1999. Deficiency in CD22, a B cell-specific inhibitory receptor, is sufficient to predispose to development of high affinity autoantibodies. J Exp Med, 189（8）: 1307-1313.

Peguet-Navarro J, Dalbiez-Gauthier C, Rattis FM, et al. 1995. Functional expression of CD40 antigen on human epidermal Langerhans cells. J Immunol, 155（9）: 4241-4247.

Quan N, Zhang Z, Demetrikopoulos MK, et al. 1999. Evidence for involvement of B lymphocytes in the surveillance of lung metastasis in the rat. Cancer Res, 59（5）: 1080-1089.

Radic M. 2008. Tracking and trapping somatic mutations in Ig genes. J Immunol, 180（9）: 5763-5764.

Rickert RC. 2005. Regulation of B lymphocyte activation by complement C3 and the B cell coreceptor complex. Curr Opin Immunol, 17（3）: 237-243.

Rothlein R, Dustin ML, Marlin SD, et al. 2011. A human intercellular adhesion molecule（ICAM-1）distinct from LFA-1. J. Immunol, 1986, 186（4）: 1270-1274.

Sapoznikov A, Pewzner-Jung Y, Kalchenko V, et al. 2008. Perivascular clusters of dendritic cells provide critical survival signals to B cells in bone marrow niches. Nat Immunol, 9（4）: 388-395.

Schaumann DH, Tuischer J, Ebell W, et al. 2007. VCAM-1-positive stromal cells from human bone marrow producing cytokines for B lineage progenitors and for plasma cells: SDF-1, flt3L, and BAFF. Mol Immunol, 44（7）: 1606-1612.

Schiemann B, Gommerman JL, Vora K, et al. 2001. An essential role for BAFF in the normal development of B cells through a BCMA-independent pathway. Science, 293（5537）: 2111-2114.

Shapiro-Shelef M, Calame K. 2005. Regulation of plasma-cell development. Nat Rev Immunol, 5（3）: 230-242.

Shen P, Roch T, Lampropoulou V, et al. 2014. IL-35-producing B cells are critical regulators of immunity during autoimmune and infectious diseases. Nature, 507（7492）: 366-370.

Spina V, Khiabanian H, Messina M, et al. 2016. The genetics of nodal marginal zone lymphoma. Blood, 128（10）: 1362-1373.

Swerdlow SH, Campo E, Pileri SA, et al. 2016. The 2016 revision of the World Health Organization classification of lymphoid neoplasms. Blood, 127（20）: 2375-2390.

Tedder TF. 2015. B10 cells: a functionally defined regulatory B cell subset. J Immunol, 194（4）: 1395-1401.

Vijay A, Gertz MA. 2007. Waldenstrom macroglobulinemia. Blood, 109（12）: 5096-5103.

Zhu C, Bogue MA, Lim DS, et al. 1996. Ku86-deficient mice exhibit severe combined immunodeficiency and defective processing of V（D）J recombination intermediates. Cell, 86（3）: 379-389.

第十章 NK 细 胞

第一节 NK 细胞的基本特征

一、NK 细胞的基本描述

NK 细胞是 1970 年发现的，具有无需预先活化即能杀伤肿瘤细胞的功能。NK 细胞是一群特殊的白细胞，近年来被统称为天然淋巴细胞（innate lymphoid cell, ILC）。与 T、B 细胞不同，ILC 不进行免疫球蛋白和 *TCR* 基因的体细胞重排，所有 ILC 可能衍生于相同的 ILC 前体。根据关键转录因子和功能范围的不同，成熟 ILC 被分为 3 个亚群，即 ILC1、ILC2 和 ILC3。ILC1 成员表达 IFN-γ，但是不表达 II 类细胞因子（IL-4 和 IL-13）、IL-17 或 IL-22；ILC2 表达 IL-13 和 IL-5；ILC3 表达 IL-17、IL-22 或两者都表达。

NK 细胞是 ILC1 中的一个亚群，其表型特征包括细胞因子（特别是 IFN-γ）和各种趋化因子的产生，以及 MHC 非依赖的抗体依赖细胞介导的细胞毒作用（ADCC）。这些功能使 NK 细胞可以监视机体病原体感染或恶性转化的细胞，通过直接杀伤这些靶细胞形成机体第一防线，并能增强和招募其他的免疫细胞参与机体防御。尽管 NK 细胞因对特定的靶细胞介导自然细胞毒性而得名，但是 NK 细胞也是 I 类细胞因子 IFN-γ、TNF-α、GM-CSF 及其他细胞因子和趋化因子的主要来源。在早期固有免疫应答中，NK 细胞分泌的这些可溶性因子极大地影响着其他造血细胞的招募和功能，参与早期炎症应答；尤其是活化的 NK 细胞也能通过模式识别受体 TLR 识别各种病原体产物，导致快速、显著增强的细胞毒活性和细胞因子的产生。例如，病毒感染时，在中等病毒量条件下，NK 细胞通过细胞因子和细胞毒性增强抗原特异性 T 细胞的应答；高病毒滴度使 T 细胞过度应答受到限制，而这些活化的 NK 细胞可以防止病理损伤和致死；并且通过物理接触和产生细胞因子，NK 细胞是调节 DC 与中性粒细胞间相互作用网络、促进或控制免疫应答中主要的效应细胞。

二、NK 细胞的表面标志物

至今尚未确定完全特异的人 NK 细胞谱系的表面抗原。按照惯例，人 NK 细胞定义为（Lin）$^-$CD56$^+$CD3$^-$ 淋巴细胞，有别于 CD56$^+$CD3$^+$ 细胞。活化性受体 NKp46 也几乎表达在所有 NK 细胞上，但要注意的是，NKp46 和 CD56 也表达在某些 ILC3 细胞上，特别是在外周血中，尽管这些细胞非常少。

（一）NK 细胞亚群

在人外周血中，多数 NK 细胞低水平或中等水平表达 CD56 分子，高水平表达 CD16 分子。这些人 CD56^{dim}NK 细胞代表多数成熟 NK（mNK）细胞，自然杀伤活性和细胞因子表达能力较强。相比之下，外周血中有一小群 CD56^{bright}CD16^{dim} NK 细胞，这些细胞在体外培养时增殖能力较强，自然细胞毒性相对较低。与 CD56^{bright}NK 细胞相比，CD56^{dim}NK 细胞可较早产生低水平的 TNF-α。健康人 CD56^{bright}NK 细胞通常只占循环 NK 细胞的 10%，作为主要的成熟 NK 细胞在二级淋巴组织中富集，感染时可提供免疫调节细胞因子。有趣的是，CD56^{bright}NK 细胞不仅代表功能不同的淋巴细胞，也是 CD56^{dim}NK 细胞直接的前体细胞，这是由于：①在体外利用 NK 细胞发育条件培养 CD34$^+$HPC，CD56^{bright}NK 亚群是主要的、较早出现的 NK 细胞，而 CD56^{dim}NK 细胞发育在其后；②在骨髓或干细胞移植后，CD56^{bright}NK 细胞较早聚集在血液中，而 CD56^{dim}NK 细胞在之后出现；③在胚胎和出生后血液中 CD56^{bright}NK 细胞相对成年外周血较多；④CD56^{bright}NK 细胞的端粒比 CD56^{dim}NK 细胞长，提示 CD56^{dim}NK 细胞经历了更多轮的增殖；⑤在成年人血液中存在介于 CD56^{bright}NK 和 CD56^{dim}NK 细胞之间的、具有 NK 细胞免疫表型和功能特征的中间体；⑥在体内外试验体系中，纯化的 CD56^{bright}NK 细胞可以发育为 CD56^{dim}NK 细胞。这些数据证明，两种主要血液 NK 细胞亚群之间的线性关系。然而，与 CD4$^+$T 和 CD8$^+$T 细胞类似，CD56^{bright}NK 和 CD56^{dim}NK 细胞也可能代表不同的 NK 细胞谱系终末成熟途径。此外，应该注意的是，纯化的 CD56^{dim}NK 细胞体外活化能获得 CD56^{bright}样的免疫表型，表现为 CD16 丢失、CD56 表达上调，提示至少某些 CD56^{bright}细胞是活化的 NK 细胞，这种转变也能在体内发生。

（二）NK 细胞的分布

正常情况下，NK 细胞占外周血淋巴细胞的 5% ~ 10%，在骨髓、肝脏、脾脏和肺脏中相对丰富，在二级淋巴组织（secondary lymphoid tissue，SLT）、黏膜相关淋巴组织（mucosa-associated lymphoid tissue，MALT）和胸腺组织中较少。但是，少量到达淋巴结的 NK 细胞通过与 DC 间相互作用促进 T 细胞分泌 IFN-γ，在防止病毒扩散中发挥关键作用。因此，通过分泌促炎因子和细胞间的直接相互作用，NK 细胞在固有免疫和获得性免疫应答间发挥了重要桥梁作用。

三、NK 细胞识别受体

NK 细胞的活化被许多不同胚系表达的受体所控制，使 NK 细胞识别并快速对环境变化产生应答。与 T、B 淋巴细胞不同，NK 细胞受体的表达不是衍生于体细胞基因重排，而是属于天然受体不同家族。目前已鉴定出许多 NK 细胞表达的活化性受体。依据信号传递，这些受体通常分为两类：活化性受体和抑制性受体。NK 细胞抑制性受体胞内段含有免疫受体酪氨酸抑制基序（ITIM），可抑制 NK 细胞的活化状态；活化性受体缺少 ITIM，但是跨膜区含有正电荷氨基酸（精氨酸或赖氨酸），与含有免疫受体酪氨酸活化基序（ITAM）的信号接头分子有关，如 DAP10、DAP12 或 FcγR。NK 细胞通过整合这两类受体信号决定是否启动效应功能。NK 细胞受体主要包括杀伤免疫球蛋白样受体（killer immunoglobulin-like receptor，KIR）、由抑制性受体（NKG2A）和活化性（NKG2C/D）亚型组成的 C 型凝集素样受体 CD94-NKG2 家族，以及传递活化信号的自然细胞毒受体（natural cytotoxicity receptor，NCR），包括 NKp30（NCR3/CD337）、NKp44（NCR2/CD336）和 NKp46（NCR1/CD335）。近年研究发现，SLAM 家族受体、连接蛋白和连接蛋白样家族蛋白、免疫检查点受体以及共刺激信号分子在 NK 细胞的活化和"教育"过程中发挥重要作用。

（一）KIR 受体家族

KIR 是原型免疫球蛋白超家族受体，与 MHC Ⅰ 分子特异性相互作用。每个 KIR 识别一个 HLA Ⅰ 同种异型的亚群。与 HLA 分子相似，KIR 具有高度多态性，影响 KIR-HLA 相互作用。KIR 在小鼠中不存在，但是 C 型凝集素样 Ly49 受体有相似的功能，与 MHC Ⅰ 分子相互作用。KIR 和 Ly49H 家族各包括 10 个成员，对不同多态性 MHC Ⅰ 分子的特异性不同。KIR 家族具有多样性和多态性，与高多态性的 MHC Ⅰ 配体相互作用；其主要功能在于组成性抑制，在针对病原体的免疫应答中产生多样性，因此作为潜在疾病相关标志物受到高度关注。

KIR 的命名是基于有一个长的或短的胞内段及胞外结构域的数量。长胞内段的 KIR（KIR-L）含有 ITIM，与配体结合后招募酪氨酸磷酸酶 SHP1（也称为 PTPN6）并抑制 NK 细胞活化；短胞内段 KIR（KIR-S）缺少 ITIM，但是与 DNAX 活化蛋白 12（DAP12，TYROBP）有关，该接头分子胞内区含有 ITAM 并传递活化信号。KIR-L 与 KIR-S 胞外区序列具有同源性，提示活化性 KIR 与其对应的抑制性受体应该共享相同的配体结合特异性，但是仅有 KIR2DS1 和 KIR2DS4 的特异性被明确，KIR-S 的功能依然未揭示。遗传学研究发现，特殊 KIR-S 和 HLA Ⅰ 组合的出现与多种疾病有关，提示 KIR-S 和 HLA 相互作用影响 NK 细胞活化。例如，患者共表达 KIR3DS1 和第 80 位含有异亮氨酸的配体 HLA-Bw4（HLA-Bw4-80Ile），可以防止 HCV 感染并延迟 AIDS 的进程。活化性 KIR 对 HLA Ⅰ 的亲和力往往比抑制性受体低，抑制性受体可以控制来自活化性受体的过度信号。但是，MHC Ⅰ 结合肽的序列会影响 KIR 与 MHC Ⅰ 相互作用，影响抑制效应。尽管各种 MHC Ⅰ 结合肽能诱导 KIR 介导的抑制作用，但是某些肽破坏 KIR 的识别，提示通过 MHC Ⅰ 结合肽可以释放 KIR 介导的抑制作用，此时 MHC Ⅰ 发挥拮抗剂的作用。相反，某些肽能提升活化性 KIR 对 HLA 分子的亲和力，有利于 NK 细胞介导的杀伤。因此，病毒感染或肿瘤过程中肽库的快速变化将提示 NK 细胞环境的改变，提高 NK 的反应性。病理条件下，靶细胞上其他非 HLA Ⅰ 分子上调也启动活化性 KIR 的信号，因而对这些受体发挥配体或共刺激分子的作用。

（二）CD94-NKG2 受体家族

CD94-NKG2 受体家族含有一个 CD94 亚基，并共价与 NKG2 家族成员结合（NKG2A、NKG2B、NKG2C、NKG2E 或 NKG2H），这个家族的原型成员 CD94-NKG2A 有一个

ITIM，与抑制性 KIR 相似，具有招募 SHP1、抑制 NK 细胞功能。相反，CD94-NKG2C、CD94-NKG2E 和 CD94-NKG2H 与 DAP12 相关，并发挥活化性受体作用。人 CD94-NKG2 受体复合体的配体是非经典 MHC I 分子 HLA-E。有趣的是，HLA-E 所提呈的肽衍生自其他 MHC I 分子前导序列的保守区，包括 HLA-A、HLA-B、HLA-C 和 HLA-G。HLA-E 与 CD94-NKG2A 相互作用，使 NK 细胞得以监控靶细胞 MHC I 分子表达和加工提呈抗原的能力。在缺乏功能性抗原加工相关转运体（TAP）时，HLA-E 仍然能够结合病毒肽，抑制 NK 细胞活性，因而 HLA-E 对 NK 细胞的劫持可能是病毒逃逸的一种共同机制。HLA-E 的一个主要作用是防止 NK 细胞活化，该分子也抑制 NK 细胞介导的肿瘤杀伤。

与 KIR 不同，CD94-NKG2 家族受体、配体相互作用在小鼠和人中具有保守性。小鼠 CD94-NKG2A 与 MHC I b 分子 Qdm（Qa1 determinant modifier）相互作用，Qdm 为 MHC I 分子的前导序列。尽管 CD94 缺失鼠中 NKG2A、NKG2C 和 NKG2E 的表达缺失，这些鼠 NK 细胞发育或功能未见异常。但是，CD94 缺失鼠对鼠痘病毒感染更为敏感，CD94-NKG2E 活化的 NK 细胞在抗病毒中发挥极为重要的作用。尽管在鼠痘病毒感染小鼠模型中 CD94-NKG2E 识别 Qa1b 的分子机制不清楚，CD94-NKG2 复合体在病原体防御中发挥作用。人巨细胞病毒（HCMV）感染时，高表达 NKG2C 的 NK 细胞克隆扩增，CD94-NKG2C 复合体特异性启动 NK 细胞效应功能；并且以 HCMV 感染的成纤维细胞刺激外周血单核细胞，这些单核细胞可以促进 NKG2C$^+$NK 细胞克隆扩增。该现象提示，在 HCMV 感染应答中，CD94-NKG2C 复合体本身可能参与了促进 NK 细胞克隆扩增。然而，CD94-NKG2C 天然病毒配体尚不清楚。CD94-NKG2A 监控 MHC I 的适度表达，监测 MHC I 表达的变化。CD94-NKG2A 受体交联后，ITIM 发生酪氨酸磷酸化，招募蛋白酪氨酸磷酸酶，磷酸酶通过去除 1 个或多个关键信号分子如 Vav1 的磷酸基团而抑制活化。

NKG2D（CD314）是 NK 细胞强有力的活化性受体，是研究最为深入的 NKG2 家族成员。NKG2D 识别多种诱导性配体，这些配体是 MHC I 分子的同源分子，在大部分正常细胞上不表达或低表达，但是由于肿瘤、感染或压力相关通路的活化使其在细胞上的表达上调。人 NKG2D 的配体包括 MHC I 相关 A、B（MICA、MICB）分子和 UL16 结合蛋白（ULBP），小鼠中包括 H60（a-c）和 MULT1 及 RAE-1α-ε 分子。通过识别压力或感染诱导的配体，NKG2D 在抗病毒感染中发挥重要作用，包括 HCMV、HIV 和 HBV。NKG2D 识别靶细胞是自然杀伤肿瘤细胞的主要方式，也参与某些自身免疫疾病。

（三）NCR 受体家族

另一群活化性受体是 NCR 受体家族，包括 NKp30、NKp44 和 NKp46，参与清除肿瘤和病毒感染的细胞。已经发现多种肿瘤特异性的病毒的配体，如 B7-H6 表达在转化的细胞上，被鉴定为 NKp30 识别的肿瘤特异性配体；BCL-2 相关的永生基因 6（BCL-2-associated athanogene 6，BAG6），也称为 HLA-B 相关的转录子 3（BAT3），以肿瘤细胞外泌体形式释放，结合 NKp30 可以活化 NK 细胞，并且 BAG6 表达在未成熟 DC（iDC）细胞膜上，参与 NK 细胞介导的 iDC 清除。NKp30 也与多种病毒配体结合，包括 HCMVpp65 和牛痘病毒血凝素（HA），导致病毒抑制。NKp30 和 NKp46 既表达于静息的 NK 细胞，也表达于活化的 NK 细胞，而 NKp44 只能在活化的 NK 细胞上检测到，病毒 HA 和 HA 神经氨酸苷酶（HN）是活化性配体，肿瘤衍生的增殖细胞核抗原（PCNA）是抑制性配体。在 NCR 中，NKp46 是唯一在其他种系中有同源基因的受体。这一特殊进化保守性提示，NKp46 是参与肿瘤和病原体识别的主要 NCR，可以识别胰岛 B 细胞上的未知配体，导致 1 型糖尿病的发展；与肝星状细胞表达的、尚未鉴定的配体结合，可以防止肝纤维化。NKp46 是识别多种病毒 HA 的重要受体，包括流感病毒和仙台病毒。

（四）SLAM 受体家族

近来，SLAM 家族活化性受体在 NK 细胞识别造血细胞中显示出重要性。SLAM 是免疫球蛋白样受体，该家族包括 SLAM（CD150，SLAMF1）、CD48、Ly9、2B4（CD244）、CD84、Ly108 和 CRACC，其中 2B4（CD244）是最明确的 NK 细胞活化 SLAM 受体家族。SLAM 受体广泛并选择性表达在各种造血细胞上，NK 细胞表达除了 SLAM 之外的其他成员。除了 2B4 结合另一 Ig 样造血分子 CD48，多数 SLAM 受体与表达于其他细胞的相同分子相互作用，介导细胞-细胞间相互作用（即反式自相结合）。除了 2B4，SLAM 家族受体包括 NK 细胞、T 细胞和 B 细胞抗原（NTB-A、SLAMF6、鼠 Ly108）、CD2 样受体活化细胞毒细胞（CRACC、CD319、SLAMF7），Ly9（CD229）和 CD84。这些受体通过 SLAM 相关蛋白（SAP）传递活化信号。NK 细胞缺失 SLAM 受体信号，不能杀伤造血靶细胞，包括 MHC 缺失的脾细胞和骨髓细胞，但是仍能杀伤非造血靶细胞。

（五）连接蛋白和连接蛋白样家族蛋白

连接蛋白（nectin）和连接蛋白样家族蛋白分子家族中，参与 NK 细胞调控的成员包括 CD226、具有 Ig 和 ITIM 结构域的 T 细胞免疫受体（TIGIT）、CD96 和 CRTAM。CD226 是免疫球蛋白超家族的跨膜糖蛋白，在多数静息 NK 细胞上表达，其配体在人和小鼠中具有保守性。CD226 识别的自身分子广泛表达于健康细胞，但是这些分子在细胞压力诱导下会进一步上调。与连接蛋白和连接蛋白样蛋白在细胞黏附的重要作用一致，CD226 起初用于鉴定调控 NK 细胞黏附和细胞毒性。之后，相关研究显示，CD226 与配体相互作用可启动经典活化通路，使 NK 细胞识别潜在的靶细胞。CD226 在防止自发肿瘤形成和控制肿瘤生长中发挥必要作用，能结合脊髓灰质炎病毒受体 CD155 和连接蛋白黏附分子 CD112，这些分子在细胞压力诱导下上调，参与肿瘤和感染性疾病的病理过程。CD226 与 NK 细胞表面的黏附分子 LFA-1 相互作用，因而有可能调节黏附。CD226 与 NKp30 一起参与杀伤 DC。

TIGIT 及 CD96 含有抑制性基序，可以与 CD226 的配体结合，抵消 CD226 介导的 NK 细胞活化。TIGIT 是 CD28 家族的免疫细胞特异性免疫球蛋白超家族受体，在多数人 NK 细胞表面表达，在小鼠静息 NK 细胞上几乎检测不到，但是 NK 细胞活化后其表达上调。TIGIT 含有短的胞外结构域，包含一个胞外 IgV 结构域和 I 型跨膜区。与 CD226 相似，TIGIT 可结合 CD112 和 CD155。有趣的是，TIGIT 与 CD112 和 CD155 的亲和力比 CD226 高，竞争性实验显示 TIGIT 以剂量依赖的方式抑制 CD155 与 CD226 的相互作用。TIGIT 以 *cis* 的方式与 CD226 相互作用并防止 CD226 同源二聚化。另外，TIGIT 结合连接蛋白样家族成员CD113（连接蛋白3或PVRL3）。尽管TIGIT-CD155相互作用也增强细胞簇形成，越来越多的证据显示，与CD226不同，TIGIT可抑制NK细胞介导的杀伤。

CD96是跨膜糖蛋白，有三个胞外免疫球蛋白样结构域，在所有人和小鼠静息的NK细胞上表达。CD96与CD226有20%的同源性，其主要配体也是CD155，亲和力介于TIGIT与CD226之间，并且在初始小鼠NK细胞上可以与CD226主动竞争结合CD155。另外，小鼠CD96可以结合CD111（连接蛋白1，PVRL1）。人CD96表达两个剪切体，它们的第二个免疫球蛋白样结构域与CD155的亲和力不同。与CD226相似，人CD96与CD155相互作用起初显示可增强细胞黏附，鉴于它能够增强人NK细胞系NK92细胞在导向杀伤实验中的细胞毒性，被认为是潜在的共刺激受体。然而，近来在$CD96^{-/-}$小鼠中没有观察到对NK细胞杀伤的影响，提示CD96对小鼠和人NK细胞的作用不同。

CD226与其他连接蛋白和连接蛋白样家族成员也影响NK细胞细胞因子分泌。CD96与CD226对IFN-γ的产生有相反的调节作用。LPS刺激下，与野生型小鼠相比，$CD96^{-/-}$小鼠中产生IFN-γ的NK细胞比例明显提升，而$CD226^{-/-}$小鼠中产生IFN-γ的NK细胞比例明显降低。CD96直接抑制NK细胞细胞因子产生，但是$CD226^{-/-}CD96^{-/-}$小鼠显示CD96不依赖于CD226发挥抑制NK细胞IFN-γ产生的作用。炎症条件下，CD226似乎在启动NK细胞细胞因子分泌中发挥极为重要的作用，而CD96至少部分通过与CD226竞争性结合CD155而抑制NK细胞分泌细胞因子。在LPS诱导的炎症反应中，尽管TIGIT不参与NK细胞分泌细胞因子，但是在肝脏再生过程中，TIGIT可以抑制肝脏NK细胞产生IFN-γ。的确，CD155在肝细胞高表达，TIGIT缺失与肝脏再生损伤有关，且依赖于肝脏NK分泌的IFN-γ。另外，TIGIT结合CD155可以抑制由靶细胞识别激发的NK细胞产生IFN-γ。当与YAC-1靶细胞共培养时，与野生鼠相比，TIGIT转基因小鼠的NK细胞IFN-γ产生减少，而$TIGIT^{-/-}$小鼠NK细胞IFN-γ产生增加。

连接蛋白和连接蛋白样蛋白受体的生物学研究显示，CD155在抗原提呈细胞上的构成性表达限制了CD226的表达，提示稳态条件下一小部分CD226在NK细胞表面持续交联，因而可能需要抑制性受体CD96和TIGIT防止CD226介导的NK细胞慢性活化和低反应性。的确，由于亲和力的增加，这些受体主要与表达低水平同源配体CD112或CD155的静息抗原提呈细胞相互作用交联。在病理状态下，CD96和TIGIT的动态抑制可能被解除，在此过程中细胞压力导致这些配体上调并增加CD226的交联，导致NK细胞完全活化。

（六）免疫检查点受体

虽然NK细胞行使重要的免疫监视功能，但某些情形下NK细胞的过度活化会导致组织损伤，因此机体通过表达多种免疫检查点（immune checkpoint）分子以维持NK细胞的活性处于可控的范围。某些激活的NK细胞表达PD-1、CTLA4、TIM-3及高水平的TIGIT。

程序性死亡蛋白-1（PD-1）表达不仅限于活化的和耗竭的T细胞，在其他免疫细胞甚至黑色素瘤细胞也能检测到。研究报道，多发性骨髓瘤和肾癌患者NK细胞表面也表达PD-1，PD-1信号可降低NK细胞的细胞毒性。利用抗PD-1抗体处理患者来源的PD-1$^+$NK细胞能够增强 NK 细胞介导的杀伤自体肿瘤细胞的能力。临床试验中以抗 PD-1 抗体与抗 CD20 抗体联合治疗复发性滤泡淋巴瘤，与单独抗 CD20 抗体治疗相比，发现联合治疗耐受性好，并且治疗效果良好。毫无疑问，其主要治疗效果是由于耗竭的 T 细胞再度活化。虽然，癌症患者中复活的 PD-1⁺NK 细胞对治疗的益处尚未阐明，但是不能排除 NK 细胞有助于治疗，特别是对于恶性血液肿瘤的治疗。

与 PD-1 相似，TIM-3(HAVCR2)不仅表达于 T 细胞，也在小鼠和人的 NK 细胞上表达。功能异常的 T 细胞表面表达 TIM3，而几乎所有人 NK 细胞均表达 TIM3，因此 TIM3 被认为是成熟 NK 细胞的标志。近来，TIM3 在 NK 细胞上的功能有很大的争议。有研究证明，在人 NK 细胞系 NKL 或人外周血单个核细胞（PBMC）中的 NK 细胞上，TIM3 通过抗 TIM3 抗体交联，可显著降低 NK 细胞的细胞毒性。与之完全相反，有研究显示，TIM3 通过与配体 Gal-9 活化 NK 细胞，促进 IFN-γ 产生。这些矛盾的研究结果可能是由于不同的实验设计造成的。因此，有研究以来自于晚期黑色素瘤患者的 NK 细胞为研究对象，发现 NK 细胞表达 TIM3 的水平随着癌症的进展而升高，TIM3⁺NK 细胞表现为耗竭表型，且高水平的 TIM3 与不良预后相关。更为重要的是，当 TIM3⁺NK 细胞与包被抗 TIM3 抗体的磁珠孵育时，虽然 IFN-γ 产生和脱颗粒有小幅度的降低，但是具有统计学意义。

（七）共刺激信号

肿瘤坏死因子受体超家族（TNFRSF）包括多个共刺激蛋白，对调节 NK 细胞活化、增殖和凋亡发挥重要作用。CD137（4-1BB）于 1989 年首次发现，是共刺激受体和 TNF 受体超家族成员，表达在 T 细胞和 DC 细胞，并在 NK 细胞 FcγRⅢa 交联时表达上调。在多种不同的肿瘤模型中已经证明，激活性抗 CD137 单抗能增强抗肿瘤免疫应答并清除建立的肿瘤。尽管 CD137 广泛表达并对免疫动态的多个方面有影响，但是抗 CD137 的治疗效果依赖于功能性 NK 细胞。在临床前试验模型中，通过抗 asialoGM1 或抗 NK1.1 抗体选择性清除 NK 细胞，则完全消除了抗 CD137 单抗的抗肿瘤治疗效果。同时，激活性抗 CD137 单抗促进 NK 细胞增殖、脱颗粒和 IFN-γ 分泌，增强对肿瘤细胞的抗体依赖细胞介导的细胞毒作用（ADCC）。抗 CD137 单抗治疗已经进入临床试验。

OX40（CD134 或 TNFRSF4）是主要表达在活化的 T 细胞上的共刺激分子，但是也表达于 NKT 和 NK 细胞上。在 NK 细胞上，OX40 结合可以诱导活化信号和 IFN-γ 产生。在荷瘤小鼠体内模型中，OX40 结合可增强抗肿瘤免疫，提高生存期。临床试验证明，活化性抗 OX40 单抗可以提高 NK 细胞和 T 细胞的增殖能力。

CD27 除了在 T 细胞的共刺激作用，CD27 或 TNFRSF7 的表达将 NK 细胞分为两个功能不同的亚群。循环中 CD27⁺NK 细胞低表达穿孔素、颗粒酶 B，并且比 CD27⁻NK 细胞的细胞毒性低。CD27⁻CD11b⁺ 代表人 NK 细胞亚群中的细胞裂解效应细胞。CD70 是 CD27 的天然配体，在 IL-15 控制下诱导 CD27 表达下调。通过 CD27 与 CD70 相互作用，提升 NK 细胞介导的肿瘤清除作用，同时刺激 NK 细胞分泌细胞因子，启动适应性免疫应答。

（八）其他

另一重要的 NK 细胞刺激受体是 Fc 受体 FcγR，当与结合在靶细胞膜表面的抗体结合时启动 ADCC。肿瘤坏死因子（TNF）相关的凋亡诱导配体（TRAIL/Apo2L），负责外因诱导的细胞死亡，也表达于 NK 细胞。TRAIL 与免疫抑制、免疫调节和免疫效应有关。在病理条件下，TRAIL 与其受体在免疫应答中发挥重要作用。NKp80 和 NKp65 在 NK 细胞上有活化的功能，共享相同的结构和遗传特征。NKp80 结合活化诱导的 C 型凝集素（AICL），Toll 样受体（TLR）刺激后在髓系细胞上调。NKp65 结合表达于皮肤的角化细胞相关的 C 型凝集素（KACL），刺激 NK 细胞的细胞毒性和细胞因子分泌。受体 Ly49H 代表了 NK 细胞识别的独特性，其配体是巨细胞病毒表达的蛋白 m157，该蛋白表达于感染的细胞表面。Ly49H/m157 相互作用对于 NK 细胞介导的控制鼠巨细胞病毒（MCMV）感染非常关键，Ly49H 缺失小鼠不能有效控制病毒。另外，还有许多其他受体促进 NK 细胞活化，包括 CD2、CD44、CD137、分形趋化因子受体 CX3CR1、TNF 受体家族成员 CD160。

四、模式识别受体

NK 细胞在抵抗病毒和细菌感染的固有免疫中发挥重要作用，表达识别病毒或细菌病原体相关分子模式（PAMP）的受体。NK 细胞表达不同功能的 TLR，包括 TLR2、TLR3、TLR5、TLR7/8 和 TLR9。最初，大量有关 TLR 在 NK 细胞表达的研究是基于 mRNA 检测，并且对人 NK 细胞的观察报道也不同。利用流式细胞术检测发现，TLR2 在人循环 NK 细胞表面表达，但是这个结果有争议。Eriksson 等发现，TLR2 不仅表达于 NK 细胞表面，也表达于胞内。成年 CD56$^+$NK 细胞 10% 表达 TLR1、TLR2 和 TLR4，老年人（60～77 岁）的表达比例较高。TLR2 和 TLR4 在人和小鼠 NK 细胞胞内表达，这似乎是健康或病理环境中初始 NK 细胞的一般特征。另外，败血症患者胞内 TLR2 的表达水平在 CD56^{bright} 和 CD56^{dim} 亚群中明显提高。

许多报道认为纯化的 NK 细胞能直接对 TLR 激动剂产生应答。例如，TLR5 配体鞭毛蛋白诱导 CD69 在 NK 细胞表达上调，促进 NK 细胞增殖和 IFN 产生；TLR3、TLR7 和 TLR9 激动剂可以刺激人 NK 细胞中 TRAIL、TNF、FasL 和 IFN-γ 的 mRNA 上调。然而，与吞噬细胞不同，PAMP 对 NK 细胞产生的活化作用依赖于 NK 细胞与其他免疫细胞之间复杂的相互作用，这是由于这些免疫细胞为 NK 细胞应答提供了所需要的细胞因子微环境。因此，TLR 以细胞因子或细胞接触依赖的方式，直接或与辅助细胞共同活化 NK 细胞功能。但是，与其他固有免疫细胞，特别是 DC 之间的交互作用，以及细胞因子环境可能在活化 NK 细胞功能中发挥关键作用。

研究证明，除了直接的 TLR 交联，NK 细胞还需要共刺激信号来激发最佳应答，并能够调节下游获得性免疫应答。在利用 TLR2、TLR4 或 TLR9 激动剂刺激小鼠 NK 细胞的过程中，许多细胞因子参与诱导 IFN-γ 或 GM-CSF 产生，而且多种细胞因子的组合更为有效。例如，IL-2+IL-12、IL-2+IL-18 或 IL-15+IL-18，其中唯有 IL-12 可以不依赖于

TLR 激动剂独自诱导细胞因子的产生。另外，利用人 NK 和 TLR3 或 TLR7 激动剂研究显示，产生 IFN-γ 需要辅助细胞因子 IL-12、IFN-α 或 IL-18，衍生于辅助细胞如 DC 的细胞因子。在某些情况下，TLR 激动剂活化 NK 细胞非常依赖 NK 与 DC 细胞间的直接接触，这涉及干扰素调节因子 3（IRF3）依赖的 NK 细胞活化分子（图 10-1）。

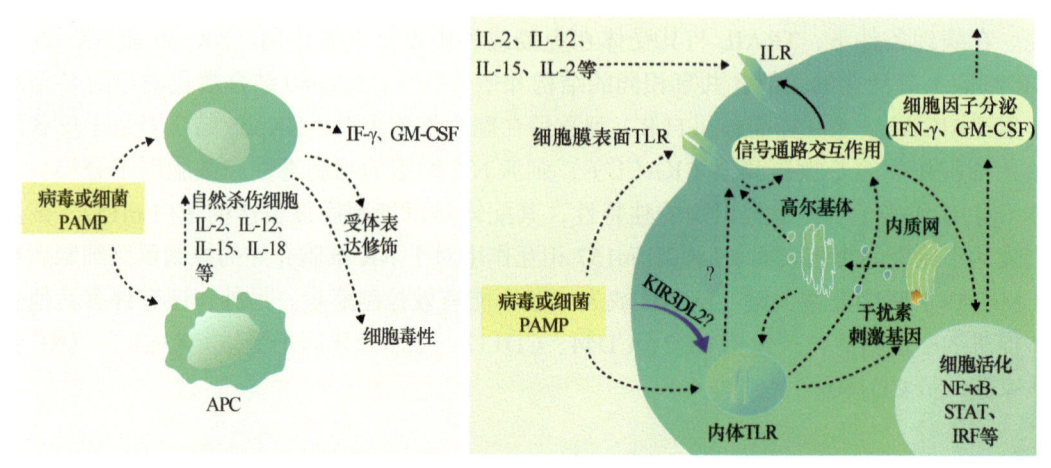

图 10-1　TLR 介导的 NK 细胞活化及其在抗病原体免疫应答中的作用

之前报道 poly I∶C 通过诱导 pDC 产生 I 型 IFN 促进 NK 细胞活化。最近研究表明，poly I∶C 可刺激纯化的 NK 细胞导致 IRF3 转录因子及 MKK3/MKK6-p38MAPK 信号通路活化。这个通路与 TLR3 受体表达有关，并可增强 NK 细胞功能应答、细胞因子和趋化因子分泌及细胞毒活性。这些结果强调 TLR3 在 NK 细胞应答双链 RNA（dsRNA）功能中的必要作用。在这些活化条件下，poly I∶C 不影响某些 NK 细胞受体，如活化性受体 2B4（CD244）、NKG2D 和 NKp46。

TLR7/8/9 受体表达于 NK 细胞并发挥功能，包括细胞毒活性和细胞因子产生。重要的一点是，NK 细胞的状态不同，对 TLR7/8 配体的应答谱也不同，仅 IL-12 活化的和非静息 NK 细胞可以对这些配体产生应答。尽管已经发现多种病毒来源的 TLR7/8/9 的配体，但是尚没有体内外证据表明这些配体对 NK 细胞功能的直接活化作用。单独使用 CpG DNA 不能诱导 NK 细胞分泌 IFN-γ 或 GM-CSF，NK 细胞需要与 TLR-7/8/9 所培养的其他细胞（mDC 或 pDC）相互作用。分析 CpG DNA 信号机制发现，在 $Myd88^{-/-}$ 和 $Tlr9^{-/-}$ NK 细胞中 IFN-γ 的产生缺乏；相反，GM-CSF 的产生不依赖于 TLR9，而依赖于干扰素基因刺激因子（STING）胞内接头分子识别 DNA，有胞内 DNA 时 STING 定位在内质网附近。人 NK 细胞 TLR9 可以主动从细胞表面获取 CpG DNA，诱导 IFN-γ 产生并提高抗肿瘤细胞毒性，并且 CpG DNA 与杀伤受体 KIR3DL2 结合后，被转运到内体与 TLR9 相互作用。

除了 TLR，NK 细胞也表达其他 PRR，包括 NLR 和 RIG-I 样受体。NLR 包括 NOD1、NOD2 和 NLRP3。人 NK 细胞高水平表达胞内 NOD2 和 NLRP3，但是 NOD1 蛋白水平非常低。人 NK 细胞自然内化 NOD2 配体胞壁酰二肽，并与 IFN-α 和 IL-12 共同刺激 IFN-γ 的分泌。合成的双链 RNA（poly I∶C）可以通过 RIG-I 样受体活化 NK 细胞。

五、NK 细胞的识别

目前认为，NK 细胞识别的模式主要有"丢失自我（missing-self）"模式、"非我（nonself）"模式和"压力诱导（induced self）"模式。多种情况下"丢失自我"与"压力诱导"识别模式会同时发生，NK 细胞以其最大的能力来区分正常与异常的靶细胞。NK 细胞活化性受体通过 DAP12/Syk-ZAP70、DAP10/PI3K 或 SAP/Fyn 三个信号通路之一完成 NK 细胞活化。外环境的变化使内源性固有免疫受体的活化平衡发生变化，或者建立新的平衡点。

NK 细胞在骨髓中发育，需要抑制性受体与 MCH I 分子间的相互作用，该过程被称为 NK 细胞"教育"，并决定成熟 NK 细胞的活化阈。根据发育过程中所接受到的抑制性信号的强度，每个 NK 细胞平衡其活化阈，该活化阈发挥"变阻器"的作用，适应宿主特定的 MHC 表型。许多 NK 细胞抑制性受体与 MHC I 类分子相互作用，而且 MHC I 广泛表达于有核细胞表面，因而 NK 细胞保持对健康组织的不应答。但是，当细胞 MHC I 分子表达降低，如病毒感染或肿瘤发生过程中，这些细胞可以成为 NK 细胞杀伤的靶细胞。NK 细胞识别异常表达 MHC I 细胞的过程被定义为"丢失自我"监视。

"非我"模式是指 NK 细胞表面识别非己成分，如 Ly49H 识别鼠巨细胞病毒（MCMV）的病毒蛋白 m157，NK 细胞被激活而杀伤感染的靶细胞。"压力诱导"模式是指感染或细胞发生转化时，细胞表面 MHC I 表达降低或缺失，逃避抗肿瘤 T 细胞的识别。同时，压力诱导和 DNA 损伤时，如感染、肿瘤，可以上调 NK 细胞活化性受体的配体表达，导致活化性信号战胜抑制性信号，从而诱导 NK 细胞活化。例如，NK 细胞 2 族成员 D 配体（NKG2D）识别人配体 MICA/B、ULBP，以及小鼠配体 Reals、H60。MICA/B 广泛表达在上皮细胞瘤、黑色素瘤、肝癌和某些血液肿瘤，是免疫系统对抗肿瘤发展的对策。

六、NK 细胞"教育"和"许可"

现在认为 NK 细胞发育经历了一个类似于胸腺细胞在胸腺正选择的过程，NK 细胞需要能够监测、结合自身方可获得完全的功能。人 KIR 和小鼠 Ly49 受体包括与 MHC I 单倍型不同结合力的抑制性受体。只有表达与 MHC I 单倍型有高结合力的特异抑制性受体，NK 细胞才能功能完全，获得杀伤和产生细胞因子的能力。这些 NK 细胞被称为被"教育（educated）"或"许可（licensed）"（图 10-2）；不表达能结合自身的抑制性受体的 NK 细胞被称为"未教育（uneducated）"或"未许可（unlicensed）"，IFN-γ 产生减少，体外杀伤能力降低。经历"教育"的 NK 细胞功能增强的机制尚不明确。NK 细胞不表达抑制性受体（特别是 KIR）且低表达 NKG2A，将缺少进行"教育"的必要信号，保持低反应性。例如，表达抑制性 KIR3DL1 的 NK 细胞，如果来自表达其配体 HLA-Bw4 的个体，其功能比来自 HLA-Bw6（缺少 HLA-Bw4）个体的 KIR3DL1$^+$NK 细胞强。

近来的研究证明，"教育"的 NK 细胞在很大程度上受到 Treg 的调节和抑制，造血干细胞移植（HSCT）后或清除 Treg 后，清除"教育"的细胞较清除"未教育"的细胞可导致更高的病毒载量，特别是在小鼠感染 MCMV 的早期，提示"教育"的 NK 细胞受到

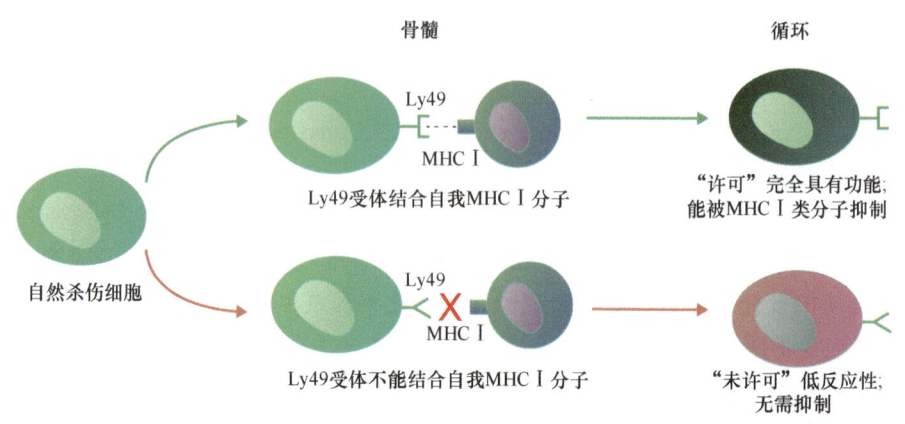

图 10-2　NK 细胞的"教育"和"许可"

严格调控以防止过度活化而造成自我损伤。根据这些研究，NK 细胞似乎是在 HSCT 后发挥重要作用（因为 NK 细胞较其他淋巴细胞更加耐辐照且复制更快），并介导 BMC 排斥和病毒防御。另外，Treg 通过控制 IL-2 的有效性调节 NK 细胞，影响 NK 细胞活性和稳态。肝癌患者中骨髓源性抑制性细胞（MDSC）也能调节和抑制 NK 细胞活性，提示存在对 NK 细胞多层面的调节。

在进行 HSCT 合并 CMV 再活化患者中的临床研究证明了有关"许可"的发现。这些患者显示，"许可"的 NK 细胞增加，并且可以持久扩增，NKG2C-NK 细胞产生 IFN-γ 的水平也提高，提示当患者免疫功能不全、Treg 减少时，"许可"的 NK 细胞亚群可能在 HSCT 后作用更为重要。CMV 感染促进了表达自身特异性 KIR 的"许可"NK 细胞的扩增，凸显病毒应答中"许可"NK 细胞的优先扩增能力，因此体内"许可"的 NK 细胞亚群似乎基于抑制性受体扩增。但是，有研究观察到神经母细胞瘤患者"未许可"的 NK 细胞可发挥更强的 ADCC，认为"许可"的 NK 细胞被肿瘤细胞高表达的 MHC I 抑制，并且肿瘤微环境的 Treg 和免疫抑制也参与其中，因此需要进一步鉴定参与"许可"的 Ly49 受体的新配体，如非经典 MHC 分子 H2-M3。另外，NKG2A 和其他分子如 2B4 也参与"许可"。因为"许可"和"未许可"NK 亚群均有助于 NK 细胞的应答，"许可"的生理学作用似乎与应答的动力学和多层面控制 NK 细胞应答的保护通路有关。

（张　建　韩秋菊）

第二节　NK 细胞的来源与发育

NK 细胞在骨髓及某些骨髓外场所发育，如胸腺和肝脏。在骨髓中，造血干细胞和祖细胞分化为淋巴多潜能祖细胞（lymphoid-primed multipotent progenitor，LMPP）。尽管 LMPP 失去了自我更新能力，但仍然能产生大量免疫细胞系。有的 LMPP 分化为共同的淋巴前体细胞（CLP，Lin-IL-7Ra$^+$c-KIT^{int}Sca-1^{int}FLT3^{high}），进而分化发育为 T 细胞、B 细胞和 ILC。骨髓中一旦 CLP 分化产生 NK 祖细胞，即失去产生其他细胞系的能力，并继续发育为不成熟（iNK）和成熟 NK 细胞（mNK），然后从骨髓迁出（图 10-3）。

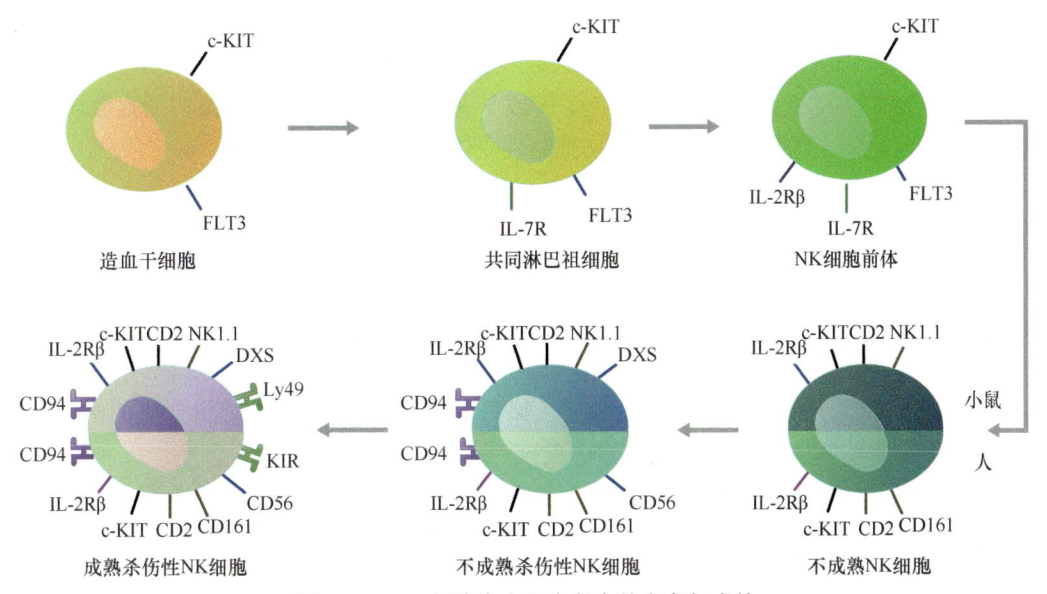

图 10-3　NK 细胞在人和小鼠中的发育与成熟

一、NK 细胞发育阶段

在发育过程中，NK 细胞必须经历多个分化阶段逐步获得成熟的表型，包括活化性和抑制性受体、黏附分子和趋化因子受体，以及效应功能。最初的发现者 Freudet 等主要基于表面表达的 CD34、CD117、CD94 和 CD56 抗原将 NK 细胞分化过程划分为不同阶段：阶段 Ⅰ（CD34$^+$CD45RA$^+$CD117$^-$CD94$^-$CD56$^-$），阶段 Ⅱ（CD34$^+$CD45RA$^+$CD117$^+$CD161$^{-/+}$CD94$^-$CD56$^-$），阶段 Ⅲ（CD34$^-$CD117$^+$CD161$^+$CD94$^-$CD56$^{-/+}$），阶段 Ⅳ（CD34$^-$CD117$^-$CD94$^+$CD56^{bright}CD16$^-$）和阶段 Ⅴ（CD34$^-$CD117$^-$CD94$^{-/+}$CD56^{dim}CD16$^+$）（表 10-1）。

表 10-1　不同发育阶段人 NK 细胞表型与特征

发育阶段	特征分子	细胞毒活性	IFN-γ
阶段 Ⅰ	CD34$^+$CD45RA$^+$CD117$^-$CD94$^-$CD56$^-$	−	−
阶段 Ⅱ	CD34$^+$CD45RA$^+$CD117$^+$CD161$^{-/+}$CD94$^-$CD56$^-$	−	−
阶段 Ⅲ	CD34$^-$CD117$^+$CD161$^+$CD94$^-$CD56$^{-/+}$	−	−
阶段 Ⅳ	CD34$^-$CD117$^-$CD94$^+$CD56^{bright}CD16$^-$	+	+
阶段 Ⅴ	CD34$^-$CD117$^-$CD94$^{-/+}$CD56^{dim}CD16$^+$	+	+

成熟 NK 细胞的主要功能特征（细胞毒活性和 IFN-γ 分泌）仅在 NK 细胞分化的 Ⅳ～Ⅴ 阶段获得。相反，早期阶段的细胞不具有细胞毒性，并且显示明显不同的细胞因子表达谱，它们不产生 IFN-γ，但是释放 TNF、IL-8、GM-CSF、CXCL12、IL-22 和 IL-13。有大量研究致力于阐述人和小鼠中代表 NK 细胞发育不同成熟阶段的中间体（NKDI）的免疫表型。

从阶段Ⅰ/pro-NK 细胞到阶段Ⅱ/pre-NK 细胞和阶段Ⅲ/iNK，这些细胞成为定向的 NK 细胞系；从阶段Ⅲ到阶段Ⅳ，细胞经历功能成熟，iNK 可以产生 GM-CSF 和Ⅱ型细胞因子；阶段Ⅳ/CD56^{bright}NK 细胞优势释放 IFN-γ，阶段Ⅴ/CD56^{dim}NK 细胞是主要的细胞毒细胞群。在阶段Ⅳ与Ⅴ之间，NK 细胞也获得杀伤抑制性受体（KIR）。

（一）NK 细胞发育的早期阶段

大部分对人和小鼠 NK 细胞的研究倾向于一种模型，即 NK 细胞从骨髓衍生的 HSC 通过 CLP 发育而来。有趣的是，与 CLP 相似的细胞也在髓外组织中发现，可能代表 T 细胞或 NK 细胞在髓外发育最早的祖细胞。例如，在人二级淋巴组织中鉴定出一群 CD34$^+$CD45RA$^+$CD10$^+$CD117$^-$ 阶段Ⅰ细胞，保留了向 NK、T 和 DC 细胞分化的潜能。双潜能 T/NK 细胞前体细胞也已经在胸腺中发现。

IL-15 受体（IL-15R）β 链（CD122）的获得，标志着 CLP 向 NK 细胞分化下游的一个重要阶段。在人和小鼠中，IL-15 选择性地促进 NK 细胞分化、功能成熟和存活。小鼠缺失 IL-15 或其信号通路分子，如 JAK3 和 STAT5a/b，NK 细胞发育明显减弱；而 IL-15 转基因鼠中 NK 细胞数增多，并且有部分发展为 NK 或 NKT 细胞白血病。IL-15R 含有 3 个亚基，即共同的 γ 链（cγ，CD132）、IL-2/IL-15R 共享的 β 链（CD122）、高亲和力的 IL-15Rα 链（CD215）。有趣的是，虽然可溶性 IL-15 在体外启动来源于人和小鼠骨髓 HSC 衍生的 NK 细胞的发育，但是 IL-15 在体内以膜结合配体的形式与 CD215 结合，反式提呈给表达 CD122 和 CD132 的细胞。尽管在 IL-15 反应性细胞上可以检测到 CD215 的表达，但是 IL-15 反应性细胞仅需要表达由 CD132 和 CD122 组成的中等亲和力的 IL-2/IL-15 受体即可被膜结合 IL-15 激活。

鉴于受体生物学，NK 细胞前体（NKP）被定义为：在 IL-15 作用下有 NK 细胞发育的潜能，即表达 CD122 和 CD132；缺少功能和成熟 NK 细胞的表型特征；缺少其他谱系特异性表面抗原，如 CD1、CD14 和 CD19。小鼠 NKP 首先在骨髓中发现，表型为 Lin$^-$CD122$^+$NK1.1$^-$ DX5$^-$，被认为是最早定向 NKP 的细胞。近来，在骨髓中鉴定出一群新的代表 NK 谱系定向前体的细胞，表型为 Lin$^-$CD27$^+$CD244$^+$CD117^{lo}CD127$^+$CD122$^-$CD135$^-$，在 NK 细胞发育的连续性过程中紧随 CLP 下游，是 Lin$^-$CD122$^+$NK1.1$^-$ DX5$^-$ NKP 的直接上游。因此，这群细胞被称为 pre-NKP。利用报告基因小鼠模型系统，将表达 GFP 的基因插入 Id2 位点，证明有一群类似 pre-NKP 的存在，这群 pre-NKP 高水平表达 ID2、CD127、CD244 和 NKG2D，但是检测不到 CD122 的表达。

在 CD94 表达之前 CD122 表达非常少，通过流式细胞术几乎不能检测到其在人 NKDI 的表面表达，因此需要利用其他免疫表型识别 IL-15 反应性早期 NKDI。已经鉴定出 2 群 IL-15 反应性 Lin$^-$CD94$^-$ NKDI，天然富集在 SLT 滤泡间的 T 细胞富集区，其假定的子细胞 CD56^{bright}CD94$^+$ NK 细胞也定居在此：阶段Ⅱ的 Lin$^-$CD34^{dim}CD45RA$^+$a4b7^{bright}CD117$^+$CD161$^{+/-}$CD94$^-$ 和阶段Ⅲ的 Lin$^-$CD34$^-$a4b7$^-$CD117$^+$CD161$^+$CD94$^-$ NKDI。在脐带血及体外 NK 细胞发育培养体系中观察到与阶段Ⅲ相似的细胞；阶段Ⅱ和阶段Ⅲ细胞在体外都对 IL-15 反应，产生成熟 NK 细胞。此外，阶段Ⅱ NKDI 在体外可以产生 T 细胞和 DC 及阶段Ⅲ细胞，而阶段Ⅲ细胞不保留 T 细胞或 DC 发育潜能，也不返回到阶段Ⅱ免疫表型，支持阶段Ⅲ细胞是阶段Ⅱ直接的子代细胞这一结论。

尽管人阶段Ⅲ细胞在体外不能分化为T细胞或DC，它们最初被推测代表定向的NKDI。但是，值得注意的是，人SLT中的阶段Ⅲ细胞群（最初定义为Lin⁻CD34⁻CD117⁺CD94⁻）是异质性的，表达多种其他的表面抗原，包括CD7、CD56、CD121A（IL-1R1）、CD127、CD336（NKp44或NCR2）和淋巴细胞功能相关抗原-1（LFA-1）。实际上，近期的研究认为存在免疫表型重叠的现象，而且功能不同的ILC亚群（包括人阶段Ⅲ NKDI）出现在总的Lin⁻CD34⁻CD117⁺CD94⁻ SLT群中。这些亚群似乎包括：① ILC3，以表达RORγt、CD336、CD121和IL-17和/或IL-22为特征。②一小群ILC2细胞（多数为CD117），表达CD161、Th2细胞的趋化受体同源分子（CRTH2或CD294）、RORα、GATA-3和Ⅱ型细胞因子（IL-5、IL13）；阶段Ⅲ NKDI特异表达LFA-1，在IL-15作用下表现出强的NK细胞分化能力。类似的细胞群在小鼠中也已经有描述。体外发育显示，每个ILC亚群通常依赖于转录因子Id2，提示最初起源于相同的ILC前体细胞。然而，最近的几项小鼠实验提供了有力证据，认为这些亚群是不同的谱系，终末分化与成熟依赖于独特的细胞外因子。例如，小鼠NK细胞（CD3⁻CD122⁺NK1.1⁺NKp46⁺）的发育需要IL-15和淋巴毒素（LT）β，但是不需要IL-7，ILC3细胞则相反。此外，RORγt对小鼠ILC3发育是必不可少的，而NK细胞发育不需要RORγt，并且体外培养在其生命周期过程中不表达该基因。尽管体外研究提示NK细胞和ILC3发育之间数量的变化，但是其生理与临床关系还不清楚。

（二）NK细胞发育的晚期阶段

与体外NK细胞发育、过继转输纯化的NKDI和人干细胞移植相似，成熟的NKDI以一种有序的方式获得功能受体。小鼠体内定向的NKDI首先获得NK1.1、CD94/NKG2A和NKp46，然后获得Ly49受体和DX5，最后获得CD43和Mac-1 CD11b。这种渐进有序地获得功能受体的方式也发生在人NK细胞发育过程中：① CD161；② CD56、CD94/NKG2A、NKp46和NKG2D；③ KIR和CD16。某些表面抗原和受体，如人CD56和CD117，人鼠共有的NKp46、CD94/NKG2A和TNF家族受体、CD27，在NK细胞发育的终末阶段部分下调或丢失。当比较不同年龄小鼠和人NK细胞时，也观察到表面抗原相似的有序的表达模式，胚胎和新生NK细胞大部分是CD94⁺Ly49/KIR⁻，而老年鼠和人NK细胞多是CD94⁻Ly49/KIR⁺。

通过上述标志阐明了小鼠NK细胞成熟的阶段，并且其分泌IFN-γ的能力、穿孔素介导的细胞毒性发生在发育晚期，主要是在CD11b⁺阶段和获得CD94之后。同样，小鼠中未成熟NK细胞是指Lin⁻CD122⁺NK1.1⁺CD94⁺Ly49⁻DX5⁻CD11b⁻。人NK细胞功能仅在获得阶段Ⅳ的免疫表型（Lin⁻CD34⁻CD117⁺/⁻CD94⁺CD56^bright CD16⁻）后检测到，提示在人NK细胞发育过程中CD94的表达先于功能的成熟。人阶段Ⅲ NKDI之前被称为iNK细胞；然而，与小鼠iNK细胞不同，人阶段Ⅲ细胞是CD94⁻。这可能是因为阶段Ⅲ的下游和总Lin⁻CD34⁻CD117⁺/⁻CD94⁺CD56^bright CD16⁻阶段Ⅳ群内存在一个直系同源CD94⁺iNK群（或许也含有从血液迁移的活化的成熟NK细胞）。尽管如此，小鼠（和人）NK细胞成熟过程中存在一个iNK阶段的概念符合普遍的观点，即获得特定的功能受体是体内实现功能的前提，是保证 NK 细胞自我耐受的手段。

与 iNK 细胞相反，小鼠和人的 mNK 细胞能够产生 IFN-γ 并介导穿孔素依赖的细胞毒作用。人和小鼠外周血至少存在两类功能不同的 mNK 细胞亚群，胸腺、肝脏和子宫中也存在其他特殊的 NK 细胞群。不同的 mNK 细胞亚群，其表面受体表达、增殖能力和功能及体内迁移不同。人 mNK 细胞亚群首先被分为 CD56^{bright}（Lin$^-$CD34$^-$CD117$^{+/-}$CD94$^+$CD16$^-$）和 CD56^{dim}（Lin$^-$CD34$^-$CD117$^-$CD94$^{+/-}$CD16$^+$）亚群。CD56^{bright}NK 细胞在 SLT 中相对丰富，产生细胞因子的能力强；但是，与 CD56^{dim}NK 细胞相比，其细胞毒作用较弱。CD56^{dim}NK 细胞主要在外周血中，产生的细胞因子水平较低，但是在靶细胞诱导下，CD56^{dim}NK 细胞有较强的细胞因子产生能力和细胞毒作用。越来越多的证据提示，CD56^{bright}NK 细胞是 CD56^{dim}NK 细胞的前体，分别与阶段Ⅳ和阶段Ⅴ的人 NKDI 相一致。CD56^{bright}NK 细胞在新生儿组织和脐带血中存在更为普遍，它们也是 HSCT 后主要的外周血 mNK 群；相比之下，CD56^{dim}NK 细胞则在 CD56^{bright}NK 之后，并且在 HSCT 较晚阶段积累。与 CD56^{bright}NK 细胞相比，CD56^{dim}NK 细胞的端粒较短。另外，在人外周血中鉴定出了一群 CD94^{hi}CD56^{dim} 表型的 NK 细胞功能和免疫表型的中间群，或许代表 CD56^{bright}和 CD56^{dim}亚群之间的过渡阶段，进一步支持 NK 细胞发育过程中前体－子代的关系。之后三个不同小组的研究发现，CD62L 和 CD57 也能鉴定特殊功能的 CD56^{dim}亚群，可能标志 NK 细胞从 CD56^{bright}向 CD56^{dim}成熟的进程。

小鼠的 CD11b$^+$mNK 亚群被分为 CD27^{hi} 和 CD27^{low} 亚群。与 CD27^{low}NK 细胞相比，CD27^{hi}NK 细胞在单核因子刺激下产生相对较多的细胞因子，也表现出更强的细胞毒活性。此外，CD27^{hi} 细胞产生 CD27^{low}NK 细胞，但是过继转输的 CD27^{low}NK 细胞不能产生 CD27^{hi} 细胞。这些数据与之后关于 NK 细胞终末成熟过程的 4 个阶段的研究相一致，具体过程如下：CD11b^{low}CD27^{low} → CD11b^{low}CD27^{hi} → CD11b^{hi}CD27^{hi} → CD11b^{hi}CD27^{low}。因此，mNK 亚群在小鼠和人中或许满足不同的免疫作用，并代表 NK 细胞成熟的连续阶段。根据这些数据，活化的鼠和人 mNK 细胞在受到刺激时，它们的表面抗原表达谱会发生变化。例如，体外培养人外周血 CD56^{dim} 细胞时，IL-18 诱导出 CD56^{bright} 样的表型，同时上调趋化因子受体 CCR7、CD83 和 CD25 的表达，并下调 CD16 的表达。因此，体内许多 CD56^{bright} 可能实际上是活化的 CD56^{dim} 细胞。

（三）NK 细胞功能的成熟

鉴定早期 NKDI 部分是根据其不能产生 IFN-γ、不能介导穿孔素依赖的细胞毒作用。有趣的是，在 IL-2 和 IL-4 体外培养 CD34$^+$HPC 后，衍生的 Lin$^-$CD34$^-$CD161$^+$CD56$^-$CD94$^-$（阶段Ⅲ样的）NKDI 能够产生Ⅱ型细胞因子 IL-5 和 IL-13，以及 TNF-α 和 GM-CSF。这些细胞不能产生 IFN-γ，但是在有 IL-12 和饲养细胞的培养条件下，这些细胞可以产生 IFN-γ，这也与 CD94 表达的获得有关。同样，体外衍生的 NKDI 也能介导 TRAIL 依赖的细胞毒性，但是不介导 Fas/FasL 或穿孔素依赖的细胞毒性。另外，尽管没有检测到 IL-13 的产生或 TRAIL 介导的对 Jurkat 细胞的杀伤，但是 SLT 衍生的阶段Ⅲ细胞在 IL-2、PMA 和离子霉素刺激下能产生 GM-CSF。这些不同的发现可能与多种因素有关，包括体外研究中 ILC2 样细胞群的富集、异质性阶段Ⅲ细胞群检测Ⅱ型细胞因子的灵敏度，以及体外与体内获得的 NK 细胞有本质不同。无论怎样，这些发现提出未成熟 NKDI 在免疫中行使功能的可能性，为进一步研究决定阶段Ⅲ NKDI 是否能够行使上述功能奠定了基础。在新生鼠和成年鼠肝脏中，TRAIL 表达标示 iNK 谱系细胞。然而，这些 TRAIL$^+$NK 细胞细胞毒性强，提示它们是一特殊的 mNK 细胞亚群。

鉴定一种特定的细胞因子是否影响 NK 细胞功能成熟是一种挑战，因为细胞因子可能对实验体系发育的 mNK 细胞的后续功能有影响，特别是细胞因子刺激经常会诱导细胞免疫表型改变。尽管如此，研究外源性信号对 NK 细胞功能成熟的促进依然很有意义，因为这可以提高其在临床 HSCT 和免疫缺陷疾病中的应用。IL-15 促进 NK 细胞成熟，但即使在没有 IL-15 的情况下，依然可以检测到功能完整的 NK 细胞。有趣的是，抗凋亡分子 Bcl-2 在 CD122 缺失小鼠中过表达，可以恢复 NK 细胞数量，但不能恢复 NK 细胞细胞毒性，提示 IL-15 至少有两个性质不同的作用，涉及各自的信号通路。例如，IL-15 通过 STAT5a 和 STAT5b 调节穿孔素表达；另外，IL-15R 信号也通过 JAK3 介导的 NKG2D 接头分子 DAP10 磷酸化影响 NKG2D 信号。因此，不同信号通路间的交互作用可能导致 NK 细胞发育性质的不同。

其他细胞因子，包括 IL-2、IL-4、IL-7、IL-10、IL-12、IL-18、IL-21 和Ⅱ型 IFN 及 TGF-β 似乎也影响 NK 细胞成熟。例如，IL-4 促进体外衍生的人 CD34$^-$CD161$^+$CD56$^-$D94$^-$ NKDI 中 Th2 样表型，而 IL-12 促进所有细胞的成熟；IL-21 诱导脐带血 CD34$^+$Lin$^-$ 细胞成为假成熟的、裂解细胞功能的 NK 细胞。除了这些体外数据，尚不清楚 NK 细胞体外发育过程中这些不同细胞因子如何作用、作用时间和作用浓度，但这是继续研究的重要领域。

二、NK 细胞发育场所

(一) 骨髓内发育

在子宫内发育过程中，造血发生在卵黄囊、中肾区和胎肝。然而，在出生后，通常认为 NK 细胞分化成熟主要发生在骨髓中，骨髓衍生的基质细胞产生必要的细胞因子，并支持 NK 细胞从人骨髓 HSC 和其他骨髓衍生的祖细胞发育，选择性地清除骨髓则导致小鼠 NK 细胞发育停止。虽然小鼠 NKDI 的全部成员已明确，然而，没有确切的证据排除 NK 细胞髓外成熟的可能性，这是因为由肝脏、脾脏和 SLT 衍生的基质细胞也可以产生支持 NK 细胞发育的细胞因子，包括 FL、KL、IL-7 和 IL-15。另外，单核细胞、DC 和 T 细胞也产生 IL-12 和 / 或 IL-2，而这些细胞亚群通常出现在髓外，有利于 NK 细胞体内发育。有趣的是，NK 细胞发育也可能需要中性粒细胞。之前对人正常成年骨髓的分析证明，IL-15 应答的阶段Ⅱ细胞仅占总 CD34$^+$HPC 的 < 1%，而这些细胞占循环中 CD34$^+$HPC 的 5%~10%，并且高表达 CD62L（L 选择素）、LFA-1 和 α$_4$β$_7$- 整合素等有利于进入 SLT 的分子。的确，人阶段Ⅱ之后的细胞在 SLT 中富集，并且在小鼠淋巴结中也发现早期的 NKDI。流式细胞术检测数据显示，与早期 B 和 T 细胞分别在骨髓和胸腺发育类似，抗原相继获得与丢失，NKDI（阶段Ⅰ~Ⅴ细胞）的全部成员在人 SLT 中均得到鉴定，可能是 NK 细胞原位持续成熟的迹象。这些数据强有力地提示，骨髓衍生的早期 NKDI 通过血液转移并在 SLT 中发育为 mNK。

(二) 骨髓外发育

已经发现有特异性 $CD34^+$ NK 细胞前体选择性地在髓外组织富集，特定的成熟 NK 细胞驻留在这些组织中，包括胸腺、淋巴结、肠道、扁桃体、妊娠子宫和肝脏。这些 NKDI 不仅在这些组织中富集，在完全发育为杀伤性 NK 细胞的过程中也提供某些免疫功能。例如，在人肝脏中鉴定出阶段Ⅲ样的 $Lin^-CD34^-CD117^+CD94^-$ 亚群，表达表面分子 CD127 和 Id2 转录因子，但是不表达 RORC 或 IL-22 mRNA。这一肝脏驻留特殊亚群转输后产生功能成熟的 NK 细胞，提示肝脏 $Lin^-CD34^-CD117^+CD94^-$ 亚群可能在常规阶段Ⅲ人 NKDI 更为富集，相比之下 SLT $Lin^-CD34^-CD117^+CD94^-$ 亚群在人 ILC3 细胞中更多。进一步比较不同组织 NKDI 亚群可以提供 ILC 发育调节新视角。此外，这些数据提示肝脏微环境可能倾向于指导细胞向传统 NK 细胞发育，而 SLT 和 MALT 中似乎产生 ILC3 细胞及传统 NK 细胞的能力强。

许多定居在髓外组织中的成熟 NK 细胞与外周血循环 NK 细胞有些不同。例如，人子宫 NK 细胞显示不同的表型特点，它们是 $CD56^{bright}$，但是高表达 KIR 和 CD9，这一现象在多数外周 $CD56^{bright}$ NK 细胞中没有观察到。此外，小鼠肝脏独特的 $TRAIL^+$NK 细胞、胸腺依赖的 $CD127^+$NK 细胞都已经被描绘。这些抗原在 NK 细胞亚群间的不同，可能与局部活化信号有关，诱导了 mNK 细胞免疫表型变化。或者，局部实质细胞和造血辅助细胞衍生的特殊信号能够在本质上影响 NK 细胞的原位发育，导致组织特异的 mNK 亚群与传统 NKDI 不同。有可能这些亚群衍生于与外周 NK 细胞完全不同的发育通路，这些推测需要进一步研究证实。其他报道鉴定的人白细胞亚群，其功能和免疫表型与 SLT 子宫、小肠和肝组织衍生的 NKDI 相似，提示其他组织也支持人 NK 细胞的发育成熟。

三、调控 NK 细胞发育的转录因子

基因的表达可以依据生理和发育的需要来调控。大量调节基因组成相互依赖的有序网络，引导发育和最终特异性表型的产生。转录因子是调节级联反应的关键成员，控制细胞的命运和效应功能。

(一) 早期 NK 细胞发育的转录调控

1. E4bp4 也称 Nfil3，是碱性亮氨酸拉链转录因子，在 NK 细胞中表达显著高于 B 或 T 细胞，是 NK 细胞谱系定向的关键因子。最初 E4bp4 被鉴定为生物钟基因，广泛表达于造血和非造血细胞中，早在淋巴细胞发育的 CLP 阶段就表达。在 $E4bp4^{-/-}$ 小鼠中几乎检测不到外周 mNK 细胞及 NK 细胞介导的细胞毒性，但是 B 细胞、$CD4^+$T 和 $CD8^+$T 细胞发育正常。后期的研究发现，仅在 NK 细胞发育通过 NKP 阶段时需要 E4bp4。尽管 NKP 细胞数量不变，$E4bp4^{-/-}$ 小鼠骨髓中有非常少的 mNK 或 iNK 细胞。iNK 和 mNK 细胞表达 E4bp4 的水平是 NKP 细胞的 8～10 倍，在 iNK 阶段条件性清除 E4bp4，不影响 NK 细胞的数量、细胞因子的产生或对病毒感染的应答。

IL-15 是促进 NK 细胞发育与存活的关键因子。在 $IL\text{-}15^{-/-}$ 小鼠造血祖细胞或未经

IL-15 培养的祖细胞中过表达 E4bp4，能恢复 NK 细胞的产生，而且 IL-15 可以诱导 E4bp4 在 NK 细胞的表达，提示 E4bp4 在 IL-15 下游发挥作用。IL-15 通过 PDK1 激酶及其下游靶基因 *mTOR* 启动 E4bp4 表达，NK 细胞特异性缺失 mTOR，小鼠骨髓 NK 细胞的成熟受阻，并且外周 NK 细胞严重缺失。然而，也有研究显示某些组织驻留 NK 细胞可能是 E4bp4 非依赖的。

基因表达分析证明，E4bp4 缺失会导致 Id2 和 GATA-3 均降低；在野生型祖细胞中过表达 E4bp4 则诱导 Id2 和 GATA-3 表达，提示后两者应该在 E4bp4 下游。利用反转录病毒将 Id2 转入 *E4bp4*$^{-/-}$ 造血祖细胞，可以恢复 NK 细胞发育；反转录病毒将 E4bp4 转入野生型造血祖细胞，则大大增强 NK 细胞的产生。这些数据认为 E4bp4 是对 NK 细胞谱系发育的一个必要转录因子。

2. PU.1 是转录因子 Ets 家族成员，参与多潜能淋巴祖细胞的发育，是 T 细胞和 B 细胞、单核细胞、DC 细胞和粒细胞发育重要的转录因子。*SPI1*$^{-/-}$ 小鼠中 PU.1 蛋白表达缺失，尽管这种小鼠存活的时间足以使造血干细胞丰富的胎肝发育，但仍然导致小鼠宫内死亡。通过向照射处理的 *Rag*$^{-/-}$ *IL2rg*$^{-/-}$ 受体鼠转输胎肝细胞，嵌合小鼠中所有的淋巴细胞中均缺失 PU.1，并导致 B 或 T 细胞完全丢失；同时，虽然 NK 细胞仍然能发育，但是骨髓中 NKP 的数量和 iNK、mNK 细胞的数量减少。由于缺失 PU.1 也能严重损伤淋巴前体的功能，导致 B 和 T 细胞缺失，因此 PU.1 对 NKP 的作用不一定是 NK 细胞固有的。PU.1 缺陷的 NK 细胞中 Ets 家族其他成员 Ets-1 表达增加，提示 Ets-1 可以补偿 PU.1 缺失启动 NK 细胞谱系。成熟 *SPI1*$^{-/-}$ NK 细胞难以被 IL-2 和 IL-12 活化，但是对其细胞毒性似乎无影响。这一点使 PU.1 与 Ets-1 在 NK 细胞效应功能上有明显的区别。

3. Ets-1（E-twenty-six 1） 是转录因子 Ets 大家族的成员，含有翼状螺旋 DNA 结合域，在淋巴细胞中高表达，在 B 和 T 细胞中发挥多种功能，特别是调节细胞因子表达。尽管 Ets-1 似乎在 NKP 阶段之前表达，但是在稍后于 PU.1 的发育时间点。Ets-1 缺失鼠 NK 细胞发育停滞在 NKP 阶段，外周 NK 细胞极度降低，说明 Ets-1 对成熟 NK 细胞的产生有作用。此外，残留 NK 细胞的细胞毒性和细胞因子释放受损，表现出对活化性受体刺激的耐受性。功能性 mNK 细胞在 Ets-1 缺失时仍然能够产生，提示 Ets-1 的作用不是必需的，可能与其他 Ets 家族转录因子如 PU.1 或 MEF 的功能有重叠，两者在 NK 发育中都发挥作用。

4. MEF（myeloid Elf-1-like factor） 是 Ets 家族的成员，能够影响 NK 细胞发育。与其他 Ets 成员相似，*Mef*$^{-/-}$ 鼠的 mNK 仅为正常鼠脾 40%，且这些 NK 细胞 IFN-γ 分泌和穿孔素表达缺陷，在 IL-2 刺激下不能正常增殖。Ets-1 可促进其他在 NK 细胞发育中重要的转录因子包括 Id2 和 T-bet。

5. 其他 向 NK 细胞发育的第一步伴随 CD122 的获得和 IL-7R 的丢失，反映了从 IL-7 向 IL-15 依赖的转移。IL-15 信号通过转录因子 STAT5 发挥作用，因此缺失 STAT5 的小鼠其 NK 细胞也缺失。在 NKP 中清除 STAT5a/b 也导致 NK 细胞的完全缺失。与之相似，转录因子 Runx3 及其结合伴侣分子 Cbfb 可以促进 CD122 表达，并且胎肝嵌合鼠中 NKP 缺失这些因子不能产生外周 NK 细胞。NKp46$^+$ 细胞特异性清除 Runx3 也导致外周 NK 细胞缺失。T-bet 和 Eomes 可共同促进 CD122 的表达，小鼠缺失这两种转录因子则 NK 细胞及记忆 CD8 T 细胞缺失。

（二）控制 NK 细胞成熟的转录因子

1. Id2 抑制碱性螺旋-环-螺旋（helix-loop-helix）E-box 家族如 E2A、E2-2 和 HEB 的转录。Id2 和 E-box 在 B 细胞和 T 细胞中已有深入研究。Id 家族转录因子除了早期抑制获得性淋巴细胞，同时促进固有免疫淋巴细胞发育外，其对 NK 细胞晚期发育也很重要。虽然 $Id2^{-/-}$ 鼠中 NKP 细胞水平正常，且 iNK 细胞数量不受影响，但是骨髓和外周中 mNK 减少，说明 NK 细胞由未成熟向成熟过渡中 Id2 发挥重要作用。由于 Id2 通过抑制 E2A 发挥作用，$Id2^{-/-} \times E2a^{-/-}$ 小鼠显示，骨髓中 mNK 细胞数量得以恢复；虽然脾脏 mNK 数量没有恢复，但是在刺激后可比 $Id2^{-/-}$ 脾 NK 细胞产生更多的 IFN-γ。因此，缺失 E2A 不足以恢复 $Id2^{-/-}$ NK 细胞迁出骨髓的能力，提示 NK 细胞发育过程中至少有一种其他的 E-box 蛋白是活化的。Id2 和 Id3 在 NKP 中均表达，而 NKP 数量在 $Id2^{-/-}$ 鼠中正常，因而提示 Id3 可能取代了 Id2 的功能导致 NKP 水平正常。另外，Id2 和 Id3 能促进 NK 细胞发育，Id2 被认为是 Nfil3 的下游，Id2 过表达可以挽救 NK 细胞在 Nfil3 缺失祖细胞中发育。尽管 Id2 在骨髓中高表达，体外人胸腺祖细胞过表达 Id2 也可以大大促进 NK 细胞的产生，进一步证明 Id2 在 NK 细胞发育中的关键作用。

2. T-box 作为关键的转录因子家族可调节 NK 细胞发育成熟的多个阶段。其中，T-bet 也称为 Tbx21，可调节影响 NK 细胞迁出淋巴结和骨髓的受体 S1P5。T-bet 缺失鼠骨髓和外周血 mNK 细胞缺少，停滞在发育的 iNK 阶段，但是骨髓中 NK 细胞数量增多。最近的研究提示，T-bet 可以稳定未成熟（$TRAIL^+DX5^-$）NK 细胞状态，T-bet 丢失导致另一种 T-box 转录因子 Emoes 高表达。NK 细胞向成熟阶段（$DX5^+$）过渡需要 Emoes，并获得 Ly49 受体。然而，$TRAIL^+$ 亚群是否真正含有未成熟的 NK 细胞或者是否代表一个不同的 ILC1 谱系尚存在疑问。缺失 T-bet 也导致另一转录因子 Blimp1 表达的减少，该因子对 iNK 阶段的进展是需要的。

3. GATA-3 是锌指转录因子，在 T 细胞发育中有很好的描述。由于 $GATA-3^{-/-}$ 会导致胎死，有关 GATA-3 在 NK 细胞中作用的研究，采用了将胎肝细胞转输照射处理的 $Rag^{-/-}IL-2Rg^{-/-}$ 受体鼠所建立的嵌合模型。GATA-3 可促进 T-bet 表达，NK 细胞缺失 GATA-3，其 T-bet 表达降低，并表现出与 T-bet 缺失 NK 细胞相似的未成熟表型。尽管肝脏 NK 细胞数量在嵌合鼠中减少，脾 NK 细胞数及其细胞毒性不受 GATA-3 缺失的影响。$GATA-3^{-/-}$ NK 细胞有非常不成熟的表型和非常有限的 Ly49 库，提示 GATA-3 对 iNK 向 mNK 细胞过渡的作用。然而，GATA-3 对胸腺 NK 细胞的产生是必需的，这是一群在胸腺中发现的高表达 IL-7Rα 的特殊 NK 细胞。相反，叉头样转录因子家族 Foxo1 和 Foxo3 通过抑制 T-bet 抑制 NK 细胞的成熟。Foxo3 缺失鼠有正常的 NK 细胞数，但是 $KLRG1^+$NK 细胞增多，提示 Foxo3 抑制 NK 细胞末端成熟的作用。

4. Tox 是高迁移率组蛋白（high mobility group box，HMGB）转录因子家族成员，参与调解其他转录因子与基因的结合。iNK 向 mNK 阶段过渡需要 Tox。$Tox^{-/-}$ 鼠骨髓、脾脏中 mNK 几乎完全缺失，iNK 细胞减少 50%，而 NKP 细胞数量不变。Tox 在骨髓 iNK 和 mNK 细胞中相对表达水平高于 NKP 细胞。Tox 是 E4bp4 的下游，向 $E4bp4^{-/-}$ 骨髓转染表达 Tox 的反转录病毒，可以恢复 NK 细胞和 ILC 发育，其方式与 E4bp4 类似。Id2 表达似乎是 Tox 依赖的，但是利用反转录病毒将 Id2 转入 $Tox^{-/-}$ 造血祖细胞中，不能恢复 NK 细胞的发育。Tox 作用似乎与 E4bp4 相似，但是 Id2 恢复实验结果提示 E4bp4 和 Tox 通过不同的下游通路发挥作用。利用反转录病毒将 E4bp4 导入 $Tox^{-/-}$ 造血祖细胞中，将有助于阐述这些转录因子对 NK 细胞发育的相关性。

5. IRF-2 是 IFN 调控转录因子家族成员，可调节 IFN-$α$ 和 IFN-$β$ 基因表达。Irf-$2^{-/-}$ 鼠外周 mNK 细胞大大减少，NK 细胞显示非常不成熟的表型（$CD11b^{low}DX5^{low}$），Ly49 表达降低；相反，骨髓 NK 细胞表现为相对成熟的表型（$CD11b^{low}DX5^{hi}$），Ly49 表达升高。此外，骨髓 NK 细胞增殖能力几乎正常，但是凋亡增加。IRF-2 在维持未成熟 $CD11b^{low}DX5^{hi}$ NK 细胞生存中发挥特殊作用，但是骨髓中 iNK 细胞水平变化不明显。

6. Bcl11b 是 Kruppel 样的转录抑制因子，在 T 细胞发育早期发挥主要作用。T 细胞在 $Bcl11b^{-/-}$ 胸腺发育被阻断在 DN2 阶段，但是这些胸腺祖细胞能够通过连续细胞培养存活，并且比野生型细胞有更强的增殖能力。另外，这些细胞中与 NK 细胞发育相关的基因表达也上调，如 E4bp4 和 Id2。因此，Bcl11b 可降低胸腺祖细胞的增殖能力，并通过抑制具有诱导向其他谱系定向作用的基因表达，诱导增强 T 细胞发育。来自各个发育阶段的 $Bcl11b^{-/-}$ T 细胞在 IL-2 作用下获得增殖的能力，表现出与正常活化的 NK 细胞非常相似的转录谱。这些 $Bcl11b^{-/-}$ 细胞被称为诱导的"T-to-NK（ITNK）"。ITNK 与传统 NK 细胞形态非常相似，依据其转录谱，能够在体外杀伤肿瘤细胞，并防止体内肿瘤转移。由于增殖能力强，ITNK 细胞可能是潜在的用于治疗的活化性 NK 细胞的来源。

四、调控 NK 细胞发育的细胞因子

体外研究鉴定出大量参与由人 $CD34^+$ 细胞向 NK 细胞发育的细胞因子，特别是 SCF、Flt3-L、IL-7、IL-2 和 IL-15。小鼠实验数据提示，SCF 和 Flt3-L 可能作用于早期淋巴前体，启动淋巴前体及 NK 细胞发育。然而，SCF 和 Flt3-L 在人 NK 细胞发育的确切作用尚未证实。早期认为 IL-2 是人 NK 细胞发育最为重要的因子，但是 IL-$2^{-/-}$ 和 IL-$2Ra^{-/-}$ 小鼠中外周功能性 NK 细胞数量正常，同样 IL-2 和 IL-2Rα 缺失的患者也有正常的 NK 细胞数量，提示 NK 细胞成熟是 IL-2 非依赖的。由于 IL-$2β^{-/-}$、IL-$2Rc^{-/-}$ 小鼠外周组织 NK 细胞数量有很大变化，SCID 患者缺失 γc 并缺少 NK 细胞，说明 NK 细胞在骨髓中完成分化有其他的关键细胞因子，并且这些细胞因子通过 IL-2Rβ 和 IL-2Rc 传递信号。现在认为是 IL-2 家族的另一成员 IL-15 发挥了这一作用。

IL-$15^{-/-}$ 和 IL-$15Ra^{-/-}$ 小鼠中 NK 细胞数量的缺失情况与 IL-$2β^{-/-}$ 和 IL-$2Rc^{-/-}$ 小鼠相同，而 IL-15 转基因鼠 NK 细胞数量增多。IL-15 受体由 IL-15Rα、IL-2Rβ 和 IL-2Rc 组成，IL-15Rα 对 IL-15 具有高亲和力，与异三聚体 IL-2R 对 IL-2 的亲和力相当。IL-15 与 IL-15Rα 表达于同一细胞上，IL-15 与 IL-15Rα 在细胞内质网结合并转运到细胞膜上，提呈并活化相邻的、表达 IL-2/IL-15β/γc 的细胞，这个机制称为反式提呈。在 NK 细胞发育过程中，骨髓基质细胞向 NKP 细胞反式提呈 IL-15。IL-15 的反式提呈不仅促进 NK 细胞存活，也诱导调控 NK 细胞受体的表达。小鼠实验数据显示，NKP 细胞在 IL-15 或其受体 IL-15Rα、β 和 γc 缺失鼠中的数量正常，因而 IL-15 不是分化因子，而是维持发育中的 NK

细胞的活力与增殖，这可能与上调抗凋亡 Bcl-2 家族和下调凋亡分子有关。

IL-7 是另一种 γc 家族细胞因子。早期 pre-proNK 细胞和 iNK 表达高水平 IL-7Rα，但是 IL-7 缺失不影响 NK 细胞发育和效应功能的获得。在小鼠胸腺中有一特殊的 IL-7 依赖的 NK 细胞亚群，数量很少（$10^4 \sim 10^5$ 个），这群 NK 细胞表达 IL-7Rα 并依赖 GATA-3，细胞毒活性差，但是分泌细胞因子的水平比传统 NK 细胞高，在 IL-$7^{-/-}$ 鼠中几乎缺失。

目前尚不清楚 γc 缺失患者是否存在 NK 细胞前体。一方面，是由于我们对人 NK 细胞前体的认识有限，另外可用的患者的组织有限。另一方面，参与 NK 细胞发育和功能的细胞因子是 IL-21，但是该细胞因子仅仅是与其他细胞因子一起发挥作用，包括 SCF、Flt3-L 和 IL-15，可能是在 NK 发育晚期发挥作用。IL-$21R^{-/-}$ 鼠有正常数量的功能性 NK 细胞，提示 IL-21 对 NK 细胞发育不是必需的，这与该细胞因子影响 NK 细胞功能而不影响 NK 细胞发育一致。然而，IL-21 参与 NK 细胞 CD16 和 KIR 的获得，加强 IL-15 驱使的 NK 细胞终末分化，即细胞毒性和 IFN-γ 分泌。

IL-18 和 IFN-α 在 NK 细胞发育中不发挥主要作用，因为 IL-$18^{-/-}$ 和 IFN-$α^{-/-}$ 鼠外周血、脾脏和淋巴结中 NK 细胞数量正常。关于 IL-12 和 IL-23，这些细胞因子在 NK 细胞成熟中发挥作用，IL-$12Rβ1$ 或 IL-$12p40$ 突变患者血液中 NK 细胞消失，IFN-γ 表达能力极低。

五、NK 发育的趋化因子受体

NK 细胞骨髓发育过程中其趋化因子受体表达谱发生变化。CXCR4 高表达在 NKP，但是其表达水平在 NK 发育过程中逐渐降低，并伴随 CXCR3、CCR1 和 CX3CR1 在成熟 NK 细胞上表达水平的升高。CX3CR1 主要表达在 $KLRG1^+$ NK 细胞亚群，是一群分化更成熟的 NK 细胞亚群，而 CXCR4 表达水平很低，不表达 CXCR3。$CX3CR^-KLRG1^+$ NK 细胞主要定位于实质，而 $CX3CR^+KLRG1^+$ NK 细胞低表达 CXCR4，倾向于驻留在骨髓血窦，似乎代表细胞已经在骨髓中完全成熟，准备迁出到血液循环，并且是 CXCR4 不依赖的。CXCR4 的拮抗剂使未成熟和成熟 NK 细胞在骨髓中减少，在脾脏和外周血中增多，提示 CXCL12 可调节不同发育成熟阶段的 NK 细胞亚群在骨髓中的滞留。CXCR4 条件性缺失成年鼠中，NK 细胞发育严重损伤，NK 前体数量减少，与 $DX5^-$ iNK 细胞增殖率降低有关；在 IL-15 存在下，CXCL12 促进 NK 细胞从淋巴前体和 iNK 产生；另外，趋化因子受体缺失鼠证明，是 CCR5 而非 CCR1 参与了 NK 细胞分化，与生理条件下发育过程中的 NK 细胞增殖的调节有关。在 NK 细胞发育过程中，一群表达 IL-15 和 IL-15Rα 的 CXCL12 丰富的网状细胞（CXCL12 abundant reticular，CAR）反式提呈 IL-15 并提供 CXCL12。通过免疫荧光研究骨髓组织切片可以观察到，$NKp46^+$ NK 细胞极为靠近 CAR 细胞。CXCR4 缺失鼠中骨髓发育的残留 $NKp46^+$ NK 依然靠近 CXCL12 产生细胞，这一现象提示 NK 细胞与 CAR 细胞共定位不需要 CXCR4。然而，正常发育过程中，CXCR4 在 NK 细胞骨髓微环境中定位的作用不能排除，因为 CXCR4 缺失极大损伤 NK 细胞发育，成熟 NK 细胞亚群明显减少；并且，CXCL12 也可以由其他骨髓细胞提供，包括成骨细胞。

总之，在 NK 细胞发育中 CXCR4/CXCL12 间相互作用可能发挥双重作用：通过作用于 NKP 和更不成熟的 $DX5^-$ NK 细胞直接促进 NK 细胞分化。尽管与更为成熟的 NK 细胞相比，NKP 高表达 CXCR4，但是这些细胞在骨髓迁移和滞留中很少受到 CXCL12 的影响，而更为不成熟的 NK 细胞的体内增殖更多地依赖 CXCR4 的表达。另一方面，CXCR4/CXCL12 间相互作用可影响成熟过程中 iNK 和 mNK 细胞在骨髓实质中的维持，从而间接有利于 NK 细胞对分化刺激的应答。

六、记忆性 NK 细胞

长期以来，NK 细胞被认为是短寿命的细胞，不能形成长寿命的记忆免疫应答。然而，越来越多的证据显示，在与病原体接触后，可以形成长寿命的 NK 细胞亚群，并在二次与相似抗原接触时可提供增强的效应应答。NK 细胞记忆形成仿佛有不同的途径，例如，人记忆性 NK 细胞可来源于 CD56^{bright} 和 CD56^{dim} NK 细胞。目前至少发现三种不同的途径可诱导特异性的肝脏限制性记忆性 NK 细胞，包括病毒、细胞因子刺激和半抗原。

NK 细胞也表达特异性识别某些抗原的受体，人 NKG2C$^+$NK 细胞在感染人巨细胞病毒（HCMV）后可存续数月。在 C57BL/6 小鼠中，50%NK 细胞表达活化性受体 Ly49H，Ly49H$^+$NK 细胞亚群结合小鼠巨细胞病毒（MCMV）糖蛋白 m157，发生快速扩增并分化为长寿命的记忆性 NK 细胞，在淋巴和非淋巴组织中存续数月。在 NK 细胞缺失 Ly49 受体的小鼠中，移植入正常小鼠的 NK 细胞后，再次进行 MCMV 感染，发现在感染 70 天后仍能检测到少量 Ly49H$^+$NK 细胞，并且该细胞亚群具有更为成熟的表型，表现为 CD27 低表达，而 Ly6C、KLRG1 和 CD43 相对高表达。体外活化这群 Ly49H$^+$NK 细胞后，其分泌 IFN-γ 的能力远比未被 MCMV 刺激的 Ly49H$^+$NK 细胞更强。此外，NKp46 能够特异性识别流感病毒编码的 HA，将流感病毒感染小鼠来源的 NK 细胞转输到初始受体鼠中，可以产生记忆性 NK 细胞，对再次流感病毒感染产生应答。接触过单纯疱疹病毒（HSV-2）或痘苗病毒的 NK 细胞表现为 IFN-γ 分泌量增加，对再次病毒感染产生保护功能，并且这一功能并不依赖获得性免疫系统。记忆性 NK 细胞可以认为代表 NK 细胞成熟/分化的终末阶段。然而，按照 NK 细胞发育的过程，还不清楚记忆形成是否为唯一的终末事件，或者在不同环境刺激下，记忆性 NK 细胞可能由不同 NKDI 发育而来。

利用 IL-12、IL-15 或 IL-18 体外刺激小鼠脾脏 NK 细胞，并转输到 RAG 缺失鼠时，发现这些 NK 细胞具有记忆样功能，并且细胞因子活化的 NK 细胞再次经细胞因子或配体刺激时，表现为 IFN-γ 分泌量增加，但是杀伤功能并不受到影响。这一现象表明，细胞因子活化产生的 NK 细胞表现出记忆性，但是与 MCMV 感染诱导的 NK 细胞具有不同的特性，将其转输到初始鼠后，这一效应可长达 4 周。这一增强效应为细胞内源性的，并且是可遗传的。近期研究证明，转输 IL-12、IL-15 或 IL-18 预刺激的 NK 细胞，并联合放疗后，可显著提高抗肿瘤活性，且记忆性 NK 细胞可存活 3 个月。利用人 NK 细胞也观察到同样的效果。

肝脏 NK 细胞还能对某些半抗原产生记忆性，而脾脏 NK 细胞并不具有这一功能。例如，将化学合成半抗原 2,4-二硝基氟苯（DNFB）对 *Rag2*$^{-/-}$ 鼠进行免疫后，再次用相同的抗原进行刺激时，小鼠表现出明显的半抗原特异性的接触性超敏反应（contact hypersensitivity response，CHS）。由于 *Rag2*$^{-/-}$ 小鼠缺失 T 细胞和 B 细胞，而在 T 细胞、

B细胞、NK细胞都缺陷的 $Rag2^{-/-}\gamma c^{-/-}$ 小鼠模型中并不存在这种超敏反应，说明 NK 细胞在这一过程中发挥重要作用。将经过半抗原刺激的小鼠 NK 细胞移植至未致敏的小鼠体内，用同样的半抗原再刺激也会导致 CHS 的发生。进一步机制研究证明，CXCR6 和 Thy-1（CD90）阳性的肝脏 NK 细胞而非脾 NK 细胞介导这一过程。尽管已经证实 CXCR6 的重要作用，其确切机制有待进一步探讨。目前，在肝脏中发现一群特有的 NK 细胞，其表型为 $DX5^-$，这群细胞由肝脏特有造血前体细胞发育而来，选择性居留于肝窦，在肝脏局部获得记忆功能。这些结论对于传统免疫记忆理论同样是一个全新概念。

小鼠体内细胞因子诱导的记忆性 NK 细胞和初始 NK 细胞之间免疫表型没有区别。相反，MCMV 特异性记忆性 NK 细胞 Ly49H、Ly6C、CD43 和 KLRG1 表达相对升高，而 CD27 的表达降低，提示小鼠 MCMV 特异性记忆性 NK 细胞与 $CD11b^+CD27^{low}$ mNK 亚群有重叠。肝脏特有记忆性 NK 细胞介导接触性超敏反应，同样在 $CD11b^+CD27^{low}$ mNK 亚群中富集，表达 Thy1、CXCR6 和/或 Ly49C/I 及 CD49a。然而，这些抗原的特异性还不清楚。人 NKG2C 和/或 CD57 表达与急性巨细胞病毒（CMV）感染和造血干细胞移植后的 CMV 再活化有关，表达 CD57 的 $CD56^{dim}$ NK 细胞表示最终分化的人 NK 细胞群。因此，这些抗原至少可用于鉴定病毒诱导的记忆性 NK 细胞。然而，另一种假说是 NKG2C 和/或 CD57 表达的增加可能是由于持续诱导初始 NK 细胞导致的，这些假说有待进一步研究。有趣的是，近期的研究显示，MCMV 感染后，CD226 对 $Ly49H^+$ NK 细胞增殖和分化为记忆性 NK 细胞是必需的。MCMV 感染后，DC 表达 CD112 和 CD155 的水平上调，推测 NK 细胞记忆的产生需要 CD226 和 Ly49H 共同活化信号。记忆性 NK 细胞的产生并未完全清楚，需要进一步阐述 CD155-CD226 相互作用调节 NK 细胞命运的机制，以及 CD96 或 TIGIT 是否参与这一过程。随着研究的深入，记忆性 NK 细胞存在的证据越来越多，这一概念的提出不仅极大地丰富了免疫学的内涵，并且在临床抗肿瘤、抗感染疾病中也有重要的意义。

（张　建　韩秋菊）

第三节　NK 细胞微环境在造血调控中的作用

早在 20 世纪 90 年代，NK 细胞与造血系统的调控关系即引起研究者极大的兴趣，这一领域的研究不仅可以明确 NK 细胞的识别机制，阐明 NK 细胞的生物学意义，同时也为造血调控的临床应用奠定了研究基础。

早期对 NK 细胞调控造血的研究结论并不一致。有的专家认为 NK 细胞促进造血，也有研究者认为 NK 细胞抑制造血。众所周知，NK 细胞可以释放多种细胞因子，其中 GM-CSF、G-CSF、IL-1、IL-2 及 IL-6 促进造血过程。有研究发现，在自体骨髓移植（bone marrow transplantation，BMT）过程中，转输 IL-2 活化的 NK 细胞促进造血重建。另一方面，NK 细胞分泌的 IFN-γ、TNF-α 及 TGF-β 则抑制造血过程。在复杂的造血祖细胞/干细胞分化发育过程中，多种细胞因子共同作用进行双向调控，进而维持自身造血系统的稳定。因此，这些结果差异的原因可能是前期并没有对 NK 细胞的亚群进行细致区分，随着 NK 细胞被分为 NK1、NK2 及 NK3，进一步研究不同亚群对造血的影响可能更有意义。

一、Ly49 调控造血过程

通常认为，NK 细胞通过抑制性受体如 Ly49 识别"自身"造血干细胞/祖细胞 MHC Ⅰ类分子的特定抗原决定簇，使得 NK 细胞杀伤抑制性信号占优势，从而避免 NK 细胞对"自身"造血干/祖细胞的攻击或杀伤，而对"非己"的不相容造血干细胞则产生非特异性的杀伤作用。

有关 Ly49 系列分子对造血调控作用的研究表明，该分子由 NK 基因复合体（NKC）所编码，属于细胞凝集素样蛋白质，包括 Ly49A-H，其配体为 H-2 的 Ⅰ类分子。研究发现，Ly49C$^+$NK 细胞在 H-2^d 鼠体内发挥促进造血的功能，而在 H-2^b 鼠体内 Ly49C$^+$NK 细胞却发挥抑制造血效应，并且 Ly49G2$^+$NK 细胞可以进一步抑制造血功能，但是其对 H-2^d 鼠的造血功能并无显著影响。这也提示，NKCR 的表达及其对 NK 细胞本身的影响受遗传因素调节。此外，NK 细胞表面 Ly49 家族成员也调控同基因或异基因骨髓移植过程，其中 Ly49C 在 H-2^d 向 H-2^d 的 BMT 过程中发挥促进作用，而在 H-2^b 向 H-2^b 的 BMT 过程中则起抑制作用；Ly49G2 分子在 H-2^d 向 H-2^d 的 BMT 过程中并不发挥作用，而在 H-2^b 向 H-2^b 的 BMT 过程中发挥抑制作用；Ly49D 在 H-2^b 向 H-2^{bxd} 的移植中起抑制作用。由于 H-2 遗传背景的复杂性，异基因骨髓移植过程中 NKCR 成员与 H-2 Ⅰ类分子相互协调，继而形成一个复杂的网络。

二、激活的 NK 细胞影响造血功能

激活的 NK 细胞影响造血功能，继而调控多种免疫细胞的发育分化过程。来源于 SCID 小鼠（H-2^d）的 NK 细胞在 IL-2 存在下以贴壁形式生长，促进造血效应，与同基因 BMT 联合可以明显促进骨髓粒细胞、巨噬细胞重建，并且外周血中粒细胞与血小板均明显升高。最新研究报道，NK 细胞也调控 B 细胞发育分化过程。根据发育来源，B 细胞被分为 B1 细胞和 B2 细胞两个亚群。根据能否表达 CD5 分子，B1 细胞又分为 B1-a 细胞（CD5$^+$）和 B1-b 细胞（CD5$^-$）。NK 细胞活化性受体 NKG2D、CD244 影响 B1-a 细胞的发育，且 CD244 的影响更为显著，这为 NK 细胞调控体液免疫应答提供了证据。NK 细胞介导 T 细胞的研究并不十分一致。在移植物抗宿主病模型中，SCID 鼠来源的 NK 细胞抑制供者 T 细胞介导的损伤，但是不影响 T 细胞介导的促造血效应，继而使受者（H-2^d）得以成功进行 BMT。最新一项报道称，NK 细胞表面活化性受体 NKG2D 影响记忆 T 细胞的发育过程，这对进一步明确 NK 细胞与 T 细胞的相互调控具有重要意义，也为临床的异基因 BMT 提供了新思路。

三、NK 细胞分泌细胞因子在造血过程中的作用

NK 细胞能够分泌多种细胞因子，包括 IFN-γ、TNF-α 等。早期科学家通过体外试验发现，IL-2 活化的 NK 细胞能够抑制 BMT 过程，这一过程部分依赖于 IFN-γ 的作用。近

年来,研究者利用 IFN-γ 缺陷小鼠证实了这一结论。此外,NK 细胞分泌的另一重要的 TNF-α 也能显著抑制克隆形成。然而,在某些情形下,如 MCMV 感染发生髓外造血时,感染的细胞能被 NK 细胞 NKG2D 和/或 Ly49H 识别,逆转 MCMV 病毒对髓外造血的抑制作用,在这一过程中 NK 细胞分泌的细胞因子并不发挥关键的调控作用,因此 NK 细胞分泌细胞因子对造血过程的调控作用是十分复杂的。

(张 建 韩秋菊)

第四节 NK 细胞的生理功能与调控

一、生理功能

NK 细胞不仅与抗病毒感染、抗肿瘤和免疫调节有关,而且在某些情况下参与抗原提呈与组织修复。此外,NK 细胞与其他免疫细胞如 DC、T 细胞、巨噬细胞之间的相互作用也引起了人们的关注。

(一)抗感染

NK 细胞是抵御外来微生物(包括病毒、细菌、真菌)入侵的第一道防线。前文已述,NK 细胞表达多种功能性 TLR,包括 TLR2、TLR3、TLR5、TLR7/8 及 TLR9,可识别多种微生物的保守性结构。在静息培养或 IL-2 活化的条件下,TLR 配体进一步活化 NK 细胞,使 NK 细胞分泌较高水平的 TNF-α 和 IFN-γ,这些细胞因子进一步活化 DC 和 Th1 细胞应答,促进抗感染免疫应答。

大量数据表明,卡介苗(BCG)接种预防结核杆菌的过程中,NK 细胞表面 TLR2 可识别结核分枝杆菌(*M. tuberculosis*)的细菌成分,进而引起 NK 细胞的效应功能。早期研究认为,经 BCG 刺激后,$CD56^{bright}$ 和 $CD56^{dim}$ NK 细胞亚群均能分泌 IFN-γ。近期研究证实,仅 $CD56^{bright}$ 亚群对 BCG 产生应答,产生细胞因子。结核杆菌细胞壁的不同成分能与活化性受体 NKp44、TLR2 直接作用,静息 NK 细胞发生 TLR2 活化后,IFN-γ 分泌能力显著增强。另一方面,NKp44 活化进一步促进 NK 细胞信号通路活化,使得 NK 细胞活化信号得以放大。

不同供者来源的 NK 细胞对 TLR3 配体有不同的激活方式,这可能与 NK 细胞中 TLR3 表达水平在不同个体间存在差异有关,并且 NK 细胞本身的活化性受体表达强度与 TLR3 配体 poly I∶C 应答强度有关。低表达活化性受体的 NK 细胞,经 poly I∶C 后,其杀伤能力显著增强。这一活化机制在很多感染条件下是非常重要的,因为当病毒感染后,活化性受体下调是病毒感染细胞逃避 NK 细胞杀伤的重要途径之一。此外,TLR5 配体鞭毛蛋白直接作用于 NK 细胞,促进 NK 细胞分泌 IFN-γ 和防御素-α,前者可激活其他辅助细胞如巨噬细胞,而后者则直接发挥抗菌作用;反过来,炎性环境中的辅助细胞被细胞因子和 PAMP 激活后,释放其他细胞因子如 IL-12 和 IL-2,进一步调控 PAMP 介导的 NK 细胞效应功能。

人 NK 细胞表达功能性 TLR7 和 TLR8。HIV 来源的富含尿嘧啶的 ssRNA 被 TLR7/8 识别,进一步活化 NK 细胞。但是,这一过程严格依赖于 NK 细胞与 pDC 或 CD14$^+$ 单核细胞间直接接触后所产生的 IFN-γ。在 TLR9 配体 CpG 介导的 NK 细胞活化中,KIR3DL2 发挥重要作用,该分子表达在 NK 细胞表面,与 CpG-ODN 结合后将其转移到内体中,配体刺激后 TLR9 已转位于此,继而引起 NK 细胞活化并分泌大量细胞因子。尽管 KIR 家族其他成员 KIR3DL1、KIR3DS1、KIR2DL4 也能与 CpG-ODN 结合,然而功能性实验证实,仅 KIR3DL2$^+$ 的 NK 细胞经 TLR9 配体刺激后产生 IFN-γ,这说明结合 CpG-ODN 的其他 KIR 分子不能将 CpG-ODN 有效转移到富含 TLR9 的内体部位。

NK 细胞还可以通过辅助细胞的 TLR 信号通路发挥抗病毒作用。例如,HIV 激活 pDC/DC 细胞 TLR7/8 信号通路所产生的细胞因子进一步活化 NK 细胞;而双链 DNA 病毒 HCMV 的 gB 和 gH 糖蛋白刺激表达 TLR2 的成纤维细胞,NK 细胞通过 TLR2 直接识别 HCMV,而 TLR3、TLR7 及 TLR9 识别感染病毒复制周期的不同中间产物。

以上研究表明,尽管在某些情况下,NK 细胞可被某些 TLR 激动剂激活,然而 NK 细胞与其他固有淋巴细胞之间的"交叉对话"在抗感染过程中可发挥更为重要的作用。这说明,除了参与直接的 TLR 识别作用外,NK 细胞还需要适度的共刺激信号,进而获得最佳应答反应,最终调控下游的获得性应答。

(二)抗肿瘤

外周循环中存在 CD56^{dim}NK 和 CD56^{bright}NK 细胞,其中 CD56^{dim}NK 细胞发挥较强的抗肿瘤效应。NK 细胞表面的抑制性受体和活化性受体可识别肿瘤细胞,活化的 NK 细胞通过直接或间接方式控制肿瘤生长,并通过"免疫监视"功能抑制肿瘤转移。与杀伤性 T 细胞(CTL)类似,NK 细胞表现出大颗粒细胞的特性,发挥杀伤活性。NK 细胞通过多种机制直接杀伤靶细胞:①通过释放穿孔素和颗粒酶,以 caspase 依赖或非依赖的途径导致肿瘤细胞凋亡;②通过死亡受体介导靶细胞凋亡,主要包括 FasL、TRAIL(TNF-related apoptosis-inducing ligand)分别与靶细胞表达的相应受体 Fas 和 TRAILR 相互作用,同时活化的 NK 细胞产生的 TNF-α 也能诱导靶细胞凋亡;③通过释放效应分子以多种方式发挥抗肿瘤作用,包括限制肿瘤血管形成、刺激获得性免疫应答,如 IFN-γ、NO 等;④通过 NK 细胞表达的 CD16 分子以 ADCC 方式介导肿瘤杀伤。

NK 细胞通过间接方式介导抗肿瘤免疫。NK 细胞与 DC、巨噬细胞、T 细胞和内皮细胞相互作用,通过产生多种细胞因子如 IFN-γ、TNF-α 和 IL-10,以及趋化因子和生长因子发挥调节作用。NK 细胞产生的 IFN-γ 可诱导 CD8$^+$T 细胞成为 CTL,并有助于 CD4$^+$T 细胞向 Th1 分化,进一步促进 CTL 分化。NK 细胞产生的细胞因子也调节 B 细胞产生抗肿瘤抗体。另外,NK 细胞杀伤的靶细胞可以为 DC 提供抗原,诱导 DC 成熟和提呈抗原。通过裂解周围已经吞噬并加工了外来抗原的 DC,活化的 NK 细胞也能为其他 DC 提供抗原性细胞碎片。这些 DC 具有交叉提呈能力,将由 NK 细胞杀伤肿瘤所产生的特异性抗原提呈给 CD8$^+$T 细胞,有利于产生抗原特异的 CTL 应答,促进抗肿瘤免疫应答。

在一定条件下,活化的 NK 细胞表达免疫耗竭相关分子 PD-1 和 CTLA4。例如,多发性骨髓瘤患者体内 NK 细胞高表达 PD-1,应用 PD-1 单抗可以在一定程度上恢复 NK 细胞介导的抗肿瘤效应。此外，靶向 PD-L1 的 IgG1 单抗激发 ADCC 效应。当 NK 细胞表面 KIR 类抑制性受体与 MHC Ⅰ 类分子相结合后，NK 细胞的活化及抗肿瘤效应受到抑制，而体外应用 IPH2102 单抗阻断 KIR2DL1-3，则可增强 NK 细胞的抗肿瘤活性。临床 Ⅰ～Ⅱ 期研究已证明抗 -KIR 单抗在 AML 和 MM 患者体内的安全性。虽然目前单独应用抗 -KIR 尚未显现出显著的抗肿瘤效应，但是与 CTLA4 或 PD-1 阻断性抗体联用的效果值得期待。

更值得关注的是，几乎在所有类型的癌组织中都存在一小群具有干细胞特性的肿瘤细胞，这群细胞可抵抗化疗和放疗，在肿瘤的耐药、转移和复发中起关键作用，因此清除肿瘤干细胞对根治肿瘤至关重要。尽管研究发现，肿瘤干细胞表达较低水平 MHC Ⅰ 类分子，但是越来越多研究证实，NK 细胞对肿瘤干细胞较为敏感。在结肠癌模型中，NK 细胞对肿瘤干细胞杀伤敏感性较高，活化性受体尤其是 NKp44 和 NKp30 在这一过程中发挥重要的作用；临床前研究发现，IL-2 活化的自体 NK 细胞对 $CD133^+$ 黑色素肿瘤细胞的杀伤作用与 DNAM-1 配体神经上皮干细胞蛋白 -2（nestin-2）和 PVR 有关；而在乳腺癌模型中，则与 $CD44^+CD24^-$ 肿瘤干细胞中表达的 NKG2D 配体 ULBP1、ULBP2 和 MICA 有关。

NK 细胞表面活化性受体和抑制性受体的表达决定了抗肿瘤效应，肿瘤患者及肿瘤术后患者体内 NK 细胞的数量及功能均发生了明显改变。因此，改进 NK 细胞的扩增手段，进一步提高 NK 细胞活性，可显著增强其抗肿瘤效果，使其在临床过继免疫治疗中发挥更好的治疗作用。例如，多种细胞因子包括 IL-2、IL-12、IL-18 及 IL-15 均能促进 NK 细胞的杀伤功能。

（三）免疫调节

除了经典的杀伤性 NK 细胞外，根据 NK 细胞免疫调节功能将其划分为辅助性 NK 细胞（NK1、NK2、NK3）、调节性 NK 细胞（NKreg）和抗原提呈 NK 细胞（NKDC）。其中，NK1 主要分泌 IFN-γ，NK2 主要分泌 IL-4 和 IL-13，NKreg 主要分泌 IL-10 和 TGF-β。利用外周血 $CD56^+$ NK 细胞，通过不同条件可以诱导出 NK1、NK2 细胞亚群。NK1 型细胞分泌 IFN-γ 等多种细胞因子，对 CTL、Th 和 γδT 细胞进行正向调控，并通过 CD95、穿孔素、颗粒酶发挥重要的抗肿瘤、抗病毒作用。NK1 细胞调节 DC 成熟，促进其抗原提呈能力，进而影响获得性免疫应答。此外，NK1 细胞也影响 Treg、NKT、T 细胞和巨噬细胞的功能。NK2 细胞分泌 IL-4 和 IL-13，对 T 细胞进行负向调控，在自身免疫性疾病中发挥重要作用。与 Treg 效应类似，NKreg 细胞负调控 T 细胞免疫应答，抑制抗原特异性 T 细胞的增殖及 IgE 的分泌。

子宫 NK 细胞（uterine natural killer，uNK）表型和功能与外周血有所不同，以 $CD56^{bright}CD16^-$ 表型为主，表达多种抑制性受体如 CD94、NKG2A 和 KIR。uNK 细胞较血液循环中 NK 细胞的杀伤能力有所下降，并且 uNK 细胞分泌多种细胞因子，包括 GM-CSF、CSF-1、LIF-1、TGF-β、TNF-α 等，形成一个复杂的细胞因子网络，在母胎界面中起重要的免疫调节作用。

（四）抗原提呈与组织修复

在小鼠体内发现了一群新的细胞亚群，即产生干扰素的杀伤性DC（interferon-producing killer DC，IKDC），这群细胞既表达NK细胞的标志分子（NK1.1、DX5、CD122、NKG2D），也表达DC的标志分子（MHC Ⅱ、CD40、CD86）。此外，IKDC分泌 Ⅰ 型和Ⅱ型干扰素，具有细胞毒性，同时还能将抗原提呈给初始T细胞。在正常小鼠体内，IKDC广泛存在于全身各淋巴器官。目前研究认为，IKDC在来源上更接近于NK细胞。静息状态下，IKDC表面MHC Ⅱ 分子表达水平较低，受到刺激时MHC Ⅱ 分子表达水平较高。在正常情况下，IKDC可杀伤靶细胞。研究证实，人外周血、脾脏、肝脏和淋巴结中也含具有抗原提呈功能的NK细胞，根据DR表达分为$DR^{hi}CD56^+$和$DR^{low}CD56^+$两个亚群。这类细胞活化后表达HLA-DR，并且CD80、CD86、OX40L及CD70表达显著上调，并分泌大量IL-12p40；此外，IKDC裂解病毒感染的靶细胞，并将抗原提呈给特异性$CD8^+T$细胞。兼具杀伤功能和抗原提呈作用的NK细胞在抗肿瘤、抗感染过程中势必发挥更加重要的作用，这也一定程度上模糊了固有免疫和获得性免疫的概念。

在人和小鼠的黏膜组织（如扁桃腺和肠道）中发现一群可分泌IL-22的NK样细胞亚群，被命名为NK-22细胞。人NK-22细胞最早发现于扁桃腺，后续在肠道中也发现该细胞亚群，其标志为$CD56^+CD127^+ROR\gamma t^+$，表达NKp46、NKp30及NKp44，但是并不表达NKG2D、KIR2DL2及CD94，穿孔素和颗粒酶的表达水平较低。NK-22细胞分泌IL-26、淋巴因子（lymphokine，LIF）等多种黏膜免疫相关细胞因子。小鼠NK-22细胞标志为$NKp46^+CD3^-ROR\gamma t^+NK1.1^{int}$，该细胞亚群表达CD127、NKG2D、NKG2A/C/E及CD69分子。在正常生理条件下，NK-22细胞内表达较高水平IL-22 mRNA，在感染状态下，迅速翻译表达IL-22蛋白。在人扁桃体内，NK-22细胞分泌的IL-22与上皮细胞IL-22受体结合，进而活化STAT3和STAT1下游的Bcl-3和Bcl-6信号通路，在分泌抗炎因子IL-10的同时，诱导多个抗凋亡基因，促进上皮细胞增殖和存活。在小鼠肠道中，IL-22可促进肠道上皮细胞表达多种组织修复蛋白。最新研究发现，NK-22也能保护机体免受肝脏缺血再灌注损伤。

（五）NK细胞与其他免疫细胞之间的相互作用

NK细胞与其他免疫细胞如DC、巨噬细胞、T细胞间存在交互作用（交叉对话，cross-talk），形成复杂的细胞调控网络，介导炎症、肿瘤等免疫应答过程。

1. NK细胞与DC的"交叉对话" 活化的NK细胞可以促进DC成熟及细胞因子产生。在这一过程中，活化的NK细胞分泌多种细胞因子，并且其细胞表面受体或协同刺激分子表达上调，进而介导NK细胞促进DC活化的过程。此外，PAMP刺激的NK细胞通过分泌的细胞因子IFN-γ、GM-CSF及TNF-α，促进DC的成熟和细胞因子分泌。另有研究证明，PGE_2负调NK-DC之间的"交叉对话"。NK细胞表面活性受体NKp30及抑制性受体KIR和NKG2A分别与DC表面相应的活化性和抑制性配体结合后，通过激活DC胞内髓系细胞触发受体2（TREM2）信号，诱导其表面CD86、CD80等成熟分子的表达，最终导致DC成熟。成熟的DC分泌IL-12等细胞因子，并高表达协同刺激分子，进而促使 NK 细胞的进一步活化，发挥抗感染、抗病毒及抗肿瘤的作用。

NK 细胞选择性地杀伤未成熟 DC，这一过程主要是 TRAIL 信号通路诱导的，导致未成熟 DC 表面 MHC Ⅰ 类分子表达下降，而成熟 DC 并未受到影响。然而，在一项 NK-DC 共培养实验中，未成熟的 DC 能够发育成熟，并分泌 TNF-α、IL-12，上调共刺激配体如 CD86 的表达。在较低 NK/DC 比例下，依赖于 TNF-α 和直接与 DC 的接触，NK 细胞应答过程得以放大；而在较高 NK/DC 比例下，主要表现为 DC 功能受到抑制。另有研究发现，IL-2 刺激的 NK 细胞与肝实质细胞相互作用后，以 NKG2A 依赖的方式调控 DC 功能，促进 DC 诱导 Treg 细胞产生，并且通过 PD-1/PD-L1 途径抑制 T 细胞应答。免疫耗竭分子也参与 NK-DC 之间的调控作用。NK 细胞表达的 PD-1、CTLA-4 等分子与 DC 表面相应配体结合，导致 DC 功能受到抑制，最终引起抗肿瘤应答减弱。在免疫抑制环境中，NK 细胞通过抑制性分子如 IL-10、TGF-β 负调控 DC 功能。因此，DC-NK 细胞相互作用的结局是杀伤作用还是促进 DC 成熟，抑或是抑制其功能，不仅与 NK/DC 比例有关，还与具体的生理病理条件密切相关，如有无其他细胞参与、耗竭分子水平等。

感染的 DC 对自体 NK 细胞的杀伤敏感性较低，而 IL-2 活化的 NK 细胞与感染的 DC 共孵育时，杀伤自体非成熟 DC，这可能与两类 DC 表面 HLA Ⅰ 类分子表达有关。这也提示，在免疫应答的起始阶段，确实存在一群免疫耐受的 DC 亚群。除了清除非免疫耐受型 DC 外，NK 细胞与 DC 接触后产生大量 IFN-γ，进一步促进 T 细胞的极化，最终导致 Th1 免疫应答。反过来，DC 通过细胞因子或者直接接触的方式活化 NK 细胞。例如，DC 产生的 IL-12 在 NK 细胞分泌 IFN-γ 过程中发挥重要作用，DC 表面 IL-15 受体对 NK 细胞分泌 IFN-γ 和杀伤功能是必需的。在细菌感染的过程中，DC 分泌的 IL-2 可调控 NK 细胞分泌细胞因子的能力。此外，DC 与 NK 细胞直接接触可上调 NK 细胞 CD69 分子表达，颗粒酶 B 产生增多，NK 细胞活化。DC 还能激活 NK 细胞表面活化性受体 NKp30、NKp46 及 NKG2D。在小鼠腹腔中注射 pDC 会导致 NK 细胞大量聚集。腺病毒转导和脂多糖/IFN-γ 诱导的 DC 可增强 NK 细胞的活化，这一过程与细胞直接接触有关。

2. NK 细胞与巨噬细胞 近年来，NK 细胞与巨噬细胞之间的调控也受到极大关注，见图 10-4。在摄取微生物后，M0 和 M2 巨噬细胞迅速向 M1 型极化，进一步促进 NK 细胞的活化。一旦被活化，NK 细胞可以杀伤低表达 HLA 分子的 M0 和 M2 巨噬细胞，而 M1 巨噬细胞可抵抗 NK 细胞的攻击。通过这一过程，NK 细胞允许活化的 APC 提呈抗原给 T 细胞，使得免疫应答处于可控状态。在 NK 细胞与沙门菌感染巨噬细胞共培养过程中，IL-12 和 IL-18 在两种细胞相互作用过程中发挥重要作用。阻断 IL-12 和 IL-18 后，CD69 的表达和 NK 细胞的杀伤功能均受到显著抑制。活化的巨噬细胞、小胶质细胞、大脑常驻巨噬细胞可以被活化的 NK 细胞所裂解，这一过程主要是通过 NKG2D、NKp46 介导的。这也进一步证实了，在 NK 细胞识别活化巨噬细胞的过程中，NKG2D 活化信号强于 MHC Ⅰ 类分子提供的抑制信号。在某些炎症条件下，NK 细胞分泌的 IL-10 可以削弱巨噬细胞的活化作用。

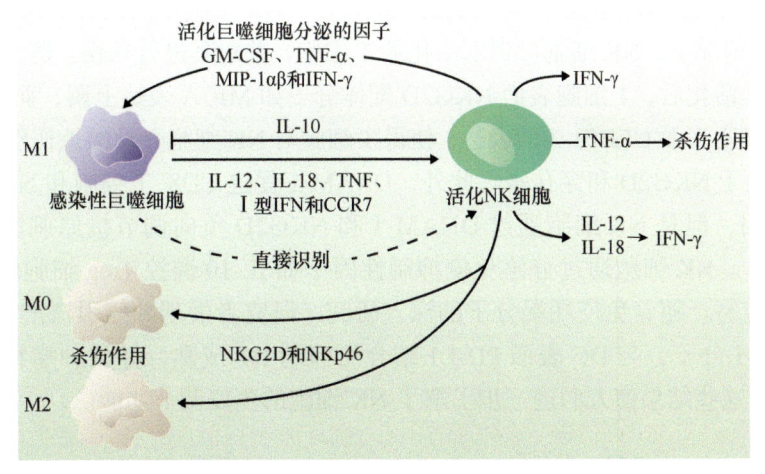

图 10-4 NK 细胞与巨噬细胞相互作用

3. NK 细胞与 T 细胞 NK 细胞不仅能识别髓系细胞，其调控 T 细胞的潜力也逐渐受到关注。在感染过程中，NK 细胞从外周炎症组织迁移到引流淋巴结，然后与初始 T 细胞直接相互作用或通过 DC 与 T 细胞间接作用，使得初始 T 细胞向 Th1 极化，从而调节免疫应答。另外，NK 细胞促进记忆 T 细胞的增殖活化，上调 MHC Ⅱ 分子和 TCR 协同刺激分子的多种配基，有效刺激 T 细胞。活化的 NK 细胞表面表达 CD86、CD80、CD70 及 OX40L，这些分子是 T 细胞共刺激分子的配体，通过 CD28/B7 或者 OX40/OX40L 途径，进一步促进 T 细胞增殖及分泌细胞因子的能力。其他共刺激分子也介导 NK 细胞与 T 细胞的直接作用。例如，小鼠 NK 细胞通过其表面 2B4 与 T 细胞 CD48 分子相互作用，促进 T 细胞的抗原特异性应答。NK 细胞缺失后，抗原特异性 CTL 细胞应答同样受到抑制，NK 细胞表面 CD137 和 TIGIT 分子可能介导了这一过程。此外，NK 细胞通过 NKG2D 分子介导记忆性 CD4$^+$T 细胞的应答，而这一过程并不依赖 Th1 型细胞因子。

NK 细胞和 T 细胞均可发挥有效的抗肿瘤反应，而 NK 细胞需要从肿瘤抗原特异性 CD8$^+$ T 细胞获得激活信号，确切的机制目前并不十分清楚。最新一项研究发现，NK 细胞在 T 细胞抗实验性肥大细胞瘤的过程中提供"帮助"，在肿瘤发生转移前 T 细胞和 NK 细胞之间的协作能有效抑制肿瘤变异。NK 细胞对靶细胞的杀伤效应也影响 T 细胞应答，这可能主要是因为在杀伤过程中产生许多靶细胞的碎片，促进了 APC 对 CD8$^+$T 细胞的抗原提呈作用。在细菌或病毒感染过程中，NK 细胞也发挥"协助"T 细胞的功能。在 HBV 小鼠模型中发现，CD8$^+$T 细胞介导的抗 HBV 应答过程需要 DX5$^+$CD49a$^-$ 传统 NK 细胞的帮助。在 MCMV 感染过程中，NK 细胞通过限制 T 细胞与感染 DC 相互作用，进而影响病毒特异性 CD4$^+$ 和 CD8$^+$ T 细胞应答过程。此外，淋巴结内 NK 细胞通过分泌 IFN-γ、IL-15，协助调节 CD4$^+$T 细胞应答的方向。反之，NK 细胞功能也受到 T 细胞调控。例如，在细菌感染过程中，NK 细胞分泌 IFN-γ 依赖于 CD4$^+$T 细胞分泌的 IL-2，这一过程是 MHC Ⅱ 依赖的；某些病毒诱导的细胞免疫反应也与 T 细胞和 NK 细胞之间的"交叉对话"有关。

值得注意的是，NK 细胞通过杀伤抗原提呈细胞、T 细胞或者诱导免疫抑制因子等途径抑制 T 细胞应答。根据抗原性刺激物的不同特性，NK 细胞正向或者负向调控 T 细胞应答过程。某些情况下，NK 细胞可识别活化的 T 细胞，并对其进行杀伤。例如，经抗-CD3 单抗或者 IL-2 活化后，T 细胞表面 NKG2D 配体分子如 MICA 表达上调，而 IL-7 和 IL-15 上调 CD8$^+$T 细胞表面 ULBP1-3 的表达，使得 T 细胞对 NK 细胞介导的杀伤作用十分敏感，这一过程依赖于 NKG2D 和穿孔素。此外，DNAM-1 促进 CD8$^+$ T 细胞和 NK 细胞对靶细胞的杀伤作用，但是 NK 细胞通过 DNAM-1 和 NKG2D 负向调节抗原刺激的 T 细胞功能（图 10-5）。NK 细胞通过分泌免疫抑制性因子如 IL-10 调控 Treg 细胞的应答，进而抑制 T 细胞应答。随着免疫耗竭分子的深入研究，研究者发现肿瘤引流淋巴结内 NK 细胞高表达 PD-1 分子，与 DC 表面 PD-L1 结合而抑制 DC 成熟，导致肿瘤特异 CD8$^+$T 细胞应答减弱。这些结果使人们进一步了解了 NK 细胞的免疫调节功能。

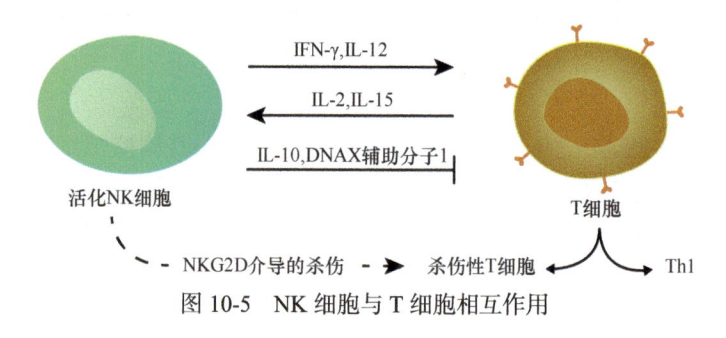

图 10-5　NK 细胞与 T 细胞相互作用

4. NK 细胞与 B 细胞　B 细胞产生抗原特异性抗体是有效疫苗的关键。早在 1995 年即有报道活化的 NK 细胞可以刺激静息 B 细胞分泌 Ig。CD4$^+$T 细胞与 B 细胞之间的相互作用与类型转换、B 细胞分化及抗体产生密切相关，而 NK 细胞对 CD4$^+$T 细胞的抑制作用影响 T 细胞依赖的体液免疫应答，包括生发中心的形成。有研究报道，NK 细胞直接调控 B 细胞功能。早期体外共培养实验证实，NK 细胞促进 B 细胞产生 IgM 和 IgG，小鼠 NK 细胞通过 IFN-γ 依赖和不依赖两种机制促进类型转换。人 NK 细胞也促进 B 细胞产生抗体，这一过程主要是通过细胞因子及 CD40-CD40L 相互作用实现的。再者，在灭活牛布氏杆菌或者肿瘤抗原免疫的小鼠中，NK 细胞也支持 B 细胞的活化和抗体产生。TLR3 激动剂 poly I：C 活化的 NK 细胞所分泌的 IFN-γ 促进了 LPS 或抗原对 B 细胞的活化，在 poly I：C 刺激之前清除 NK 细胞，抗原特异性 IgG2c 抗体的产生受到显著影响。反之，B 细胞也促进 NK 细胞分泌 IFN-γ。除了 poly I：C 外，其他佐剂（如弗氏不完全佐剂）活化 NK 细胞后，也可以进一步促进 B 细胞对 T 细胞非依赖抗原的应答。

在病毒感染的过程中，NK 细胞 Ly49 识别 MCMV 编码的 m157 蛋白，NK 细胞分泌 IFN-γ 的水平与 IgG2a 水平呈正相关。在 VSV 感染过程中也有类似的现象。在流感病毒感染的小鼠中，缺失 IFN-γ 后，病毒特异性的 IgG2a 显著降低；病毒感染后，相比 T 细胞缺失的小鼠，在 NK 细胞/T 细胞双缺失的小鼠体内 IgG2a 水平更低，这些数据进一步佐证了 NK 细胞对 B 细胞的调控作用。在链球菌、流感嗜血杆菌、克雷伯杆菌等细菌感染过程中，B 细胞功能也受到 NK 细胞的调控。另外，活化 NK 细胞还可调控 B 细胞的抗原提呈能力，这也是其调控 T 细胞应答的途径之一。

然而，在某些情况下 NK 细胞对 B 细胞应答产生抑制作用。poly I：C 注射入免疫小鼠后 NK 细胞被激活，但是 IgM 应答过早消退。与之类似的是，在有丝分裂原或者 EB 病毒刺激下，IL-2 活化的 NK 细胞抑制 B 细胞产生免疫球蛋白的能力。最新研究表明，NK 细胞以穿孔素依赖的方式破坏滤泡辅助性 T（Tfh）细胞的发育，导致生发中心 B 细胞数量下降，淋巴细胞性脉络丛脑膜炎病毒（lymphocyte choriomeningitis virus，LCMV）特异性浆细胞减少，并且诱导产生的中和抗体显著减少，导致体液免疫应答受到显著抑制。也有研究认为，活化的 NK 细胞可直接识别 B 细胞并发挥杀伤作用。例如，有研究发现，NK 细胞可裂解 LPS 活化的 B 细胞，进而抑制 B 淋巴母细胞抗体的分泌。尽管研究者关注到 NK 细胞对 B 细胞应答的抑制作用，这可能与不同的生理调节或病理调节有关，但是确切的机制尚待进一步证实。例如，NK 细胞最初的靶细胞是 B 细胞还是辅助性 T 细胞是需要明确的关键问题；此外，NK 细胞靶向 Tfh 或者 B 细胞的过程中，哪些受体发挥了作用同样需要进一步鉴定。

二、NK 细胞的主要调控通路

发生感染的情况下，NK 细胞可迅速活化，表现为杀伤功能增强、IFN-γ 等细胞因子分泌，在这一过程中，多个胞内信号通路发生改变。

（一）STAT 信号通路

IL-12、IFN-α 及 IFN-γ 是重要的细胞因子。经内源性或病毒感染诱导的 IFN-α 刺激或接受 IFN-α 治疗时，依赖 STAT1 信号通路的 NK 细胞杀伤作用显著增强。Ⅰ型干扰素与其受体结合后，可通过 JAK1、TYK2 激酶活化下游 STAT1 和 STAT2，并与 IRF-9 形成 STAT1/STAT2/IRF9 复合物，入核后导致干扰素诱导基因表达上调。HBV 可以通过诱导 miR-146a 表达、负调控 STAT1 信号通路，导致 NK 细胞功能抑制。IFN-γ 通过 NK 细胞自分泌或旁分泌途径促进 STAT1 和 STAT4 磷酸化，进而诱导人 NK 细胞产生 IFN-γ，并增强其杀伤活性。抗病毒药物利巴韦林可显著增强 NK 细胞中 IFN-γ 反应。另一种重要的细胞因子 IL-12 可诱导 STAT4 活化，上调靶基因 *IFN-γ* 和 *Tbx21*（T-bet）的表达，最终导致 IFN-γ 分泌增加。同时，STAT4 的靶基因 *miR155*，通过靶向 Noxa、SOCS1 调控 NK 细胞的稳态和存活。

（二）Zbtb32

Zbtb32 又称为 ROG、FAZF、TZFP 或 PLZP，尽管其在 NK 细胞的发育中并不是必需的，但在维持病毒特异性 NK 细胞功能方面发挥重要的作用。MCMV 感染时，多种促炎因子如 IL-12 和 Ⅰ 型 IFN 诱导 NK 细胞中 Zbtb32 的表达，并且调节 NK 细胞的增殖能力，进而在抗病毒应答中发挥重要的作用。在发生病毒感染时，缺失 Zbtb32 的 NK 细胞不能有效增殖，导致抗病毒效果受到严重影响。自身免疫状态下，NK 细胞中 Zbtb32 表达被迅速诱导上调。染色质免疫沉淀（ChIP）实验证实，STAT4 与 Zbtb32 的启动子结合，促进 Zbtb32 分子表达水平升高。因此，炎症信号通过 STAT4 诱导 Zbtb32 表达，进而有效恢复 Blimp-1 介导的细胞周期阻滞。

（三）芳香烃受体

芳香烃受体（aryl hydrocarbon receptor，AhR）是配体激活的核转录因子，属于螺旋-环-螺旋（HLH）超家族中的 bHLH-PAS 亚家族成员，受外界环境中的异质物刺激后，介导毒性反应。AhR 与免疫调节的关系也是一直以来研究的热点。AhR 通过配体依赖的方式调控 T 细胞、巨噬细胞、树突状细胞、NK 细胞等多种免疫细胞的功能。研究发现，IL-2、IL-15、IL-12 等多种细胞因子刺激均可以诱导 NK 细胞表达芳香烃受体。缺失 AhR 后，NK 细胞杀伤功能显著下降，抗肿瘤效果亦受到明显抑制。肝脏特有的 $CD49a^+TRAIL^+CXCR6^+DX5^-$ NK 细胞持续性表达 AhR，缺失该受体的小鼠，对细胞因子诱导的凋亡更加敏感，在接受半抗原刺激时不能有效产生 NK 细胞记忆性应答，这也进一步说明 AhR 在肝脏固有 NK 细胞维持中是至关重要的。

（四）C/EBP

转录调节因子 C/EBP 属于亮氨酸拉链转录因子家族成员，该家族含有一个高度保守的亮氨酸拉链结构域。C/EBP 调控 NK 细胞的功能，但不影响 NK 细胞的发育。在 CEBP-γ 缺失鼠中，尽管 NK 细胞的数量及对 IL-15 的反应性并没有受到显著影响，但是不能介导对靶细胞的杀伤作用；在 IL-12、IL-18 刺激时，缺失 CEBP-γ 的小鼠不能产生 IFN-γ。

（五）NF-κB 和 NFAT

NK 细胞抑制性受体胞质区内免疫受体酪氨酸抑制基序（ITIM）磷酸化后，招募酪氨酸激酶 Syk 和 ZAP-70，启动下游级联反应，导致 T 细胞核内因子（nuclear factor of activated T-cell，NFAT）活化和 NF-κB 活化，进而诱导下游几十甚至上百个基因的改变，其中包括调控 NK 细胞功能的 IFN-γ。

三、表观遗传调控

表观遗传学涉及 DNA 甲基化、组蛋白修饰、染色体重塑和非编码 RNA 调控，其中组蛋白修饰包括组蛋白的乙酰化、磷酸化、甲基化、泛素化及 ADP 核糖基化等。组蛋白的翻译后修饰不仅与染色体的重塑和 NK 细胞功能状态紧密相关，而且在决定细胞命运、细胞生长中发挥着重要的作用。

（一）表观遗传调控对 NK 细胞发育的影响

组蛋白 H2A 特异性去泛素化酶 MYSM1（Myb-like SWIRM and MPN domain containing protein 1）是 NK 细胞成熟及正常发挥功能的必要条件。MYSM1 酶通过介导表观遗传控制 NK 细胞重要的转录因子 Id2 的表达。此外，组蛋白甲基化与早期 NK 细胞分化存在重要影响。在分析组蛋白甲基化抑制标志物（H3K27me3）对早期 NK 细胞分化影响的研究中发现，组蛋白－赖氨酸 N- 甲基转移酶 Ezh2 是重要的表观遗传修饰酶，主要对组蛋白 H3K27 进行甲基化。出乎预料的是，选择性缺失 Ezh2 或用小分子抑制剂，可以促进小鼠和人类造血干细胞及祖细胞生成 IL-15 受体（IL-15R）CD122$^+$ NK 前体细胞及成熟的 NK 后代细胞，促进 NK 细胞扩增及其对肿瘤细胞的细胞毒性作用，这一过程与 CD122 和 C 型凝集素受体 NKG2D 上调有关。当 NKG2D 缺失时，可以削弱 Ezh2 抑制剂对 NK 细胞定向的促进作用。

除了染色质修饰，非编码 RNA 对 NK 细胞的发育也至关重要。比如，miR181 缺失后，NK 细胞的成熟过程受到显著抑制，这一过程与 miR-181 靶基因 Nemo 样激酶的表达有关，该激酶下调 Notch 信号通路，其对 NK 细胞的成熟是必不可少的。在 CMV 感染过程中，NK 细胞表现出和 T 细胞类似的记忆功能，具有自我更新能力，维持时间较长，再次感染时可迅速扩增。这群细胞表型为 CD57$^+$NKG2C^{hi}，缺失 FcRγ、SYK、DAB2、EAT-2 等分子，这些分子的缺失与基因启动子甲基化密切相关。

（二）表观遗传调控对 NK 细胞功能的影响

表观遗传不仅调控 NK 细胞的发育分化，也调控 NK 细胞的功能。研究表明，HDAC 抑制剂（HDACi），如 SAHA 和 VPA，通过干预 NKG2D 依赖的脱颗粒能力和 IFN-γ 分泌，抑制 IL-2 活化的 NK 细胞的杀伤功能。此外，DNA 甲基化在调控 NK 细胞功能的过程中也发挥重要的作用。应用去甲基化试剂，如 5-azacytidine（Aza）和 decitabine（Deci），研究 DNA 甲基化的调控作用时，发现 Aza 破坏 mRNA 的形成，以及穿孔素和颗粒酶 B 的释放，显著抑制 NK 细胞功能；而 Deci 则促进基因转录及 NK 细胞功能。综上，甲基化与乙酰化均能影响 NK 细胞的杀伤功能和 IFN-γ 的分泌。

非编码 RNA 也是表观遗传调控的重要方面，通过改变其靶基因的表达发挥生物学效应。研究发现，miR-362-5p 在外周血的 NK 细胞中表达显著上调，其靶基因为 NF-κB 信号途径的负向调控因子 cylindromatosis（CYLD），这是近年发现的一种肿瘤抑制基因。人原代 NK 细胞过表达 miR-362-5p 后，IFN-γ、穿孔素、颗粒酶 B 及 CD107a 表达显著升高。miR-146a 是另一种与 NK 细胞功能相关的非编码 RNA。与健康人群相比，肝癌和慢性 HBV 感染者体内 NK 细胞 miR-146a 显著升高，通过下调靶基因 *STAT1* 表达，进一步抑制 IFN-γ、TNF-α 的分泌及 NK 细胞的杀伤功能。

四、代谢调控

新陈代谢是推动生命活动的动力源，包括分解代谢和合成代谢，其中分解代谢是指细胞产生能量（即 ATP）和重要生物分子的过程。代谢在多个细胞活动中发挥着重要的作用，代谢异常与许多疾病状态改变密切相关，如代谢综合征和脓毒症。近年来，人们逐渐认识到代谢与免疫细胞功能包括 NK 细胞分化及其功能的关系。

在细胞因子刺激后，NK 细胞经历等效代谢改变，其糖酵解和氧化磷酸化水平升高，并且对葡萄糖需求升高，这一过程还涉及葡萄糖转运蛋白、糖酵解酶和乳酸脱氢酶的表达增加。细胞因子活化的 NK 细胞并不经历快速代谢改变，刺激 4 小时左右后 IFN-γ 产生不依赖糖酵解和氧化磷酸化。相反，细胞因子刺激诱导 NK 细胞代谢重组发生在 18～24 小时，这一现象与 T 细胞比较类似。

mTOR 是丝氨酸/苏氨酸蛋白激酶，存在 mTORC1 和 mTORC2 两种形式，在调节细胞生长增殖过程中起重要作用。研究发现，mTORC1 依赖的糖代谢过程在 NK 细胞功能和分化过程中发挥重要作用。NK 细胞前体细胞糖代谢水平较高，随着分化进程，NK 细胞中 mTORC1 依赖的糖代谢过程逐渐降低。经细胞因子活化后，NK 细胞摄取糖的能力增加，进而启动有氧糖代谢。此外，细胞因子活化的 NK 细胞中氧化磷酸化水平显著增高，这一过程与 NK 细胞中糖代谢酶和糖转运蛋白的表达水平增高有关。mTORC1 特异的抑制剂西罗莫司或者缺失 *mTORC1* 基因可破坏 NK 细胞的正常效应功能，抑制 IFN-γ 分泌、颗粒酶 B 表达，而 TNF-α 分泌并未受到显著影响。poly I：C 活化 NK 细胞产生 INF-γ 的过程也与 mTORC1 介导的糖酵解有关。尽管如此，mTORC1 介导 NK 细胞糖酵解升高的机制尚需进一步证实。

（张　建　韩秋菊）

第五节　NK 细胞的病理作用

一、经典 NK 细胞缺陷

经典 NK 细胞缺陷（classical natural killer cell deficiency，CNKD）指外周血中 NK 细胞极低且功能缺失。尽管该病发病率较低，但是给临床诊断和治疗带来很大挑战。NK 细胞缺陷为揭示人类 NK 细胞功能的机制提供了很大的启示。最著名的案例是，1989 年《新英格兰医学杂志》报道了一个青春期女孩患有播散性疱疹病毒感染，包括水痘、肺炎，弥散性巨细胞病毒（巨细胞病毒）、单纯疱疹病毒（HSV）感染。杀伤性实验证实，该患者 NK 细胞功能完全丧失，并且外周血中经典的 CD56$^+$CD3$^-$ NK 细胞完全缺失，这是 NK 细胞缺陷的典型案例。

此后，还有来自不同家族的几十例患者也有 NK 细胞缺陷的代表特征，约 42%（8/19）的患者过早死亡，53% 的患者发生了严重的疱疹病毒感染，另外 27% 的患者发生重症水痘-带状疱疹病毒（VZV）感染。此外，巨细胞病毒（CMV）、EB 病毒（EBV）、HSV 感染在 CNKD 患者中也十分常见，也有少部分患者感染人乳头状瘤病毒感染。约 21% 的患者患恶性肿瘤，包括 EBV 感染引起的平滑肌肿瘤、HPV 相关肿瘤、白血病。

随着进一步深入研究发现，目前已经阐明两种与 CNKD 发生有关的遗传学机制，分别被称为 CNKD1 和 CNKD2，待发现新的遗传机制后将依次命名，而与已明确的遗传机制无关的统称为 CNKD。其中，CNKD1 与 GATA-2 单倍体不足有关，上文所述 1989 年《新英格兰医学杂志》报道的病例即发生这一遗传改变。GATA-2 是一种广泛表达的转录因子，促进造血相关基因、维持和造血细胞的存活。CNKD1 患者易感染人乳头状瘤病毒和疱疹病毒，再生障碍性贫血是具有 *GATA-2* 突变的 CNKD1 患者的晚期并发症。CNKD2 与 *MCM4* 基因突变有关，该基因是启动真核基因组 DNA 复制所必需的微小染色体维持蛋白，是复制复合体的关键组分。随着技术手段的改进和发展，其他遗传机制将逐渐被发现与阐明。

二、功能性 NK 细胞缺陷

功能性 NK 细胞缺陷（functional natural killer cell deficiency，FNKD）指 NK 细胞数量正常但是功能缺失。然而，最重要的特点是 FNKD 患者对疱疹病毒易感，尤其是单纯疱疹病毒。此外，这类患者对 EB 病毒、水痘-带状疱疹病毒、人乳头状瘤病毒、呼吸道病毒感染敏感性也与健康人不同。

多种因素如遗传性免疫缺陷、HIV 感染、免疫抑制药均能引起 NK 细胞功能缺陷，使得机体易感多种病毒和细菌，如疱疹病毒、EB 病毒、金黄色葡萄球菌等，甚至导致肿瘤。这些病原体通过多种途径逃避 NK 细胞攻击。例如，HBV 慢性感染诱导的免疫抑制因子 TGF-β 和 IL-10，损伤 NK 细胞的功能；HIV 患者中活化性受体 NKp30 表达下调，导致 NK 细胞功能受损严重。

与 CNKD 类似，研究者根据 FNKD 的遗传学机制依次命名，不过目前仅发现一种遗传学改变。FNKD1 指的是编码 CD16 的 *FCGR3A* 基因发生缺失，目前在三个不相关家族中均发现这一突变。由于 CD16 是 Fc 受体，可介导 ADCC 效应，患者发生不同程度的单纯疱疹病毒、EB 病毒感染，并且患者 NK 细胞对 K562 靶细胞杀伤能力显著降低。在临床上，鉴定 FNKD 的难度在于生理应激或某些药物治疗也可以导致 NK 细胞的功能降低。因此，进一步研究特异的信号通路或者受体表达将为 CNKD 的诊断和治疗带来希望。

三、NK 细胞与自身免疫性疾病

由于 NK 细胞可以调节 DC、Treg、NKT、T 细胞及巨噬细胞的功能，提示 NK 细胞也会通过多种途径影响自身免疫炎症的进程。NK 细胞产生的细胞因子谱与发育阶段有关，未成熟 NK 细胞产生 Th2 型细胞因子，而成熟 NK 细胞主要产生 Th1 型细胞因子。因此，NK 细胞在自身免疫反应过程中具有双刃剑的作用。

实验性自身免疫性脑脊髓炎的病因与 NK 细胞和 T 细胞之间的相互作用有关。NK 细胞通过 IFN-γ 等诱导 Th1 型获得性免疫应答并激活中枢神经系统浸润的 DC，因此 NK 细胞被认为具有致病作用。在 IL-18 或者 T-bet 缺失小鼠中 NK 细胞功能缺失后，小鼠可抵抗脑脊髓炎反应。在实验性自身免疫性重症肌无力（experimental autoimmune myasthenia gravis，EAMG）模型中，NK 细胞通过影响 Th1 应答促进疾病进程。清除 NK 细胞后，$CD4^+$T 细胞向 Th2 极化占优势，从而降低针对乙酰胆碱的抗体。这一过程主要在疾病的早期进程中发挥作用。在人类多发性硬化症慢性期及小鼠代谢综合征（MS）动物模型中，NK 细胞驻留在大脑脑室下区（SVZ）中。这些 NK 细胞倾向于靠近脑室下区神经干细胞，并显示一种独特的细胞因子谱，IL-15 及 IL-15Rα 表达上调，进而促进 NK 细胞增殖、存活及 IFN-γ 生成。

NK 细胞在 1 型糖尿病（T1DM）疾病进程中的参与作用仍然存在一定争议。尽管 T 细胞介导的获得性免疫是引起 T1DM 发病的主要因素，然而针对 NOD 鼠的研究发现，固有免疫 NK 细胞在糖尿病的发生发展中也发挥了重要的作用。研究发现，NOD 鼠中潜在的 NK 细胞可以破坏胰腺中的胰岛细胞，加速 NOD 鼠 T1DM 的进程。也有研究发现，NK 细胞的耗竭可以阻止 NOD 鼠 T1DM 的发展。在人类糖尿病进程中，NK 细胞的比例降低，也有研究观察到升高或者不变的现象。NK 细胞在糖尿病中的具体作用机制还有待于进一步研究。

在风湿性关节炎患者体内，NK 细胞的杀伤活性及分泌细胞因子的能力显著降低。关节部位 NK 细胞的表型与外周血 NK 细胞截然不同。关节部位 NK 细胞几乎全部是 CD56^{bright}，主要依赖 CD96/NKG2 受体而表达较少 KIR 受体。CD56^{bright} NK 细胞在细胞因子刺激下，表达高水平活化分子并分泌 IFN-γ，进一步作为促进疾病进程的标志。进一步研究证明，NK 细胞在关节病变部位聚集，影响单核细胞向 DC 分化。因此，NK 细胞也通过影响其他淋巴细胞调控局部炎症反应，参与关节病理反应。

然而，在多发性硬化症、系统性红斑狼疮患者体内，NK 细胞数量较健康人显著减少。银屑病和风湿性关节炎患者 NK 细胞出现高水平的 *KIR* 基因（*KIR2DS1 / KIR2DS2*），在皮肤组织中鉴定出 NKp46$^+$ 及可大量分泌 IL-22 的 NK 细胞亚群，介导皮肤病理反应；并且从皮炎和银屑病患者分离的 NK 细胞可分泌高水平 IL-4、IL-5、IL-13 及 IFN-γ。因此，进一步明确 NK 细胞的作用方式和调控机制，将为预防和治疗自身免疫性疾病提供新的手段和策略。

四、NK 细胞与炎症反应

除了在抗肿瘤和抗感染过程中发挥细胞毒作用，NK 细胞也参与慢性炎症，在某些条件下可引起严重的病理学损伤。例如，婴幼儿常见的呼吸道合胞病毒引起的毛细支气管炎肺部感染。在发病第二天，NK 细胞的数量显著增加，清除 NK 细胞可以有效预防肺部损伤。NK 细胞是 IFN-γ、Th2 型细胞因子如 IL-5 和 IL-13、免疫负调控因子 IL-10 的重要来源，并且在早期发挥效应。因此，NK 细胞的活化状态对哮喘、慢性阻塞性肺疾病等慢性炎症性疾病可能有双重意义，但是确切机制并未完全阐明。一方面，NK 细胞产生 Th2 型细胞因子，发挥促进肺部炎症的作用；另一方面，NK 细胞分泌 IFN-γ，减轻肺部病理炎症反应。最近研究表明，NK 细胞颗粒酶 M 可增强 LPS-TLR4 下游级联反应，进一步证明了 APC 与 NK 细胞间相互作用在调控炎症应答中的作用。

NK 细胞浸润与假单胞菌感染引起的肝损害、小鼠巨细胞病毒性肝炎，以及持续性丙型肝炎病毒（HCV）、HBV 感染相关。HBV 大量扩增后，引起肝内 NK 细胞扩增并诱导肝损伤。临床观察发现，NK 细胞高表达的 TRAIL 与 HBeAg 阳性慢性 HBV 患者肝细胞损伤有关。小鼠模型也支持 TRAIL 通过诱导细胞凋亡来介导肝损伤。此外，Fas 途径参与肝细胞凋亡和 HBV 相关的肝疾病。通过人源化小鼠模型发现，DC 活化 NK 细胞，并通过 Fas/FasL 系统诱导 HBV 感染的肝细胞损伤。HBV 患者 NK 细胞 FasL 呈现高表达，这一现象加剧了肝衰竭，反映了 NK 细胞通过 Fas 途径诱导肝损伤。在急性病毒性肝炎小鼠模型中，TIGIT 负向调控 NK 细胞和库普弗细胞之间的相互作用，减轻了 poly I：C/D-GalN 刺激或急性腺病毒感染引起的肝损伤，揭示了肝脏急性病毒感染过程中一种新型的 NK 细胞自身耐受机制。

综上所述，进一步明确 NK 细胞介导病理损伤的分子机制，一方面可以有效清除病原体，另一方面可以防止 NK 细胞介导的病理炎症。尽管 NK 细胞与 DC、巨噬细胞、T 细胞间的相互作用已经被人们认识，但是持续炎症应答的不同阶段、发生部位也需要详尽考虑。此外，不同 NK 细胞亚群所发挥的作用尚需精细分析，才能为肺炎、肝炎等慢性炎症疾病提供新的潜在治疗靶点。

五、NK 细胞与肿瘤发生

如前文所述，患有经典 NK 细胞缺陷的患者易发生感染及肿瘤。统计发现，约 21% 的患者患恶性肿瘤，包括 EBV 感染引起的平滑肌肿瘤、HPV 相关肿瘤、白血病。造成 NK 细胞缺陷的原因主要是遗传学因素，包括染色体异常，造成 NK 细胞数量降低，不能有效发挥免疫监视功能。

临床研究发现，发生 EBV 感染时会引起侵袭性 NK 细胞白血病（aggressive NK cell leukemia，ANKL），该病是以 NK 细胞系统性增生为特征，具有高度侵袭特性。在临床观察中也有 EBV 阴性的 NK 细胞白血病，提示发病机制较为复杂，目前病因尚不十分清楚。

另一种与 NK 细胞异常增生有关的肿瘤类型为结外鼻型 NK/T 细胞淋巴瘤，恶性细胞大部分来源于成熟的 NK 细胞，少部分来源于 NK 样 T 细胞。目前发现与 EBV 感染密切相关。在细胞及分子遗传学方面，结外 NK/T 细胞淋巴瘤最常见的细胞遗传学异常是 6q21q25 缺失或 6p10 插入；此外，p53 的异常表达、*SHP-1*（蛋白酪氨酸蛋白磷酸酶）基因表达下调、*Fas* 基因突变等亦与结外 NK/T 细胞淋巴瘤的发生相关。但是确切的发病机制尚待进一步明确。

目前，WHO 将侵袭性 NK 细胞白血病与结外 NK/T 细胞淋巴瘤、慢性 NK 细胞淋巴增殖性疾病（CLPD-NK）一起归入成熟 NK 细胞肿瘤。而起源于不成熟的 NK 细胞肿瘤，如髓系 NK 前体细胞白血病和前体 NK-淋巴母细胞淋巴瘤/白血病被划归入白血病。

（张　建　韩秋菊）

第六节　NK 细胞的治疗价值

由于 NK 细胞有助于移植物抗白血病/肿瘤（graft versus leukemia/tumor，GVL/GVT）效应，并且 NK 细胞的强细胞毒作用可以抑制多种肿瘤免疫逃逸机制，因此 NK 细胞提供了一类特殊的、靶向特异的治疗策略，并对感染和移植提供辅助治疗。NK 细胞免疫治疗已经成为一种有前途的选择，可以利用注射细胞因子刺激机体 NK 细胞或者过继转输 NK 细胞两种不同的方法。

一、细胞因子治疗

早期的研究目的是通过活化内源性 NK 细胞、促进 NK 细胞在患者体内的增殖来改进 NK 细胞的抗肿瘤活性，其中重要的策略是注射细胞因子，包括 IL-2、IL-12、IL-15、IL-18、IL-21 和 IFN-α。在细胞因子刺激下，NK 细胞首先成为淋巴因子激活的杀伤细胞（lymphokine-activated killer cell），上调效应分子如黏附分子、NKp44、穿孔素、颗粒酶、FasL 和 TRAIL 的表达，细胞增殖和产生细胞因子的能力增强，并对肿瘤细胞产生较强的细胞毒性。然而，仅在有限的肿瘤患者中观察到 LAK 细胞的抗肿瘤活性。另外，IL-2 治疗中存在严重的毒性，会导致血管渗漏综合征、肺水肿和心血管衰竭等疾病；更为重要的是，高剂量 IL-2 会导致 Treg 细胞扩增，直接负调控 NK 细胞的活性，并诱导 NK 细胞发生活化诱导的细胞死亡（AICD）。

其他 NK 细胞活化因子，如 IL-12、IL-15、IL-18 和 IL-21，作为多种肿瘤疫苗策略的一部分，也已经在临床前肿瘤模型研究中试验成功。临床前小鼠研究显示，可溶性 IL-15 在生理浓度时对 NK 细胞介导的细胞毒性没有影响，并证明通过 DC 向 NK 细胞反式提呈 IL-15 诱导 NK 细胞活化的重要性，利用 IL-15/IL-15R 复合物模仿这一反式提呈，在人和小鼠研究中均显示可以活化和增强 NK 细胞功能，并避免了 IL-2 注射引起的并发症。利用转染 IL-15/IL-15R 的 K562 细胞体外扩增和活化 NK 细胞，用于过继转输。利用细胞因子治疗肿瘤主要有两个重要的限制：系统性细胞因子毒性和细胞因子诱导的 NK 细胞凋亡。

二、治疗性 NK 细胞的种类

NK 细胞可以来源于外周血、脐带血、骨髓、人胚胎干细胞（hESC）或诱导多能干细胞等。近十年来，已经成功建立了从供者外周血纯化和扩增临床级 NK 细胞的有效方法，可满足临床应用的大数量 NK 细胞。在几项 Ⅰ/Ⅱ 期临床试验中显示了 NK 细胞治疗的可行性和安全性，包括过继转输供者 NK 细胞给未进行移植的患者，或干细胞移植后过继转输供者衍生的同种异基因 NK 细胞。根据来源和操作方法，可以获得更多未成熟（多功能 $CD56^{dim}KIR^+CD62L^+$ NK 细胞）或成熟的（$CD56^{dim}KIR^+NKG2A^-CD62L^-$）终末效应 NK 细胞用于临床研究。

除了原代 NK 细胞，NK 细胞系也被用于同种异体 NK 细胞治疗。已经建立了多种人 NK 细胞系，包括 NK-92、HANK-1、KHYG-1、NK-YS、NKG、YT、YTS、NKL，其中 NK-92、KHYG-1、NKL 和 NKG 细胞系的治疗作用已有研究。另外，为了提高细胞毒活性，通过重组嵌合抗原受体（chimeric antigen receptor，CAR）修饰 NK 细胞，该受体由单链可变片段（scFv，胞外区）与胞内信号结构域（胞内区）连接，胞外区可以与特定的靶抗原结合，触发效应细胞活化。

1. 自体来源 NK 细胞 当自体 LAK 细胞过继转输并联合高剂量 IL-2 时，患者经历严重的毒副作用；自体 LAK 细胞联合低剂量 IL-2 也仅产生有限的临床进展。为了避免注射 IL-2 导致的毒副作用，只转输 IL-2 活化的 LAK 细胞可以获得较好的效果，并且联合 IL-2、IFN-α 和 GM-CSF 也显示了有效性。IL-15 和氢化可的松（HC）可以体外活化和扩增自体 NK 细胞，这些细胞在转输肺转移小鼠模型中发挥效应，在肺组织聚集，并可在荷瘤部位停留 3 天以上。

已有研究对过继转输体外扩增和活化的自体 NK 细胞的免疫治疗肿瘤效果进行了评价。多项过继转输自体 NK 细胞治疗肿瘤的临床试验已经完成，包括乳腺癌、淋巴瘤、胶质瘤、肾细胞癌、非小细胞肺癌和腺癌。总体上，自体 NK 细胞试验是安全的，没有毒副作用。例如，体外活化的自体外周血淋巴细胞，如果预先与 HSP70 肽和 IL-2 培养，可以增强其针对 HSP70 阳性肿瘤的细胞毒活性。另外，近期 FN-CH296 刺激的 T 细胞和 OK-432 扩增的自体 NK 细胞的临床试验，针对复发或转移阶段的直肠癌、食管癌、胃癌或结肠癌患者，NK 细胞治疗具有良好的耐受性，没有严重的副作用，并且最后一次转输后 4 周时外周血细胞毒性仍提高近 2 倍；在转移性肾细胞癌（RCC）、恶性胶质瘤和乳腺癌患者中观察到临床应答显著改善，没有明显的副作用。

然而，有的自体 NK 细胞临床试验对肿瘤（如胶质瘤）仅有部分作用，其他肿瘤如转移性肿瘤或复发淋巴瘤则没有任何改善。自体 NK 细胞在体内不能充分发挥其细胞毒作用，并且不是在所有肿瘤患者中都有效，这可能是由于肿瘤患者表达的 MHC Ⅰ分子抑制了自体 NK 细胞活性。另外，来源于肿瘤患者的 NK 细胞功能受损，表现为活化性受体表达水平低、杀伤肿瘤的能力弱，在体外细胞因子刺激下也难以完全恢复其功能，NK 细胞毒性可能不足以抵抗晚期肿瘤。因此，必须克服由于自身 HLA 分子造成的对自体 NK 细胞的抑制，从而有效介导自体 NK 细胞杀伤肿瘤细胞。例如，通过抗 KIR 抗体阻断 NK 细胞表达的 MHC Ⅰ特异性抑制性受体，可以提高 NK 细胞抗肿瘤活性。

2. 同种异体 NK 细胞 另一种策略是应用同种异体 NK 细胞。当供体 NK 细胞表达抑制性受体 KIR、而受体不表达相应的 HLA Ⅰ分子类时，即"丢失自我"状态，NK 细胞的功能则不受抑制，可以显示较强的杀伤活性，裂解受体中残留的白血病细胞，较好地控制 AML 复发。基于异基因反应性 NK 细胞的有效性，制定了选择错配供体的特殊标准。多数临床试验是从白细胞中获取 NK 细胞，并通过清除 $CD3^+$ T 细胞和富集 $CD56^+$ 细胞两步法纯化。研究表明，应用过继转输人单倍体相合的同种异体 NK 细胞已经在肿瘤免疫治疗中取得了许多成功，包括白血病和实体瘤，并证明该治疗方法安全、毒副作用小。

同种异体 NK 细胞移植的主要风险是移植物抗宿主疾病（GVHD），可以采取多种预防措施，例如，免疫抑制、转输清除 $CD3^+$ T 细胞的高纯度 NK 细胞。该方法的缺点是，KIR 不匹配的 NK 细胞最终导致由于 MHC 不匹配所介导的排斥。但是，同种异体 NK 细胞已经用于治疗一系列肿瘤，如白血病、肾细胞癌、结肠癌、肝癌、淋巴瘤、黑色素瘤、霍奇金淋巴瘤和预后不良的 AML 等，这些具有说服力的临床证据也强有力地支持同种异体 NK 细胞对人恶性肿瘤治疗的作用。

三、NK 细胞在造血干细胞移植中的应用

同种异体 NK 细胞在造血干细胞移植（HSCT）中的抗肿瘤活性已经被证明。同种异基因 HSCT 是治疗血液恶性肿瘤的有效方法，在 T 细胞清除的 HSCT 中，NK 细胞是首先恢复的淋巴细胞，并且是在 T 细胞重建之前控制残留癌细胞的主要效应细胞。移植后第 1 个月，重建的 NK 细胞是主要的淋巴细胞，并在调控宿主免疫系统中发挥重要作用，预防病毒感染并控制残留的癌细胞。值得注意的是，当供体 KIR 与受体 HLA Ⅰ不相容、抑制信号缺失时，供体 NK 细胞的 GVT 活性明显提高。研究其分子机制，目前认为 NK 细胞发挥 GVL 效应是通过"丢失自我"实现的，移植后供者的 NK 细胞 KIR 受体

无法识别相应的配体，使得NK细胞活化状态占据优势，其表面的活化性受体如NCR和NKG2D可识别靶细胞表面相应配体，进而发挥杀伤作用。也有研究认为，HLA Ⅰ类位点与KIR表位不匹配是引发GVL的分子基础，在HLA不相容的HSCT中，当受者细胞缺乏可以抑制供者NK细胞所有KIR的HLA Ⅰ类配体时，NK细胞获得供者抗受者的同种异体反应性，导致GVL作用明显增强。因此，提高KIR-HLA不相容的NK细胞GVT活性是发展同种异体NK细胞治疗的基本原理。

供体与受体仅一个HLA单体匹配的情况在单倍体相合移植中特别常见。在异基因HSCT后过继转输NK细胞可能最为有益，单倍体相合的供者NK细胞能够预防HSCT之后AML的复发，并且过继转输供者成熟NK细胞能够诱导AML患者的缓解。首先是在2002年证明HSCT中同种异体反应性NK细胞直接参与诱导抗肿瘤效应。NK细胞能增强移植成活率，提供GVL效应，并抑制GVHD，特别是当供者与受者KIR配体错配，即宿主细胞包括肿瘤细胞不表达供体NK细胞KIR识别的配体，导致NK细胞产生GVL效应。

目前认为在HSCT过程中，APC活化后表达共刺激分子并向T细胞提呈抗原，导致T细胞活化，是GVHD发生的关键因素。通过动物实验发现，异源反应性NK细胞可以攻击和去除宿主的抗原提呈细胞，同时"忽略"不表达NK细胞活化性受体配体的健康细胞，从而阻止GVHD的发生，降低移植后白血病的复发率。这也说明受者APC细胞与供者NK细胞间的相互作用是产生GVL或GVHD的前提条件。尽管有研究报道认为，在肿瘤小鼠异基因骨髓移植前输注IL-2活化的供者NK细胞可以有效抑制GVHD的发生；但是，也有研究发现，在GVHD发生后进行NK细胞输注大大加重了GVHD程度。这些研究提示，NK细胞在GVHD过程中的机制是复杂的，其用于预防GVHD存在时间窗问题。

同种异基因NK细胞治疗已进入临床。同种异体NK细胞输入晚期癌症患者，并同时注射IL-2，证明NK细胞输注是可行和安全的，有部分预后差的AML患者完全缓解。另外，通过利用IL-2-白喉毒素清除宿主Treg预防其免疫抑制作用，可进一步改进NK细胞的治疗效果。有趣的是，在同种异体NK细胞治疗过程中，出现同种异体反应的患者较没有出现同种异体反应的AML患者有更高的生存率。因此，NK细胞被认为是单倍体相合HSCT治疗髓性白血病的抗肿瘤强效应细胞，并且在单倍体错配的HSCT情况下利用NK细胞的免疫治疗正在研发。

已完成的临床试验中，单倍体相合的供体NK细胞是安全的，只有少数报道转输相关的并发症，如呼吸困难、恶心、高血压、卒中、发热反应和呕吐。迄今为止，来自PBMC或CD34$^+$细胞的同种异体NK细胞移植已经显示出好的移植效果，NK细胞可体内扩增、完全缓解病情，甚至无病生存。

四、NK细胞在抗肿瘤治疗中的应用

除了造血干细胞移植外，NK细胞同种异体反应性也能够应用于实体瘤治疗。大量研究表明，肿瘤组织内NK细胞与抑制肿瘤发展和促进抗肿瘤有关。许多种肿瘤患者受益于NK细胞免疫治疗，如恶性胶质瘤患者输注NK细胞是安全和部分有效的，目前临床试验包括胰腺、肺、头颈、乳腺和肾细胞癌。但是，尽管NK细胞显示可以成功输注、扩增和迁移进入肿瘤组织，临床试验显示结果却不一致，过继转输 NK 细胞在抗肿瘤应答中仅显示有限的临床效益，这可能是由于 NK 细胞输注后长期接触肿瘤细胞发生耗竭导致。除了肿瘤免疫逃逸，如分泌免疫抑制细胞因子、下调活化配体，还有实体瘤特殊的微环境，这些都会影响 NK 细胞的治疗效果。治疗性 NK 细胞不仅要迁移到病灶，并且必须进入肿瘤组织中才能发挥效应功能。同时，肿瘤靶细胞必须对 NK 细胞介导的细胞毒性敏感。因此，有些研究致力于通过靶向 MDSC 或 Treg 细胞改变肿瘤微环境，并联合基于 NK 细胞的免疫治疗。

五、展　　望

由于肿瘤微环境中多种免疫抑制作用，并且 NK 细胞在体内扩增和细胞毒性减弱，使 NK 细胞并不能完全清除肿瘤细胞。这些障碍可以利用 NK 细胞与其他药物联合治疗克服，如直接靶向肿瘤细胞的药物或者调节 NK 细胞细胞毒活性的药物，应用单抗和免疫调节药物增强肿瘤的靶向和 NK 细胞清除能力，联合 NK 细胞刺激细胞因子如 IL-2、IL-12、IL-15 和 IL-21。另外，化疗联合 NK 细胞转输是另一种克服肿瘤诱导 NK 细胞功能异常的策略。来自单倍体相合的供体 NK 细胞联合高强度化疗药氟达拉滨（fludarabin）和环磷酰胺方案（Hi-Cy/Flu），并每日注射 IL-2 维持 NK 细胞体内扩增。化疗除了短时间体内 NK 细胞的活化，全身照射有助于建立扩增 NK 细胞免疫空间。

为了提高细胞毒活性，效应细胞可以通过重组嵌合抗原受体（CAR）有效、特异地再导向。CAR 包含一个单链可变片段（scFv），可结合特定的靶抗原，如表达在肿瘤细胞上，启动效应细胞活化。CAR 修饰的 T 细胞已经被广泛研究，也有多项Ⅰ/Ⅱ期临床试验。NK 细胞在这一方面的研究较少，目前仅 2 项应用 CAR-NK 的临床试验得到批准。一项是Ⅰ期试验，单倍体相合的 NK 细胞转染 CD19 受体（抗 -CD19 CAR），用于治疗 18 岁以下复发性和难治性 B-ALL；另一项是Ⅱ期试验，针对所有年龄段的难治性 B-ALL，患者同时接受 IL-2 以支持 NK 细胞输注后存活和扩增。尽管 CAR-T 细胞已经显示出应用前景，基于 T 细胞治疗设计的 CAR 对于 NK 细胞不是最佳的。为了启动最有效的 NK 细胞应答，需要进一步优化设计，特别是胞内刺激接头分子。

（张　建　韩秋菊）

参 考 文 献

Abdul-Careem MF, Lee AJ, Pek EA, et al. 2012. Genital HSV-2 infection induces short-term NK cell memory. PLoS One, 7: e32821.

Adamiak M, Tokarz-Deptula B, Deptula W, et al. 2014. Characteristic of innate lymphoid cells (ILC). Postepy Hig Med Dosw (Online), 68: 1464-1471.

Adib-Conquy M, Scott-Algara D, Cavaillon JM, et al. 2014. TLR-mediated activation of NK cells and their role in bacterial/viral immune responses in mammals. Immunol Cell Biol, 92: 256-262.

Alter G, Suscovich TJ, Teigen N, et al. 2007. Single-stranded RNA derived from HIV-1 serves as a potent activator of NK cells. J Immunol, 178: 7658-7666.

Anderson J, Gustafsson K, Himoudi N, et al. 2012. Licensing of killer dendritic cells in mouse and humans: functional similarities between IKDC and human blood gammadelta T-lymphocytes. J Immunotoxicol, 9: 259-266.

Batoni G, Esin S, Favilli F, et al. 2005. Human $CD56^{bright}$ and $CD56^{dim}$ natural killer cell subsets respond differentially to direct stimulation with Mycobacterium bovis bacillus Calmette-Guerin. Scand J Immunol, 62: 498-506.

Beaulieu AM, Zawislak CL, Nakayama T, et al. 2014. The transcription factor Zbtb32 controls the proliferative burst of virus-specific natural killer cells responding to infection. Nat Immunol, 15: 546-553.

Bernardini G, Gismondi A, Santoni A, et al. 2012. Chemokines and NK cells: regulators of development, trafficking and functions. Immunol Lett, 145: 39-46.

Chalifour A, Jeannin P, Gauchat JF, et al. 2004. Direct bacterial protein PAMP recognition by human NK cells involves TLRs and triggers alpha-defensin production. Blood, 104(6): 1778-1783.

Cheng M, Chen Y, Xiao W, et al. 2013. NK cell-based immunotherapy for malignant diseases. Cell Mol Immunol, 10: 230-252.

Chester C, Fritsch K, Kohrt HE, et al. 2015. Natural killer cell immunomodulation: targeting activating, inhibitory, and co-stimulatory receptor signaling for cancer immunotherapy. Front Immunol, 6: 601.

Childs RW, Carlsten M, et al. 2015. Therapeutic approaches to enhance natural killer cell cytotoxicity against cancer: the force awakens. Nat Rev Drug Discov, 14: 487-498.

Cichocki F, Felices M, McCullar V, et al. 2011. Cutting edge: microRNA-181 promotes human NK cell development by regulating Notch signaling. J Immunol, 187: 6171-6175.

Cooper MA, Elliott JM, Keyel PA, et al. 2009. Cytokine-induced memory-like natural killer cells. Proc Natl Acad Sci USA, 106: 1915-1919.

Deniz G, Erten G, Kucuksezer UC, et al. 2008. Regulatory NK cells suppress antigen-specific T cell responses. J Immunol, 180: 850-857.

Donnelly RP, Loftus RM, Keating SE, et al. 2014. mTORC1-dependent metabolic reprogramming is a prerequisite for NK cell effector function. J Immunol, 193: 4477-4484.

Dou Y, Fu B, Sun R, et al. 2015. Influenza vaccine induces intracellular immune memory of human NK cells. PLoS One, 10: e0121258.

Eggenhofer E, Sabet-Rashedi M, Lantow M, et al. 2016. RORgammat(+) IL-22-producing NKp46(+) cells protect from hepatic ischemia reperfusion injury in mice. J Hepatol, 64: 128-134.

Esin S, Counoupas C, Aulicino A, et al. 2013. Interaction of Mycobacterium tuberculosis cell wall components with the human natural killer cell receptors NKp44 and Toll-like receptor 2. Scand J Immunol, 77: 460-469.

Gillard GO, Bivas-Benita M, Hovav AH, et al. 2011. Thy1+ NK [corrected] cells from vaccinia virus-primed mice confer protection against vaccinia virus challenge in the absence of adaptive lymphocytes. PLoS Pathog, 7: e1002141.

Glienke W, Esser R, Priesner C, et al. 2015. Advantages and applications of CAR-expressing natural killer cells. Front Pharmacol, 6: 21.

Hart OM, Athie-Morales V, O'Connor GM, et al. 2005. TLR7/8-mediated activation of human NK cells results in accessory cell-dependent IFN-gamma production. J Immunol, 175: 1636-1642.

Keppel MP, Yang L, Cooper MA, et al. 2013. Murine NK cell intrinsic cytokine-induced memory-like responses are maintained following homeostatic proliferation. J Immunol, 190: 4754-4762.

Krug A, French AR, Barchet W, et al. 2004. TLR9-dependent recognition of MCMV by IPC and DC generates coordinated cytokine responses that activate antiviral NK cell function. Immunity, 21: 107-119.

Lanier LL. 2008. Up on the tightrope: natural killer cell activation and inhibition. Nat Immunol, 9: 495-502.

Lim O, Jung MY, Hwang YK, et al. 2015. Present and future of allogeneic natural killer cell therapy. Front

Immunol, 6: 286.

Liu Q, Sanai N, Jin WN, et al. 2016. Neural stem cells sustain natural killer cells that dictate recovery from brain inflammation. Nat Neurosci, 19: 243-252.

Luna JI, Grossenbacher SK, Murphy WJ, et al. 2016. Targeting cancer stem cells with natural killer cell immunotherapy. Expert Opin Biol Ther, 1-12.

Marcais A, Cherfils-Vicini J, Viant C, et al. 2014. The metabolic checkpoint kinase mTOR is essential for IL-15 signaling during the development and activation of NK cells. Nat Immunol, 15: 749-757.

Marcenaro E, Ferranti B, Falco M, et al. 2008. Human NK cells directly recognize Mycobacterium bovis via TLR2 and acquire the ability to kill monocyte-derived DC. Int Immunol, 20: 1155-1167.

Marcus A, Raulet DH. 2013. Evidence for natural killer cell memory. Curr Biol, 23: R817-820.

Martinet L, Smyth MJ. 2015. Balancing natural killer cell activation through paired receptors. Nat Rev Immunol, 15: 243-254.

Muntasell A, Costa-Garcia M, Vera A, et al. 2013. Priming of NK cell anti-viral effector mechanisms by direct recognition of human cytomegalovirus. Front Immunol, 4: 40.

Ni F, Guo C, Sun R, et al. 2015. MicroRNA transcriptomes of distinct human NK cell populations identify miR-362-5p as an essential regulator of NK cell function. Sci Rep, 5: 9993.

Ni F, Sun R, Fu B, et al. 2013. IGF-1 promotes the development and cytotoxic activity of human NK cells. Nat Commun, 4: 1479.

Ni J, Miller M, Stojanovic A, et al. 2012. Sustained effector function of IL-12/15/18-preactivated NK cells against established tumors. J Exp Med, 209: 2351-2365.

O'Leary JG, Goodarzi M, Drayton DL, et al. 2006. T cell- and B cell-independent adaptive immunity mediated by natural killer cells. Nat Immunol, 7: 507-516.

Ogbomo H, Michaelis M, Kreuter J, et al. 2007. Histone deacetylase inhibitors suppress natural killer cell cytolytic activity. FEBS Lett, 581: 1317-1322.

Paust S, Gill HS, Wang BZ, et al. 2010. Critical role for the chemokine receptor CXCR6 in NK cell-mediated antigen-specific memory of haptens and viruses. Nat Immunol, 11: 1127-1135.

Peritt D, Robertson S, Gri G, et al. 1998. Differentiation of human NK cells into NK1 and NK2 subsets. J Immunol, 161: 5821-5824.

Pierini A, Alvarez M, Negrin RS, et al. 2016. NK Cell and CD4+FoxP3+ Regulatory T Cell Based Therapies for Hematopoietic Stem Cell Engraftment. Stem Cells Int, 9025835.

Pletneva M, Fan H, Park JJ, et al. 2009. IFN-producing killer dendritic cells are antigen-presenting cells endowed with T-cell cross-priming capacity. Cancer Res, 69: 6607-6614.

Portevin D, Young D. 2013. Natural killer cell cytokine response to M. bovis BCG Is associated with inhibited proliferation, increased apoptosis and ultimate depletion of NKp44(+)CD56(bright) cells. PLoS One, 8: e68864.

Rezvani K, Rouce RH. 2015. The application of natural killer cell immunotherapy for the treatment of cancer. Front Immunol, 6: 578.

Romee R, Schneider SE, Leong JW, et al. 2012. Cytokine activation induces human memory-like NK cells. Blood, 120: 4751-4760.

Saleh A, Davies GE, Pascal V, et al. 2004. Identification of probabilistic transcriptional switches in the Ly49 gene cluster: a eukaryotic mechanism for selective gene activation. Immunity, 21: 55-66.

Schmiedel BJ, Arelin V, Gruenebach F, et al. 2011. Azacytidine impairs NK cell reactivity while decitabine augments NK cell responsiveness toward stimulation. Int J Cancer, 128: 2911-2922.

Scholz F, Naik S, Sutterwala FS, et al. 2015. Langerhans cells suppress CD49a+ NK cell-mediated skin inflammation. J Immunol, 195: 2335-2342.

Shin J H, Zhang L, Murillo-Sauca O, et al. 2013. Modulation of natural killer cell antitumor activity by the aryl hydrocarbon receptor. Proc Natl Acad Sci USA, 110: 12391-12396.

Sitrin J, Ring A, Garcia KC, et al. 2013. Regulatory T cells control NK cells in an insulitic lesion by depriving them of IL-2. J Exp Med, 210: 1153-1165.

Sivori S, Falco M, Carlomagno S, et al. 2010. A novel KIR-associated function: evidence that CpG DNA uptake and shuttling to early endosomes is mediated by KIR3DL2. Blood, 116: 1637-1647.

Sivori S, Falco M, Moretta L, et al. 2010. Extending killer Ig-like receptor function: from HLA class I recognition to sensors of microbial products. Trends Immunol, 31: 289-294.

Sun JC, Beilke JN, Lanier LL, et al. 2009. Adaptive immune features of natural killer cells. Nature, 457: 557-561.

Sun JC, Lopez-Verges S, Kim CC, et al. 2011. NK cells and immune "memory". J Immunol, 186: 1891-1897.

Sungur CM, Murphy WJ. 2013. Utilization of mouse models to decipher natural killer cell biology and potential clinical applications. Hematology Am Soc Hematol Educ Program, 227-233.

Tang Q, Ahn YO, Southern P, et al. 2011. Development of IL-22-producing NK lineage cells from umbilical cord blood hematopoietic stem cells in the absence of secondary lymphoid tissue. Blood, 117: 4052-4055.

Ullah MA, Hill GR, Tey SK, et al. 2016. Functional reconstitution of natural killer cells in allogeneic hematopoietic stem cell transplantation. Front Immunol, 7: 144.

van Helden MJ, Zaiss DM, et al. 2012. CCR2 defines a distinct population of NK cells and mediates their migration during influenza virus infection in mice. PLoS One, 7: e52027.

Vivier E, Ugolini S, Blaise D, et al. 2012. Targeting natural killer cells and natural killer T cells in cancer. Nat Rev Immunol, 12: 239-252.

Wagage S, John B, Krock BL, et al. 2014. The aryl hydrocarbon receptor promotes IL-10 production by NK cells. J Immunol, 192: 1661-1670.

Werner JM, Serti E, Chepa-Lotrea X, et al. 2014. Ribavirin improves the IFN-gamma response of natural killer cells to IFN-based therapy of hepatitis C virus infection. Hepatology, 60: 1160-1169.

Wrona D, Listowska M, Kubera M, et al. 2014. Effects of chronic desipramine pretreatment on open field-induced suppression of blood natural killer cell activity and cytokine response depend on the rat's behavioral characteristics. J Neuroimmunol, 268: 13-24.

Xu D, Han Q, Hou Z, et al. 2016. miR-146a negatively regulates NK cell functions via STAT1 signaling. Cell Mol Immunol, 14(8): 712.

Zawislak CL, Beaulieu AM, Loeb GB, et al. 2013. Stage-specific regulation of natural killer cell homeostasis and response against viral infection by microRNA-155. Proc Natl Acad Sci U S A, 110: 6967-6972.

Zitvogel L, Mignot G, Bonmort M, et al. 2008. [IKDC: killer dendritic cells or antigen-presenting NK cells?]. Med Sci (Paris), 24: 525-528.

第十一章　树突状细胞

树突状细胞（DC）由美国洛克菲勒大学的 Ralph Steinman 于 1973 年发现，因其成熟时伸出许多树突样或伪足样突起而得名。Steinman 因为发现 DC 并证实其可激活 T 细胞，引发获得性免疫应答，于 2011 年获得诺贝尔生理学/医学奖。DC 是目前所知的功能最强的抗原提呈细胞（APC）。除了具有抗原提呈作用外，DC 还表达丰富的免疫识别受体，能够敏感地识别入侵的病原微生物成分，快速释放大量细胞因子参与固有免疫应答，因此 DC 也被视为连接固有免疫和适应性免疫应答的桥梁。

第一节　树突状细胞的来源、分化、分类及制备

尽管 DC 数量不足外周血单核细胞的 1%，在小鼠脾细胞中仅占 0.2% ～ 0.5%，但其表面具有丰富的分子，如抗原提呈分子（MHC Ⅰ和 MHC Ⅱ）、共刺激因子（CD80/B7-1、CD86/B7-2、CD40、CD40L 等）、黏附因子（ICAM-1、ICAM-2、ICAM-3、LFA-1、LFA-3 等）、细胞因子受体（GMCSF-R、IL-1R、IL-4R、IL-10R 等）、与吞噬有关的受体（TLR、补体受体、甘露糖受体等）。DC 自身具有免疫刺激能力，是目前发现的唯一能激活未致敏的初始 T 细胞的 APC。

一、树突状细胞的来源

DC 可由不同阶段的多种祖细胞分化而来，包括多潜能的 CD34$^+$ 髓样干细胞、淋巴样干细胞（CMP，包括淋巴前体细胞和淋巴祖细胞）、DC 特异性前体细胞（CFU-DC）、终末分化的单核细胞等（图 11-1）。

DC 的来源

来源于骨髓的髓样干细胞在粒细胞-巨噬细胞集落刺激因子（GM-CSF）的刺激下分化为 DC，称为髓样 DC（myeloid dendritic cell，mDC）；因其较早被发现和鉴定，也被称作 conventional DC 或 classical DC（均简称 cDC）；后来因其主要通过分泌 IL-12 等来刺激 Th1 型免疫反应而被对应地称为 1 型 DC 即 DC1，这类 DC 与单核细胞和粒细胞有共同的前体细胞。单核细胞也可在 GM-CSF 和 TNF-α 诱导下转化为成熟 DC，在 M-CSF 诱导下转化为巨噬细胞。DC1 主要分布于淋巴组织、皮肤和黏膜，包括朗格汉斯细胞（LC）、间皮（或真皮）DC 及单核细胞衍生的 DC 等。LC 并非来源于骨髓前体细胞，而是由皮肤 Ly6C$^+$ 髓样单核细胞前体细胞分化而来。

来源于胸腺、脾脏和淋巴结中的淋巴样干细胞，可以分化为淋巴样 DC（lymphoid dendritic cell，LDC）或浆细胞样 DC（plasmacytoid dendritic cell，pDC），即 DC2，与 T 细胞、

B 细胞和 NK 细胞有共同的前体细胞，可以表达 CD2、CD4、CD8α、CD25、BP1 等淋巴样细胞相关的标志分子。DC2 是分布于全身的静止细胞，其形似浆细胞，相比于 DC1，其抗原提呈能力较弱。DC2 细胞前体在 IL-3 刺激下可分化为未成熟 DC2，进而在 IL-3 和 CD40L 共同刺激下可分化为成熟 DC2。

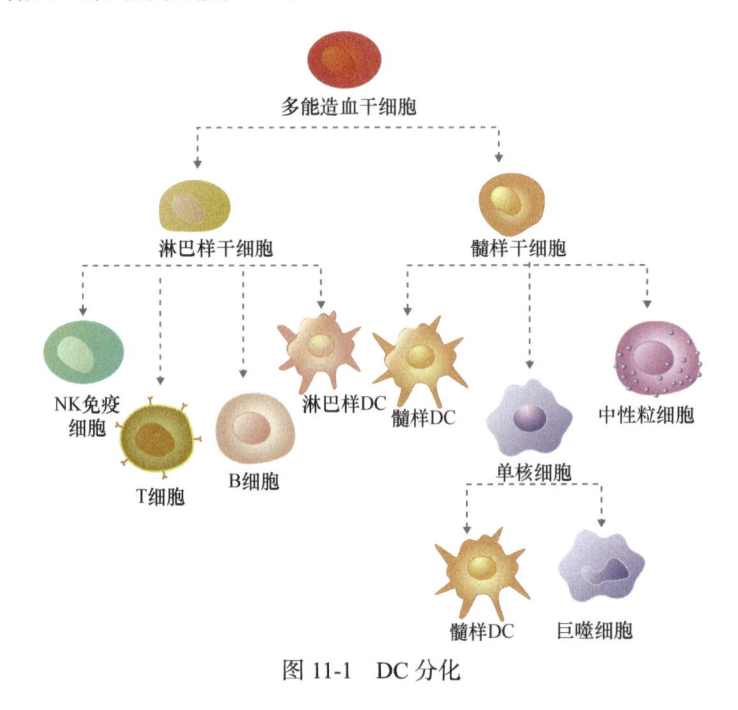

图 11-1　DC 分化

二、树突状细胞的分化

DC 的分化和成熟大致经过 DC 前体细胞（pre-DC）、未成熟 DC 及成熟 DC 三个阶段。

（1）DC 前体细胞：指在稳态条件下尚无 DC 表型或功能的细胞，如血循环单核细胞是髓样 DC 的前体。

（2）未成熟 DC：外周组织的 CD34$^+$ 前体细胞即未成熟 DC，表现为高表达吞噬相关受体和 MHC Ⅱ分子，具有强的摄取和加工处理抗原的能力；低表达 CD80、CD86、CD40 等共刺激分子和 ICAM 等黏附分子，提呈抗原并刺激初始 T 细胞活化的能力很弱；可参与诱导免疫耐受。稳态条件下，体内绝大多数 DC 处于未成熟状态，广泛分布于全身非淋巴组织，包括上皮组织、胃肠道、生殖和泌尿管道、气道，以及肝、心、肾等实质脏器的间质等，构成初级保护屏障。未成熟 DC 在接触外界抗原后开始分化成成熟的 DC。

（3）成熟 DC：未成熟 DC 可通过其 TLR 直接感知 PAMP/DAMP，一旦接触和摄取抗原，或受局部微环境微生物产物（LPS、CpG 等）、炎性细胞因子（GM-CSF、IFN-γ、IL-1β、TNF-α、IL-6、IL-12 等）、DC 表面黏附分子等影响，即开始从组织局部向外周淋巴器官迁移。迁移过程中，未成熟 DC 发生结构和功能的改变而逐渐成熟，表现为抗原摄取能力逐渐下降；膜表面高表达 MHC Ⅰ/Ⅱ 和共刺激分子，抗原提呈能力逐渐增强，可分泌细胞因子和趋化因子，介导炎症反应。成熟 DC 穿越淋巴管和/或血管而迁移至次级淋巴组织 T 细胞区。未成熟 DC 和成熟 DC 的差异见表 11-1。

表 11-1 未成熟 DC 和成熟 DC 的特点与功能

特点与功能	未成熟 DC	成熟 DC
Fc 受体的表达	++	-/+
甘露糖受体的表达	++	-/-
半衰期	约 10 小时	大于 100 小时
细胞膜表面 MHC Ⅱ 数目	约 10^6	约 7×10^6
共刺激分子的表达	-/+	++
抗原摄取、加工的能力	++	-/+
抗原提呈的能力	-/+	++
迁移的倾向性	炎症组织	外周淋巴组织
主要功能	摄取、加工抗原	提呈抗原

三、树突状细胞的分类

（一）根据树突状细胞分布部位分类

DC 数目虽然很少，但其分布广泛，根据其分布部位主要分为：淋巴组织 DC（包括 pDC 和 mDC）、非淋巴组织 DC（肠道 DC、并指状 DC、滤泡 DC、间质 DC 及 LC 等）和循环 DC。在人类和小鼠中由于基因组差异，DC 分类及其表面分子也不尽相同。表 11-2 和表 11-3 分别详述了人和小鼠不同类型 DC 的分子表达情况。

表 11-2 人 DC 亚群分类及其表型

亚群分类	pDC	BDCA1+（CD1c+）	BDCA3+（CD141+）	LC	CD14+	CD1a+
表型	Lin-	Lin-	Lin-	Lin-	Lin-	Lin-
	HLA-DR+	LA-DR+	HLA-DR+	HLA-DR+	HLA-DR+	HLA-DR+
	CD11c^{low}	CD11c+	CD11c+	CD11c+	CD11c+	CD11c+
	CD1a-	CD1a-	CD1a-	CD1a+	CD1a-	CD1a+
	CD123^{hi}	BDCA1+	BDCA1-	CD14-	CD14+	CD14-
	BDCA2+	BDCA3+/-	BDCA3+	BDCA1+	BDCA1+	BDCA1+
	BDCA4+	CD11b^{low}	CD11b^{low}	Langerin+	Langerin-	Langerin-
			CD141+	EpCAM+	EpCAM-	EpCAM-
			Necl2+	Slrpa+	DC-SIGN+	Sirpa+
			Xcr1+	CD11b+/-	FX Ⅱ Ia-	CD11b^{hi}
			Clec9a+	E-cadherin+	CD163-	
			Dec205^{hi}			

续表

亚群分类	pDC	BDCA1$^+$（CD1c$^+$）	BDCA3$^+$（CD141$^+$）	LC	CD14$^+$	CD1a$^+$
模式识别受体	TLR1$^+$		TLR1$^+$	TLR1$^+$		
	TLR2$^-$		TLR2$^+$	TLR2$^+$		
	TLR3$^-$		TLR3$^+$	TLR3^{low}		
	TLR4$^-$	ND	TLR4$^-$	TLR4$^-$	ND	ND
	TLR6$^+$		TLR6$^+$	TLR6$^+$		
	TLR7$^+$		TLR7$^-$	TLR7$^-$		
	TLR8$^-$		TLR8$^+$	TLR8$^+$		
	TLR9$^+$		TLR9$^-$	TLR9$^-$		

注：ND. not determined，不确定。

表 11-3 小鼠 DC 亚群分类及其表型

表型标记	淋巴组织 DC				非淋巴组织 DC		
	pDC	cDC			CD103$^+$CD11b$^+$（肠道 cDC）	CD103$^-$CD11b$^+$ cDC	LC
		CD8$^+$	CD11b$^+$	CD103$^+$CD11b$^-$			
CD45	+	+	+	+	+	+	+
CD11c	+	+++	+++	++	++	++	++
MHC Ⅱ	+	++	++	++	++	++	++
CD8	亚群	+	−	−	−	−	−
CD4	+	−	+/−	−	−	−	ND
CD11b	−	−	+	−	+	+	+
CD103	−	亚群	−	++	++	−	−
Langerin	−	亚群	−	+	−	−	++
pCAM	−	−	−	−	−	−	++
B220	+	−	−	−	−	−	−
CD24	ND	++	+	++	++	+/−	++
Btla	+	++	+	++	+	+/−	ND
c-KIT	−	+	+	+	+	+/−	ND
CD26	+	+	+	+	+	+/−	ND
Xcrl	−	+	−	+	−	−	−
CD36	−	+	−	+	ND	−	−
Cystain C	+	++	+	ND	ND	ND	ND
Clec9a（DNGR1）	+	++	−	++	−	−	−
Caclm1（Necl2）	−	+	−	ND	ND	ND	ND
CD205	−	++	+	++	ND	ND	++−
CX3CR1	−	亚群	−	−	−	++	+
CD209（DC-SIGN）	++	−	+	−	+	+/−	−
CD64（FcγRⅠ）	−	−	−	−	−	++	ND
Ly6c	++	−	−	−	−	+/−	−

注：ND. not determined，不确定。

资料来源：Merad M，Sathe P，Helft. J，et al. 2013. The dendritic cell lineage：ontogeny and function of dendritic cells and their subsets in the steady state and the inflamed setting. Annu Rev Immunol，31：563-604。

（二）其他分类

根据细胞的分化状态，DC 可以被分为未成熟 DC 和成熟 DC。根据细胞介导的免疫反应状态，DC 可以被分为促炎症 DC 和抑炎症 DC，后者因其可以抑制免疫反应而被命名为调节性 DC（regulatory dendritic cell，DCreg）。DCreg 具有免疫负调节作用，可降低 T 细胞的免疫活性，诱导免疫耐受，因此又称为耐受性 DC（Tol-DC）。它们通过对自身抗原或无害的外源性抗原产生免疫耐受来维持自身免疫的稳态。体内存在的 DCreg 亚群，主要分布于小鼠脾脏和淋巴结，具有浆细胞样和未成熟 DC 样表型，不表达 B220、CD8、Gr1，低表达 CD11c、CD11b、DEC-205、MHC Ⅱ、CD80、CD86，活化后高表达 IL-10，不表达 IL-2、IL-4、IFN-γ。此类 DCreg 可以诱导 CD4$^+$CD25$^-$T 细胞转化为高分泌 IL-10 的 Tr1 细胞，介导细胞免疫耐受。

除此之外，某些 DC 亚群还可以直接杀伤靶细胞，因而被称作细胞毒性 DC、杀伤性 DC，其中部分因具有 NK 细胞的表面标志 NK1.1 又被称作天然杀伤 DC（NKDC），或因可大量分泌 IFN 而被称作产生 IFN 的杀伤 DC（IFN-producing killer DC，IKDC）。但也有学者认为，虽然这群细胞具有抗原提呈功能，但其 CD11c 表达水平较低，应该算作 NK 细胞的一个特殊亚群。

四、树突状细胞的体外制备及分选

体外制备 DC 的方法多是基于 Steinman 在 DC 研究领域的开拓性工作，即应用 GM-CSF 从小鼠骨髓中大规模制备 DC，目前已十分成熟并广泛应用。在此基础上，研究者又建立并完善了多种培养扩增 DC 的方法。此处以 DCreg 制备为例进行简介。

（一）DCreg 的制备

在体外条件下，来源于啮齿动物骨髓前体细胞（BMDC precursor）或者人及非人灵长类动物的外周单核细胞在适当的培养条件下可以诱导产生 DCreg，主要方法包括在培养基中加入药物介质、特定细胞因子（也包括生长因子），或通过局部微环境诱导和基因工程方式来实现。DCreg 可以通过一种或多种联合互补的机制下调 T 细胞反应，诱导免疫耐受。

1. 由药物诱导产生　可诱导产生 DCreg 的药物包括雷帕霉素（rapamycin，RAPA）、他克莫司等免疫抑制剂、阿司匹林、维生素 D$_3$ 等。这些药物的作用机制是抑制 NF-κB，诱导出的 DCreg 具有未成熟 DC 的表型。NF-κB 被认为是 DC 发育成熟的关键性调控基因。应用特异性的 NF-κB 寡聚脱氧核苷酸诱导剂可有效阻断 DC 内 NF-κB 活性，从而抑制 DC 表型和功能成熟。RAPA 作为哺乳动物雷帕霉素靶蛋白（mTOR）的抑制剂，可与细胞内 FK506 结合蛋白（FKBP12）结合，形成 RAPA-FKBP12 复合物，此复合物可阻断 mTOR 通路，抑制 DC 成熟并降低 T 细胞免疫活性，从而诱导免疫耐受。其具体表现为 RAPA 通过降低 MHC Ⅱ分子、共刺激分子及 IL-12p40 的表达，诱导产生 DCreg。

2. 由细胞因子作用产生　几种具有免疫抑制作用的可溶性细胞因子，如 IL-10、

TGF-β、前列腺素 E_2（PGE_2）、GM-CSF 等可诱导产生 DCreg。IL-10 处理可抑制 DC 内 MHC Ⅱ 和 CD86 等免疫刺激分子的表达上调，使其具有较强的耐受性表型，可应用于临床。TGF-β 也可诱导产生 DCreg，在稳态下，$CD8^+$DC 能依赖自分泌的 TGF-β 和吲哚胺 2, 3-双加氧酶（indoleamine 2, 3-dioxygenase，IDO）维持免疫耐受，而 $CD8^-$ DC 不能自分泌 TGF-β，但体外给予 TGF-β 可诱导 IDO 将免疫原性 DC 转变为 DCreg。在慢性炎症中，PGE_2 可将 DC 从刺激表型转化为调节表型，即诱导产生 DCreg。此外，多种细胞因子联合也可产生 DCreg，例如，将成熟 DC 培养在高浓度 TNF-α 和 PGE_2 的肿瘤微环境中，可激活 IDO 酶活性，诱导产生 DCreg，维持免疫耐受作用。

3. 由局部微环境刺激产生　在 DC 分化为 DCreg 的过程中，局部微环境同样起重要作用。基因转录分析表明，基质细胞群自身具有异质性，因而不同来源的基质细胞诱导 DCreg 分化的过程也具有异质性。如脾基质细胞通过纤连蛋白与成熟 DC 接触，促使 DC 向 DCreg 的表型分化；而肾基质细胞无需细胞间的接触即可诱导产生 DCreg。间充质干细胞可诱导产生 $CD11c^+$ MHC $Ⅱ^{hi}$ $CD80^{low}$ $CD86^{low}$ DCreg，该细胞群可通过分泌 TGF-β 诱导调节性 T 细胞分化。此外，肿瘤微环境也可分泌抑制性的可溶性因子，并持续表达与免疫抑制相关的基因，诱导产生 DCreg。

4. 经基因工程手段产生　转基因技术在 DCreg 制备中展现了极大的应用前景。通过重组病毒载体或者单纯 DNA 序列转染，可以诱导 DCreg 产生。例如，通过诱导 DC 过表达 IL-10、TGF-β1、CTLA4-Ig 分子，可以抑制或阻断细胞表面共刺激分子的表达；通过 DC 过表达 IKK2 可以有效抑制其 NF-κB 活化；通过 DC 过表达 IDO 可以抑制异基因 T 细胞增殖；通过 DC 过表达程序性死亡配体 1（PDL1）可以诱导并维持 T 细胞无能；通过 DC 过表达 CD95L 或 TNF 相关凋亡诱导配体（TRAIL），可以促进抗原特异性 T 细胞的删除，从而实现免疫耐受。另一方面，通过输注诱骗性的寡聚核苷酸（如 NF-κB 特异性诱骗寡聚核苷酸），或者是输注针对 RelB、IL-12 的干扰 RNA，也可以实现 DCreg 的诱导性表达。

（二）DC 的体外分选

依赖于细胞特定表面标志物（见表 11-1 和表 11-2）而设计的分选富集技术，主要包括磁珠分选技术和流式细胞术。经体外诱导分化的 DC，可以利用分选技术富集而方便应用。例如，利用磁珠分选技术从小鼠脾脏中可获得 pan-DC（阳性筛选 $CD11C^+$ 细胞）；利用流式细胞术从小鼠脾脏中可分选 cDC（Lin^- $CD11c^+PDCA1^-$）和 pDC（$Lin^-CD11c^{low}PDCA1^+$），其中 Lin^- 包括抗体 CD3e、CD19、Ly6G、F4/80、CD161、TER119、IgM 全部为阴性。

（朱升云　徐开林）

第二节　树突状细胞的骨髓微环境

骨髓中的 DC 除了部分来自经血液循环至此的 DC 外，主要来源于造血干细胞分化而来的髓系前体细胞（CMP）。在骨髓造血微环境中，造血干细胞分化为 CMP，进而分化为髓系 DC，分化后的 DC 也相应地影响造血干细胞的分化和增殖。

骨髓造血微环境由骨组织、骨髓和骨髓基质构成，包括多种不同的细胞（NK 细胞、T 细胞、B 细胞、单核细胞、DC、红细胞、HSC、内皮细胞、成纤维细胞、间充质干细胞、破骨细胞、成骨细胞等）、细胞外基质（纤连蛋白、层粘连蛋白、胶原等）及各种细胞分泌的细胞因子（IFN-γ、IL-1β、IL-17、IL-6、IL-7、VEGF、SCF、TGF-β）和表达的表面黏附分子（血管生成素-1、β-联蛋白、CD44、CXCL12、Jagged1、Notch-1、神经钙黏着蛋白、VLA-4、VLA-5、Tie-2）等。骨髓微环境对造血干细胞维持其自我更新及多向分化潜能等特性起关键作用，目前主要将其分为成骨龛、血管龛、网状细胞龛和间充质干细胞龛等。骨髓微环境各造血龛发挥各自特有的功能，调控骨髓造血。

一、树突状细胞在破骨细胞介导的造血微环境中的作用

位于骨内膜下的成骨龛是长期支持造血干细胞定居、维持其静息状态、保持其自我更新和多向分化潜能的场所，并在成骨细胞和破骨细胞的不断重塑作用下保持着动态平衡。

破骨细胞是造血干细胞在多种细胞因子（TNF-α、RANKL、RANK、OPG、M-CSF、PGE$_2$等）的调控下分化为成熟的具有多个细胞核的巨细胞。破骨细胞、巨噬细胞和 DC 具有共同的前体细胞。体外条件下培养该前体细胞，发现给予 M-CSF、RANKL 或 TNF-α 有利于向破骨细胞分化，而加入 GM-CSF 或 IL-3 则表达 CD11c 和 DEC205 等 DC 表面标志物，c-Fos 和 Fra-1 同时表达下调。在转基因小鼠模型诱导表达或者反转录病毒转染过表达 c-Fos，可以重新向破骨细胞方向发育，提示 c-Fos 在祖细胞向破骨细胞和 DC 分化中启动调控"节点"的作用。在一些病理情况下，DC 还可以转分化为破骨细胞。破骨细胞参与造血干细胞动员的调节，并调控骨免疫。DC、破骨细胞及其他免疫细胞之间的作用可能是免疫系统参与调节骨重塑、影响骨髓微环境的重要方式。

二、树突状细胞在单核／巨噬细胞系统介导的造血微环境中的作用

单核／巨噬细胞系统是机体重要的免疫防御屏障，包括骨髓中的 DC 和巨噬细胞，主要执行吞噬和抗原提呈功能。最近研究发现骨髓造血微环境中的单核／巨噬细胞系统不只是由造血干细胞分化发育而成的一种执行防御功能的细胞群，也可以对造血干细胞的静止、分化发育进行调控。

髓系 DC 作用于干细胞龛中的巢蛋白阳性间充质干细胞、基质细胞，促进其产生 HSC 保留因子 CXCL12、SCF、Ang-1、VCAM-1，从而间接维持 HSC 在干细胞龛内的静止状态。

髓系 DC 作用于网状细胞龛中的 CXCL12 丰富的网状细胞（CXCL12-abundant reticular cell，CAR），与 CAR、B 细胞前体细胞、浆细胞、NK 细胞等及骨髓中大部分的 CD150$^+$CD48$^-$CD41$^-$ HSC 相互作用，参与网状细胞龛的维持，调节 HSC 分化发育。CAR 由强分泌 CXCL12 细胞因子的特定网状细胞组成。CXCL12 是 7 次跨膜蛋白，在胞内与

异三聚体 GTP 结合蛋白偶联传递下游信号,其受体分子为 CXCR4。CXCL12/CXCR4 信号通路参与 HSC 归巢和维持,并调节多种免疫细胞在骨髓中的发育,如 B 细胞、pDC、NK 细胞。

(朱升云　徐开林)

第三节　树突状细胞的生理功能与调控

一、生理功能

DC 最重要的功能是摄取、加工处理并提呈抗原,激发机体产生免疫应答。与此相关,DC 还参与对机体多种生理和病理过程的调控,例如,对 T 细胞分化发育的调控、对免疫记忆的维持及上述对造血的调控,可看作其主要免疫功能的外展,而其对免疫耐受的诱导则是免疫应答的特殊形式。

(一)抗原提呈功能

抗原提呈细胞(APC)能够摄取并在细胞内加工处理抗原,将抗原信息提呈给 T 淋巴细胞。根据细胞是否组成性表达 MHC Ⅱ 类分子,APC 可分为两类:专职性 APC(professional APC)和非专职性 APC(non-professional APC),其中前者包括 DC、单核/巨噬细胞、B 细胞。DC 是迄今发现的抗原提呈能力最强的一类专职 APC。

1. 外源性抗原摄取途径　DC 可通过三种途径摄取外源性抗原,包括受体介导的内吞作用、巨吞饮作用和吞噬作用。

(1)受体介导的内吞作用:DC 表达 FcγR Ⅱ、甘露糖等受体,这些受体没有抗原特异性,但可以有效捕捉到浓度很低的相应抗原,如抗原-抗体复合物、甘露糖/岩藻糖化抗原等,并启动内吞作用,同时诱导 DC 成熟。在 DC 成熟过程中,Fc 受体及甘露糖受体均出现下调的现象,提示 DC 从抗原摄取型细胞向抗原提呈型细胞的转化。细胞表面受体介导的内吞具有高效性、选择性及饱和性的特点。

(2)巨吞饮作用:DC 细胞膜在细胞骨架的作用下内陷形成大的皱折,然后摄取液体形成巨大的巨胞饮泡(1~3μm)。DC 能以巨吞饮方式摄取大量液体。研究发现,从人外周血单个核细胞培养的非成熟 DC 能通过巨吞饮持续摄入大量液相标记物,单个 DC 每分钟可摄入 50μm³ 液体。DC 的巨吞饮作用是构成性存在并持续进行的。DC 通过巨吞饮方式非特异、非饱和地摄入大量的可溶性抗原,这种强大的液相吞饮能力部分弥补了其缺乏特异性抗原受体的缺点,使其能够更加有效地捕捉抗原。

(3)吞噬作用:是细胞摄取大颗粒或微生物(>0.5μm)的内吞方式。DC 可吞噬乳滴、凋亡或坏死的细胞碎片、病毒和细菌,以及利什曼原虫等胞内感染型寄生虫。这种吞噬作用仅限于外周非淋巴组织如肝脏等部位的 DC,而淋巴组织如淋巴结及脾脏 DC 基本无吞噬能力。同时,不同发育阶段的 DC 的吞噬功能也不相同:处于外周组织内非成熟期的 DC 具有吞噬功能,处于抗原摄取阶段,DC 迁移至淋巴组织后吞噬能力下降,并过渡到抗原提呈阶段。

2. 抗原的胞内加工

（1）MHC Ⅰ类抗原的加工：内源性抗原包括非正常表达或折叠的自身功能蛋白或结构蛋白、被胞内菌或病毒感染的细胞合成的微生物蛋白、肿瘤细胞内合成的肿瘤抗原等，其遵循 MHC Ⅰ类分子途径被加工提呈。内源性抗原被泛素化标记后在蛋白酶体中被处理成小片段，之后内源性蛋白片段经内质网上的转肽蛋白（transporters associated with antigen processing，TAP）进入内质网。MHC Ⅰ类分子的 α 链和 $β_2$ 微球蛋白（$β_2$m）由粗面内质网上的多聚核糖体合成，直接进入粗面内质网内腔，后在肽段装载复合体（peptide loading complex，PLC）的作用下与 TAP 转运的内源性肽段结合，装配成分子构象稳定的抗原肽-MHC Ⅰ类分子复合物，而后经高尔基复合体输送并表达于细胞表面。

（2）MHC Ⅱ类抗原的加工：外源性抗原由 APC 细胞经受体介导的内吞作用、巨吞饮作用和吞噬作用摄取细菌、蛋白抗原等，其遵循 MHC Ⅱ类分子途径被加工提呈。外源性抗原被 APC 摄取后在胞内被质膜包裹，内化形成吞噬小体，之后与溶酶体形成吞噬溶酶体，在溶酶体内多种溶解酶的作用下，抗原被降解成小片段。吞噬溶酶体与 MHC Ⅱ类分子的早期内体融合，形成 MHC Ⅱ类分子腔室（MHC class Ⅱ compartment，M Ⅱ C），在 M Ⅱ C 内 HLA-DM 协助下 CLIP（class Ⅱ associated invariant chain peptide）离开 MHC Ⅱ类分子的抗原结合槽，最终外源性抗原片段与 MHC Ⅱ类分子结合，形成抗原肽-MHC Ⅱ类分子复合物，而后表达于细胞表面。

3. 抗原的提呈过程 抗原提呈是指转移至细胞表面的抗原肽-MHC 分子复合物被提呈给 T 细胞，并与其表面的 T 细胞受体（TCR）结合为 TCR-抗原肽-MHC 三元复合体，从而活化 T 细胞的过程。提呈过程可分为四个环节：细胞间黏附、抗原特异性活化、协同刺激作用和细胞因子信号的参与。

（1）抗原提呈经典过程：APC 和 T 细胞在细胞表面黏附分子（如 ICAM）及其配体（LFA 等）作用下发生较持久黏附。表达抗原肽-MHC Ⅰ类复合物和抗原肽-MHC Ⅱ类复合物的细胞分别与 $CD4^+$ 或 $CD8^+$ T 细胞接触后，T 细胞表面的 TCR 同时识别 MIIC 分子和抗原肽，并传递抗原信息给 T 细胞。接受抗原刺激的 T 细胞在协同刺激分子 CD28-B7 等作用下活化。活化的 T 细胞高表达某些细胞因子及其受体如 IL-2 和 IL-2R，IL-2 及其受体可通过自分泌或旁分泌作用结合。至此，在共刺激信号和细胞因子信号的作用下，已活化的抗原特异性 T 细胞发生克隆性增殖，并分化为效应 T 细胞。

（2）抗原的交叉提呈：主要是指 APC 能够将外源性抗原摄取、加工并通过 MHC Ⅰ 类途径提呈给 $CD8^+$ T 细胞。此外，现有研究也证实，内源性抗原在某些情况下也可通过 MHC Ⅱ类途径加以提呈。交叉提呈途径的存在使得同一种抗原除经典提呈途径外可被不同途径加工提呈，扩大了免疫应答范围。但交叉提呈途径常常出现于病理条件下，如病毒、细菌感染和多数肿瘤的免疫应答过程。

（3）脂类抗原的提呈：现有研究认为，非蛋白类抗原成分是由非经典的 MHC Ⅰ类分子-CD1 家族成员进行提呈。与 MHC Ⅰ类分子相比，CD1 分子的抗原结合槽深且容量更大，能提呈脂类和糖脂类物质，脂类抗原的疏水端与 CD1 分子结合，其亲水端则被 TCR 识别。能识别 CD1 分子及其所提呈脂类抗原的细胞包括 $CD4^-CD8^-$ αβT 细胞、γδT 细胞和

NKT 细胞。

(二)调控 T 细胞发育

DC 是胸腺中的重要细胞,在胸腺依赖的 T 细胞发育成熟过程中起关键作用。

1. 调控胸腺细胞的阳性选择　表达 MHC Ⅰ 类分子和 MHC Ⅱ 类分子的胸腺 DC 与双阳性(DP)胸腺细胞相互作用,通过阳性选择保留 MHC 限制性的单阳性(SP)T 细胞。若 DP 细胞的 TCR 能与 DC 表面的 MHC Ⅰ 类分子以中等亲和力结合,则 DP 细胞表面 CD8 分子表达水平增高,CD4 分子表达水平降低直到丢失,转变为 $CD4^-CD8^+$ SP;若 TCR 与 DC 表面的 MHC Ⅱ 类分子结合,则 DP 细胞表面 CD4 分子表达水平增高,CD8 分子表达水平降低直到丢失,转变为 $CD4^+CD8^-$ SP;若 DP 细胞以高亲和力与 MHC 分子结合或不能结合,则在胸腺皮质中发生凋亡而被清除,约 5% 的 DP 细胞经阳性选择而存活,阳性选择分别赋予 $CD4^-CD8^+$ T 细胞和 $CD4^+CD8^-$ T 细胞 MHC Ⅰ 类和 MHC Ⅱ 类分子限制性识别的能力。

2. 调控胸腺细胞的阴性选择　经历阳性选择的 SP 细胞需要经过阴性选择,在胸腺中发育为成熟、能识别外来抗原的 T 细胞。位于胸腺皮质与髓质交界处的 DC 细胞和巨噬细胞均可表达高水平的 MHC 类分子。$CD4^+$ T 细胞或 $CD8^+$ T 细胞进入胸腺髓质后,分别与胸腺髓质 DC 表达的自身抗原肽-MHC Ⅰ 类分子复合物或自身抗原肽-MHC Ⅱ 类分子复合物相互作用,能高亲和力结合的 T 细胞即被活化而发生程序性死亡或失能。通过阴性选择去除自身反应性 T 细胞,形成对自身抗原的中枢免疫耐受。

(三)诱导免疫耐受

免疫耐受是免疫反应结局的一种特殊形式。DC 与免疫耐受的关系具有两面性,一方面 DC 能打破机体对多种抗原包括可溶性抗原、移植抗原、外周组织抗原及肿瘤抗原的耐受;另一方面,DC 又在无论是中枢耐受还是外周耐受的诱导过程中发挥了重要作用。

1. 中枢致免疫耐受作用　DC 在胸腺中摄取抗原途径包括自身抗原可通过血液循环到达胸腺,由胸腺 DC 提呈;外周血 DC 也可能携带外来抗原进入胸腺;胸腺 DC 通过交叉提呈的方式,从表达外周组织特异抗原的胸腺髓质上皮细胞获取抗原。胸腺 DC 通过诱导 T 细胞清除与诱导 T 细胞低反应性或无能,清除自身反应性 T 细胞,在胸腺中实现对自身抗原及某些外来抗原的中枢致免疫耐受作用。另外,胸腺内 DC 产生的一氧化氮是导致胸腺细胞凋亡和产生自身耐受的重要因素。

2. 外周致免疫耐受作用　DC 的外周致免疫耐受作用通常由未成熟 DC(iDC)介导,也可能是某个 DC 亚群的功能。DC 诱导外周免疫耐受可通过几种方式。

(1)诱导 T 细胞无能:iDC 具有抗原摄取、加工和处理能力,但不表达共刺激分子。这些 DC 携带自身抗原进入外周淋巴组织后不能激活 T 细胞,反而诱导 T 细胞无能,T 细胞表现为 IL-2 的分泌量及增殖率低,不能行使效应 T 细胞的功能,引起机体免疫系统对该抗原产生自身耐受。

(2)诱导 T 细胞的克隆清除:iDC 和抑制性 DC 亚群可以诱导调节性/抑制性 T 细胞(Treg),Treg 通过与 DC 的相互作用加强其耐受状态,还可以通过表达 CCR4 的配体

CCL17 有限引导 Treg 迁移至局部淋巴结，下调自身免疫反应性 T 细胞，实现外周免疫耐受。DC 能表达一氧化氮、FasL 等抑制 T 细胞生长或诱导 T 细胞凋亡，一氧化氮不仅可抑制同种异体 T 细胞增殖，也可诱导 T 细胞和 DC 的自身凋亡。生理状态下，DC 在外周摄取自身凋亡细胞，可诱导自身抗原特异性 T 细胞的清除，诱导外周耐受形成。

（3）DC 分泌细胞因子诱导免疫耐受：DC 通过专职释放免疫抑制性细胞因子，诱导免疫应答向耐受方向发展。DC 也可直接产生 IL-10、TGF-β 等细胞因子抑制免疫反应性 T 细胞，达到诱导外周免疫耐受的目的。目前大量临床数据证实 Th1 型反应常介导免疫排斥反应，而 Th2 型反应则与免疫耐受相关。DC 也可通过分泌不同类型细胞因子介导 T 细胞向不同类型 Th 细胞分化，诱导免疫耐受形成，参见下文。

（四）调节免疫应答

DC 是重要的免疫调节细胞，而不同分化阶段或不同微环境中的 DC 调节免疫应答功能不同。

1. 调节性 T 细胞亚群分化　不同 DC 亚群由于在激发 T 细胞反应时提供不同的细胞因子、分子微环境在体内可指导不同 Th 细胞的发育。有研究者根据 DC 功能不同将其分为 DC1 和 DC2，其中 DC1 可产生大量 IL-12、TNF-α 和少量 IL-6，诱导 Th0 细胞分化为 Th1 细胞，后者产生 Th1 型细胞因子介导细胞免疫应答；而 DC2 可分泌大量 IL-4 和少量 IL-12，诱导 Th0 细胞分化为 Th2 细胞，后者产生 Th2 型细胞因子介导体液免疫应答。此类现象在人和小鼠均存在，如小鼠 $CD8^+$ DC 诱导 Th1 发育，$CD8α^-$ DC 诱导 Th2 反应；人单核细胞来源的 $CD11c^+$ DC 可诱导 Th1 发育，而浆细胞系 $CD11c^-$ DC 可诱导 Th2 发育。现已知不同亚群的 DC 在诱导 T 细胞反应时具有明显的可塑性，比如人 DC1 成熟时可诱导 Th1 分化和 CTL 反应，但未成熟时受 IL-10 等一些抗炎分子刺激时可诱导 Th2 反应，不过一旦 DC1 已经产生了 IL-12，IL-10 对其诱导 Th1 反应就不会再产生影响。

2. 分泌细胞因子　除了通过细胞膜上配体－受体分子的相互作用外，DC 还产生多种细胞因子调节机体的免疫应答，如 IL-1、IL-6、IL-18、IFN-α 和 IFN-γ 等多种趋化因子。在与 DC 功能密切相关的细胞因子中，IL-10 是最重要的因子之一，与 DC 的分化、成熟、免疫调控功能都有密切关系。IL-10 是 DC 的自分泌细胞因子，不同 DC 亚群分泌 IL-10 的能力不同，许多因素可影响 DC 分泌 IL-10 的能力。内源性及外源性 IL-10 可影响 DC 指导 Th1、Th2 极化及诱导无能或调节性 T 细胞。许多因素通过调节 DC 分泌 IL-10 而影响 DC 功能，甚至决定免疫反应的发展方向和结局，从而影响疾病的发展。

（五）直接细胞毒作用

除了上述免疫调控功能外，不同研究小组分别报道某些 DC 对肿瘤细胞或 T 细胞的细胞毒活性，因此将其命名为杀伤性树突状细胞（killer DC，KDC），鉴定出具有杀伤活性的 DC 有 NK 细胞的标志抗原 NK1.1，因此将其称作自然杀伤性树突状细胞（natural killer DC，NKDC），还有小组因发现这群细胞大量分泌 IFN 而将其称作分泌 IFN 的杀伤性树突状细胞（IFN-producing killer DC，IKDC）。不同课题组或采用不同实验动物（小鼠、大鼠或人）观察到的这些杀伤性 DC 的表型各异（比如是否表达 NK 细胞标志物

NKp46），对靶细胞的杀伤方式各不相同（如是否依赖于胱天蛋白酶通路、颗粒酶、穿孔素等），因此可能代表更细的亚群分类，抑或同一细胞亚群在不同物种或不同发育或活性阶段的不同状态。

（六）维持免疫记忆

外周免疫器官 T 细胞区中的极少量长寿并指状 DC（IDC）可能与记忆 T 细胞的形成和维持有关。需要注意的是，存在于淋巴滤泡中的滤泡树突状细胞（follicular dendritic cell，FDC）虽然也是介导免疫记忆的重要细胞，但不属于本章讨论的 DC。FDC 主要通过其表面的免疫球蛋白受体（FcR）和补体受体（CR）将免疫复合物结合在细胞膜上并长期保存（至少数月），作为外来抗原的储存库在诱导和维持免疫记忆中起重要作用。外周免疫器官中的 FDC 不仅参与记忆 B 细胞的形成和维持，而且其表面滞留的抗原可诱导活化 B 细胞发生体细胞突变和亲和力成熟。与骨髓来源的 DC 不同，FDC 来源于间充质，只是因其有树突状的结构而被命名如此。

二、主要调控通路

DC 经历从前体 DC 到未成熟 DC 再到成熟 DC 的过程，其分化成熟的过程有很多信号通路参与，其中蛋白激酶 PKC 和核因子 NF-κB 通路起到了重要作用，细胞因子、CD40 等通过与其受体结合激活 PKC，从而激活其下游的 NF-κB 通路。多种胞外刺激信号经胞内不同传导通路最终都会引起 NF-κB 的核转位及其下游不同基因的活化，启动不同基因的转录，从而改变 DC 的分化方向及其免疫活性，获得调控不同生理和病理反应的能力。如 DC 分化中的 Toll 样受体（TLR）介导的信号通路最终就是通过调控 NF-κB 的核转位及相应免疫基因的活化调节 DC 的分化。

（一）PKC 通路调控 DC 产生

PKC 是一种丝苏氨酸蛋白激酶，由钙离子激活，其活性依赖于自身的磷酸化。迄今为止，共有 12 种不同 PKC 亚型被分离和鉴定，并依据它们激活的条件被归为 3 个亚家族。经典 PKC 亚型（α、βⅠ、βⅡ、γ）的活性可由钙离子、二酰甘油（DAG）、磷脂调控，新的 PKC 亚型（δ、ε、η、θ）可由 DAG 和磷脂调控，而非标准 PKC 亚型（ζ、ι、λ）对 DAG 和钙离子不敏感。

DC 表面多种受体被配体结合并活化后都通过 PKC 信号来调控 DC 的分化，如 CD40、GM-CSF 受体；抑制 PKC 的活化则阻断细胞因子介导的人原始单核细胞和 CD34$^+$ HPC 向 DC 的分化。PKC 激活剂 PMA 可导致人原始 CD34$^+$ HPC 直接分化为 DC。PKCβⅡ 在 DC 分化中具有独特的作用，在 PMA 干预 DC 前体细胞后，PKCβⅡ 亚基发生快速易位，且早期只有 PKCβⅡ 被激活，而在无法分化为 DC 的 KG-1a 细胞株内过表达 PKCβⅡ 可使其重获向 DC 分化的能力。应用 RNA 干扰技术在 DC 祖细胞中下调 PKCβⅡ 能抑制 DC 的分化。这些实验表明，调控 PKCβⅡ 基因的表达能够调控髓系祖细胞向 DC 的分化。PKC 信号的强度还影响着下游通路如 RelB，细胞内不同 PKC 活化水平对应不同的细胞生物学反应。在

PKC 下游通路中，NF-κB 通路是研究得较为深入的一个。多种能够刺激 DC 成熟的因子都是 NF-κB 的强激活剂，提示 NF-κB 在 DC 成熟调控中具有重要作用。

（二）NF-κB 通路调控 DC 成熟

NF-κB 是一种核因子，由 Sen 和 Baltimore 于 1986 年首先发现，可以调节细胞因子、趋化因子、黏附分子等基因的表达，其功能涉及多种生理、病理过程。NF-κB 几乎存在于所有细胞中，哺乳动物中已经发现 5 个 NF-κB/Rel 家族的成员，包括 NF-κB1（p50）、NF-κB2（p52）、RelA（p65）、RelB、c-Rel。它们之间可形成多种形式的二聚体，如 p50/p65、p50/p50 及 p65/Rel 等。这些同源或异源二聚体与 DNA 结合的序列不同，亲和力各异，并且在细胞中的位置以及与 IκB 相互作用活性等方面各有差异，分别对特定的启动子或增强子起独特和重要的作用。

DC 的生长成熟及抗原提呈功能都依赖 NF-κB 通路。抑制 NF-κB 可以抑制 DC 生长，导致 DC 抗原提呈功能下降、原发免疫抑制，并诱导产生 Treg。在人细胞株模型 HSC 向 DC 分化时抑制 NF-κB，导致细胞增殖停滞、细胞死亡，表明 NF-κB 在 DC 存活方面发挥了一定作用；CD40 下调，RelB 表达下调，同种异体刺激能力下降，表明 DC 功能受抑制。过表达 IκB 则可抑制 DC 细胞表面 HLA2 类分子，以及共刺激因子 CD80、CD86、CD40 及 TNF-α 的表达，这些因子的表达与 DC 的抗原提呈功能密切相关。在 NF-κB 缺陷的小鼠模型中，DC 不能启动免疫反应而是诱导产生 Treg。在小鼠骨髓细胞向 DC 分化时抑制 NF-κB，生成的 DC 同样诱导产生 Treg，而在人单核细胞向 DC 分化时抑制 NF-κB，生成的 DC 能致敏但不能完全激活 T 细胞。抑制 NF-κB 还有重要的临床生物学意义，如肿瘤细胞通过分泌可抑制 NF-κB 的细胞因子而抑制 DC 的生长，以逃避机体的免疫反应。向关节腔注射被抑制了 NF-κB 的 DC，可抑制类风湿关节炎（RA）模型鼠的发病，提示 NF-κB 抑制策略在自身免疫性疾病中的治疗潜力。

NF-κB 家族的各种亚基都参与 DC 的分化，p50、p65 和 c-Rel 在 DC 活化的早期发生从细胞质到细胞核的易位，而 RelB 易位的发生相对较晚，它们通过不同模式介导 DC 发挥不同的生理功能。关于 5 种亚基基因敲除小鼠免疫功能变化的实验已有报道，发现单独敲除 *p50*、*RelA* 或 *c-Rel* 亚基基因并不影响 DC 的分化，只有联合敲除 *p50*、*RelA* 和 *p50*、*c-Rel* 才会明显影响 DC 分化和 IL-12 的产生。在 TLR 介导的 DC 活化中，p50 和 c-Rel 调节 DC 诱导 T 细胞的反应，而 p65 则主要影响细胞因子的分泌。对 *RelB* 基因敲除小鼠的研究则提示，RelB 对 DC 有着更直接和更重要的作用。

（三）RelB 通路与 DC 分化成熟

人及小鼠 DC 中都发现有 RelB 表达，在淋巴结深层皮质和胸腺髓质交错处的 DC 中表达最高。其在核内的水平（如 p50/RelA 异二聚体）与 DC 成熟程度相关，是 DC 分化标志之一。RelB 缺陷 DC 表现出抗原提呈功能受损及细胞免疫缺陷的特性。应用 RNA 干扰的方法沉默 RelB，DC 表现出成熟抑制，MHC 分子、CD80、CD86 表达抑制及刺激 T 细胞能力下降，应用此种 DC 处理动物可以显著降低心脏移植后的移植排斥。总之，研究表明 RelB 可促进向 DC 的分化，抑制 RelB 则抑制 DC 的成熟。

另有报道研究了 DC 分化期间 NF-κB 核转位及 DNA 结合活性，发现调控 RelB 转录的机制在 DC 前体细胞分化和决定所产生 DC 功能特性上起着主要的作用。对比可进行 DC 分化的 KG1 和不能进行 DC 分化的 KG1a 两种细胞株模型中 RelB 调控的差异，发现 RelB 基因表达是由 PKC 信号通过调控转录起始和转录延伸来调控的。无 PKCβⅡ表达的 KG1a 细胞启动子可以启动 RelB 转录，但只有部分可以转录出全长的 RelB 序列。表达 PKcβⅡ的 KG1 细胞 RelB 转录起始水平较低，RelB 表达减少。当 PKC 被完全激活时，转录起始与转录延伸都增加，RelB mRNA 及蛋白表达水平明显上调。简言之，通过激活 PKC 信号通路可以激活下游 RelB 的表达，从而调控 DC 的成熟。

三、树突状细胞表观遗传学调控

表观遗传学调控是不涉及 DNA 序列变化而基因表型发生变化的一种调控方式。表观遗传学调控包括甲基化调控、组蛋白调控、染色质重塑，以及 miRNA 和 LncRNA 等非编码 RNA 调控。在 DC 发育过程中，表观遗传学调控发挥了重要作用。

（一）甲基化调控

DNA 甲基化是表观遗传学研究最为深入的一个方面。在 DC 发育分化过程中，甲基化调控也是重要的调控机制之一。在此过程中，DC 全基因组范围的 DNA 甲基化相对稳定，但对于调控 DC 分化成熟的关键基因，则可能通过 DNA 甲基化发挥作用。在某些生理和病理条件下，DC 可能存在末端增强子的去甲基化而非启动子区域甲基化，进而调节免疫相关转录因子活化；甲基化调节基因 *TET2*、*DNMT1*、*DNMT3A* 和 *DNMT3B* 在 DC 分化和成熟过程中呈动态变化，且这种变化与基因座位专一的去甲基化相关。

在 DC 的分化过程中，存在诸多相关基因甲基化水平的改变。信号转导蛋白和转录激活物 5（STAT5）是参与免疫细胞分化的重要转录因子，在单核细胞分化为 imDC 过程中，*STAT5* 启动子区发生去甲基化，导致 STAT5 活化，抑制单核细胞向 pDC 分化，促进向 cDC 分化，从而调控 imDC 和 pDC 的分化平衡。*CD14* 和 *CD209*（*DC-SIGN*）基因在单核细胞向 DC 的分化过程中具有重要作用，在此过程中，细胞表面 CD14 的表达下调，CD209 的表达增加。进一步研究表明，在细胞分化的过程中，启动子区的 *CpG2* 和 *CpG3* 的去甲基化状态与 CD209 表达增加有关，*CD14* 基因启动子区甲基化未发生明显变化。

p15^{Ink4b} 是一种抑癌基因，可通过 DNA 低甲基化发挥作用。在 DC 发育中 *p15^{Ink4b}* 被诱导表达，对于维持 DC 分化和活化具有重要作用，其表达缺失可导致 cDC 发育异常。*p15^{Ink4b}* 基因敲除小鼠来源的 BMDC 表达 MHC Ⅱ类分子和共刺激分子 CD80、CD86 水平下降，导致抗原摄取和促进 T 细胞活化功能受损；过表达 *p15^{Ink4b}* 后可恢复 MHC Ⅱ类分子和共刺激分子 CD80、CD86 表达，提示 *p15^{Ink4b}* 对 cDC 分化和成熟过程有正向调节作用。也有研究显示，趋化因子 *CCR7* 基因启动子在单核细胞和单核细胞来源的早期 DC 处于 H3K27me3 低甲基化状态，随着 DC 成熟，*CCR7* 甲基化导致该基因沉默，从而控制 DC 的迁移功能。

小鼠 Sca-1$^+$Lin$^-$CD117$^-$ 间充质干细胞（MSC）可以促使 HSC 分化为 DCreg，在此过

程中，Notch通过RBP-J依赖途径促进 *Irf8* 启动子区H3K27me3过甲基化、H3K4me3低甲基化，从而控制 *Irf8* 基因表达，这种诱导的sBM-DC可抑制IBD小鼠淋巴细胞增殖和增加 $CD4^+CD25^+$ Treg数量。

组蛋白甲基化转移酶Ezh2可调控淋巴细胞活化，Ezh2可调节中性粒细胞和DC的整合素信号及黏附分子的动态平衡，通过甲基化调节细胞迁移关键基因 *talin* 的甲基化，可阻断talin和F-actin结合，从而影响细胞黏附。曹雪涛等研究也发现，在DC成熟过程中，Ezh1是上调最为显著的组蛋白甲基化转移酶，对于TLR介导的细胞因子产生和活化固有免疫应答具有至关重要的作用。

（二）组蛋白调控

组蛋白修饰包括多种类型，如组蛋白的甲基化与去甲基化、乙酰化与去乙酰化、磷酸化和去磷酸化、泛素化、二磷酸腺苷核糖基化，构成复杂的组蛋白密码，其中组蛋白乙酰化调控是最常见的调控形式。

如上文所述，在DC成熟过程中，CD14和CD209不仅受甲基化修饰调控，乙酰化修饰也具有重要作用。在其成熟过程中，*CD14* 基因的H3K9乙酰化水平降低，相反，*CD209* 的H3K9乙酰化水平升高，从而导致 *CD14* 基因表达受抑制，而 *CD209* 表达增加。

采用转化生长因子或脂多糖刺激后的moDC，可发生组蛋白H3K4和H3K27的三甲基化（H3K4m3、H3K27m3），因此推测在肿瘤和炎症环境中，moDC的分化与功能和H3K4m3、H3K27m3的表观遗传修饰有关。不同周龄小鼠的DC对于LPS和R848联合刺激可发生H3K4不同程度甲基化，进而影响c-Rel和P65与IL-23p19亚单位启动子结合，影响p19亚基mRNA水平增加。在周龄大的小鼠DC中，组蛋白H3K4发生双甲基化和三甲基化，c-Rel结合p19启动子区，p19表达增加。

HDAC11是HDAC组蛋白去乙酰化酶家族的成员，在DC中可负调控 *IL-10* 基因的表达，例如，通过过表达HDAC11而抑制IL-10表达，可诱导炎性DC对初始T细胞的活化，恢复对耐受型 $CD4^+T$ 细胞的应答。相反，干扰HDAC11会导致 *IL-10* 基因的表达上调，降低抗原特异性T细胞应答。过表达HDAC6则增加 *IL-10* 基因转录，而敲除 *HDAC6* 可降低IL-10表达。HDAC6可在胞质和胞核与转录因子STAT3形成复合体，共同募集 *IL-10* 基因的启动子区，进而影响IL-10表达，破坏该复合体可导致STAT3磷酸化水平降低。另外，HDAC6和HDAC11具有交互作用，可通过HDAC6的羧基端和HDAC11的氨基端作用共同调节IL-10的表达。

在DC分化过程中，组蛋白的不同修饰状态可以协同转录因子PU.1维持DC分化的调节环路，并促进下游Irf4、Irf8、Tcf4、Spib及STAT家族成员功能维持。另外，在细胞应答过程中，单核细胞来源的DC可通过IL-4促进组蛋白去乙酰化，进而抑制Th1细胞极化相关细胞因子表达，促进Th2细胞相关基因表达。

（三）其他表观遗传学调控

染色质重塑是基因表达的复制和重组等过程中，涉及染色质的包装状态、核小体中组蛋白及对应DNA分子改变的调控方式。ATP依赖的染色质重塑因子可重新定位核小体、改变核小体结构、共价修饰组蛋白。重塑包括多种变化，一般指染色质特定区域对核酶稳定性的变化。细胞内染色质结构重塑存在于基因启动子中，转录因子及染色质重塑因子与启动子上特定位点结合，引起特定核小体位置的改变（滑动），或核小体三维结构的改变，或二者兼有，它们都能改变染色质对核酶的敏感性。在 DC 中，Rsf-1/HBXAP 在染色质重塑和转录调节中发挥作用。在一个关于卵巢癌的体外试验中，从人脐带血 CD34[+] 细胞来源的 DC 转染 Rsf-1/HBXAP 质粒后，可诱导产生卵巢癌特异的细胞毒性 T 细胞（CTL），因此转染 *Rsf-1/HBXAP* 基因的 DC 可以作为临床卵巢癌免疫治疗的佐剂。

非编码 RNA 对 DC 分化发育及其功能调控的研究，主要集中在 miRNA。现已发现，在生理及病理过程中，多种 miRNA 如 miR-155、miR-17-92、miR-263 等参与调节 DC 功能。另外，LncRNA 也参与 DC 功能的维持和调控。

四、DC 的代谢

细胞代谢是细胞内发生的各种化学反应的总称，按照代谢的过程可分为合成代谢和分解代谢，而按照代谢的形式可分为物质代谢和能量代谢。能量代谢是细胞存活最基本的特征之一。酶是细胞代谢过程中最重要的催化剂，是活细胞产生的一类具有生物催化作用的有机物，其中绝大多数酶是蛋白质，少数酶是 RNA。在 DC 代谢中同样遵循细胞代谢的一般规律，需要大量酶的参与。DC 细胞代谢过程可在有氧或无氧条件下进行。在有氧的参与下，DC 通过多种酶的催化作用，把葡萄糖等有机物彻底氧化分解，产生二氧化碳和水，释放出大量能量，生成的 ATP 可供 DC 使用。在无氧条件下，DC 可以通过酶的催化作用，把葡萄糖等有机物分解为不彻底的氧化产物（乙醇和 CO_2 或乳酸），同时释放出少量能量供细胞使用。

近期一些研究认为，代谢不仅对 DC 细胞存活和增殖等基本功能维持至关重要，对 DC 免疫功能的发挥也存在影响。在 DC 的成熟过程中，DC 的前体细胞和分化的 DC 在葡萄糖代谢中对氧化磷酸化和糖酵解利用程度不同，导致氧自由基、线粒体呼吸酶系、ATP 数量和抗氧化能力差异。同样，静息的 DC 和活化的 DC 也存在不同的代谢特征。DC 在受到 TLR 刺激后活化，其下游信号发生特异性级联反应，可反馈至不同代谢调节通路。例如，Akt 信号通路活化己糖激酶 2 促进糖酵解和三羧酸循环，导致磷酸戊糖途径活化增加和柠檬酸形成增加，从而促进脂肪酸合成；与此类似，NF-κB 信号通路激活后可促进内质网应激，从而促进脂肪酸合成。活化的 DC 在糖酵解过程中，中间产物通过磷酸戊糖途径可以促进核苷酸合成，进而增加蛋白质的产生和 NADPH 的生成。其中间产物也可进入三羧酸循环，从而促进脂质双分子层的形成和大分子的合成。在 LPS 刺激后，DC 中 iNOS 和 AMPK 上调，从而导致氧化磷酸化和脂肪酸氧化降低。在肿瘤环境中，DC 可能也存在不同的代谢状态并影响其抗原提呈能力，从而可能参与肿瘤细胞免疫逃逸。目前，对 DC 代谢方面的研究方兴未艾，通过调节 DC 代谢状态而改变其免疫功能对某些自身免疫性疾病和肿瘤的治疗可能具有潜在应用前景。

（赵　恺　陈　伟　徐开林）

第四节 树突状细胞的病理作用

一、树突状细胞在肿瘤性疾病中的作用

机体免疫系统具有免疫监控能力，但是多数肿瘤的发生是因为逃过了机体的免疫监视或免疫攻击，即发生"肿瘤免疫逃逸"。在肿瘤实现免疫逃逸过程中，DC与肿瘤关系的变化或者肿瘤微环境对DC的反控作用即肿瘤微环境形成的免疫抑制，是肿瘤躲避免疫的重要机制之一。肿瘤细胞和其他类型细胞如成纤维细胞、内皮细胞、淋巴细胞、巨噬细胞及DC等，连同胞外基质组分、可溶性生长因子和细胞因子共同组成了肿瘤微环境。目前认为，肿瘤微环境会破坏DC的正常功能，改变DC类型、数量和分布等，使得DC反而具有促进肿瘤发生的活性。

（一）肿瘤微环境下DC具有促肿瘤发生功能

根据肿瘤微环境中免疫调节因素及细胞因子的表达情况，DC连同其他免疫调节性细胞被招募到肿瘤环境中以帮助肿瘤细胞实现免疫逃逸，最终达到促进肿瘤生长的目的。有研究表明，来自于肿瘤微环境中的整合信号使得DC在成熟过程中更倾向于形成调节或抑制功能，不仅抑制效应T细胞进而负调控机体免疫反应，而且诱导Treg的扩张及招募，发挥免疫抑制的作用。

（二）肿瘤微环境改变DC类型及分布

导致DC在肿瘤微环境中聚集的因素有很多，主要包括DC随血液循环进入肿瘤、DC在肿瘤基质中的分化，或是来自于引流淋巴结或相邻组织或体液等。肿瘤分泌的趋化因子可帮助肿瘤选择性地招募特定类型的DC，如肿瘤分泌的黏蛋白（mucin，MUC1）使其更倾向于招募未成熟DC，卵巢癌可通过CXCR4/CXCL12选择性招募DC，肿瘤还可通过分泌防御素、促炎因子、免疫调节因子及其他趋化因子如CCL20等达到其选择性招募的目的。同时，肿瘤微环境中的某些因子还可以选择性促进某一种类型的DC存活或者促进向某一种亚型DC分化。

（三）肿瘤阻止DC产生及成熟

目前研究发现，肿瘤抑制DC的产生和成熟至少通过以下两种机制：

（1）肿瘤衍生因子破坏造血祖细胞分化。肿瘤细胞产生的生长因子和细胞因子如VEGF、TGF-β、IL-6及IL-10抑制CD34$^+$前体细胞在体外向DC成熟。

（2）肿瘤影响CD14$^+$单核细胞向DC分化。研究表明，VEGF、TGF-β、IL-10和PGE$_2$等细胞因子并不参与这个过程，而肿瘤产生的精胺可能参与其中。对正常DC分化及成熟的阻止可同样导致具有髓源性抑制性细胞（MDSC）特征的细胞富集。肿瘤微环境导致的DC产生及分化异常都最终有助于免疫抑制网络的形成，以促进肿瘤的生长及迁移。

（四）肿瘤诱导 DC 凋亡

DC 凋亡是调节机体免疫与耐受之间平衡的一个很重要条件。很多研究证实 DC 凋亡缺陷会诱发自身免疫疾病，而 DC 的非正常凋亡则可能与肿瘤的"免疫逃逸"有关。在早期乳腺癌患者体内发现凋亡 DC 比例显著增高，患者外周血循环 DC 数量比健康个体显著减少。大量的体内及体外试验均证实，DC 与癌细胞或可溶性肿瘤衍生因子包括神经肽、一氧化氮、透明质酸及 IL-10 等分子相互作用后均会诱导细胞凋亡，表现为 caspase-3 活化，促凋亡蛋白 Bax 水平上调，抗凋亡蛋白 Bcl-2 水平下调。

（五）肿瘤微环境对 DC 功能的破坏

临床观察和实验数据均证实肿瘤不仅能减少 DC 数量，而且会影响 DC 功能。肿瘤主要通过抑制 DC 抗原提呈、细胞表面分子表达、减少其向引流淋巴结迁移及改变分泌细胞因子组分等破坏 DC 功能。

肿瘤生长因子可直接干扰 DC 抗原捕获及提呈能力，如乳腺癌细胞分泌的黏蛋白被 DC 内吞后依然保持着内体的囊泡结构，导致 DC 丧失加工处理及提呈能力。另外，肿瘤下调 DC 抗原加工机制（antigen-processin machinery）组分表达也是干预其抗原提呈能力的一种方式。在众多影响 DC 迁移的肿瘤衍生因子中，TGF-β 和 IL-10 主要通过影响趋化因子受体的表达来调控 DC 的迁移能力。TGF-β 通过增加未成熟 DC 中趋化因子受体 CCR1、CCR2 等表达并抑制 CCR7 表达，实现阻止 DC 向淋巴结迁移并将其维持在未成熟状态。而 IL-10 则通过上调 CCR5 及下调 CCR7 来发挥调控功能。

二、树突状细胞在自身免疫性疾病中的作用

DC 不仅具有免疫原性，可激活和调节适应性免疫，同时也具有耐受性，在维持中枢和外周耐受中起重要作用。低表达或不表达共刺激分子、在体内能下调免疫应答和维持免疫耐受的 DC 亚群为耐受性树突状细胞（tolerogenic dendritic cell，TDC）。

（一）吲哚胺 2,3-双加氧酶活性下降

TDC 表达具有免疫抑制作用的 IDO。IDO 是色氨酸代谢的限速酶，IDO 通过促进色氨酸分解，导致色氨酸耗竭。缺少色氨酸的 T 细胞，其增殖被抑制，并且色氨酸代谢物有细胞毒性作用，可导致 T 细胞凋亡。多数自身免疫性疾病病理机制中，Th1/Th17 反应明显增强，TDC 通过 IDO 抑制 T 细胞的增殖并诱导 T 细胞凋亡，对疾病病理机制进行调控。

近来研究表明，脾脏 DC 表达的 CD200R 与体内广泛表达的 CD200 结合后可使 DC 分泌 IDO，诱导 Treg 发挥抗原特异性免疫调节作用。分泌 IDO 的 DC 诱导 Treg 细胞的机制还不清楚，但 CD200 分子在非免疫细胞的广泛存在提示 CD200R 介导的免疫耐受在免疫稳态中的重要作用，并且实验证实 CD200 表达阴性的小鼠患自身免疫性疾病的概率显著增加。因此，对 CD200-CD200R 通路的进一步研究有可能揭示 DC 诱导自身免疫耐受

的新途径。

(二) 抑制性酶类 ILT-3 和 ILT-4 活性降低

抑制性免疫球蛋白样转录物 (inhibitory immunoglobulin-like transcript, ILT) 属于免疫球蛋白样抑制受体亚家族。ILT-3 和 ILT-4 主要表达于髓系来源的抗原提呈细胞如单核细胞、巨噬细胞，也可表达于 DC。它们被激活后，通过募集含 SH2 结构的磷酸酶 SHP-1 抑制胞外信号传递及胞内钙离子动员的酪氨酸磷酸化，最终下调依赖 NF-κB 的共刺激分子表达，抑制抗原特异性 T 细胞活化，诱导免疫耐受。ILT-3 抑制酪氨酸磷酸化、NF-κB 和 MAPK p38 活性，抑制 CD40、CD80、CD86 和 MHC II 类分子转录，抑制细胞因子和趋化因子分泌等，从而使 DC 不能有效激活效应 T 细胞。高表达 ILT-3 的 TDC 和可溶性 ILT-3 能诱导抗原特异性抑制性 CD8$^+$T 细胞分化和 CD4$^+$ Th 无能。通过此种作用，TDC 抑制效应 T 细胞的活化，参与对自身免疫性疾病发病机制中细胞免疫和 T 细胞依赖的体液免疫反应的调控作用。

(三) 抑制性细胞因子 IL-10 和 TGF-β 等分泌减少

IL-10 能通过消除 APC 的抗原提呈功能间接抑制免疫反应（如通过下调 MHC 和共刺激分子的表达或通过抑制这些细胞的细胞因子分泌）。TGF-β 是对细胞分化、增生、炎症过程、免疫系统具有重要调控作用的细胞因子。在上述细胞因子参与下，TDC 参与抑制自身免疫性疾病中的炎症反应，促进炎症组织的修复，调控疾病的病理进程。

另外，TDC 分泌的 TGF-β 能诱导 Treg 产生。后者能通过细胞间直接接触（通过 CTLA-4）、分泌抑制性细胞因子 (IL-10、TGF-β) 及竞争性抑制作用（通过表达 CD25 与 IL-2 竞争）而抑制自身反应性 T 细胞的活化，抑制自身免疫性反应的发生。有实验表明 TDC 能促进同种异体初始 CD4$^+$ CD25$^-$ T 细胞分化为产生 IL-10 的 Treg，后者通过剂量依赖性方式抑制自身反应性 T 细胞增殖。已有研究发现，上调患者体内 Treg 细胞，可明显缓解疾病进展。

三、树突状细胞在移植排斥反应中的作用

(一) DC 对 T 细胞的调控作用

组织器官移植后，供者 DC 可经连通的淋巴管移动至受者淋巴结内。在心脏移植后 1~2 周，供者 DC 从心脏内消失，经血液循环进入受者脾脏白髓和边缘区。进一步研究发现在心脏移植后 1~4 天，受者脾脏白髓内检测到具有树突状形态、高水平表达供者 MHC II，但缺少单核巨噬细胞、B 细胞和 T 细胞标志的一类细胞，被认为是供者心脏间质 DC。这种供者 DC 进入受者淋巴结和脾脏 T 细胞区，将移植抗原直接提呈给受者 T 细胞，使 T 细胞产生反应的过程，称为直接致敏途径。

另一方面，受者 DC 也可以进入供者器官组织内。在长期存活的同种移植物内可检测到受者来源的 DC，并认为是受者骨髓前体 DC 进入供者移植物内替代供者 DC，受者 DC

可以获得并提呈供者抗原。这种由受者 DC 进入移植物内，获取移植抗原而后提呈给 T 细胞并使 T 细胞致敏的过程，也称为间接致敏途径。

DC 致敏 T 细胞的过程，也就是提呈抗原给 T 细胞并使 T 细胞活化的过程。用携带有同种抗原的 DC 免疫动物，证明 DC 可优先活化 Th1 细胞，分泌 INF-γ，并诱导 IgG2a 体液免疫反应，而 IL-4 和 IL-10 可抑制 DC 刺激的 T 细胞增殖和细胞因子产生。目前认为，直接致敏途径参与急性排斥反应，间接致敏途径可能与慢性排斥反应有关。

（二）DC 对抑制性细胞因子 IL-10 等分泌的影响

细胞因子在移植排斥反应过程中发挥着非常重要的作用，而 DC 作为细胞因子的一个主要来源，其分泌模式的改变对移植排斥反应的发生和发展起关键作用。有文献指出，小鼠肺脏的 DC 在接受抗原刺激后，一过性地分泌免疫抑制性细胞因子 IL-10。分泌 IL-10 的 DC 高表达 B7 分子，提示 DC 处于成熟状态。而过继输注过表达 IL-10 小鼠肺脏来源 DC 可诱导受体小鼠对抗原的耐受，而过继输注缺乏表达 IL-10 小鼠肺脏来源 DC 的受体小鼠不能对呼吸道抗原产生耐受。这充分说明移植后，DC 接触抗原，其分泌的细胞因子可决定移植排斥反应的发生发展。

四、树突状细胞在感染性疾病中的作用

（1）DC 可提呈微生物超抗原，激活 T 细胞，启动有效的细胞和体液免疫反应。DC 介导机体特异性免疫，决定 T 细胞的激活或抑制、成为效应/记忆 T 细胞或者 T 细胞凋亡。DC 和 T 细胞间的相互作用以及在此过程中 DC 释放的细胞因子决定效应 T 细胞向 Th1 或 Th2 的分化。一般认为，DC1 分泌 IL-12，作用于 Th0 使之向 Th1 细胞分化；DC2 分泌 IL-4，作用于 Th0 使之向 Th2 细胞分化。如果 T 细胞与抗原/MHC 亲和力不足或缺乏共刺激因子则产生无反应性 T 细胞或者 T 细胞凋亡。

（2）某些微生物可通过有效的非溶解细胞性感染或杀灭 DC，或干扰 DC 对 I 类抗原的处理和提呈过程。人体发生微生物感染后，DC 的数量和功能也发生了变化，在微生物感染致病中起一定作用。现在研究认为，DC 数量与微生物感染载量呈负相关，DC2 在病程早期即减少，DC1 在病程晚期才出现数量减少；DC 功能也有下降，表现为细胞表面 CD11c 表达水平下降，CD11c 表达水平下降与微生物感染载量无关。

五、树突状细胞在过敏性疾病中的作用

（一）DC 的抗原提呈作用

一般来说，T 细胞不能直接识别过敏原，而只能识别经 APC 加工处理后的抗原多肽，因此过敏反应发生首先要经过 DC 等抗原提呈细胞摄取、提呈过敏原的环节。DC 在获取抗原时依赖细胞表面的多种受体分子，并通过吞噬、胞饮、内吞等途径实现。其中一些主要受体包括赖氨酰氧化酶（lysyl oxidase，LOX）-1 及 CD91、整

联蛋白、Fc 受体、C 型凝集素等，这些受体除了引起细胞内吞作用，还与细胞内外信号有关。单个成熟 DC 能激活大量初始 T 细胞，在此过程中除了 TCR 识别 DC 表面的 MHC-多肽复合物产生的信号外，还需要共刺激分子提供的第二信号参与，如 CD80、CD86 等；并且 T 细胞活化依赖于 MHC-多肽复合物的密度及其与 T 细胞受体间的作用持续时间，改变 MHC Ⅱ-抗原肽的抗原决定簇可以调节 DC 功能并促进抗原特异性 Th 细胞生成。

DC 表面可表达 TLR，TLR 是模式识别受体中的一类，能识别病原相关模式，是联系固有免疫和获得性免疫之间的桥梁。TLR 能调节 DC 功能，包括抗原提呈、信号转导及其他过程，并能促进 DC 对抗原特异性淋巴细胞的活化及分化。目前已发现 13 种 TLR，不同 DC 表达不同的 TLR。除 TLR3 以外的所有 TLR 成员均可通过髓样分化因子 88（MyD88）活化 NF-κB、活化蛋白 1（AP-1），使 DC 活化而成熟。正常小鼠骨髓 DC 能被室内粉尘提取物激活，高表达 CD40、CD80 及 CD86 等分子，而 TLR2、TLR4、TLR9 缺陷小鼠 DC 反应明显减弱，MyD88 缺陷小鼠 DC 基本没反应。

（二）DC 对 Th 细胞的调控作用

目前已有大量研究证明过敏反应发生与 Th2 偏移有关，并且抗原特异性 IgE 生成依赖 Th2 细胞，同时 Th2 细胞可以产生 IL-4、IL-5 及 IL-13 等细胞因子，此类细胞因子是过敏反应等特异性免疫应答中的重要信号传递分子。此外，某些代谢酶及其他生物活性物质也会影响 DC 的 Th 调节功能，如前述的 IDO。DC 内的 IDO 在调节 Th1/Th2 免疫应答方面有双重作用，自然状态下 IDO 可以抑制 Th1 型反应，而在某些情况下 IDO 可以促进 Th2 型反应。组胺、胸腺基质淋巴细胞生成素（thymic stromal lymphopoietin，TSLP）在 DC 诱导 Th2 型反应中也发挥着重要介导作用，参与过敏反应。其中 TSLP 与 IL-7R-TSLPR 复合受体结合后，能调节 DC 功能，一些体外抗原通过上调皮肤 DC 中 TSLP 水平，引发以 Th2 反应为主的炎症反应。TSLP 直接活化 DC 能促进 CD4$^+$ T 细胞分化为 Th2 细胞，分泌 IL-4、IL-5 及 TNF-α，但不分泌 IL-10。由嗜碱性粒细胞及嗜酸性粒细胞等产生的 IL-25 则可通过促进 TSLP 活化 DC 刺激后的 Th2 记忆细胞的功能，包括增加其细胞增殖能力和分泌细胞因子能力，进而促进 Th2 型细胞极化。

（朱　锋　徐开林）

第五节　树突状细胞的转化应用价值

一、调节性树突状细胞在不同疾病治疗中的应用

（一）器官移植

目前，器官移植已成为器官功能衰竭患者的主要治疗手段，能否有效抑制移植排斥

反应是影响器官移植成败的关键。免疫抑制剂虽然在临床上可用于抑制免疫排斥,但其会增加感染发生的概率,严重时甚至可能危及生命。因此,应寻找可减少或避免服用免疫抑制剂,同时可以诱导移植物特异性耐受的新途径。调节性树突状细胞(DCreg)为此提供了新机会。给自身免疫性肠病的小鼠输入 $TGF-\beta$ 基因修饰的 DCreg,可延缓疾病的进展,证实 DCreg 可以诱导免疫耐受。用血管活性肠肽培养的 DCreg,在减轻小鼠移植物抗宿主病的基础上不同程度地保留了抗白血病效应,从这种 DCreg 治疗的受鼠中分离出来的 $CD8^+$ T 细胞数量减少,但它们溶解肿瘤细胞的作用没有减弱。

1. DCreg 输注途径 该输注途径可能影响 DCreg 诱导免疫耐受的效果。静脉输注经地塞米松处理的骨髓来源的 DC,可延长心脏移植物的存活时间,而经皮下输注的同等 DC 却不能提高移植物的存活率。在海绵体同种异体移植动物模型中,经静脉输注的 DCreg 可诱导供体 T 细胞呈特异低反应性,而将 DCreg 直接注射入海绵体中则不能产生此效果。

2. DCreg 与免疫抑制剂联用 在异体心脏移植模型中,仅注射供体 DCreg 不能有效延迟移植物的排斥时间,而注射他克莫司联合供体 DCreg 可显著延长移植物的存活时间。此外,免疫抑制剂可增强 DC 的负向免疫调节功能,特别是经他克莫司处理的鼠骨髓来源的 DC,可降低其提呈或处理抗原的能力,从而更有效地诱导免疫耐受。

(二)自身免疫性疾病

1. 1 型糖尿病 2011 年,在 1 型糖尿病患者中进行了首例 DCreg 临床试验。试验组患者给予皮下输注经反义寡核苷酸(以 $CD40$、$CD80$、$CD86$ 为靶基因)处理的 DCreg,每 2 周 1 次;对照组用同样方法给予未处理的 DC。持续监测患者体征 12 个月,患者体内未产生针对 DC 的自身抗体且无不良反应,提示自体 DCreg 具有良好的耐受性,且患者外周血中增加的 $B220^+CD11c^-$ B 细胞群可能是缓解 1 型糖尿病症状的重要媒介。上述研究证实了 DCreg 的耐受性和安全性,但其疗效仍需进一步探索。

2. 类风湿关节炎(RA) DC 是维持 RA 炎症及导致骨和关节损害的主要参与者,因此将高度活化的 DC 诱导为可抑制自身反应性 T 细胞的 DCreg,重建 T 细胞耐受,是治疗 RA 的新型策略。另一种治疗方法是用小干扰 RNA 技术破坏 DC 和 T 细胞间共刺激的相互作用,产生的 DC 可下调 IL-2、IFN-γ、TNF-α 和 IL-17 等表达水平,从而诱导产生 $Foxp3^+Treg$,减少 RA 导致的骨和关节损害。

在 RA 的临床试验中,患者皮下输注经 BAY 11-7082(NF-κB 信号通路的抑制剂)诱导产生的自体 DCreg(低表达 CD40,高表达 CD86),发现负载自身抗原的 DCreg 具有良好的耐受性且不易产生不良反应。在另一项临床试验中,经关节腔输注自体 DCreg,并定期监测患者外周血和关节液中对衡量 DCreg 疗效具有重要意义的分子标志物,发现经关节腔输注的自体 DCreg 具有良好的耐受性和安全性。

二、树突状细胞疫苗在疾病中的应用

DC 强大的免疫激活功能及天然佐剂的特点,使其在改善疫苗的免疫原性、提高疫苗效率及临床免疫治疗方面具有潜在应用价值。近年来,利用 DC 来改善疫苗的免疫原性成为疫苗设计研究领域的新策略、新思路，特别是抗肿瘤 DC 疫苗的开发与研制成为国内外学者的研究热点。

（一）DC 疫苗的种类

1. 离体负载 DC 疫苗 目前，临床应用的 DC 疫苗一般采用离体基因修饰或抗原负载的方法来制备。主要是通过将来自于肿瘤患者体内的 DC 在体外与诱导 DC 成熟的佐剂及肿瘤特异抗原共培养扩增（"负载"过程），再将其与肿瘤抗原一同注入患者体内以刺激细胞毒性 T 淋巴细胞功能。对 DC 进行抗原负载可通过自然主动摄取、电穿孔、腺病毒介导等方法完成，有时待负载的肿瘤抗原也可用肿瘤抗原替代物（如肿瘤抗原多肽）代替。负载抗原的自身 DC 输入患者体内后，迁移进入淋巴器官并活化 T 细胞，激发抗肿瘤免疫应答，诱导杀伤性免疫细胞的产生。

然而，通过离体负载抗原或进行基因修饰制备 DC 疫苗的方法成本较高，操作过程复杂，需要针对个体病例进行逐一操作，在大规模临床应用中受到限制；另外，体外负载的 DC 是经过体外培养及人为修饰后回输入患者体内，在诱导免疫应答方面可能存在一定的未知性和不可控制因素。因此，寻求更简便、更适宜临床操作的 DC 疫苗制备方法是 DC 疫苗开发研究的下一阶段工作。

2. 体内靶向负载 DC 疫苗 对 DC 直接进行体内靶向负载是利用 DC 改善疫苗免疫原性制备 DC 疫苗的另一种理想方式。所谓 DC 体内靶向负载，即直接注射一种靶向体内特定 DC 亚群的肿瘤抗原-抗体复合物，复合物中的抗体针对 DC 表面的 C 型凝集素受体（如 DEC-205、TLR 等）抗原，以试图代替常规的 DC 肿瘤疫苗体外制备方法，从而促进基于 DC 免疫治疗方法的大规模应用。

与离体操作法制备 DC 疫苗相比，直接进行体内 DC 靶向可能的优越性在于：能够批量生产靶向物，适合人群大规模使用，尤其在应对一些传染病的大规模暴发时能够快速发挥作用；另外，体内 DC 处于自然生理状态，进行体内靶向可完全模拟固有免疫进程。

体内靶向负载 DC 疫苗的递送方法：目前体内靶向 DC 的递送系统大致可分为微粒子载体、活载体运输和受体配体结合系统 3 类。

（1）微粒子载体运输系统：包括脂质体和聚合粒子。脂质体是由双层磷脂构成的中空小球，是一种定向药物载体，属于靶向给药系统的一种新剂型。体内研究发现，将包裹有肽段的脂质体靶向 DC，能有效提高其激发体液免疫应答和 CTL 效应能力。与直接注射 DNA 质粒相比较，利用脂质体包裹 DNA 质粒靶向 APC，能够显著提高 DC 的抗原提呈效率和 Th1 免疫应答水平。

利用聚合粒子靶向抗原的优点在于：聚合粒子能够阻止抗原性肽段、蛋白质及 DNA 分子的快速降解。例如，利用甘露糖化多聚粒子包裹携带 HIV 基因的质粒 DNA，特异性靶向抗原提呈细胞 DC。以恒河猴为实验动物，于皮肤局部接种该甘露糖化疫苗，发现该聚合粒子包裹的质粒 DNA 能够高效地转染皮肤 DC。DC 迁移至淋巴结，加工处理转染质粒编码的抗原并提呈给 T 细胞，可有效激发 HIV 抗原特异性 CD4[+] 辅助性 T 细胞和 CD8[+] 记忆 T 细胞，引起迟发性超敏反应。

（2）活载体运输系统：利用基因表达载体靶向 DC 可实现载体携带的肿瘤相关抗原

（tumor associated antigen，TAA）在细胞内表达，并持续提呈至抗原特异性CTL，激发相应的抗肿瘤免疫应答。这种免疫策略的关键因素是需要高效率的基因运送系统靶向DC。病毒载体尤其是腺病毒，具有较高的转染效率，在细胞特异性基因运送系统中显示出良好效果，且腺病毒载体并不整合入宿主细胞染色体中，只是进行短暂的表达。研究发现DC对腺病毒的侵染具有相对的抵抗能力，可能由于DC缺乏某些病毒初级接头受体的表达，而这些受体对于腺病毒进入细胞非常重要。不过这一缺陷可通过对腺病毒进行基因改造来克服，通过插入特定的靶向基序改变病毒的趋向性，使其能够定向侵染特异的细胞类型。

（3）受体配体结合系统：除微粒子载体及活载体运输方法外，还可直接将蛋白质或抗原肽与配体相连，从而达到靶向的目的。将抗原靶向DC的配体可分为：①包括热休克蛋白（HSP）、细菌毒素和糖基在内的"天然"配体；②细胞表面受体分子的特异性抗体。

"天然"配体：HSP属于分子伴侣蛋白家族，在错误折叠蛋白的重新折叠和指导蛋白酶降解的过程中发挥重要作用。研究者发现，APC表面CD91分子是HSP特异性受体。通过化学偶联、体外混合，或者从表达目的抗原的细胞裂解物中分离等方法可获得抗原-HSP复合物。通过HSP与CD91的直接作用，HSP可将其携带的抗原分子特异性靶向APC。

部分细菌毒素非常适用于运送MHC Ⅰ类抗原，这些毒素结合细胞表面受体，通过细胞质膜/内吞体膜进入细胞质，或经内吞体-高尔基体-内质网逆行性通路进入内质网，使得抗原进入MHC Ⅰ分子提呈途径。

用糖基包裹抗原则可靶向DC表面C型凝集素受体（CLR）。不同的包裹糖基靶向不同的CLR，从而决定不同的免疫应答结果。

针对DC表面分子的抗体，能够高度特异地识别其配体分子，使其成为DC靶向的一个有利的运送工具。研究发现，通过化学偶联或基因重组等方法将目的抗原分子与针对DC表面分子的单抗连接，可迅速将抗原分子靶向淋巴组织中特定的DC亚群。人源化抗体的制备成功，更使抗体介导的DC靶向具有向临床治疗过渡的研究价值。

（二）DC疫苗的临床应用

1. 肿瘤性疾病 肿瘤细胞对宿主免疫应答的逃避是恶性肿瘤发生、发展的重要机制之一。在荷瘤动物及肿瘤患者体内，均发现DC存在功能上的缺陷。肿瘤细胞能够通过一系列机制抑制机体的抗肿瘤免疫反应，激活特异的Treg以下调细胞毒性T淋巴细胞的效应等。如果对DC进行肿瘤抗原修饰，再将负载肿瘤抗原的致敏DC回输机体，可能解决因DC功能缺陷造成的肿瘤免疫逃逸，诱导机体产生有效的抗肿瘤免疫应答。

以肿瘤-睾丸抗原（CTA）家族中的XAGE-1b蛋白致敏DC刺激自体T淋巴细胞产生特异杀伤性和细胞毒性T细胞，体外研究证实其对表达相应CTA的肺癌细胞可产生较好的杀伤效果。将肿瘤抗原编码基因或某些细胞因子基因等导入DC使之持续有效表达肿瘤抗原，诱导抗肿瘤免疫反应；用野生型P53致敏的DC治疗22例小细胞肺癌患者应用此种疫苗安全并能产生特异性的免疫应答。

近年研究证实，肿瘤来源的mRNA致敏DC也是一种诱导CTL和产生肿瘤免疫的有效途径。从肿瘤组织中扩增到足量用于刺激 DC 的 mRNA，并通过筛选获得在肿瘤细胞内特异表达的肿瘤 mRNA，以此作为抗原冲击 DC 制备疫苗。该疫苗可避免诱发自身免疫性疾病，有更高的临床实用价值。

实验表明，将肿瘤细胞与 DC 融合得到的肿瘤细胞 -DC 融合物也是诱发 T 细胞介导的抗肿瘤免疫有效细胞疫苗，它将 DC 的免疫刺激功能与肿瘤抗原信息有机地结合起来，从而更有效地诱导机体产生抗肿瘤免疫。融合的 DC- 肿瘤细胞保留了 DC 的生物学特性，具有处理和提呈肿瘤特异性抗原的能力，可激发肿瘤特异性 CTL 活性及保护性免疫，降低肿瘤发生率，延长存活时间。

2. 慢性病毒性肝炎 很多研究显示，HBV 感染与 DC 功能缺陷有关，表现为免疫应答低下或缺失，机体对病毒产生免疫耐受，不能有效清除病毒。相较于健康个体，慢性乙型肝炎患者相同数量的前体细胞经诱导分化形成 DC 数量明显减少，成熟度不高，细胞表面的 MHC Ⅱ 类分子、协同刺激分子水平均较正常人明显下降；同时，慢性乙型肝炎患者 DC 刺激同种异体淋巴增殖能力显著减低，证明慢性乙型肝炎患者 DC 功能处于抑制状态。HBV 感染的 DC 经洗涤后，清除细胞表面 HBV，体外培养仍可以产生 HBV-DNA，电镜下可见病毒颗粒，提示 DC 中有 HBV 复制，导致病毒逃避免疫攻击和病毒持续感染。DC 产生 HBsAg 特异性 CTL 和 Th1 型免疫反应，可能在机体抗 HBV 感染中起重要作用。

由于 DC 能激活细胞免疫，利用 DC 制备肝炎病毒核心疫苗治疗慢性肝炎病毒感染，已成为当前免疫学科热点之一。有研究发现，DC 功能与注射乙型肝炎疫苗的反应性有关。以 HBV-Tg 小鼠模型为研究对象，观察完全氟氏乳化的乙型肝炎疫苗免疫治疗的效果。结果发现 DC 功能良好的 23 只 HBV-Tg 小鼠的 HBsAg 在疫苗治疗后完全转阴，HBV DNA 水平下降；而 DC 功能不良的 19 只小鼠则完全没有反应；此外，DC 功能良好的小鼠 DC 均有 MHC Ⅱ 和 CD86 表达上调及 IL-12 产生增加，提示 DC 的活化程度较 HBV 标志物更有助于预测疫苗治疗的疗效。转染 HCV 的 DC 能诱导 CD8[+] T 细胞和抗病毒免疫相互启动，这有助于合理设计疫苗对抗 HCV。进一步研究发现，在体外诱导扩增的自身 DC 细胞，经 HBsAg 致敏后皮下回输，可以有效抑制 HBV 的复制，减少血内病毒载量，清除 HBeAg 和促进 HBeAg/ 抗 HBe 的血清转换；DC 与其他抗病毒药物联合应用，能增强机体应答能力，达到快速消除病毒的效果。在 DC 疫苗注射治疗慢性乙型肝炎时，发现 DC 疫苗有可能活化慢性乙型肝炎患者的免疫反应，对其治疗有一定疗效。

（朱 锋 徐开林）

参考文献

曹雪涛 . 2015. 医学免疫学 . 北京：人民卫生出版社，169-171.

龚非力 . 2014. 医学免疫学 . 4 版 . 北京：科学出版社，109-116.

张宇辰，赵明峰 . 2013. 单核 / 巨噬细胞系统对造血干细胞的调控作用 . 生理科学进展，44（4）：310-313.

Azimzadeh AM, Bromberg JS. 2013. Transplantation: negative vaccination to modulate transplant immunity.

Nat Rev Nephrol, 9（10）: 557-559.

Bullwinkel J, Ludemann A, Debarry J, et al. 2011. Epigenotype switching at the CD14 and CD209 genes during differentiation of human monocytes to dendritic cells. Epigenetics, 6（1）: 45-513.

Cheng F, Lienlaf M, Perez-Villarroel P, et al. 2014. Divergent roles of histone deacetylase 6（HDAC6）and histone deacetylase 11（HDAC11）on the transcriptional regulation of IL10 in antigen presenting cells. Mol Immunol, 60（1）: 44-53.

Cheng F, Lienlaf M, Wang HW, et al. 2014. A novel role for histone deacetylase 6 in the regulation of the tolerogenic STAT3/IL-10 pathway in APCs. J Immunol, 193（6）: 2850-2862.

Chougnet CA, Thacker RI, Shehata HM, et al. 2015. Loss of phagocytic and antigen cross-presenting capacity in aging dendritic cells is associated with mitochondrial dysfunction. J Immunol, 195（6）: 2624-2632.

El Mezayen R, El Gazzar M, Myer R, et al. 2009. Aging-dependent upregulation of IL-23p19 gene expression in dendritic cells is associated with differential transcription factor binding and histone modifications. Aging cell, 8（5）: 553-565.

Esashi E, Wang YH, Perng O, et al. 2008. The signal transducer STAT5 inhibits plasmacytoid dendritic cell development by suppressing transcription factor IRF8. Immunity, 28（4）: 509-520

Fares J, Koller R, Humeniuk R, et al. 2012. The tumor suppressor p15^{Ink4b} regulates the differentiation and maturation of conventional dendritic cells. Blood, 119（21）: 5005-5015.

Gu C, Zhou XD, Yuan Y, et al. 2015. MicroRNA-214 induces dendritic cell switching from tolerance to immunity by targeting beta-Catenin signaling. International Journal of Clinical and Experimental Pathology, 8（9）: 10050-10060.

Gunawan M, Venkatesan N, Loh JT, et al. 2015. The methyltransferase Ezh2 controls cell adhesion and migration through direct methylation of the extranuclear regulatory protein talin. Nat Immunol, 16（5）: 505-516.

Huang Y, Min S, Lui Y, et al. 2012. Global mapping of H3K4me3 and H3K27me3 reveals chromatin state-based regulation of human monocyte-derived dendritic cells in different environments. Genes Immun, 13（4）: 311-320.

Lin Q, Chauvistre H, Costa IG, et al. 2015. Epigenetic program and transcription factor circuitry of dendritic cell development. Nucleic Acids Res, 43（20）: 9680-9693.

Lind EF, Millar DG, Dissanayake D, et al. 2015. miR-155 upregulation in dendritic cells is sufficient to break tolerance in vivo by negatively regulating SHIP1. J Immunol, 195（10）: 4632-4640.

Liu QL, Zhang J, Liu X, et al. 2015. Role of growth hormone in maturation and activation of dendritic cells via miR-200a and the Keap1/Nrf2 pathway. Cell Prolif, 48（5）: 573-581.

Liu X, Ren S, Ge C, et al. 2015. Sca-1$^+$Lin$^-$CD117$^-$ mesenchymal stem/stromal cells induce the generation of novel IRF8-controlled regulatory dendritic cells through Notch-RBP-J signaling. J Immunol, 194（9）: 4298-4308.

Liu Y, Zhang Q, Ding Y, et al. 2015. Histone lysine methyltransferase Ezh1 promotes TLR-triggered inflammatory cytokine production by suppressing Tollip. J Immunol, 194（6）: 2838-2846.

Lopez-Bravo M, Minguito de la Escalera M, Dominguez PM, et al. 2013. IL-4 blocks TH1-polarizing/inflammatory cytokine gene expression during monocyte-derived dendritic cell differentiation through histone hypoacetylation. The Journal of Allergy and Clinical Immunology, 132（6）: 1409-1419.

Malhotra D, Fletcher AL, Astarita J, et al. 2012. Transcriptional profiling of stroma from inflamed and resting lymph nodes defines immunological hallmarks. Nat Immunol, 13（5）: 499-510.

Marcelo H, Maria C. 2010. Negative vaccination by tolerogenic dendritic cells in organ transplantation. Curr

Opin Organ Transplant, 15: 738-743.

Merad M, Sathe P, Helft J, et al. 2013. The dendritic cell lineage: ontogeny and function of dendritic cells and their subsets in the steady state and the inflamed setting. Annu Rev Immunol, 31: 563-604.

Moran TP, Nakano H, Kondilis-Mangum HD, et al. 2014. Epigenetic control of Ccr7 expression in distinct lineages of lung dendritic cells. J Immunol, 193（10）: 4904-4913.

Morelli AE, Thomson AW. 2007. Tolerogenic dendritic cells and the quest for transplant tolerance. Nat Rev Immunol, 7（8）: 610-621.

Pacis A, Tailleux L, Morin AM, et al. 2015. Bacterial infection remodels the DNA methylation landscape of human dendritic cells. Genome Res, 25（12）: 1801-1811.

Palucka K, Bancheredu J. 2012. Cancer immunotherapy via dendritic cells. Nat Rev Cancer, 12（4）: 265-277.

Steinman RM, Cohn ZA. 1973. Identification of a novel cell type in peripheral lymphoid organs of mice. I. Morphology, quantitation, tissue distribution. J Exp Med, 137（5）: 1142-62.

Stenger EO, Turnquist HR, Mapara MY, et al. 2012. Dendritic cells and regulation of graft-versus-host disease and graft-versus-leukemia activity. Blood, 119（22）: 5088-5103.

Tatsuki Sugiyama, Takashi Nagasawa. 2012. Bone marrow niches for hematopoietic stem cells and immune cells. Inflammation & Allergy - Drug Targets, 11（3）: 201-206.

Villagra A, Cheng F, Wang HW, et al. 2009. The histone deacetylase HDAC11 regulates the expression of interleukin 10 and immune tolerance. Nat Immunol, 10（1）: 92.

Wesa AK, Storkus WJ. 2008. Killer dendritic cells: mechanisms of action and therapeutic implications for cancer. Cell Death Differ, 15（1）: 51-57.

Xiao C, Srinivasan L, Calado DP, et al. 2008. Lymphoproliferative disease and autoimmunity in mice with increased miR-17-92 expression in lymphocytes. Nat Immunol, 9（4）: 405-414.

Zhang X, Ulm A, Somineni HK, et al. 2014, DNA methylation dynamics during ex vivo differentiation and maturation of human dendritic cells. Epigenetics & Chromatin, 7: 21.

第十二章 各类非细胞成分

第一节 细胞因子

细胞因子是免疫原、丝裂原或其他刺激剂诱导多种细胞产生的具有广泛生物学活性的低分子量可溶性蛋白质。通过结合相应的受体，众多细胞因子在体内通过旁分泌、自分泌或内分泌等方式发挥作用，参与人体多种重要的生理功能。细胞因子对造血系统细胞间相互作用，细胞的增殖、分化及效应功能有重要的调节作用。按照功能不同，细胞因子可分为白细胞介素（IL）、集落刺激因子、干扰素、肿瘤坏死因子、转化生长因子-β家族、生长因子、趋化因子家族。

一、白细胞介素

白细胞介素是由多种细胞产生并作用于多种细胞的一类细胞因子。最初发现是由白细胞产生又在白细胞间发挥作用，因此而得名。现指一类分子结构和生物学功能已基本明确、具有重要调节作用的细胞因子，在造血调控，免疫细胞的成熟、活化、增殖和免疫调节等一系列过程中均发挥重要作用。目前至少发现了38种白细胞介素，分别命名为IL-1～IL-38。本部分着重介绍与造血发育及造血系统疾病关系比较密切的白细胞介素。

（一）白细胞介素与正常造血

1. 白细胞介素与造血细胞分化　多种白细胞介素能调控造血细胞分化。大部分白细胞介素与淋巴细胞分化发育相关，如IL-7、IL-13、IL-15、IL-18等。也有白细胞介素参与调控髓系细胞的分化，如IL-17和IL-33。某些白细胞介素既能影响髓系分化，也与淋系分化关系密切，如IL-1。此外，还有部分白细胞介素参与造血干/祖细胞的调控，如IL-20、IL-27和IL-31。

（1）IL-1：分子量为17kDa，有IL-1α和IL-1β两种亚型。IL-1α由159个氨基酸组成，IL-1β含153个氨基酸，两者由不同的基因编码。虽然其氨基酸序列仅有26%的同源性，然而IL-1α和IL-1β以同样的亲和力结合于相同的细胞表面受体，发挥相同的生物学作用。IL-1主要来源于活化的巨噬细胞。IL-1受体（IL-1R）存在于有核细胞表面，IL-1R主要有两种类型：一种为IL-1R1，其分子伸入胞质内的肽链部分较长，起着传递活化信号的作用；另一种为IL-1R2，胞内部分的肽段较短，不能有效地传递信号，而是将胞外部分的肽链释放到细胞外液中，以游离形式与IL-1结合，发挥反馈抑制作用。IL-1是造血调节中的重要因子，对粒系、巨核系、红系和淋巴系的发育都有影响。Benjamin等用人重组IL-1α（rIL-1α）治疗环磷酰胺引起骨髓抑制的小鼠，发现IL-1能加速粒-巨噬系集落形成单位（granulocyte-macrophage colony forming unit，CFU-GM）的恢复，促进骨髓和脾集落粒细胞增殖，外周血粒细胞增多。经 IL-1 处理的小鼠还出现巨核系增生，在外周血表现为血小板增加。IL-1 和其他细胞因子合用可加强其对造血细胞增殖和分化的作用，IL-1 对粒单系祖细胞的刺激作用可能与其能促进骨髓基质细胞和不成熟的正常骨髓细胞生成、释放集落刺激因子等细胞因子，并与之协同的作用有关。IL-1 对粒系和巨核系的作用已得到确证，但是其对红系造血的作用尚无定论。给小鼠注射 rIL-1α 2 天后，小鼠骨髓和脾红系爆式集落形成单位（erythroid burst-forming unit，BFU-E）数量上升，但体外研究显示 rIL-1β 对 BFU-E 的增殖无作用。另外，IL-1 在淋系发育过程中也起作用。在 B 细胞的形成中，IL-1 的作用是复杂的，既能作为一种辅助因子刺激 B 细胞的生长和分化，加强 B 细胞成熟过程中免疫球蛋白的表达，也能抑制前体 B 细胞的增殖。IL-1 对免疫球蛋白表达的增强作用是间接的，部分由于骨髓基质细胞接触 IL-1α 后 IL-4 产生增加所致。此外，IL-1 还抑制淋巴系祖细胞的增殖。

（2）IL-7：分子量约 25kDa，其基因位于 8 号染色体。造血系统中 IL-7 主要由骨髓和胸腺基质细胞产生。IL-7 受体由 IL-7Rα 和共同 γ 链（γc）组成。IL-7 及其受体与 T 细胞发育关系密切。IL-7 在小鼠早期胸腺细胞发育中也起重要作用，缺乏 IL-7 的小鼠，其胸腺 T 细胞发育会阻滞于双阴选择阶段。而将人脐带血干细胞在体外与 OP9-DL1 共培养，使之向淋系方向分化，同时加入 IL-7/IL-7 抗体复合物，则能有效地促进淋系祖细胞在缺陷小鼠胸腺的植入。IL-7Rα 和 γc 缺失都会导致人胸腺发育受阻及 T 细胞损伤，从而引起严重联合免疫缺陷。

（3）IL-13：分子量约 10kDa，其基因位于 5 号染色体。IL-13 主要由 Th2 细胞产生。IL-13 受体有两种类型，Ⅰ型由 IL-13Rα1 和 IL-4Rα 组成，Ⅱ型由 IL-13Rα1、IL-4Rα 和 IL-13Rα2 组成，其中Ⅰ型较为常见。IL-13 与 IL-4 有 20%～25% 的同源性，并且二者某些生物功能相同。IL-13 能抑制人正常前体 B 细胞（CD19$^+$sIg$^-$）的生长，IL-13 与 IL-4 对前体 B 细胞的生长抑制表现不尽相同，说明 B 细胞表达的 IL-13 和 IL-4 受体不同。而 IL-4 受体抗体能逆转 IL-13 导致的生长抑制，表明 IL-13 和 IL-4 在前体 B 细胞上的结合链可能是紧密关联的。IL-13 抑制前体 B 细胞生长的作用机制是减少细胞周期活跃程度。

（4）IL-15：分子量 14～15kDa，其基因位于 4 号染色体。IL-15 主要来源于外周血单核/巨噬细胞。IL-15 受体由三个亚基（α、β 和 γ）组成，其中 β 亚基是 IL-15 发挥功能的必需亚基，γ 亚基则介导信号传递。IL-15 与 T 细胞发育关系密切。

IL-15 能诱导 T 细胞表达细胞因子及其受体，并且参与炎症反应中 T 细胞的早期活化和增殖活性，是 T 细胞生长因子。促进细胞毒性 T 细胞和有丝分裂原致敏下的 T 细胞增殖。无抗原刺激时 IL-15 亦能模仿 T 细胞受体交联诱导 T 细胞增殖、基因表达和细胞毒性作用。IL-15 还能促进 B 细胞的增殖和分化。

（5）IL-17：IL-17 家族包括 IL-17A、IL-17B、IL-17C、IL-17D、IL-17E 和 IL-17F 共 6 个成员，其中对 IL-17A 研究较多。IL-17A 分子量为 35kDa，由 155 个氨基酸组成，其基因位于 6 号染色体。IL-17 主要来源于 Th17 细胞。IL-17 受体（IL-17R）家族成员包括 IL-17RA、IL-17RB、IL-17RC、IL-17RD 和 IL-17RE。IL-17R 成员可以组成不同的受体复合物来行使功能。IL-17 与髓系和红系细胞发育相关。体外试验证明，与成纤维细胞共培养时，IL-17 能促进人造血干/祖细胞（CD34$^+$）的增殖，促进干细胞向中性粒细胞的分化成熟，表明 IL-17 能通过成纤维细胞释放的粒细胞集落刺激因子（G-CSF）和 IL-6 间接影响造血干细胞。小鼠体内试验证明，利用腺病毒过表达 IL-17 能明显促进骨髓和脾的粒细胞生成，以及髓系祖细胞的扩增，这一作用也是通过 G-CSF 和膜结合干细胞因子（SCF）实现的。而小鼠体内注射 IL-17 重组蛋白则会使骨髓和脾释放 IL-6 而促进粒细胞生成。IL-17 对红系细胞也有一定作用。它能促进小鼠骨髓早期红系祖细胞 BFU-E 的发育，但是却抑制晚期红系祖细胞红系集落形成单位（CFU-E）生长。然而，IL-17 在小鼠脾脏对红系细胞的作用与骨髓相反，说明 IL-17 对红系细胞的作用因组织微环境而不同。

（6）IL-18：分子量为 24kDa，由 193 个氨基酸组成，可被蛋白水解为 18kDa 的分子，其基因位于 11 号染色体。IL-18 主要由单核/巨噬细胞产生。IL-18 受体由配体结合 α 链和信号转导 β 链组成。IL-18 与 T 细胞的发育有密切关系。收集小鼠骨髓的共同淋系祖细胞、早期胸腺祖细胞和胸腺双阴细胞与 OP9 基质细胞共培养，并同时或分别加入 IL-7、IL-18，培养 1 周后证实 IL-18 促进早期胸腺祖细胞的增殖，并加速其向双阴细胞阶段的分化，效果与 IL-7 相似。而 IL-18 和 IL-7 联合使用则既能促进胸腺来源的祖细胞增殖，同时也能促进骨髓来源的共同淋系祖细胞增殖。IL-18 对胸腺早期祖细胞增殖的促进作用是通过增加细胞表面 c-KIT 和 IL-7 受体的表达而实现的。

（7）IL-20：由 176 个氨基酸组成，其基因位于 1 号染色体。IL-20 主要来源于外周血单个核细胞，其受体由 IL-20Rα（zcytor 7）和 IL-20Rβ（DIRS1）两个亚基组成。IL-20 对造血发育的影响主要体现在多能祖细胞水平。研究发现在人 CD34$^+$ 细胞培养体系中加入 IL-20，能使 CD34$^+$ 细胞形成的混合集落数增加，但是对红系祖细胞、粒-巨噬祖细胞和巨核系祖细胞没有作用。IL-20 的转基因小鼠，骨髓多能干细胞数目增加，进入周期比例增加。用外源 IL-20 注射正常小鼠，其骨髓多能祖细胞也明显增多。

（8）IL-27：是由 p28 和 EBI3 组成的异二聚体细胞因子，主要由激活的树突状细胞产生。IL-27 受体也是异二聚体分子，由特异亚基 WSX-1 和共同亚基 gp130 组成。IL-27 能激活信号转导及转录激活因子 1（STAT1）和 STAT3，在免疫反应中发挥多种作用。IL-27 不仅作用于 T 细胞、B 细胞和巨噬细胞，还能直接作用于造血干细胞，支持干细胞的早期分化。造血干细胞 CD34$^{-/low}$c-KIT$^+$Sca-1$^+$ lin$^-$（CD34$^-$ KSL）表达 IL-27 受体亚基，体外培养 CD34$^-$ KSL 时加入 IL-27 和 SCF 能使祖细胞扩增。IL-27 转基因小鼠则表现为骨髓细胞增多，而 B 细胞生成减少，脾脏血细胞也增多，说明 IL-27 是造血干细胞的重要调节因子。

（9）IL-31：包括由 164 个氨基酸组成的前体肽链和 141 个氨基酸组成的成熟分子两种形式。其基因位于 12 号染色体。IL-31 主要来源于活化的 CD4$^+$T 细胞。IL-31R 有三种，包括 GLM-R、GPL 和 IL-31RA。IL-31 的功能受体是由 IL-31R 和 OSM 受体两个亚基组成的异二聚体复合物。IL-31 及其受体能调节髓系祖细胞增殖。在小鼠中敲除 IL-31R，可导致骨髓和脾祖细胞形成的集落明显减少，处于细胞周期 S 期的细胞比例也下降，而成熟细胞无影响，也不影响小鼠骨髓造血干细胞的长期重建能力。体外试验发现 IL-31 不能促进骨髓造血祖细胞的集落形成，但是却能促进细胞的存活，表明 IL-31 及其受体对造血祖细胞增殖有一定作用。

（10）IL-33：分子量约 31kDa，由 270 个氨基酸组成，其基因位于 5 号染色体。

IL-33 主要来源于上皮细胞和内皮细胞。IL-33 受体复合物由 IL-1 受体相关蛋白（IL-1RL1，ST2）和 IL-1 受体辅助蛋白（IL-1RAcP）组成。IL-33 能调节骨髓细胞生成及髓系细胞活性。IL-33 过表达的 CMV/IL-33 小鼠表现为过多中性粒细胞浸润。由于骨髓、脾和外周血髓系细胞增多累积，CMV/IL-33 小鼠还出现贫血、血小板增多等骨髓细胞失调的表型。同样 IL-33 也能在体外诱导骨髓来源的髓系细胞增殖，而 IL-33 敲除小鼠脾和骨髓的髓系细胞则轻微缺乏，说明 IL-33 在体内外都能影响髓系细胞生成。

2. 白细胞介素在骨髓造血微环境调控中的作用 IL-3、IL-6、IL-7 和 IL-17 等白细胞介素在骨髓造血微环境中发挥重要作用。

（1）IL-3：又称多能集落刺激因子，分子量约 15kDa，其基因位于 5 号染色体。IL-3 主要由活化的 $CD4^+T$ 细胞产生。IL-3 受体由配体特异性 α 亚基和共用 β 亚基组成。骨髓造血干细胞表面表达 IL-3 受体，因此 IL-3 促进早期原始细胞增殖分化可能是直接作用，也可能与基质细胞分泌的其他生长因子协同作用，或可能通过促进基质细胞合成早期作用因子如 SCF、IL-6 等。骨髓基质细胞不分泌 IL-3，但它与造血细胞之间的黏附作用对 IL-3 发挥作用有重要意义。将造血细胞株 DFC-a 与基质细胞共培养时，IL-3 或 GM-CSF 能刺激 DFC-a 的生长和分化；当无基质细胞时，IL-3 或 GM-CSF 仅能使其短暂扩增而不能持久。IL-3 还参与骨髓内皮细胞与原始造血细胞的相互作用。$CD34^+$ 细胞在体外培养时表达少量血管内皮生长因子 A（VEGF-A）mRNA，但不释放 VEGF-A，加入 IL-3、SCF、GM-CSF 和 G-CSF 后，细胞内 VEGF-A 表达量明显增加，且上清液中有大量 VEGF-A。VEGF-A 能特异地作用于内皮细胞，使之分泌造血生长因子如 GM-CSF，同时 VEGF-A 还能加强基质细胞衍生因子-1（SDF-1）所驱动的造血祖细胞跨内皮迁移。此外，IL-3 还参与基质细胞的归巢。将 IL-3 基因转入骨髓基质细胞 MS5，经静脉输入皮下植入人胎儿骨碎片的 NOD/SCID 小鼠体内，细胞能归巢入鼠体内人的骨髓移植物，以及鼠的脾脏、肝脏、肺和骨髓中。

（2）IL-6：分子量约 21kDa，其基因位于 7 号染色体，IL-6 前体肽有 212 个氨基酸，成熟肽由 184 个氨基酸组成。骨髓基质细胞分泌 IL-6，并受多种因素调控。$CD34^+$ 祖细胞与基质细胞共培养，可使上清液中的 IL-6 和 G-CSF 增加 4～5 倍，表明 $CD34^+$ 祖细胞能诱导基质细胞产生 IL-6 及其他一些细胞因子，使之更好地支持造血。另外，组胺和 P 物质等也能刺激基质细胞产生 IL-6。骨髓干/祖细胞中 c-fos 的表达可以使细胞保持在细胞周期的 G_0/G_1 阶段，而 IL-3、IL-6 联合 SCF 可短暂上调骨髓干/祖细胞 *c-fos* 基因表达，使细胞维持在 G_0/G_1 期，抑制干/祖细胞的分化。

（3）IL-7：也是骨髓基质细胞来源的细胞因子，与原 B 细胞和前 B 细胞的发育关系密切。IL-7 可诱导原 B 细胞和前 B 细胞细胞增殖和分化，是 B 细胞和 T 细胞前体细胞（TCR-α、γ、δ）的生长因子和抗凋亡因子。

（4）IL-17：对骨髓基质细胞有一定的调控作用。实验证明 IL-17 能增加小鼠和人骨髓来源的间充质干细胞形成成纤维细胞集落形成单位的数量，以剂量依赖的方式促进间充质干细胞的增殖。IL-17 促进间充质干细胞增殖是通过 p38 和 ERK/MAPK 途径实现的。

（二）白细胞介素与异常造血

白细胞介素与急性髓系白血病（AML）、多发性骨髓瘤、急性淋巴细胞白血病、淋巴瘤、骨髓增殖性肿瘤（MPN）等造血疾病的发生发展有关。大部分白细胞介素如 IL-1、IL-6、IL-7、IL-8、IL-17、IL-18、IL-22、IL-31、IL-33 在造血疾病的发生发展中起到促进细胞增殖的作用。也有少数白细胞介素，如 IL-10、IL-13、IL-23 可抑制疾病的进程。还有部分白细胞介素如 IL-21、IL-32 对不同疾病发挥相反的作用。另外，IL-24 对处于不同细胞周期状态的同一种白血病细胞发挥相反的作用。

（1）IL-1：可促进 AML 细胞生长增殖。AML 细胞能合成生长因子 IL-1，并具有对 IL-1 的反应能力，它既能产生 IL-1 的前体，也可产生成熟的 IL-1。AML 细胞表面有 IL-1 受体，可将 IL-1 摄入胞内。IL-1 特异抗体可抑制 AML 细胞增殖。

（2）IL-6：是多发性骨髓瘤的重要调节因子。多发性骨髓瘤患者的骨髓微环境和细胞组成均发生明显改变，其中红细胞、血小板和淋巴细胞及其前体细胞均受到抑制，然而髓系前体细胞并不会减少，这是因为该前体细胞能产生 IL-6，并诱导其增殖。

（3）IL-7：及其受体在正常造血过程中促进 T 细胞的发育，但是另一方面，IL-7 也参与白血病的发生发展。人急性 T 淋巴细胞白血病（T-ALL）患者恶性细胞中 IL-7R 高表达，IL-7 在体外能抑制 T-ALL 细胞的凋亡而促进其增殖。IL-7 转基因小鼠能加速 T 细胞和 B 细胞淋巴瘤的发展。AKR/J 小鼠（IL-7Rα 高表达的小鼠）能自发形成胸腺 T 细胞淋巴瘤。此外，T-ALL 中 *Notch1* 基因突变发生率较高，*Notch1* 基因突变可上调 T-ALL 细胞 IL-7Rα 表达，在 Notch 诱导的白血病细胞维持中发挥作用。但是也有证据表明，在 p53 缺乏的小鼠中敲除 *IL-7R* 基因反而能促进淋巴瘤的发生，表明 IL-7/IL-7R 对白血病发展的作用可能依赖于某些特定细胞。

（4）IL-8：是一种趋化因子，分子量约 8kDa，主要活性形式由 72 个氨基酸组成。在正常情况下，主要由单核细胞、免疫细胞、上皮细胞等分泌，其受体由 59kDa 和 67kDa 的两个亚基组成。IL-8 在 AML 的细胞生长和耐药中发挥重要作用。研究人员将 AML 细胞与成骨肉瘤细胞系（Cal72、SJSA-1）或正常成骨细胞共培养，发现该体系能促进 AML 细胞增殖，但是不影响细胞的自发凋亡，并且培养上清中 IL-8 水平明显上升，说明成骨细胞极有可能是通过合成分泌 IL-8 而促进 AML 细胞生长增殖。

（5）IL-10：分子量约 35kDa，基因位于 1 号染色体上。正常人体内 IL-10 主要来源于单核/巨噬细胞和 Th 细胞。IL-10 受体包含 IL-10R1 和 IL-10R2 两条链。IL-10 与骨髓纤维化相关。骨髓纤维化的一个表现是造血细胞能在体外自发形成粒-巨噬细胞集落，而 IL-10 能有效抑制骨髓纤维化患者外周血单个核细胞的自发集落形成能力，说明 IL-10 可能是影响骨髓纤维化患者异常造血的一个因子。

（6）IL-13：抑制人正常前体 B 细胞生长的同时，也能抑制急性 B 细胞白血病细胞的增殖，包括来自白血病患者骨髓和白血病细胞系的前体 B 细胞。但是尽管 IL-13 能诱导恶性前体 B 细胞 CD23 的表达，但是它并不能促进前体 B 细胞向 sIg⁺B 细胞的分化。

（7）IL-17：可促进多发性骨髓瘤细胞生长增殖。与正常人相比，多发性骨髓瘤患者外周血及骨髓中 Th17 细胞显著增多，IL-17、IL-21、IL-22、IL-23 水平也明显升高。体外试验证明 IL-17 与 IL-17R 结合促进多发性骨髓瘤细胞生长和集落形成，体内移植同时注射 IL-17 则会促进多发性骨髓瘤在免疫缺陷小鼠体内的生长。而 IL-17A 的单克隆抗体 AIN457 能抑制多发性骨髓瘤细胞的生长，且能降低 IL-6 的产生。将人多发性骨髓瘤细胞移植免疫缺陷小鼠的同时注射 AIN457，可明显抑制肿瘤在小鼠体内的生长。

（8）IL-18：可促进 T-ALL 白血病细胞的增殖。MAPK/MEK/ERK 途径在 T-ALL 细胞的生长中起促进作用。然而加入 MEK 抑制剂却并不能阻止恶性 T 细胞增殖，反而极大地促进 T 细胞的增殖。将恶性 T 细胞与 *ERK1/2* 敲除的基质细胞共培养，也得到相似的结果。基因芯片分析发现 MEK 抑制剂处理的基质细胞中 IL-18 的转录水平显著上调。进一步研究发现 T-ALL 患者及移植 T-ALL 白血病细胞的免疫缺陷鼠外周血 IL-18 水平均高于正常对照。体外试验也证实 IL-18 通过 IL-18R 激活其下游 NF-κB 信号通路，促进 T-ALL 白血病细胞的增殖。

（9）IL-21：其前体肽有 162 个氨基酸，成熟肽由 131 个氨基酸组成，分子量约 15kDa，其基因位于 4 号染色体。IL-21R 与 IL-2β 和 IL-4Rα 在氨基酸水平高度同源。正常情况下，体内 IL-21 表达量很少。但是 IL-21 及其受体 IL-21R 在多种血液系统恶性肿瘤中高表达，如慢性淋巴细胞白血病、多发性骨髓瘤和淋巴瘤。IL-21 与 IL-21R 结合后诱导激活 JAK/STAT 信号通路，调节肿瘤细胞的增殖或凋亡。

（10）IL-22：分子量约 20kDa，由 179 个氨基酸组成，其基因位于 12 号染色体上。IL-22R 是由 IL-22R1（CRF2-9）和 IL-10R2（CRF2-4）组成的异二聚体。正常情况下 IL-22 主要来源于 CD4$^+$T 细胞。而在所有间变性大细胞淋巴瘤细胞系及其患者中都能检测到 IL-22R1 的异常表达。IL-22 自分泌刺激环路会激活 STAT3 而促使间变性大细胞淋巴瘤发生。尽管间变性大细胞淋巴瘤细胞能产生内源性 IL-22，但是在该类淋巴瘤细胞中加入外源重组 IL-22 仍然能显著促进 STAT3 的激活，以及细胞增殖和集落形成。而在淋巴瘤细胞系培养体系中加入 IL-22 的结合蛋白或 IL-22 的中和抗体则会减少 STAT3 的激活，细胞增殖和集落形成也减少。此外，研究人员还发现间变性大细胞淋巴瘤细胞中的特征性融合蛋白 NPM-ALK 能直接引起 IL-22R1 的异常表达，这些结果说明 IL-22 自分泌途径在恶性淋巴瘤中起重要作用。

（11）IL-23：是由 p40 和 p19 组成的异二聚体。IL-23 主要来源于树突状细胞和巨噬细胞。IL-23 受体复合物由 IL-12β1 和 IL-23R 亚基组成。体内外试验证实 IL-23 能直接抑制恶性 B 细胞的增殖，诱导其凋亡，从而抑制 B 淋巴细胞白血病细胞的生长。其作用机制是 IL-23 上调 miR15a 的表达，使 Bcl-2 蛋白表达水平下降。表明 IL-23 具有抗白血病作用，可能成为一种新的治疗儿童急性 B 细胞白血病的药物。IL-23 和 IL-27 的部分结构与功能相似。研究人员发现滤泡性淋巴瘤和弥漫性大 B 细胞淋巴瘤细胞表达 IL-23 和 IL-27 受体，IL-23 和 IL-27 联合使用能有效抑制人滤泡性淋巴瘤和弥漫性大 B 细胞淋巴瘤的生长。将人 SU-DHL-4 细胞系皮下接种免疫缺陷小鼠，IL-23 能直接抑制肿瘤细胞的增殖，而 IL-27 则通过破坏新生血管形成而有效地抑制细胞生长。IL-23 和 IL-27 联合使用对肿瘤的抑制作用比单独使用 IL-23 或 IL-27 更强，提示 IL-23 和 IL-27 可能作为治疗淋巴瘤患者的新途径。

（12）IL-24：分子量约 23kDa，由 206 个氨基酸组成，其基因位于 1 号染色体上。正常情况下 IL-24 主要由 CD3⁺T 细胞和单核细胞表达。IL-24 受体有两种，包括 IL-22R1/IL-20R2 和 IL-20R1（CRF2-8）/IL-20R2（CRF2-11）。慢性淋巴细胞白血病（CLL）患者细胞内黑色素瘤分化相关基因 -7（MDA-7）/IL-24 高表达，与正常淋巴细胞相比，CLL 细胞中 MDA-7 的下游靶蛋白 p38 MAPK 高度磷酸化。药物抑制 p38 MAPK 或 mda-7 沉默能导致 CLL 细胞凋亡水平上升 3 倍，LPS 和重组 IL-24 能逆转这种细胞凋亡，提示 mda-7/IL-24 通过激活 p38 MAPK 促进 CLL B 细胞的生存。但是另有报道显示在淋巴细胞白血病细胞系中过表达 MDA-7 不利于细胞生长，重组 IL-24 单独使用对细胞系无影响，在培养基中相继加入重组 IL-2 和 IL-24 却能诱导 CLL 细胞凋亡，使细胞从 G_0/G_1 期进入 S 期和 G_2/M 期，对正常成人外周血和扁桃体来源的 B 细胞无诱导凋亡作用。在转入 IL-24R1 的细胞中 IL-24 能刺激 STAT3 磷酸化，但是在正常细胞或 CLL B 细胞中不能使之磷酸化。相反，IL-24 能逆转 IL-2 诱导的 CLL 细胞 STAT3 的磷酸化，且这一作用可以被 IL-24 抗体中和。在 IL-2 活化的 CLL B 细胞中加入 IL-24 会引起 p53 磷酸化，以及 p53 上游抑制转录蛋白 P-STAT3 的去磷酸化，形成应激信号促进 CLL B 细胞进入周期，加速凋亡。IL-24 的这种作用模式可能解释为什么 IL-24 能保护处于静息状态的细胞，而对处于增殖期的细胞有杀伤作用。

MDA-7/IL-24 对髓系白血病细胞的分化也有一定的作用。用 12-O- 十四烷酰佛波乙酸酯 -13（12-O-tetradecanoylphorbol-13-acetate，TPA）诱导髓系白血病细胞系 U937 和 HL60 向单核细胞分化时，能检测到细胞中 MDA-7/IL-24 及其剪接体 IL-24 delE5 的表达，而敲除 mda-7/IL-24 和 IL-24 DELE5 则明显抑制 TPA 诱导的 U937、HL60 细胞及 M5 患者白血病细胞向单核细胞的分化，但是正常造血祖细胞分化不受影响。MDA-7/IL-24 对白血病细胞的诱导分化作用是通过诱导细胞产生活性氧实现的。

（13）IL-31：IL-31A 受体由异源的 IL-31RA 和致癌蛋白 M 受体组成，IL-31/IL-31R 复合物参与了多种皮肤疾病的发生，包括皮肤 T 细胞淋巴瘤。IL-31/IL-31R 复合物与 B 细胞淋巴瘤也有关。IL-31 与 IL-31R 结合激活 STAT1/3 及胞外 ERK1/2 和 Akt 的磷酸化从而促进滤泡性淋巴瘤细胞的增殖。相反，尽管生发中心 B 细胞表达 IL-31R，但是对 IL-31 却无反应。生发中心 B 细胞主要表达抑制性 IL-31RA 短亚基，而滤泡性淋巴瘤细胞主要表达长信号亚基。此外，生发中心 B 细胞缺乏信号途径中的其他 IL-31RA 受体亚基。IL-31 蛋白在滤泡性淋巴瘤细胞和生发中心 B 细胞膜上的表达明显高于细胞质，在质膜微泡检测到 IL-31，但是并不释放入培养上清中。Ⅲa 级滤泡性淋巴瘤患者淋巴结中 IL-31 和 IL-31RA 表达高于Ⅰ/Ⅱ级患者，表明 IL-31/IL-31RA 复合物在肿瘤进展中可能通过质膜微泡而形成自分泌或旁分泌通路。

（14）IL-32：有多种剪接变异体，如 IL-32α、IL-32β、IL-32γ、IL-32δ、IL-32η、IL-32θ、IL-32ε、IL-32ζ、IL-32ι。其基因位于 16 号染色体。目前关于 IL-32 受体的相关报道非常少，Dinarello 等分离出与 IL-32α 发生特异性结合的蛋白酶 3，是唯一可以充当 IL-32 受体的物质。正常情况下 IL-32 主要由活化的淋巴细胞、上皮细胞和单核细胞及 NK 细胞分泌。大约 38% 的 AML 患者表达 IL-32θ，而正常情况下 IL-32θ 并不表达。在白血病细胞系中稳定表达 IL-32θ，发现 IL-32θ 减少 TPA 诱导的 TNF-α 生成。IL-32θ 还能抑制 p38 MAPK 和 NF-κB 的磷酸化，从而抑制 TNF-α。此外，IL-32θ 还能抑制 TNF-α 启动子的活性，以及 NF-κB 与 TNF-α 启动子的结合。而 TNF-α 在急性髓系白血病中高表达并能诱导白血病细胞的快速增殖，它能通过激活 NF-κB 和 p38 调节自身表达，因此抑制 TNF-α 的产生有助于髓系白血病的治疗。所以，IL-32 θ 可能成为 AML 患者 TNF-α 的潜在抑制剂。

IL-32 与骨髓增生异常综合征（MDS）的发展有关。MDS 患者骨髓基质中 IL-32 mRNA 水平比正常人高 14～17 倍，并且 IL-32 还能诱导骨髓基质细胞生成 TNF-α，而后者在 MDS 进程中是促使细胞凋亡导致造血失败的因子之一。相反，在慢性粒单核细胞白血病（CMML）患者骨髓基质中，IL-32 表达仅为正常人的 1/10。人 KG1a 白血病细胞与 HS5 基质细胞共培养时，细胞凋亡较多，但是敲除基质细胞中的 IL-32，细胞凋亡减少。IL-32 也许可作为鉴别 MDS 和 CMML 的一个骨髓基质标记。另外，IL-32 也可能成为 MDS 的一个治疗靶点。

（15）IL-33：与 MPN 的发生有关。肌醇磷酸酯酶缺乏的小鼠中基质细胞来源的 IL-33 能刺激髓系和非造血细胞因子及生长因子的分泌，而导致骨髓增生。在这种小鼠中敲除 *IL-33*，小鼠能恢复正常造血，MPN 相关症状减轻。而在 *JAK2 V617F* 转基因小鼠模型中，缺乏 IL-33 致使 MPN 发生延迟。在 MPN 患者骨髓中表达 IL-33 的细胞增多，外源 IL-33 能刺激患者 CD34$^+$ MPN 干、祖细胞的因子分泌和克隆形成。此外，IL-33 还能促进 JAK2 V617F 阳性细胞系的生存。这些证据都表明 IL-33 在 MPN 的发生中起重要作用。

（三）应用前景

白细胞介素在造血疾病方面的应用主要是对移植后移植物抗宿主病的治疗。

急性移植物抗宿主病（aGVHD）是异体干细胞移植的主要并发症，限制了移植的成功率，许多炎症因子与 aGVHD 相关。IL-21 在 aGVHD 中起关键作用，研究发现在 aGVHD 期间抑制 IL-21 会促进调节性 T 细胞和 Th2 细胞分化，从而抑制 Th1 和 Th17 来源的转录因子及细胞因子。IL-21 缺乏的小鼠成熟 B 细胞和边缘 B 细胞增加，而记忆 B 细胞减少。抑制 IL-21 是通过 BAFF 信号通路介导 T 细胞和 B 细胞的反应而减少 aGVHD 发生。

IL-22 在炎症中的作用很复杂，既有抗炎功能，也能促进炎症发生。而研究发现当移植物 T 细胞的 IL-22 缺乏时，移植后严重 aGVHD 的发生减少，局部和全身炎症都减轻，另外，在这种受体鼠中 Foxp3$^+$ 的调节性 T 细胞增多，提示调节性 T 细胞在减少移植物抗宿主病中发挥作用。另外，在 IL-22 缺乏时，移植物抗宿主疾病减少的同时，移植物抗白血病的功能却得以保留，表明抑制 IL-22 可能成为异体移植后治疗 aGVHD 的有效途径。

用基因敲除或特异抗体的方式抑制移植细胞的 IL-23，也能使移植物抗宿主疾病减少而移植物抗白血病效应不受影响，表明 IL-23 也可以作为异体移植后的治疗靶点用以降低移植物抗宿主病的发生。

IL-35 是由 EBI3 和 IL-12p35 两个亚基组成的异二聚体，是调节性 T 细胞分泌的抑制性细胞因子。过表达 IL-35 可抑制 CD4$^+$ 效应 T 细胞的激活，减少异体干细胞移植后的 T 细胞应答反应和急性移植物抗宿主疾病的发生。IL-35 还能在移植物抗宿主疾病靶器官中

促进 $CD4^+Foxp3^+$ 调节性 T 细胞扩增。此外，IL-35 过表达使 Th1 细胞减少而产生 IL-10 的 $CD4^+$ T 细胞增加，血清 TNF-α、IFN-γ、IL-6、IL-22 和 IL-23 减少而 IL-10 增加。更重要的是，移植物抗白血病的功能也得以保留。检测发现急性移植物抗宿主疾病 2～4 级的患者血清 IL-35 水平低于 0～1 级的患者。这些结果提示 IL-35 也可以作为异体移植后的治疗途径，减少移植物抗宿主病的发生。

二、集落刺激因子

集落刺激因子（CSF）是一类能刺激多能造血干细胞和不同发育分化阶段的造血祖细胞增殖、分化形成相应细胞集落的细胞因子，属于分泌型糖蛋白家族。最早是 1965 年由 Pluznick 等报告，在琼脂培养基上进行小鼠骨髓祖细胞培养时，发现在底层放入肾细胞和胎儿细胞，可见到粒细胞集落和巨噬细胞集落的形成，由此推测底层细胞可能分泌一种特异的活性物质，刺激粒细胞和巨噬细胞集落的形成，将其命名为集落刺激因子。

CSF 最早被认为是体外造血生长因子，根据不同分化阶段和作用的造血祖细胞类型，可以将 CSF 分为粒细胞-集落刺激因子（G-CSF）、巨噬细胞集落刺激因子（M-CSF）、粒细胞-巨噬细胞集落刺激因子（GM-CSF）、多重集落刺激因子或白细胞介素 3（multi-CSF/IL-3）、红细胞生成素（EPO）、血小板生成素（TPO）及 SCF 等。其中 G-CSF 和 GM-CSF 是两种最重要的造血生长因子。

CSF 能够调控多种造血细胞和免疫细胞的增殖、分化、迁移和功能，并在宿主抗感染免疫中起重要作用。随着临床医学研究的不断深入发展及人类重组基因工程的飞速发展，集落刺激因子重组产品已被广泛应用于临床多种恶性血液病、肿瘤诱导化疗及骨髓移植中，为血液系统疾病的治疗提供了有力手段。

（一）粒细胞集落刺激因子

G-CSF 是糖基化的多肽链细胞生长因子，包含 813 个氨基酸，分子量为 19～22kDa，位于染色体 17q21—q22，长约 2.5kb，有 5 个外显子和 4 个内含子。天然 G-CSF 是糖基化的多肽链，其糖基化部分能增加 G-CSF 的稳定性，防止 G-CSF 之间的积聚。G-CSF 最早发现于 19 世纪 60 年代，1986 年完成重组人 G-CSF 的克隆。

G-CSF 常被称为 CSF-3，是调控中性粒细胞产生的主要因子，它在体内来源广泛，单核细胞、巨噬细胞、成纤维细胞、内皮细胞、间皮细胞、血小板和胎盘绒毛核心细胞等在一定条件下都可产生，其中基质细胞（成纤维细胞和内皮细胞）和免疫细胞（单核细胞和巨噬细胞）是其最主要的来源。G-CSF 的分泌是可诱导的，细菌脂多糖等引发的炎症反应能够诱导单核细胞和巨噬细胞产生 G-CSF，而在一些恶性肿瘤细胞中存在 G-CSF 的组成性表达。

G-CSF 最主要的功能是调控中性粒细胞，包括特异性诱导粒系祖细胞的增殖，激活细胞周期，并诱导其向成熟粒细胞增殖分化。激活成熟粒细胞功能并减少其凋亡，以及促进其从骨髓中向外周血释放。G-CSF 还能影响中性粒细胞的趋化性，刺激中性粒细释放花生四烯酸、白细胞碱性磷酸酶、髓过氧化物酶和超氧阴离子。在成熟的中性粒细胞，G-CSF 能够增加其吞噬作用和氧化过程。G-CSF 在造血中的作用时相主要为造血细胞分化晚期，与其他细胞因子如 IL-3、IL-12 和 IL-6 等共同作用促进造血祖细胞的生长，同时它还能调节其他造血调控因子，如 GM-CSF 和 IL-3 对原始及多能祖细胞的反应。

G-CSF 功能的发挥有赖于与效应细胞表面特异性受体 G-CSF 受体（G-CSFR）结合，诱导胞内蛋白酪氨酸磷酸化，激活多种信号通路，包括 JAK/STAT，Ras/Raf/MAP 激酶和 PI3K/Akt 等。G-CSFR 属于细胞因子受体 I 型超家族，是同源二聚体，主要在成熟的中性粒细胞和单核细胞中表达，另外还广泛表达于造血干/祖细胞、髓系白血病细胞、部分幼稚淋巴细胞、血小板、T 细胞、B 细胞及某些非造血细胞如内皮细胞和胎盘细胞。G-CSF 动员功能的发挥主要与一些特定维持因子的连接被切断有关，包括血管细胞黏附分子 1（VCAM-1）/整合素 $\alpha_4\beta_1$（VLA-4）和趋化因子 CXCL12/CXCR-4 受体等。

G-CSFR 突变会导致髓系疾病，包括重症先天性中性粒细胞减少、慢性中性粒细胞白血病、非典型慢性粒细胞白血病、骨髓增生异常综合征、急性髓系白血病等。临床上，G-CSF 主要用于中性粒细胞减少症的治疗，如实体瘤放化疗后或白血病化疗等引起的粒细胞减少，促进急性髓系白血病化疗后中性粒细胞恢复加速，以及其他原因包括艾滋病引起的中性粒细胞减少。另外，G-CSF 还广泛用于造血干细胞移植时从健康供者动员造血干细胞至外周血，也可以用于骨髓及外周血干细胞移植后粒细胞的恢复，是最常用的干细胞移植动员剂。

G-CSF 可诱导髓系白血病分化，使其进入分裂周期。由于白血病细胞的生物学及遗传学异质性，G-CSF 在髓系白血病治疗中的作用结论并不一致。部分研究发现 G-CSF 可以激活化疗抗性的白血病干细胞成为化疗敏感的循环细胞，但也有研究表明 G-CSF 会使白血病干细胞离开骨髓微环境，促进其自我更新能力，保护白血病干细胞免受遗传毒性药物的损伤。有研究表明，长期应用 G-CSF 有促进恶性转化诱发骨髓增生异常综合征及急性髓系白血病的可能性。另外，由于急性髓系白血病细胞表达 G-CSFR，因此临床上使用 G-CSF 要谨慎，要严格监控血液和细胞遗传变化。

（二）巨噬细胞集落刺激因子

M-CSF 是一种糖蛋白，分子量为 22kDa，位于第 5 号染色体长臂 q23—q31。它的基因约 2.5kb，含有 4 个外显子和 3 个内含子，最早发现于 1978 年。M-CSF 的 mRNA 包括编码成熟蛋白质的 127 个氨基酸残基和信号肽的 17 个氨基酸残基的密码子。

M-CSF 也被称作 CSF-1，广泛存在于血清、尿及其他组织中，可以在间质细胞如成纤维细胞、成骨细胞及内皮细胞中合成，也可在激活的巨噬细胞、B 细胞、T 细胞及多种肿瘤细胞中产生，主要是由 T 细胞在抗原或有丝分裂原的刺激下产生，单核细胞、内皮细胞、成纤维细胞等也可产生，在稳态下也广泛表达。

M-CSF 是单核/巨噬细胞最主要的调控因子，对单核细胞的增殖、分化及活性维持有重要作用，能够促进其分化为巨噬细胞，促进巨噬细胞的存活，并刺激巨噬细胞增强吞噬、消化功能和细胞毒作用，提高抗感染和免疫作用。M-CSF 能够调控肌动蛋白细骨架，以及组织中巨噬细胞胞质突起的形成，加强单核细胞和巨噬细胞细胞毒性、超氧化物歧化酶和细胞因子的产生。M-CSF 在先天性免疫、癌症和炎症性疾病（包括系统性红斑狼疮、关节炎、动脉硬化和肥胖）中发挥着重要的作用。另外，M-CSF 能够刺激单核/巨噬细胞产生 VEGF，促进血管生成和肿瘤转移。M-CSF 能够刺激单核细胞产生其他因子，包括 GM-CSF、G-CSF、IL-6。除了刺激造血细胞，M-CSF 还能够刺激破骨祖细胞和细胞滋养层的增殖分化。

M-CSF 受体（M-CSFR）是Ⅲ型受体酪氨酸激酶同源二聚体，包括含 5 个免疫球蛋白结构域的胞外区、跨膜区和酪氨酸激酶胞内区。M-CSFR 主要表达于单核/巨噬细胞，以及破骨细胞、树突状细胞。M-CSF 作用于 M-CSFR，引起受体多个胞内酪氨酸残基磷酸化，激活下游信号分子如 mTOR、PI3K/Akt、Ras/MAPK 和 Scr 家族激酶等，起始信号级联通路。

M-CSF 在先天免疫、肿瘤和多种免疫疾病中的作用使得它成为临床治疗的关键靶点，研究表明重组人 M-CSF 可以促进化疗损伤小鼠外周血及骨髓造血功能的恢复，一定剂量的 M-CSF 可以使单核细胞和中性粒细胞数量增加，缩短化疗后中性粒细胞和血小板减少期，同时还可以促进单核/巨噬细胞吞噬功能及细胞毒作用，因此在促进血细胞恢复的同时增加了机体抗感染、抗肿瘤的防御能力。

（三）粒细胞-巨噬细胞集落刺激因子

GM-CSF 最初是在小鼠肺组织条件培养基体外培养小鼠骨髓细胞中发现的糖基化细胞因子，能够刺激不成熟的骨髓祖细胞增殖产生粒细胞和巨噬细胞集落。GM-CSF 是由一段 2.5kb 含 4 个外显子的 mRNA 编码，分泌 23kDa 的单体糖基化蛋白。

GM-CSF 也被称作 CSF-2，多种细胞包括上皮细胞、内皮细胞、成纤维细胞、基质细胞、造血细胞，以及肿瘤细胞都可以产生 GM-CSF。这些细胞主要是应对免疫激活和细胞因子介导的炎症反应，如细菌内毒素和 IL-1、IL-6、TNF-α 等细胞因子都可以诱导 GM-CSF 产生。大多数骨髓细胞在稳态时不需要 GM-CSF，而在炎症状态下 GM-CSF 可以作为淋巴细胞和骨髓细胞之间的沟通者被激活产生，调控组织炎症。

GM-CSF 是一种重要的造血生长因子和免疫调节因子，可促进多种造血细胞如巨噬细胞和中性粒细胞的存活、增殖和分化；增强成熟中性粒细胞、嗜酸性粒细胞和单核/巨噬细胞功能。GM-CSF 能够调控 T 细胞功能，在激活免疫反应中起重要作用，参与特异性抗体的产生；以旁分泌的方式招募中性粒细胞、单核细胞和淋巴细胞，增强宿主的防御能力，临床上常被用作免疫佐剂。

GM-CSF 是第一个被发现能够体外促进树突状细胞发育的细胞因子，能诱导人单核细胞产生树突状细胞。近年来研究发现，GM-CSF 能够作为免疫佐剂促进树突状细胞的成熟和功能，协同刺激红系、巨核系及高增殖潜能祖细胞生长；延长巨噬细胞存活时间等。GM-CSF 还能刺激内皮细胞生长，阻止多种细胞凋亡并提高其抗肿瘤能力。GM-CSF 作为一种促粒细胞增殖的细胞因子，具有损伤修复作用，它能够促进坏死心肌修复，动员外周血干细胞和骨髓基质细胞向心肌梗死区域移行，诱导心肌再生。GM-CSF 主要与慢性感染有关，与自身免疫性疾病如类风湿关节炎有关。

GM-CSF 的生物活性是通过结合到细胞表面的 GM-CSF 受体（GM-CSFR）来发挥作用。GM-CSFR 主要表达于树突状细胞、单核细胞、巨噬细胞，在粒细胞、嗜酸性粒细胞和嗜碱性粒细胞中也有表达。它是异二聚体，包括一个结合亚单位 α 链和信号亚单位 β 链，两个亚单位共表达于免疫细胞表面。GM-CSFR 缺乏内源的催化结构域，α 和 β 亚单位形成异二聚体后，被 JAK2 磷酸化，进而通过 Shc 激活 STAT5 和 MAPK 信号通路。

GM-CSF 对多能祖细胞的刺激作用依赖于 GM-CSF 的浓度，低浓度时先刺激单核/巨噬细胞增殖，随着浓度增加是粒细胞、红细胞、嗜酸性粒细胞、巨核细胞和多能祖细胞。GM-CSF 能刺激多系造血细胞的增殖和分化，促进中性粒细胞、单核/巨噬细胞及血小板等的增殖和分化，被广泛应用于治疗放化疗后的骨髓抑制，以及骨髓移植、再生障碍性贫血、骨髓增生异常综合征等患者的白细胞减少症。此外，GM-CSF 还能刺激髓系白血病细胞的分化。

（四）多集落刺激因子

多集落刺激因子又称 IL-3。鼠 *IL-3* 基因是所有细胞因子中最先被克隆的。人与鼠 *IL-3* 基因同源性极低，直到 1996 年才分离到人 *IL-3* 基因。人的 IL-3 是一个含 133 个残基的糖蛋白，分子量 15kDa，具有一个大的螺旋环二级结构。

IL-3 主要是由活化的 T 细胞和肥大细胞表达产生，具有广泛生物学活性，能够刺激多种造血细胞的发育，包括肥大细胞、嗜碱性粒细胞、中性粒细胞、嗜酸性粒细胞、巨噬细胞、红细胞、巨核细胞和树突状细胞等，因此最初被称为 multi-CSF。IL-3 主要作用于造血的早期阶段，它的生物学功能相对有限，需要与其他因子配伍诱导各系分化。IL-3 的靶细胞不仅包括造血细胞，还可以作用于血管细胞如内皮细胞。IL-3 能够刺激内皮细胞增殖、迁移和新血管形成，可能在肿瘤血管新生中起到一定作用。

IL-3 发挥其生物学功能主要是通过与细胞表面的特异性受体 IL-3 受体（IL-3R）结合。IL-3R 包括 IL-3Rα 和 βc 两个亚单位，IL-3Rα 能够单独与仅表达 IL-3 配体的细胞结合，但亲和力较低，而 β 链需要与 IL-3Rα 共表达，与 IL-3 具有较高的亲和力。IL-3R 表达于几种血管和结缔组织细胞，包括人脐静脉内皮细胞、平滑肌细胞和人包皮成纤维细胞等。

越来越多的证据表明 IL-3 和 IL-3R 参与癌症和炎症反应。一些白血病细胞能够表达 IL-3，促进白血病细胞的活力和增殖。IL-3R 的 α 亚单位（IL-3Rα 或 CD123）高表达于急性髓系白血病患者的白血病干/祖细胞中，并且与患者低存活率相关。IL-3 是肥大细胞和嗜碱性粒细胞产物与激活的主要刺激原，能够调节嗜碱性粒细胞招募到淋巴结促进清除感染。另外，IL-3 不仅刺激白细胞的功能，还能通过作用于内皮细胞调节白细胞在炎症位点的定位，刺激免疫细胞的炎症反应，促进嗜碱性粒细胞和嗜酸性粒细胞脱颗粒释放组胺、IL-4 和 IL-6，与自身免疫性疾病如慢性荨麻疹、超敏反应等有关。

作为一个多系别的造血调控因子，最初认为 IL-3 可能在骨髓移植方面具有巨大的治疗潜力，能促进异基因骨髓移植后造血微环境的重建，可以与 G-CSF、GM-CSF、EPO 等其他因子配伍，用于外周血干细胞动员不足或骨髓移植失败者。但早期临床试验结果表明它对嗜碱性粒细胞和肥大细胞的刺激作用会引发不良反应，因此 IL-3 在临床的治疗作用比较有限，有研究表明 IL-3 对一些常规治疗方案失败的再生障碍性贫血、镰状细胞贫血有一定的作用。

（五）红细胞生成素

EPO 是一种类激素的糖蛋白，是调节红细胞生成必需的细胞因子，它可以刺激骨髓中红系祖细胞的存活、增殖和分化，促进红细胞的生成。人 EPO 是一种分子量为 30.4kDa 的含唾液酸的糖蛋白，位于 7 号染色体，由 4 个内含子和 5 个外显子组成。其中唾液酸在维持 EPO 分子的酸性、阻断细胞表面半乳糖受体结合、防止 EPO 失活等方面起重要作用。人 EPO 最早于 1985 年克隆完成，其前体有 193 个氨基酸，成熟 EPO 由 165 个氨基酸和 4 条糖链组成。

在正常状态下 EPO 在血液中的浓度非常低，正常人的血浆 EPO 水平维持在 15～20U/L。EPO 受氧敏感机制调控，其主要调节因子为低氧诱导因子-1（HIF-1）。在机体缺氧时，HIF-1 能够结合到 EPO 基因上诱导其基因转录，增强 EPO 的表达。除了低氧之外，低血糖、增加细胞内钙、胰岛素释放、雌激素、类固醇和多种细胞因子都能够调控 EPO 产生。胎儿 EPO 主要来源于肝脏；成人 EPO 主要来源于肾脏，少量的肾外合成主要来自于肝脏及骨髓。

EPO 最主要的生物学效应为促进红细胞生成。早期的造血祖细胞分化成细胞集落生成单位，持续 EPO 刺激引起红系祖细胞克隆形成单位失去细胞核分化为网织红细胞，最终变为成熟红细胞。网织红细胞及成熟红细胞停止表达红细胞生成素受体（erythropoietin receptor，EPOR），结束对 EPO 的应答。EPO 主要通过与红细胞表面的 EPOR 结合发挥其在造血细胞中的功能。人 EPOR 是 I 型细胞因子受体家族的成员，在多种非造血细胞中表达，如血管内皮细胞、平滑肌细胞、骨骼肌母细胞、神经元、肝基质细胞、胎盘、肾脏和巨噬细胞等。EPO-EPOR 信号通路与胞内激活有关，通过非受体蛋白酪氨酸激酶 JAK2 和下游信号分子 STAT5 调节红细胞的体内生成，另外 PI3K/Akt 信号也与早期的成红细胞存活有关。

EPO 是一种多功能性细胞因子，造血组织中 EPO 的表达和信号对哺乳动物发育过程中红细胞的生成至关重要。它不仅是造血生长因子，调控红系细胞的增殖分化，还参与多种非造血组织、器官的生物学功能。EPO-EPOR 信号对小鼠胚胎发育过程中的血管生成至关重要，它还存在于女性生殖道中，调控生理周期子宫血管生成。EPOR 也存在于免疫细胞中，EPO 在体内、体外模型中影响着免疫细胞的功能，抑制促炎细胞因子的释放，减少炎症和局部水肿，加速愈合和组织再生。另外，EPO 能够动员内皮祖细胞，刺激血管增生，可能对肿瘤细胞生长和抗凋亡及肿瘤血管增生起到直接的作用。

临床上，EPO 可以诱导红系生成，增加红细胞数目，因此广泛应用于贫血相关治疗，包括骨髓增生异常综合征、贫血相关的慢性肾病和肿瘤化疗患者。另外有研究表明，应用 EPO 可通过心血管、血栓栓塞事件和促进肿瘤生长进而增加死亡率。另外，EPO 治疗的常见不良反应是引发高血压，导致血细胞容积和血黏度增加。

（六）血小板生成素

TPO 是由 332 个氨基酸组成的糖蛋白，分子量 95kDa，包括 N 端和 C 端两个结合位点，其中 N 端（1～153 个氨基酸）为受体结合位点，主要与受体结合而显示生物学活性，C 端（154～332 个氨基酸）为高度糖基化的 TPO 特异性部分，具有种属多样性，在保持蛋白稳定性上具有重要作用。人 TPO 基因位于 3q26—q27，为全长 8kb 的单拷贝基因。

TPO 主要在肝脏、骨髓基质细胞和肾脏合成。它是巨核细胞生成和血小板生成的最主要调控因子，是调控巨核细胞增殖、生长及分化最主要的细胞因子，能特异性刺激巨核系祖细胞增殖分化，促进巨核细胞成熟，对巨核细胞生成的各阶段均有刺激作用，包括前体细胞的增殖和多倍体巨核细胞的发育成熟及特异性升高。TPO 能促进多能干细胞和祖细胞活性，直接作用于骨髓造血干细胞，对血小板的产生至关重要，调控血小板生成的各个阶段。

近年来越来越多的研究关注到 TPO 在造血干细胞中的作用。TPO 在成人造血中表现出两种截然不同的作用，一方面它能使成人造血干细胞维持静息态避免衰老，另一方面它在危急时刻如移植后能促进造血干细胞的扩增和自我更新。TPO 信号的受损会导致骨髓功能衰竭和血小板减少。TPO 还能和造血干细胞龛信号相互作用，刺激造血干细胞表达 Tie2 黏附到成骨细胞龛，平衡 TPO 对干细胞的双重作用。

MPL 是 TPO 的受体，主要表达于巨核细胞、血小板和造血干细胞。TPO 与 MPL 结合诱导 MPL 二聚化，活化并激活 JAK/STAT 和 PI3K/Akt 等，引起细胞增殖或分化。JAK2/STAT 调控与细胞增殖存活有关的基因包括 *cyclin D1*、*p27*、*p21* 和 *Bcl-X$_L$*，PI3K/Akt 通路则参与巨核细胞祖细胞的细胞周期进程。

TPO 对血小板强有力的刺激作用使它具有巨大的临床应用价值，第一代重组 TPO 数十年前就用于血小板减少患者和健康的血小板捐献者增加血小板数量，后来由于有些受试者与内源性 TPO 发生交叉反应形成自身抗体而终止使用。第二代 TPO 试剂的开发采用 TPO 肽类似物、非肽类似物和 MPL 抗体技术，其中 Romiplostin 和 Eltombopag 已经成功用于治疗免疫性血小板减少性紫癜。TPO 对造血干细胞的调控作用在临床上还没有很好的应用。

（七）干细胞因子

SCF 又称肥大细胞生长因子、KIT 配体或 Steel 因子。它是一种酸性糖蛋白，位于人染色体 12q22—q24，长 1.4kb，含有 8 个外显子和 7 个内含子，外显子长度为 51～183bp，全长 248 个氨基酸，分子量为 31～36kDa，由非共价结合的两个相同亚基组成。SCF 通常以膜结合型（mSCF）和可溶型（sSCF）两种形式存在，它们通过酶切位点的选择性剪切而产生，二者均有生物学活性。mSCF 含 220 个氨基酸，sSCF 含 165 个氨基酸。

SCF 在多种组织和细胞中都有表达，包括胸腺、肺、心脏、脑、肝脏、骨髓等，主要由这些组织（尤其骨髓）中的成纤维细胞和内皮细胞产生。正常人血清中 SCF 的浓度为 1～8ng/ml，其浓度水平相对高于其他造血生长因子。SCF 通过与受体 c-KIT 结合发挥生物学功能，c-KIT 是一个 145kDa 的糖蛋白，高表达于造血干/祖细胞，在成熟血细胞中不表达。它还广泛表达于非造血细胞包括黑色素细胞、血管内皮细胞、乳腺上皮细胞、汗腺和睾丸等。c-KIT 属于酪氨酸激酶Ⅲ受体家族，具有一个含 5 个类免疫球蛋白基序的胞外结构和一个含酪氨酸激酶活性的胞质区，c-KIT 受体与 SCF 结合后，形成同源二聚体，起始细胞内信号转导通路。

SCF 是一种多功能细胞因子，在各种组织中广泛发挥重要作用。SCF 在维持造血干细胞存活、静息和自我更新活性中发挥重要作用。骨髓微环境基质细胞表达的膜结合型 SCF 比分泌型 SCF 有更高、更持久激活干细胞表面 c-KIT 的能力，并且是造血干细胞与基质细胞黏附的有效刺激剂。SCF 作为造血祖细胞有效的生长因子，在维持造血祖细胞存活、促进增殖及调控其向各系造血分化中起重要作用；通过抑制凋亡成为造血祖细胞、前体细胞和 NK 细胞的存活因子；促进红系集落形成；维持肥大细胞前体存活，刺激其增殖和分化；支持正常黑色素细胞增殖、分化和转移，在支持和促进生殖细胞的生成中均起着重要作用。

SCF 与其他因子包括 EPO、IL-3、GM-CSF 和 G-CSF 都有较好的协同作用，特别是对早期造血细胞的生长发育有重要作用。在体外培养中，SCF 和其他因子协同促进集落形成，对造血细胞扩增有协同作用，并且体外扩增后的骨髓细胞能加速移植受体的早期造血重建。临床上 SCF 已用于体内和体外扩增干细胞及再生障碍性贫血的治疗，它还广泛用于与 G-CSF 联合进行干细胞动员。其临床使用的限制因素是会刺激有害的组胺产生，因此大多数临床医生会预防性使用抗组胺药物。另外，SCF 可能刺激表达 c-KIT 的肿瘤细胞，因此 SCF 仅被用于 c-KIT 阴性的恶性肿瘤治疗。

三、干 扰 素

干扰素（IFN）属于细胞因子大家族成员，干扰素的名字源自于最初发现它们能够"干扰"病毒的复制从而保护细胞免受病毒的感染。干扰素是机体在应对病原体，如病毒、细菌和寄生虫感染或肿瘤细胞过程中产生和释放的一类信号蛋白。在病原体感染过程中，哺乳动物（包括人类）通过产生干扰素做出反应，诱导被感染和未被感染的细胞产生抗病毒状态以阻断病毒的复制和感染的蔓延。干扰素还有多种其他功能：激活免疫细胞，如自然杀伤细胞和巨噬细胞；通过增加主要组织相容性复合体抗原的表达，促进抗原提呈从而增强宿主抵御能力；引起特定感染症状如发热、肌肉疼痛和"流感症状"。另外，越来越多的证据表明干扰素在正常造血调控及抵御包括白血病在内的恶性肿瘤的过程中起着重要作用。

哺乳动物（包括人类）中已经发现了二十多种不同的干扰素基因和蛋白，分为三种类型：Ⅰ型（IFN-Ⅰ，IFN-α/β）、Ⅱ型（IFN-Ⅱ，IFN-γ）和Ⅲ型（IFN-Ⅲ，IFN-λ）。Ⅰ型和Ⅲ型干扰素诱导强烈的抗病毒状态，在应答细胞中通过起始转录程序调控几百个基因的表达。Ⅱ型干扰素具有有限的直接抗病毒效应，但它在一系列促进适应性免疫和固有免疫反应过程中具有多效性。几乎所有的有核细胞对Ⅰ型干扰素都有响应，而对Ⅲ型干扰素响应的细胞局限于易被病毒感染的组织，如黏膜表面的上皮细胞等。Ⅲ型干扰素在这类组织中通过引起炎症反应起到有效的抗病毒作用。

（一）Ⅰ型干扰素

Ⅰ型干扰素（IFN-Ⅰ）以多种 IFN-α 和单个 IFN-β 为主，它们在多种细胞类型中广泛表达。作为多效性的细胞因子，这两种 IFN 诱导促凋亡的"抗病毒状态"，阻止细胞被病原体挟持。它们同时也参与了正常和恶性细胞生长调控，以及微生物感染诱发的固有免疫和适应性免疫调节。

完整的Ⅰ型干扰素包括 IFN-α、IFN-β、IFN-ω、IFN-κ 和 IFN-τ，它们在细胞外作为单体行使功能，并可活化由两个主要亚基——干扰素 α/β 受体 1（interferon-alpha/beta receptor 1，IFNAR-1）和 IFNAR-2 组成的一个特定受体复合物活化。JAK 非受体酪氨酸激酶（TYK2 和 JAK1），与 IFN 受体的 IFNAR-1 和 IFNAR-2 亚基相关。IFN 受体相互作用能够与这些 JAK 发生相互转磷酸作用，导致受体亚基细胞内区域主要酪氨酸残基的磷酸化。这些磷酸化的残基能够作为信号转换器和 STAT 的招募位点。此时，激活的 JAK 使未活化的 STAT 蛋白 C 端的一个单酪氨酸残基磷酸化。磷酸化激活的 STAT 形成同源二聚体和异源二聚体，转定位到核中并与 IFN- 敏感基因（IFN-sensitive gene，ISG）启动子区域特定的 DNA 序列结合。JAK-STAT 通路是促进许多 *ISG* 转录的重要信号通路，它们的蛋白产物介导特定 IFN 依赖的生物学反应。IFN 受体激活导致多种信号传递，它们共同引发靶细胞中的基因转录，引起抗病毒反应。已经明确的是，JAK-STAT 信号通路的激活是控制病毒复制所必需的。胰岛素受体底物（insulin receptor substrate，IRS）信号通路不依赖于 JAK-STAT 通路而发挥功能，并可能是介导 IFN-α 依赖性激活磷脂酰肌醇 -3 激酶（PI3K）的主要通路。最近的研究表明，IFN 介导激活 PI3K 阻止脑心肌炎病毒和单纯性疱疹病毒 1 诱导的小鼠胚胎成纤维细胞死亡。这种保护不依赖于 JAK-STAT 通路，而是通过两个不同的 PI3K 调控通路：Ser/Thr 激酶 Akt/蛋白激酶 B（PKB）和细胞外调控激酶（ERK）信号通路发挥作用。IRS 和 PI3K 通路通过激活不同的下游信号通路，在抑制病毒诱导的细胞凋亡过程中起重要作用。

在小鼠体内试验中，短期给予 IFN-Ⅰ 能促进静息态的造血干/祖细胞增殖，但不能明显诱导促增殖细胞周期基因的表达增加，表明 IFN 不是通过直接参与细胞周期特定环节促进造血干/祖细胞增殖，而是通过其他途径发挥作用。IFN-Ⅰ 能够抑制促进造血干/祖细胞静息的相关基因，包括细胞周期激酶抑制因子 Cdkn1c（p57）、转录因子 Foxo3a 及 Notch 和 TGF-β 通路中的重要基因。另外，小鼠体内给予 IFN-Ⅰ 可促进造血干/祖细胞中 Myc 蛋白水平的增加，这可能也与增殖效应相关。最近研究发现用 IFN-Ⅰ 处理造血干/祖细胞后，能够使其从静息相关的小动脉微环境中移出，表明 IFN-Ⅰ 诱导造血干/祖细胞增殖过程与骨髓微环境的调控有一定的联系。总之，干扰素通过抑制促静息机制而促进造血干/祖细胞增殖。

然而，干扰素驱动的增殖是一个快速而短暂的事件。用 IFN-Ⅰ 长期处理的造血干/祖细胞会快速重新进入静息状态。这种现象可能跟促静息相关基因的恢复表达相关，暗示细胞自身"制动"机制的作用。这种作用的机制目前尚未完全阐明。GTP 激酶 Irgm1 缺陷小鼠的造血干/祖细胞表现出逐渐丧失静息态，可能是干扰素应答制动机制中的一个相关候选因子。值得注意的是，这种机制能够使造血干/祖细胞从干扰素的杀伤效应中返回静息态成为"备用"造血干/祖细胞。经过体外培养和 IFN-Ⅰ处理的造血干/祖细胞会重新进入细胞周期，用于移植或者经历 5-氟尿嘧啶（5-FU）清除骨髓细胞，会快速上调促凋亡因子家族基因的表达并发生细胞凋亡。因此，经过体外培养和 IFN-Ⅰ处理的造血干/祖细胞与在移植过程中给予 IFN 处理的造血干/祖细胞相比，前者移植能力下降。此外，IFN-Ⅰ对静息的慢性粒细胞白血病（CML）白血病干细胞（LSC）的清除作用十分有限，在没有其他并发症情况下长期给予患者干扰素可相对减少骨髓损伤，这两种现象均可能源于造血干/祖细胞的保护性静息，可使干细胞抵抗干扰素介导的杀伤效应。这些发现表明造血干/祖细胞静息作为一个保护机制限制了干扰素的诱导凋亡能力。

由于有报道 IFN 对未成熟造血细胞具有抗增殖效应，因此 IFN 曾经广泛用于抑制 MPN 患者的异常造血。在 CML 治疗中发现，尽管 IFN-Ⅰ降低了恶性细胞的数量，它们不能有效清除 LSC，因此被靶向治疗药物 BCR/ABL 激酶抑制剂伊马替尼（imatinib）所替代。与 IFN-Ⅰ相比，伊马替尼能够在更小毒性的情况下获得更好的治疗效果。但是，另一方面 IFN 能够促进造血干/祖细胞增殖，因此能够使静息的 LSC 进入周期。当 IFN 与伊马替尼或者其他药物联合应用时能够更有效杀伤白血病细胞，IFN-Ⅰ再次成为 CML 和其他 MPN 的治疗药物。然而，由于这个效应的瞬时性导致治疗窗口较窄。另一方面，在人类真性红细胞增多症（polycythemia vera，PV）小鼠模型中，通过单独给予 IFN-Ⅰ能够选择性杀伤 JAK2 V617F LSC，推测是因为相对于正常造血干/祖细胞，JAK2 V617F LSC 细胞周期活性较高。因此，LSC 细胞周期活性的增加可能使其对 IFN 的杀伤效应更敏感，为 IFN 进一步应用于 MPN 的靶向治疗提供基础。

另外，IFN 介导的造血干/祖细胞杀伤可能是骨髓衰竭综合征的病理学基础。例如，范科尼贫血（Fanconi anemia，FA）造血干/祖细胞周期紊乱，与其对 IFN 高度敏感直接相关。总之，IFN 在调控造血干/祖细胞命运过程中有着极其重要而复杂的作用，是其治疗效应的病理学基础。

（二）Ⅱ型干扰素

作为促炎症细胞因子，IFN-γ 在适应性和固有免疫抵抗细胞内感染和控制肿瘤过程中的重要功能广为人知。近年的研究表明，IFN-γ 在炎症过程中通过影响造血干/祖细胞的分化对血细胞的产生有着重要作用。

IFN-γ 是Ⅱ型干扰素（IFN-Ⅱ）的唯一成员，主要是由 T 细胞、NK 和 NKT 细胞在对细胞内病原体，如分枝杆菌和病毒的免疫反应过程中产生的。1965 年，研究人员发现培养的人类白细胞在促有丝分裂的植物凝集素刺激下能够产生一种干扰素样病毒抑制物。在 20 世纪 70 年代发现其中的有效成分与典型的病毒诱导的干扰素不同，因此被命名为免疫干扰素或Ⅱ型干扰素，最终命名为 IFN-γ。但是，IFN-γ 分子结构只是在表面上与其他干扰素相似，并且其受体也不同于其他干扰素受体。此外，IFN-γ 对白细胞的调控作用远比其直接抗病毒效应重要。IFN-γ 的抗病毒作用最先得到证实，后来才发现其具有细胞因子功能。IFN-γ 与经典干扰素 IFN-α 和 IFN-β 的功能密切相关。正常组织内稳态和免疫监督高度依赖于血细胞的内稳态，而这一稳态的维持需要对骨髓中复杂的造血过程的精确调控。感染会扰乱这个平衡过程，因为抵御入侵的病原体会造成成熟免疫细胞的大量消耗。造血系统不仅需要对感染做出快速反应，以便及时为免疫系统提供所需的免疫细胞，同时在消除感染后还需尽快重新恢复造血系统稳态。

临床观察发现在感染过程中造血功能被抑制，出现白细胞减少和贫血。这些应激过程是如何被调控的目前尚未完全阐明，但是已发现一些证据表明激活的免疫系统和骨髓中的造血作用之间有功能联系，IFN-γ 在其中发挥了重要的作用。尽管 IFN-γ 是一种能调控一系列免疫反应过程的重要细胞因子，它也是一种造血抑制因子，与 IFN-γ 产生相关的慢性炎症可导致骨髓衰竭综合征。过去十年，越来越多的证据逐步揭示了受 IFN-γ 影响的骨髓细胞类型及作用的分子和细胞机制。

第一次实验性证明 IFN-γ 能够抑制造血作用回溯到 20 世纪 80 年代，在当时体外证明了 IFN-γ 抑制小鼠粒细胞和人多潜能干细胞，红系和粒细胞-巨噬细胞集落形成。然而，依旧不明确的是是否造血干/祖细胞同样受 IFN-γ 的影响，因为对 IFN-γ 在造血过程中的作用研究大多数使用全骨髓，特定血细胞系剔除的细胞或者富集的祖细胞。Snoeck 等最先用一个两步骤培养系统研究 IFN-γ 对纯化的人类 $CD34^+CD38^-$ 造血干/祖细胞的作用。造血干/祖细胞首先在有或没有 IFN-γ 的液体培养基中克隆扩增 2 周，随后在半固体培养基中检测集落形成单位活性，表明在最初的液体培养过程中 IFN-γ 强烈抑制造血干/祖细胞的扩增。用纯化的人类 $CD34^+$ 骨髓细胞进行长期培养起始细胞（long-term culture-initiating cell，LTC-IC）实验，Selleri 等同样发现外源 IFN-γ，特别是基质细胞产生的 IFN-γ，对 LTC-IC 的数量有潜在的抑制效应，对增殖有负调控作用并使细胞凋亡增加。同样，通过 CFU 和重建非肥胖糖尿病/严重联合免疫缺陷（NOD/SCID）小鼠等实验证实，IFN-γ 抑制脐带血 $CD34^+CD38^-$ 造血干/祖细胞扩增并抑制 LTC-IC 活性。

除了人类造血干/祖细胞外，IFN-γ 也同样负调控小鼠造血干/祖细胞的维持。基质细胞产生的 IFN-γ 抑制小鼠骨髓细胞的 CFU 活性并损害它们在体内移植后的长期重建能力。另外，IFN-γ 还可抑制纯化的小鼠造血干/祖细胞（$Lin^-c\text{-}KIT^+Scal^+CD150^+CD48^-$）的维持。IFN-γ 不影响造血干/祖细胞的细胞周期、分化或凋亡，但降低了自我更新细胞分裂数量。这种作用是由于 IFN-γ 能够影响 TPO 诱导的 STAT5 的磷酸化能力，通过细胞因子信号通路抑制因子 1（suppressor of cytokine signaling 1，SOCS1）和 STAT5 影响造血干/祖细胞增殖调控基因，这为阐明 IFN-γ 如何负调控造血干/祖细胞自我更新提供了分子解释。IFN-γ 同样通过调节 TPO 依赖性整合素 $α_vβ_3$ 和胞外基质蛋白 Nov/CCN3 的相互作用调节造血干/祖细胞的重建能力，表明 IFN-γ 还可能调控 TPO 介导的微环境中细胞相互作用。

最近的几项研究进一步证实了体外用 IFN-γ 处理破坏造血干/祖细胞的维持，在体内 IFN-γ 同样对造血干/祖细胞有抑制效应。在 IFN-γ 转基因小鼠中，IFN-γ 的过表达降低了骨髓中多潜能祖细胞集落形成数量，表明造血干/祖细胞多潜能功能的丧失。相反，IFN-γ 信号通路缺失的小鼠的造血干/祖细胞在稳态条件下与野生型小鼠相比有更好的重建能力，表明基础水平的 IFN-γ 足以影响造血干/祖细胞的功能。IFN-γ 对造血干/祖细胞的负调控作用在免疫应答过程中表现得更为明显，鸟型结核分枝杆菌慢性感染的过程中 IFN-γ 的产生尽管能够促进造血干/祖细胞的增殖，但降低了造血干/祖细胞移植潜能。在 LCMV 感染模型中，未发现 IFN-γ 促进造血干/祖细胞的增殖，但观察到 IFN-γ 抑制造血干/祖细胞的自我更新。通过形成 WY：*IFN-γR1*$^{-/-}$ 混合型骨髓嵌合小鼠，这一现象得以解释：IFN-γ 直接作用于造血干/祖细胞，并且 IFN-γ 能调控参与造血干/祖细胞自我更新的基因 *Cdkn1c*（*p57*）的表达。因此，IFN-γ 对造血干/祖细胞重建的负调控作用已被反复证实，目前仍存争议的是 IFN-γ 对造血干/祖细胞增殖的影响，这可能源于造血干/祖细胞特征的多样性和所采用的实验模型的不同。造血干/祖细胞直接给予 IFN-γ 处理的效果非常明显，但在稳态条件下通过过继转移的 CD8$^+$T 细胞产生的 IFN-γ 尽管能调控更下游的祖细胞，但不足以影响造血干/祖细胞。据推测 IFN-γ 对造血干/祖细胞的作用可能依赖于造血干/祖细胞的状态；急性病毒感染时，如 LCMV，能够通过诱导产生 IFN-Ⅰ 杀伤造血干/祖细胞。IFN-γ 有助于感染后造血干/祖细胞数量的恢复。

IFN-γ 处理初期可以使造血干/祖细胞脱离静息状态并诱导其增殖，但在持续暴露的过程中干/祖细胞返回静息状态，这能够保护造血干/祖细胞免于 IFN-γ 诱导的凋亡。因此，判断干扰素对造血干/祖细胞的影响必须考虑到刺激条件。与上述结论相一致，*adar1* 或者 *irgm1* 敲除小鼠造血干/祖细胞异常增殖伴随着重建能力的下降，干扰素信号通路及 IFN-γ 血清水平的增加。IFN-Ⅰ 和 IFN-γ 对造血干/祖细胞的增殖和重建既有刺激效应也有抑制效应，而这两者平衡可能是受到精密调控的。

IFN-γ 可以促进纯化的 CD34$^+$ 造血干/祖细胞、共同髓系祖细胞（CMP）和粒细胞-巨噬祖细胞（GMP）的分化，表明 IFN-γ 能够调控系别特异性髓系分化。分枝杆菌感染 IFN-γ 缺陷小鼠，证明 IFN-γ 在感染诱导的髓细胞生成过程中起重要作用，骨髓、外周血和脾脏中粒细胞显著增多。在 IFN-γ 缺陷小鼠感染结核分枝杆菌和弓形体模型中也观察到类似的粒细胞增多现象。另外，在野生型小鼠中感染埃里克病毒或 LCMV 明显诱导单核细胞生成，然而在 IFN-γ 缺陷小鼠中感染上述病原体导致中性粒细胞发育显著增加，表明 IFN-γ 影响中性粒细胞和单核细胞的产生。一方面，IFN-γ 在 GMP 中诱导 SOC3 的表达从而抑制 G-CSF 诱导的 STAT3 激活，STAT3 是促进粒细胞生成的重要转录因子。另一方面，IFN-γ 在髓系祖细胞中提高单核细胞转录因子 PU.1 和干扰素响应因子 8（interferon regulatory factor 8，IRF-8）的表达。IFN-γ 还可使 G-CSF 诱导粒细胞集落形成能力受损。此外，IFN-γ 能够通过骨髓间充质干细胞（MSC）产生的 IL-6 间接诱导单核细胞分化，IL-6 诱导多潜能祖细胞中 Runx1 和 CEBPα 的表达使其向单核细胞系偏移。T 细胞驱动免疫反应和 IFN-γ 的产生能够诱导 MSC 从骨髓中动员至外周，进一步说明炎症过程中骨髓中细胞动力学的复杂性。另外，IFN-γ 通过上调免疫调节酶吲哚胺 2,3 加双氧酶和诱生型一氧化氮合酶（IDO）而抑制 MSC 对 T 细胞的促增殖作用和促炎症细胞因子的产生，并可能因此在骨髓中恢复免疫稳态发挥作用。

IFN-γ 不仅在正常造血过程中有着重要功能，它也同样影响恶性造血细胞。IFN-γ 对恶性造血生长的抑制和促进作用都有报道。IFN-γ 促进 AML、CML 和多发性骨髓瘤（MM）患者的肿瘤细胞增殖。也有报道，IFN-γ 对白血病细胞的生长有抑制作用和毒性效应，可诱导 AML 和 CML 患者未成熟髓系原始细胞分化。有趣的是，这些效应似乎依赖于其他细胞因子。IFN-γ 促进 IL-3 依赖 AML 细胞系的集落形成，但对 IL-3 非依赖性细胞系具有抑制作用。值得注意的是，IFN-γ 的抑制和刺激效应都能够通过阻断 TNF-α 实现。另外，IL-6 是 MM 细胞的主要刺激因子，IFN-γ 通过干扰 IL-6 信号抑制 IL-6 依赖性 MM 细胞的增殖；这种效应是否依赖于 SOCS 依旧未知。因此，IFN-γ 对恶性细胞的作用与环境密切相关。体外试验中 IFN-γ 对 AML 细胞的作用依赖于所加的细胞因子和共培养条件。体内 IFN-γ 对肿瘤细胞生长的作用与微环境细胞产生的局部细胞因子环境和恶性细胞的自分泌细胞因子信号通路密不可分。另外，白血病细胞肿瘤特异性遗传改变可能也参与调控细胞对 IFN-γ 的反应性。发生于 20%～25%AML 患者中的 *FLT3* 激活性突变能直接磷酸化 STAT5。尽管这些细胞中也有 SOCS1 的上调，SOCS1 不能抑制细胞因子非依赖性 STAT5 的激活。FLT3 异常诱导 SOCS1 甚至阻止了 IFN-γ 对恶性细胞集落形成的作用。

IFN-γ 上调 MM 细胞 Fas 的表达，使它们对 Fas 介导的凋亡敏感。相反，IFN-γ 在 AML、CML 和 MM 细胞中诱导 PD-L1 的表达，从而降低 T 细胞介导的细胞毒杀伤效应。在 CML 小鼠模型中，PD-1/PDL-1 相互作用破坏体内 CML 的免疫调控，IFN-γ 促进白血病细胞生长。IFN-γ 不仅通过诱导 LSC 增殖促进肿瘤进展，还参与了 PD-L1 依赖性恶性细胞免疫逃逸过程。此外，在 AML 细胞中 IFN-γ 通过诱导 IDO 促使白血病细胞免疫逃逸，从而抑制了 T 细胞的抗肿瘤活性。但是，IFN-γ 并不影响 MM 细胞 IDO 的表达。经过 IFN-γ 刺激 MSC 中 IDO 的表达水平上升，可导致共培养的 MM 细胞凋亡。

总之，IFN-γ 在恶性造血过程中起到双刃剑的作用，它的抑制和促进活性依赖于恶性血液病本身和多种分子、细胞和微环境因子的相互作用。由于 IFN-γ 影响恶性细胞、免疫细胞和造血微环境细胞，因此简单的体外试验结果不能代表复杂的体内环境。深入研究 IFN-γ 在体内细胞因子信号、免疫逃逸和骨髓中白血病微环境中的作用，对阐明其在恶性造血疾病中的作用至关重要。

（三）Ⅲ型干扰素

Ⅲ型干扰素（IFN-λ）和Ⅰ型干扰素调控相似的一些基因，但不像Ⅰ型干扰素的广泛性作用，IFN-λ 主要靶向黏膜上皮细胞。由于发现得较晚和作用细胞类型的局限性，现阶段对 IFN-λ 的研究主要集中在抗病毒感染中的作用。

2003 年，Ⅲ型干扰素相继被两个团队发现，现在已知人类中Ⅲ型干扰素家族由 4 个成员组成：IFN-λ1（IL-29）、IFN-λ2（IL-28A）、IFN-λ3（IL-28B）和 IFN-λ4。小鼠有两个功能性基因编码 IFN-λ（*Ifnl1* 和 *Ifnl3*）和两个 *Ifnl1* 假基因 *Ifnl1-P1* 和 *Ifnl1-P2*。IFN-λ 受体复合物由特异性 IFN-λ 受体链 1（IFN-λR1，又称 IL-28RA）和共享的 IL-10 受体链 2（IL-10R2，又称 IL-10Rβ）组成。作为抗病毒细胞因子，Ⅲ型干扰素能够在不同类型细胞中被病毒广泛诱导表达，这一点与Ⅰ型干扰素相似。Ⅲ型干扰素也在造血系统多种原始细胞类型中表达，并且这些细胞也能够产生大量Ⅰ型干扰素，但目前为止关于Ⅲ型干扰素和正常造血关系的研究较少。在非造血细胞中，表皮细胞是Ⅲ型干扰素的最主要产生细胞。小鼠模型中，在甲型流感病毒感染支气管灌洗液中发现了Ⅲ型干扰素。

Ⅲ型干扰素在保护上皮表面免受病毒感染过程中起重要作用。第一个进入临床试验的是聚乙二醇化 IFN-λ1，用于抗丙型肝炎病毒（HCV）。最初的实验设计旨在用聚乙二醇化 IFN-λ1 替代聚乙二醇化 IFN-α。成功的三期临床试验表明相较于聚乙二醇化 IFN-α，聚乙二醇化 IFN-λ1 更有效且肝外不良反应显著减少。然而，几种具有直接抗病毒作用药物的成功研发改变了HCV的治疗策略，干扰素的应用有减少趋势。目前，用聚乙二醇化IFN-λ1联合直接抗病毒药物（telaprevir，asunaprevir或daclatasvir）治疗HCV正在进行三期临床试验。Ⅲ型干扰素适用于治疗一些免疫病理学副作用较小的嗜上皮病毒感染，如能有效治疗由流感病毒或者冠状病毒引起的呼吸道感染和由诺瓦克样病毒或轮状病毒引起的肠道感染。

Ⅰ型干扰素和Ⅱ型干扰素对造血干/祖细胞的作用有广泛的相似性，但到目前为止的大多数研究都集中于特定的Ⅰ型干扰素或Ⅱ型干扰素中的一种，导致方法学分析的异质性和多样性。因为Ⅰ型干扰素和Ⅱ型干扰素有不同的转录活性，它们对造血干/祖细胞可能有不同的效应。最近的证据表明Ⅱ型干扰素通过诱导表达高水平IFN-γR的造血干/祖细胞向髓系分化，减少造血干/祖细胞的自我更新。因此，在调控造血干/祖细胞命运方面，Ⅱ型干扰素与Ⅰ型干扰素有不同的作用。但是到目前为止尚无平行实验比较两种干扰素对造血干/祖细胞作用，二者潜在相似性和差异尚不明确。

对Ⅲ型干扰素未来的研究除了进一步探索其对各种感染的治疗效果外，由于Ⅲ型干扰素也在造血系统多种原始细胞类型中表达，在未来的研究中需要进一步探索其在造血干/祖细胞中的作用并比较其与Ⅰ型和Ⅱ型干扰素作用效果和机制的异同，以求将来能够更精准有效地在临床中应用。

四、肿瘤坏死因子

1975年Carswell等报道被细菌感染后的小鼠血清中含有一种能杀伤某些肿瘤细胞或使体内肿瘤组织发生坏死的因子，称为肿瘤坏死因子（TNF）。TNF是一种多效应的细胞因子，其生物学作用具有多样性，取决于TNF表达水平和在微环境中的位置。在正常的生理条件下，低水平的TNF参与抗感染、抗肿瘤和组织修复等生理功能。体内产生和释放大量的TNF破坏免疫系统平衡，导致多种病理损伤，参与许多疾病的病理生理过程。越来越多的证据表明TNF是一种重要的造血调控因子，与造血干细胞增殖、分化和凋亡密切相关，本部分将主要探讨TNF信号蛋白在正常造血调控和血液系统疾病中的作用。

（一）TNF的生物学特性

1. TNF的分子结构和来源　TNF是细胞信号蛋白，参与炎症反应，是在急性应激反应中分泌的一类细胞因子。根据其来源和结构不同分为两种类型，即TNF-α和TNF-β。人类 *TNF-α* 基因大小为2.76kb，定位于第6对染色体短臂上，小鼠的 *TNF-α* 基因为2.78kb，定位于第17对染色体短臂上。TNF-α根据其存在的状态可分为两种：膜型TNF-α（mTNF-α）和分泌型TNF-α（sTNF-α）。mTNF-α由233个氨基酸组成，分子量为26kDa。sTNFα由157个氨基酸组成，分子量为17kDa。人类TNF-α与小鼠TNF-α有79%氨基酸组成同源性。人类 *TNF-β* 基因定位于第6对染色体上，它由171个氨基酸组成，分子量为25kDa。人类TNF-β与小鼠TNF-β的氨基酸组成有72%的同源性。

TNF-α 主要由活化的巨噬细胞分泌,其他如 CD4⁺T 细胞、NK 细胞、中性粒细胞、神经细胞、成纤维细胞、多种肿瘤细胞和白血病细胞、类风湿滑膜细胞等亦可分泌产生少量 TNF,促炎因子如病毒、脂多糖、细菌内毒素、免疫复合物、IL-21 和 IL-1 等均可使其表达水平升高。TNF-β 由活化的 T 细胞分泌,T 细胞在抗原、丝裂原等刺激下及 TPA 刺激淋巴母细胞均可产生高水平的 TNF-β。TNF-β 又称淋巴毒素,目前对其功能所知有限。人类 TNF-β 与 TNF-α DNA 同源序列达 56%,氨基酸水平上同源性为 36%,但两者结合于相同的膜受体。TNF-α 的生物学活性占 TNF 总活性的 70%~95%,TNF-β 的生物学作用与其极为相似,但在某些生物学作用方面也有不同之处。

2. TNF 受体的分类和表达 TNF 的生物学活性主要是通过细胞膜上的特异受体传递信号而实现的。TNF 受体(TNFR)有 2 种,即分子量分别为 55kDa 的 TNFR Ⅰ(CD120a)和 75kDa 的 TNFR Ⅱ(CD120b)。TNFR Ⅰ 表达于大多数组织中,分泌型和膜型 TNF 均可将其激活。TNFR Ⅱ 仅表达于造血细胞上,和膜型 TNF 结合。TNF 主要通过与 TNFR Ⅰ 作用而发挥生物学作用。TNF 与受体结合后诱导 TNFR Ⅰ 形成三聚体,导致释放胞内死亡结构域沉默子(SODD),进而使接头蛋白 TRADD 结合死亡结构域招募更多的蛋白质,主要激活以下三条信号通路:激活 NF-κB 通路,TRADD 募集蛋白 TRAF2 和 RIP,丝氨酸-苏氨酸激酶 RIP 激活 TRAF2 募集的蛋白激酶 IKK。生理条件下抑制蛋白 IκBα 结合 NF-κB,抑制其转录。活化的蛋白激酶 IKK 磷酸化 IκBα,IκBα 进一步被降解,NF-κB 被释放。NF-κB 是二聚体的转录因子,定位在细胞核,调控多种蛋白的转录,参与调节细胞生存、增殖、炎症反应,以及抗凋亡作用。

目前对 TNFR Ⅱ 的结构和功能了解并不多,不过其缺乏死亡结构域,因此不能促进细胞凋亡过程。然而,TNFR Ⅱ 可以通过活化 NF-κB 和 JNK 通路或者抑制 TRAF-2 干扰细胞凋亡。此外,研究发现 TNF 结合蛋白(tumor necrosis factor binding protein, TNF-BP)是 TNFR 的可溶性形式,有 sTNFR Ⅰ(TNF-BP Ⅰ)和 sTNFR Ⅱ(TNF-BP Ⅱ)两种。一般认为 sTNFR 具有局限 TNF 活性,或稳定 TNF 的作用,在细胞因子网络中有重要的调节作用。Seckiner 1988 年发现发热患者尿中有 TNF 抑制物,分子量为 33kDa。Olsson 于 1989 年在慢性肾功能不全患者血和尿中也发现有 TNF-BP。TNF-BP 可与 TNF 特异结合,抑制 TNF 活性,如抑制其细胞毒活性和诱导 IL-1 产生,可促进皮下接种 Meth A 病毒的生长,可能为肿瘤逃避宿主抗肿瘤的机制之一。

(二)TNF-α 的造血调控作用

TNF-α 是一类多效应的细胞因子,其生物学作用取决于 TNF-α 表达水平和在微环境中的位置。在正常的生理条件下,低水平的 TNF-α 参与抗感染、抗肿瘤和组织修复等生理功能。体内产生和释放大量的 TNF-α 破坏免疫系统平衡,导致多种病理损伤。

TNF-α 在造血调控过程中发挥重要作用。大量体外研究发现用 TNF-α 处理人和小鼠造血干、祖细胞(HSPC),对 HSPC 具有抑制作用。例如,TNF-α 能抑制人骨髓 CD34⁺CD38⁻ 细胞集落形成能力和 CD34⁺CD38⁻ 细胞在 NOD/SCID 鼠的各系重建能力。TNFR Ⅰ 和 TNFR Ⅱ 在介导这种抑制作用时发挥不同效应,利用中和抗体处理证实 TNF-α

通过 TNFR Ⅰ 通路影响祖细胞作用，而 TNFR Ⅱ 通路调控原始造血干细胞（HSC）的作用。

TNF-α 对体内 HSC 功能的维持作用仍有争议，利用 *TNFR Ⅰ* 敲除鼠、*TNFR Ⅱ* 敲除鼠及两者双敲除鼠研究其对 HSC 数量和功能的影响，发现虽然敲除鼠的 HSC 表型没有变化，但是移植实验表明 *TNFR Ⅰ* 敲除鼠和 *TNFR Ⅱ* 敲除鼠的 HSC 长期重建能力提高，双敲除鼠的 HSC 重建能力进一步提高。但有研究发现在年老鼠中敲除 *TNFR Ⅰ* 能够降低 HSC 的重建能力。通过小鼠体内注射 TNF-α 研究其作用，发现短期给予 TNF-α 抑制 HSC 细胞周期，降低 HSC 的长期重建能力。而也有发现骨髓来源的 $CD8^+$ 细胞分泌产生的 TNF-α 可提高造血重建能力，抑制 HSC 的凋亡。这些研究表明 TNF-α 对 HSC 的调控影响是复杂的。TNF-α 对 HSC 的作用和 TNF-α 产生的量及持续时间，以及 HSC 所处的微环境有关。此外 TNF-α 可能影响 HSC 的衰老。基于以上研究发现 TNF-α 信号通路似乎具有负调控 HSC 的功能。

（三）TNF-α 在造血系统疾病中的作用

近年来 TNF-α 对造血的调控作用是生物学研究的热点，主要探讨它在疾病发生发展过程中的水平变化及其机制，虽然有些机制尚未完全阐明但仍取得了一些进展，现分述如下。

1. 再生障碍性贫血（AA） 是一种骨髓造血抑制疾病，其发病机制尚未完全阐明。大量临床数据表明，AA 患者 TNF-α 分泌水平显著增加，并且 TNF-α 水平和外周血白细胞数呈负相关。体外长期骨髓培养试验发现，AA 患者组培养上清中 TNF-α 水平显著增加，并且高水平的 TNF-α 能够抑制细胞因子介导的造血祖细胞增殖。这些结果提示高水平的 TNF-α 分泌和再生障碍性贫血发病机制相关，但是其机制目前尚未完全阐明。有研究认为 TNF-α 水平的异常升高，可能和免疫系统的异常有关。与健康人相比，AA 患者 $CD4^+$/$CD8^+$ T 细胞的比例倒置，并在活化 $CD8^+$ T 细胞过程中 TNF-α 分泌水平升高。也有研究认为其机制可能与单核细胞或巨噬细胞群功能改变有关，导致减少分泌正调控造血调节因子，增加负调控因子表达。此外，近年来研究发现细胞凋亡是 AA 一个主要的致病因素，AA 患者骨髓造血祖细胞凋亡的增加可能是患者骨髓 HSPC 数量减少的主要原因。多项研究发现，TNF-α 介导的 AA 患者骨髓造血干/祖细胞凋亡是通过 Fas/FasL 通路。*Fas* 和 *FasL* 是两个促凋亡基因，介导细胞凋亡。Fas 抗体能特异阻断 Fas/FasL 通路介导的造血祖细胞集落形成能力抑制，然而 TNF-α 抗体效果更为显著，表明 TNFR/TNF-α 和 Fas/FasL 相互作用与造血抑制有关，并且 TNF-α 信号可能在 Fas 通路的上游。

研究发现 AA 患者骨髓 T 细胞分泌 TNF-α 显著增加，并且 $CD34^+CD38^-$ 和 $CD34^+CD38^+$ 细胞中 TNFR Ⅰ 和 TNFR Ⅱ 表达水平显著增高。AA 患者骨髓 HSPC 对 TNF-α 敏感性增加，TNFR 信号通路可能和造血抑制有关，在早期阶段影响造血功能。也有研究报道造血干细胞对 TNF-α 敏感性增强与细胞凋亡无关，TNF-α 影响造血祖细胞分化，减少 HSPC 数量，进而影响造血。此外，TNF-α 能够抑制 EPO 介导的红系造血祖细胞分化，导致血红蛋白合成减少，与 p38 MAPK 通路有关。总之，TNF-α 通过复杂机制参与 AA 疾病的发生和发展。

2. 范科尼贫血（FA） 是一种罕见的遗传性疾病，和骨髓造血抑制有关，具有多种发育异常和癌症的易感性。FA 患者发展为 MDS 和 AML 的风险极高。研究发现 FA 患者血清、血浆和胞内 TNF-α 水平显著升高。TNF-α 分泌水平升高伴随着其他生长因子和细胞因子的改变，包括 IL-6 和 GM-CSF 表达水平的减少，这些因子表达水平变化可能会引起细胞稳态改变，被认为可能是 FA 恶性造血的一个重要致病因素。研究发现，儿童 FA 疾病进展来源于 HSC 池的凋亡增加。进一步研究提示 TNF-α 不仅是一个促凋亡因子，并且促进 FA 造血干/祖细胞向白血病转化。*Fancc*$^{-/-}$ 鼠造血干/祖细胞过表达 TNF-α 导致骨髓细胞数量减少，这些细胞在体内和体外长期用 TNF-α 处理诱导克隆进化进而导致细胞遗传学异常和髓系恶性肿瘤的发生。此外，有报道 *TNF-α* 是 FANCD2 和 NF-κB 直接抑制的靶基因。因此，人为调节 TNF-α 产生可能是 FA 患者一个有前景的治疗靶点。

TNF-α 诱导的活性氧（ROS）产生是另外一个在 FA 疾病进展过程中起重要作用的致病因素。多项体外研究和临床观察发现 FA 患者清除由 TNF-α 释放的 O_2^- 或者由 IFN-γ 激活的吞噬细胞的能力有缺陷。FA 基因及一些 FA 相关基因突变的患者细胞具有对 DNA 交联损伤试剂（如丝裂霉素 C 等）高度敏感，以及基因组不稳定的表型。有证据显示在 TNF-α 处理过的 *Fancc*$^{-/-}$ 鼠的 HSPC 中存在持续高水平的氧化应激 DNA 损伤，提示 FA 蛋白缺失使染色体 DNA 易被 ROS 攻击，因此增加氧化应激 DNA 损伤。此外，大多数抗氧化基因在 FA 患者的骨髓细胞中表达水平下调，这种表达水平下调和这些基因的启动子区增加的氧化 DNA 损伤有关。FA 蛋白在保护这些抗氧化基因免于氧化损伤中起重要作用。因此，FA 发展为白血病，不仅是 FA 细胞内在遗传学变化，而且是通过表观和微环境因素，而 TNF 介导的炎症反应在 FA 白血病发生过程中是一个非常重要的表观和微环境因素。

3. 白血病 TNF-α 对造血祖细胞生长起促进或者抑制作用，取决于 TNF-α 的水平和细胞因子的微环境。TNF-α 在白血病的发生和进展过程中起重要作用，介导白血病细胞转化、增殖、血管生成和髓外浸润。TNF-α 也是肿瘤微环境中一个重要因子，支持白血病细胞免疫逃逸、生存和对化疗药物的抗性。自分泌方式的 sTNF-α 通过介导肿瘤的炎症微环境，促进白血病起始的能力，支持慢性粒细胞白血病的生存和增殖。有研究发现 mTNF-α 高表达于急性白血病和白血病干细胞，并且与不良危险分组、髓外浸润及临床预后不良有关。mTNF-α 可激活调节性 T 细胞和髓系来源抑制细胞促进肿瘤免疫逃逸。研究发现 TNF-α 主要通过介导经典 NF-κB 和 JNK/AP-1 信号通路发挥抑制白血病细胞凋亡和促进细胞增殖效应。在急性淋巴细胞白血病中，TNF-α 可通过活化 PI3K/Akt 通路诱导关键蛋白磷酸化抑制细胞凋亡。在白血病发生和进展中，阐明 sTNF-α 和 mTNF-α 的不同生物学作用，将为未来靶向 TNF-α 信号通路治疗造血恶性肿瘤提供新的前景。

4. 骨髓增生异常综合征（MDS） 是一组起源于造血干细胞的恶性克隆性疾病，多项研究发现 MDS 患者体内 TNF-α 分泌水平显著升高。MDS 无效造血的主要发生机制是凋亡，TNF-α 是细胞凋亡的关键启动因子。研究发现 MDS 骨髓细胞凋亡是由于患者体内分泌高水平的 TNF-α、TGF-β 和低水平的 GM-CSF 所致。MDS 骨髓细胞自发性凋亡，与利用 TNF-α 处理 AML 细胞系诱导的细胞凋亡 DNA 断裂方式相同。目前认为 TNF-α 主要通过上调 Fas 通路和 TNFR 表达激活细胞凋亡。此外，MDS 患者体内高水平的 TNF-α 导致骨髓 CD34$^+$ 细胞内产生活性氧，引起 DNA 损伤，诱发细胞凋亡。

综上所述，TNF 能直接或间接对造血起双向调控作用，与多种疾病的发生发展有密切关系，其造血调控机制极其复杂，迄今尚未完全阐明，有待进一步研究。

五、转化生长因子-β 超家族

转化生长因子-β（TGF-β）超家族由一类结构、功能相关的多肽生长因子亚家族组成，包括 TGF-β、活化素、骨形成蛋白（BMP）、Nodal、抑制素和生长分化因子等 30 多个成员。TGF-β 超家族具有多种生物学功能，在调节细胞稳态、分化、凋亡、增殖、胚胎发育、免疫监督、血管生成和上皮 - 间充质转化中起重要作用。TGF-β 超家族对正常造血和造血系统疾病的调节作用已有较多证据，本节将探讨 TGF-β 超家族对正常造血调控的作用，以及与血液系统疾病的关系。

（一）转化生长因子-β 超家族的生物学特性

TGF-β 超家族成员能够结合两个不同的跨膜丝氨酸/苏氨酸激酶受体，称为 I 型（也被称为 ALK）和 II 型受体。当配体刺激后，II 型和 I 型受体组成异聚复合体，活化的 II 型受体磷酸化 I 型受体胞质的 Gly-Ser 区域，导致 I 型受体活化，激活 Smad 途径或非 Smad 途径。活化的 I 型受体激酶磷酸化 R-Smad，包括 Smad2 和 Smad3（TGF-β/activin 特异的 R-Smad），以及 Smad1、Smad5 和 Smad8（BMP 特异的 R-Smad）。磷酸化的 R-Smad 同时和 Smad4 形成一个二聚体 Co-Smad，定位到细胞核和转录因子（如 FoxH1 和 Mixer）、转录共激活子（如 p300 和 CBP）和转录共抑制子（如 c-Ski 和 SnoN），一起调控多个靶基因的表达。TGF-β 超家族成员诱导 I-Smad、Smad6 和 Smad7 抑制 TGF-β/BMP 信号通路，形成一个负反馈途径。Smad7 能够抑制 TGF-β 和 BMP 信号通路；Smad6 能够有效地抑制 BMP 信号通路和部分抑制 TGF-β 信号通路。

TGF-β 超家族在不同水平精细地调控细胞信号通路。丝氨酸/苏氨酸激酶受体包含 7 种 I 型受体和 5 种 II 型受体，能够形成多种异聚复合体。一个 TGF-β 超家族成员能够诱导多种反应取决于受体复合物组成。信号通路特异性同样被辅助受体调节，比如 β 聚糖能够促进 TβR II 和内皮糖蛋白结合 TGF-β。内皮糖蛋白在内皮细胞中起重要作用，它通过和 ALK1 或 ALK5 作用调控细胞迁移和细胞增殖或抑制信号通路。在胞内，I-Smad 通过与 R-Smad 竞争受体或与 Smad4 相互作用，以及募集 E_3-泛素连接酶降解受体来负调控 TGF-β 信号通路。通过同样活化的 Smad 蛋白调控靶基因的活化和抑制。这种同样的信号通路通过募集不同的辅助蛋白实现调控不同的生物学反应部分。Smad 蛋白的 DNA 亲和力相对较低，在一个特异的转录反应中还需要转录共激活子和转录共抑制子。哪种转录共因子参与作用取决于细胞类型。

除了 Smad 介导的信号通路，近年来研究发现 TGF-β 超家族能够调控 Ras-Erk、JNK 和 p38 MAPK 通路，以及 PI3K/Akt、Wnt、Notch 通路及 GTP 酶类（RHOA 和 CDC42）。通过这些非 Smad 通路活化和 Smad 通路一起调控生物学反应。

（二）TGF-β 超家族对 HSC 的调控作用

在哺乳动物中已相继克隆出 TGF-β 的 3 种亚单位，分别为 TGF-β1、TGF-β2 和 TGF-β3。各亚单位氨基酸水平上同源性为 70%～80%，TGF-β1 由 390 个氨基酸组成，TGF-β2 和 TGF-β3 由 412 个氨基酸组成。TGF-β 超家族调控多种生物学功能，取决于细胞类型、微环境因素、细胞分化阶段、辅助蛋白的表达、配体的浓度和异构体，以及分泌方式。

1. TGF-β 可调控造血干细胞和祖细胞的作用已经被发现多年。1987 年 Ohta 等学者最先发现 TGF-β1 对多潜能祖细胞有生长抑制作用，对更成熟的祖细胞无影响。多项研究在人和小鼠祖细胞证实这个观点。虽然 TGF-β 对造血祖细胞作用机制尚未完全阐明，但是一些研究发现可能与下调细胞因子（IL-1、GM-CSF、IL-3、G-CSF 和 SCF）受体和调控细胞周期相关基因有关。TGF-β 通过上调细胞周期依赖性激酶抑制剂 p57^{KIP2} 诱导细胞周期停滞，但其生长抑制作用可被逆转。TGF-β 还参与祖细胞凋亡。因此，TGF-β 通过细胞周期和凋亡两方面影响造血祖细胞生长。进一步利用 TGF-β 单克隆抗体发现可使早期祖细胞重新进入细胞周期。体外试验表明 TGF-β 是造血干细胞增殖的抑制剂，而其在体内的很多作用尚不清楚。近年有证据表明 Mushashi-2 是造血干细胞 HSC 重要的调节子，调控 HSC 的细胞命运决定、系别选择和 TGF-β 信号。

此外，TGF-β 对成熟祖细胞生物学作用具有多样性取决于受体的表达。比如，TGF-β 抑制 IL-3 诱导的粒–巨噬细胞祖细胞集落形成，促进 GM-CSF 诱导的粒–巨噬细胞祖细胞集落形成。这些研究表明 TGF-β 生物学作用取决于靶细胞分化阶段和其他细胞因子的参与。对于所有 TGF-β 超家族信号通路，Smad4 是介导生物学作用的重要调节因子。多项研究表明 *Smad* 敲除导致小鼠 7.5 天时胚胎致死，由于外胚层增殖缺乏，导致中胚层形成能力减弱。成体 Smad4 杂合子小鼠会发生胃肠的息肉和肿瘤。人类 *Smad4* 突变可导致青少年息肉综合征。利用 Mx1-Cre 条件敲除模型证实 Smad4 在调控 HSC 自我更新中起关键作用。同时，研究发现 TIF1γ 在人 CD34$^+$ 细胞通过和 Smad4 竞争结合 R-Smad，提示在造血细胞中经典的 Smad 通路和其他调节通路存在复杂的相互作用。而通过过表达 I-Smad7 于小鼠的 HSC，发现完全阻断 Smad 信号通路网络增强 HSC 的自我更新能力。此外，过表达 I-Smad7 不影响 HSC 的谱系分化。基因表达分析提示 Smad7 可能通过下调 p21 和上调 Bmi-1 表达影响 HSC 自我更新。有研究发现 SDF-1 促进人造血祖细胞 CD34$^+$ 细胞进入细胞周期，而 TGF-β 抑制 CD34$^+$ 细胞进入周期。分析相关机制发现 SDF-1 和 TGF-β 信号通路磷酸化 PI3K/Akt 和 Smad3 通路，在调控 CD34$^+$ 细胞的周期中有交叉作用。这些结果表明 TGF-β 在维持造血稳态中起关键作用。

研究发现无论是脊椎动物还是无脊椎动物，TGF-β 能够作为一种重要调控因子，随着浓度一系列变化作用于多种细胞。在造血调控，比如胎肝和红髓造血发现大量 TGF-β1 存在，提示其在调控各阶段造血过程中起重要作用。在长期培养过程中发现 TGF-β1 水平增加并有利于稳态维持，然而其在维持造血中的功能及其激活方式尚不完全清楚。TGF-β1 通过增加不成熟干/祖细胞的 CD34 抗原表达维持细胞数量。在细胞系 TF1 和 KG1a 中添加 TGF-β1 导致 CD34 表达水平上调，但在相对分化细胞系 HL60 和 K562 中没有这种现象。干细胞体外扩增试验进一步证明 TGF-β1 能维持长期培养起始细胞干性。因此，TGF-β1 能够防止早期造血干/祖细胞过度分化，维持干细胞特性。

目前许多研究主要关注 TGF-β1 信号对造血的作用。虽然一些体外试验也证实 TGF-β2 和 TGF-β3 对原始造血祖细胞发挥抑制作用，但 TGF-β2 和 TGF-β3 的造血调控作用尚未清楚。最近研究发现 TGF-β2 对 HSC 和祖细胞有正调控作用。低水平 TGF-β2 原代造血干/祖细胞增殖发挥促进作用，而高水平的 TGF-β2 有抑制作用。TGF-β2 生物学作用取决于小鼠遗传背景品系。体内试验表明杂合子 TGF-β2 敲除鼠 HSC 的比例和重建能力显著降低。这些体外和体内试验表明，与 TGF-β1 对造血的作用不同，TGF-β2 正向调控 HSC。由于 TGF-β1 和 TGF-β2 在调控 HSC 的作用不同，有必要进一步阐明两个序列同源性和受体都高度相似的分子发挥不同生物学作用的内在机制。研究发现 TβR Ⅱ、辅助受体内皮糖蛋白和 β 聚糖对 TGF-β1 及 TGF-β2 有不同亲和力，能够帮助解释它们的生物学作用不同。然而，具体的分子机制和 Smad 通路是否参与其中还都不十分清楚。

2. BMP BMP 蛋白，尤其是 BMP4 在调控成体 HSC 的增殖中起重要作用。利用 BMP2 和 BMP7 处理分选出的人 HSC（$CD34^+CD38^-Lin^-$），发现与 TGF-β1 作用相似，抑制 HSC 增殖。然而，利用相对高浓度的 BMP4 能够提高 HSC 在 NOD/SCID 鼠的生存和植入能力。因此，BMP4 正向调控 HSC 的增殖和生存。此外，BMP4 在 Shh 诱导的人原代祖细胞增殖过程中起重要作用。利用 BMP4 特异性抑制剂 Noggin 能够抑制 Shh 诱导的细胞增殖，但是抑制 Shh 不影响 BMP4 介导的细胞增殖。在果蝇研究中发现同样的现象。无论是胚胎发育、成体干细胞还是不同物种间，所有 BMP 和 Shh 通路具有高度保守性，未来一项重要的工作就是阐明这些复杂交叉通路的分子机制。

由于敲除鼠胚胎致死，很少有研究报道 BMP4 在体内的造血调控作用。利用条件敲除鼠敲除 BMP 的 Ⅰ 型受体 BMPRIA，发现 BMP 通路通过影响干细胞微环境的成骨细胞调控 HSC。BMPRIA 缺失导致成骨细胞数量增多，进一步导致成骨细胞支持的 HSC 数量增多。也有研究报道，BMP 在小鼠脾的应激红系造血中发挥作用。

（三）TGF-β 超家族在造血恶性肿瘤中的作用

TGF-β 信号转导途径的紊乱是 TGF-β 抑制或促进肿瘤生长的核心，通过它们影响多种细胞功能。近年来研究表明 TGF-β 超家族和造血肿瘤有关，引起一些研究者的关注。

1. TGF-β 在造血系统肿瘤疾病中，TGF-β 信号通路遭到破坏，如 TGF-β 表达异常、TGF-β 受体缺陷、Smad 表达丧失、染色体易位形成融合蛋白与 Smad 作用导致 SMAD 功能异常等，使得细胞对 TGF-β 产生耐受，逃避 TGF-β 的生长抑制效应。

（1）急性髓系白血病：在 AML 中，AML 相关融合蛋白与 TGF-β 信号通路的相互作用，TGF-β 作为一个负调控因子。AML1/ETO 融合蛋白通过和 Smad3 结合，阻断 TGF-β 信号通路，促进白血病发生。AML1/EVI-1 通过与 Smad3 的 MH2 区域结合，阻止 Smad3 结合至 DNA 上启动转录效应，从而阻断 TGF-β/Smad 的信号转导。此外，AML 中常见 Smad 表达或功能异常。Smad4 的 MH1 结构域发生错义突变和 MH2 结构域发生移码突变产生不成熟蛋白，阻滞 Smad4 表达，使得 TGF-β 介导的造血负调控作用减弱。急性早幼粒细胞白血病（APL）的显著特征是产生 PML-RARα 融合蛋白。PML 有两个亚型，一种是核亚型，另一种是细胞质亚型。细胞质亚型与 Smad2/3 及 SARA 和 TGF-β 受体的积累有关，导致 Smad 磷酸化。PML-RARα 融合蛋白拮抗细胞质 PML 功能导致 TGF-β 信号通路缺陷。

（2）慢性粒细胞白血病：Bcr-ABL 通过调控 Akt 和 Foxo 转录，减弱 TGF-β 作用。此外，通过提高蛋白酶体降解，Bcr-ABL 阻断 TGF-β 调控的 p27 表达，因此导致细胞周期依赖性激酶活化和促进进入细胞周期。此外，CML 患者 EVI-1 表达水平升高，EVI-1 通过与 Smad3 的 MH2 区域结合，阻止 Smad3 结合至 DNA 上启动转录效应，从而阻断 TGF-β/Smad 的信号转导。然而，CML 中 Bcr-ABL 融合蛋白活化的酪氨酸激酶也能够提高白血病细胞对 TGF-β 诱导的生长抑制和细胞凋亡的抗性。但也有研究发现在 Cos-1 细胞中，Bcr-ABL 通过 TβR Ⅰ和 Bcr-ABL 激酶区域作用上调 TGF-β 介导的转录，使 Smad2 和 Smad3 蛋白表达水平升高。

（3）急性淋巴细胞白血病：有研究发现在 ALL 细胞系中 TGF-β 信号通路下游 p21 和 p15 的 mRNA 表达水平降低，ALL 发病机制与 TGF-β 信号沉默相关。在儿童和成人 T-ALL，Smad3 蛋白表达显著减少或异常，Smad3 参与 TGF-β 介导的信号通路减少。ALL 患者 TEL/AML1 融合蛋白一个主要的致病机制是阻断 TGF-β 信号通路，其可能的机制是它结合 Smad3、辅助抑制蛋白 NcoR 和 SIN3A，以及其复合物。在成人 T 细胞白血病中，病毒蛋白 Tax 通过 NF-κB 及 CREB 信号通路介导陷窝蛋白-1（caveolin-1）基因表达，caveolin-1 与 TβR Ⅰ相结合，抑制 TGF-β 诱导的 Smad2/3 磷酸化，在 T-ALL 的发病中起重要作用。另有研究表明，HTLV Ⅰ 互补链编码的 HTLV Ⅰ bZIP 因子（HBZ）可抵抗 Tax 对 TGF-β 的抑制作用，HBZ 与 Smad2/3 相互作用，以 P300 依赖性方式增强 TGF-β/Smad 的转录应答，诱导幼稚 T 细胞 FOXP3 表达，使感染的 T 细胞转化为调节性 T 细胞，促进 T-ALL 细胞的增殖。

毛细胞白血病患者骨髓、外周血血清和血浆中发现高水平 TGF-β1。毛细胞白血病细胞分泌 TGF-β1，储存在骨髓成纤维细胞附近，活化它们合成胶原和网状纤维。TGF-β1 在纤维化过程中起重要作用，和 HCL 骨髓网状纤维化发病机制直接相关。

（4）外周和皮肤 T 细胞淋巴瘤：在 T 细胞淋巴瘤和塞扎里综合征，TβR Ⅰ和 TβR Ⅱ 表达水平减少，阻断 TGF-β 生长抑制作用。在进展期淋巴瘤中发现 TGF-βR Ⅱ 点突变，阻碍 TGF-βR Ⅱ 表达，抑制 TGF-β 信号通路，导致肿瘤发生发展。间变性大细胞淋巴瘤患者发现 TβR Ⅰ外显子 1 有一个 178bp 缺失，导致 TGF-β 信号通路抑制作用减弱。

（5）非霍奇金淋巴瘤（NHL）：在 NHL 患者中发现，肿瘤抑癌基因 *ZEB1* 表达水平下调。在生理方面，*ZEB1* 结合磷酸化 Smad2/3 促进 TGF-β 信号转导，并且抑制 Smad7 介导的对 TGF-β 通路抑制作用。NHL 下调 *ZEB1* 表达伴随 Smad7 过表达，抑制 TGF-β 通路转导。对 TGF-β 抗性的 B 细胞淋巴瘤细胞系无 TβR Ⅱ 功能，导致磷酸化 Smad3 和 Smad2 缺少核定位信号，从而抑制 p21 和 c-Myc 表达。Smad1/5 磷酸化在 TGF-β 介导的抗增殖作用中起关键作用。TβR Ⅰ高表达于淋巴瘤细胞，对信号通过 Smad1/5 起重要作用。此外，TGF-β 介导细胞增殖调控部分依赖于活化的 p38 MAPK 通路。研究发现弥漫性大 B 细胞淋巴瘤（DLBCL）miR-155 高表达于进展期淋巴瘤，靶向 *Smad5* 基因。在细胞系中过表达 miR-155 通过抑制 p21 表达抑制细胞因子介导的生长抑制作用。通过 miR-155 过表达和 Smad5 缺失细胞系研究确定 miR-155、TGF-β 和淋巴瘤发展的关系。

在小淋巴细胞淋巴瘤/慢性淋巴细胞白血病（SLL/CLL），尽管 CLL 细胞表达 TβR Ⅱ，仍然抑制 TGF-β 通路转导，可能与改变配体和受体结合力及下游信号通路有关，如降低细胞表面 TβR Ⅰ 表达。此外，TβR Ⅰ 敏感和 TβR Ⅰ 抗性的 CLL 细胞 TβR Ⅰ 和 TβR Ⅱ 的 mRNA 表达水平正常，但 *TβR Ⅰ* 基因点突变导致其功能缺乏。*TβR Ⅰ* 基因点突变引起 TGF-β 介导的基因转录减少。而且，CLL 细胞中表达 TGF-β 共受体 TβR Ⅲ。在伯基特淋巴瘤 TGF-β 介导的生长阻滞和转录抑制子 E2F-1 基因有关。过表达 *E2F-1* 基因纠正了 TGF-β 介导的生长阻滞，表明 TGF-β 能够通过抑癌基因 *E2F-1* 发挥有效的肿瘤抑制作用，而不需要调控 c-Myc、p15 和 p21。此外，伯基特淋巴瘤细胞表达正常 TGF-βR Ⅰ 的 mRNA 和蛋白，减少 TβR Ⅱ 的 mRNA 表达，导致 TGF-β 通路转导被抑制。

（6）多发性骨髓瘤：MM 患者肿瘤细胞和骨髓基质细胞（BMSC）分泌高水平的 TGF-β，MM 患者血清 TGF-β 水平是重要的预后因素。TGF-β 分泌和 B 细胞分化阶段有关。BMSC 分泌高水平的 TGF-β 伴随着 IL-6 和 VEGF 分泌增加。IL-6 和 VEGF 是 MM 中重要的细胞因子，介导肿瘤细胞增殖，TGF-β 是诱导它们分泌的主要因素。TGF-β 还抑制正常 B 细胞增殖和免疫球蛋白分泌。用 TβR Ⅰ 激酶抑制剂（SD-208）处理 MM 细胞，可减少 IL-6 和 VEGF 分泌，抑制细胞生长。SD-208 能阻断 Smad2/3 积累和 IL-6 产生，抑制 MM 细胞生长、生存、药物耐受和细胞迁移。MM 中尚未发现 *TβR Ⅰ* 或 *TβR Ⅱ* 基因突变。研究发现 TβR Ⅱ 缺失和启动子甲基化沉默有关，并且导致不良预后。MM 患者 TβR Ⅲ 的 mRNA 和蛋白表达水平减少，促进细胞生长、运动和黏附，在 MM 疾病进展中起重要作用。此外，MM 细胞分泌的 TGF-β 抑制 T 细胞增殖、活化和对 IL-2 反应。TGF-β 在这个免疫抑制过程中起重要作用，它的抑制程度取决于肿瘤进展。

此外，TGF-β 在 MM 患者骨损伤过程中抑制骨形成。首先，TGF-β 促进成骨祖细胞增殖和骨基质矿化。随后 TGF-β 抑制成骨细胞分化和基质矿化。这种生物学作用可以被 TGF-βR Ⅰ 激酶抑制剂中和。

2. BMP 属于 TGF-β 超家族一员，由于生物反应特异性 BMP 配体和不同受体亲和力各不相同，活化的 BMP 依赖 Smad 通路和非 Smad 通路介导生物学作用。BMP 通路在多种肿瘤包括 APL 和 CML 中被异常调控。然而其在白血病起始和进展中的作用尚未完全阐明。研究发现 APL 中 BMP 通路异常。BMP2、BMP4、BMP 和受体 BMPR Ⅰ A、BMPR Ⅰ B、BMPR Ⅱ 在白血病幼稚细胞中高表达。用全反式维 A 酸（ATRA）处理后它们的表达水平恢复正常，然而对 ATRA 无反应的 APL 患者早幼粒细胞仍高表达 BMP/BMPR，直接影响使用 ATRA 后的分化阻滞。这些发现表明 BMP 通路可以作为 APL 微小残留病的分子标志。

TGF-β 通路在 CML LSC 生存和静息态维持方面起至关重要作用。转录组研究发现在 CML 的 LSC 和祖细胞中，通过抑制 BMP2 和生长分化因子 2（GDF2）激活 Smad7 和 noggin，使 TGF-β 和 BMP 信号转导通路被抑制。CML 的 LSC 过表达 BMP Ⅰ 型受体，而 Smad1、BMP2 和 BMP4 表达水平下调。此外，在 CML 慢性期（chronic phase，CP）、加速期（accelerated phase，AP）和急变期（blast crisis，BC）患者 LSC 和祖细胞亚群 TGF-β 超家族成员及下游信号通路呈现异常调控。CML-CP 患者中 BMP2、BMP4 和 activin A 表达水平下调，而 BMP7、BMP10 和 TGF-β 表达水平上调，并且伴随着上调 BMPR Ⅰ 和下游的 Smad5、Smad6、Smad7 及 Smad9。随着 CML 疾病发展，不同 TGF-β 超家族成员发挥生物学作用，CML-BC 患者高表达 activinA/ActR Ⅰ 和 ActR Ⅱ。这些发现表明随着 CML 疾病进展，CML 的 LSC 改变 TGF-β 超家族成员分泌及相对应的受体表达，进而影响下游信号通路的基因调控。白血病骨髓微环境中可溶性的 BMP2 和 BMP4 水平升高，与高水平的 Ⅰ 型受体作用，使 CML-CP 早期祖细胞扩增。此外，体外培养的 CML LSC 存在 BMP2 或 BMP4 能够维持干细胞特性，提高长期集落形成能力。这些结果提示 BMP 信号通路改变会抑制 CML CP LSC 的分化，持续维持 LSC 池。

3. activin 是多效性的二聚体蛋白，通过结合不同的受体 ActR Ⅱ A、ActR Ⅱ B、ActR Ⅰ A/ALK2 和 ActR Ⅰ B/ALK4 发挥生物学效应。在肿瘤中，activin A 抑制细胞增殖、血管生成和肿瘤发生，并且在多种肿瘤细胞中促进细胞凋亡。研究发现在胚胎发育过程中，activin 在中胚层的前体细胞向成血管细胞分化过程中起重要作用。成体 activin A 在造血微环境中组成性表达于基质细胞表面，它在造血干细胞低表达，随着造血分化表达水平升高。体外试验证实，activin A 对小鼠 HSC 增殖有明显的抑制作用。activin A 通过诱导细胞周期阻滞、介导细胞凋亡和拮抗细胞因子负调控 B 细胞生成。此外，activin A 参与调控红系生成，促进造血祖细胞向红系细胞分化。在造血恶性肿瘤中，研究发现 activin A 通过非 Smad 通路，激活 MKK6-p38 MAPK 信号通路，调控 CML 细胞红系分化，在 MM 中，activin A 高表达，并且 activin A 水平和疾病进展程度密切相关，activin A 能够刺激破骨细胞生成，抑制成骨细胞。最近研究报道 MM 患者骨髓单核/巨噬细胞分泌的 activin A 介导 IL-3 的骨重塑作用。

（四）TGF-β 超家族在造血系统疾病治疗方面的研究进展及展望

尽管已发现 TGF-β 超家族在造血系统的多种生物学作用，但是 TGF-β 超家族在胚胎致死和免疫调节方面的功能尚未完全阐明。近年来利用条件敲除鼠模型已经证实 TGF-β 超家族在调控成体造血时的多种功能，随着研究的深入，TGF-β 超家族介导的生物学调控显示出更多的复杂性，可能被 Smad 通路的冗余效应所影响，并且和其他调控机制有复杂的交叉作用。

造血干细胞移植是目前应用最广泛的干细胞治疗，但仍然需要提高造血干细胞移植的效率和应用性，包括体外扩增造血干细胞、提高植入能力和移植后重建能力。虽然有报道发现 BMP 能在体外扩增 HSC，但是仅调控 Smad 通路不能达到最有效的扩增 HSC 目的。有学者提出化疗后短暂地阻断 TGF-β 超家族通路，促进造血重建和恢复，值得进一步探讨。在造血恶性肿瘤治疗方面，许多研究都在关注通过调控 TGF-β 通路治疗骨髓增生异常综合征和贫血的可能性。此外，对 Smad 通路复杂性的认识为调控机制的研究提供了新的视野，比如发现糖原合成激酶 3、成纤维细胞生长因子和表皮生长因子负调控 Smad 通路。在造血细胞中这种调控通路交叉的重要性目前还不十分清楚，值得一提的是最近研究发现巨核细胞能够平衡 TGF-β 和成纤维细胞生长因子分泌，因此在 5-FU 处理后能调控造血重建。TGF-β 信号调控和造血多个方面有关。未来深入研究 TGF-β 超家族介导的调控，以及和其他通路的交叉机制，对于造血干细胞移植和开发以 TGF-β 超家族信号通路中的环节为靶点的靶向治疗具有积极意义。

六、生长因子

生长因子（GF）是一类能够刺激细胞生长、增殖、分化的天然存在的物质，通常是蛋白质或类固醇激素。生长因子作为细胞间的信号转导分子，通常是结合靶细胞膜上的特异性高亲和受体而传递信号发挥作用，在细胞的增殖、分化及癌变过程中起重要的调控作用。造血过程处于多种生长因子及其抑制因子的信号网络调控中，从干细胞到不同血细胞的分化也受这些生长因子的调控。常见的生长因子包括表皮生长因子（EGF）、血小板衍生生长因子（PDGF）、成纤维细胞生长因子（FGF）、肝细胞生长因子（HGF）、胰岛素样生长因子（IGF）、白血病抑制因子（LIF）、神经生长因子（NGF）、血小板衍生内皮细胞生长因子（PD-ECGF）、转化生长因子（TGF）和血管内皮生长因子（VEGF）等。

（一）表皮生长因子

EGF 最早是 20 世纪 60 年代初 Stanley Cohen 教授发现的，他发现颌下腺提取物能够刺激上皮生长和角化进而促进新生小鼠提早开眼、切牙生长，进而分离纯化出 EGF。EGF 是单链的热稳定多肽类物质，包含 53 个氨基酸。人的表皮生长因子（hEGF）最早是从人尿中提取的，发现其具有抑制胃酸分泌作用，称为抑胃素，后来发现它与鼠的 EGF 结构和功能一致，证实为人 EGF。Montalcini 和 Cohen 教授因为发现并分析 EGF 结构和作用机制，于 1986 年获得诺贝尔生理学/医学奖。

EGF 来源于 EGF 前体（prepro-EGF），由其切割而成，人和鼠 EGF 有 75% 的同源性。EGF 主要由颌下腺、肾脏和十二指肠分泌合成，广泛存在于多种体液中，包括唾液、尿液、乳汁、血浆、肠液和羊水等。EGF 与其细胞表面受体（EGFR）结合从而激活生物学活性。EGFR 也称为 ErbB1 或 HER1，是一种广泛分布于哺乳动物各种组织的多功能跨膜酪氨酸激酶，EGF 与细胞表面的 EGFR 紧密结合，形成同源或异源二聚体，刺激 C-末端特定的酪氨酸残基自体磷酸化，激活 EGFR 从而激发下一级的信号如 Ras/Raf/MEK/ERK、JAK/STAT、PI3K/Akt/mTOR 和 PLCγ/PKC 等，从而调节细胞的生长、增殖、分化和凋亡。

EGF 主要功能是促进表皮细胞、内皮细胞的增殖分化，在某些条件下还能引起正常细胞的转化。在组织损伤修复的早期，可促进细胞增殖、迁移，强力趋化各种炎性细胞及各种炎症修复细胞向损伤部位聚集，广泛应用于临床组织再生治疗，促进烧烫伤、创伤和外科伤口愈合，加速移植表皮的生长。另外，EGF 和 EGFR 表达水平与多种肿瘤的生长和转移有关，抑制 EGFR 是肿瘤治疗的重要靶点之一。EGF 也在胚胎发育中发挥重要作用，能够促进着床胚胎的发育。EGF 能够通过上调其他生长因子如 VEGF 和 HGF 等发挥协同效应，促进干细胞扩增。

先前研究认为 EGFR 在造血细胞中不表达，最近有研究表明 EGFR 在骨髓 c-KIT⁺Lin⁻ 细胞中有表达，且抑制 EGFR 能够促进 G-CSF 调节的造血干细胞动员。在体外培养基质细胞时，EGF 能够刺激 M-CSF 表达，间接调控造血生成。另外近期还有研究发现，EGF

能够直接调控照射后造血干细胞再生，促进照射后长期造血干细胞恢复和小鼠存活，因此 EGF 可能应用于造血干细胞移植患者照射后的治疗。

（二）血小板衍生生长因子

PDGF 是一种在正常生理状态下存在于血小板 α 颗粒内的碱性蛋白质，当血液凝固时由血小板释放趋化到受损部位的巨噬细胞。它能够刺激结缔组织等组织细胞趋化和生长。在组织或肝脏受到损伤时，巨噬细胞、血管平滑肌细胞、成纤维细胞、内皮细胞和胚胎干细胞等均可以分泌 PDGF。

PDGF 家族包括与二硫键相连的 PDGF-A、B、C、D 同源二聚体和 PDGF-AB 异源二聚体。它们都含有一个高度保守的 PDGF/血管内皮生长因子同源结构域。PDGF-AA、AB 和 BB 在其分泌器官合成细胞中已经被剪切为活性形式，而 PDGF-CC 和 DD 是以失活的前体分子形式分泌的。PDGF 必须与细胞膜上的 α 和 β 酪氨酸激酶受体（PDGFRα 和 PDGFRβ）结合后才能发挥其生物学效应。PDGFRα 和 PDGFRβ 结构相似，都包括含 5 个类免疫球蛋白的胞外区和具有激酶活性的胞内区。PDGF 与受体结合后使两个受体亚单位在膜上迁移、结合形成二聚体，诱发细胞内结构域酪氨酸残基发生自身磷酸化而激活，引发多种细胞内效应，包括 ERK、JNK 和 p38 等 MAPK 家族、蛋白激酶 C、PI3K 等信号转导通路。

PDGF 在间充质细胞的发育中发挥重要作用，能够刺激间充质细胞的运动性，促进生长和存活。PDGF 在低浓度时对中性粒细胞、单核/巨噬细胞和成纤维细胞等主要表现为趋化作用，高浓度时则具有有丝分裂原样作用。PDGF 还具有收缩血管的作用，促进创伤愈合过程。PDGF 调节细胞生长与分化并诱导分泌其他细胞因子，促进细胞基质成分的合成，在组织修复、胚胎发育、免疫等多种常见疾病中起重要作用。PDGF 能够促进干细胞、髓系祖细胞和巨核细胞扩增。

PDGF 信号的过度活跃与某些恶性疾病如神经鞘瘤、前列腺癌、肉瘤和血管内皮瘤等的发展密切相关，促进肿瘤侵袭和血管生成。肿瘤细胞来源的 PDGF 能够调控 EPO 的表达，促进肿瘤生长、血管生成和髓外造血。抑制 PDGF 信号及其下游信号转导已成为临床肿瘤治疗的药物靶点，已有多种 PDGF 及其受体抑制剂报道。在另外一些肿瘤中发现存在 PDGF 或其受体突变，在慢性单核细胞白血病中发现 PDGFRβ 与 TEL 形成融合基因，因此在临床使用 PDGF 或其受体抑制剂时要充分考虑患者和疾病情况。

（三）成纤维细胞生长因子

FGF 是 1974 年 Gospodarowicz 首先从牛垂体中分离出来的多肽物质，后来又在多种器官组织中发现，因而又被命名为脑来源生长因子和肝素结合性生长因子等。最早发现的两种 FGF：FGF1 和 FGF2，根据其等电点的不同又被命名为酸性 FGF 和碱性 FGF，随后发现该家族至少包括 23 个成员，即 FGF1～23。

FGF 是一种单链多肽，可以由内皮细胞、平滑肌细胞、巨噬细胞分泌，具有广泛的生物学活性，在胚胎期和成年组织中都广泛发挥调控功能。大多数 FGF 具有促分泌的 N

端信号肽，但 FGF1 和 FGF2 不含信号肽，而是以非经典的方式分泌。FGF 家族可以分为两群：经典的 FGF 包括 FGF1～10、FGF15～23 和非经典成员 FGF11～14。经典成员通过高亲和力结合并激活其酪氨酸激酶受体（FGFR）而发挥活性，非经典成员则不依赖于 FGFR 而在胞内发挥活性。FGFR 家族包括 FGFR1、FGFR2、FGFR3 和 FGFR4 四种，由四个高度同源的基因编码，包含一个胞外结合配体区、跨膜配体区和一个胞内酪氨酸激酶配体区。FGF 配体和受体均存在多种异构体，因此其信号通路非常复杂，四种 FGFR 都能招募 MAPK、PI3K 等信号通路，激活信号转导，调控多种细胞进程。

FGF 家族成员是一种生理功能较广泛的生物因子，不仅能控制细胞的增殖、迁移和分化，还能够调控胚胎发育，维持组织稳态，促进伤口愈合和组织再生，调控多种器官功能。

FGF 在造血系统也发挥重要作用，能够激活多种骨髓细胞类型，包括干细胞、成骨细胞和破骨细胞，对干细胞的自我更新和维持至关重要。体内补充 FGF 能够促进造血祖细胞和间充质祖细胞扩增，因此临床上可以用于造血干细胞移植后治疗。另外，FGF 信号激活在 AMD3100 诱导的动员过程中发挥重要作用，它能够加强造血干/祖细胞的迁移能力，上调 CXCR4，促进细胞增殖和动员。

FGF 及其受体信号的异常表达会引发多种疾病，包括先天性出生缺陷、代谢紊乱，甚至在多种上皮性肿瘤包括肝癌、黑色素瘤、肺癌、乳腺癌和前列腺癌等中发现 FGF 或其受体的异常表达或突变引发的 FGF/FGFR 信号通路激活。异常的 FGF 信号可以以细胞自主的方式发挥作用，或通过调节肿瘤-基质的相互作用，激活不同的下游通路。在血液系统恶性肿瘤中也发现，FGF 在多种白血病中异常表达，伴随着 FGF 信号的异常。如 FGF2 在多发性骨髓瘤、骨髓增生异常综合征、恶性淋巴瘤中均有高表达且显著影响预后，FGFR3 易位的多发性骨髓瘤通常预后较差。目前已经开发出特异性靶向 FGFR 的抑制剂，处于临床试验早期阶段。

（四）肝细胞生长因子

HGF 是在 1984 年 Nakamura 等从部分肝切除大鼠的血清中分离到的一种激素样物质，发现它能刺激原代培养的肝细胞 DNA 合成，被命名为肝细胞生长因子。后来发现除了作为肝细胞促分裂原，它还是上皮细胞分裂原、运动神经元趋化剂，随后在大鼠血小板及啮齿动物和人的血浆中纯化出 HGF。

HGF 属于纤溶酶原相关生长因子家族，由 728 个氨基酸构成，以无活性的单链前体形式分泌。在 HGF 激活蛋白（HGF activator protein，HGFA）作用下激活，成为由二硫键连接的一条 69kDa 的重链（α链）和一条 34kDa 的轻链（β链）组成的异二聚体成熟分子。较大的 α 链包含一个典型的信号肽，分泌的过程中被剪切成 5 个不同的结构域，较小的 β 链有丝氨酸蛋白酶样结构。成熟的 HGF 发挥其所有的生物活性都需要通过高亲和力的细胞表面受体 c-Met 介导。c-Met 是由原癌基因 *c-met* 编码，属于 II 型酪氨酸激酶受体，也是由二硫键连接的 α-β 异二聚体，在大部分组织的正常上皮细胞都有表达。HGF 与 c-Met 结合后诱导其酪氨酸残基磷酸化，招募信号和接头蛋白激活 ERK、PI3K/Akt、RAS/RAC1 等信号通路，发挥促细胞增殖、存活、迁移及诱导形态形成和抗凋亡等作用。最初关于 HGF 表达的研究主要集中于肝脏，尤其肝损伤后 HGF 表达迅速升高，肾脏损伤也会诱导

HGF 表达。在这些组织的基质细胞和其他间充质来源的细胞包括内皮细胞、肝星状细胞、单核细胞中 HGF 的表达水平都很高。有趣的是，肝损伤也会引起其他远端器官如肺、肾、脾中的 HGF 表达。HGF 表达于许多暴露于各种刺激下的免疫细胞中，免疫细胞的活化能够显著升高血浆中 HGF 水平。c-Met 则主要在上皮细胞中表达。

HGF/Met 信号在胚胎发育的许多过程中起着重要作用，包括肝、肾、神经、骨骼肌、四肢等组织器官的发育，在成体中它参与创伤修复和器官再生。HGF 主要是通过诱导上皮间充质转换在这些过程中发挥作用。HGF/Met 信号能够影响多种免疫细胞包括中性粒细胞、巨噬细胞、树突状细胞的发育和功能，在许多类型的炎症和自身免疫性疾病中起关键作用。HGF 还能够协同其他因子调控造血稳态，如它可以协同 EPO 增强红细胞生成，协同 IL-3 或 GM-CSF 促进血小板生成。

（五）胰岛素样生长因子

IGF 是一类与胰岛素高度同源的多肽，包括 IGF-1 和 IGF-2 两种，可调节多种细胞和组织的生长、激活与分化。人体内多个组织和脏器都表达 IGF，而血液中 IGF 主要由肝细胞合成和分泌，此外也有少量骨组织合成 IGF 分泌到血液。

IGF-1 是一种分子量 7.7kDa 的单链碱性多肽，有 70 个氨基酸，具有内分泌、自分泌及旁分泌特性。人体几乎所有组织都表达 IGF-1，在乳腺组织中 IGF-1 主要是由基质细胞表达，而上皮细胞很少表达。IGF-2 则为一含 67 个氨基酸的单链弱酸性多肽，与 IGF-1 的氨基酸序列有 70% 同源。IGF 的生物学功能是通过与特异性的细胞表面 IGF 受体（IGF receptor，IGF-R）结合而实现的，主要是 IGF-1R。IGF-1R 与 IGF-1 和 IGF-2 都可以结合发挥其酪氨酸激酶活性，且与 IGF-1 的亲和力更强。而 IGF-2R 是一个甘露糖-6-磷酸受体，仅唯一地结合 IGF-2，且 IGF-2R 不具有信号转导能力，它可能是通过介导内吞作用控制细胞外的 IGF-2 浓度。

IGF 的生物活性还受一类特殊的结合蛋白调节，这类蛋白称为 IGF 结合蛋白（IGF-binding protein，IGFBP），包括 IGFBP1～6。6 种 IGFBP 的基因结构保守，具有 3 个结构域，即具有二硫键的 N 端、高度保守的 C 端及中央可变的接头区。IGFBP 的中央区包含 IGFBP 特异性的蛋白酶水解位点。IGFBP 通过增加循环 IGF 的半衰期及调控 IGF 与受体的相互作用来影响 IGF 的作用。它与 IGF 的亲和力可通过蛋白水解、磷酸化作用、与细胞表面蛋白或细胞外基质的黏附作用等 3 种机制进行调节。IGF 与胰岛素最大的区别就在于 IGFBP 的相互作用，IGFBP 调控 IGF 的组织分布和与细胞受体的结合，为 IGF 的生物信号增加了复杂性。

IGF 是体内重要的生长因子，具有多种生理作用。IGF 通路能够调节细胞生长、分化、凋亡、发育及葡萄糖和脂代谢等生理过程，在胚胎发育过程中也发挥重要作用。IGF-1 主要调节成体的生长发育，而 IGF-2 主要在胚胎期产生，与胚胎生长和发育有密切关系。IGF-1 在乳腺发育形成和功能维持中发挥关键作用，是乳腺的主要有丝分裂原。

IGF 能够调控造血细胞的增殖和分化，IGF-2 在长期造血干细胞中高表达，在小鼠骨髓细胞中过表达 IGF-2 能够增强竞争移植能力，与造血干细胞的维持有关。IGF 能够刺激红系祖细胞的增殖，给予动物 IGF-1 刺激可以促进体内红细胞生成。IGF-1 与贫血时的血红蛋白水平相关。另外，IGF-1 还能够促进照射后的造血恢复，促进照射后存活的造血干/祖细胞增殖分化、躲避凋亡，从而缓解照射引发的毒性损伤。

IGF 通路还能够刺激肿瘤细胞的生长，发挥促存活作用，已被证实介导多种肿瘤的癌变、血管新生、恶性细胞增殖和转移性生长。有研究表明，在急性白血病中 HoxA9 能够通过诱导 IGF-1R 的表达促进白血病细胞生长。IGF 通路已成为癌症研究最重要的靶点之一，在疾病的诊断和治疗中具有重要价值。

（六）白血病抑制因子

LIF 是属于白细胞介素 6 超家族的一种分泌型糖蛋白，组成性表达于骨骼肌肌纤维。1981 年从小鼠肉瘤细胞培养液中分离出一种因子，发现其能诱导小鼠 M1 型髓系白血病细胞分化为巨噬细胞，而且能够抑制白血病细胞增殖，随后被命名为 LIF。在活化的 T 细胞、单核细胞、神经胶质细胞、肝成纤维细胞、骨髓基质细胞、胚胎干细胞和胸腺上皮细胞等多种细胞中发现有 LIF 的表达。

LIF 的结构与 IL-6 家族因子相似，是具有 4 个 α 螺旋束的高度糖基化长链蛋白，前体有 202 个氨基酸，去糖基化后核心蛋白分子量为 20kDa。LIF 需要结合靶细胞膜上的特异受体（LIF receptor，LIFR，也被称为 LIFRβ），并与信号转导子 gp130 结合形成三聚体复合体后才能激发其酪氨酸激酶活性，激活 JAK/STAT、MAPK、ERK、Akt 和 mTOR 等信号通路。LIFRβ 是一个跨膜结构糖蛋白，其胞外区含有 8 个不同的结构域，广泛分布于多种效应细胞的细胞膜上，如脂肪细胞、成骨细胞、神经细胞、胚胎癌细胞和胚胎干细胞等。gp130 是分子量为 130kDa 的跨膜蛋白，它是 IL-6 家族共有的受体。

LIF 是一个多功能细胞因子，对各种细胞类型具有广泛的作用。它能够促进肌卫星细胞和成肌细胞的增殖，刺激血小板形成和骨形成等。另外，它在胚胎发育和造血过程中也起重要作用，能够抑制小鼠胚胎干细胞的分化，维持胚胎干细胞的多潜能状态，刺激其自我更新能力。LIF 能够显著促进造血干细胞群的扩增，同时保持自我更新和归巢能力。在小鼠中敲除 LIF 后造血干/祖细胞数量明显减少。

早期研究认为 LIF 对于肿瘤细胞常显示出抑制效应，同时诱导这些肿瘤细胞的分化。但越来越多的研究发现 LIF 在多种肿瘤中高表达，且有研究表明 LIF 能够促进肿瘤细胞的上皮间充质转换。另外有研究表明 RUNX1 能够结合并激活 LIFR，促进髓系白血病细胞生长。过表达 LIF 能够增强肿瘤细胞的迁移和侵袭能力，促进肿瘤发展和转移。

（七）神经生长因子

NGF 最早是由 Levi-Montalcini 将小鼠肉瘤移植到 3 日龄的鸡胚胎体壁时发现，随后从小鼠肉瘤和颌下腺中分离出的活性蛋白质。它是最早被纯化并确定分子结构的神经营养因子，具有营养神经元和促进突起生长的双重生物学功能，能够刺激神经元形态分化，调节神经元基因表达，对中枢及周围神经元的发育、分化、生长、再生和功能特性的表达均具有重要的调控作用。

NGF 是在脊椎动物中高度保守的蛋白，位于 1 号染色体的单基因编码转录产生 27kDa 和 35kDa 两个前体，蛋白水解切割 NGF 前体后得到 13kDa 的成熟 NGF。成熟的

NGF 是由两个一致的多肽链非共价结合形成的具有活性的二聚体。

成熟的 NGF 通过激活 TrkA 和 p75NTR 两种受体发挥作用。TrkA 是酪氨酸激酶受体，是 NGF 的高亲和力受体，成熟的 NGF 与 TrkA 受体结合后使受体酪氨酸发生转磷酸化，这些磷酸化位点招募不同的接头蛋白激活不同的信号通路，如 PI3K/Akt 和 Ras/MAP 激酶途径促进神经突起的生长和存活。p75NTR 是成熟 NGF 的低亲和力受体，它通过神经酰胺、p53 和 JNK 途径介导细胞凋亡。当 TrkA 与 p75NTR 共表达时，p75NTR 能够增加 TrkA 受体对 NGF 的结合力，促进神经突起的生长和存活；而 NGF 仅与 p75NTR 结合时会促进细胞凋亡。成熟的 NGF 在胞外空间如果不与 TrkA/p75NTR 受体结合，要么会被逆行转运回基底前脑，要么很快被基质金属蛋白酶 9 降解。因此，NGF 在人和啮齿类中枢神经系统中主要是以前体形式存在。

NGF 能够促进周围神经和交感神经细胞的存活、分化和功能活性，阻止并保护外周神经避免退化。糖尿病是一种代谢紊乱性疾病，特征就是外周神经元和神经纤维退变、NGF 和 NGF 受体水平改变及 NGF 信号通路下调，因此 NGF 广泛应用于糖尿病临床研究。另外，在阿尔茨海默病和唐氏综合征中发现 NGF 代谢功能紊乱导致成熟的 NGF 水平下降，因此 NGF 可能成为阿尔茨海默病和唐氏综合征潜在的治疗靶点。

NGF 还能够影响成熟免疫细胞和造血细胞的功能活性，在一些炎症疾病中发现 NGF 水平升高，在过敏和银屑病等炎症状态下 NGF 能够促进中性粒细胞存活。骨髓基质细胞不仅能够合成 NGF，而且能表达功能型 TrkA/p75NTR 受体，参与造血调控。另外，NGF 能刺激造血细胞生成 EPO，从而促进红细胞生成，并在造血细胞中激活相关信号通路，加速骨髓细胞进入有丝分裂，分化形成红细胞。

（八）血小板衍生内皮细胞生长因子

PD-ECGF 也称为胸苷磷酸化酶（thymidine phosphorylase，TP），最早于 1954 年发现作为嘧啶补救途径中的一个关键酶，在 RNA 或 DNA 降解过程中修复嘧啶核苷酸。1987 年从人血小板中分离出一种能够刺激内皮细胞生长的蛋白，被命名为 PD-ECGF，随后分析发现它和 TP 完全一致。1992 年从纤维神经瘤中提取出一种能够抑制星形胶质瘤细胞和神经胶质瘤细胞生长的蛋白，称为 gliostatin，也与其相同。PD-ECGF 是血小板中唯一一种内皮细胞生长因子，广泛存在于从细菌至人体细胞中。

PD-ECGF 是由两条相同的亚单位构成的同源二聚体，分子量在细菌为 90kDa，哺乳动物为 110kDa。每个亚单位包含一个大的 α 螺旋和 β 片状混合结构域（α/β 结构域），以及一个小的 α 螺旋结构域，胸腺嘧啶结合的活性位点位于 α 螺旋结构域，磷酸酶结合位点位于 α/β 结构域。

PD-ECGF 在许多正常组织和细胞中表达，在巨噬细胞、成纤维细胞、间质细胞、神经胶质细胞及网织红细胞中具有较高水平，其胞内定位于细胞质及胞核。血小板是 PD-ECGF 最丰富的来源，在伤口愈合中发挥作用。PD-ECGF 在女性生殖周期和怀孕过程中也发挥重要作用，在子宫内膜和胎盘中大量表达。PD-ECGF 在多种肿瘤和炎症性疾病如风湿性关节炎和银屑病等中高表达，炎症因子和 VEGF 能够促进其表达，而 FGF 抑制其表达。肿瘤微环境的生理和化学压力诱导 PD-ECGF 表达，进而保护细胞免于凋亡，刺激核苷代谢和血管生成，促进细胞存活。另外，PD-ECGF 还能够刺激内皮细胞迁移，诱导其他血管生成因子表达和分泌。因此，PD-ECGF 是至关重要的治疗靶点，临床试验显示其靶向治疗可大大提高常规化疗的有效性。

（九）转化生长因子

本部分内容详见前文"转化生长因子-β 超家族"。

TGF 最早是从肉瘤病毒转化的成纤维细胞培养基中分离出来的多肽生长因子，命名为转化生长因子，包括两个成分 TGF-α 和 TGF-β。二者在分子组成、受体结构和生物学活性上有很大差异，属于不同的蛋白家族。

TGF-α 是由 50 个氨基酸组成的单链多肽类因子，与 EGF 在氨基酸序列方面有 33%～44% 同源，是 EGFR 配体家族成员，可与 EGF 竞争性结合到 EGFR，尽管它与 EGFR 结合的亲和力低于 EGF，但生物学功能更强。早期认为 TGF-α 是胚胎蛋白且仅表达于肿瘤组织，后来研究发现它在正常上皮组织细胞中也有表达。TGF-α 能通过促进多能因子 NANOG 和 SSEA-3 的表达维持人胚胎干细胞的命运，其失调在多种上皮癌中发挥重要作用。

TGF-β 是由大约 40 种结构相关的因子组成的超家族，在胚胎发育、器官形成和组织稳态中发挥重要作用，包括 TGF-β、激动素、骨形态发生蛋白、生长和分化因子和抗缪勒管激素等。该家族的大部分成员存在不同的变体，如 TGF-β 包括 β1、β2 和 β3 三种亚型。它们的生物活性配体由同源或异二聚体多肽组成，以潜在前体分子合成分泌，需要内源蛋白酶水解切割为成熟的活性形式。TGF-β 受体主要有 I 型和 II 型受体，是活化的丝氨酸/苏氨酸激酶，广泛表达于机体组织细胞表面。

TGF-β 广泛参与哺乳动物的各种病理生理过程，是一类功能复杂的细胞因子，在人类肿瘤中的作用依赖于不同的肿瘤类型和进程。它能够抑制细胞增殖，促进细胞凋亡，将细胞周期阻滞在 G_1 期，发挥其肿瘤抑制子的功能；此外它还能抑制免疫和炎症过程，调节自噬。但也有研究表明它能够促进肿瘤侵袭和血管再生，在非小细胞肺癌、结直肠癌、胃癌、前列腺癌和乳腺癌等中发现 TGF-β 高表达，发挥促肿瘤作用。TGF-β 在肿瘤生长中的矛盾作用可能与肿瘤微环境和 TGF-β 的免疫抑制作用有关。TGF-β 在成人的有机体中能够调节组织稳态和再生，它在造血系统中同样发挥重要作用，能够促进造血干细胞的静息态维持和自我更新能力，调控造血干细胞的衰老。

（十）血管内皮生长因子

VEGF 也称为血管通透因子或促血管素，是 1989 年 Ferrara 和 Henzel 从培养的牛垂体滤泡星状细胞中分离发现的有丝分裂原，能特异性促进血管内皮细胞增殖，增加微血管与小静脉血管的通透性。VEGF 是一个富含半胱氨酸的糖蛋白家族，以通过二硫键连接的二聚体作为活性形式存在，分子量 34～42kDa，位于染色体 6p21.3。VEGF 的结构具有高度的保守性，与血小板衍生生长因子有一定的同源性。

VEGF 在胚胎组织中广泛表达，当血管形成后，正常生理状态下被关闭。但在正常成年个体的心脏、脑组织、肺组织、骨骼肌和肾脏等部位都有 VEGF 不同程度的表达。其表达受缺氧、多种细胞因子、类固醇激素、癌基因及一些小分子物质等因素的调节，缺血和缺氧是诱导其表达的最主要因素。多种细胞类型包括成纤维细胞、中性粒细胞、内皮细胞和外周血单核细胞，特别是T细胞和巨噬细胞都能够产生VEGF。

VEGF家族包括VEGF-A、B、C、D和胎盘生长因子（placental growth factor，PLGF）五个亚型，其中VEGF-A最为重要。VEGF受体包括三种酪氨酸激酶受体，VEGFR-1（Flt-1）、VEGFR-2（KDR/Flk-1）和VEGFR-3（Flt-4），还有非酪氨酸激酶受体神经毡蛋白（neuropilin，NRP）家族NRP-1和NRP-2作为VEGFR的辅助受体。VEGFR-1能够与VEGF-A、B和PlGF结合；VEGFR-2主要被VEGF-A激活，VEGF-C和VEGF-D也能激活VEGFR-2；VEGFR-3只能被VEGF-C和VEGF-D激活。VEGFR-1和VEGFR-2都表达于血管内皮细胞，VEGFR-1在单核细胞、巨噬细胞、造血干细胞和其他一些非内皮细胞都有表达，VEGFR-2在造血干细胞也有表达，VEGFR-3主要调控淋巴管生成，其表达也主要限于淋巴管内皮细胞。VEGF家族成员与受体结合后激发下游不同信号通路发挥相应的功能，如MEK/MAPK通路与增殖迁移有关，PI3K/Akt通路与存活有关，Src/eNOS通路与渗透性相关。

VEGF最主要的功能就是促进血管生成，刺激血管内皮细胞增殖、迁移及血管腔形成，促进血管扩张，增加血管通透性，促进新生血管的生成。VEGF成员还促进淋巴管形成，以及单核细胞募集。除了在脉管系统的功能，VEGF成员在神经细胞包括大脑发育和正常的脑功能，以及神经系统疾病中也发挥重要作用。另外VEGF在创伤愈合过程中发挥关键作用，在缺血皮肤及创面其表达均上调，它还影响骨骼发育和出生后的骨修复，在软骨内骨化、膜内骨化期间愈伤组织形成及骨重塑阶段发挥作用。VEGF与组织器官的发育密切相关，在雌性的月经周期中对子宫内膜具有修复作用，在卵巢和黄体形成过程中对生育过程也有影响。

VEGF对造血系统作用最早的证据是它能够促进单核细胞的趋化性，随后越来越多的研究表明VEGF具有促进造血效应，包括诱导造血细胞集落形成、调控破骨细胞分化、促进B细胞和不成熟髓系细胞生成。VEGF-A在造血再生过程中对造血干细胞的存活至关重要，低氧能够诱导造血干细胞中的VEGF-A表达调控红细胞生成。

VEGF通路是促进肿瘤血管生成最重要的通路，为肿瘤生长、浸润及转移提供基础。VEGF在急性髓系白血病中的表达与血管密度有关，在骨髓增生异常综合征患者的原始粒细胞和不成熟细胞中VEGF和VEGFR均高表达。肿瘤细胞和基质细胞包括巨噬细胞、内皮细胞和成纤维细胞都能够分泌VEGF，在肿瘤微环境中发挥多种作用，能够影响肿瘤微环境中的免疫细胞，调节肿瘤的宿主反应。VEGF在肿瘤生长和转移过程中的作用使其及受体成为血管新生抑制药物的研发靶点。

七、趋化因子家族

（一）趋化因子分类及生物学特性

趋化因子是指一组分子量为 $8\sim12kDa$、至少存在2个保守的半胱氨酸残基、能使白细胞向炎症部位迁移的因子,调节白细胞的功能和运动方向,不仅在免疫系统的反应中起重要作用,而且参与调节 T、B 细胞的发育和血管新生。趋化因子氨基酸序列有 20%～70% 的同源性。现已发现 50 多种人类趋化因子。

1. 趋化因子的分类 根据趋化因子一级结构中半胱氨酸残基的数量和位置将其分为 CXC、CC、CX3C 和 C 共 4 类。在 CXC 类趋化因子中,2 个半胱氨酸的中间隔 1 个任意氨基酸。根据 CXC 类趋化因子的 N 端与第 1 个半胱氨酸残基之间是否存在谷氨酸-亮氨酸-精氨酸(glutamic acid-leucine-arginine,ELR)将其分为含 ELR 的 CXC 类趋化因子和不含 ELR 的 CXC 类趋化因子。在 CC 类趋化因子中,2 个半胱氨酸是相邻的;有的趋化因子还存在另外 2 个半胱氨酸残基,这类趋化因子有 CCL7、CCL9、CCL15、CCL21、CCL23 和 CCL28。在 CX3C 类趋化因子中,2 个半胱氨酸中间有 3 个任意氨基酸;C 类趋化因子,只保守第 2 个和第 4 个半胱氨酸残基。

此外,还可以根据趋化因子的生理功能、产生部位和条件及受体将其分为炎症性趋化因子(又称诱导性趋化因子)和归巢趋化因子(又称淋巴样趋化因子、自身稳定性趋化因子或组成性趋化因子)。大部分组织的不同类型的细胞和迁移白细胞在炎症细胞因子、细菌毒素和其他病理因素作用下产生炎症趋化因子,除中性粒细胞激活的多肽外,CXCR1、CXCR2、CXCR3、CCR1、CCR2、CCR3 和 CCR5 的所有配体均属此类,可在多种因素的刺激和诱导下迅速上调,主要参与炎症反应的发生。归巢趋化因子则由淋巴组织组成性表达,它们与淋巴细胞的归巢和成熟有关,在正常免疫应答的发育中有重要作用。

2. 趋化因子的特征 趋化因子基因的染色体定位如下,CXC 族:14q12—q21(CXCL 12 在 10 号染色体,CXCL14 在 5 号染色体,CXCL16 在 17 号染色体);CC 族:17q11.2—q12、16q13、9p13、2q33—q37、7q11.23、5;CX3C 族:16q13;C 族:1q23。趋化因子基因染色体定位的聚集提示这些基因在进化上的同源性。

所有 CXC 类趋化因子除血小板因子 4(PF4)外,在紧邻第一个保守的半胱氨酸残基之前有保守的精氨酸,第一个半胱氨酸残基前到 N 端有 2～12 个氨基酸;CC 类趋化因子在第三个保守亮氨酸。所有趋化因子在第一个半胱氨酸残基前的 N 端结构无次序,最后一个半胱氨酸残基后的 C 端为 α 螺旋,分子的剩余部分通过二硫键作用呈压缩状形态,含有 3 个 β 片层。

趋化因子的氨基酸序列类似,所以它们的二级和三级结构也相似。晶体分析表明:所有的趋化因子都是多聚体,除 PF4 是四聚体外,均为二聚体。但是生理浓度下往往呈单体。由于趋化因子都是与细胞表面的受体或结缔组织中的氨基糖蛋白结合,二聚体化可能有优越性。但目前对此尚有争议,正在深入研究之中。

趋化因子存在多种变异体,如骨髓祖细胞抑制因子-1(myeloid progenitor inhibitory factor 1,MPIF-1)有 3 种分泌形式:氨基酸 1～99、氨基酸 24～99 和氨基酸 25～99;单核细胞趋化蛋白-2(monocyte chemotactic protein-2,MCP-2)存在 2 种异构形式 rMCP-2Gln46 和 rMCP-2Lys46;Eot 还存在另外 3 种形式(73 个氨基酸、75 个氨基酸和 76 个氨基酸)。明胶酶 B 能裂解 IL-8(氨基酸 1～77)为 IL-8(氨基酸 7～77),sCD26 能裂解 Eot、干扰素诱导蛋白-10(interferon inducible protein-10,IP-10)和

MCP-2 产生变异体。结合一种受体的趋化因子有 CXCL12、TECK、BLC、LARC、XCL 及 CX3CL1；其他趋化因子可结合多种受体。

3. 趋化因子的功能 趋化因子的功能复杂，体内外的剂量关系难以找出规律。又由于趋化因子与受体的交叉结合也难以判断单个趋化因子在体内的确切作用。从理论上讲每个 CC 趋化因子与受体的结合代表体内一种作用，则有 127 种结合方式，代表体内 127 种作用。这种体外试验结果的推论有待实验证实。实际上只有趋化因子在体内的局部表达浓度很低时才起趋化作用，注射大剂量趋化因子则拮抗了局部趋化因子的作用。现有的资料表明趋化因子的功能包括下述几个方面：

（1）淋巴细胞迁移：是系统免疫的关键部分，包括大环境的迁移，如 T 细胞从骨髓和胸腺向脾和淋巴结的迁移；也有微环境内的运动，如 B 细胞在淋巴结内的移动。细胞表面的黏附分子与此有关，趋化因子上调整合素的亲和力，增强细胞间的黏附作用。

（2）炎症反应：是白细胞迁移功能的扩展，在炎症动物模型中趋化因子起重要作用。如注射抗 IL-8 单抗可减轻水肿。

（3）诱导细胞的呼吸爆发。

（4）诱导细胞因子的转录，促使多种淋巴因子的释放。

（5）诱导次级淋巴器官的发育。

（6）刺激血管的生成：CXC 趋化因子对血管新生和内皮细胞的体内外作用已有颇多研究。有 ELR（谷氨酸、亮氨酸和精氨酸基序）的趋化因子对内皮细胞有明显的趋化和促进血管新生作用；无 ELR 的趋化因子（PF4、IP-10 及 IFN-γ 诱导的单核因子）不仅本身无此作用，而且抑制有 ELR 趋化因子和碱性成纤维生长因子的血管新生作用。PF4 的抑制作用依赖于 C 端 α 螺旋的结合肝素结构域的活性。

（7）造血调控：有些趋化因子如巨噬细胞炎性蛋白 1α（MIP-1α）、MIP-1β、MIP-2α 和 MIP-2β 在有集落刺激因子存在时起协同因子作用，增强集落形成能力；有些趋化因子（如 MIP-1α）对造血祖细胞（如脾集落形成单位和多能造血祖细胞）有抑制增殖和抑制诱导分化的作用。近年来 CXCL12 的造血调控作用引人瞩目。CXCL12 除对 T 细胞有明显的趋化作用外，对 CD34$^+$ 造血干细胞也有较强趋化作用。最近的研究表明 CXCL12 及其受体 CXCR4 与 CD34$^+$ 细胞的归巢和动员有关。CD34$^+$ 细胞的归巢又与 CXCL12 激活整合素 LFA-1、VLA-4 和 VLA-5 有关。

（8）参与肿瘤细胞的移动、侵袭和转移。

（9）作为免疫调节剂上调 T 细胞和抗原提呈功能。

（10）促进白细胞、内皮细胞及某些肿瘤细胞增殖。

（11）促进抗原特异性 Th1 和 Th2 克隆活化。

被发现能诱导中性粒细胞、单核细胞、T 细胞和嗜酸性粒细胞的第一个趋化因子分别是 IL-8、MCP-1、RANTES 和 Eot。CXC 类趋化因子促进多形核中性粒细胞（polymorphonuclear leukocyte，PMN）和 T 细胞、B 细胞迁移、活化，且对中性粒细胞有很强的趋化作用。CC 类趋化因子对诱导多种白细胞迁移、归巢等有作用，但对 PMN 无作用。新近发现 MCP-1 在皮摩尔每升（pmol/L）级浓度下能诱导人内皮细胞的趋化作用及血管生长。C 类和 CX3C 类趋化因子对 T 细胞和 NK 细胞有作用，前者还作为天然黏膜佐剂，并分别抑制和共刺激 CD4⁺ T 细胞和 CD8⁺ T 细胞的活化，后者能募集单核细胞至特定部位，如损伤的血管内皮，并对中枢神经系统的细胞发育起调节作用。趋化因子还与多种疾病如慢性炎症（动脉粥样硬化和银屑病）、自身免疫性疾病（多发性硬化症和胰岛素依赖性糖尿病）、过敏性炎症、艾滋病等相关。新近有关趋化因子与树突状细胞、淋巴细胞发育、淋巴系统、Th1/Th2 应答、造血系统关系的研究格外引人注目。到目前为止，已发现有 3 种趋化因子（CXCL12、CCL19 和 CCL21）能指导髓系祖细胞的动员。

（二）趋化因子受体的分类及特征

趋化因子的受体少于因子，现已克隆 50 多个趋化因子，但是仅发现 20 个受体。根据与配体结合的特征和来源，将趋化因子受体主要分为 CXC 类趋化因子受体（CXCR）、C 类趋化因子受体（XCR）、CX3C 类趋化因子受体（CX3CR）和 CC 类趋化因子受体（CCR）等 4 种类型。还存在趋化因子结合蛋白（Duffy 和 D6）、病毒基因编码的趋化因子受体和孤儿受体（HCR、GPR15 和 GPR2）。至今发现的趋化因子受体均属七次跨膜 G-蛋白偶联受体家族，在第二个胞内环结构域有 DRYLAIV 氨基酸序列。受体激活抑制 cAMP 的产生，还涉及其他信号转导途径。与其他细胞因子不同，趋化因子与受体不是一一对应的，一种趋化因子可结合多种受体，反之亦然。趋化因子受体的信号转导是通过 Gβγ 亚单位激活磷脂酶 C 和磷脂酰肌醇激酶，从而导致细胞骨架调节激酶 FAK 和 Pyk-2 介导趋化，有时通过激活 MAPK 途径。

趋化因子受体的特点：①氨基酸同源性为 25%～80%；②偶联蛋白的 Gi 亚类；③主要表达于白细胞上，其调节依赖于细胞活化或分化状态，内皮细胞、上皮细胞、神经元和脑胶质细胞亦能表达，IL-2 能诱导 CCR1、CCR2、CCR5、CCR7、CXCR4 和 CX3CR1 的表达，抗 CD3 或抗 CD28 抗体能下调某些受体的表达；④表现趋化信号转导；⑤主要生物学功能是白细胞迁移依赖过程如免疫监视、先天性和过继性的免疫应答及各种形式的病理性炎症。

趋化因子与其受体的结合不够特异，仅少数受体（如 CXCR4 与 CXCL12）呈特异性结合。Weber 等根据他们的实验结果作如下解释：激活不同的受体产生不同的功能。白细胞从血流迁移至炎症部位要经过四步：沿着血管壁滚动、停止滚动、摊开和穿越内皮细胞进入炎症组织。在此过程中趋化因子激活两个不同的受体：CCR1 和 CCR5，CCR1 在血流变缓时使白细胞停止滚动，CCR5 则使白细胞沿着血管壁摊开，两个受体均可使白细胞穿越内皮细胞进入炎症组织。趋化因子受体在人类疾病中起重要作用，从 HIV 感染、心血管疾病到自身免疫病都起到十分重要的作用。若用抑制趋化因子的策略治疗这些疾病需针对大量受体。如果 Weber 等的假设成立就能减少许多治疗靶点。

（三）趋化因子及其受体与造血调控

目前研究发现在造血系统中发挥最重要作用的趋化因子及其受体是 CXCL12/CXCR4，参与造血系统的多种生理活动。

CXCL12/CXCR4 与造血系统发育相关。CXCL12 最初在小鼠骨髓基质细胞中被发现，并命名为基质细胞衍生因子-1（SDF-1）。CXCR4 表达于多种间充质细胞和上皮组织。在小鼠中，敲除 *CXCR4* 或 *CXCL12* 会出现致命的缺陷，包括心血管、神经畸形，以及显著的骨髓髓系、淋系细胞缺失。胚胎 CXCR4 或 CXCL12 缺失导致胎肝原 B 细胞和前 B 细胞减少，骨髓 B 淋巴前体细胞完全缺失。人类 *CXCR4* 突变会引起一种罕见遗传免疫缺陷疾病——WHIM 综合征，表现为粒细胞缺乏、丙种球蛋白减少和广泛的乳头状瘤病毒感染。WHIM 综合征患者使用 CXCL12 后中性粒细胞和 T 细胞都会上升。CXCL12/CXCR4 与造血干细胞归巢重建密切相关。在胚胎发育阶段，造血干细胞从胎肝迁移入外周血，最后归巢到骨髓。干细胞通过血管与骨髓内皮细胞的 P 和 E-选择素结合，这种结合导致细胞的滚动，而这一过程需要有活化黏附分子介导，CXCL12 和血管细胞黏附因子-1 能引发黏附分子活化。骨髓内皮细胞表达的 CXCR4 能内化循环中的 CXCL12，这种转位能增加移植的 CD34$^+$ 细胞归巢至骨髓。但是只有内皮细胞和基质细胞的 CXCR4 发挥这种转运功能，造血细胞 CD34$^+$ 中 PKC ζ 通过 cAMP 刺激而上调 CXCR4 的功能，也致使归巢至骨髓的细胞增多。CD34$^+$ 细胞 CXCR4 过表达时，CXCL12 介导的趋化反应和肌动蛋白的极化明显增强。造血干细胞到达骨髓微血管之后，通过血管内皮细胞向骨髓中溢出，这一过程中发挥重要作用的蛋白有 β$_2$-整合素和淋巴细胞功能相关抗原-1（lymphocyte function associated antigen 1，LFA-1），有研究报道 CXCL12 能激活 CXCR4$^+$T 细胞上的 LFA-1，使之与内皮细胞的细胞间黏附分子-1 结合。另外，CXCL12 还通过调节基质金属蛋白酶-2（MMP-2）和 MMP-9 的产生促进 CD34$^+$ 细胞跨过内皮下基底膜。

CXCL12/CXCR4 与造血干细胞在骨髓的定植和维持有关。活体成像显示骨髓中大多数造血干细胞定位于骨髓血窦内皮邻近，血管周围网状细胞高表达 CXCL12，与干细胞表面 CXCR4 结合，使干细胞定植于骨髓微环境。成年小鼠中诱导敲除 *CXCR4* 会导致骨髓中造血干细胞数量明显减少，说明 CXCL12/CXCR4 的交联对造血干细胞池的维持起重要作用。

CXCL12/CXCR4 在造血干/祖细胞动员中起关键作用。被动员的 CD34$^+$ 细胞 CXCR4 表达升高，且动员过程中骨髓 CXCL12 水平下降。最常用的动员剂 G-CSF 诱发的造血干/祖细胞动员过程中骨髓微环境中的细胞，如交感神经、成骨细胞等的变化最终都是使 CXCL12 的水平降低。另外，CXCR4 的竞争性抑制剂 AMD3100 也能引起造血干/祖细胞的快速动员，其作用机制是与 CXCL12 竞争结合于 CXCR4，使 CXCL12/CXCR4 的结合减少，而促进动员过程。

（四）趋化因子及其受体与造血系统疾病

CXCL12/CXCR4 不仅在正常造血系统中发挥重要作用，与异常造血也有关系。AML 患者 CD34$^+$ 细胞 CXCR4 表达异常，M1/2 及 M6 型的 AML 患者 CD34$^+$ 细胞对 CXCL12 的趋化没有反应，而 CXCL12 趋化的 M4/5 患者 CD34$^+$ 细胞的迁移能力明显增强，M3 和 M4 患者 CD34$^+$ 对 CXCL12 表现中等强度反应。AML 细胞对 CXCL12 的反应与 CXCR4 的表达正相关。也有报道不同 AML 亚型细胞 CXCR4 的表达及其对 CXCL12 的反应没有区别，但是表达 CD34、CD38 和 HLA-DR 的非成熟细胞迁移能力增强。不同实验组研究 CXCR4 表达与 AML 预后的关系发现，AML 细胞的 CXCR4 表达越高，其复发率越高、生存期越短。说明CXCR4的表达也许可以作为判断预后的一个指标。此外，CXCL12的多态性编码基因 *G801A* 与AML细胞的髓外浸润有关。携带 *801A* 的患者其外周血白血病细胞比 *801G* 纯合的高，并且髓外浸润发生率也高。

与髓系白血病类似，CXCR4在B-ALL细胞的表达越高，其预后也越差，并且CXCR4的磷酸化水平越高，患者生存期也越短。同样，CXCR4表达上调的B-ALL其髓外浸润发生率越高，但是与外周血白血病细胞数无关。此外，在成熟B-ALL细胞检测到CXCR4的高表达，而这一类型白血病的特征即肝脾、淋巴结、中枢神经系统的大量白血病细胞浸润。

CXCR4高表达于T-ALL细胞系，并且CXCR4活性抑制剂RCP168能部分减轻Jurkat细胞对阿糖胞苷化疗的耐受。研究发现，T-ALL细胞与产生CXCL12的血管内皮细胞的交联对疾病的维持和进展是必需的。与正常人比较，T-ALL患者细胞CXCR4表达升高，诱导敲除 *CXCR4* 或者使用CXCR4拮抗剂AMD3465均能显著降低T-ALL肿瘤负荷和白血病起始细胞的活性，并延长患者生存期。从以上研究结果可以看出CXCL12与CXCR4的结合在B-ALL和T-ALL的发病、维持和进展过程中起重要作用。

CCL3的表达升高与白血病转化相关。*PTPN11* 基因发生突变是导致努南综合征的最常见原因之一。患努南综合征的儿童发展为白血病或其他癌症的风险比同龄人高8倍。最近的研究显示，造血干细胞的 *PTPN11* 基因突变不仅会影响其自身生长，而且也会影响间充质干细胞，使其高表达趋化因子CCL3，吸引单核细胞到造血干细胞微环境。单核细胞能够产生炎症分子刺激造血干细胞分化和增殖，形成白血病。因此，CCL3可能成为控制努南综合征患者白血病进展的潜在治疗靶点。

（五）趋化因子及其受体与造血系统疾病的治疗

目前在造血疾病治疗上研究较为成熟的是CXCR4抑制剂AMD3100。骨髓为白血病细胞提供了一个保护性的环境，白血病细胞在骨髓的生存优势部分是由CXCL12和CXCR4的结合引起的。AMD3100能将B-ALL的细胞从骨髓动员出来而阻止细胞在骨髓的植入，同样，AMD3100也能动员急性早幼粒细胞白血病细胞。另外，AMD3100与阿糖胞苷同时使用时，能减轻白血病负荷，延长生存期。AMD3100还能增强CD20单抗和CD52单抗对淋巴瘤的治疗效果。因此，CXCR4的拮抗剂可能作为血液系统恶性疾病的辅助治疗药物应用于临床。

（刘晓燕　马小彤　郭　丹　赵杨杨　王　楠）

第二节　血浆成分

一、白　蛋　白

白蛋白（Alb）又称清蛋白，是一种溶于水且遇热凝固的球形蛋白。白蛋白的分子结构已于 1975 年阐明，为含 585 个氨基酸残基的单链多肽，分子量为 66 458Da，分子中含 17 个二硫键，不含有糖的组分。X 线衍射晶体分析法显示白蛋白有一个心形的三级结构，人血清白蛋白（HSA）在溶液中为椭圆体，由 3 个同源结构域（Ⅰ、Ⅱ和Ⅲ）组成，每一个含有 2 个亚结构域（A 和 B），每个亚结构域又由 6 个 α 螺旋组成。2 个亚结构通过脯氨酸残基提供灵活的环结构做相对移动，有助于结合物质，就如结构域之间二硫键连接那样灵活。HSA 包含 35 个半胱氨酸残基，其中大部分形成二硫键，构成整个的三级结构。

白蛋白由肝实质细胞合成，在血浆中的半衰期为 15～19 天。正常人血清（血浆）中的白蛋白含量为 40～50g/L，是血浆中含量最多的蛋白质，占血浆总蛋白的 40%～60%。其合成率虽然受食物中蛋白质含量的影响，但主要受血浆中水平调节，在肝细胞中没有储存，在所有细胞外液中都含有微量的白蛋白。关于白蛋白在肾小球中的滤过情况，一般认为在正常情况下其量甚微，约为血浆中白蛋白的 0.04%。按此计算，每天从肾小球滤过液中排出的白蛋白即可达 3.6g，为终尿中蛋白质排出量的 30～40 倍，故肾小球滤过液中多数白蛋白是可被肾小管重新吸收的。有实验证实白蛋白在近曲小管中吸收，在小管细胞中被溶酶体中的水解酶降解为小分子片段而进入血循环。白蛋白可以在不同组织中被细胞内吞而摄取，其氨基酸可被用作组织修补。

（一）生理功能

1. 维持血浆胶体渗透压恒定 白蛋白是血浆中含量最多、分子最小、溶解度大、功能较多的一种蛋白质。血浆胶体渗透压的 75%～80% 主要依靠血浆中的白蛋白维持。胶体渗透压是使静脉端组织间液重返血管内的主要动力。肝脏功能严重受损时（如肝硬化），其合成白蛋白能力大大减弱，血浆白蛋白浓度降低，血浆胶体渗透压也随之下降，这和肝硬化患者水肿与腹水的形成直接相关。临床上有些患者血浆总蛋白虽在正常参考值范围之内，但白蛋白明显减少时也会引起水肿。

2. 运输功能 在 pH7.4 的体液环境中，白蛋白为负离子，每分子可以带有 200 个以上负电荷。它是血浆中很重要的载体，许多水溶性差的物质可以通过与白蛋白的结合而被运输，从而有效地将这些物质运送到各自的靶细胞部位。这些物质包括胆红素、长链脂肪酸、胆汁酸盐、前列腺素、类固醇激素、金属离子（如 Cu^{2+}、Ni^{2+} 和 Ca^{2+} 等二价金属离子）、药物（如阿司匹林和青霉素等）。由此可见，白蛋白属于非专一性的运输蛋白，与人体的健康密切相关。与白蛋白结合的激素或药物可不表现活性，故当血浆白蛋白含量或血液 pH 等变化时，这些激素和药物的游离型含量随之变化，可使其生理活性增强或减弱。因此，在调节这些激素和药物的代谢上，具有重要意义。

3. 营养作用 白蛋白是人体内一种重要的营养物质，其在血浆中也不断地进行着代谢更新。白蛋白由胞饮作用进入组织细胞后分解，氨基酸用于合成组织蛋白，氧化分解用以供应能量或转变成其他含氮物质，起补充和修复作用。

4. 解毒作用 白蛋白是具有黏性和胶质性的物质，在人体内遇到重金属离子时，会自动与重金属离子结合，由排泄系统排出体外，起到解毒的作用。因此，食用含白蛋白丰富的食物，可避免重金属离子的吸收而中毒。

5. 缓冲酸碱环境　蛋白质是两性电解质，其上有许多—NH$_2$ 和—COOH 基团，当血液酸性过强时，该两基团能结合 H$^+$ 而以—NH$_3^+$ 和—COOH 的形式存在；当血液碱性过强时，则解离出 H$^+$ 以—NH$_2$ 和—COO$^-$ 形式存在。

6. 保护球蛋白　血浆中白蛋白的含量远比球蛋白高，亲水作用又比球蛋白大，这使血浆中的白蛋白对球蛋白起到一种胶体保护的稳定作用。当肝脏功能障碍引起白蛋白合成不足时，可使血浆球蛋白失去胶体保护作用，稳定性下降。血浆球蛋白的稳定性下降，将严重影响这些物质在体内的代谢和利用，引起相应的症状。

（二）参考范围

不同年龄段白蛋白的正常值也不相同，新生儿白蛋白正常值范围为 28～44g/L，14 岁后白蛋白正常值范围为 38～54g/L，成人白蛋白正常值范围为 35～50g/L，60 岁后白蛋白正常值范围为 34～48g/L。

（三）临床意义

1. 增高　一般情况下，白蛋白增高主要见于血液浓缩所致相对性增高，如严重脱水和休克、严重烧伤、急性出血、慢性肾上腺皮质功能减低症。腹泻、呕吐、高热时急剧失水也可导致血清中白蛋白浓度增高。此外，白蛋白偏高也可受到饮食中蛋白质摄入量影响，在一定程度上可以作为个体营养状态的评价指标。

2. 降低　白蛋白降低临床意义较大：

（1）合成降低：如急、慢性肝病。肝脏是合成白蛋白的唯一场所。肝功能损伤时，肝脏合成白蛋白的量明显减少，并与肝脏病变的严重程度相平行。肝硬化患者肝脏合成白蛋白的能力随肝功能损伤加重而减弱，且肝硬化患者白蛋白的变化比总蛋白灵敏。鉴于肝损伤时白蛋白变化的敏感性及其变化与肝功能损害程度之间的相关性，在肝功能分级（Child-Pugh 法或其改良法）中，白蛋白是重要指标。

（2）营养或吸收不良：由于体内白蛋白总量多，且生物半衰期长，故早期缺乏时不易检出。白蛋白缺乏的评价标准为：28～34g/L 为轻度缺乏，21～27g/L 为中度缺乏，<21g/L 为严重缺乏。当白蛋白浓度低于 28g/L 时，会出现组织水肿。

（3）分解代谢增加：组织损伤如外科手术和创伤，组织分解增加如感染性炎症疾病等情况时，白蛋白的含量常常降低。

（4）消耗性疾病：如恶性肿瘤、严重感染等情况，可以导致白蛋白含量下降。

（5）异常丢失：①经尿丢失，如肾病综合征（往往还伴有消耗增加和合成增加）、慢性肾小球肾炎、糖尿病肾病、系统性红斑狼疮性肾病等；②胃肠道丢失，如肠道炎症性疾病时因黏膜炎症坏死等丢失；③皮肤丢失，如烧伤及渗出性皮炎等均可以导致含量下降。

（6）分布异常：如门静脉高压时，大量蛋白尤其是白蛋白从血管内漏入腹腔；若伴有肝硬化，由于白蛋白合成减少和大量漏入腹水的双重原因，使血浆中白蛋白水平显著下降。

（7）遗传性疾病：先天性无白蛋白血症是极为罕见的遗传性缺陷，患者血浆中白蛋白的含量常低于 1g/L。但患者可以没有水肿等症状，部分原因可能是血管中球蛋白含量代偿性升高。

(四)白蛋白与球蛋白比值

正常情况下,白蛋白和球蛋白是在一定范围内波动的。人体正常白蛋白与球蛋白比值(A/G)为(1.3~2.5):1。血清球蛋白由免疫器官制造,大部分在肝细胞外生成,与人体的免疫力有关系。A/G 值的临床意义在于可提高因白蛋白减少或球蛋白增多的各种情况评价的敏感性,也可用于慢性肝病、结缔组织病等免疫球蛋白增多性疾病的辅助诊断。

A/G 值降低常见于肝硬化(通常≤1)、肾炎、多发性骨髓瘤、巨球蛋白血症、结缔组织病、恶性淋巴瘤和黑热病等。

A/G 值增高少见,主要见于低球蛋白血症、先天性无 γ 球蛋白血症、肾上腺皮质功能亢进等。

二、球 蛋 白

球蛋白是人体中的一种血清蛋白,也存在于动、植物体内。个体遇到外来入侵物时,免疫系统会根据入侵物的不同产生不同数量的球蛋白。球蛋白偏低少见,多由生理性原因造成,例如,营养不良,蛋白质摄入不足,或者是人体对外来蛋白的吸收能力降低等。贫血也会造成球蛋白偏低。球蛋白偏高可见于肝病,例如慢性乙型肝炎、肝硬化等都会引起球蛋白增高,其他的非肝脏疾病也可以引起球蛋白增高,例如各种肿瘤和巨细胞血症等。球蛋白的正常范围为 20~35g/L。

(一)球蛋白分类

球蛋白可分为 α_1、α_2、β 和 γ 4 种。

1. α_1 球蛋白 包括 α_1- 抗胰蛋白酶(α_1-antitrypsin,AAT)、α_1- 酸性糖蛋白(α_1-acid glycoprotein,AAG)、甲胎蛋白(α-fetoprotein,AFP)、高密度脂蛋白、α_1- 抗糜蛋白酶和 Gc- 球蛋白等。

(1)α_1- 抗胰蛋白酶:AAT 是一种具有蛋白酶抑制作用的急性时相反应蛋白,在 α_1 区带约占 90%。该区带由于 α_1 酸性糖蛋白含糖量非常高,α_1- 脂蛋白含脂类也非常高,因此染色都很浅。AAT 由肝脏合成,分子量为 51.8kDa。

1)生理功能:AAT 是蛋白酶抑制物,含量虽比 α_2 巨球蛋白低,但 AAT 占血清中抑制蛋白酶活力的 90% 左右。其能抑制胰蛋白酶、糜蛋白酶、胶原蛋白酶及白细胞起吞噬作用时释放的溶酶体蛋白水解酶,形成不可逆的酶-抑制物复合体。AAT 分子量较小,可通过毛细血管进入组织液。AAT 具有多种遗传表型,其表达的蛋白质有 M 型、Z 型和 S 型,人群中最常见的是 PiMM 型,即 M 型蛋白抑制物的纯合子体,占 95% 以上,其他还有 PiZZ、PiSS、PiSZ、PiMZ 和 PiMS。AAT 对蛋白酶的抑制作用主要依赖于 M 型蛋白的浓度。若将 PiMM 的蛋白酶抑制能力作为 100%,则 PiMS、PiMZ、PiSS、PiSZ、

PiZZ 的相对活力分别为 80%、60%、60%、35% 和 15%。

2）临床意义

A. AAT 缺陷与肺气肿：PiZZ 型和 PiSZ 型个体常在年轻时出现肺气肿。当吸入尘埃和细菌引起肺部多形核白细胞活跃吞噬时，溶酶体弹性蛋白酶释放；如果 M 型 AAT 蛋白缺乏，蛋白水解酶可作用于肺泡壁的弹性纤维而导致肺气肿的发生。低血浆 AAT 还可见于胎儿呼吸窘迫综合征。

B. AAT 缺陷与肝病：新生儿 PiZZ 型和 PiSZ 型与其胆汁淤积、肝硬化和肝细胞癌的发生有关；PiZZ 型新生儿中 10%～20% 在出生数周后患肝炎，最后可因活动性肝硬化致死。PiZZ 型的某些成人也会发生肝损伤。

C. AAT 是主要的急性时相反应蛋白。另外，雌激素增多（如妊娠和使用避孕药）时 AAT 升高。

正常参考值范围：新生儿 145～270mg/dl，成人 78～200mg/dl。

（2）α_1-酸性糖蛋白：AAG 又称血清类黏蛋白，含糖量约为 45%，其中包括 11%～20% 的唾液酸，是血清中黏蛋白的主要成分，而黏蛋白是能被高氯酸和其他强酸沉淀的一组蛋白质。AAG 分子量 40kDa，由肝脏合成。

1）生理功能：AAG 是主要的急性时相反应蛋白，在急性炎症和组织损伤时增高，与免疫防御功能有关。早期认为肝脏是 AAG 合成的唯一器官，近年有研究表明某些肿瘤组织也可合成 AAG。AAG 可以结合许多药物和激素，如利多卡因和普萘洛尔等。在急性心肌梗死时，AAG 作为一种急性时相反应蛋白升高后，使药物结合状态增加而游离状态减少。因此，需要增加相应药物的剂量。

2）临床意义

A. 作为急性时相反应的指标：在风湿病、恶性肿瘤及心肌梗死等炎症或组织坏死 48 小时后浓度迅速增高，3～5 天时出现高峰，一般可增加 3～4 倍，并且是反映溃疡性结肠炎活动性最可靠的指标之一。

B. 在营养不良、严重肝损伤、肾病综合征及胃肠道疾病导致蛋白严重丢失的情况下降低。

C. 糖皮质激素增加可引起 AAG 升高，包括库欣综合征和外源性泼尼松和地塞米松等药物治疗时，而雌激素可减少 AAG 的合成。

正常参考范围：50～150mg/dl。

（3）甲胎蛋白

1）生理功能：AFP 是分子量为 6.7kDa 的蛋白，主要在胎儿肝脏中合成。在胎儿 13 周时 AFP 占血浆蛋白总量的 1/3。在妊娠 30 周时达到最高峰，之后逐渐下降。出生时血浆中 AFP 的浓度仅为高峰期的 1% 左右，约 40μg/ml。在周岁时接近成人水平，即低于 30ng/ml。

2）临床意义

A. 产妇羊水或母体血浆中的 AFP 可用于胎儿产前监测：在神经管缺损、脊柱裂、无脑儿等，AFP 可由开放的神经管进入羊水而导致其在羊水中的含量显著升高。胎儿在宫腔内死亡和发生畸胎瘤等先天缺陷时也可使羊水中的 AFP 升高。AFP 可经羊水部分进入母体血循环。85% 脊柱裂及无脑儿的母体，其血浆 AFP 在妊娠 16～18 周可见升高。

B. 约 80% 肝癌患者血清中 AFP 可增高，50% 生殖细胞肿瘤患者出现 AFP 阳性。肝硬化、其他胃肠道肿瘤如胰腺癌和肺癌等患者亦可出现不同程度的 AFP 升高。

血清正常参考值：健康成人＜30ng/L，新生儿＜5mg/dl，妊娠母体 20 周 20～50μg/L，羊水（20 周妊娠）5～25mg/L。

2. α_2 球蛋白 包括结合珠蛋白、铜蓝蛋白和 α_2 巨球蛋白。

（1）结合珠蛋白（Hp）：分子量为 85～400kDa，在电泳中位于 α_2 区带。Hp 的遗传为常染色体不完全显性，分别由 *HP1* 和 *HP2* 两个基因控制。Hp 的结构受遗传控制，有三种不同的表型，即 Hp1-1、Hp1-2 和 Hp2-2。Hp1-1 是 *HP1/HP1* 纯合子，Hp1-2 是 *HP1/HP2* 杂合子，Hp2-2 是 *HP2/HP2* 纯合子。携带 *HP1* 基因者结合血红蛋白较多，*HP2* 基因者结合血红蛋白较少。

1）生理功能：Hp 可结合红细胞溶解过程释放的血红蛋白（Hb），并运输至单核/巨噬细胞系统迅速降解，其氨基酸和铁可被机体再利用。每个 Hp 分子可结合两个 Hb 分子，能防止 Hb 从肾脏丢失，进而为机体有效地保留铁，并避免 Hb 对肾脏的损伤。由于形成 Hp-Hb 复合物的反应不可逆，故溶血后其含量急剧降低，血浆 Hp 浓度多在 1 周内由再生而恢复。

2）临床意义

A. 溶血性疾病：如血管内溶血、输血反应和疟疾等，血浆 Hp 含量明显下降。因其含量范围较宽，故一次测定价值不大，连续观察可用于监测溶血是否处于持续状态。溶血性疾病的生化组合试验包括血浆 Hp，乳酸脱氢酶和游离血红蛋白，血管外溶血可使后两者增高，Hp 不会有变化。

B. 烧伤和肾病综合征：白蛋白大量丢失时，大分子 Hp 可代偿性明显增加；但在 Hp1-1 个体，选择性蛋白尿患者的血浆 Hp 通常下降。

C. 在急性时相反应时，Hp 浓度在 48 小时内增加 3 倍。雌激素使 Hp 合成减少。多数急慢性病包括急性病毒性肝炎和伴黄疸的肝硬化患者，由于雌激素分解代谢减少，以及红细胞破坏增加，使血浆中 Hp 降低。

（2）铜蓝蛋白（Cp）：Cp 是肝实质细胞合成的单链多肽，含糖 8%～9.5%，总分子量平均为 132kDa，电泳在 α_2 球蛋白区带。每个 Cp 分子含 6～8 个铜原子，由于含铜而呈蓝色。血浆铜 95% 存在于 Cp 中，另有 5% 呈可扩散状态，在血循环中 Cp 可视为铜的无毒性代谢库。当 Cp 显著增加（如妊娠），或者正常的血浆黄色变浅时，血浆可能呈浅绿色。

1）生理功能：Cp 主要参与氧化还原反应，其既可作为氧化剂又可作为还原剂。Cp 具有铁氧化酶作用，能将 Fe^{2+} 氧化为 Fe^{3+}，Fe^{3+} 可结合到转铁蛋白上，对铁的转运和利用非常重要。遗传性铜蓝蛋白缺乏症患者的组织多有铁沉积。同时 Cp 具有抑制膜脂质氧化的作用。

2）临床意义：Cp 主要作为 Wilson 病的辅助诊断指标。Wilson 病是一种常染色体隐性遗传病，因血浆 Cp 减少，血浆游离铜增加，游离铜沉积在肝引起肝硬化，沉积在脑基底核的豆状核则导致豆状核变性，因而该病又称为肝豆状核变性。但该病的原因不全是

Cp 减少，因为有一小部分患者 Cp 水平正常；可能是铜掺入 Cp 时所需的携带蛋白减少，从而导致 Cp 结合铜减少。大部分患者可有肝功能损害并伴有神经系统症状，肝受损者中有 80% 血浆 Cp 低于 100mg/L，而 20% 不低于 300mg/L。其他相关指标变化包括血清总铜降低、游离铜增加和尿铜排出增加。如果不及时治疗，此病是进行性和致命的。因此，应及时诊断，治疗可用铜螯合剂——青霉胺。

急性时相反应时 Cp 增加，但为弱和迟发的。另外，在营养不良、严重肝病及肾病综合征时，Cp 往往下降。雌激素使 Cp 水平显著增加。

（3）α_2 巨球蛋白（AMG）：AMG 主要由肝实质细胞合成，分子量约为 720kDa，是血浆中最大的蛋白质。

1）生理功能：AMG 是主要的蛋白酶抑制剂，能结合并抑制各种类型的蛋白酶，包括带有丝氨酸、胱氨酸和金属离子的蛋白酶，如纤维蛋白溶解酶、胃蛋白酶、糜蛋白酶、胰蛋白酶及组织蛋白酶 D 等。当酶和 AMG 处于复合物状态时，酶的活性虽没有失活，但能导致酶不易作用于大分子底物而发挥不出蛋白水解酶的催化活性。若酶的底物属于分子量小的蛋白质，则能被 AMG-蛋白酶复合物所催化水解。因此，AMG 可起到选择性保护某些蛋白酶活性的作用。AMG 分子大，不能从血管内扩散至细胞外液。

2）临床意义

A. 低白蛋白血症，尤其是肾病综合征时，血浆 AMG 含量可显著增高，可能是一种代偿机制以保持血浆胶体渗透压。

B. 雌激素使 AMG 增加，育龄期女性 AMG 水平比同龄男性高。婴幼儿 AMG 是成人水平的 2～3 倍，可能是由于婴幼儿暴露于感染和细菌的机会较多，同时白细胞蛋白酶的水平较高，增加的 AMG 具有保护作用。严重的急性胰腺炎时 AMG 水平下降。

3. β 球蛋白 包括极低密度脂蛋白、转铁蛋白、血红素结合蛋白、低密度脂蛋白、纤维蛋白原、C4、C3、C1q、β_2-微球蛋白和 C-反应蛋白。

（1）转铁蛋白（Tf）：Tf 主要由肝细胞合成，分子量为 79.6kDa，电泳位置在 β 区带，半衰期为 10.5 天。

1）生理功能：Tf 能可逆地结合多价阳离子，包括铁、铜、锌和钴等，其对铁的结合具有临床重要意义。血浆中 Tf 在胃肠道和铁储存器官如肝、脾和骨髓等组织间转运铁。铜蓝蛋白正常时，每一个 Tf 分子可以结合两个 Fe^{2+}。来自于细胞铁蛋白的 Fe^{2+} 被铜蓝蛋白氧化为 Fe^{3+}，再被 Tf 的载体蛋白结合。机体各种细胞表面都有 Tf 受体，此受体对 Tf-Fe^{3+} 复合物的亲和力比对 Tf 的载体蛋白高得多；与受体结合后，Tf-Fe^{3+} 复合物被摄入细胞，从而将大部分 Fe^{3+} 运输到骨髓，用于 Hb 合成，小部分则运输到各组织细胞，用于合成肌红蛋白、细胞色素等。此外，尚可以形成组织铁蛋白。血浆中 Tf 浓度受食物铁供应的影响，缺铁时血浆 Tf 浓度上升，经铁剂有效治疗后恢复到正常水平。

2）临床意义

A. 用于贫血的鉴别诊断和铁缺乏的治疗监测：缺铁性低血色素贫血时，Tf 代偿性合成增加；同时，因血浆铁含量低，结合铁的 Tf 少，所以铁饱和度下降（正常参考范围为 30%～38%）。再生障碍性贫血时，血浆 Tf 正常或下降，而此时红细胞对铁的利用障碍，使铁饱和度增高。在铁负荷过量时（如血色病），Tf 水平正常，但饱和度可超过 50%，甚至达 90%。在先天性低转铁蛋白血症者中，Tf 水平很低，表现严重的低色素性贫血，需要持续性铁剂治疗。

B. 作为营养状态的一项指标，在营养不良及慢性肝脏疾病时下降。与白蛋白相比，体内 Tf 总量较少、生物半衰期较短，故能及时地反映蛋白的急剧变化。在高蛋白膳食治疗后，血浆中浓度上升快，是判断治疗效果的良好指标。

C. Tf 是负性的急性时相反应蛋白。其在肾病综合征时减少，在妊娠和应用雌激素时升高。

（2）β_2-微球蛋白（BMG）：BMG 是分子量为 11.8kDa 的单链多肽，存在于各种有核细胞表面。

1) 生理功能：BMG 是 HLA 的轻链（或称 β 链）。BMG 可从细胞表面，尤其是淋巴细胞和肿瘤细胞表面脱落到血浆中。BMG 分子量小，能从肾小球滤过，再被肾近端小管重吸收和分解。

2) 临床意义：血浆 BMG 增高见于肾衰竭、炎症、肿瘤，尤其是与 B 淋巴细胞相关的肿瘤。重要的临床价值在于尿液 BMG 排泄量增加，可反映肾小管功能损害。

（3）C 反应蛋白（CRP）：在急性炎症患者血清中出现的可以结合肺炎球菌细胞壁 C-多糖的蛋白质，于 1941 年被命名为 C-反应蛋白。CRP 由肝细胞合成，血浆中主要以分子量为 115kDa 的五聚体的形式存在。电泳分布在慢 γ 区带，有时可延伸到 β 区带。其电泳迁移率易受一些因素的影响，如钙离子和缓冲液成分。

1) 生理功能：在钙离子存在的条件下，CRP 不仅结合多种细菌、真菌及原虫等体内的多糖物质，还可以结合卵磷脂和核酸；结合后的复合物具有对补体系统的激活作用，引发对侵入病原体的免疫调理和吞噬作用，表现为炎症反应。CRP 也能识别和结合由损伤组织释放的内源性毒性物质，然后将其进行去毒或从血液中清除，同时 CRP 自身降解。

2) 临床意义

A. 作为急性时相反应一个极为敏感的指标：CRP 是第一个被认识的急性时相反应蛋白，血浆中 CRP 浓度在急性心肌梗死、创伤、感染、炎症、外科手术和肿瘤浸润时迅速显著地增高，如心肌梗死后 6~12 小时显著升高，可达正常水平的 2000 倍。血浆浓度 5mg/L 可作为明显的炎症信号或是急性时相反应引发阶段。浓度在 1~5mg/L 可能表明慢性低程度的炎症或急性时相反应的开始。CRP 是非特异性指标，主要用于临床病情监测：①筛查微生物感染；②评估炎症性疾病的活动度；③监测系统性红斑狼疮、白血病和外科手术后并发的感染；④新生儿败血症和脑膜炎的监测；⑤监测肾移植后的排斥反应等。脐带血中 CRP 浓度很低，仅 10~350μg/L，当宫内感染时，可升高到 260mg/L。

B. 血浆 CRP 低浓度升高可作为心血管疾病的独立危险因子。不过，必须采用比常规 CRP 更灵敏的方法才能显示其增高。

正常参考区间：健康成年人血浆 CRP＜1mg/L；感染标记（＞5mg/L）；心血管风险因子标记（低风险＜1mg/L）。

（4）免疫球蛋白（Ig）：Ig 是存在于血浆中的一类具有抗体活性的或化学结构与抗体相似的球蛋白，也见于其他体液、组织和一些分泌液中。人血浆内的免疫球蛋白大多数存在于丙种球蛋白（γ-球蛋白）中。可分为 5 类，即免疫球蛋白 G（IgG）、免疫球蛋白 A（IgA）、免疫球蛋白 M（IgM）、免疫球蛋白 D（IgD）和免疫球蛋白 E（IgE）。其中 IgG 是最主要的免疫球蛋白，约占人血浆丙种球蛋白的 70%，分子量约 150Da，含糖 2%～3%。IgG 分子由 4 条肽链组成。其中分子量为 25kDa 的肽链称为轻链，分子量为 50Da 的肽链称为重链。轻链与重链之间通过二硫键（—S—S—）相连接。

1）生理功能：免疫球蛋白是机体受抗原（如病原体）刺激后产生的，其主要作用是与抗原起免疫反应，生成抗原-抗体复合物，从而阻断病原体对机体的危害，使病原体失去致病作用。另外，免疫球蛋白有时也有致病作用。临床上的过敏症状如花粉引起的支气管痉挛、青霉素导致全身过敏反应、皮肤荨麻疹等都是由免疫球蛋白引起。相关制剂能增强人体抗病毒的能力，如注射人高效价乙肝免疫球蛋白制剂可防治意外暴露于乙肝病原体的个体感染。

2）临床意义

A. 几种不同的 Ig 水平增加：主要见于感染、肿瘤、自身免疫病、慢性活动性肝炎、肝硬化及淋巴瘤等。自身免疫病中，如系统性红斑狼疮（SLE）以 IgG、IgA 和 IgM 升高多见，类风湿关节炎以 IgG 和 IgM 升高多见。

B. 单一的 Ig 水平增加：又称为"M"蛋白病，主要见于：

a. 多发性骨髓瘤（MM），表现为仅有某一种 Ig 异常增高，而其他种类明显降低或维持正常。其中以 IgG 型 MM 最常见。血清中 IgG 含量可高达 70g/L，IgA 型次之，IgD 型较少见，IgE 型最为罕见。IgD 升高主要见于 lgD 型 MM。流行性出血热、过敏性哮喘、特应性皮炎患者 IgD 升高。妊娠末期、吸烟者中 IgD 也可出现生理性升高。IgE 升高常见于超敏反应性疾病，如过敏性鼻炎、外源性哮喘、枯草热和慢性荨麻疹，以及寄生虫感染、急慢性肝炎、药物所致的间质性肺炎、支气管肺曲菌病、类风湿关节炎和 IgE 型 MM 等。

b. 巨球蛋白血症，是产生 IgM 的浆细胞恶性增生，血清中 IgM 可高达 20g/L 以上。

c. 一种或多种 Ig 水平降低：分为原发性或继发性，前者属于遗传性，如瑞士丙种球蛋白缺乏症，选择性 IgA、IgM 缺乏症等。继发性缺损见于网状淋巴系统的恶性疾病、慢性淋巴细胞性白血病、肾病综合征、大面积烧伤烫伤患者、长期大剂量使用免疫抑制剂或放射线照射等。

（二）不同疾病时球蛋白的变化

（1）在肝脏炎症病变时，α_1-球蛋白增加，提示病情较轻；如果减少，常提示病情偏重。因此，测定 α_1-球蛋白对判断肝炎患者的严重程度和预后有参考价值。此外，α_1-球蛋白增加多见于妊娠、类风湿关节炎、霍奇金淋巴瘤等。α_1-球蛋白减少见于年轻时发病的慢性阻塞性肺疾病（α_1-抗胰蛋白酶减少）。

（2）α_2-球蛋白也可以反映肝炎病变的严重程度。在病毒性肝炎初期，多数保持在正常范围内，以后逐渐增加。在重型肝炎时，如 α_2-球蛋白减少至 0.4% 以下，提示患者将要或已经出现肝性脑病。肝癌时，α_2-球蛋白往往增加。α_2-含脂蛋白，胆汁郁积时，特别是慢性病例，血脂增加时，α_2-球蛋白随之升高。失代偿期肝硬化时，α_2-球蛋白多半降低。此外，α_2-球蛋白增多还见于肾病综合征，因肾小球滤出相对较少，同时因低蛋白血症代偿性生成增多所致。α_2-球蛋白减少见于出血性疾病和再生障碍性贫血等。

（3）β-球蛋白在胆汁郁积性肝病变时多增加。β-球蛋白增加还见于妊娠、高脂血症、肾病综合征、动脉粥样硬化、缺铁性贫血、恶性肿瘤和风湿病（SLE除外）。在肝细胞严重损害时，由于肝脏合成减少，β-球蛋白降低。此外，β-球蛋白降低还见于急性感染或应激（转铁蛋白减少）、肝硬化、营养不良、甲状腺功能亢进症、急性肾炎或SLE活动期（补体减少）、溶血性贫血、蛋白丢失的各种情况及先天性缺乏症。

（4）γ-球蛋白几乎在所有肝胆疾病时都增高。病毒性肝炎时，γ-球蛋白中度增高，一般在2～3个月内可望恢复。如果γ球蛋白持续增高而无其他原因可解释时，往往意味着病情转归不良，已转为慢性肝炎或肝硬化。重型肝炎时，γ-球蛋白可明显升高。如果γ-球蛋白增至正常的2倍以上，伴转氨酶在正常值5倍以上，且持续10周无改善者，预后凶险。慢性肝炎时，γ-球蛋白的平均值随病型而异。肝硬化时γ-球蛋白普遍增高，尤其在晚期或进行性失代偿肝硬化时，γ-球蛋白可极度增高。

三、纤维蛋白原

纤维蛋白原（fibrinogen，Fg），即凝血因子Ⅰ，是血液中含量最多的凝血因子。其分子量为340kDa，主要在肝实质细胞中合成后释放进入外周血。其在非肝组织中亦有少量的表达，如肠、子宫颈和肺等。分泌至外周血的纤维蛋白原是由Aα链（分子量66kDa）、Bβ链（分子量52kDa）和γ链（分子量46 500Da）组成的六聚体。三条链分别由 *FGA*、*FGB* 和 *FGG* 基因编码。三个基因均位于4号染色体q31.3约50kb区域中，分别由6个、8个和10个外显子组成，长度分别为7.5kb、8kb和8.5kb。成熟的纤维蛋白原分子由一个中央区E区（E domain）和两个对称的远端球形D区（D domain）组成。中央E区由六条肽链的N端组成，D区由Bβ和γ肽链的C末端组成。中央E区和D区之间通过卷曲螺旋区域（coiled-coil region）相连。卷曲螺旋区域为Aα、Bβ和γ三条肽链形成的α螺旋结构，大约由110个氨基酸组成。

正常血浆中纤维蛋白原的含量为2～3g/L，半衰期为3～4天。作为急性时相反应蛋白，在组织受损、感染或炎症情况下，纤维蛋白原的含量可显著上升2～10倍。纤维蛋白原参与纤维蛋白凝块的形成和血小板聚集。因此，其在维持机体止凝血平衡中发挥着重要的作用。凝血共同途径中，在凝血酶的作用下，纤维蛋白原转变成纤维蛋白。凝血酶（thrombin）从纤维蛋白原Aα链和Bβ链的N末端切割纤维蛋白肽A（fibrinopeptides A，FpA）和纤维蛋白肽B（fibrinopeptides B，FpB），使其形成纤维蛋白单体（αβγ）$_2$，进而启动纤维蛋白聚集过程。当纤维蛋白开始聚集或聚集结束后，纤维蛋白会与活化的凝血因子ⅩⅢ（FⅩⅢa）以共价键的形式交联。每个纤维蛋白（原）分子γ链C末端部分都有1个交联位点，可使相邻两个分子间形成γ-谷-ε-赖氨酰共价键（γLys406-γGln398/399）。但是γ-γ交联究竟是纵向发生于纤维蛋白的一条链还是横向发生于两条纤维蛋白链之间，目前尚存争议。相似的分子间γ-谷-ε-赖氨酰共价键也可在纤维蛋白Aα链的C末端（αC区域）之间以较缓慢的速度形成，进而形成αC多聚体。此外，交联反应也可发生在Aα链和γ链之间。纤维蛋白之间或纤维蛋白内部密集的共价交联使纤维蛋白聚集过程变得不可逆，进而提高纤维蛋白多聚体的稳定性，增强其机械强度，使其不易被溶解。

此外，纤维蛋白原通过与肝素、纤维粘连蛋白和细胞黏附分子的结合，参与细胞与细胞基质之间的相互作用，进而介导细胞增殖、血管形成、伤口愈合、肿瘤发生和转移等。

临床意义

1. 增高 血浆纤维蛋白原含量随年龄增长而增高。此外，正常孕妇从妊娠第3个月开始即出现血浆纤维蛋白原及其他凝血因子活性的增高，这是机体积极的代偿反应。纤维蛋白原是急性时相反应蛋白，在某些急/慢性感染、烧伤、休克、严重组织损伤及外科手术后等均可见血浆纤维蛋白原增高，此种表现为机体对内外病理因素刺激的积极反应。血浆纤维蛋白原是动脉血栓形成的独立危险因素。男性高纤维蛋白原血症与心肌梗死和卒中有很高的相关性。

2. 降低

（1）严重肝损伤：肝脏是纤维蛋白原合成的主要场所，严重肝损伤或肝硬化时可见纤维蛋白原降低。重症肝炎和肝硬化时常由于多种因素的影响使其降低更加明显。

（2）弥散性血管内凝血（DIC）：是由于多种致病因素导致微血管内弥散性血栓形成。在微血栓形成过程中，纤维蛋白原、血小板和其他凝血因子大量消耗导致其水平降低；与此同时，在DIC发展的病理过程中感染、组织缺氧、酸中毒及纤维蛋白沉积严重损伤了血管内皮细胞，导致纤溶酶原激活物（t-PA）释放增多，进而使纤维蛋白（原）降解，加重纤维蛋白原的减少。此时除FDP增高外，还可检测出交联的纤维蛋白降解产物即D-二聚体的含量增高。

（3）原发性纤溶亢进：是由于某些病理因素使循环中t-PA增多，t-PA作用于纤溶酶原，所形成的纤溶酶直接降解纤维蛋白原。因此，原发性纤溶亢进时血浆纤维蛋白原含量降低，而其降解产物FgDP增高。

（4）遗传性纤维蛋白原缺陷症：包括两种类型，Ⅰ型为无纤维蛋白原血症或低纤维蛋白原血症，患者血浆中纤维蛋白原的抗原和活性同比例完全缺失或减少，即纤维蛋白原量的缺陷。遗传性无纤维蛋白原血症为常染色体隐性遗传性疾病，于1920年首次被报道，血浆纤维蛋白原的含量 < 0.4g/L。患者常自幼即有出血表现，如脐带出血、皮肤和黏膜出血、肌肉和关节出血、女性患者月经量过多、创伤或手术后出血不止、伤口愈合不良。遗传性低纤维蛋白原血症为常染色体显性遗传性疾病，患者一般无自发性出血或出血较轻，多于手术或创伤后出血，伤口愈合迟缓等。

Ⅱ型为异常纤维蛋白原血症或低异常纤维蛋白原血症，患者血浆中纤维蛋白原的抗原正常或减少，活性下降，但抗原与活性的下降水平不呈同步关系，即为纤维蛋白原质的缺陷。第一例遗传性异常纤维蛋白原血症确诊于1958年，首个点突变于1968年在纤维蛋白原Detroit Ⅰ中被报道。目前遗传性异常纤维蛋白原血症家系已报道400多例，发现突变100多种。遗传性异常纤维蛋白原血症患者的临床表现呈现高度的异质性。大部分（55%）患者在日常生活中并无任何临床表现，25%的患者有出血表现，另有20%的患者有血栓风险。遗传性异常纤维蛋白原血症是常染色体显性遗传性疾病，主要由于纤维蛋白原基因发生杂合点突变引起。极少数患者是由于发生纯合或双杂合点突变而患病。缺失突变、移码突变、插入突变或内含子突变也均有报道。最常见的突变发生于纤维蛋白原 Aα 链的 N 末端区域或 γ 链的 C 末端区域，导致两末端的 D 区域与 E 区域之间的相互作用受损，或 D：D 连接受损，影响纤维蛋白的早期聚集。其他位点突变可影响纤维蛋白（原）与纤溶相关蛋白酶的结合、与血小板的相互作用、与内皮细胞的相互作用或与钙离子的结合等。有些与异常纤维蛋白原血症发生相关的突变已明确与患者的血栓发生有直接的关联。这些突变包括纤维蛋白原 Caracas V、Vlissingen、Melun、Naples 和 Dusart。其中，纤维蛋白原 Vlissingen 突变亦在一个无血栓发生史的家系中被发现，因此其与血栓发生的相关性尚存在争议。异常纤维蛋白原血症导致血栓发生风险增加的机制有很多，包括凝血酶无法与纤维蛋白正常结合，导致血液循环中凝血酶的水平升高；纤维蛋白网状结构强度、结构和稳定性发生改变；纤溶酶原或组织型纤溶酶原激活物与异常纤维蛋白原结合受损，导致纤溶活性下降。

四、其他电解质和酸碱度

（一）电解质

血液中的无机物绝大部分是以离子的形式存在。在血浆中主要是 Na^+、K^+ 和 HCO_3^-。在血细胞中主要是 K^+、HCO_3^- 和 Cl^-。血浆中维持一定电解质浓度的意义在于以下几个方面：

（1）参与调节组织中电解质的成分。

（2）参与维持血浆渗透压和酸碱平衡。

（3）保持神经肌肉的兴奋性，尤其是 Na^+、K^+ 和 Mg^{2+} 更为重要。

1. 血清钠

（1）正常参考范围 135～145mmol/L。

（2）临床意义

1）钠的主要生理功能为维持神经肌肉的兴奋性、调节细胞内外的渗透压、调节细胞外液的酸碱平衡。经肠管吸收，主要由肾脏排泄，汗排泄不到 1%；由醛固酮调节肾小管的重吸收。用于失水程度的判定，水、电解质、血浆渗透压、酸碱失衡诊断和肾上腺皮质功能判定。

2）细胞外液的渗透压活性物质 95% 以上为 Na^+ 及其相对应的 Cl^- 和 HCO_3^-，在保持水、电解质、渗透压和酸碱平衡方面起着主要的作用。维持和调节内环境的相对恒定是现代医学的基础治疗。Na^+、K^+、HCO_3^- 和 Cl^- 的测定（和血气分析）是急危重症鉴别诊断、病理生理评价和治疗监测的重要指标。

3）高钠血症（＞150mmol/L，临床判定水平＞160mmol/L）

A. 水缺乏性高钠血症：水摄取不足如昏迷、吞咽困难、渴感觉中枢障碍；失水如严重呕吐、腹泻、胃肠造瘘、尿崩症、渗透性利尿、非酮症性高渗性糖尿病昏迷、过度出汗或高温下不显性出汗增加等，是高渗透性失水的病理生理基础和诊断依据。

B. 钠过多性高钠血症：盐皮质激素或糖皮质激素分泌过多，如皮质酮增多症、皮质醇增多症、原发性醛固酮增多症、长期皮质激素治疗、氯化钠摄取或静脉输注过多。

C. 特发性高钠血症：由于下丘脑病变引起渗透压调节障碍，渗透压感受器定标在高水平，口渴阈值升高，高钠而无口渴，补水不能纠正。

4）低钠血症（＜130mmol/L，临床判定水平＜120mmol/L）：高蛋白血症、高脂血症和高糖血症，由于血浆固形成分增加，水分增加，相对低钠，血浆渗透压正常，因此为假性低钠血症。真性低钠血症是由于钠相对减少或水相对增加，细胞外液可减少、正常或增多，随病因而异。

A. 细胞外液减少性低钠血症：见于长期钠摄入极度减少或钠丢失增加，如肾脏丢失（肾上腺皮质功能减退症、垂体功能减退症、失钠性肾炎、利尿剂的使用、酮症酸中毒等）、消化管丢失（呕吐、腹泻、胃肠减压或造口）、皮肤丢失（过度出汗或不显性出汗增多）、血浆转移（急性胰腺炎或急性腹膜炎腹水等）。低血浆容量单纯补水或补糖液，是低渗透性失水的病理生理基础和诊断依据。

B. 细胞外液正常性低钠血症：如急性水中毒、ADH不适当分泌综合征（SIADH）、甲状腺功能减退症和无症状性低钠血症等。

C. 细胞外液增加性低钠血症：各种水肿性疾病如肝硬化、心力衰竭、肾病综合征、慢性肾炎和尿毒症，为稀释性低钠血症。

2. 血清钾 钾由食物供给，经肠管吸收，主要由肾脏排泄。K^+ 98%分布在细胞内液，仅2%在细胞外液，红细胞K^+浓度是血浆的35倍。血钾水平的稳定靠肾脏排泄和细胞内外重新分布调节，醛固酮促进肾小管K^+分泌，血钾水平也起调节作用。主要生理功能包括保持细胞静息膜电位，维持神经肌肉兴奋性；参与物质代谢，为维持细胞内酶活性所必需，与蛋白质和糖代谢密切相关；调节渗透压和酸碱平衡。血钾过高和过低均可造成神志障碍、骨骼肌无力和麻痹、心电图改变、严重心律失常甚至心搏骤停。

（1）正常参考范围3.6～5.0mmol/L，儿童有时可稍高于成人。

溶血标本红细胞内K^+释放；白细胞或血小板增多症，血液凝固时白细胞或血小板内的K^+逸出，可导致假性增高。

（2）临床意义

1）血钾测定用于休克、酸中毒、强心苷、利尿剂治疗的钾代谢评价和心脏保护性监测，周期性瘫痪鉴别诊断和低钾性疾病如低钾性高血压、原发性醛固酮增多症、Bartter综合征等的发现线索。低钾可引起横纹肌溶解、麻痹性肠梗阻、糖代谢异常和酸碱紊乱。持续性低钾可导致近曲小管和集合管上皮细胞空泡变性，尿浓缩功能降低，多尿和口渴；对感染的敏感性增加，易患肾盂肾炎。

2）高钾血症（＞5.0mmol/L，临床判定水平5.5mmol/L，危险水平≥6.5mmol/L）

A. 钾负荷量过多：大量摄食钾盐，静脉过多输注钾盐或含钾药物。大量输注陈旧血液。

B. 钾排泄量减少：慢性肾功能不全、尿毒症、肾上腺皮质功能减退症、低肾素性醛固酮增多症、先天性肾上腺皮质增生症、保钾利尿剂如氨苯蝶啶等长期使用。

C. 细胞内钾向细胞外转移：酸中毒、严重组织损伤和血管内溶血、药物（如洋地黄、琥珀酰胆碱等）、高钾性周期性麻痹。

3）低钾血症（＜3.6mmol/L，临床判定水平3.0mmol/L，危险水平＜2.5mmol/L）

A. 钾摄取减少：昏迷或进食障碍、禁食或神经性厌食、偏食、酗酒、钾长期摄入不足。

B. 钾丢失增多：呕吐、腹泻或胃肠减压、滥用泻剂或洗肠、过度出汗；皮质醇增多症、脱氧皮质酮增多症、原发性醛固酮增多症、假性醛固酮增多症、Bartter综合征、17α-羟化酶缺陷症、17β-羟化酶缺陷症；继发性醛固酮增多症、肾血管性高血压、恶性高血压、皮质醇异位内分泌肿瘤；肾小管性酸中毒、排钾利尿剂的使用、皮质类固醇激素长期使用；酒精中毒或叶酸缺乏的某些病例。

C. 细胞外钾向细胞内转移：低钾性碱中毒、低钾性周期麻痹、糖尿病酮症酸中毒胰岛素治疗或酸中毒时碳酸氢钠的使用等。

3. 血清氯 为了维持细胞外液电中性，钠重吸收的量必须与氯和碳酸氢根重吸收的量相同，且后两者一方增多，另一方必减少。血清氯对维持机体内环境恒定和水、电解质、渗透压、酸碱平衡起重要作用。血清氯参与胃盐酸合成，餐后胃酸分泌增加，血氯减少，血碳酸氢根代偿性增加，即所谓的碱潮。此外，氯离子参与肾素分泌调节，球旁器致密斑氯离子浓度增加、肾素分泌抑制，反之亦然。血清氯单独异常少见，多与钠代谢异常、酸碱紊乱相关。临床除脑脊液氯化物外，一般与 Na^+、K^+ 和 HCO_3^- 联合测定。

（1）正常参考范围 98～112mmol/L。

（2）临床意义

1）用于钠钾紊乱、酸碱失衡的评价。体内总氯量70%在细胞外，30%在细胞内，以红细胞为最高。由食物和食盐供给，80%随尿液排出，5%随粪便排出，其余经皮肤排出。肾小球滤过的氯99%在肾小管重吸收。

2）高氯血症（＞112mmol/L，临床判定水平≥120mmol/L）

A. 伴高钠高氯血症：水摄取不足或失水，为高渗性失水。

B. 氯负荷过量：大量输注生理盐液、Ringer液体，这些液体的氯与钠的比例为1∶1，高于血浆的1∶1.4；或大量输注含氯氨基酸。

C. 代谢性酸中毒：阴离子间隙正常的酸中毒如肾小管性酸中毒、腹泻、输尿管结肠瘘、碳酸酐酶抑制剂、氯化铵使用等血清氯增高，碳酸氢根代偿性减低，即所谓的高氯性酸中毒。

D. 呼吸性碱中毒：由于换气过度，二氧化碳分压降低，碳酸氢根代偿性减少，氯离子代偿性重吸收增多，即所谓的高氯性碱中毒。

3）低氯血症（＜96mmol/L，临床判定水平≤80mmol/L）

A. 伴低钠的低氯血症：见于长期食盐摄入不足或各种原因的失水，经口单纯补水或经静脉单纯补葡萄糖液，即所谓的低渗性失水；肝硬化、肾病综合征、慢性充血性心力衰竭、抗利尿激素不适当分泌综合征（SIADH），即所谓的稀释性低钠低氯血症。

B. 肾丢失增加：肾上腺皮质功能不全、急性肾衰竭多尿期、噻嗪类利尿剂的使用和失钠性肾病。

C. 代谢性碱中毒：由胃液丢失引起，如频繁呕吐或胃减压引流，除有钠钾丢失外，大量盐酸丢失，血氯比血钠减少更明显，碳酸氢根代偿性增加，即所谓的低氯性碱中毒。

D. 代谢性酸中毒：阴离子间隙增大的酸中毒如肾功能不全尿毒症、酮症酸中毒和乳酸性酸中毒等，血清氯不增高，此时由于增加的无机酸根或有机酸根取代了氯离子的地位，即所谓的低氯性酸中毒。

E. 呼吸性酸中毒：慢性呼吸性酸中毒由于碳酸蓄积，碳酸氢根代偿性增加，氯排出增多，即所谓的低氯性酸中毒。

（二）酸碱度

血浆的 pH 为 7.35～7.45。在安静状态下，人动脉血 pH 比静脉血略高。这是由于静脉血中含较高的 CO_2 浓度（HCO_3^-）和酸性代谢产物。当运动时，有更多的酸性代谢产物（HCO_3^-，乳酸）从组织进入血液，故静脉血 pH 将会进一步降至 7.30 左右。

细胞内新陈代谢的酶促反应要求有最适宜的酸碱度，而血浆的酸碱度又可直接影响血细胞的酸碱度，并可通过组织间液影响全身组织细胞的酸碱度。因此，保持血浆的酸碱度恒定极为重要。人体血液中存在着强大的缓冲系统，以保证血液 pH 的相对稳定。

血浆中主要的缓冲系统为 $NaHCO_3/H_2CO_3$、Na-蛋白质/H-蛋白质和 Na_2HPO_4/NaH_2PO_4。其中 $NaHCO_3/H_2CO_3$ 缓冲系统最为重要。

红细胞中主要的缓冲系统为 $KHCO_3/H_2CO_3$、KHb/HHb、$KHbO_3/HHbO_3$ 和 K_2HPO_4/KH_2PO_4。其中 KHb/HHb 和 $KHbO_3/HHbO_3$ 这两对缓冲系统最为重要。

缓冲系统缓冲能力的大小主要取决于缓冲物质的绝对量，其次决定于缓冲物质的性质和弱酸及其盐比例。一对缓冲系统比例 1∶1 时缓冲能力最强。$NaHCO_3/H_2CO_3$ 比例为 20∶1 时，缓冲能力较弱，但由于机体不断产生 CO_2 以补充 H_2CO_3，加之这一系统的绝对量较多，因此仍然是血浆中最主要的缓冲系统。

（周景艺　王学锋）

参 考 文 献

Adeva-Andany MM, Fernandez-Fernandez C, Mourino-Bayolo D, et al. 2014. Sodium bicarbonate therapy in patients with metabolic acidosis. Scientific World Journal, 2014: 627673.

AlSalloom AA. 2016. An update of biochemical markers of hepatocellular carcinoma. Int J Health Sci (Qassim), 10 (1): 121-136.

Ariens RA. 2013. Fibrin (ogen) and thrombotic disease. J Thromb Haemost, 11 (Suppl 1): 294-305.

Arroyo V, Garcia-Martinez R, Salvatella X. 2014. Human serum albumin, systemic inflammation, and cirrhosis. J Hepatol, 61 (2): 396-407.

Baldridge MT, King KY, Boles NC, et al. 2010. Quiescent haematopoietic stem cells are activated by IFN-gamma in response to chronic infection. Nature, 465 (7299): 793-797.

Baxter RC. 2014. IGF binding proteins in cancer: mechanistic and clinical insights. Nat Rev Cancer, 14 (5): 329-341.

Blank U, Karlsson S. 2015. TGF-beta signaling in the control of hematopoietic stem cells. Blood, 125 (23): 3542-3550.

Canale S, Cocco C, Frasson C, et al. 2011. Interleukin-27 inhibits pediatric B-acute lymphoblastic leukemia cell spreading in a preclinical model. Leukemia, 25 (12): 1815-1824.

Casini A, Neerman-Arbez M, Ariens RA, et al. 2015. Dysfibrinogenemia: from molecular anomalies to clinical manifestations and management. J Thromb Haemost, 13 (6): 909-919.

Chitu V, Stanley ER. 2006. Colony-stimulating factor-1 in immunity and inflammation. Curr Opin Immunol, 18 (1): 39-48.

de Moerloose P, Casini A, Neerman-Arbez M. 2013. Congenital fibrinogen disorders: an update. Semin Thromb Hemost, 39 (6): 585-595.

Doan PL, Himburg HA, Helms K, et al. 2013. Epidermal growth factor regulates hematopoietic regeneration after radiation injury. Nat Med, 19（3）: 295-304.

Dubniks M, Persson J, Grande PO. 2007. Plasma volume expansion of 5% albumin, 4% gelatin, 6% HES 130/0. 4, and normal saline under increased microvascular permeability in the rat. Intensive Care Med, 33（2）: 293-299.

Ehninger A, Boch T, Uckelmann H, et al. 2014. Post-transcriptional regulation of c-Myc expression in adult murine HSCs during homeostasis and interferon-α induced stress response. Blood, 123（25）: 3909-3913.

Ferretti E, Tripodo C, Pagnan G, et al. 2015. The interleukin（IL）-31/IL-31R axis contributes to tumor growth in human follicular lymphoma. Leukemia, 29（4）: 958-967.

Goncalves AC, Cortesao E, Oliveiros B, et al. 2015. Oxidative stress and mitochondrial dysfunction play a role in myelodysplastic syndrome development, diagnosis, and prognosis: a pilot study. Free Radical Research, 49（9）: 1081-1094.

González-Navajas JM, Lee J, David M, et al. 2012. Immunomodulatoryfunctions of type I interferons. Nat Rev Immunol, 12（2）: 125-135.

Hamilton JA, Achuthan A. 2013. Colony stimulating factors and myeloid cell biology in health and disease. Trends Immunol, 34（2）: 81-89.

Karlsson G, Blank U, Moody JL, et al. 2007. Smad4 is critical for self-renewal of hematopoietic stem cells. J Exp Med, 204（3）: 467-474.

Konoplev S, Jorgensen JL, Thomas DA, et al. 2011. Phosphorylated CXCR4 is associated with poor survival in adults with B-acute lymphoblastic leukemia. Cancer, 117（20）: 4689-4695.

Lange C, Storkebaum E, de Almodóvar CR, et al. 2016. Vascular endothelial growth factor: a neurovascular target in neurological diseases. Nat Rev Neurol, 12（8）: 439-454.

Laperrousaz B, Jeanpierre S, Sagorny K, et al. 2013. Primitive CML cell expansion relies on abnormal levels of BMPs provided by the niche and on BMPRIb overexpression. Blood, 122（23）: 3767-3777.

Lazear HM, Nice TJ, Diamond MS. 2015. Interferon-λ: immune functions at barrier surfaces and beyond. Immunity, 43（1）: 15-28.

Lee P, Wu X. 2015. Review: modifications of human serum albumin and their binding effect. Curr Pharm Des, 21（14）: 1862-1865.

Lesnikov VA, Lesnikova MP, Deeg HJ. 2013. Neuroimmunomodulation and aging: a role for transferrin and the hypothalamus/thymus axis. Curr Aging Sci, 6（1）: 21-28.

Liu Y, Wu Y, Wang Y, et al. 2015. IL-35 mitigates murine acute graft-versus-host disease with retention of graft-versus-leukemia effects. Leukemia, 29（4）: 939-946.

Matthes T, Manfroi B, Zeller A, et al. 2015. Autocrine amplification of immature myeloid cells by IL-6 in multiple myeloma-infiltrated bone marrow. Leukemia, 29（9）: 1882-1890.

McArdle HJ, Gambling L, Kennedy C. 2014. Iron deficiency during pregnancy: the consequences for placental function and fetal outcome. Proc Nutr Soc, 73（1）: 9-15.

McDonald TJ, Oram RA, Vaidya B. 2015. Investigating hyperkalaemia in adults. BMJ, 351: h4762.

Morley JE. 2015. Dehydration, hypernatremia, and hyponatremia. Clin Geriatr Med, 31（3）: 389-99.

Muhsin SA, Mount DB. 2016. Diagnosis and treatment of hypernatremia. Bes Pract Res Clin Endocrinol Metab, 30（2）: 189-203.

Park SM, Deering RP, Lu Y, et al. 2014. Musashi-2 controls cell fate, lineage bias, and TGF-beta signaling in HSCs. J Exp Med, 211（1）: 71-87.

Pitt LA, Tikhonova AN, Hu H, et al. 2015. CXCL12-producing vascular endothelial niches control acute T cell leukemia maintenance. Cancer Cell, 27（6）: 755-768.

Polito C, Martin GS, 2013. Albumin: physiologic and clinical effects on lung function. Minerva Anestesiol, 79（10）: 1180-1186.

Pronk CJ, Veiby OP, Bryder D, et al. 2011. Tumor necrosis factor restricts hematopoietic stem cell activity in mice: involvement of two distinct receptors. J Exp Med, 208（8）: 1563-1570.

Sahebkar A, Rathouska J, Derosa G, et al. 2016. Statin impact on disease activity and C-reactive protein concentrations in systemic lupus erythematosus patients: A systematic review and meta-analysis of controlled trials. Autoimmun Rev, 15（4）: 344-353.

Schuettpelz LG, Borgerding JN, Christopher MJ, et al. 2014. Link G-CSF regulates hematopoietic stem cell activity, in part, through activation of Toll-like receptor signaling. Leukemia, 28（9）: 1851-1860.

Schürch CM, Riether C, Ochsenbein AF. 2014. Cytotoxic $CD8^+$ T cells stimulate hematopoietic progenitors by promoting cytokine release from bone marrow mesenchymal stromal cells. Cell Stem Cell, 14（4）: 460-472.

Shin J, Nishioka M, Shinko S, et al. 2008. Carpal tunnel syndrome and plasma beta2-microglobulin concentration in hemodialysis patients. Ther Apher Dial, 12（1）: 62-66.

Sterns RH, Grieff M, Bernstein PL. 2016. Treatment of hyperkalemia: something old, something new. Kidney Int, 89（3）: 546-554.

Szoke D, Panteghini M. 2012. Diagnostic value of transferrin. Clin Chim Acta, 413（15-16）: 1184-1189.

Ting SM, Toth T, Caskey F. 2008. Alpha1-antitrypsin（A1AT）deficiency presenting with IgA nephropathy and nephrotic syndrome: is renal involvement caused by A1AT deposition? Clin Nephrol, 70（2）: 159-162.

Wack A, Terczynska-Dyla E, Hartmann R. 2015. Guarding the frontiers: the biology of type Ⅲ interferons. Nat Immunol, 16（8）: 802-809.

Westbury SK, Duval C. Philippou H, et al. 2013. Partial deletion of the alphaC-domain in the Fibrinogen Perth variant is associated with thrombosis, increased clot strength and delayed fibrinolysis. Thromb Haemost, 110（6）: 1135-1144.

Wong RJ, Ahmed A, Gish RG. 2015. Elevated alpha-fetoprotein: differential diagnosis - hepatocellular carcinoma and other disorders. Clin Liver Dis, 19（2）: 309-323.

Zhou X, Zhou S, Li B, et al. 2015. Transmembrane TNF-alpha preferentially expressed by leukemia stem cells and blasts is a potent target for antibody therapy. Blood, 126（12）: 1433-1342.

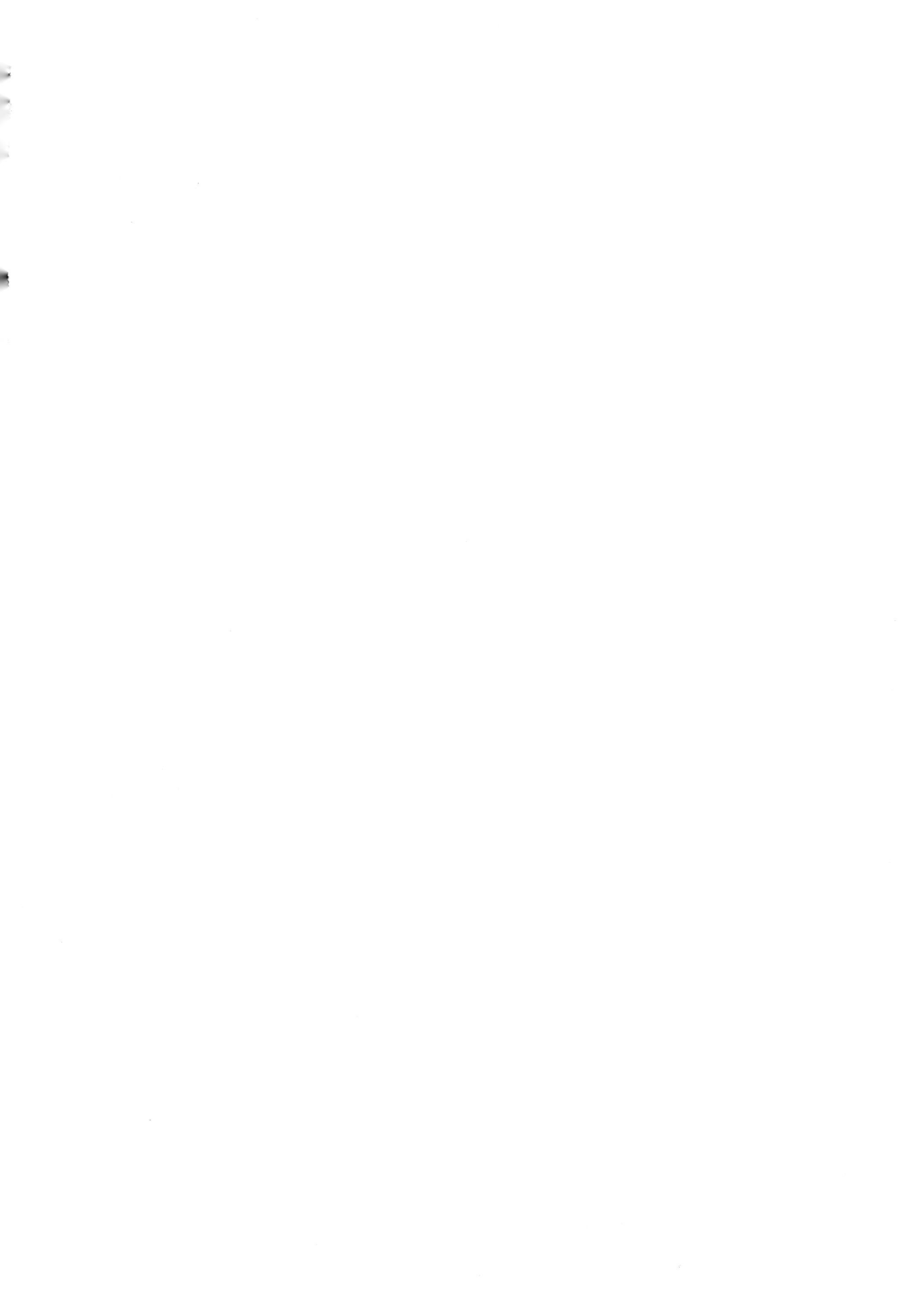